A. Fuchs (Hrsg.)

Rationelle Diagnostik und Therapie in der Inneren Medizin – Infektiologie

André Fuchs (Hrsg.)

Rationelle Diagnostik und Therapie in der Inneren Medizin – Infektiologie

1. Auflage

Mit Beiträgen von: Ulla Albrecht, Gießen; Christina Bahrs, Wien/Jena; Ute Chiriac, Heidelberg; Oliver A. Cornely, Köln; Thomas Cronen, Berlin; Helmut Eiffert†, Göttingen; Stefan Esser, Essen; Wolfgang Fischbach, Aschaffenburg; Anette Friedrichs, Kiel; Inna Friesen, Borstel; Michael Frühwald, Augsburg; André Fuchs, Augsburg; Reinhard Fünfstück, Weimar; Malin Gottschling, Regensburg; Manfred Gross, München; Beate Grüner, Ulm; Hans J. Heppner, Nürnberg/Bayreuth; Tomas Jelinek, Berlin; Norma Jung , Köln; Sven Kalbitz, Leipzig; Barbara Kalsdorf, Borstel; Nils Kellner, Leipzig; Benno Kreuels, Hamburg; Martin Kuhns, Borstel; Christina Kujat, Kiel; Anja Kwetkat, Osnabrück; Frank Lammert, Hannover; Clara Lehmann, Köln; Rasmus Leistner, Berlin; Anja Lück, Augsburg; Arno Mohr, Mühldorf am Inn; Benedict Morath, Heidelberg; Kurt G. Naber, Straubing; Roland Nau, Göttingen; Ulrike Oesterlee, Solingen; Hans Martin Orth, Düsseldorf; Christina Otto-Lambertz, Köln; Gregor Paul, Augsburg; Björn Plicht, Krefeld; Philipp Reuken, Jena; Christoph Römmele, Augsburg; Jörg F. Schlaak, Essen; Sophie Schneitler, Homburg; Martina Sester, Homburg; Nina Sicker, Donaustauf; Holger H. Sigusch, Zwickau; Rolf Sobottke, Würselen; Andreas Stallmach, Jena; Miriam S. Stegemann, Berlin; Amrei von Braun, Leipzig; Ayla Yagdiran, Köln

Autoren, die noch beim gleichnamigen Loseblattwerk mitgewirkt haben und jetzt ausgeschieden sind: Andreas Plettenberg, Hamburg; Jan Rybniker, Köln; Peter Wutzler, Jena

ELSEVIER

Elsevier GmbH, Bernhard-Wicki-Str. 5, 80636 München, Deutschland
Wir freuen uns über Ihr Feedback und Ihre Anregungen an kundendienst@elsevier.com

Rationelle Diagnostik und Therapie in der Inneren Medizin – Infektiologie, 1. Auflage, von André Fuchs (Hrsg.)

ISBN 978-3-437-21194-2 eISBN 978-3-437-05724-3

Aus Gründen der Barrierefreiheit sind die Bilder in elektronischen Ausgaben dieses Buches mit Alt Text-Beschreibungen versehen, die von Elsevier bereitgestellt werden. Mehr Informationen erhalten Sie unter https://www.elsevier.com/about/accessibility.

Elsevier nimmt eine neutrale Position in Bezug auf territoriale Meinungsverschiedenheiten oder Zuständigkeitsansprüche in seinen veröffentlichten Inhalten ein, einschließlich Landkarten und institutionellen Zugehörigkeiten.

Wichtiger Hinweis: Die medizinischen Wissenschaften unterliegen einem sehr schnellen Wissenszuwachs. Der stetige Wandel von Methoden, Wirkstoffen und Erkenntnissen ist allen an diesem Werk Beteiligten bewusst. Sowohl der Verlag als auch die Autorinnen und Autoren und alle, die an der Entstehung dieses Werkes beteiligt waren, haben große Sorgfalt darauf verwandt, dass die Angaben zu Methoden, Anweisungen, Produkten, Anwendungen oder Konzepten dem aktuellen Wissensstand zum Zeitpunkt der Fertigstellung des Werkes entsprechen.
Der Verlag kann jedoch keine Gewähr für Angaben zu Dosierung und Applikationsformen übernehmen. Es sollte stets eine unabhängige und sorgfältige Überprüfung von Diagnosen und Arzneimitteldosierungen sowie möglicher Kontraindikationen erfolgen. Jede Dosierung oder Applikation liegt in der Verantwortung der Anwenderin oder des Anwenders. Die Elsevier GmbH, die Autorinnen und Autoren und alle, die an der Entstehung des Werkes mitgewirkt haben, können keinerlei Haftung in Bezug auf jegliche Verletzung und/oder Schäden an Personen oder Eigentum, im Rahmen von Produkthaftung, Fahrlässigkeit oder anderweitig übernehmen.

Für die Vollständigkeit und Auswahl der aufgeführten Medikamente übernimmt der Verlag keine Gewähr.
Geschützte Warennamen (Warenzeichen) werden in der Regel besonders kenntlich gemacht (®). Aus dem Fehlen eines solchen Hinweises kann jedoch nicht automatisch geschlossen werden, dass es sich um einen freien Warennamen handelt.

Bibliografische Information der Deutschen Nationalbibliothek
Die Deutsche Nationalbibliothek verzeichnet diese Publikation in der Deutschen Nationalbibliografie; detaillierte bibliografische Daten sind im Internet über https://www.dnb.de abrufbar.

25 26 27 28 29 5 4 3 2 1

In ihren Veröffentlichungen verfolgt die Elsevier GmbH das Ziel, genderneutrale Formulierungen für Personengruppen zu verwenden. Um jedoch den Textfluss nicht zu stören sowie die gestalterische Freiheit nicht einzuschränken, wurden bisweilen Kompromisse eingegangen. Selbstverständlich sind **immer alle Geschlechter** gemeint.

Planung: Ursula Jahn, M.A.
Projektmanagement: Andreas Rumpf; Michaela Mohr/Michael Kraft, mimo-booxx|textwerk., Augsburg
Redaktion und Abbildungsmanagement: Michaela Mohr/Michael Kraft, mimo-booxx|textwerk., Augsburg
Herstellung: Michaela Mohr/Michael Kraft, mimo-booxx|textwerk., Augsburg
Satz: STRAIVE, Puducherry/Indien
Druck und Bindung: Printer Trento S. r. l., Trento/Italien
Umschlaggestaltung: SpieszDesign, Neu-Ulm
Titelfotografie: © Ilja – stock.adobe.com

Aktuelle Informationen finden Sie im Internet unter **www.elsevier.de**

Vorwort

Die Infektiologie ist eine der dynamischsten und komplexesten Disziplinen der Inneren Medizin. Durch die ständige Entwicklung neuer Krankheitsbilder, die globale Ausbreitung von Infektionskrankheiten im Zuge von Bevölkerungszuwachs, globaler Mobilität und Klimawandel sowie die zunehmende Bedrohung durch multiresistente Erreger stehen Ärztinnen und Ärzte heute mehr denn je vor der Herausforderung, ihr Wissen kontinuierlich auf dem neuesten Stand zu halten und eine evidenzbasierte, aber zugleich praxisorientierte und ökonomische Diagnostik und Therapie von Infektionserkrankungen zu gewährleisten. Dieses Lehrbuch für Infektiologie in der Reihe „Rationelle Diagnostik und Therapie in der Inneren Medizin" richtet sich an alle Ärztinnen und Ärzte, die in der allgemeinmedizinischen oder internistischen Praxis tätig sind – sei es in der Niederlassung, als Weiterbildungsassistenten auf dem Weg zur Fachärztin oder zum Facharzt für Innere Medizin oder als angehende Infektiologinnen und Infektiologen. Es bietet nicht nur einen fundierten Überblick über aktuelle diagnostische und therapeutische Standards vieler relevanter infektiologischer Erkrankungsbilder, sondern legt besonderen Wert auf die Integration neuster wissenschaftlicher Erkenntnisse und die direkte Anwendbarkeit im Alltag. Zudem beinhaltet es mit mehreren Kapiteln rund um das Thema Impfen dezidierte Informationen zur Prävention infektiologischer Erkrankungsbilder.

In einer Disziplin, die sich ständig weiterentwickelt, ist es von entscheidender Bedeutung, dass die dargelegte Evidenz aktuell und an den neuesten wissenschaftlichen Erkenntnissen orientiert ist. Dieses Lehrbuch berücksichtigt in allen Kapiteln die neuesten Leitlinien und Empfehlungen nationaler und internationaler Fachgesellschaften. Die Orientierung an evidenzbasierten Leitlinien stellt sicher, dass Sie als behandelnde Ärztin oder Arzt aktuelle und wissenschaftlich fundierte Empfehlungen für die Diagnostik und Therapie von Infektionserkrankungen erhalten. Gleichzeitig wird der Inhalt so aufbereitet, dass er für den klinischen Alltag in der Niederlassung und im Krankenhaus gleichermaßen von Nutzen ist.

Das Buch legt dabei einen klaren Fokus auf praxisnahe, gut verständliche, direkt anwendbare und innovative Inhalte. So sind neben der anschaulich aufbereiteten direkten Erkrankungslehre Themen wie pharmakologische Aspekte der Antiinfektiva-Therapie, ambulante parenterale Antiinfektiva-Therapie, *Emerging Infections* und hochkontagiöse Erkrankungen ausführlich und anschaulich behandelt. Der zunehmenden Herausforderung bei der Therapie von Infektionen durch Erreger mit erweiterter antimikrobieller Resistenz und Auswahl einer adäquaten antimikrobiellen Therapie widmet das Buch eigene Kapitel, in denen Möglichkeiten zur Therapie multiresistenter Infektionen mit neuen verfügbaren antibiotischen Substanzen oder Kombinationspräparaten sowie Maßnahmen des Themenbereichs Antibiotic Stewardship anschaulich dargestellt sind. Diese Themen gehen damit über die Kernbereiche der Infektiologie hinaus und nehmen Bezug auf wichtige weitere Aspekte und aktuelle Themen und Herausforderungen des Querschnittsfachs Infektiologie.

Das Buch wurde so konzipiert, dass es sich für eine breite Zielgruppe eignet. Die klare Struktur, die praxisorientiert dargestellten und über klassisches infektiologisches Lehrbuchwissen hinausgehenden Inhalte sowie die Integration zahlreicher Entscheidungshilfen in Form von Abbildungen, Praxistipps oder Merkhilfen garantieren eine schnelle, unkomplizierte Anwendung des Gelernten im klinischen Alltag.

Dieses Lehrbuch bietet eine wertvolle Unterstützung für alle, die in ihrem Alltag mit der Behandlung infektiologischer Erkrankungen befasst sind und sich fundiert mit Fragestellungen des Themenbereichs auseinandersetzen wollen. Es ist eine hervorragende Hilfestellung, um Sie sicher und kompetent durch die Herausforderungen der modernen Infektionsmedizin zu begleiten. Der innovative, praxisorientierte Ansatz, die fundierte Orientierung an den neuesten Leitlinien und die detaillierte Auseinandersetzung mit Querschnittsthemen machen es zu einem wertvollen Werkzeug sowohl für den Alltag in der Praxis als auch für die kontinuierliche Weiterbildung.

Ich wünsche Ihnen viel Erfolg bei der Arbeit mit diesem Buch und hoffe, dass es Ihnen dabei hilft, auch in Zeiten ständiger Veränderungen, Ihre Patienten bestmöglich zu versorgen.

Augsburg, im Februar 2025
Dr. André Fuchs

Fehler gefunden?

https://else4.de/978-3-437-21194-2

An unsere Inhalte haben wir sehr hohe Ansprüche. Trotz aller Sorgfalt kann es jedoch passieren, dass sich ein Fehler einschleicht oder fachlich inhaltliche Aktualisierungen notwendig geworden sind.

Sobald ein relevanter Fehler entdeckt wird, stellen wir eine Korrektur zur Verfügung. Mit diesem QR-Code gelingt der schnelle Zugriff.

Wir sind dankbar für jeden Hinweis, der uns hilft, dieses Werk zu verbessern. Bitte richten Sie Ihre Anregungen, Lob und Kritik an folgende E-Mail-Adresse: kundendienst@elsevier.com

Herausgeber

Dr. André Fuchs
III. Medizinische Klinik
Universitätsklinikum Augsburg
Stenglinstraße 2
86156 Augsburg

Autorinnen und Autoren

Dr. Ulla Albrecht
Medizinische Klinik V
Klinik für Infektiologie und Krankenhaushygiene
Universitätsklinikum Gießen
Klinikstraße 33
35392 Gießen

Priv.-Doz. Dr. Christina Bahrs
Institut für Infektionsmedizin und Krankenhaushygiene
Universitätsklinikum Jena
Am Klinikum 1
07747 Jena
und
Universitätsklinik für Innere Medizin I
Klinische Abteilung für Infektionen und Tropenmedizin
Medizinische Universität Wien
Währinger Gürtel 18–20
A-1090 Wien

Dr. Ute Chiriac
Krankenhausapotheke
Universitätsklinikum Heidelberg
Im Neuenheimer Feld 670
69120 Heidelberg

Prof. Dr. Oliver A. Cornely
Institut für Translationale Forschung CECAD
Universität zu Köln
Kerpener Straße 62
50937 Köln

Dr. Thomas Cronen
Charité – Universitätsmedizin Berlin
Fächerverbund für Infektiologie, Pneumologie und Intensivmedizin
Klinik für Infektiologie und Intensivmedizin
Klinik für Pneumologie, Beatmungsmedizin und Intensivmedizin mit dem Arbeitsbereich Schlafmedizin
Augustenburger Platz 1
13353 Berlin

Prof. Dr. Dr. Helmut Eiffert†
Amedes MVZ für Laboratoriumsmedizin
Göttingen

Prof. Dr. Stefan Esser
HPSTD Ambulanz
Klinik für Dermatologie und Venerologie
Universitätsklinikum Essen
Universität Duisburg-Essen
Hufelandstraße 55
45147 Essen

Prof. Dr. Wolfgang Fischbach
Gastroenterologische Gemeinschaftspraxis Aschaffenburg
em. CA Medizinische Klinik II, Klinikum Aschaffenburg
Elisenstraße 32
63739 Aschaffenburg

Priv.-Doz. Dr. Anette Friedrichs
Universitätsklinikum Kiel
Innere Medizin
Arnold-Heller-Straße 3
24105 Kiel

Dr. Inna Friesen, MSc
Nationales Referenzzentrum für Mykobakterien
Forschungszentrum Borstel – Leibniz Lungenzentrum
Parkallee 38
23845 Borstel

Prof. Dr. Dr. Michael Frühwald
Klinik für Kinder- und Jugendmedizin
Universitätsklinikum Augsburg
Stenglinstraße 2
86156 Augsburg

Dr. André Fuchs
III. Medizinische Klinik
Universitätsklinikum Augsburg
Stenglinstraße 2
86156 Augsburg

Prof. Dr. Reinhard Fünfstück
Gesundheitszentrum Weimar
Sophien- und Hufeland-Klinikum Weimar
Henry-van-de-Velde-Straße 2
99425 Weimar

Dr. Malin Gottschling
Krankenhaus Barmherzige Brüder Regensburg
Prüfeninger Straße 86
93049 Regensburg

Prof. Dr. Dr. Manfred Gross
Internistisches Klinikum München Süd
Am Isarkanal 36
81379 München

Prof. Dr. Beate Grüner
Sektion Klinische Infektiologie, Klinik für
Innere Medizin III
Universitätsklinikum Ulm
Albert-Einstein-Allee 23
89081 Ulm

Univ.-Prof. Dr. Hans. J. Heppner
Lehrstuhl für Geriatrie
FAU Erlangen-Nürnberg
und
Klinik für Geriatrie
Klinikum Bayreuth – Medizincampus Oberfranken
Preuschwitzerstraße 101
95445 Bayreuth

Prof. Dr. Tomas Jelinek
Berliner Centrum für Reise- und Tropenmedizin (BCRT)
Friedrichstraße 134
10117 Berlin

Prof. Dr. Dipl.-chem. Norma Jung
Klinik I für Innere Medizin
Universitätsklinikum Köln (AöR)
Kerpener Straße 62
50937 Köln

Dr. Sven Kalbitz
Klinik für Infektiologie, Tropenmedizin
Reisemedizinische Ambulanz, Spezialisierte Ambulanz für
Tuberkulose und HIV
Klinikum St. Georg gGmbH
Delitzscher Straße 141
04129 Leipzig

Priv.-Doz. Dr. Barbara Kalsdorf
MVZ Pneumologie
Forschungszentrum Borstel/Research Center Borstel
Leibniz Lungenzentrum/Leibniz Lung Center
Parkallee 35
23845 Borstel

Dr. Nils Kellner
Klinik für Infektiologie und Tropenmedizin
Klinikum Sankt Georg Leipzig
Delitzscher Straße 141
04129 Leipzig

Dr. Benno Kreuels
Bernhard Nocht Institut für Tropenmedizin
Bernhard Nocht Straße 74
20359 Hamburg
und
I. Medizinische Klinik und Poliklinik
Universitätsklinikum Hamburg-Eppendorf
Martinistraße 52
20246 Hamburg

Dr. Martin Kuhns
Nationales Referenzzentrum für Mykobakterien
Forschungszentrum Borstel – Leibniz Lungenzentrum
Parkallee 38
23845 Borstel

Dr. Christina Kujat
Universitätsklinikum Kiel
Innere Medizin
Arnold-Heller-Straße 3
24105 Kiel

Dr. Anja Kwetkat
Universität Osnabrück
Med. Klinik IV, Klinik für Geriatrie und Palliativmedizin
Klinikum Osnabrück GmbH
Am Finkenhügel 1
49076 Osnabrück

Univ.-Prof. Dr. Dipl.-Volksw. Frank Lammert
Medizinische Hochschule Hannover
Carl-Neuberg-Straße 1
30625 Hannover

Prof. Dr. Clara Lehmann
Infektionsambulanz
Klinik I für Innere Medizin
Universitätsklinikum Köln (AöR)
Kerpenerstraße 62
50937 Köln

Prof. Dr. Rasmus Leistner
Klinik für Gastroenterologie, Infektiologie und Rheumatologie
Charité Universitätsmedizin Berlin
Campus Benjamin Franklin
Hindenburgdamm 30
12203 Berlin

Anja Lück
Klinik für Kinder- und Jugendmedizin
Universitätsklinikum Augsburg
Stenglinstraße 2
86156 Augsburg

Priv.-Doz. Dr. Arno Mohr
Pneumologie, Infektiologie und Beatmungsmedizin
Innklinikum Mühldorf
Krankenhausstraße 1
84453 Mühldorf am Inn

Dr. Benedict Morath
Krankenhausapotheke
Universitätsklinikum Heidelberg
Im Neuenheimer Feld 670
69120 Heidelberg

Prof. Dr. Dr. h. c. Kurt G. Naber
Karl-Bickleder-Straße 44c
94315 Straubing

Prof. Dr. Roland Nau
Chefarzt der Klinik für Geriatrie
Evangelisches Krankenhaus Göttingen-Weende und
Institut für Neuropathologie
Georg-August-Universität Göttingen
An der Lutter 24
37075 Göttingen

Ulrike Oesterlee
Krankenhaus Bethanien gGmbH
Klinik für Pneumologie und Allergologie
Zentrum für Schlaf- und Beatmungsmedizin
Aufderhöher Straße 169
42699 Solingen

Dr. Hans Martin Orth
Klinik für Gastroenterologie, Hepatologie und Infektiologie
Universitätsklinikum Düsseldorf
Moorenstraße 5
40225 Düsseldorf

Priv.-Doz. Dr. Christina Otto-Lambertz
Klinik und Poliklinik für Orthopädie und Unfallchirurgie
Universitätsklinikum Köln (AöR)
Kerpener Straße 62
50937 Köln

Priv.-Doz. Dr. Gregor Paul
Universitätsklinikum Augsburg
Stenglinstraße 2
86156 Augsburg

Dr. Björn Plicht
Kardiopraxis Niederrhein
Uerdinger Straße 62
47799 Krefeld

Priv.-Doz. Dr. Philipp A. Reuken
Universitätsklinikum Jena
Klinik für Innere Medizin IV
Gastroenterologie, Hepatologie, Infektiologie
Am Klinikum 1
07747 Jena

Dr. Christoph Römmele
Universitätsklinikum Augsburg
III. Medizinische Klinik
Stenglinstraße 2
86156 Augsburg

Prof. Dr. Jörg F. Schlaak
Daimlerstraße 12
45133 Essen

Dr. Sophie Schneitler
Universitätsklinik des Saarlandes
Institut für Medizinische Mikrobiologie und Hygiene
Kirrberger Straße 100
66421 Homburg

Univ.-Prof. Dr. Martina Sester
Abteilung für Transplantations- und Infektionsimmunologie
Universität des Saarlandes
Kirrberger Straße 100
66421 Homburg

Dr. Nina Sicker
Caritas Krankenhaus St. Maria
Pneumologie
Ludwigstraße 68
93093 Donaustauf

Priv.-Doz. Dr. Holger H. Sigusch
Heinrich-Braun-Klinikum Zwickau gGmbH
Klinik für Innere Medizin I
Karl-Keil-Straße 35
08060 Zwickau

Prof. Dr. Rolf Sobottke
Direktor
Zentrum für Orthopädie, Unfall- und Wiederherstellungschirurgie
Klinik für Wirbelsäulenchirurgie
Neurochirurgie und spezielle Orthopädie
Rhein-Maas Klinikum GmbH
Mauerfeldchen 25
52146 Würselen

Prof. Dr. Andreas Stallmach
Universitätsklinikum Jena
Klinik für Innere Medizin IV
Gastroenterologie, Hepatologie, Infektiologie
Am Klinikum 1
07747 Jena

Dr. Miriam S. Stegemann
Charité – Universitätsmedizin Berlin
Fächerverbund für Infektiologie, Pneumologie und Intensivmedizin
Klinik für Infektiologie und Intensivmedizin
Klinik für Pneumologie, Beatmungsmedizin und Intensivmedizin mit dem Arbeitsbereich Schlafmedizin
Augustenburger Platz 1
13353 Berlin

Priv.-Doz. Dr. Amrei von Braun
Universitätsklinikum Leipzig
Klinik und Poliklinik für Hämatologie, Zelltherapie, Hämostaseologie und Infektiologie
Liebigstraße 20
04103 Leipzig

Priv.-Doz. Dr. Ayla Yagdiran
Klinik und Poliklinik für Orthopädie und Unfallchirurgie
Universitätsklinikum Köln (AöR)
Kerpener Straße 62
50937 Köln

Abkürzungen

Symbol

5-ASA	5-Aminosalizylsäure

A

AB	Antibiotikum/a
ABS	Antibiotic Stewardship
ABZ	Albendazol
ACA	Acrodermatitis chronica atrophicans
ACSS	Acute Cystitis Symptome Score
ADEM	akute demyelinisierende Enzephalomyelitis
AE	alveoläre Echinokokkose
AFLP	Amplified Fragment Length Polymorphism
AI	Antikörper-Index; Antiinfektivum/a
AIDS	Acquired Immunodeficiency Syndrome
AIH	Autoimmunhepatitis
Ak	Antikörper
ALT	Alanin-Aminotransferase
AP	alkalische Phosphatase
ARC	Antimicrobial Resistance Collaborators; Augmented Renal Clearance
ART	antiretrovirale Therapie
AST	Aspartat-Aminotransferase
AUC	Area Under the Curve
AZ	Allgemeinzustand
AZCERT	Arizona Center for Education and Research on Therapeutics

B

BAL	bronchoalveoläre Lavage
BB	Blutbild
BCG	Bacillus Calmette Guérin
BCRP	Breast-Cancer-Resistance-Protein
BLI	Betalaktamase-Inhibtor
BLV	Bulevirtid
BSG	Blutsenkungsgeschwindigkeit
BSI	Blutstrominfektion
BWS	Brustwirbelsäule

C

CAP	Community-acquired Pneumonia (ambulant erworbene Pneumonie)
cccDNA	Covalently Closed Circular DNA
CCR	Chemokin-Co-Rezeptoren
CCT	kraniale Computertomographie
CDC	Centers for Disease Control and Prevention
CE	zystische Echinokokkose (Cystic Echinococcosis)
CEUS	Contrast-enhanced Ultrasound (Kontrastmittel-sonographie))
CF	zystische Fibrose
CL	Clearance
CLABSI	Central Line-associated Bloodstream Infections
cMRT	kranielles Kernspintomogramm
CMV	Zytomegalievirus
COPD	chronisch obstruktive Lungenerkrankung
CRP	C-reaktives Protein
CRS	Congenital Rubella Syndrome (konnatale Rötelnembryofetopathie)
CT	Computertomographie/-tomogramm
cVDPV	circulating Vaccine-derived Polioviruses
CYP	Cytochrom-P450-System

D

d	Tag/e
DAA	Direct-Acting Antivirals
DD	Differenzialdiagnose/n
DDI	Arzneimittelwechselwirkung/en
DF	Dengue-Fieber
DGBZL	diffuses großzelliges B-Zell-Lymphom
DGI	Deutsche Gesellschaft für Infektiologie
DHF	hämorrhagischems Dengue-Fieber
DIC	disseminierte intravasale Koagulopathie
DM	Drug-Monitoring
DOBV	Dobrava-Belgrad-Virus
DOT	Directly Observed Therapy
DSS	Dengue-Schocksyndrom
DT	Diphtherietoxin
DTG	Deutsche Gesellschaft für Tropenmedizin, Reisemedizin und Globale Gesundheit e. V.
DTP	Differential Time to Positivity
DWi	Diffusionswichtung

E

EACS	Europäische AIDS-Gesellschaft
EAEC, EAggEc	enteroaggregative *Escherichia coli*
EBR	Elbasvir
EBV	Epstein-Barr-Virus
ECDC	European Centre for Disease Prevention and Control
ECMO	extrakorporale Membranoxygenierung
ECOFFs	Epidemiological Cut-off Values
ED	Einzeldosis/-dosen
EEG	Elektroenzephalogramm
eGFR	estimated Glomerulare Filtration Rate
EGPA	eosinophile Granulomatose mit Polyangiitis
EHEC	enterohämorrhagische *Escherichia coli*
EIEC	enteroinvasive *Escherichia coli*
ELISA	Enzyme-linked Immuno Sorbent Assay
EMB	Endomyokardbiopsie; Ethambutol
EPEC	enteropathogene *Escherichia coli*
EPTB	extrapulmonale Tuberkulose
ESBL	extended spectrum Betalaktamasen
ESCMID	European Society of Clinical Microbiology and Infectious Diseases
ETEC	enterotoxische *Escherichia coli*
ETV	Entecavir
EUCAST	European Committee on Antimicrobial Susceptibility

	Testing
EUCIC	European Committee of Infection Control
EUS-GBD	endosonographisch gesteuerte Gallenblasendrainage

F

FSME	Frühsommermeningoenzephalitis
FUO	Fieber unklarer Genese

G

GAS	β-hämolysierender Streptokokken der Gruppe A
GDH	Glutamatdehydrogenase
gE	Glykoprotein E
GPA	Granulomatose mit Polyangiitis
GPR	Glecaprevir
GvHD	Graft versus Host Disease
GZR	Grazoprevir

H

h	Stunde/n
HAP	Hospital-acquired Pneumonia
HAV	Hepatitis-A-Virus
HBcAg	H
HBeAg	Hepatitis B Envelope Antigen
HBIG	Hepatitis-B-Immunglobulin
HBsAg	Hepatitis B Surface Antigen
HBV	Hepatitis-B-Virus
HCC	hepatozelluläres Karzinom
hCoV	humane/s endemische/s Coronavirus/en
HCT	hämatopoetisches Zelltransplantat
HCV	Hepatitis-C-Virus
HDV	Hepatitis-D-Virus
HEV	Hepatitis-E-Virus
HFRS	hämorrhagisches Fieber mit renalem Syndrom
HHV	humanes Herpesvirus
Hi	*Haemophilus influenzae*
HIV	Human Immunodeficiency Virus (humanes Immundefizienzvirus)
HKLE	hochpathogene, lebensbedrohliche Erkrankung
HMPV	humanes Metapneumovirus
HPF	High-Power Field (Hauptgesichtsfeld)
HPS/HCPS	hantavirusinduziertes (kardio-)pulmonales Syndrom
HPV	humane/s Papilloma-Virus/en
hSBA	Serum Bactericidal Activity with Human Complement
HUS	hämolytisch-urämisches Syndrom
HWI	Harnwegsinfektion/en
HWS	Halswirbelsäule
HWZ	Halbwertszeit

I

IDSA	Infectious Diseases Society of America
IE	infektiöse Enteriti/s/den; Insufficient Evidence; internationale Einheiten
IFN-γ	Interferon-γ
IfSG	Infektionsschutzgesetz
IgG	Immunglobulin G
IgM	Immunglobulin M
IGRA	Interferon-γ Release Assay
IL	Interleukin
i. m.	intramuskulär
INH	Isoniazid
INI	Integrase-Inhibitor
IRIS	Immune Reconstitution Inflammatory Syndrome (Immunrekonstitutions-Inflammationssyndrom)
ITP	idiopathische thrombozytopenische Purpura
i. v.	intravenös

J

JEV	japanisches Enzephalitisvirus

K

KBE	koloniebildende Einheiten
KG	Körpergewicht
KHK	koronare Herzkrankheit
KISS	Krankenhaus-Infektions-Surveillance-System
KM	Kontrastmittel
KNS	koagulasenegative Staphylokokken
KPC	*Klebsiella pneumoniae*-Carbapenemase
KRINKO	Kommission für Krankenhaushygiene und Infektionsprävention am Robert Koch-Institut
KS	Kaposi-Sarkom

L

LADME	Liberation Absorption Distribution Metabolismus Exkretion
LB	Lyme-Borreliose
LDV	Ledipasvir
LGV	Lymphogranuloma venereum
Lj.	Lebensjahr/e
LTx	Lebertransplantation
LWS	Lendenwirbelsäule

M

M.	Mykobakterium
MAC	*Mycobacterium avium intracellulare; M.-avium*-Komplex
MALT	Mucosa-associated-lymphoid Tissue
MASCC	Multinational Association of Supportive Care in Cancer
MBZ	Mebendazol
MDR-TB	Multidrug-resistant Tuberculosis (multiresistente Tuberkulose)
MERS	Middle East Respiratory Syndrome
MHK	minimale Hemmkonzentration
min	Minute/n
MLST	Multilocus-Sequenz-Typisierung
MMR(V)	Kombinationslebendimpfstoff gegen Masern, Mumps, Röteln und ggf. Varizellen
Mon.	Monat/e
MPL	Monophosphoryllipid
MPXV	Mpox-Virus
MRE	multiresistente/r Erreger
MRGN	multiresistente gramnegative Erreger

MRSA	Methicillin-resistenter *Staphylococcus (S.) aureus*
MRT	Magnetresonanztomographie
MSM	Men Having Sex With Men (Männer, die Sex mit Männern haben)
MSSA	Methicillin-sensibler *Staphylococcus aureus*
MTBK	*Mycobacterium-tuberculosis*-Komplex
MZBZL	Marginalzonen-B-Zell-Lymphom/e

N

NAT	Nuclear Acid Amplification (Nukleinsäure-Amplifikationstest)
NADM	nicht AIDS-definierende/s Malignom/e
NASH	nichtalkoholische Steatohepatitis
NDM	New-Delhi-Metallobetalaktamase
NG	*Neisseria gonorrhoeae*
NGS	Next Genome Sequencing
NHL	Non-Hodgkin-Lymphom/e
NI	nosokomiale Infektion/en
NMDAR	Anti-N-methyl-D-Aspartat-Rezeptor
NNH	Nasennebenhöhle/n
NNRTIi	nichtnukleosidische/r Reverse-Transkriptase-Inhibitor/en
NNT	Number Needed to Treat
NPWT	Negative Pressure Wound Therapy (Vakuumtherapie)
NRTI	nukleosidische/r Rerverse-Transkriptase-Inhibitor/en
NRZ MMR	Nationales Referenzzentrum für Mumps, Masern, Röteln
NRZMyk	Nationales Referenzzentrum für invasive Pilzinfektionen
NSAID	nichtsteroidale Antiphlogistika
NSAR	nichtsteroidale/s Antirheumatikum/a
NT	Neutralisationstest
NTCP	Sodium Taurocholate Cotransporting Polypeptide
NTM	nicht tuberkulöse Mykobakterien
NUC	Nukleosid-/Nukleotidanalogon/a
NW	Normalwert

O

OAK	orale Antikoagulanzien
OATP	Organic-Anion-Transporter
ODI	Oxygenierungsindex
OF	Oropouche-Fieber
ÖGD	Ösophagogastroduodenoskopie
OPSI	Overwhelming Post-Splenectomy Infection Syndrome
ORL	orale Rehydrierungslösung (Oral Rehydration Solution)
OROV	Oropouche-Virus
OXA-48	OXA-48-like-Carbapenemase

P

PAP	parenterale Antibiotikaprophylaxe
PAS	Periodic Acid Schiff; Paraaminosalicylsäure
PB	Proteinbindung
PBC	primär biliäre Zirrhose
PBMC	periphere mononukleäre Blutzellen
PCA	Proanthrocyanid/e
PcP	Pneumocystis-Pneumonie
PCR	Polymerase Chain Reaction (Polymerasekettenreaktion)
PCS	Post-COVID-19-Syndrom
PD	Pharmakodynamik
PEG	perkutane endoskopische Gastrostomie
PEG-IFN	pegyliertes Interferon
PEP	Postexpositionsprophylaxe
p-GP	p-Glykoprotein
PHN	postherpetische Neuralgie
PI	Protease-Inhibitor
PIB	Pibrentasvir
PICC	Peripherally Inserted Central Venous Catheter
PID	Pelvic Inflammatory Disease (Adnexitis)
PIMS	Pediatric Inflammatory Multisystem Syndrome
PIV	Parainfluenzavirus/en
PK	Pharmakokinetik
PML	progressive multifokale Leukenzephalopathie
PNP	Polyneuropathie
p. o.	peroral, per os
PPI	Protonenpumpeninhibitoren
PSC	primär sklerosierende Zirrhose
PSS	Postsplenektomiesepsis
PTLD	post-transplantions-lymphoproliferative Erkrankung
PUV	Puumalavirus
PVK	peripherer Venenkatheter
PVL-SA	Panton-Valentine-Leukozidin-positiver *S. aureus*
PXR	Pregnan-X-Rezeptor
PZA	Pyrazinamid

Q

QI	Qualitätsindikator/en
qSOFA	quick Sepsis-related Organ Failure Assessment

R

RAPD	Random Amplified Polymorphic DNA
RGM	Rapid Growing Mycobacteria (schnell wachsende Mykobakterien)
RKI	Robert Koch-Institut
RMP	Rifampicin
RMSF	Rocky-Mountain-Fleckfieber
RSSE	Russian Spring Summer Encephalitis
RSV	Respiratory Syncytial Virus (respiratorisches Synzytial-Virus)
RT	reverse Transkriptase
RT-PCR	Real Time Polymerase Chain Reaction

S

s	Sekunde/n
SAB	*S. aureus*-Blutstrominfektionen
SARS-CoV-2	Severe Acute Respiratory Syndrome Coronavirus Type 2
SBP	spontan bakterielle Peritonitis
s. c.	subkutan
SGM	Slow Growing Mycobacteria (langsam wachsende Mykobakterien)
SHEA	Society for Healthcare Epidemiology
SIKO	Sächsische Impfkommission
SIM	Systematic Instructions for Monitoring
SIR	standardisierte Inzidenz-Ratio
s. l.	sublingual
SLE	systemischer Lupus erythematodes
SLIM	Synovial-like Interface Membrane (prothesennahe Neosynovialis/periprothetische Membran)
SOF	Sofosbuvir

SOFA	Sequential Organ Failure Assessment
SSPE	subakute sklerosierende Panenzephalitis
SSRI	selektive/r Serotonin-Wiederaufnahmehemmer (Selective Serotonin Reuptake Inhibitor)
SSW	Schwangerschaftswoche/n
STAKOB	Ständiger Arbeitskreis der Kompetenz- und Behandlungszentren für Krankheiten durch hochpathogene Erreger
STD	Sexual Transmitted Disease/s (sexuell übertragbare Krankheit/en)
STI	Sexual Transmitted Infection/s (sexuell übertragbare Infektion/en)
STIKO	Ständige Impfkommission
SUDD	symptomatische unkomplizierte Divertikulose (Symptomatic Uncomplicated Diverticular Disease)
SVR	Sustained Virological Response
SZT	Stammzelltransplantation

T

TAF	Tenofoviralafenamid
TB	Tuberkulose
TBE	Tick-borne Encephalitis
TB-IGRA	Tuberkulose-Interferon Gamma Release Assay
Tbl.	Tablette/n
Td	Tetanus-Diphtherie
TDF	Tenofovirdisoproxilfumarat
TDM	Therapeutic Drug Monitoring (therapeutisches Drug-Monitoring)
TEE	transösophageale Echokardiographie/-gramm
THT	Tuberkulin-Hauttest
TLI	Tyrosinkinaseinhibitor/en
TNF	Tumornekrosefaktor
tNSAR	traditionelle/s nichtsteroidale/s Antirheumatikum/a
TP	*Treponema pallidum*
tSEQ	targeted Next Generation Sequencing
TTE	transthorakale Echokardiographie
TTP	thrombotisch-thrombozytopenische Purpura
TV	*Tichomonas vaginalis*

U

UAW	unerwünschte Arzneimittelwirkung/en
UE	unerwünschte Ereignisse

V

V. a.	Verdacht auf
VAP	Ventilator Associated Pneumonia (beatmungs-/ventilatorassoziierte Pneumonie)
VD	Verteilungsvolumen
VEL	Velpatasvir
VFR	Visiting Friends and Relatives
VHF	virales hämorrhagisches Fieber
VIM	Verona-Integron-Metallobetalaktamase
VLP	Virus-like Particles
VOX	Voxilaprevir
VRE	Vancomycin-resistente Enterokokken
VZÄ	Vollzeitäquivalent
VZV	Varizella-Zoster-Virus

W

WGS	Whole Genome Sequencing
WHO	Weltgesundheitsorganisation
WHO-IWGE	World Health Organisation-Informal Working Group on Echinococcosis
WI	Wundinfektion/en
WNV	West-Nil-Virus
Wo.	Woche/n

X

XDR-TB	Extensively Drug-resistent Tuberculosis

Y

YEL-AND	Yellow Fever Vaccine-Associated Neurotropic Disease (gelbfieberimpfstoffassoziierte neurotrope Erkrankung)
YEL-AVD	Yellow Fever Vaccine-Associated viscerotropic Disease (gelbfieberimpfstoffassoziierte viszerotrope Erkrankung)

Z

ZNS	Zentralnervensystem
ZVK	zentraler Venenkatheter; Zentralnervensystem

Abbildungsnachweis

Der Verweis auf die jeweilige Abbildungsquelle befindet sich bei allen Abbildungen im Werk am Ende des Legendentextes in eckigen Klammern. Alle nicht besonders gekennzeichneten Grafiken und Abbildungen © Elsevier GmbH, München.

E288 Forbes CD, Jackson WF. Color Atlas and Text of Clinical Medicine, 3rd Ed. St Louis, Elsevier Mosby 2003
E355-026 Goldman L, Schafer AI. Goldman-Cecil Medicine, 26th Ed., Elsevier 2020
E355-027 Goldman L, Cooney KA. Goldman-Cecil Medicine, 27th Ed., Elsevier 2024
E434-005 Bolognia JL, Schaffer JV, Cerroni L. Dermatology, 5th Ed., Elsevier 2025
E480 Zitelli BJ, Davis HW. Atlas of pediatric physical diagnosis, 1st Ed., Mosby, 2001
E541 Mandell GL, Bennett JE, Dolin R. Madell, Douglas and Bennett's Principles and Practice of Infectious Diseases, 6th Ed., Churchill Livingstone 2004
E595 Edelmann RE, Hesselink JR, Zlatkin MB. Clinical Magnetic Resonance Imaging, 3rd Ed., Saunders 2005
E703 Zaoutis LB, Chiang VW. Comprehensive pediatric hospital medicine. Philadelphia, Elsevier 2007
E730-004 Klatt EC. Robbins & Cotran Atlas of Pathology, 4th Ed., Elsevier 2021
E819-002 Burt AD, Zaki SR, Hale GL et al. MacSween's Pathology of the Liver, 8th Ed., Elsevier 2024
E1422-001 Rifai N, et al. Tietz Textbook of Laboratory Medicine, 7th Ed., Elsevier 2022
E1447 Walker CM, Chung JH. Muller's Imaging of the Chest. Expert Radiology Series, 2nd Ed., Elsevier 2018
E1448 Smith ML, Leslie KO, Wick MR. Practical Pulmonary Pathology - A Diagnostic Approach, 4th Ed. Elsevier 2022
E1449 McNally PR. Gastrointestinal and Liver Secrets, 6th Ed. Elsevier 2023
E1450 Debes J. Treatment and Management of Tropical Liver Disease, 1st Ed. Elsevier 2023
E1451 Habif TP et al. Skin Disease: Diagnosis and Treatment, 1st Ed. Mosby 2001
E1452 Tang YW, Hindiyeh M, Liu D, Sails A, Spearman P, Zhang JR. Molecular Medical Microbiology, 3rd Ed. Elsevier 2023
F111-011 Pichard DC, Hensley JR, Williams E, Apolo AB, Klion AD, DiGiovanna JJ. Rapid development of migratory, linear, and serpiginous lesions in association with immunosuppression. J Am Acad Dermatol. 2014;70(6):1130–1134. doi:10.1016/j.jaad.2013.11.036
F284-003 Felt-Bersma RJ, Bartelsman JF. Haemorrhoids, rectal prolapse, anal fissure, peri-anal fistulae and sexually transmitted diseases. Best Pract Res Clin Gastroenterol. 2009;23(4):575–592. doi:10.1016/j.bpg.2009.04.010
F329-002 Jacobsen KH, Wiersma ST. Hepatitis A virus seroprevalence by age and world region, 1990 and 2005. Vaccine. 2010;28(41):6653–6657. doi:10.1016/j.vaccine.2010.08.037
F379-003 Yang E, Frazee BW. Infective Endocarditis. Emerg Med Clin North Am. 2018;36(4):645–663. doi:10.1016/j.emc.2018.06.002
F503-008 Peiffer KH, Zeuzem S. Behandlung von Hepatitis-C-Infektionen im Zeitalter direkt wirkender antiviraler Medikamente (DAAs). Bundesgesundheitsbl 65, 246–253 (2022). doi.org/10.1007/s00103-021-03481-z
F545-012 Ewig S, Kolditz M, Pletz M et al. Behandlung von erwachsenen Patienten mit ambulant erworbener Pneumonie – Update 2021 [S3-Leitlinie der Deutschen Gesellschaft für Pneumologie und Beatmungsmedizin (DGP), der Paul-Ehrlich-Gesellschaft für Chemotherapie (PEG), der Deutschen Gesellschaft für Infektiologie (DGI), der Deutschen Gesellschaft für Internistische Intensivmedizin und Notfallmedizin (DGIIN), der Gesellschaft für Virologie (GfV), des Kompetenznetzwerks CAPNETZ, der Deutschen Gesellschaft für Allgemeinmedizin (DEGAM), der Deutschen Gesellschaft für Geriatrie (DGG), der Deutschen Gesellschaft für Palliativmedizin (DGP), der Österreichischen Gesellschaft für Pneumologie (ÖGP), der Österreichischen Gesellschaft für Infektionskrankheiten und Tropenmedizin (ÖGIT), der Schweizerischen Gesellschaft für Pneumologie (SGP) und der Schweizerischen Gesellschaft für Infektiologie (SGInf)]. Pneumologie. 2021;75(9):665–729. doi:10.1055/a-1497-0693
F602-012 Fischbach W, Bornschein J, Hoffmann JC, Koletzko S, Link A, Macke L et al. Aktualisierte S2k-Leitlinie Helicobacter pylori und gastroduodenale Ulkuskrankheit der Deutschen Gesellschaft für Gastroenterologie, Verdauungs- und Stoffwechselkrankheiten (DGVS) – Juli 2022 – AWMF-Registernummer: 021-001. Z Gastroenterol. 2023;61(5):544–606. doi:10.1055/a-1975-0414
F774-016 Klastersky J, Paesmans M, Rubenstein EB et al. The Multinational Association for Supportive Care in Cancer risk index: A multinational scoring system for identifying low-risk febrile neutropenic cancer patients. J Clin Oncol. 2000;18(16):3038–051. doi:10.1200/JCO.2000.18.16.3038
F816-005 Cornberg M, Sandmann L, Protzer U et al. S3-Leitlinie der Deutschen Gesellschaft für Gastroenterologie, Verdauungs- und Stoffwechselkrankheiten (DGVS) zur Prophylaxe, Diagnostik und Therapie der Hepatitis-B-Virusinfektion – (AWMF-Register-Nr. 021–11). Z Gastroenterol. 2021;59(7):691–776. doi:10.1055/a-1498-2512
F816-012 Sarrazin C, Zimmermann T, Berg T et al. S3-Leitlinie „Prophylaxe, Diagnostik und Therapie der Hepatitis-C-Virus (HCV)-Infektion". Z Gastroenterol. 2018;56(7):756-838. doi:10.1055/a-0599-1320
F849-032 Delgado V, Ajmone Marsan N, de Waha S, et al. 2023 ESC Guidelines for the management of endocarditis [published correction appears in Eur Heart J. 2023 Dec 1;44(45):4780. doi: 10.1093/eurheartj/ehad625] [published correction appears in Eur Heart J. 2024 Jan 1;45(1):56. doi: 10.1093/eurheartj/ehad776] [published correction appears in Eur Heart J. 2025 Mar 13;46(11):1082. doi: 10.1093/eurheartj/ehae877]. Eur Heart J. 2023;44(39):3948–4042. doi:10.1093/eurheartj/ehad193
F858-004 McLean J, Gunaratne S, Zucker J. Update on Mpox: What the Primary Care Clinician Should Know. Med Clin North Am. 2024;108(2):355–371. doi:10.1016/j.mcna.2023.09.005
F1219-001 Reintjes R, Dedushaj I, Gjini A et al. Tularemia Outbreak Investigation in Kosovo: Case Control and Environmental Studies. Emerging Infectious Diseases. 2002;8(1):69–73. doi:10.3201/eid0801.010131
F1219-002 Shane AL. Red Book: 2006 Report of the Committee on Infectious Diseases, 27th Ed. Emerg Infect Dis. 2006;12(12):2003–2004. doi:10.3201/eid1212.061045

F1220-001 Kern P, Wen H, Sato N et al. WHO classification of alveolar echinococcosis: principles and application. Parasitol Int. 2006;55 Suppl:S283–S287. doi:
F1221-001 Polaris Observatory Collaborators. Global prevalence, treatment, and prevention of hepatitis B virus infection in 2016: a modelling study. Lancet Gastroenterol Hepatol. 2018;3(6):383–403. doi:
F1222-001 Branson BM et al. Laboratory testing for the diagnosis of HIV infection: updated recommendations, Centers for Disease Control and Prevention (CDC) 2014. https://stacks.cdc.gov/view/cdc/23447
F1223-001 Miao G, Chen Z, Cao H, et al. From Immunogen to COVID-19 vaccines: Prospects for the post-pandemic era. Biomed Pharmacother. 2023;158:114208. doi:10.1016/j.biopha.2022.114208
G187-001 Murray PR, Rosenthal KS, Pfaller MA. Medical Microbiology, 9th Ed. Elsevier 2020
G195 McMillan IR, Scott GR. Sexually Transmitted Infections: Colour Guide, 2nd Ed. Churchill Livingstone 2000
G362 Guerrant RL, Walker DH, Weller PF. Tropical Infectious Diseases: Principles, Pathogens and Practice, 3rd Ed. Elsevier 2011
G516-003 Johnson RJ, Floege J, Tonelli M. Comprehensive Clinical Nephrology, 7th Ed. Elsevier 2024
G752-002 Rumack CM, Levine D. Diagnostic Ultrasound, 6th Ed. Elsevier 2023
G852-001 Brunetti E, Kern P, Vuitton DA; Writing Panel for the WHO-IWGE. Expert consensus for the diagnosis and treatment of cystic and alveolar echinococcosis in humans. Acta Trop. 2010;114(1):1–16. doi:10.1016/j.actatropica.2009.11.001
G962 Feldman M, Friedman LS, Brandt LJ. Sleisenger and Fordtran's Gastrointestinal and Liver Disease, 11th Ed. Elsevier 2021
G1003-002 James W, Elston D, McMahon P et al. Andrews' Diseases of the Skin Clinical Atlas, 2nd Ed. Elsevier 2023
G1320-002 Amarnath C, et al. Comprehensive Textbook of Clinical Radiology Volume III: Chest and Cardiovascular System, 1st Ed. Elsevier 2023
G1419 Speer CP, Gahr M, Dötsch J. Pädiatrie, 5. A., Springer Berlin, Heidelberg, 2018
G1426 Plettenberg A, Meigel W, Schöfer H. Infektionskrankheiten der Haut, 3. A. Stuttgart: Thieme, 2010
G1437 Jong EC, Stevens DL. Netter's Infectious Diseases, 2nd Ed. Elsevier 2021
G1438 Ross JS, Moore KR. Diagnostic Imaging: Spine, 3rd Ed. Elsevier 2016
G1439 Bradley PA, Page-Cutrara KL, Silvestri LA, Silvestri A. Elsevier's Canadian Comprehensive Review for the NCLEX-RN® Examination, 3rd Ed. Elsevier 2023
G1440 Abbas AK, Lichtman AH, Pillai S. Basic Immunology: Functions and Disorders of the Immune System, 7th Ed. Elsevier 2024
G1441 Brunette GW. CDC Health Information for International Travel 2012: The Yellow Book, 1st Ed. Oxford University Press 2011
H165-004 Daley CL, Iaccarino JM, Lange C et al. Treatment of Nontuberculous Mycobacterial Pulmonary Disease: An Official ATS/ERS/ESCMID/IDSA Clinical Practice Guideline [published correction appears in Clin Infect Dis. 2020 Dec 31;71(11):3023. doi: 10.1093/cid/ciaa1062]. Clin Infect Dis. 2020;71(4):e1–e36. doi:10.1093/cid/ciaa241
H466-002 Ma P, Soave R. Three-step stool examination for cryptosporidiosis in 10 homosexual men with protracted watery diarrhea. J Infect Dis. 1983;147(5):824–828. doi:10.1093/infdis/147.5.824
H500-007 GBD 2017 Typhoid and Paratyphoid Collaborators. The global burden of typhoid and paratyphoid fevers: a systematic analysis for the Global Burden of Disease Study 2017. Lancet Infect Dis. 2019;19(4):369–381. doi:10.1016/S1473-3099(18)30685-6
H574-002 Cassir N, Bagnères D, Fournier PE, Berbis P, Brouqui P, Rossi PM. Cutaneous diphtheria: easy to be overlooked. Int J Infect Dis. 2015;33:104–105. doi:10.1016/j.ijid.2015.01.008
H579-001 Dyckhoff-Shen S, Koedel U, Pfister HW, Klein M. SOP: emergency workup in patients with suspected acute bacterial meningitis. Neurol Res Pract. 2021;3(1):2. Published 2021 Jan 7. doi:10.1186/s42466-020-00098-6
H609-001 Jefferies M, Rauff B, Rashid H, Lam T, Rafiq S. Update on global epidemiology of viral hepatitis and preventive strategies. World J Clin Cases. 2018;6(13):589–599. doi:10.12998/wjcc.v6.i13.589
H610-001 Memish ZA, Goubeaud A, Bröker M, Malerczyk C, Shibl AM. Invasive meningococcal disease and travel. J Infect Public Health. 2010;3(4):143–151. doi:10.1016/j.jiph.2010.09.008
H611-001 Nunes-Silva C, Vilares AT, Schweitzer V et al. Non-COVID-19 respiratory viral infection. Breathe (Sheff). 2022;18(1):210151. doi:10.1183/20734735.0151-2021
J812-042 Adobe Stock/panyawat
L141 Stefan Elsberger, Planegg
L157 Susanne Adler, Lübeck
L231 Stefan Dangl, München
M123 Prof. Dr. med. Thomas Dirschka, Wuppertal
M174 Prof. Dr. Gernot Rassner, Tübingen
M480 Dr. Matthias Klein, München
M845 Christine Keller, Glonn
M1499 Dr. Arno Mohr, Donaustauf
M1500 Dr. Malin Gottschling, Regensburg
M1501 Dr. Nina Sicker, Steinach
M1502 Dr. Holger Sigusch, Zwickau
M1503 Dr. Björn Plicht, Duisburg
M1540 Prof. Dr. Dr. med. Manfred Gross, München
M1546 Dr. Sven Kalbitz, Leipzig
M1558 Dr. med. Sophie Schneitler, Homburg
M1559 Dr. med. Martin Kuhns, Hamburg
M1579 Dr. Christina Otto-Lambertz, Köln
M1580 Anja Lück, Augsburg
M1581 Prof. Dr. Dr. Michael C. Frühwald
M1583 Dr. med. Barbara Kalsdorf, Borstel
O273 Diana Velten
P190-004 Prof. Dr. med. Oliver A. Cornely, Köln
P190-005 Prof. Dr. med Philipp Köhler, Köln
P371 Prof. Dr. med. Dipl. chem. Norma Jung, Köln
P905 Dr. Ayla Yagdiran, Köln
P1584 Prof. Dr. Beate Grüner, Ulm
R132 Classen M et al. Innere Medizin, 5. A., Elsevier Urban & Fischer 2004
R240 Rassner G. Dermatologie, 9. A., Elsevier Urban & Fischer 2009
R285 Böcker W et al. Pathologie, 5. A., Elsevier Urban & Fischer 2012
T409 Fotosammlung des Dr. von Haunerschen Kinderspitals, München
T420 Klinikum der Universität München, Abteilung für Neuroradiologie
T803 Uniklinik Köln, Institut für Diagnostische und Interventionelle Radiologie, Univ.-Prof. Dr. David Maintz
T1523 Dr. med. Sophie Schneitler, Krankenhaus Bethanien gGmbH

W318-019 Christopeit M, Schmidt-Hieber M, Sprute R et al. Infektiöse Komplikationen nach Hochdosistherapie und autologer Stammzelltransplantantation. Leitlinie – Empfehlungen der Fachgesellschaft zur Diagnostik und Therapie hämatologischer und onkologischer Erkrankungen. Deutsche Gesellschaft für Hämatologie und Medizinische Onkologie e.V (DGHO). Onkopedia (2021)
W922-002 European Centre for Disease Prevention and Control. Antimicrobial resistance in the EU/EEA (EARS-Net) – Annual Epidemiological Report 2022. Stockholm: ECDC; 2023
W1075-006 Deutsche Gesellschaft für Pneumologie und Beatmungsmedizin e.V. (DGP): Update der S3-Leitlinie: Epidemiologie, Diagnostik und Therapie erwachsener Patienten mit nosokomialer Pneumonie (HAP-S3-Leitlinie). Langversion 3.0 – Januar 2024, AWMF-Registernummer: 020-013 https://register.awmf.org/de/leitlinien/detail/020-013
W1078-004 Sunderkötter C, Becker K, Eckmann C, Graninger W, Kujath P, Schöfer H. (2019), S2k-Leitlinie Haut- und Weichgewebeinfektionen. Auszug aus „Kalkulierte parenterale Initialtherapie bakterieller Erkrankungen bei Erwachsenen – Update 2018“. JDDG: Journal der Deutschen Dermatologischen Gesellschaft, 17: 345–371. doi.org/10.1111/ddg.13790_g
X221 Robert Koch-Institut, Berlin
X221-060 Robert Koch Institut Berlin, Epidemiologisches Bulletin 41/2019

Inhaltsverzeichnis

I Nach Organsystemen ... 1

1 ZNS-Infektionen ... 3
Roland Nau und Helmut Eiffert†
1.1 Bakterielle Meningitis und Enzephalitis ... 3
1.1.1 Epidemiologie ... 3
1.1.2 Symptomatik ... 3
1.1.3 Diagnostik ... 4
1.1.4 Therapie ... 6
1.1.5 Komplikationen und Prognose ... 7
1.2 Neuroborreliose ... 8
1.2.1 Epidemiologie und Klinik ... 8
1.2.2 Diagnostik ... 8
1.2.3 Therapie ... 8
1.3 Hirnabszess ... 9
1.3.1 Epidemiologie und Pathogenese ... 9
1.3.2 Symptomatik ... 9
1.3.3 Diagnostik ... 9
1.3.4 Therapie ... 10
1.3.5 Prognose ... 11
1.4 Virale Meningitis und Enzephalitis ... 11
1.4.1 Klinische Befunde ... 11
1.4.2 Diagnostik ... 12
1.4.3 Therapie ... 12
1.4.4 Prognose ... 13

2 Infektionen der oberen Atemwege ... 15
Ulla Albrecht und André Fuchs
2.1 Diphtherie ... 15
Ulla Albrecht
2.1.1 Definition und Basisinformation ... 15
2.1.2 Symptomatik und klinisches Bild ... 15
2.1.3 Diagnostik ... 16
2.1.4 Therapie ... 16
2.1.5 Kontaktpersonen ... 17
2.1.6 Prävention ... 17
2.2 Pertussis ... 17
Ulla Albrecht
2.2.1 Definition und Basisinformation ... 17
2.2.2 Symptomatik und klinisches Bild ... 17
2.2.3 Diagnostik ... 17
2.2.4 Therapie ... 18
2.2.5 Kontaktpersonen ... 18
2.2.6 Prävention ... 18
2.3 Epiglottitis ... 18
André Fuchs
2.3.1 Definition und Basisinformation ... 18
2.3.2 Symptomatik und klinisches Bild ... 19
2.3.3 Diagnostik und Differenzialdiagnose ... 19
2.3.4 Therapie ... 19
2.3.5 Prophylaxe ... 20

3 Pneumonie ... 23
Arno Mohr, Malin Gottschling und Nina Sicker
3.1 Allgemeine Informationen ... 23
3.1.1 Definition ... 23
3.1.2 Symptomatik und klinisches Bild ... 23
3.1.3 Bildgebung ... 23
3.1.4 Differenzialdiagnosen ... 24
3.1.5 Komplikationen ... 24
3.2 Ambulant erworbene Pneumonie ... 24
3.2.1 Basisinformation ... 24
3.2.2 Schweregradeinteilung und Risikostratifizierung ... 24
3.2.3 Mikrobiologische Diagnostik ... 26
3.2.4 Therapie ... 26
3.2.5 Therapieansprechen, Nachsorge und Prophylaxe ... 26
3.3 Nosokomial erworbene Pneumonie ... 27
3.3.1 Basisinformation ... 27
3.3.2 Bildgebung ... 27
3.3.3 Mikrobiologische Diagnostik ... 27
3.3.4 Therapie ... 27
3.3.5 Nachsorge und Prophylaxe ... 28
3.4 Pneumonie unter Immunsuppression ... 28
3.4.1 Basisinformation ... 28
3.4.2 Symptomatik und klinisches Bild ... 28
3.4.3 Diagnostik und Differenzialdiagnose ... 28
3.4.4 Therapie ... 29

4 Virale Atemwegsinfektionen ... 31
Gregor Paul
4.1 Influenza ... 31
4.1.1 Definition und Basisinformationen ... 31
4.1.2 Symptomatik und klinisches Bild ... 31
4.1.3 Diagnostik und Differenzialdiagnostik ... 32
4.1.4 Therapie ... 32
4.1.5 Nachsorge ... 32
4.1.6 Prognose und Verlauf ... 32

4.2 COVID-19 . . . 32
4.2.1 Definition und Basisinformationen . . . 32
4.2.2 Symptomatik und klinisches Bild . . . 32
4.2.3 Risikofaktoren . . . 33
4.2.4 Diagnostik und Differenzialdiagnostik . . . 33
4.2.5 Therapie . . . 33
4.2.6 Nachsorge . . . 34
4.2.7 Prognose und Verlauf . . . 34
4.3 Respiratorisches Synzytial-Virus (RSV) . . . 34
4.3.1 Definition und Basisinformationen . . . 34
4.3.2 Symptomatik und klinisches Bild . . . 35
4.3.3 Diagnostik und Differenzialdiagnostik . . . 35
4.3.4 Therapie . . . 35
4.3.5 Nachsorge . . . 35
4.3.6 Prognose und Verlauf . . . 35
4.4 Weitere virale Atemwegsinfektionen . . . 36
4.4.1 Definition und Basisinformationen . . . 36
4.4.2 Symptomatik und klinisches Bild . . . 36
4.4.3 Diagnostik und Differenzialdiagnostik . . . 36
4.4.4 Therapie . . . 37
4.4.5 Nachsorge . . . 37
4.4.6 Prognose und Verlauf . . . 37

5 Kardiale Infektionen . . . 39
Holger H. Sigusch und Björn Plicht
5.1 Myokarditis . . . 39
Holger H. Sigusch
5.1.1 Definition . . . 39
5.1.2 Symptomatik und klinisches Bild . . . 39
5.1.3 Diagnostik und Differenzialdiagnostik . . . 39
5.1.4 Therapie . . . 41
5.2 Perikarditis . . . 42
Holger H. Sigusch
5.2.1 Definition . . . 42
5.2.2 Symptomatik und klinisches Bild . . . 42
5.2.3 Diagnostik und Differenzialdiagnostik . . . 42
5.2.4 Therapie . . . 43
5.2.5 Nachsorge . . . 44
5.3 Infektiöse Endokarditis . . . 44
Björn Plicht
5.3.1 Definition . . . 44
5.3.2 Diagnostik . . . 44
5.3.3 Therapie . . . 47
5.3.4 Prophylaxe . . . 51

6 Gastrointestinale Infektionen . . . 55
Wolfgang Fischbach, Manfred Gross, Frank Lammert, Philipp Reuken, Christoph Römmele, Jörg F. Schlaak und Andreas Stallmach
6.1 *Helicobacter-pylori*-Infektion . . . 55
Wolfgang Fischbach
6.1.1 Definition und Basisinformation . . . 55
6.1.2 Diagnostik . . . 55
6.1.3 Therapie . . . 56
6.2 Akute Cholezystitis/Cholangitis
Frank Lammert . . . 57
6.2.1 Akute Cholezystitis . . . 57
6.2.2 Akute Cholangitis . . . 58
6.3 Appendizitis . . . 60
Christoph Römmele
6.3.1 Definition und Basisinformation . . . 60
6.3.2 Symptomatik und klinisches Bild . . . 60
6.3.3 Diagnostik und Differenzialdiagnose . . . 60
6.3.4 Therapie . . . 61
6.3.5 Nachsorge . . . 62
6.4 Peritonitis . . . 62
Christoph Römmele
6.4.1 Definition und Basisinformation . . . 62
6.4.2 Symptomatik und klinisches Bild . . . 62
6.4.3 Diagnostik und Differenzialdiagnose . . . 62
6.4.4 Therapie . . . 62
6.4.5 Nachsorge . . . 63
6.5 Divertikelkrankheit . . . 63
Manfred Gross
6.5.1 Definition und Basisinformation . . . 63
6.5.2 Stadieneinteilung . . . 63
6.5.3 Diagnostik . . . 64
6.5.4 Therapie . . . 64
6.6 Infektiöse Gastroenteritiden . . . 65
Philipp Reuken und Andreas Stallmach
6.6.1 Allgemeines . . . 65
6.6.2 Salmonellosen . . . 68
6.6.3 Cholera . . . 69
6.6.4 Shigellose . . . 69
6.6.5 Staphylokokken-Enteritis . . . 70
6.6.6 *Campylobacter*-Enteritis . . . 70
6.6.7 Yersiniose . . . 71
6.6.8 *Clostridioides* (früher *Clostridium*)-*difficile*-Infektion . . . 71
6.6.9 *Escherichia-coli*-Infektionen . . . 72
6.6.10 Virale Gastroenteritiden . . . 74
6.6.11 Amöbenruhr . . . 74
6.6.12 Lambliasis . . . 75
6.6.13 Kryptosporidiose, Isosporidiose, Mikrosporidiose . . . 75
6.7 Virale Hepatitiden . . . 76
Jörg F. Schlaak
6.7.1 Einleitung . . . 76
6.7.2 Hepatitis A . . . 78
6.7.3 Hepatitis B . . . 80
6.7.4 Hepatitis C . . . 88
6.7.5 Hepatitis D . . . 95
6.7.6 Hepatitis E . . . 97

7 Knocheninfektionen 105
Norma Jung, Rolf Sobottke, Christina Otto-Lambertz und Ayla Yagdiran
7.1 Spondylodiszitis 105
Norma Jung, Rolf Sobottke, Christina Otto-Lambertz, Ayla Yagdiran
7.1.1 Pathogenese und Ätiologie 105
Norma Jung und Rolf Sobottke
7.1.2 Differenzialdiagnose 105
7.1.3 Diagnostik 105
7.1.4 Therapie 106
7.2 Gelenkprothesenassoziierte Infektionen 108
Christina Otto-Lambertz, Ayla Yagdiran und Norma Jung
7.2.1 Definition und Epidemiologie 108
7.2.2 Klassifikation 109
7.2.3 Symptomatik und klinisches Bild 109
7.2.4 Diagnostik und Differenzialdiagnose 109
7.2.5 Therapie 111
7.2.6 Nachsorge/Rehabilitation 112

8 Bakterielle Infektionen von Haut- und Weichgewebe 115
Rasmus Leistner
8.1 Einleitung 115
8.2 Furunkel und Karbunkel 116
8.3 Abszess 117
8.4 Erysipel 118
8.5 Begrenzte Phlegmone 118
8.6 Schwere Phlegmone 118
8.7 Fußinfektionen bei Diabetes mellitus 119
8.8 Toxinbedingte nekrotisierende Weichgewebeinfektionen 119

9 Infektionen der Nieren und der Harnwege bei Erwachsenen 121
Reinhard Fünfstück und Kurt G. Naber
9.1 Definition und Basisinformation 121
9.1.1 Unkomplizierte Harnwegsinfektion 121
9.1.2 Komplizierte Harnwegsinfektion 121
9.1.3 Untere Harnwegsinfektionen (Zystitis) 122
9.1.4 Obere Harnwegsinfektion (Pyelonephritis) 122
9.1.5 Rezidivierende/rekurrierende Harnwegsinfektion 122
9.1.6 Asymptomatische Bakteriurie 122
9.2 Diagnostik 122
9.2.1 Erregerspektrum/Erregerempfindlichkeit 124
9.3 Therapie 125
9.3.1 Asymptomatische Bakteriurie 125
9.3.2 Untere Harnwegsinfektionen 125
9.3.3 Rezidivierende/rekurrierende Harnwegsinfektionen 126
9.3.4 Chronische Harnwegsinfektionen 128
9.3.5 Obere Harnwegsinfektionen 128
9.4 Zusammenfassung 130

II Nach Gruppen 133

10 Fieber unklarer Genese (FUO) 135
Sven Kalbitz
10.1 Definition und Basisinformation 135
10.1.1 Fieber 135
10.2 Epidemiologie und Ätiologie 136
10.2.1 Klassisches FUO 136
10.2.2 Nosokomiales Fieber 137
10.2.3 FUO bei immunkompromittierten Patienten 137
10.2.4 Reiserückkehrer mit Fieber 138
10.3 Diagnostik 138
10.3.1 Anamnese und körperliche Untersuchung 138
10.3.2 Basisdiagnostik 139
10.3.3 Weiterführende Diagnostik 139
10.3.4 Besonderheiten einzelner Diagnostika 139
10.4 Therapie 140
10.4.1 Fiebersenkung 140
10.4.2 Empirische Therapie 141

11 Blutstrominfektionen 143
Anette Friedrichs und Christina Kujat
11.1 Definition 143
11.2 Bakteriämie durch *S. aureus* 143
11.2.1 Definition und Basisinformation 143
11.2.2 Einteilung der *S.-aureus*-Blutstrominfektion (SAB) 143
11.2.3 Symptomatik und klinisches Bild 144
11.2.4 Diagnostik 144
11.2.5 Therapie 145
11.3 Candidämie 146
11.3.1 Definition und Basisinformation 146
11.3.2 Risikofaktoren der Candidämie 146
11.3.3 Therapiemanagement der Candidämie 146

12 Exanthematische Infektionen (sog. Kinderkrankheiten) 149
Anja Lück und Michael C. Frühwald
12.1 Masern 149
12.1.1 Definition und Basisinformation 149
12.1.2 Symptomatik und klinisches Bild 149
12.1.3 Diagnostik und Differenzialdiagnose 149
12.1.4 Therapie 150
12.1.5 Prognose und Verlauf 151
12.2 Scharlach 151
12.2.1 Definition und Basisinformation 151
12.2.2 Symptomatik und klinisches Bild 151
12.2.3 Diagnostik und Differenzialdiagnose 152
12.2.4 Therapie 152
12.2.5 Prognose und Verlauf 153
12.3 Röteln 153

12.3.1 Definition und Basisinformation . . . 153
12.3.2 Symptomatik und klinisches Bild . . . 153
12.3.3 Diagnostik und Differenzialdiagnose . . . 154
12.3.4 Therapie . . . 154
12.3.5 Prognose und Verlauf . . . 155
12.4 Ringelröteln . . . 155
12.4.1 Definition und Basisinformation . . . 155
12.4.2 Symptomatik und klinisches Bild . . . 155
12.4.3 Diagnostik und Differenzialdiagnose . . . 155
12.4.4 Therapie . . . 156
12.4.5 Prognose und Verlauf . . . 156
12.5 Dreitagefieber . . . 156
12.5.1 Definition und Basisinformation . . . 156
12.5.2 Symptomatik und klinisches Bild . . . 156
12.5.3 Diagnostik und Differenzialdiagnose . . . 156
12.5.4 Therapie . . . 157
12.5.5 Prognose und Verlauf . . . 157
12.6 Windpocken . . . 157
12.6.1 Definition und Basisinformation . . . 157
12.6.2 Symptomatik und klinisches Bild . . . 157
12.6.3 Diagnostik und Differenzialdiagnose . . . 158
12.6.4 Therapie . . . 158
12.6.5 Prognose und Verlauf . . . 159
12.7 Hand-Fuß-Mund-Erkrankung . . . 159
12.7.1 Definition und Basisinformation . . . 159
12.7.2 Symptomatik und klinisches Bild . . . 159
12.7.3 Diagnostik und Differenzialdiagnose . . . 160
12.7.4 Therapie . . . 160
12.7.5 Prognose und Verlauf . . . 160

13 Infektionen bei Immunsuppression . . . 161
Miriam S. Stegemann
13.1 Immunsuppression – Definition und Basisinformationen . . . 161
13.2 Infektionen bei Neutropenie und Mukositis . . . 161
13.2.1 Definition und Basisinformation . . . 161
13.2.2 Symptomatik und klinisches Bild . . . 162
13.2.3 Diagnostik und Differenzialdiagnose . . . 162
13.2.4 Therapie . . . 163
13.2.5 Prävention . . . 165
13.3 Infektionen nach Organtransplantation . . . 165
13.3.1 Definition und Basisinformation . . . 165
13.3.2 Symptomatik und klinisches Bild . . . 165
13.3.3 Diagnostik und Differenzialdiagnose . . . 166
13.3.4 Therapie . . . 166
13.3.5 Nachsorge . . . 166
13.4 Infektionen nach hämatopoetischer Stammzelltransplantation . . . 166
13.4.1 Definition und Basisinformation . . . 166
13.4.2 Symptomatik und klinisches Bild . . . 166
13.4.3 Diagnostik und Differenzialdiagnose . . . 167
13.4.4 Therapie . . . 168
13.4.5 Prävention . . . 168
13.5 Zusammenfassung . . . 169

14 Pilzinfektionen . . . 171
Oliver A. Cornely
14.1 Definition und Basisinformation . . . 171
14.2 Symptomatik und klinisches Bild . . . 171
14.3 Diagnostik und Differenzialdiagnose . . . 171
14.4 Therapie . . . 172

15 Nosokomiale Infektionen . . . 175
Thomas Cronen
15.1 Postoperative Wundinfektionen . . . 175
15.1.1 Definition und Basisinformation . . . 175
15.1.2 Erregerspektrum . . . 176
15.1.3 Symptomatik und klinisches Bild . . . 176
15.1.4 Diagnostik und Differenzialdiagnose . . . 176
15.1.5 Therapie . . . 176
15.1.6 Prävention . . . 177
15.2 Nosokomiale Pneumonie . . . 177
15.2.1 Ventilatorassoziierte Pneumonie . . . 177
15.3 Katheterassoziierte Harnwegsinfektionen . . . 179
15.3.1 Definition und Basisinformation . . . 179
15.3.2 Erregerspektrum . . . 179
15.3.3 Symptomatik und klinisches Bild . . . 179
15.3.4 Diagnostik und Differenzialdiagnose . . . 179
15.3.5 Therapie . . . 179
15.3.6 Prävention . . . 180
15.4 Gefäßkatheterassoziierte Infektionen . . . 180
15.4.1 Definition und Basisinformation . . . 180
15.4.2 Erregerspektrum . . . 181
15.4.3 Symptomatik und klinisches Bild . . . 181
15.4.4 Diagnostik und Differenzialdiagnose . . . 181
15.4.5 Therapie . . . 181
15.4.6 Prävention . . . 181
15.5 Antiinfektiva – Dosierungen . . . 182

16 Sexuell übertragbare Erkrankungen . . . 185
Stefan Esser
16.1 Grundlagen . . . 185
16.2 Syphilis . . . 186
16.2.1 Definition und Basisinformation . . . 186
16.2.2 Epidemiologie . . . 186
16.2.3 Symptomatik . . . 186
16.2.4 Diagnostik . . . 188
16.2.5 Therapie . . . 190
16.3 Gonorrhö . . . 190
16.3.1 Definition und Basisinformation . . . 190
16.3.2 Symptomatik . . . 190
16.3.3 Diagnostik . . . 191
16.3.4 Resistenzentwicklung bei Gonorrhö . . . 192

16.3.5 Therapie ... 192
16.4 Chlamydien ... 192
16.4.1 Allgemeines und Symptomatik ... 192
16.4.2 Therapie ... 192
16.5 Sonstige STDs ... 193

17 HIV-Infektion und AIDS ... 197
Clara Lehmann
17.1 HIV-Infektion ... 197
17.1.1 Epidemiologie und Übertragung ... 197
17.1.2 Klassifikation ... 197
17.1.3 Pathogenese und klinischer Verlauf ... 197
17.1.4 Diagnostik ... 198
17.1.5 Therapie ... 198
17.2 Frühe klinische Manifestationen der HIV-Infektion ... 202
17.3 Opportunistische Infektionen ... 202
17.3.1 *Pneumocystis-jirovecii* (früher: *carinii*)-Pneumonie 203
17.3.2 Zerebrale Toxoplasmose ... 203
17.3.3 Zytomegalievirus-Erkrankung ... 204
17.3.4 Candidiasis ... 205
17.3.5 Tuberkulose ... 205
17.3.6 Nichttuberkulöse Mykobakteriosen ... 205
17.3.7 Seltenere Infektionen ... 206
17.4 HIV-assoziierte Neoplasien ... 206
17.4.1 HIV und Krebs ... 206
17.4.2 Kaposi-Sarkom ... 207
17.4.3 Non-Hodgkin-Lymphome ... 207
17.4.4 Zervixkarzinom ... 208
17.5 Impfprophylaxe bei HIV-Infektion ... 208
17.6 Verhalten bei Nadelstichverletzungen – Postexpositionsprophylaxe (PEP) ... 208

18 Tuberkulose und nichttuberkulöse Mykobakteriosen ... 209
Sophie Schneitler, Inna Friesen, Barbara Kalsdorf, Martin Kuhns, Ulrike Oesterlee und Martina Sester
18.1 Definition und Basisinformation ... 209
18.2 Epidemiologie ... 209
18.3 Pathogenese ... 209
18.4 Latente Infektion mit *Mycobacterium tuberculosis* (LTBI) ... 210
18.4.1 Interferon-γ Release Assay (IGRA) und Tuberkulin-Hauttest ... 210
18.4.2 Präventive Therapie ... 211
18.5 Aktive Tuberkulose ... 211
18.5.1 Symptomatik ... 211
18.5.2 Diagnostik ... 213
18.5.3 Therapie ... 217
18.5.4 Tuberkulose und HIV ... 222
18.5.5 Bacillus-Calmette-Guérin-Impfung ... 222
18.6 Nichttuberkulöse Mykobakterien ... 223
18.6.1 Pathogenese ... 223
18.6.2 Klinische Befunde ... 223
18.6.3 Diagnostik ... 223
18.6.4 Empfindlichkeitstestung ... 225
18.6.5 NTM-Infektionen bei Immundefekt und Immunsuppression ... 225
18.6.6 Therapie ... 225
18.7 Beratungsmöglichkeit ... 227

19 Seltenere einheimische systemische Infektionskrankheiten ... 229
André Fuchs und Nils Kellner
19.1 Aktinomykose ... 229
André Fuchs
19.1.1 Definition und Basisinformation ... 229
19.1.2 Symptomatik und klinisches Bild ... 229
19.1.3 Diagnostik und Differenzialdiagnose ... 229
19.1.4 Therapie ... 230
19.2 Brucellose ... 230
André Fuchs
19.2.1 Definition und Basisinformation ... 230
19.2.2 Symptomatik und klinisches Bild ... 230
19.2.3 Diagnostik und Differenzialdiagnose ... 231
19.2.4 Therapie ... 231
19.3 Hantavirus-Infektion ... 231
André Fuchs
19.3.1 Definition und Basisinformation ... 231
19.3.2 Epidemiologie ... 231
19.3.3 Symptomatik und klinisches Bild ... 232
19.3.4 Diagnostik und Differenzialdiagnose ... 232
19.3.5 Therapie ... 232
19.4 Katzenkratzkrankheit (Bartonellose durch *Bartonella henselae*) ... 232
André Fuchs
19.4.1 Definition und Basisinformation ... 232
19.4.2 Symptomatik und klinisches Bild ... 233
19.4.3 Diagnostik und Differenzialdiagnose ... 233
19.4.4 Therapie ... 233
19.4.5 Nachsorge ... 234
19.5 Leptospirose ... 234
André Fuchs
19.5.1 Definition und Basisinformation ... 234
19.5.2 Symptomatik und klinisches Bild ... 234
19.5.3 Diagnostik und Differenzialdiagnose ... 235
19.5.4 Therapie ... 235
19.6 Listeriose ... 235
André Fuchs
19.6.1 Definition und Basisinformation ... 235
19.6.2 Symptomatik und klinisches Bild ... 235
19.6.3 Diagnostik und Differenzialdiagnose ... 235
19.6.4 Therapie ... 236

19.7 Lyme-Borreliose/Lyme-Arthritis ... 236
Nils Kellner
19.7.1 Definition und Basisinformation ... 236
19.7.2 Symptomatik und klinisches Bild ... 236
19.7.3 Diagnostik und Differenzialdiagnose ... 236
19.7.4 Therapie ... 238
19.7.5 Prävention ... 238
19.8 Morbus Whipple ... 238
André Fuchs
19.8.1 Definition und Basisinformation ... 238
19.8.2 Symptomatik und klinisches Bild ... 239
19.8.3 Diagnostik und Differenzialdiagnose ... 239
19.8.4 Therapie ... 240
19.8.5 Nachsorge ... 240
19.9 Nokardiose ... 240
André Fuchs
19.9.1 Definition und Basisinformation ... 240
19.9.2 Symptomatik und klinisches Bild ... 240
19.9.3 Diagnostik und Differenzialdiagnose ... 241
19.9.4 Therapie ... 241
19.9.5 Nachsorge ... 242
19.10 Tularämie ... 242
André Fuchs
19.10.1 Definition und Basisinformation ... 242
19.10.2 Symptomatik und klinisches Bild ... 242
19.10.3 Diagnostik und Differenzialdiagnose ... 243
19.10.4 Therapie ... 243
19.11 Q-Fieber ... 243
André Fuchs
19.11.1 Definition und Basisinformation ... 243
19.11.2 Symptomatik und klinisches Bild ... 244
19.11.3 Diagnostik und Differenzialdiagnose ... 244
19.11.4 Therapie ... 244
19.11.5 Nachsorge ... 245

20 Einheimische parasitäre Erkrankungen ... 247
Beate Grüner und Benno Kreuels
20.1 Echinokokkosen ... 247
Beate Grüner
20.1.1 Einführung – alveoläre und zystische Echinokokkose ... 247
20.1.2 Alveoläre Echinokokkose (AE) ... 247
20.1.3 Zystische Echinokokkose (Cystic Echinococcosis, CE) ... 251
20.2 Heimische Ektoparasiten (Läuse und Milben) ... 255
Benno Kreuels
20.2.1 Einführung ... 255
20.2.2 Pediculosis capitis (Kopflausbefall) ... 255
20.2.3 Skabies (Krätze) ... 257
20.3 Intestinale Parasitosen ... 258
Benno Kreuels
20.3.1 Intestinale Protozoen ... 258
20.3.2 Intestinale Helminthen ... 260

21 Wichtige importierte Infektionskrankheiten ... 265
Tomas Jelinek und Amrei von Braun
21.1 Malaria ... 265
Tomas Jelinek
21.1.1 Definition und Basisinformation ... 265
21.1.2 Übertragung und Entwicklungszyklus ... 265
21.1.3 Symptomatik ... 265
21.1.4 Komplikationen ... 266
21.1.5 Diagnostik ... 266
21.1.6 Differenzialdiagnose ... 266
21.1.7 Therapie ... 267
21.1.8 Prognose ... 268
21.2 Dengue-Fieber und ähnliche Erkrankungen ... 268
Tomas Jelinek
21.2.1 Definition und Basisinformation ... 268
21.2.2 Symptomatik ... 268
21.2.3 Diagnostik ... 268
21.2.4 Differenzialdiagnose ... 269
21.2.5 Therapie ... 269
21.3 Amöbenleberabszess ... 269
Tomas Jelinek
21.3.1 Definition und Basisinformation ... 269
21.3.2 Symptomatik ... 269
21.3.3 Diagnostik ... 269
21.3.4 Differenzialdiagnose ... 270
21.3.5 Therapie ... 270
21.3.6 Verlaufskontrollen ... 270
21.4 Viszerale Leishmaniose (Kala-Azar) ... 270
Tomas Jelinek
21.4.1 Definition und Basisinformation ... 270
21.4.2 Symptomatik ... 270
21.4.3 Diagnostik ... 270
21.4.4 Differenzialdiagnose ... 270
21.4.5 Therapie ... 270
21.4.6 Verlaufskontrollen ... 271
21.5 Schistosomiasis (Bilharziose) ... 271
Tomas Jelinek
21.5.1 Definition und Basisinformation ... 271
21.5.2 Symptomatik ... 271
21.5.3 Diagnostik ... 271
21.5.4 Therapie ... 271
21.5.5 Verlaufskontrollen ... 272
21.6 Brucellose ... 272
Tomas Jelinek
21.6.1 Definition und Basisinformation ... 272
21.6.2 Epidemiologie ... 272
21.6.3 Symptomatik ... 272
21.6.4 Diagnostik ... 272
21.6.5 Therapie ... 272

21.7 Rickettsiosen ... 272
Tomas Jelinek
21.7.1 Definition und Basisinformation ... 272
21.7.2 Symptomatik und klinisches Bild ... 273
21.7.3 Diagnostik und Differenzialdiagnose ... 273
21.7.4 Therapie ... 273
21.8 Erkrankungen durch hochpathogene Erreger ... 273
Amrei von Braun
21.8.1 Einleitung ... 273
21.8.2 Definition und Vorgehen bei Verdacht ... 273
21.8.3 Auswahl hochkontagiöser Erkrankungen ... 274

22 Emerging Infections ... 277
Amrei von Braun
22.1 Einleitung ... 277
22.2 West-Nil-Virus ... 277
22.2.1 Definition und Basisinformation ... 277
22.2.2 Symptomatik und klinisches Bild ... 277
22.2.3 Diagnostik und Differenzialdiagnose ... 277
22.2.4 Therapie ... 278
22.3 Mpox-Virus ... 278
22.3.1 Definition und Basisinformation ... 278
22.3.2 Symptomatik und klinisches Bild ... 278
22.3.3 Diagnostik und Differenzialdiagnose ... 278
22.3.4 Therapie ... 279
22.4 Oropouche-Virus ... 279
22.4.1 Definition und Basisinformation ... 279
22.4.2 Symptomatik und klinisches Bild ... 279
22.4.3 Diagnostik und Differenzialdiagnose ... 279
22.4.4 Therapie ... 279

III Infektionsprophylaxe und Antibiotic Stewardship ... 281

23 Multiresistente Erreger ... 283
Christina Bahrs
23.1 Definition und Basisinformation ... 283
23.2 Symptomatik und klinisches Bild ... 284
23.3 Diagnostik ... 285
23.4 Sanierung ... 285
23.5 Therapie ... 285
23.5.1 Therapieoptionen bei Infektionen durch MRSA ... 285
23.5.2 Therapieoptionen bei Infektionen durch VRE ... 287
23.5.3 Therapieoptionen bei Infektionen durch 3MRGN ... 288
23.5.4 Therapieoptionen bei Infektionen durch 4MRGN ... 288

24 Impfen – Allgemeine Grundlagen ... 291
Hans Martin Orth
24.1 Immunologische Grundlagen ... 291
24.2 Wiederholungsimpfungen ... 293
24.3 Durchführung und Dokumentation ... 293

25 Impfen im Alter ... 295
Anja Kwetkat und Hans J. Heppner
25.1 Definition und Basisinformation ... 295
25.1.1 Grundlegendes zum Impfen ... 295
25.1.2 Immunseneszenz ... 295
25.2 Aktuelle Impfempfehlungen der STIKO für Senioren (Stand 11/2024) ... 296
25.3 Tetanus-, Diphtherie- und azelluläre Pertussis-Impfung ... 296
25.3.1 Epidemiologie und klinisches Bild ... 296
25.3.2 Aktuelle Impfempfehlungen und Durchimpfungsraten ... 297
25.4 Influenza-Impfung ... 297
25.4.1 Epidemiologie und klinisches Bild ... 297
25.4.2 Aktuelle Impfempfehlung und Durchimpfungsraten ... 297
25.5 Pneumokokken-Impfung ... 298
25.5.1 Epidemiologie und klinisches Bild ... 298
25.5.2 Aktuelle Impfempfehlung und Diskussion ... 298
25.5.3 Durchimpfungsrate ... 299
25.6 Zoster-Impfung ... 299
25.6.1 Epidemiologie und klinisches Bild ... 299
25.6.2 Zoster-rekombinanter Impfstoff ... 299
25.6.3 Aktuelle Empfehlungen ... 300
25.7 COVID-19-Impfung ... 300
25.7.1 Epidemiologie und klinisches Bild ... 300
25.7.2 COVID-19-Impfstoffe ... 300
25.7.3 COVID-19-Impfempfehlung ... 301
25.8 RSV-Impfung ... 301
25.8.1 Epidemiologie und klinisches Bild ... 301
25.8.2 RSV-Impfstoffe ... 301
25.8.3 RSV-Impfempfehlung ... 302

26 Impfen bei Immundefizienz ... 305
Hans Martin Orth
26.1 Grundsätzliche Überlegungen ... 305
26.2 Immundefizienz ... 305
26.2.1 Patienten mit zytostatischer Chemotherapie ... 305
26.2.2 B-Zell-depletierende Therapien ... 305
26.2.3 Tyrosinkinaseinhibitoren ... 306
26.2.4 Checkpoint-Inhibitoren ... 306
26.2.5 Anti-TNF-Antikörper ... 306
26.2.6 Glukokortikoide ... 306
26.2.7 Methotrexat ... 306
26.2.8 HIV-Infektion ... 306
26.2.9 Organtransplantation ... 306
26.2.10 Stammzelltransplantation (SZT) ... 307
26.2.11 Asplenie ... 307
26.3 Grundsätzliche Prinzipien ... 307
26.3.1 Impfung vor Immundefizienz ... 307
26.3.2 Überprüfung des Impferfolgs ... 307
26.3.3 Vorgehen bei ausbleibendem Impferfolg ... 308
26.3.4 Passive Immunisierungen ... 308

26.4 Spezielle Impfungen 309
26.4.1 Influenza 309
26.4.2 COVID-19 309
26.4.3 Respiratory Syncytial Virus (RSV) 309
26.4.4 Pneumokokken 309
26.4.5 Hepatitis B 309
26.4.6 Zoster 310
26.4.7 Tetanus, Diphtherie, Pertussis, Polio 310
26.4.8 Masern, Mumps, Röteln 310

27 Reiseimpfungen 311
Hans Martin Orth
27.1 Hepatitis A 311
27.2 Hepatitis B 311
27.3 Typhus 312
27.4 Meningokokken, Serotypen A, C, W135 und Y 312
27.5 Poliomyelitis 314
27.6 Japanische Enzephalitis 314
27.7 FSME 314
27.8 Denguefieber 315
27.9 Gelbfieber 315
27.10 Chikungunya 316

28 Antibiotic Stewardship (ABS) 317
Christina Kujat und Anette Friedrichs
28.1 Definition 317
28.2 Hintergrund 317
28.3 Voraussetzungen für ABS 317
28.3.1 ABS-Team 317
28.3.2 Informationstechnologie und Surveillancedaten 319
28.3.3 Qualitätsindikatoren 319
28.3.4 Mikrobiologische Diagnostik 319
28.4 Strategien zur Optimierung des Verordnungsverhaltens 319
28.5 Strategien zur Therapieoptimierung 321
28.6 ABS-Maßnahmen zum Management von Häufungen multiresistenter Erreger (MRE) oder *C. difficile* 322

29 Pharmakologische Aspekte 323
Ute Chiriac und Benedict Morath
29.1 Pharmakokinetik und Pharmakodynamik 323
29.1.1 Definition und Basisinformation 323
29.1.2 Das LADME-Modell 323
29.1.3 Arzneistoffeigenschaften 323
29.1.4 Dosierung 325
29.1.5 Art der Applikation 325
29.2 Arzneimitteltherapiesicherheit 326
29.2.1 Definition und Basisinformation 326
29.2.2 Wechselwirkungen 326
29.2.3 Monitoring auf unerwünschte Arzneimittelwirkungen 328
29.3 Pharmakotherapeutische Checkliste zur Verordnung von Antiinfektiva 330

IV Anhang 333

Appendix 335
Register 341

I Nach Organsystemen

1 ZNS-Infektionen . . . 3

2 Infektionen der oberen Atemwege . . . 15

3 Pneumonie . . . 23

4 Virale Atemwegsinfektionen . . . 31

5 Kardiale Infektionen . . . 39

6 Gastrointestinale Infektionen . . . 55

7 Knocheninfektionen . . . 105

8 Bakterielle Infektionen von Haut- und Weichgewebe . . . 115

9 Infektionen der Nieren und der Harnwege bei Erwachsenen . . . 121

KAPITEL

1

Roland Nau und Helmut Eiffert†

ZNS-Infektionen

Meningitiden und Enzephalitiden sind in Deutschland nicht generell meldepflichtig, sodass die Inzidenz der meisten ZNS-Infektionen in Deutschland nicht genau bekannt ist. Nach dem Infektionsschutzgesetz (IfSG) meldepflichtig sind der Krankheitsverdacht, die Erkrankung sowie der Tod an Meningokokkenmeningitis oder -sepsis, Tuberkulose sowie an Tollwut (seit 2001 6 Fälle) und Poliomyelitis (seit 1992 1 Fall). Die namentliche Meldung muss durch den feststellenden Arzt unverzüglich, d. h. ohne zeitliche Verzögerung, jedoch innerhalb von 24 h, an das Gesundheitsamt erfolgen, das für den Aufenthalt des Betroffenen zuständig ist. Das Gesundheitsamt ist im Bedarfsfall auch für die Festlegung einer antibiotischen Umgebungsprophylaxe zuständig. Der Nachweis von *Haemophilus (H.) influenzae* und *Listeria (L.) monocytogenes* aus Blut, Liquor oder anderen normalerweise sterilen Substraten sowie der direkte oder indirekte Nachweis von Frühsommermeningoenzephalitis (FSME; 348 Fälle im Jahr 2016) und weiteren seltenen ZNS-tropen Viren ist durch den Leiter des untersuchenden Labors meldepflichtig (RKI 2016).

1.1 Bakterielle Meningitis und Enzephalitis

1.1.1 Epidemiologie

Bei Erwachsenen, die ihre ZNS-Infektion außerhalb des Krankenhauses akquirieren, ist die Pneumokokkenmeningitis am häufigsten, gefolgt von der Meningokokkenmeningitis, der Listerienmeningitis bzw. -enzephalitis und der ZNS-Tuberkulose. *H. influenzae* war früher in Deutschland der häufigste Meningitiserreger bei Kindern < 5 J., wobei die Impfung gegen *H. influenzae* Typ b zu einem dramatischen Rückgang der Erkrankungshäufigkeit geführt hat. Heute ist *Neisseria (N.) meningitidis* der häufigste Erreger bei Kindern und Jugendlichen. Die höchsten Inzidenzen der Meningokokkenmeningitis und -sepsis liegen in den ersten Lebensjahren mit einem Gipfel bei Säuglingen. Ein zweiter, kleinerer Gipfel tritt in der Altersgruppe der 15- bis 19-Jährigen auf (RKI 2016). Im Jahr 2016 wurden 338 Meningokokkenerkrankungen gemeldet, vorwiegend Serogruppe-B-Meningokokken (58 %), gefolgt von den Serogruppen C (21 %), Y (11 %) und W (9,3 %). Die Serogruppe A, die Epidemien im afrikanischen Meningitisgürtel verursacht, kam nur bei 0,7 % vor. Bei 202 Fällen (73 %) bestand eine Meningitis und bei 158 (57 %) ein septisches Krankheitsbild, wobei 82 (29 %) sowohl eine Meningitis als auch ein septisches Krankheitsbild aufwiesen (RKI 2016). Die Inzidenz der Listeriose liegt am höchsten im 1. Lj. sowie bei den > 60-Jährigen mit einem zunehmenden Anstieg im Alter (RKI 2016). Im Jahr 2016 wurden 707 Fälle von Listeriosen übermittelt, davon 657 nicht schwangerschaftsassoziierte, invasive Listeriosen, 22 Fälle von Schwangerschaftslisteriose und 28 Neugeborenenlisteriosen. Bei 31 % der nicht schwangerschaftsassoziierten invasiven Listeriosen wurde eine Sepsis, bei 102 (16 %) eine Meningitis oder Enzephalitis gemeldet (RKI 2016). Von 622 gemeldeten *H.-influenzae*-Erkrankungen hatten 28 eine Meningitis (RKI 2016). Die Inzidenz der durch *N. meningitidis* und *S. pneumoniae* verursachten Meningitiden hat während der Covid-19-Pandemie, wahrscheinlich aufgrund der damit verbundenen Isolationsmaßnahmen, stark abgenommen.

Septische Herdenzephalitiden als Folge einer Endokarditis werden häufig durch vergrünende Streptokokken sowie *Staphylococcus (S.) aureus* verursacht. Koagulasenegative Staphylokokken, *S. aureus* und verschiedene gramnegative Aerobier dominieren bei Infektionen nach neurochirurgischen Eingriffen. In den letzten Jahren gewinnen multiresistente gramnegative aerobe Stäbchen, insbesondere *Acinetobacter spp.*, als Erreger nosokomialer ZNS-Infektionen an Bedeutung.

Im Jahr 2015 wurden den Gesundheitsämtern in Deutschland insgesamt 5865 Tuberkulosen gemeldet (7,3 Neuerkrankungen/100.000 Einwohner). Die ZNS-Beteiligung lag in Deutschland etwas niedriger als in anderen Ländern; 2015 wurden 28 Erkrankungsfälle gemeldet (0,48 % aller Erkrankten). Am häufigsten betroffen sind Kleinkinder zwischen dem 2. und 4. Lj. und HIV-Infizierte. Seltener vorkommende Erreger bakterieller Meningitiden oder Meningoenzephalitiden sind z. B. *Tropheryma (T.) whipplei*, Brucellen oder *Burkholderia* spp. Es liegen für diese seltenen Erreger nur eingeschränkt epidemiologische Daten vor.

1.1.2 Symptomatik

Bei der Meningitis ist die Entzündung auf die Meningen beschränkt, mit den typischen Symptomen Kopfschmerz und Nackensteifigkeit (Meningismus). Neurologische Herdsymptome gehören nicht zum klinischen Bild einer Meningitis. Demgegenüber sind für Patienten mit einer Enzephalitis neurologische Herdsymptome charakteristisch, während der Meningismus fehlt. Weisen Patienten sowohl Zeichen einer Meningitis als auch einer Enzephalitis auf, spricht man von Meningoenzephalitis.

MERKE

In der Frühphase geht die bakterielle Meningitis mit allgemeinem Krankheitsgefühl, Fieber, leichten Kopfschmerzen und einer geringgradigen Nackensteife einher. Beim Vollbild der bakteriellen Meningitis bestehen Kopfschmerz, Fieber, Nackensteife bis hin zum Opisthotonus und Bewusstseinstrübung. Bei Neugeborenen und jungen Säuglingen, Immunsupprimierten, sehr alten Menschen und tief Komatösen können jedoch die typischen Zeichen einer Meningitis fehlen. Komatöse Patienten, bei denen die Ursache des Komas nicht klar ist, müssen deshalb nach Ausschluss einer intrakraniellen Raumforderung lumbalpunktiert werden.

Das klassische Syndrom der außerhalb des Krankenhauses erworbenen bakteriellen Meningitis (Fieber, Nackensteife und Bewusstseinstrübung) fand sich in den Niederlanden bei 696 Fällen nur in 44 %. 95 % der Erkrankten wiesen aber mind. 2 der 4 Symptome Fieber, Nackensteife, Kopfschmerz und Bewusstseinstrübung auf (Brouwer et al. 2012).

Die **Pneumokokkenmeningitis** tritt im Erwachsenenalter gehäuft bei Älteren, Alkoholikern und Splenektomierten auf. Sie entsteht per continuitatem bei Entzündungen des Mittelohrs, der Nasennebenhöhlen und nach Schädelfrakturen oder durch hämatogene Streuung, z. B. im Rahmen einer Pneumonie. Foudroyante Verläufe unter dem Bild der apurulenten Meningitis, bei denen sich im Liquorkompartiment massenhaft Bakterien, eine hohe Laktat- und Gesamteiweißkonzentration, jedoch nur eine geringe Zahl von Leukozyten finden, haben eine besonders ungünstige Prognose. Septische Verläufe, die der Meningokokkensepsis ähneln, sind typisch für Splenektomierte.

Von der **Meningokokkenmeningitis** und -sepsis sind häufig junge, zuvor gesunde Menschen und Personen mit (seltenen) Defekten des Komplementsystems betroffen. In ca. 50 % der Erkrankungen bestehen in der Prodromalphase Zeichen einer Infektion der oberen Luftwege. Es finden sich in 50–70 % der Fälle Petechien, eine Purpura oder konfluierende Blutungen. Charakteristisch für Meningokokkenerkrankungen ist das frühzeitige Auftreten eines septischen Schocks mit den Zeichen einer Verbrauchskoagulopathie. Die als **Waterhouse-Friderichsen-Syndrom** bezeichnete perakute Verlaufsform geht mit Nekrosen der Nebennierenrinden einher und führt häufig innerhalb eines Tages zum Tod. Unmittelbare Todesursache bei Meningokokkenerkrankungen ist neben dem Hirnödem oder dem septischen Schock die Herzbeteiligung im Sinne einer akuten interstitiellen Myokarditis und eine Herzbeuteltamponade infolge einer Perikarditis.

ZNS-Infektionen durch *L. monocytogenes* verlaufen bei etwa 90 % der Erkrankten als Meningitis, in ca. 10 % als Hirnstammenzephalitis und sehr selten als Hirnabszess. Bei der **Listerienmeningitis** kommt es wesentlich häufiger als bei den Meningokokken- oder Pneumokokkenmeningitiden zu neurologischen Herdsymptomen (Begleitenzephalitis).

Meningitiden und Enzephalitiden als Folge von septisch-embolischer Streuung bei extrazerebralen Herden – meist im Rahmen von Endokarditiden – sowie bakterielle ZNS-Infektionen als Folge von Schädel-Hirn-Verletzungen und neurochirurgischen Eingriffen weisen eine vielgestaltige Symptomatik auf. Sie reicht von minimalen neurologischen und psychiatrischen Auffälligkeiten bis hin zu schwersten Krankheitsbildern mit Bewusstseinstrübung und dem Vollbild einer bakteriellen Meningitis. Auch bei einer Spondylodiszitis bzw. einem epiduralen spinalen Abszess kann es nach Einbruch des Erregers in den Subarachnoidalraum und sekundär zu einer Meningitis kommen, meist durch *S. aureus*.

Die **tuberkulöse Meningitis** verläuft subakut. Zu Beginn selten, im Verlauf häufiger finden sich epileptische Anfälle und fokal-neurologische Defizite wie z. B. eine Sprachstörung (ca. 5–10 % der Patienten). Frühe Symptome sind Kopfschmerzen und Abgeschlagenheit. Im weiteren Verlauf kommt es zu Papillenödem (50–80 %), Hirnnervenparesen (30–50 % der Patienten [Nervus VI > III > IV > VII]), Paresen einschließlich Symptomen einer Rückenmarkbeteiligung bis hin zum Querschnittssyndrom (40 %), Verwirrtheit (10–30 %) oder einer Bewusstseinsstörung bis hin zum Koma (30–70 %).

1.1.3 Diagnostik

Bei V. a. bakterielle Meningitis muss unverzüglich eine mikrobiologische Diagnostik mit Blutkulturen (mind. je 2 aerobe und anaerobe Kulturen; in 30–90 % positiv) und bei vorbestehenden Infektionsherden (z. B. bei einer Otitis media) mit zusätzlichen Abstrichen eingeleitet werden. Bei V. a. Meningokokkenmeningitis soll außerdem ein Rachenabstrich gewonnen werden, da hier der Erregernachweis auch nach bereits begonnener antibiotischer Therapie häufiger gelingt als im Liquor. Im peripheren Blut sprechen Leukozytose, Linksverschiebung und ein erhöhtes CRP oder PCT für eine bakterielle und gegen eine virale Infektion. Bei Immuninkompetenten können Leukozytose und Linksverschiebung fehlen. Besonders zu achten ist auf Zeichen einer Verbrauchskoagulopathie (➤ Abb. 1.1).

Bei **wachen Patienten** ohne ausgeprägte neurologische Herdsymptome und ohne Stauungspapille soll **ohne Verzögerung Liquor** entnommen werden (**Empfehlungsgrad B;** DGN 2023). Bei **soporösen** und **komatösen Patienten** bzw. **Patienten mit klinischen Hirndruckzeichen** soll zunächst mittels **kranialer Computertomographie (CCT)** geklärt werden, ob eine Liquorpunktion gefahrlos möglich ist. In diesem Fall kann, um starken Zeitverlust zu vermeiden, die antibiotische Behandlung vor der Liquorentnahme begonnen werden. Stellt sich im CCT ein schweres Hirnödem oder eine Raumforderung mit Mittellinienverlagerung dar, wird auf die Liquorentnahme im akuten Stadium verzichtet. In diesen Fällen ist die Blutkultur von entscheidender Bedeutung für die Erregeridentifikation.

Die Liquoranalyse erlaubt häufig die Differenzierung zwischen bakteriellen und viralen Meningoenzephalitiden (➤ Tab. 1.1). Ausnahmen stellen die tuberkulöse Meningitis, die Listeriose und insbesondere die Neurosyphilis sowie die Neuroborreliose dar. Bei Leukopenie ist die Interpretation des Liquorbefunds erschwert. Diagnostische Algorithmen, die eine Kombination von klinischen Symptomen und Laborwerten benutzen, können bei der Differenzierung von bakterieller und viraler Meningitis helfen, sind aber nicht unfehlbar. Ein **Gram-Präparat** des entnommenen Liquors zeigt oft bereits das verantwortliche Bakterium (Sensitivität 70–90 %). Entscheidend ist die Anzucht des Bakteriums aus dem Liquor (bzw. aus Blutkultur, Rachen- oder Wundabstrich). Der Liquor soll rasch dem mikrobiologischen Labor zur sofortigen Bearbeitung zugeführt

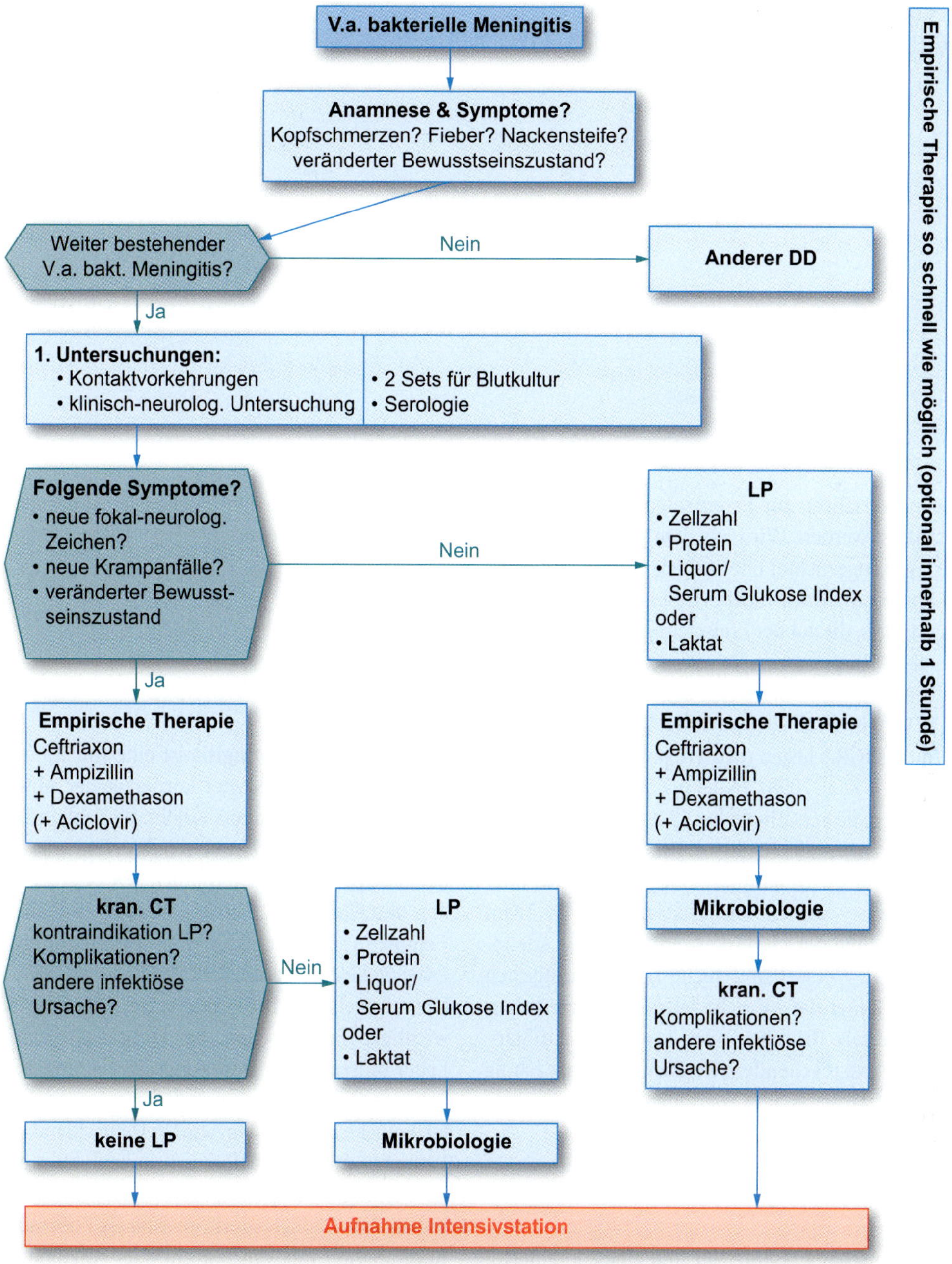

Abb. 1.1 Akutdiagnostik und -therapie bei V. a. bakterielle Meningoenzephalitis [H579-001]

werden. Ist dies nicht möglich, soll er bei Raumtemperatur gelagert werden und zusätzlich sollen je 2 ml in eine aerob und eine anaerob zu bebrütende Blutkulturflasche überführt werden. Die Polymerasekettenreaktion (PCR) ist ein hochsensitives Verfahren zur raschen Detektion von Bakterien im Liquor (Poppert et al. 2005). Besonders bei antibiotisch vorbehandelten Patienten, bei denen die Erregeranzucht häufig misslingt, ist die PCR im Liquor ein wichtiges Verfahren, um das verursachende Bakterium nachzuweisen. Die PCR soll außerdem zum Virusdirektnachweis verschiedener häufigerer Erreger viraler Meningitiden eingesetzt werden, um differenzialdiagnostisch zwischen bakterieller und viraler Meningitis zu unterscheiden. Ergänzend ist der Nachweis erregerspezifischer Antigene (Latexagglutinationstest auf Pneumokokken, Meningokokken, *H. influenzae*, Gruppe-B-Streptokokken, Cryptococcus) im Liquor möglich.

Der mikroskopische **Mykobakteriennachweis** und die Mykobakterien-PCR im Liquor sind wenig sensitiv; die Kultur ist sensitiver, aber langsamer. Dennoch gelingt der Erregernachweis – auch im Verlauf – bei 10–40 % der Patienten nicht. Bei extrapulmonaler Tuberkulose hatte die PCR bei Probenmaterial, in dem säurefeste Stäbchen mikroskopisch sichtbar waren, eine Sensitivität von 96–100 %. Bei mikroskopisch negativem Material liegt die Sensitivität zwischen 39 und 90 % (Ho et al. 2013). Auch wenn die Sensitivität der PCR im Liquor von vielen Faktoren abhängt und noch nicht vollständig geklärt ist, soll sie bei V. a. tuberkulöse

1

Tab. 1.1 Typische Liquorbefunde bei bakteriellen, viralen und tuberkulösen Meningitiden und der Neuroborreliose

	Bakterielle Meningitis	Virale Meningitis	Tuberkulöse Meningitis	Neuroborreliose
Leukozytenzahl (/µl[1]; NW[2]: bis 12/3 = 4/µl)	Meist > 1000	< 1000	< 1000	< 1000
Dominante Zellart	Neutrophile Granulozyten	Lymphozyten	Lympho-, Mono-, Granulozyten	Lympho- u. Monozyten
Eiweißkonzentration (g/l; NW: ≤ 0,45 g/l)	> 1,0	< 1,0	> 1,0	> 0,5
Laktatkonzentration (mmol/l; NW: ≤ 2,2 mmol/l)	> 3,5	< 3,5	> 3,5	< 3,5
Glukosekonzentration (NW: 70–80 % des Blutzuckers)	↓	Normal	↓	Normal

[1] Die Zellzählung erfolgt in einer Fuchs-Rosenthal-Kammer, bei der das Füllungsvolumen eines Quadrats 3 µl beträgt. Die Zellzahl wird pro Quadrat bestimmt. Der gezählte Wert wird durch 3 geteilt u. in Zellen/µl angegeben.
[2] NW = Normalwert

Meningitis als rasches Verfahren zur Erregeridentifikation zusätzlich zur Kultur veranlasst werden. Wird aus dem primär gewonnenen Liquor kein Erreger angezüchtet oder mittels PCR identifiziert, sind wiederholte Liquorentnahmen indiziert. Bei der tuberkulösen Meningitis erreichten Tests, die auf der Freisetzung von Interferon-γ durch T-Zellen beruhen (Interferon-γ Release Assays, IGRAs), bei der Untersuchung des peripheren Bluts eine Sensitivität und Spezifität von 71 % und 57 % (Kim et al. 2010). Für die Untersuchung von Liquorleukozyten mittels IGRA liegen mehrere positive Fallberichte vor (Ho et al. 2013; Kösters et al. 2008). In der o. g. koreanischen Studie (Kim et al. 2010) lagen die Sensitivität bei 59 % und die Spezifität bei 89 % (95 %-Konfidenzintervall: 72–98 %). Die kombinierte Sensitivität eines Liquor-Adenosin-Desaminase-Spiegels > 5,8 U/l oder eines positiven Interferon-γ-Stimulationstests lag bei 94 % (Kim et al. 2010). Die Bestimmung der Liquorkonzentration der Adenosin-Desaminase gehört in Deutschland nicht zur diagnostischen Routine. Nicht immer gelingt die Anzucht seltener Erreger bakterieller Meningitiden wie z. B. Brucellen oder *T. whipplei* auf Standard-Kulturmedien. Bei entsprechendem Verdacht ist daher häufig eine gezielte Diagnostik z. B. per PCR in Speziallaboren erforderlich.

Fokussuche

Je nach Erreger und klinischer Präsentation sind eine computertomographische Darstellung der Felsenbeine und Nasennebenhöhlen (Mastoiditis, Otitis media, Cholesteatom, Sinusitis), ein HNO-ärztliches Konsil, ein zahnärztliches Konsil (Parodontitis, Wurzelentzündung), eine Röntgenaufnahme bzw. ein CT des Thorax (Pneumonie, AV-Malformation) und ggf. ein transösophageales Echokardiogramm (Endokarditis) und ein zerebrales Kernspintomogramm (CMRT) indiziert. Eine Röntgen-Thorax-Aufnahme hilft bei der Neurotuberkulose in bis zu 40 % der Fälle, die Lunge als möglichen primären Fokus darzustellen. Eine primäre *S.-aureus*-Meningitis lässt eine zugrunde liegende Endokarditis vermuten und stellt eine Indikation für die transösophageale Echokardiographie dar. Für den Nachweis einer enzephalitischen Beteiligung oder von Ischämien im Rahmen einer Vaskulitis ist das CMRT sensitiver als das CCT. Dies gilt insbesondere auch für die Listerien-Hirnstammenzephalitis. Zum Nachweis einer Liquorfistel ist die sensitivste Methode die Liquorszintigraphie.

1.1.4 Therapie

Antibakterielle Therapie

Die **bakterielle Meningitis** ist eine Infektion in einem Kompartiment mit beeinträchtigter körpereigener Abwehr. Eine verzögerte Sterilisierung des Liquors erhöht die Zahl und die Schwere neurologischer Spätschäden. **In vivo bakterizid** wirkende Antibiotika sind daher zur Therapie erforderlich (DGN 2023; Nau et al. 2010). Zu den aktuellen Therapieempfehlungen ➤ Tab. 1.2. Ceftriaxon oder Cefotaxim sind Mittel der Wahl (**Empfehlungsgrad A;** DGKJ 2013; DGN 2023; Nau et al. 2010; Peltola et al. 1989; Schaad et al. 1990). Die angegebenen Dosierungen beziehen sich auf einen normalgewichtigen Erwachsenen. Bei Funktionsstörungen von Niere oder Leber müssen diese Dosierungsempfehlungen je nach Medikament angepasst werden. Die zusätzliche Gabe von Ampicillin, um die Listerienlücke zu schließen, wird in Deutschland bei allen erwachsenen Patienten mit außerhalb des Krankenhauses erworbener bakterieller Meningitis empfohlen (DGN 2023). Die in Ländern mit einer hohen Rate Cephalosporin-resistenter Pneumokokkken notwendige Kombination mit Vancomycin oder Rifampicin ist in Deutschland zurzeit nicht erforderlich. **Jeder Patient mit V. a. eine bakterielle Meningitis ist ein Notfall!** Die Dauer zwischen Krankenhausaufnahme und erster antibiotischer Dosis soll max. 1 h betragen. Eine Verzögerung der Antibiotikatherapie um mehr als 3 h nach Krankenhausaufnahme verschlechtert das Behandlungsergebnis und soll unbedingt vermieden werden (DGN 2023). Für noskomial erworbene bakterielle Meningitiden oder ZNS-Infektionen bei Patienten mit Liquorableitungen wird die Kombination Vancomycin plus Meropenem oder Vancomycin plus Ceftazidim empfohlen. Bei begründetem V. a. Meningokokkensepsis kann bei verzögertem Transport ins Krankenhaus eine empirische Therapie bereits vor Krankenhausaufnahme notwendig sein.

Die **tuberkulöse Meningitis** wird initial mit einer Vierfachkombination aus täglich 1 × 5 mg/kg Isoniazid i. v. (max.

Tab. 1.2 Parenterale Therapie häufiger bakterieller Erreger von ZNS-Infektionen bei Erwachsenen (Tagesdosen bei normaler Nieren- und Leberfunktion)

Erreger	Standardtherapie	Alternativtherapie
Streptococcus pneumoniae	Penicillin G 6 × 4–5 Mio. IE (bei nachgewiesener Empfindlichkeit)	Ceftriaxon 1 × 4 g o. 2 × 2 g o. Cefotaxim 3 × 2–4 g
Neisseria meningitidis	Penicillin G 6 × 4–5 Mio. IE	Ampicillin 6 × 2 g
Listeria monocytogenes	Ampicillin 6 × 2 g (plus Gentamicin 1 × 240–360 mg)[1]	Trimethoprim/Sulfamethoxazol 2 × 960 mg o. Meropenem 3 × 2 g
Haemophilus influenzae	Ceftriaxon 1 × 4 g o. 2 × 2 g o. Cefotaxim 3 × 2–4 g	Ampicillin 6 × 2 g (bei nachgewiesener Empfindlichkeit)
Enterobakterien (Klebsiellen etc.)	Ceftriaxon 1 × 4 g o. 2 × 2 g o. Cefotaxim 3 × 2–4 g	Meropenem 3 × 2 g
Pseudomonas aeruginosa	Ceftazidim 3 × 2 g plus Fosfomycin 3 × 5 g	Meropenem 3 × 2 g
Staphylococcus aureus		
• Oxacillin-empfindlich	Cefazolin 3 × 4 g plus Rifampicin 1 × 600–750 mg	Flucloxacillin 3 × 4 g plus Rifampicin 1 × 600–750 mg
• Oxacillin-resistent	Vancomycin 2 × 1 g[1] plus Rifampicin 1 × 600–750 mg	Linezolid 2 × 600 mg

[1] Talspiegelkontrollen (Vancomycin 10–15 mg/l, bei lebensbedrohlichen Infektionen u. bei Erregern mit reduzierter Empfindlichkeit 15–20 mg/l; Gentamicin < 1 mg/l) u. ggf. Dosisanpassung erforderlich (DGN 2023)

300 mg/d + 60 mg/d Pyridoxin [Vitamin B_6] zur Prävention einer peripheren Neuropathie), 1 × 10 mg/kg Rifampicin i. v. (max. 600 mg/d), 1 × 25 mg/kg Pyrazinamid p. o. plus Ethambutol 15 mg/kg i. v. (max. 1600 mg/d) behandelt. Resistenzen gegen ein oder mehrere antituberkulöse Medikamente der 1. Wahl komplizieren die Therapie erheblich. Da es für die Behandlung von Patienten mit tuberkulöser Meningitis mit Resistenzen keine Studien gibt, orientiert sich die Therapie an den Empfehlungen der WHO zur Behandlung von Patienten mit pulmonaler oder systemischer Tuberkulose. Als liquorgängiges relativ gut erprobtes Präparat steht Moxifloxacin 1 × 400 mg/d i. v. oder p. o. zur Verfügung. Auch bei inital negativer TB-Diagnostik soll aufgrund der eingeschränkten Prognose der Erkrankung und der reduzierten Sensitivität schneller Testverfahren (Mikroskopie, PCR) bei entsprechend hochgradigem klinischem Verdacht eine TB-Therapie eingeleitet werden.

Bei klinischer Besserung werden Isoniazid, Rifampicin und Ethambutol ebenfalls p. o. verabreicht. Bei unkompliziertem Verlauf und voll empfindlichen Erregern wird nach 2 Mon. mit der Kombination Isoniazid (+ Pyridoxin) + Rifampicin weiterbehandelt. Die Behandlungsdauer beträgt insgesamt mind. 12 Mon. Im Vergleich zu anderen Behandlungsprotokollen reduzieren Regimes, die Isoniazid und Rifampicin enthalten, bei empfindlichen Erregern die Letalität (**Empfehlungsgrad B;** Thwaites et al. 2013). Für die Therapie der Tuberkulose bei resistenten Erregern werden die Therapieschemata modifiziert und die Behandlungszeiten verlängert (DZK 2017). Bei intrazerebralen Abszessen kann ebenfalls eine Verlängerung der Therapiedauer notwendig sein (DZK 2017).

Steroidtherapie

Aufgrund der Ergebnisse der klinischen kontrollierten Therapiestudien und der Daten der Metaanalysen wird in industrialisierten Ländern die Gabe von Dexamethason bei erwachsenen HIV-negativen Patienten mit klinischem Verdacht auf eine ambulant erworbene bakterielle Meningitis zusätzlich zu den Antibiotika empfohlen (Van de Beek et al. 2012). Die empfohlene Dexamethason-Dosis beträgt 10 mg vor bzw. mit erster Antibiotikagabe, dann 10 mg alle 6 Stunden für weitere 4 Tage (**Empfehlungsgrad A;** DGN 2023; Van de Beek et al. 2012). Patienten mit Bewusstseinstrübung und vermutetem Hirnödem oder Zeichen eines septischen Schocks/einer Verbrauchskoagulopathie müssen auf einer Intensivstation behandelt werden.

Die Kortikosteroidbehandlung bei tuberkulöser Meningitis erfolgt mit niedrigeren Dosen: Die Leitlinie „Tuberkulose im Erwachsenenalter" der Deutschen Gesellschaft für Pneumologie und Beatmungsmedizin (DZK 2017) empfiehlt initial 40 mg Prednisolon/d über 2–3 Wo. Die Dosis soll danach wöchentlich um jeweils 10 mg/d reduziert und dann ausgeschlichen werden (DZK 2017). Nach einem anderen gebräuchlichen Schema erhalten Erwachsene und Jugendliche in den Stadien II (Meningitis) und III (Meningoenzephalitis) i. v. Dexamethason 0,4 mg/kg/d in Wo. 1, 0,3 mg/kg/d in Wo. 2, 0,2 mg/kg/d in Wo. 3 und 0,1 mg/kg/d in Wo. 4, gefolgt von p. o. Dexamethason für 4 Wo. mit Verminderung der täglichen Dosis um 1 mg/Wo. Im Stadium I (Prodromalstadium) werden i. v. 0,3 mg/kg/d Dexamethason in Wo 1, 0,2 mg/kg/d in Wo. 2, gefolgt von Dexamethason p. o. 0,1 mg/kg/d in Wo. 3, 3 mg/d p. o. in Wo. 4, 2 mg/d p. o. in Wo. 5 und 1 mg/d in Wo. 6 verabreicht.

1.1.5 Komplikationen und Prognose

In den ersten Tagen sterben Patienten mit bakterieller Meningitis häufig an Hirnödem oder septischem Schock. Im weiteren Verlauf kompliziert oft eine Vaskulitis der zerebralen Gefäße das Bild (➤ Abb. 1.2).

Die häufigsten neurologischen Spätfolgen sind epileptische Anfälle (ca. 20 %), Hörstörungen, Störungen der Okulomotorik und Extremitätenparesen sowie Beeinträchtigungen der geistigen Leistungsfähigkeit. Neurologische Residualschäden inklusive bleibende Gehörschäden treten am häufigsten bei der Pneumokokkenmeningitis auf.

Die Letalität der Meningokokkenmeningitis und -sepsis betrug 2016 6 % (RKI 2016). Die Letalität anderer außerhalb des Krankenhauses erworbener bakterieller Meningitiden beträgt in Deutschland bei Erwachsenen in Abhängigkeit vom Erreger 5–25 %.

1.2 Neuroborreliose

1.2.1 Epidemiologie und Klinik

Borrelia burgdorferi wird durch den Stich infizierter Zecken übertragen. Die Inzidenz der Neuroborreliose beträgt etwa 4 Fälle/100.000 Einwohner/J. (Huppertz et al. 1999). Die in Westeuropa häufigste Manifestationsform der Neuroborreliose ist die Meningoradikulitis, die im klinischen Stadium II etwa 1–18 Wo. (meist ca. 4 Wo.) nach dem Zeckenstich auftritt. Sie äußert sich durch Schmerzen, Hyper- und Dysästhesien – typischerweise zunächst im vormaligen Erythemgebiet – sowie durch Paresen. Häufige Symptome sind Kopfschmerzen und eine ein- oder beidseitige Fazialisparese. Paresen anderer Hirnnerven, eine Meningitis, Enzephalitis, Myelitis, Myositis und eine zerebrale Arteriitis sind seltener. Im späteren Verlauf der Infektion (> 6 Mon. nach dem Zeckenstich) kann es, wenn in den ersten 6 Mon. nach Zeckenstich keine antibiotische Behandlung erfolgte, zur Entwicklung einer Enzephalitis, Enzephalomyelitis oder einer Polyneuropathie kommen. Diese Erkrankungen des Stadiums III sind heute selten.

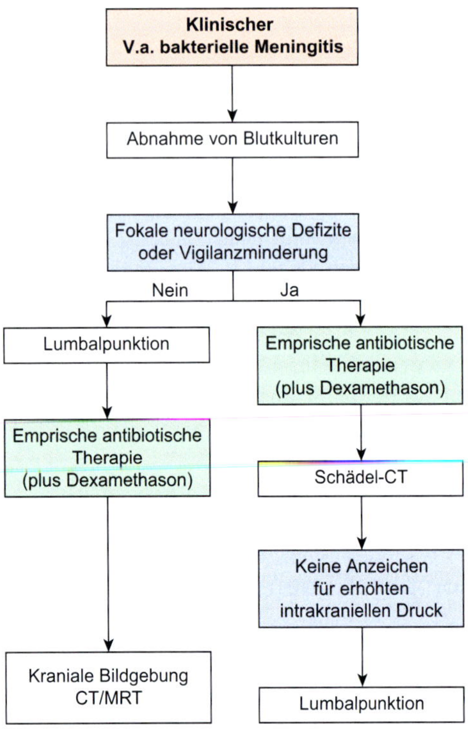

Abb. 1.2 Pathophysiologie der bakteriellen Meningoenzephalitis [M480, L231]

1.2.2 Diagnostik

Zu Beginn der neurologischen Symptomatik lassen sich in etwa 90 % der Fälle borrelienspezifische IgM- und/oder IgG-Antikörper im Serum nachweisen. Die Untersuchung des Liquors ergibt i. d. R. eine Leukozytenkonzentration < 1000/µl, wobei Lymphozyten dominieren. Die Eiweißkonzentration liegt oft > 1 g/l. Die Glukosekonzentration ist normal. Das Liquorlaktat ist meist normal und nur selten auf Werte ≥ 3,5 mmol/l erhöht (Djukic et al. 2012). Beweisend für die Neuroborreliose ist der serologische Nachweis einer Synthese von borrelienspezifischen IgG- oder IgM-Antikörpern im ZNS.

MERKE

Da auch Gesunde nach einer spontan oder durch antibiotische Behandlung ausgeheilten Borrelieninfektion IgG- oder IgM-Antikörper in Serum und Liquor aufweisen können, muss zur Differenzierung zwischen im ZNS gebildeten und passiv aus dem Serum in den Liquor diffundierten IgG- bzw. IgM-Antikörpern der borrelienspezifische **Antikörper-Index** (AI) bestimmt werden (MIQ 2017).

Hierzu ist die Messung der Gesamt-IgG- bzw. -IgM- sowie der borrelienspezifischen IgG- bzw. IgM-Konzentrationen mittels eines sensitiven ELISA in einer gleichzeitig gewonnenen Liquor- und Serumprobe erforderlich, aus denen der AI nach der folgenden Formel errechnet wird:

Antikörper-Index AI = (spez. Ig im Liquor [U/ml]/spez. Ig im Serum [U/ml]) ÷ (Gesamt-Ig im Liquor/Gesamt-Ig im Serum)

Ein AI ≥ 1,5 belegt eine intrathekale Antikörperbildung (MIQ 2017). Die Sensitivität des Erregernachweises durch Kultur oder PCR ist erheblich geringer als die Bestimmung des borrelienspezifischen AI (Djukic et al. 2012).

Die Spezifität der im ELISA nachgewiesenen Antikörper muss mithilfe eines Western-Blots überprüft werden. Neuroborreliose ist eine häufige Fehldiagnose, wenn nur serologische Untersuchungen aus dem Blut herangezogen werden.

1.2.3 Therapie

Zur Therapie der Neuroborreliose (Stadien II und III) sind Ceftriaxon oder Cefotaxim, Penicillin G und Doxycyclin (p. o.) gleichermaßen geeignet (**Empfehlungsgrad A;** Dattwyler et al. 1988, Ljøstad et al. 2008, Pfister et al. 1989, Pfister et al. 1991, Wormeser et al. 2000, MIQ 2017). Die Therapiedauer beträgt 2–3 Wo. Die Dosierungen (/d) betragen: Ceftriaxon 1 × 2 g, Cefotaxim 3 × 2 g, Penicillin G (6 × 3 o. 4 × 5 Mio. IE), Doxycyclin 2–3 × 100 mg (optimale Dosis derzeit unklar). Aufgrund pharmakokinetischer Daten bevorzugen die Autoren die Therapie mit Ceftriaxon oder Cefotaxim (Nau et al. 2010).

1.3 Hirnabszess

1.3.1 Epidemiologie und Pathogenese

Die Inzidenz von Hirnabszessen liegt bei 0,3–1,3/100.000/J. Sie hat seit der Einführung der Antibiotika abgenommen. Neben zahlreichen Bakterien können Pilze und Protozoen Hirnabszesse oder nekrotisierende Enzephalitiden, die in der zerebralen Bildgebung Hirnabszessen ähneln, verursachen. Hirnabszesse sind oft polymikrobiell verursacht, wobei in der Mehrzahl der Fälle Anaerobier beteiligt sind (➤ Abb. 1.3).

Die am häufigsten isolierten Bakterienarten sind Streptokokken, vorzugsweise *Streptococcus-viridans*-Gruppe (35–50 %), *Staphylococcus aureus* (10–15 %), koagulasenegative Staphylokokken (5–10 %), obligate Anaerobier, z. B. *Bacteroides* spp. (15–40 %), gramnegative fakultativ aerobe oder aerobe Bakterien, z. B. Enterobakterien und *Pseudomonas* spp. (15–30 %; Brouwer et al. 2014, DGN 2021). In 20–40 % der Fälle werden mehrere Erreger isoliert bzw. mittels Nukleinsäure-Amplifikation nachgewiesen (Mishra et al. 2014, Sharma et al. 2009).

Über 80 % der Patienten weisen Risikofaktoren auf (Brouwer 2014). Etwa die Hälfte der Hirnabszesse entsteht als Folge von fortgeleiteten primären Infektionen der dem zentralen Nervensystem benachbarten Strukturen, insbesondere von Infektionen des Mittelohrs und der Nasennebenhöhlen. Abszesse des Temporallappens und des Kleinhirns entwickeln sich in ca. 90 % der Fälle auf dem Boden einer Mittelohrinfektion, solche des Frontallappens sind meistens durch eine Sinusitis frontalis bedingt. In bis zu 10 % der Fälle sind die Zähne der primäre Infektionsherd. Die Erreger können auch durch ein Schädel-Hirn-Trauma mit Fraktur, durch eine penetrierende Schädel-Hirn-Verletzung oder durch eine Infektion nach einem neurochirurgischen Eingriff direkt ins Hirngewebe gelangen. Selten können sich Hirnabszesse in konservativ behandelten intrazerebralen Blutungen oder Metastasen entwickeln oder im Gefolge einer bakteriellen Meningitis entstehen.

Ein hämatogener Streuherd lässt sich in etwa einem Viertel der Fälle nachweisen. Er liegt am häufigsten in der Lunge – bei Bronchiektasen, einer Pneumonie oder einem Lungenabszess – oder im Herzen bei einer Endokarditis. Patienten mit Herzfehler und Rechts-links-Shunt oder mit arteriovenösen Fehlbildungen der Lunge haben ein erhöhtes Risiko, einen Hirnabszess zu entwickeln.

1.3.2 Symptomatik

Die Symptomatik hängt von Zahl, Größe und Lokalisation der Abszesse, der Immunantwort des Wirts und dem Ausmaß des umgebenden Hirnödems ab. In 70–90 % der Fälle leiden die Patienten unter mäßigen bis starken Kopfschmerzen, in 25–50 % der Fälle unter Übelkeit und Erbrechen. In etwa der Hälfte der Fälle wird bei Aufnahme oder in den Tagen zuvor eine erhöhte Körpertemperatur festgestellt. Die Mehrzahl der Patienten weist Wesens- und Bewusstseinsveränderungen auf, die bis hin zum tiefen Koma reichen können. Typisch für Abszesse im Frontalhirn sind Veränderungen von Antrieb und Affektivität. Neurologische Herdsymptome lassen sich in 50–75 % der Fälle nachweisen, in ca. 30 % treten epileptische Anfälle und eine Nackensteifigkeit auf.

1.3.3 Diagnostik

Sensitivster Routinelaborparameter ist das CRP im Blut, das bei 80–90 % der Patienten erhöht ist. Procalcitonin wurde bisher beim Hirnabszess nicht systematisch evaluiert.

Entscheidend für die Diagnose ist die Durchführung eines **CCT** oder eines kraniellen **Kernspintomogramms (cMRT)** ohne und mit Kontrastmittel, wobei das MRT eine höhere Sensitivität besitzt. Da das CCT/cMRT im Frühstadium lediglich eine Hypodensität/Hypointensität aufweist und erst im weiteren Verlauf die typische ringförmige Kontrastmittelanreicherung zeigt, sollte es bei initial unklarem Befund wiederholt werden. Der computertomographische Nachweis von kleinen

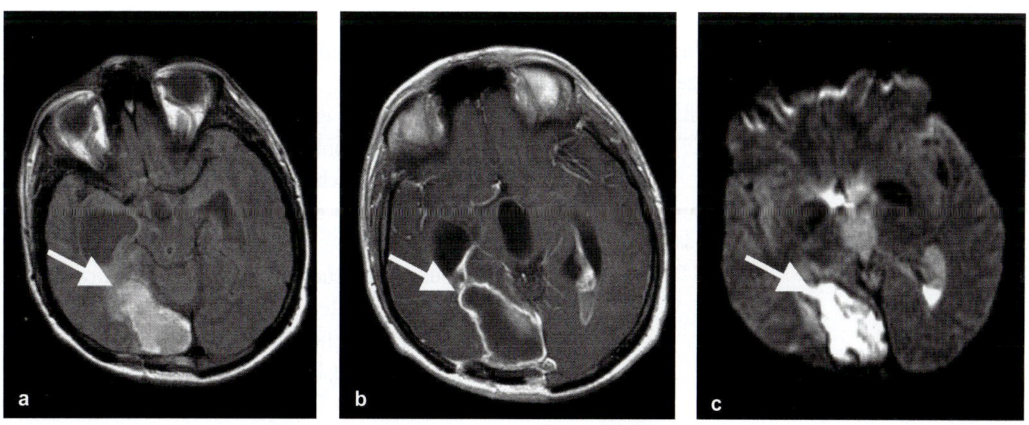

Abb. 1.3 MRT eines 47-jährigen Patienten mit Hirnabszess. Erreger: Staphylococcus aureus [M480/T420]
a FLAIR-Sequenz: hyperintense Darstellung des Abszesses (Pfeil). **b** T1-Sequenz: typische randständige Kontrastmittelaufnahme. **c** Charakteristischerweise sind Abszesse in der Diffusionssequenz durch die hohe Viskosität des eitrigen Inhalts hyperintens.

1

Gasbläschen beweist in unklaren Fällen, sofern zuvor keine Operation und kein Trauma stattgefunden haben, die Diagnose Abszess.

MERKE

Mithilfe diffusionsgewichteter MR-Sequenzen kann mit hoher Sensitivität und Spezifität ein abgekapselter Hirnabszess von anderen zystischen intrakraniellen Läsionen, insbesondere malignen Tumoren, unterschieden werden.

Eine sichere Differenzierung zwischen Hirnabszessen und Metastasen mit mukoidem Inhalt sowie Glioblastomen gelingt aber auch mithilfe der Diffusionswichtung im cMRT (DWI) nicht immer (Reddy et al. 2006; Xu et al. 2014). Deshalb werden neben der diffusionsgewichteten Kernspintomographie in der Diagnostik des Hirnabszesses auch die Diffusions-Tensor-Bildgebung und die Protonen-MR-Spektroskopie eingesetzt; die Vorhersagewahrscheinlichkeit (Differenzierung von Abszess und Tumor) ist durch die Kombination der genannten Methoden sehr hoch (Pal et al. 2010; Reiche et al. 2010).

MERKE

Die Lumbalpunktion ist bei größeren Abszessen kontraindiziert, da die Gefahr einer Herniation besteht und die diagnostische Aussagekraft gering ist.

Aus diesem Grund soll **vor oder kurz nach Beginn der antibiotischen Therapie eine Abszesspunktion** oder -exzision durchgeführt werden. Ausgenommen sind HIV-Infizierte, bei denen bei flau Kontrastmittel anreichernden Läsionen meist eine zerebrale Toxoplasmose vorliegt, die – wenn kleine wenig raumfordernde Läsionen eine Liquorpunktion zulassen – nach Nachweis von Toxoplasmen im Liquor mittels PCR gezielt oder zunächst empirisch therapiert wird.

Zur **mikrobiologischen** Diagnostik sind neben den üblichen aeroben und anaeroben Kulturverfahren auch kulturelle und mikroskopische Untersuchungen zum Nachweis von Mykobakterien, Nokardien und Pilzen erforderlich. Bei V.a. Nokardien sollte der Mikrobiologe unterrichtet werden, da die Bebrütungszeit länger ist. Zum Nachweis nur schwer oder nicht kultivierbarer oder langsam wachsender Mikroorganismen (z.B. Mykobakterien) und bei nach Beginn der antibiotischen Behandlung gewonnenem Material kann die für Bakterien universelle 16s-RNS-PCR eingesetzt werden. Darüber hinaus ist eine Fokussuche notwendig, die insbesondere eine Mastoiditis, eine Sinusitis, einen dentogenen Prozess, eine pulmonale Infektion sowie eine Endokarditis erfassen soll.

MERKE

Das Anlegen von Blutkulturen vor Beginn der antibiotischen Behandlung darf nicht vergessen werden, um den/die Erreger auch dann identifizieren zu können, wenn die Anzucht aus dem Abszessmaterial misslingt.

1.3.4 Therapie

Die empirische antibiotische Therapie muss dem Erregerspektrum beim Hirnabszess gerecht werden. Wichtig ist eine gute Wirksamkeit auch gegen Anaerobier. Ein bewährtes Behandlungsregime bei außerhalb des Krankenhauses erworbenem Hirnabszess ist die Gabe von Ceftriaxon 1 × 4 oder 2 × 2 g/d i.v. in Kombination mit Metronidazol 3 × 500 mg/d i.v. plus einem gegen Staphylokokken gut wirksamen Antibiotikum (z.B. Flucloxacillin 4 × 3 g/d i.v. oder Vancomycin 2 × 1 g/d i.v. oder Rifampicin 1 × 0,6 g/d i.v. oder Fosfomycin 3 × 5 g/d i.v. oder Linezolid 2 × 0,6 g/d i.v.) über 4–8 Wo. in Abhängigkeit von den klinischen Umständen (DGn 2021). Bei posttraumatischen oder nosokomialen Hirnabszessen wird zur empirischen Therapie die Kombination Vancomycin 2 × 1 g/d i.v. plus Ceftriaxon 2 × 2 g/d i.v. (oder Cefotaxim 3 × 4 g/d) plus Metronidazol 3 × 0,5 g/d i.v. empfohlen. Nach Organtransplantation oder Chemotherapie wird zusätzlich zur letztgenannten Dreifachkombination zur Gabe von Co-trimoxazol 2 × 960 mg/d i.v. und Voriconazol 2 × 200 mg/d i.v. geraten, solange der/die Erreger noch unklar ist/sind (DGN 2021). Das Cephalosporin der 3. Generation und Metronidazol können bei posttraumatischen oder nosokomialen Hirnabszessen sowie bei Immunsupprimierten durch Meropenem 3 × 2 g/d i.v. ersetzt werden (DGN 2021). Nach Anzucht der Erreger und Empfindlichkeitsprüfung kann ggf. gezielt weiterbehandelt werden (➤ Tab. 1.2). Werden aus der Blutkultur und/oder aus dem Abszessinhalt nur Aerobier angezüchtet, soll trotzdem ein gegen Anaerobier wirksames Präparat in die antibiotische Kombinationsbehandlung eingeschlossen werden. Nokardienabszesse müssen entsprechend den Ergebnissen des Antibiogramms und in Abhängigkeit vom Verlauf bis 12 Mon. therapiert werden, um Rezidive zu vermeiden (Mishra et al. 2014). Eine Sekundärprophylaxe kann erwogen werden bei Personen mit einer dauerhaften Immunsuppression. Bei nachgewiesener Erregerempfindlichkeit und Versagen der Standardantibiotikatherapie können Linezolid, Ciprofloxacin, Moxifloxacin, Levofloxacin und Fosfomycin aufgrund ihrer guten Penetration in die zentralnervösen Kompartimente (Nau et al. 2010; DGN 2021; kasuistische Literaturberichte) eingesetzt werden.

Kortikosteroide reduzieren das begleitende Hirnödem, hemmen aber die Penetration der Antibiotika in den Abszess und verlangsamen die Kapselbildung und damit die Eindämmung der Infektion durch den Wirt. Ihre Gabe wird **nur empfohlen, wenn der Abszess und das umgebende Ödem stark raumfordernd** wirken und Hirndruckzeichen oder neurologische Herdsymptome verursachen.

Patienten mit einem **abgekapselten Abszess,** erkennbar an der ringförmigen Kontrastmittelanreicherung im CCT, bedürfen i.d.R. einer **chirurgischen Therapie,** die in einer (stereotaktischen) Abszesspunktion oder einer Exzision des Abszesses mit der Kapsel besteht.

Konservativ therapiert wird bei der Hirnphlegmone, bei bereits demarkierten kleinen Hirnabszessen (≤ 2,5 cm) in chirurgisch schwer zugänglichen Lokalisationen und bei multiplen kleinen Abszessen, wenn der Erreger bekannt ist. Im letzten Fall wird bei noch nicht bekannten Erregern der größte oder ein leicht erreichbarer Abszess mittels Aspiration oder Exzision angegangen, um die verantwortlichen Erreger zu identifizieren.

1.3.5 Prognose

Die Letalität sank v. a. durch die Einführung des CCT zur Abszesslokalisation und Verbesserungen der antibiotischen Therapie von ca. 40 % auf ca. 10 % (Brouwer et al. 2014). Der häufigste neurologische Spätschaden ist in 30–70 % der Fälle eine Epilepsie, gefolgt von neurologischen Herdsymptomen und intellektuellen Defiziten. Die Rezidivrate liegt bei ca. 10 %, in Fällen einer persistierenden Kontrastmittelanreicherung im CCT nach ausschließlich konservativer Therapie bei etwa 20 %.

1.4 Virale Meningitis und Enzephalitis

Virale Erkrankungen des ZNS sind häufiger und meist gutartiger als bakterielle ZNS-Infektionen. Sie manifestieren sich als Meningitis, Enzephalitis, Myelitis oder Radikulomyelitis. Zu den häufigsten Erregern viraler ZNS-Erkrankungen mit besonderer Berücksichtigung der in Mitteleuropa vorkommenden Krankheitsbilder ➤ Tab. 1.3. Zur Definition des infrage kommenden Erregerspektrums kommt der Anamnese entscheidende Bedeutung zu (Umgebungsfälle von Viruserkrankungen, Insektenstiche, Tierbisse, Auslandsaufenthalte, Bluttransfusionen in der Vorgeschichte, Immunsuppression; DGN 2018).

1.4.1 Klinische Befunde

Zwingende Voraussetzung für die Diagnose einer viralen Meningitis ist das Fehlen jeglicher neurologischer Herdsymptome. Anderenfalls ist von einer Meningoenzephalitis auszugehen und diagnostisch und therapeutisch wie bei der Enzephalitis zu verfahren.

Die **Virusmeningitis** ist durch Kopfschmerz, Nackensteife, Lichtscheue, Übelkeit und Fieber gekennzeichnet. Im Vergleich zu den bakteriellen Meningitiden ist die klinische Symptomatik geringer ausgeprägt: Im Liquor findet sich eine Pleozytose (i. d. R. < 1000/μl) mit einer Dominanz der mononukleären Leukozyten sowie eine normale bis leicht erhöhte Konzentration des Gesamteiweißes (in den meisten Fällen < 1 g/l) und des Laktats (< 3,5 mmol/l). Eine lokale Immunglobulin- bzw. Antikörperproduktion tritt erst im weiteren Krankheitsverlauf auf. Das verantwortliche Virus bleibt in > 50 % der Fälle unerkannt. Der Verlauf ist fast immer gutartig. Eine kausale Therapie ist meistens nicht möglich. Eine Borrelien- sowie eine HIV-Meningitis müssen serologisch ausgeschlossen werden.

Tab. 1.3 Häufigste Erreger virale Meningitiden und Enzephalitiden (nach: Ihekwaba et al.2008; Mishra et al. 2014)

Erreger	Meningitis	Enzephalitis
Enteroviren	+++	++
Herpes-simplex-Virus (HSV) Typ 1	(+)	++
Herpes-simplex-Virus (HSV) Typ 2	++	–
Varizella-Zoster-Virus (VZV)	+	++
Andere Herpesviren	+	++
Mumps-Virus	++	+
FSME (abhängig von der Region)	– bis ++	– bis ++
Lymphozytärer Choriomeningitis-Virus	+	+
Masern-Virus	+	+
HIV	+	++
Andere Erreger	++	++

–: nie; (+): sehr selten; +: relativ selten; ++: häufig; +++: sehr häufig.

Bei der **Virusenzephalitis** befällt der Erreger das Hirnparenchym. Die Meningen sind nur geringgradig betroffen. Eine virale Enzephalitis kann selten auch ohne Liquorpleozytose vorkommen, was die Diagnose sehr erschwert. Auch die Virusenzephalitis verläuft in der Mehrzahl der Fälle gutartig. Die Symptomatik ist vielgestaltig und abhängig von den befallenen Strukturen. Häufig sind Fieber, Vigilanzstörungen, neurologische Herdsymptome, Krampfanfälle und psychotische Episoden. Das Liquorsyndrom der viralen Enzephalitis entspricht dem der viralen Meningitis, die Liquorpleozytose ist oft gering ausgeprägt. Bei ca. 50 % aller Virusenzephalitiden wird der Erreger nicht identifiziert. In Mitteleuropa dürften virale Enzephalitiden am häufigsten durch Enteroviren und Paramyxoviren verursacht werden, in bestimmten Regionen ist die FSME häufig. Klinisch bedeutungsvoll sind Enzephalitiden durch Viren der Herpesgruppe. Sie verlaufen häufig schwer, sind aber einer antiviralen Therapie zugänglich. Deshalb wird bei klinischem V. a. eine HSV- oder VZV-Enzephalitis empirisch antiviral (Aciclovir) anbehandelt.

INFO

Ungewöhnliche Erreger viraler Meningoenzephalitiden werden in Deutschland bisher zwar noch vereinzelt, aber zunehmend häufiger gefunden – z. B. das West-Nil-Virus (WNV), das Nipah-Virus, das japanische Enzephalitis-B-Virus (JEV) und das Toskana-Virus (DGN 2018).

Virusmyelitiden sind seltener als Meningitiden oder Enzephalitiden und werden vermutlich relativ häufig von Herpesviren verursacht. Die Liquorbefunde entsprechen denen bei viraler Meningitis und Enzephalitis. Querschnittsmyelitiden können sich sowohl durch direkten Virusbefall als auch im Rahmen eines immunpathogenetischen Prozesses (post- oder parainfektiös) entwickeln. Der zytopathogene Effekt der verschiedenen Erreger unterscheidet sich erheblich. Manche Viren weisen eine besondere Affinität zu bestimmten ZNS-Strukturen auf (z. B. Poliovirus: 2. Motoneuron; Tollwut- und Herpes-simplex-Virus: limbisches System).

Immunpathogenetisch entstandene Enzephalitiden spielen sich im Marklager bzw. in der weißen Substanz ab. Bei ihnen ist die Viruspenetration in das ZNS nicht erforderlich, sie entwickeln sich vielmehr im Rahmen eines virusinduzierten, T-Zell- oder makrophagenvermittelten Entmarkungsprozesses.

Die autoimmune Anti-N-methyl-D-Aspartat-Rezeptor (NMDAR)-Enzephalitis geht vorwiegend mit psychiatrischen Auffälligkeiten, einer kognitiven Dysfunktion, epileptischen Anfällen, orofazialen Dyskinesien und vegetativen Symptomen einher. Die Sensitivität der Anti-NMDAR-Antikörperbestimmung ist ca. 15 % höher im Liquor als im Serum (Titulaer et al. 2013). Da auch während des Verlaufs einer typischen HSV-Enzephalitis in etwa 30 % der Fälle Antikörper gegen NMDAR im Serum oder Liquor gefunden werden (Prüss et al. 2012), sollte ein positiver NMDAR-Antikörperbefund im klinischen Kontext interpretiert und nicht vorschnell eine erregerbedingte Enzephalitis ausgeschlossen werden (Venkatesan et al. 2013).

1.4.2 Diagnostik

Grundlage für die Diagnose viraler Meningitiden und Enzephalitiden ist die **Liquorentnahme** mit Bestimmung von Leukozytenzahl, Differenzialzellbild, Gesamteiweiß, Laktat (Glukose), Gram-Färbung und Liquorkultur (zum Ausschluss einer bakteriellen Genese), Quotientendiagramm nach Reiber und Felgenhauer und Asservation von Serum und Liquor für die Bestimmung erregerspezifischer Antikörper-Indizes. Bei allen lymphozytären Meningitiden und Enzephalitiden ist zusätzlich eine Borrelien-, Lues- und HIV-Serologie erforderlich. Bei Fieber soll sicherheitshalber eine Blutkultur angelegt werden.

Bei der Enzephalitis steht der Nachweis des Virusgenoms mittels **PCR** im Vordergrund. Die PCR ist für verschiedene Viren (Herpesviren, JC-Virus, HIV, Enteroviren) validiert und zu einem entscheidenden Bestandteil der Frühdiagnose der HSV-Enzephalitis geworden. Ein negatives PCR-Ergebnis schließt eine HSV-Enzephalitis mit hoher Wahrscheinlichkeit aus. Der PCR-Nachweis wird erst nach einigen Tagen effektiver Therapie negativ. In einer Konsensus-Konferenz (Venkatesan et al. 2013) wurden zusätzlich zu den oben für die lymphozytäre Meningitis aufgeführten Untersuchungen bei der viralen Enzephalitis die folgenden diagnostischen Tests empfohlen: HSV1/2- und VZV-PCR, zusätzlich HSV- und VZV-spezifische IgG- und IgM-Antikörper im Liquor (und Serum mit Berechnung des HSV-spezifischen Antikörper-Index, AI), Enterovirus-PCR, Kryptokokkus-Antigen und/oder Tuschefärbung im Liquor, isoelektrische Fokussierung in Liquor und Blut zur Detektion von oligoklonalen Banden, VDRL-Test im Liquor. Liquor und Serum der Erstpunktion sowie einer 10–14 d später durchgeführten Entnahme sollen asserviert werden für eventuelle weitere AI-Bestimmungen. Bei Immunsupprimierten sollen zusätzlich eine Zytomegalievirus (CMV)-, Humanes Herpesvirus (HHV) 6/7- und HIV-PCR im Liquor, eine *Toxoplasma-gondii*-Serologie und Untersuchungen zum Ausschluss einer Tuberkulose oder Pilzinfektion durchgeführt werden. Alle Enzephalitispatienten sollen ein Thorax-Röntgen oder -CT und ein Elektroenzephalogramm (EEG) erhalten. Deuten klinische Symptome auf eine extrazerebrale Beteiligung hin, sollen solche Läsionen abgeklärt werden (z. B. Hautbiopsie, bronchoalveoläre Lavage und/oder endo-/transbronchiale Biopsie, Rachenabstrich, Stuhlkultur). In Abhängigkeit von der Region, in der die Erkrankung auftritt, können weitere Untersuchungen nötig sein (Venkatesan et al. 2013; DGN 2018).

Bei der vergleichenden Untersuchung von Liquor und Serum spricht ein AI ≥ 1,5 (bei Verwendung von Titerstufen anstatt ELISA-Einheiten > 4) für eine Produktion des untersuchten erregerspezifischen Antikörpers im ZNS. Erhöhte erregerspezifische Antikörper werden intrathekal (wie auch peripher) mit einer Latenz von 1–2 Wo. nach Beginn einer ZNS-Infektion nachweisbar. Sie sind deshalb im frühen, akuten Stadium oft falsch negativ. Wenn keine intrathekale erregerspezifische Antikörpersynthese nachgewiesen wird, kann eine Infektion mit einem bestimmten viralen Erreger unter Vorbehalt angenommen werden, wenn im Serum spezifische Antikörper vom Typ IgM nachgewiesen werden oder wenn bei wiederholter Untersuchung die IgG-Antikörperkonzentration gegen den Erreger mindestens um den Faktor 4 ansteigt. Insbesondere bei Flaviviren wie dem FSME-Virus werden häufig kreuzreagierende IgM-Antikörper gebildet, sodass hier die IgM-Detektion z. B. nach Impfung gegen ein anderes Flavivirus häufig unspezifisch ist.

Für die Diagnostik viraler Enzephalitiden und Myelitiden hat das **cMRT** eine große Bedeutung erlangt. Dadurch lassen sich entzündliche Herde früher und mit höherer Auflösung als bei der CCT darstellen. Besonders sensitiv sind die T_2-gewichteten und die FLAIR-Sequenzen, die Regionen mit erhöhtem Wassergehalt (Entzündung, Ödem) hyperintens erscheinen lassen. Die im cMRT sichtbaren Läsionen geben Hinweise auf den verursachenden Erreger (HSV-Enzephalitis – Temporallappen, limbisches System) oder den Pathomechanismus (akute demyelinisierende Enzephalomyelitis, ADEM – weiße Substanz).

Das **EEG** eignet sich in den meisten Fällen nur für die Beschreibung der Funktionsstörungen und nicht für die Erregeridentifikation. Bei der HSV-Enzephalitis, der subakuten sklerosierenden Panenzephalitis (SSPE) sowie bei den spongiformen Enzephalopathien haben typische EEG-Veränderungen aber eine relativ hohe diagnostische Spezifität.

Die **Hirnbiopsie** stellt eine Ultima Ratio dar und ist nur noch bei anderweitig nicht identifizierbaren entzündlichen ZNS-Prozessen rascher Progredienz indiziert, um behandelbare Ursachen zu erkennen.

1.4.3 Therapie

Die blande **virale Meningitis** erfordert eine symptomatische antipyretische und analgetische Therapie (DGN 2018). Eine beginnende bakterielle Meningitis muss ausgeschlossen werden, ebenso eine septische Herdenzephalitis und ein Hirnabszess. Die meist sexuell übertragene Herpes-simplex-Typ-2-Meningitis, die oft rezidiviert und dann Mollaret-Meningitis genannt wird, wird häufig in der Akutphase mit Valaciclovir (3 × 1 g/d für 1 Wo.) oder mit Aciclovir behandelt, auch wenn die Wirksamkeit dieser Therapie nie in einer kontrollierten Studie erprobt wurde. Meistens verläuft diese Erkrankung selbstlimitierend, wobei mehrjährige rezidivierende Verläufe möglich sind (DGN 2018). In einer prospektiven Studie wurden 101 immunkompetente Patienten mit akuter primärer oder rekurrierender HSV-2-Meningitis konnte kein Benefit einer prolongierten Therapie mit Valaciclovir über ein Jahr nachgewiesen werden (Aurelius et al. 2012).

Aciclovir kann auch bei der Zoster-Enzephalitis eingesetzt werden, Ganciclovir und als Zweitlinientherapie das toxischere Foscarnet bei der durch CMV-bedingten Enzephalitis. Ist eine bakterielle ZNS-Erkrankung differenzialdiagnostisch nicht sicher auszuschließen, wird empfohlen, zunächst zusätzlich Antibiotika (z. B. Ceftriaxon plus Ampicillin) zu geben (DGN 2018). Eine Wirksamkeit von Kortikoiden als begleitende Therapie ist bisher nicht erwiesen.

MERKE

Eine **Enzephalitis** erfordert **rasches diagnostisches und therapeutisches Handeln** (Venkatesan et al. 2013; DGN 2018). Bei einem unspezifischen Prodromalstadium begründen neurologische Herdsymptome sowie eine Liquorpleozytose bis 1000 Leukozyten/µl den V.a. eine Virusenzephalitis. Auch bei unauffälligem CCT wird in dieser Situation bis zur Bestätigung bzw. bis zum Ausschluss einer HSV-Enzephalitis eine empirische Therapie mit Aciclovir 3 × 10 mg/kg KG/d i.v. begonnen (**Empfehlungsgrad A;** Skoldenberg et al. 1984).

Bei auf das Marklager beschränkten Läsionen ohne HSV-Nachweis und bei fehlender Beteiligung des Temporallappens muss an eine **akute demyelinisierende Enzephalitis** (ADEM) gedacht werden, die mit hoch dosierten Kortikoiden, z. B. Prednisolon 1 g/d über 3–7 d behandelt wird.

INFO

Autoimmune Enzephalitiden wie die Anti-NMDAR-Enzephalitis können eine virale Enzephalitis nachahmen, erfordern aber eine immunsuppressive Therapie (Titulaer et al. 2013).

Trübt ein Patient mit einer viralen Enzephalitis innerhalb der ersten Behandlungstage ein, ist häufig ein schweres Hirnödem die Ursache. Solchen Patienten soll eine epidurale Drucksonde zur kontinuierlichen Überwachung des intrakraniellen Drucks implantiert werden. Auf diese Weise lässt sich ein erhöhter intrakranieller Druck gezielt mit Osmotherapie, Glukokortikoiden in hohen Dosen, TRIS-Puffer, möglichst kurzzeitiger Hyperventilation sowie als Ultima Ratio mit einer tiefen Thiopental-Narkose und/oder Hemikraniektomie behandeln.

1.4.4 Prognose

Die HSV-Enzephalitis verläuft unbehandelt zu 70 % letal. Unter frühzeitiger Aciclovir-Behandlung überleben 80 % der Patienten, davon die Hälfte ohne oder mit geringen neurologischen Defiziten. Die Prognose anderer viraler Enzephalitiden hängt vom Erreger ab: Im Mittel liegt die Letalität < 10 %. Auf die Meningen beschränkte Virusinfektionen haben eine gute Prognose.

LEITLINIEN

Deutsche Gesellschaft für Kinder- und Jugendmedizin (DGKJ): Leitlinien Kinderheilkunde und Jugendmedizin. München: Elsevier Urban & Fischer (2013).
Deutsche Gesellschaft für Neurologie (DGN): Kommission Leitlinien. S2k-Leitlinie Ambulant erworbene bakterielle (eitrige) Meningoenzephalitis im Erwachsenenalter (2023). https://register.awmf.org/assets/guidelines/030-089l-S2k_Ambulant-erworbene-bakterielle-Meningoenzephalitis-im-Erwachsenenalter_2023-05.pdf.
Deutsche Gesellschaft für Neurologie (DGN): Kommission Leitlinien. S1-Leitlinie Hirnabszess (2021). https://register.awmf.org/assets/guidelines/030-108l_S1_Hirnabszess_2021-04.pdf.
Deutsche Gesellschaft für Neurologie (DGN): Kommission Leitlinien. S1-Leitlinie Virale Meningoenzephalitis (2018). https://register.awmf.org/assets/guidelines/030-100l_S1_Virale_Meningoenzephalitis_2020-07.pdf.
Deutsche Zentralkomitees zur Bekämpfung der Tuberkulose e. V. (DZK) im Auftrag der Deutschen Gesellschaft für Pneumologie und Beatmungsmedizin e. V.: S2k-Leitlinie: Tuberkulose im Erwachsenenalter. Pneumologie 71 (2017) 325–397.
Mikrobiologisch-infektiologische Qualitätsstandards (MIQ): MIQ Lyme-Borreliose (12, 2017). München: Elsevier Urban & Fischer (2017).

LITERATUR

Aurelius E, Franzen-Röhl E, Glimåker M et al.: HSV-2 Meningitis Study Group: Long-term valacyclovir suppressive treatment after herpes simplex virus type 2 meningitis: a double-blind, randomized controlled trial. Clin Infect Dis 54 (2012) 1304–1313.
Brouwer MC, Coutinho JM, van de Beek D: Clinical characteristics and outcome of brain abscess: systematic review and meta-analysis. Neurology 82 (2014) 806–813.
Brouwer MC, Thwaites GE, Tunkel AR et al.: Bacterial meningitis 1. Dilemmas in the diagnosis of acute community-acquired bacterial meningitis. Lancet 380 (2012) 1684–1692.
Dattwyler RJ, Halperin JJ, Volkmann DJ et al.: Treatment of late Lyme borreliosis – randomised comparison of ceftriaxone and penicillin. Lancet II (1988) 1191–1194.
de Gans J, van de Beek D, the European Dexamethasone in Adulthood Bacterial Meningitis Study Investigators: Dexamethasone in adults with bacterial meningitis. N Engl J Med 347 (2002) 1549–1556.
Djukic M, Schmidt-Samoa C, Lange P et al.: Cerebrospinal fluid findings in adults with acute Lyme neuroborreliosis. J Neurol 259 (2012) 630–636.
Ho J, Marais BJ, Gilbert GL et al.: Diagnosing tuberculous meningitis – have we made any progress? Trop Med Int Health 18 (2013) 783–793.
Huppertz HI, Böhme M, Standaert SM et al.: Incidence of Lyme borreliosis in the Würzburg region of Germany. Eur J Clin Microbiol Infect Dis 18 (1999) 697–703.
Ihekwaba UK, Kudesia G, McKendrick MW: Clinical features of viral meningitis in adults: significant differences in cerebrospinal fluid findings among herpes simplex virus, varicella zoster virus, and enterovirus infections. Clin Infect Dis 47 (2008) 783–789.
Kim SH, Cho OH, Park SJ et al.: Rapid diagnosis of tuberculous meningitis by T cell-based assays on peripheral blood and cerebrospinal fluid mononuclear cells. Clin Infect Dis 50 (2010) 1349–1158.
Kösters K, Nau R, Bossink A et al.: Rapid diagnosis of CNS tuberculosis by a T-cell interferon-gamma release assay on cerebrospinal fluid mononuclear cells. Infection 36 (2008) 597–600.
Ljøstad U, Skogvoll E, Eikeland R et al.: Oral doxycycline versus intravenous ceftriaxone for European Lyme neuroborreliosis: a multicentre, non-inferiority, double-blind, randomised trial. Lancet Neurol 7 (2008) 690–695.
Mishra AK, Dufour H, Roche PH et al.: Molecular revolution in the diagnosis of microbial brain abscesses. Eur J Clin Microbiol Infect Dis 33 (2014) 2083–2093.
Nau R, Sörgel F, Eiffert H: Penetration of drugs through the blood-cerebrospinal fluid/blood-brain barrier for treatment of central nervous system infections. Clin Microbiol Rev 23 (2010) 858–883.
Pal D, Bhattacharyya A, Husain M et al.: In vivo proton MR spectroscopy evaluation of pyogenic brain abscesses: a report of 194 cases. Am J Neuroradiol 31 (2010) 360–366.
Peltola H, Anttila M, Renkonen O-V: Randomised comparison of chloramphenicol, ampicillin, cefotaxime, and ceftriaxone for childhood bacterial meningitis. Lancet I (1989) 1281–1287.
Pfister HW, Preac-Mursic V, Wilske B et al.: Cefotaxime versus penicillin G for acute neurological manifestations in Lyme borreliosis: a prospective randomized study. Arch Neurol 46 (1989) 1190–1193.
Pfister HW, Preac-Mursic V, Wilske B et al.: Randomized comparison of ceftriaxone and cefotaxime in Lyme neuroborreliosis. J Infect Dis 163 (1991) 311–318.
Poppert S, Essig A, Stoehr B et al.: Rapid diagnosis of bacterial meningitis by real-time PCR and fluorescence in situ hybridization. J Clin Microbiol 43 (2005) 3390–3397.

Prüss H, Finke C, Höltje M et al.: N-methyl-D-aspartate receptor antibodies in herpes simplex encephalitis. Ann Neurol 72 (2012) 902–911.
Reddy JS, Mishra AM, Behari S et al.: The role of diffusion-weighted imaging in the differential diagnosis of intracranial cystic mass lesions: a report of 147 lesions. Surg Neurol 66 (2006) 246–250.
Reiche W, Schuchardt V, Hagen T et al.: Differential diagnosis of intracranial ring enhancing cystic mass lesions – role of diffusion-weighted imaging (DWI) and diffusion-tensor imaging (DTI). Clin Neurol Neurosurg 112 (2010) 218–225.
Robert-Koch-Institut (RKI): Infektionsepidemiologisches Jahrbuch 2016. http://www.rki.de/DE/Content/Infekt/Jahrbuch/Jahrbuch_2016.pdf?__blob=publicationFile.
Schaad UB, Suter S, Gianella-Borradori A et al.: A comparison of ceftriaxone and cefuroxime for the treatment of bacterial meningitis in children. New Engl J Med 322 (1990) 141–147.
Schmidt H, Heimann B, Djukic M et al.: Neuropsychological sequelae of bacterial and viral meningitis. Brain 129 (2006) 333–345.
Sharma R, Mohandas K, Cooke RP: Intracranial abscesses: changes in epidemiology and management over five decades in Merseyside. Infection 37 (2009) 39–43.
Skoldenberg B, Alestig K, Burman L et al.: Acyclovir versus vidarabine in herpes simplex encephalitis. Lancet II (1984) 707–711.
Thwaites GE, van Toorn R, Schoeman J: Tuberculous meningitis: more questions, still too few answers. Lancet Neurol 12(10) (2013) 999–1010.
Titulaer MJ, McCracken L, Gabilondo I et al.: Treatment and prognostic factors for long-term outcome in patients with anti-NMDA receptor encephalitis: an observational cohort study. Lancet Neurol 12 (2013) 157–165.
Van de Beek D, Brouwer MC, Thwaites GE et al.: Bacterial meningitis 2. Advances in treatment of bacterial meningitis. Lancet 380 (2012) 1693–1702.
Venkatesan A, Tunkel AR, Bloch KC et al.: International Encephalitis Consortium: Case definitions, diagnostic algorithms, and priorities in encephalitis: consensus statement of the international encephalitis consortium. Clin Infect Dis 57 (2013) 1114–1128.
Wormser GP, Nadelman RB, Dattwyler RJ et al.: Practice guidelines for the treatment of Lyme disease. Clin Infect Dis 31 (2000) 1–14.
Xu XX, Li B, Yang HF, et al.: Can diffusion-weighted imaging be used to differentiate brain abscess from other ring-enhancing brain lesions? A meta-analysis. Clin Radiol 69 (2014) 909–915.

KAPITEL

2

Ulla Albrecht und André Fuchs

Infektionen der oberen Atemwege

2.1 Diphtherie

Ulla Albrecht

2.1.1 Definition und Basisinformation

Die Diphtherie ist eine bakterielle Infektionskrankheit, die v. a. durch *Corynebacterium diphteriae* verursacht wird. Es wird unterschieden zwischen der Diphtherie der Haut und der Atemwege sowie einem asymptomatischen Trägerstatus.

Schwere klinische Symptome werden durch das Diphtherietoxin verursacht. Es sind drei diphtherietoxinbildende Corynebakterienspezies bekannt: *Corynebacterium diphtheriae, Corynebacterium ulcerans* und *Corynebacterium pseudotuerculosis.*

Diphtherie wird via Tröpfcheninfektion beim Husten oder Niesen bei respiratorischer Diphtherie oder durch den direkten Kontakt infizierter Hautläsionen bei kutaner Diphtherie übertragen. Patienten mit V. a. Diphtherie müssen isoliert werden.

In schweren Fällen, v. a. bei der toxigenen Diphtherie, kann es zur Herz-, Nerven- und Nierenschädigung kommen.

Es besteht eine namentliche Meldepflicht nach § 6 Abs. 1 Nr. 1 IfSG bei Krankheitsverdacht, Erkrankung oder Tod an Diphtherie sowie bei Nachweis des Diphtherietoxingens nach § 7 IfSG.

2.1.2 Symptomatik und klinisches Bild

Diphtherie der Atemwege

Die respiratorische Diphtherie wird v. a. durch toxinbildende *Corynebacterium diphteriae* verursacht. Die Inkubationszeit beträgt 2–5 d.

Der Krankheitsbeginn ist schleichend mit Halsschmerzen, zervikaler Lymphadenopathie und leichtem Fieber. Im Rachenraum zeigt sich ein Erythem, teils mit grauweißen Exsudaten. Toxinvermittelt kommt es durch Absterben infizierter Zellen zur Bildung der typischen Pseudomembran. Die Pseudomembran haftet fest am darunterliegenden Gewebe und blutet beim Abschaben. Die Pseudomembran kann sich über die gesamten oberen Atemwege bis tracheobronchial ausbreiten, typischerweise ist der Tonsillopharyngealbereich betroffen (➤ Abb. 2.1). Beim sog. Cäsarenhals kommt es zum Anschwellen der zervikalen Lymphknoten, der Tonsillen, der Unterkieferregion und des vorderen Halsbereichs mit Stridorentwicklung und Gefahr der Ateminsuffizienz. Durch Aspiration der Pseudomembran kann es zum Erstickungstod kommen (➤ Abb. 2.2; Dobie, Tobey 1979).

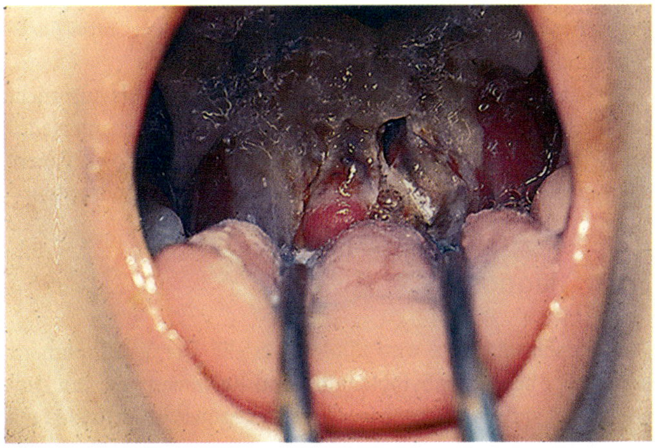

Abb. 2.1 Tonsillen mit Pseudomembranen bei Diphtherie [T409]

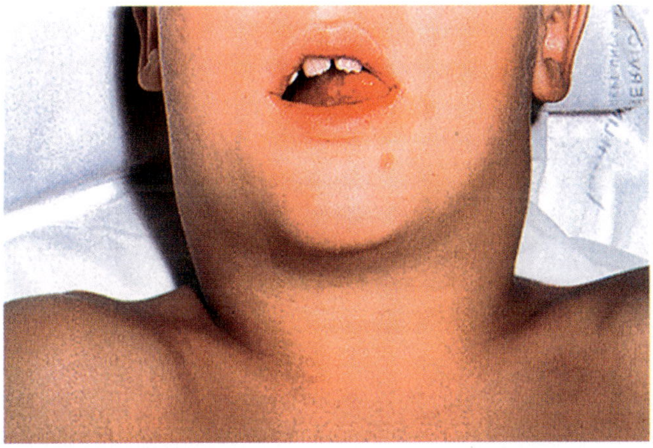

Abb. 2.2 Diphtherie [F1219-002]

Durch systemische Toxinausbreitung besteht die Gefahr der kardialen Beteiligung mit Myokarditis, aber auch der Nerven- und Nierenschädigung. Das Risiko einer systemischen Erkrankung ist proportional zur Ausprägung der Pseudomembran und der Toxinbildung. Eine kardiale Symptomatik wird in 10–25 % der Diphtheriefälle beschrieben und tritt 7–14 d nach Beginn der respiratorischen Symptomatik auf. Eine neurologische Beteiligung wird in 5 % der Diphtheriefälle beschrieben, das Spektrum reicht von lokaler Neuropathie des weichen Gaumens bis hin zur Hirnnervenbeteiligung und kompletter Paralyse (Hadfield et al. 2000).

Diphtherie der Haut

Die Hautdiphtherie wird sowohl durch toxinbildende als auch durch nicht toxinbildende Corynebakterien verursacht und tritt v. a. in den Tropen auf. In den letzten Jahren wurde in Europa ein Anstieg der Zahlen bei kutaner Diphtherie v. a. bei Migranten beobachtet (RKI 2022).

Eine systemische Beteiligung ist selten. Es kommt zu unspezifischen, chronischen, schlecht heilenden Wunden und Ulzerationen mit gräulicher Membranbildung oft auf vorgeschädigten Hautarealen. Neben *Corynebacterium diphteriae* kann v. a. auch *Corynebacterium ulcerans* ursächlich sein (Moore et al. 2015).

Bei kutaner Diphtherie (➤ Abb. 2.3) werden v. a. lokale Ausbrüche beschrieben. Betroffen sind i. d. R. Patienten aus Regionen mit niedriger Herdenimmunität aufgrund niedriger Impfquoten sowie Patientengruppen mit eingeschränktem Zugang zum Gesundheitssystem.

2.1.3 Diagnostik

Die Verdachtsdiagnose wird klinisch gestellt. Der V. a. Diphtherie besteht bei passender Symptomatik und Reiseanamnese mit Aufenthalt in Ländern mit niedriger Impfquote sowie bei Patienten mit unzureichender Immunisierung.

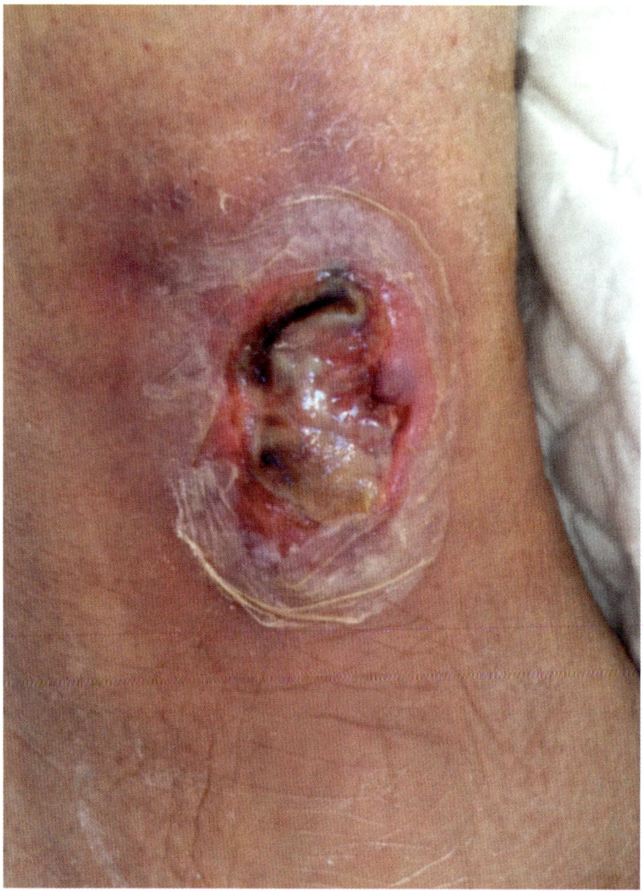

Abb. 2.3 Kutane Diphtherie: HInweise sind oftmals unspezifische, chronische, schlecht heilenden Wunden und Ulzerationen mit gräulicher Membranbildung auf vorgeschädigten Hautarealen. [H574-002]

Die definitive Diagnose erfolgt durch Kultur, idealerweise von der Pseudomembran bei Diphtherie der Atemwege oder aus den Hautläsionen bei kutaner Diphtherie.

Um toxinbildende von nicht toxinbildenden *Corynebacterium diphteriae* zu unterscheiden, muss der Toxinnachweis erfolgen, entweder mittels Diphtherietoxin-PCR oder Immunpräzipitation im ELEK-Test (Efstratiou et al. 2000).

2.1.4 Therapie

Diphtherie der Atemwege

Eine Diphtherie der Atemwege hat eine Letalität von 5–10 %. Bei klinischem V. a. eine Diphtherie der Atemwege, passender Reiseanamnese und unzureichendem/unbekanntem Impfstatus soll unverzüglich die Antitoxingabe und eine antimikrobielle Therapie erfolgen. Das mikrobiologische Kulturergebnis und der Toxinnachweis sollen nicht abgewartet werden, da die frühe Antitoxingabe entscheidend für den Erkrankungsverlauf ist (Truelove et al. 2020).

Das Diphtherieantitoxin neutralisiert nicht zellgebundenes Toxin. Das Antitoxin wird aus equinem Immunglobulin hergestellt und kann schwere anaphylaktische Reaktionen hervorrufen. Die Antitoxingabe sollte daher immer im Krankenhaus erfolgen. Nach Fachinformation wird vor Antitoxingabe ein Vortest mit verdünntem Antitoxin empfohlen.

Die WHO empfiehlt in der aktuellen Leitlinie explizit keine Vortestung, solange die Gabe durch erfahrenes Personal und unter Monitorbedingungen erfolgt (WHO 2024).

Die Dosierung für Erwachsene und Kinder ist dieselbe und richtet sich nach der Schwere der Erkrankung und dem Zeitpunkt des Symptombeginns (WHO 2024; Eisenberg et al. 2021).

Die antimikrobielle Therapie verhindert ein weiteres Bakterienwachstum und damit die weitere Diphtherietoxinbildung, ersetzt aber nicht die Antitoxingabe. Empfohlen wird sowohl für Erwachsene als auch für Kinder ein Makrolidantibiotikum (Azithromyzin, Erythromyzin) oder Penicillin. Die Therapiedauer beträgt 14 d (WHO 2024).

Um frühzeitig eine kardiale Beteiligung zu erkennen, werden regelmäßige EKG sowie die Bestimmung der Herzenzyme empfohlen. Wegen der Gefahr einer neurologischen Beteiligung sollte regelmäßig ein neurologischer Status erhoben werden.

Das Atemwegsmanagement kann v. a. bei schwerer respiratorischer Diphtherie schwierig sein und erfordert ein erfahrenes Team.

Zur Entisolation von Diphtheriepatienten müssen 24 h nach Abschluss der antimikrobiellen Therapie zwei Nase-Rachen-Abstriche kulturell negativ sein.

Alle Patienten sollten nach durchgemachter Diphtherie gegen Diphtherie geimpft werden, da die durchgemachte Infektion nicht sicher zu einer Immunität führt (CDC 2024a).

Diphtherie der Haut

Bei Diphtherie der Haut wird primär eine antimikrobielle Therapie empfohlen und i. d. R. keine Antitoxingabe. Grund hierfür ist die geringe Toxinresorption über die Haut, sodass es nur selten zu toxinvermittelten systemischen Komplikationen kommt. Allenfalls bei sehr großen Ulzerationen mit Pseudomembranbildung kann die Antitoxingabe erwogen werden (CDC 2024a).

2.1.5 Kontaktpersonen

Personen mit engem Kontakt zum Patienten sollen auf *C. diphteriae* gescreent werden (Kultur aus Nase-Rachen-Abstrich) und eine prophylaktische antimikrobielle Therapie erhalten. Mittel der Wahl ist Erythromyzin oder Azithromyzin, die Therapiedauer beträgt 7–10 d. Danach sollten erneut Kulturen angelegt werden.

Bei unzureichendem oder unbekanntem Impfstatus sollte unverzüglich eine Impfung gegen Diphtherie erfolgen (WHO 2024; CDC 2024a).

2.1.6 Prävention

Die STIKO empfiehlt die Diphtherieimpfung als Standartimpfung (siehe aktueller Impfkalender der STIKO). Die Diphtherieimpfung ist gegen das Diphtherietoxin (DT) gerichtet und enthält inaktiviertes DT mit immunogener, jedoch nicht toxinogener Wirkung. Dadurch schützt die Impfung vor den Symptomen einer schweren Diphtherie, nicht aber vor einer Infektion oder Kolonisation.

MERKE
Bei begründetem V. a. auf eine Diphtherie der Atemwege sollte bereits vor mikrobiologischer Bestätigung unverzüglich die Diphtherieantitoxingabe erfolgen und direkt mit einer antimikrobiellen Therapie begonnen werden.

2.2 Pertussis

Ulla Albrecht

2.2.1 Definition und Basisinformation

Pertussis, auch als **Keuchhusten** bekannt, wird durch das Bakterium *Bordetella pertussis* verursacht. Es handelt sich um eine hochansteckende, akute Atemwegserkrankung, die durch Tröpfcheninfektion übertragen wird. Bis vor Einführung der Impfung waren v. a. Säuglinge und Kinder betroffen, seit Einführung der Impfung im Säuglingsalter ist der Anteil an erkrankten Jugendlichen und Erwachsenen gestiegen (Güris et al. 1999) In Deutschland liegt die Inzidenz nach RKI-Meldung zwischen11 und 20 Erkrankungen pro 100.000 Einwohner/J. Vor allem bei nicht ausreichend geimpften Säuglingen <6 Mon. kommt es vermehrt zu Krankenhauseinweisungen (Schielke et al. 2018)

Die Inkubationszeit nach Ansteckung beträgt 7–10 d, im Einzelfall bis 21 d.

Es gibt eine namentliche Meldepflicht nach § 6 bzw. § 7 Abs. 1 Nr. 1 IfSG bei Krankheitsverdacht, Erkrankung oder Tod an Pertussis sowie bei mikrobiologischem Nachweis von *Bordetella pertussis*, sofern V. a. eine akute Infektion besteht.

2.2.2 Symptomatik und klinisches Bild

Bei symptomatischen Patienten ohne vorbestehende Immunität verläuft die Erkrankung typischerweise in 3 Phasen:

- **Stadium catarrhale:** Dauer ca. 2 Wo., leichter Husten, Unwohlsein, Schnupfen, leichtes Fieber, Tränenfluss und Konjunktivitis.
- **Stadium convulsivum:** Ab der 2. Krankheitswoche, charakteristisch ist der paroxysmale Husten mit schweren, lang anhaltenden Hustenanfällen bei Exspiration. Nach dem Husten kommt es zum heftigen Einatmen mit Keuchen. Beschrieben werden auch posttussive Synkopen und Erbrechen. Der Husten ist sowohl tagsüber als auch nachts vorhanden und kann durch Gähnen, Schreien oder körperliche Belastung provoziert werden. Zwischen den Hustenanfällen sind die Patienten i. d. R. beschwerdefrei. Die paroxysmale Phase dauert bis zu 2 Mon. an.
- **Stadium decrementi:** In der Rekonvaleszenzphase nehmen die Hustenanfälle in Schwere und Anzahl langsam ab (WHO 2018; Mattoo, Cherry 2005).

Bei Jugendlichen und Erwachsenen ist die Symptomatik meist weniger ausgeprägt als bei Säuglingen oder Kindern.

Vor allem bei Geimpften oder Patienten mit früher durchgemachter Infektion sind die Symptome häufig mild und unspezifisch. Teilweise stellt lang anhaltender Husten das einzige Symptom dar. Auch asymptomatische Infektionen werden beschrieben (Ebell et al. 2017).

Komplikationen ergeben sich einerseits durch die Infektion selbst oder bakterielle Superinfektionen anderer Erreger, z. B. Pneumonie oder Otitis media, andererseits durch die Folgen heftiger Hustenanfälle (subkonjunktivale Blutungen, Bauchwandhernien, Rippenfrakturen, intrakranielle Blutungen, Gefäßdissektion, Krampfanfälle). Ungeimpfte Säuglinge haben das höchste Risiko für schwere Komplikationen.

Eine frühere Infektion verleiht keine lebenslange Immunität.

2.2.3 Diagnostik

- Der klinische V. a. eine Pertussiserkrankung (➤ Abb. 2.4) stellt sich bei akuter Hustensymptomatik (unabhängig von der Hustendauer) bei Kindern und akutem (<3 Wo.) sowie subakutem (3–8 Wo.) bestehendem Husten bei Erwachsenen **plus** eines oder mehrere der folgenden Symptome:
- Attackenartige Hustenanfälle
- Inspiratorischer Stridor
- Posttussives Erbrechen
- Apnoe (nur bei Säuglingen <1 J.)
- Typischerweise entwickeln die Patienten nur niedriges oder gar kein Fieber (CHEST 2019; WHO 2018; Heiniger et al. 1997; Cornia et al. 2010).

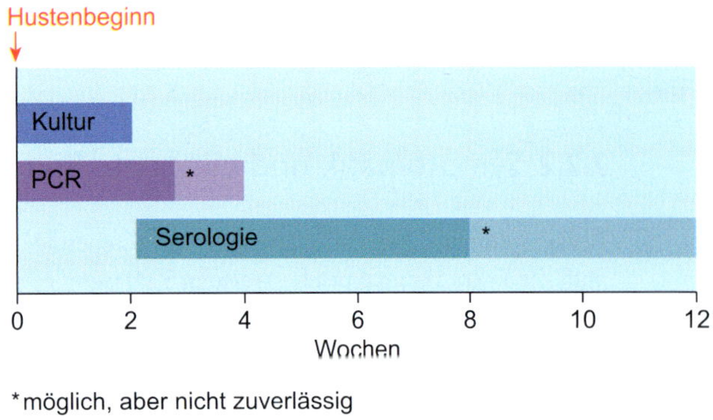

Abb. 2.4 Pertussiserkrankung – Klinik und Diagnostik (adaptiert nach CDC) [L231]

- Bei Ausbruchsgeschehen oder engem Kontakt mit einem bestätigten Fall ist jeder Husten unabhängig von der Dauer zur klinischen Verdachtsdiagnose ausreichend (WHO 2018).
- Bei Patienten mit Verdachtsdiagnose Pertussis und Hustendauer < 4 Wo sollte eine Kultur sowie eine PCR auf *Bordetella pertussis* erfolgen. Die Kultursensitivität ist in den ersten beiden Krankheitswochen am höchsten. Die Serologie bietet erst 2 Wo. nach Krankheitsbeginn eine gute Sensitivität (Lee et al. 2018).
- Bei Hustendauer > 4 Wo. ist nur eine Serologie sinnvoll.
- Mikrobiologische Abstriche und Aspirate müssen aus dem hinteren Nasopharynx entnommen werden. Empfohlen wird die Verwendung von Rayon-, Nylon- oder Polyestertupfern (WHO 2018; CDC 2024aa).

2.2.4 Therapie

Die antibiotische Therapie muss im Idealfall möglichst früh erfolgen, um die Schwere und die Häufigkeit der Hustenattacken zu reduzieren, d. h. in den ersten beiden Wochen nach Hustenbeginn. Um Infektionsketten zu unterbrechen, ist eine antibiotische Therapie nur sinnvoll, solange der Patient auch *Bordetella pertussis* ausscheidet (i. d. R. bis zu 3 Wo. nach Beginn des Stadium convulsivum).

Patienten mit Pertussis, die im Krankenhaus behandelt werden, müssen isoliert werden. Ohne antibiotische Therapie besteht eine Ansteckungsfähigkeit bis zu 3 Wo. nach Beginn des Stadium convulsivum.

Durch Antibiotikagabe verkürzt sich die Dauer der Ansteckungszeit auf 5 d nach Start der antibiotischen Therapie.

Mittel der Wahl sind Makrolidantibiotika, z. B. Erythromycin, Azithromycin oder Clarithromycin, wobei Azithromyzin bei besserer Verträglichkeit präferiert wird.

Die Therapiedauer beträgt bei Azithromycin 5 d, bei Erythromycin 14 d und bei Clarithromycin 7 d.

Alternativ kann Cotrimoxazol eingesetzt werden (bei Kindern < 2 Mon. kontraindiziert; CDC 2015; Langley et al. 2004).

2.2.5 Kontaktpersonen

Für ungeimpfte oder unzureichend geimpfte Personen mit engem Kontakt zu Pertussiskranken wird eine Chemoprophylaxe mit einem Makrolidantibiotikum empfohlen sowie eine Auffrischungsimpfung.

MERKE

Die STIKO empfiehlt für alle Schwangeren zu Beginn des 3. Trimenon eine Pertussisimpfung.

2.2.6 Prävention

Die Grundimmunisierung und Auffrischungsimpfungen gegen Pertussis (Kombinationsimpfstoff gegen Tetanus/Diphtherie/ggf. Polio) sollten nach aktueller STIKO-Empfehlung erfolgen. Im Erwachsenenalter wird generell einmal eine Auffrischungsimpfung gegen Pertussis empfohlen.

Seit März 2020 empfiehlt die STIKO zudem eine Pertussisimpfung für alle Schwangeren im frühen 3. Trimenon mit dem Ziel, Pertussisinfektionen bei Neugeborenen und Säuglingen zu reduzieren (Winter et al. 2017).

2.3 Epiglottitis

André Fuchs

2.3.1 Definition und Basisinformation

Unter dem Begriff Epiglottitis versteht man die fulminante akute bakterielle Entzündung der Epiglottis und der umgebenden supraglottischen Strukturen. Aufgrund der Gefahr einer plötzlichen Atemwegsverlegung handelt es sich um eine lebensbedrohliche Erkrankung, die zumeist Kinder im Alter zwischen 1 und 5 J. und deutlich seltener Erwachsene betrifft. *Haemophilus influenzae* Typ b ist der häufigste Erreger; *Streptococcus penumoniae* und v. a. im Erwachsenenalter auch *Staphylococcus aureus, Moraxella catarrhalis, Haemophilus parainfluenzae* oder Gruppe-A- und -C-β-hämolysierende Streptokokken sind seltenere auslösende Erreger (Sutton et al. 2024). Nichtinfektiöse Ursachen einer Epiglottitis wie Trauma, Hitze- oder Kälteschäden oder angioneurotisches Ödeme kommen vor.

Risikofaktoren für das Auftreten einer Epiglottitis im Erwachsenenalter sind Diabetes mellitus, Alkoholabusus, Hyposplenie, Immunsuppression oder autoimmune Erkrankungen.

Aufgrund der bestehenden STIKO-Empfehlung zur Impfung gegen *Haemophilus influenzae* Typ b im 1. Lj. ist die Erkrankung deutlich seltener geworden.

2.3.2 Symptomatik und klinisches Bild

Im Kindesalter beinhaltet das typische und häufig rasch aufgetretene und fulminant verlaufende klinische Bild folgende Symptome (➤ Abb. 2.5; DEGAM et al. 2020):

- Stridor (inspiratorisch > exspiratorisch)
- Dyspnoe
- Einsatz der Atemhilfsmuskulatur (sog. Tripod Position)
- Heiserkeit und/oder kloßige Sprache
- Fieber
- Odynophagie und Dysphagie
- Vermehrter Speichelfluss
- Zervikale Lymphadenopathie
- Allgemeines Unwohlsein, Angstzustände

Im Erwachsenenalter sind die Beschwerden meist weniger deutlich ausgeprägt und umfassen typischerweise Halsschmerzen und Odynophagie, ggf. begleitete von allgemeinem Unwohlsein und Fieber. Fulminante Verläufe im Erwachsenenalter sind sehr selten.

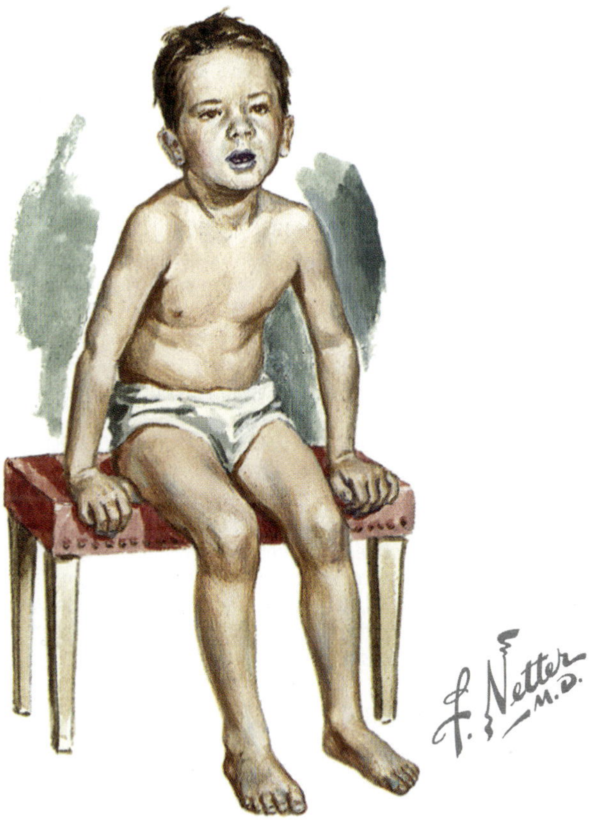

Abb. 2.5 Kind mit Zeichen der Atemnot bei Epiglottitis in sog. Tripod-Position mit Einsatz der Atemhilfsmuskulatur, geöffnetem Mund und Lippenzyanose. Häufig ist ein inspiratorischer Stridor hörbar und das Kind speichelt. [G1437]

2.3.3 Diagnostik und Differenzialdiagnose

Vor allem bei Kindern im Vorschulalter muss die typische und fulminante Symptomatik zur Verdachtsdiagnose führen. Manipulationen im Rachen können einen Erstickungsanfall auslösen, weshalb unnötige Manipulation, v. a. präklinisch, unbedingt unterlassen werden sollten. Zur Diagnosestellung ist eine HNO-ärztliche Laryngoskopie erforderlich, die in Intubations- und Koniotomiebereitschaft auf einer Intensivstation oder einem anderen geeigneten Überwachungsbereich erfolgen sollte.

Im Kindesalter ist die wichtigste klinische Differenzialdiagnose die virale Laryngotracheobronchitis (Croup). Im Erwachsenenalter sollten virale und bakterielle obere und untere Atemwegsinfekte differenzialdiagnostisch in Betracht gezogen werden.

Zur mikrobiologischen Diagnostik kann nach erfolgter Sicherung des Atemwegs (!) der Versuch einer gezielten Entnahme eines Abstrichs erfolgen, wobei bei Entnahme des primär nicht sterilen Materials mit Kolonisation gerechnet werden muss.

2.3.4 Therapie

Es handelt sich um einen medizinischen Notfall, da ein rascher Progress mit lebensbedrohlicher Beeinträchtigung des Atemwegs droht. Das erste und wichtigste Therapieziel ist die Sicherung des Atemwegs. Adäquates Airway-Management ggf. mit Unterstützung durch erfahrenes Anästhesie- und HNO-ärztliches Personal steht im Vordergrund. Somit ist im ambulanten Umfeld eine unmittelbare Einweisung ins Krankenhaus, bestenfalls mit notärztlicher Begleitung, erforderlich. Auf eine ausreichende (Prä-)Oxygenierung vor diagnostischen Maßnahmen wie Laryngoskopie oder oro-/nasotrachealer Intubation ist unbedingt zu achten.

Eine abschwellende Therapie mit Glukokortioiden zeigte in retrospektiven Studien keine Verbesserung des klinischen Outcomes und wird daher nicht empfohlen (Glynn, Fenton 2008). Inhalationen mit Suprarenin können v. a. bei Kindern zur Atemwegsobstruktion durch Stress mit Auslösen eines Vagusreiz führen, weswegen Zurückhaltung bei der Anwendung empfohlen wird (Glynn, Fenton 2008; DEGAM et al. 2020).

Für die kalkulierte antibiotische Therapie im Erwachsenenalter und bei Jugendlichen > 12 J. sind empfohlen (RKI 2024):

- 1. Wahl: Ampicillin/Sulbactam 2000/1000 mg i. v. 3 ×/d
- Alternativ: Ceftriaxon 2000 mg i. v. 1 ×/d + Metronidazol 500 mg i. v. 3 ×/d
- Orale Alternativen: Amoxicillin/Clavulansäure 875/125 mg 1 Tbl. 3 ×/d oder Moxifloxacin 400 mg 1 ×/d (**cave:** wegen der Tablettengröße eher keine orale Initialtherapie; keine Therapie mit Fluorchinolonen im Alter < 18 J., Risiko-Nutzen-Abwägung erforderlich)

Bei Kleinkindern und Kindern < 12 J. sowie bei Einschränkungen der Organfunktion ist eine entsprechende Dosisanpassung erforderlich. Nach Erhalt valider mikrobiologischer Befunde sollten eine Anpassung der Therapie und nach Stabilisierung des Patienten eine Oralisierung erwogen werden. Eine Dauer der antibiotischen Therapie von 5–7 d ist im Regelfall ausreichend.

2

2.3.5 Prophylaxe

Die wichtigste prophylaktische Maßnahme ist die Hib-Impfung (*H. influenzae* Typ B), die durch die Ständige Impfkommission als Standardimpfung im 1. Lj. als dreimalige Impfung empfohlen wird. Seit allgemeiner Impfempfehlung sind die Erkrankungszahlen deutlich rückläufig.

Gemäß Empfehlung der Ständigen Impfkommission (RKI 2024): Nach engem Kontakt mit Epiglottitis-Patienten mit nachgewiesener Infektion durch *H. influenzae* Typ b sollten Personen ≥ 1 Mon. eine **Postexpositionsprophylaxe** mit Rifampicin (20 mg/kg, höchstens 600 mg/d) für 4 d erhalten, wenn eine der folgenden Voraussetzungen zutrifft:

- Haushaltsmitglieder von unzureichend geimpften Kindern < 5 J.
- Haushaltsmitglieder von Personen mit relevanter Immundefizienz
- Ungeimpfte, in Gemeinschaftseinrichtungen exponierte Kinder im Alter < 5 J.
- Alle Kinder und Betreuenden unabhängig von Impfstatus und Alter bei Fallhäufungen in einer Gemeinschaftseinrichtung (≥ 2 Fälle in etwa 2 Mon.) und Betreuung unzureichend geimpfter Kinder in der gleichen Einrichtung

Die Prophylaxe soll so früh wie möglich, jedoch spätestens 7 d nach Beginn der Erkrankung des Indexfalls begonnen werden.

PRAXISTIPP

Aufgrund der möglichen Auslösung eines Erstickungsanfalls sollen unnötige Untersuchungen und Manipulationen in den Atemwegen bei Epiglottitis-Verdachtsfällen unterlassen werden.

LITERATUR 2.1 DIPHTHERIE

LEITLINIEN

United States Centers for Disease Control and Prevention (CDC): CDC Guidance for Diphtheria. 2024a. www.cdc.gov/diphtheria/hcp/clinical-guidance/index.html.
World Health Organization (WHO): Clinical management of diphteria. WHO Guideline 2 February 2024. https://iris.who.int/bitstream/handle/10665/375887/WHO-DIPH-Clinical-2024.1-eng.pdf.

LITERATUR

Dobie RA, Tobey DN: Clinical features of diphteria in the respiratory tract. JAMA 242 (1979) 2197.
Efstratiou A, Engler KH, Mazurova IK et al.: Current approaches to the laboratory diagnosis of diphteria. J Infect Dis 181 Suppl 1 (2000) S138.
Eisenberg N, Panunzi I, Wolz A et al.: Diphtheria Antitoxin Administration, Outcomes, and Safety: Response to a Diphtheria Outbreak in Cox's Bazar, Bangladesh. Clin Infect Dis. Oct 5;73(7) (2021) e1713–e1718. doi: https://doi.org/10.1093/cid/ciaa1718. PMID: 33245364; PMCID: PMC8561263.
Hadfield TL, McEvoy P, Polotsky Y et al.: The pathology of diphteria. J Infect Dos 181 Suppl 1 (2000) S116.
Moore LS, Leslie A, Meltzer M et al.: Corynebacterium ulcerans cutaneous diphteria. Lancet Infect Dis 15 (2015) 1100.
Robert Koch-Institut (RKI): Häufung von Fällen mit Hautdiphtherie in Deutschland und Europa. Epidemiologisches Bulletin (Epid Bull) 36 (2022).
Truelove SA, Keegan LT, Moss WJ et al.: Clinical and epidemiological aspects of diphteria: A systematic review and pooled analysis. Clinical Infectious Diseases 71(1) (2020) 89–97.

LITERATUR 2.2 PERTUSSIS

LEITLINIEN

Moore A, Harnden A, Grant CC, Patel S, Irwin RS; CHEST Expert Cough Panel: Clinical Diagnosing Pertussis-associated Cough in Adults and Children: CHEST Guideline and Expert Panel Report. Chest. Jan;155(1) (2019) 147–154. doi:https://doi.org/10.1016/j.chest.2018.09.027. Epub 2018 Oct 12. PMID: 30321509; PMCID: PMC6859243.
World Health Organization (WHO): Vaccine Preventable Diseases Surveillance Standarts-Pertussis. 4. Sep.2018. www.who.int/publications/m/item/vaccine-preventable-diseases-surveillance-standards-pertussis#:~:text=Overview.%20Pertussis%20(whooping%20cough),%20caused%20by%20Bordetella%20pertussis,%20is%20endemic.

LITERATUR

Centers for Disease Control and Prevention (CDC). Department of Health and Human Services. Roush SW, Baldy LM, Mulroy J. Manual for the Surveillance of Vaccine-Preventable Diseases. online: www.cdc.gov/vaccines/pubs/surv-manual/
Cornia PB, Hersh AL, Lipsky BA et al.: Does this coughing adolescent or adult patient have pertussis? JAMA 304 (2010) 890.
Ebell MH, Marchello C, Callahan M: Clinical Diagnosis of Bordetella pertussis Infection: A systematic Review. J Am Board Fam Med May–Jun;30(3) (2017) 308–319. doi:https://doi.org/10.3122/jabfm.2017.03.160330.
Güris D, Strebel PM, Bardenheier B et al.: Changing epidemiology of pertussis in the United States: increasing reported incidence among adolescents and adults, 1990–1996. Clin. Infect. Dis 28 (1999) 1230.
Heiniger U, Klich K, Stehr K, Cherry JD: Clinical Findings in Bordetella pertussis Infections: Results of a Prospective Multicenter Surveillance Study. Pediatrics 100 (1997) e10.
Langley JM, Halperin SA, Boucher FD, Smith B; Pediatric investigators Collaborative Network on Infections in Canada (PICNIC): Azithromycin is as effective and better tolerated than erythromycin estolate for the treatement of pertussis. Pediatrics Jul;114(1) (2004) e96–101. doi:https://doi.org/10.1542/peds.114.1.e96.
Lee AD, Cassiday PK, Pawloski LC et al.: Clinical evaluation and validation of laboratory methods for the diagnosis of Bordetella pertussis infection: Culture, Polymerase chain reaction (PCR) and anti-pertussis toxin IgG serology (IgG-PT). PLoS One 13 (2018) e0195979.
Mattoo S, Cherry JD: Molecular pathogenesis, epidemiology and clinical manifestations of respiratory infections due to Bordetella pertussis and other Bordetella subspecies.Clin. Microbiol Rev 18 (2005) 326.
Schielke A, Takla A, von Kries R et al.: Marked Underreporting of Pertussis Requiring Hospitalization in Infants as Estimated by Capture-Recapture Methodology, Germany, 2013–2015. Pediatr Infect Dis J 37(2) (2018) 119–125.
United States Centers for Disease Control and Prevention (CDC): Pertussis (whooping cough). Specimen collection (2024b). www.cdc.gov/pertussis/php/laboratories/?CDC_AAref_Val=http://www.cdc.gov/pertussis/clinical/diagnostic-testing/specimen-collection-diagnosis.html.
United States Centers for Disease Control and Prevention (CDC): Pertussis-Treatement (2015). www.cdc.gov/pertussis/hcp/clinical-care/.
Winter K, Nickell S, Powell M, Harriman K: Effectiveness of Prenatal Versus Postpartum Tetanus, Diphtheria, and Acellular Pertussis Vaccination in Preventing Infant Pertussis. Clin Infect Dis 64 (2017) 3–8.

LITERATUR 2.3 EPIGLOTTITIS

LEITLINIEN

Deutsche Gesellschaft für Allgemeinmedizin und Familienmedizin e. V. (DEGAM) et al. Arbeitsgemeinschaft der Wissenschaftlichen Medizinischen Fachgesellschaften e. V.: Halsschmerzen. Stand 31.10.2020. Version 2.2. AWMF-Reg.-Nr. 053-010. (2020).

Deutsche Gesellschaft für Hals-Nasen-Ohren-Heilkunde, Kopf- und Hals-Chirurgie e. V. (DGHNO-KHC) et al. Arbeitsgemeinschaft der Wissenschaftlichen Medizinischen Fachgesellschaften e. V.: Antibiotikatherapie bei HNO-Infektionen. Stand 15.07.2019. AWMF-Reg.-Nr. 017-066 (2019).

Paul-Ehrlich-Gesellschaft für Infektionstherapie e. V. (PEG) et al. Arbeitsgemeinschaft der Wissenschaftlichen Medizinischen Fachgesellschaften e. V.: Kalkulierte parenterale Initialtherapie bakterieller Erkrankungen bei Erwachsenen. Stand 01.12.2017. Version 1.2. AWMF-Reg.-Nr. 082-006 (Update 2018).

LITERATUR

Glynn F, Fenton JE. Diagnosis and management of supraglottitis (epiglottitis). Curr Infect Dis Rep. May;10(3) (2008) 200–204. doi: https://doi.org/10.1007/s11908-008-0033-8. PMID: 18510881.

Robert Koch-Institut (RKI). Epidemiologisches Bulletin 4/2024. 25.01.2024.

Sutton AE, Guerra AM, Waseem M. Epiglottitis. [Updated 2024 Oct 5]. In: StatPearls [Internet]. Treasure Island (FL): StatPearls Publishing; Jan (2024). www.ncbi.nlm.nih.gov/books/NBK430960/.

KAPITEL

3 Pneumonie

Arno Mohr, Malin Gottschling und Nina Sicker

3.1 Allgemeine Informationen

3.1.1 Definition

Pneumonie ist definiert als infektiös bedingte Entzündung des Lungengewebes. Auslöser einer Pneumonie können Bakterien, Viren, Pilze, Protozoen oder Würmer sein.

Um Risiko, potenzielle Erreger, notwendige Diagnostik und kalkulierte Therapie einordnen zu können, ist eine Kategorisierung notwendig (➤ Tab. 3.1).

3.1.2 Symptomatik und klinisches Bild

Die Symptomatik ist u. a. abhängig von Alter und Immunstatus.

Anamnese: Dyspnoe, Husten, Auswurf, Fieber, Nachtschweiß, Tachykardie, Tachypnoe, thorakale Schmerzen, Zephalgie, Arthralgie, Myalgie, Verwirrtheit.

Klinische Untersuchung: Fieber, Tachypnoe, Tachykardie, Hypoxämie, Hypotonie, Verwirrtheit, Bronchophonie („66"), Bronchialatmen, Rasselgeräusche, abgeschwächter Klopfschall (Begleiterguss), gesteigerter Stimmfremitus („99").

Tab. 3.1 Kategorisierung der Pneumonie

Kategorie	Ort des Erwerbs	Immunstatus
Ambulant erworbene Pneumonie (Community-acquired Pneumonia, CAP) Sonderfälle: • Aspirationspneumonie • Retentionspneumonie • Fernreise	Außerhalb des Krankenhauses	Kompetent
Nosokomial erworbene Pneumonie (Hospital-acquired Pneumonia, HAP) Sonderfälle: beatmungs-assoziiert (VAP)	> 48 h nach Aufnahme in ein Krankenhaus o. stationärer Aufenthalt in einem Krankenhaus in den letzten 3 Mon.	Kompetent
Pneumonie unter Immunsuppression	Außerhalb o. im Krankenhaus	Nicht kompetent[1]

[1] Neutropenie, AIDS, Organ- o. Knochenmarktransplantation, angeborene Immundefekte und Antikörpermangelsyndrome, hämatologische Grunderkrankung mit Immunsuppression, medikamentöse immunsuppressive Dauertherapie; Anmerkung: Diabetes mellitus, Niereninsuffizienz, Leberzirrhose genügen nicht zur Zuordnung zur dritten Kategorie.

Die Befunde der klinischen Untersuchung sind nicht spezifisch für eine Pneumonie. Die Bedeutung der klinischen Untersuchung bei der ambulant erworbenen Pneumonie liegt in deren hohem negativ-prädiktiven Wert (Lieberman et al. 2003; O'Brien et al. 2006; van Vugt et al. 2013).

PRAXISTIPP

Immunkompetente Patienten ohne Hinweise für eine Pneumonie in der klinischen Untersuchung benötigen keine Bildgebung zum Ausschluss einer ambulant erworbenen Pneumonie.

3.1.3 Bildgebung

Für die Diagnose einer Pneumonie ist eine Bildgebung unerlässlich (conditio sine qua non). Zur Verfügung stehen Röntgen Thorax (➤ Abb. 3.1), Thorax-Sonographie und CT Thorax (➤ Abb. 3.2). Standardverfahren ist die Röntgen Thorax. Die höchste Sensitivität in der Diagnose einer Pneumonie liegt bei der CT Thorax, am besten als dünnschichtige Volumen-CT (HRCT), allerdings ist hier auch die

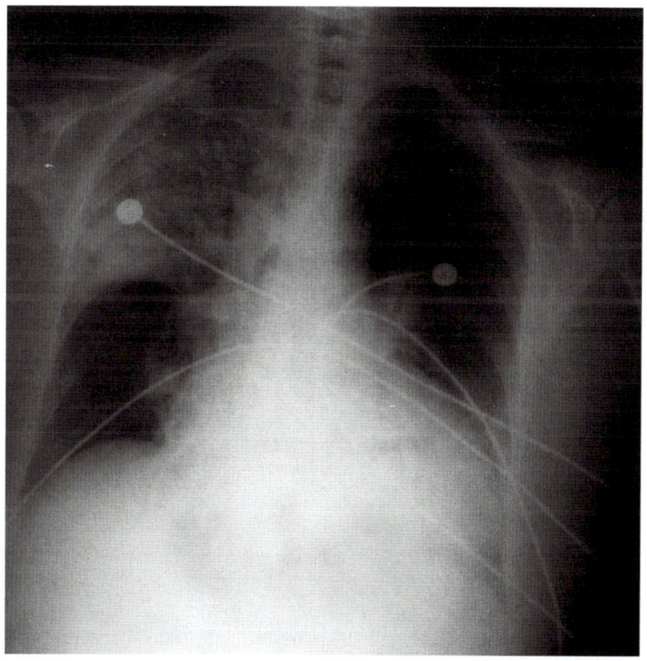

Abb. 3.1 Röntgen Thorax p. a.: Konsolidierung Oberlappen rechts bei Lobärpneumonie [E355-026]

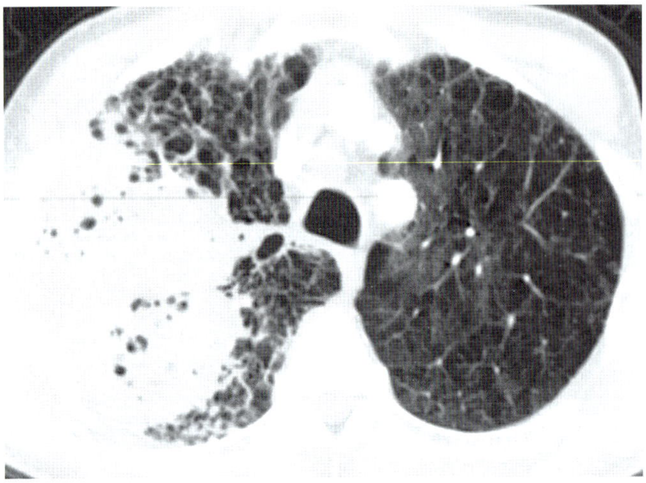

Abb. 3.2 CT Thorax: Konsolidierung rechts und Lungenemphysem bei Lobärpneumonie [E1447]

höchste Strahlenexposition erforderlich. Aus der Bildgebung lässt sich im Regelfall nicht auf einen Erreger schließen.

MERKE
Die Diagnose einer Pneumonie erfordert ein Korrelat in einer Bildgebung.

3.1.4 Differenzialdiagnosen

Die Differenzialdiagnosen der Pneumonie sind vielfältig (Wielandner et al. 2017):
- Bronchitis
- Interstitielle Lungenerkrankung
- Lungenembolie
- Lungenödem
- Exazerbation Asthma bronchiale/COPD/Bronchiektasenerkrankung
- Lungenkarzinom
- Lungentuberkulose
- Alveoläre Hämorrhagie

3.1.5 Komplikationen

- Sepsis
- Endokarditis
- Blutstrominfektion
- Pleuraerguss
- Pleuraempyem
- Kardiales Ereignis

INFO
Vor Einleitung einer antiinfektiven Therapie ist es wichtig, Therapieziel und Therapielimitationen festzulegen und eine adäquate mikrobiologische Diagnostik zu veranlassen.

3.2 Ambulant erworbene Pneumonie

3.2.1 Basisinformation

Die Inzidenz der ambulant erworbenen Pneumonie (CAP) liegt bei ca. 1000/100.000/J. in Europa und steigt bei Erwachsenen mit jeder Lebensdekade (Ferrer et al. 2018; Torres et al. 2021).

INFO
Etwa 40 % der Patienten mit CAP werden hospitalisiert, ca. 5 % davon müssen auf der Intensivstation behandelt werden (Ferrer et al. 2018).

3.2.2 Schweregradeinteilung und Risikostratifizierung

In der ambulanten Praxis: Klassischerweise dient der CRB-65-Index zur Letalitätsprädiktion und damit Schwergradeinteilung (Ewig et al. 2009); allerdings wird dem Alter gegenwärtig eine geringere Bedeutung beigemessen. Stattdessen werden andere Parameter in die Schwergradeinteilung/Risikostratifizierung zusätzlich aufgenommen:
1. Atemfrequenz ≥ 30/min
2. Diastolischer Blutdruck ≤ 60 mmHg oder systolischer Blutdruck < 90 mmHg
3. Bewusstseinstrübung
4. Alter ≥ 65 J.
5. Sauerstoffsättigung ≤ 92 %
6. Instabile Komorbidität
7. Chronische Bettlägerigkeit

Sofern bei CAP ein kurativer Therapieansatz besteht und einer der o. g. Punkte bejaht werden kann, wird eine stationäre Aufnahme empfohlen (➤ Abb. 3.3; Ewig et al. 2021).

Werden alle o. g. Punkte verneint, besteht eine leichtgradige Pneumonie. Falls keine anderen Gründe (z. B. Komplikationen, fehlende Möglichkeit der ambulanten Nachverfolgung, soziale Indikation der stationären Aufnahme, keine Möglichkeit der oralen Medikation) bestehen, kann die Therapie ambulant erfolgen.

Die mittelschwere Pneumonie (➤ Abb. 3.4; Ewig et al. 2021) geht mit einem erhöhten Letalitätsrisiko einher (1–2 Minorkriterien, instabile chronische Komorbidität [insbesondere kardial], Laktat > 2 mmol/l) und erfordert eine Hospitalisation und ein intensiviertes Monitoring. Die schwere Pneumonie gilt als Notfall (> 2 Minorkriterien oder systemische Hypotension mit Vasopressortherapie bzw. Beatmung [NIV/MV]) und erfordert ein intensiviertes Monitoring und ggf. Intensivstation.

Risikostratifizierung der Notaufnahme: (➤ Abb. 3.4; Ewig et al. 2021)

INFO
Mittels dem CRB-65-Index (Kriterien 1–4) kann die Letalität abgeschätzt werden (Bauer et al. 2006): 0 Kriterien: 0 % Letalität; 1–2 Kriterien: 6 % Letalität; 3–4 Kriterien: 23 % Letalität

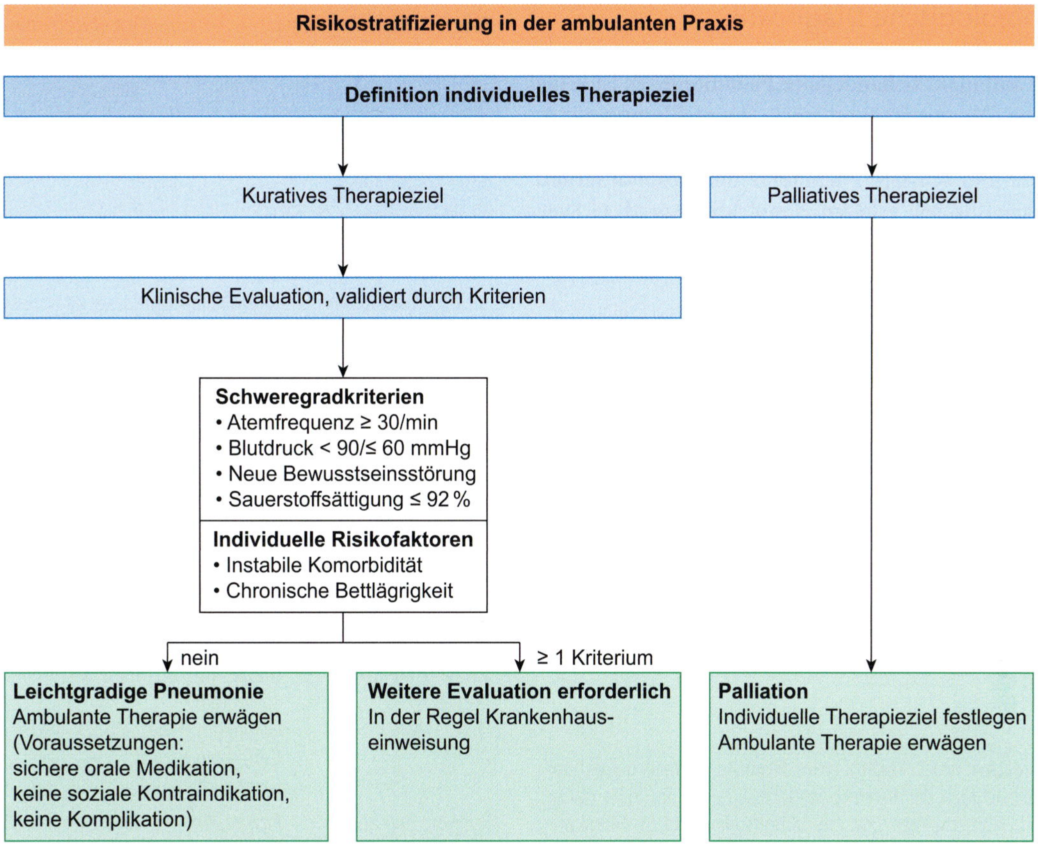

Abb. 3.3 Risikostratifizierung in der ambulanten Praxis [M1499, M1500, M1501]

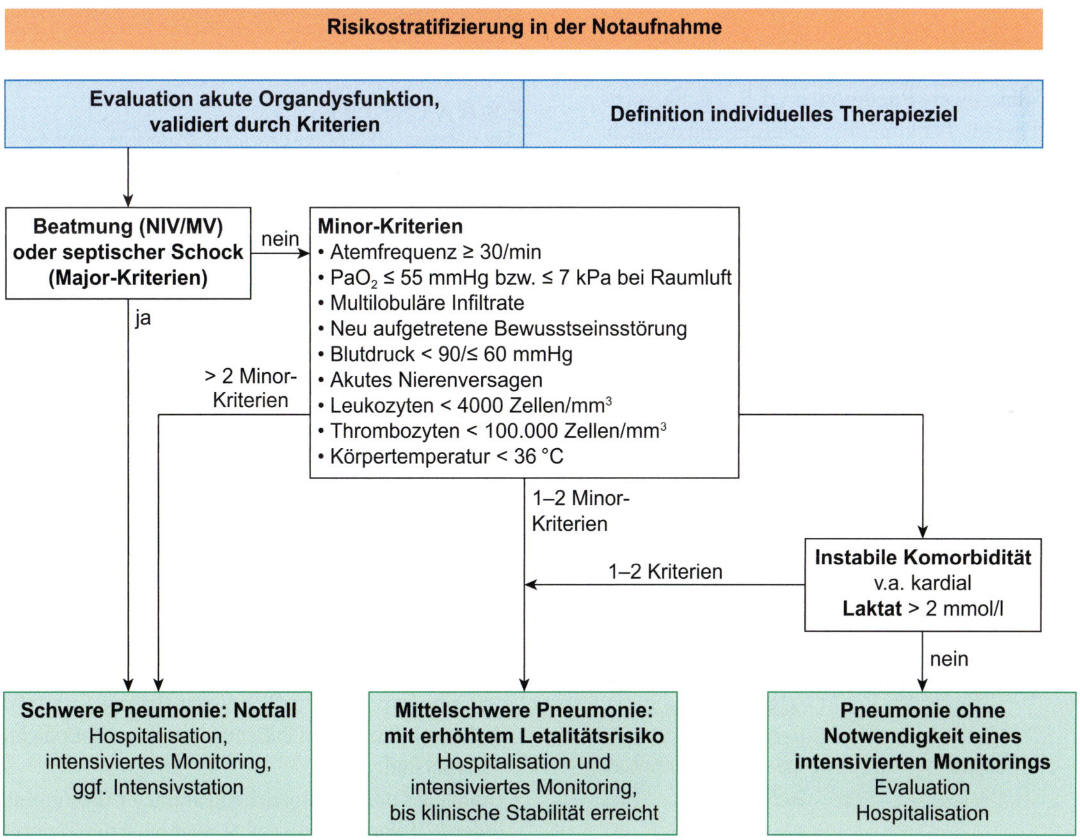

Abb. 3.4 Risikostratifizierung in der Notaufnahme [M1499, M1500, M1501]

3.2.3 Mikrobiologische Diagnostik

Leichtgradige, ambulant behandelbare Pneumonie: Es ist keine mikrobiologische Diagnostik erforderlich (**Empfehlungsgrad A**; Ewig et al. 2021).

Mittelschwere und schwere Pneumonie mit Hospitalisation: Eine Erregerdiagnostik soll erfolgen (**Empfehlungsgrad A**; Ewig et al. 2021):

- Mind. 2 Blutkulturpaare
- Urin-Antigentest auf Legionellen
- Sputum mit Gramfärbung und Kultur (➤ Tab. 3.2)
- Beim Vorliegen einer entsprechenden epidemiologischen Situation (Saison, Epidemie und Pandemie, Reiseanamnese): NAT (Nuclear Acid Amplification)
- Urin-Antigen auf Pneumokokken (**Empfehlungsgrad B**; Ewig et al. 2021)

3.2.4 Therapie

➤ Tab. 3.3.

INFO

Unter den Makroliden weist Azithromycin deutliche Vorteile gegenüber Clarithromycin hinsichtlich des Interaktionspotenzials auf. Es sollte daher insbesondere bei höherem Alter bzw. interaktionsrelevanter Co-Medikation (Statine, Antikoagulation, QT-Zeit-verlängernde Substanzen) bevorzugt eingesetzt werden (**Empfehlungsgrad A**; Ewig et al. 2021).

Therapiedauer:

- **Leichte bis mittelschwere Pneumonie:** i. d. R. 5 d. Kürzere Therapien sind bei rascher klinischer Stabilisierung möglich. Vor Therapieende soll eine klinische Stabilisierung für mind. 2 d erfolgt sein (**Empfehlungsgrad A**; Ewig et al. 2021).
- **Schwere Pneumonie:** 7 d mit einer initialen parenteralen Therapie über mind. 3 d, gefolgt von einer Sequenztherapie (**Empfehlungsgrad A**; Ewig et al. 2021).

Tab. 3.2 Häufige und seltene Erreger ambulant erworbener Pneumonien

Häufige Erreger	Seltene Erreger	Keine Erreger
Streptococcus pneumoniae, Haemophilus influenzae	Enterobakterien *(Escherichia coli, Klesbiella pneumoniae, Proteus mirabilis), Pseudomonas aeruginosa Staphylococcus aureus*	Andere vergrünend wachsende Streptokokken, koagulasenegative Staphylokokken, Enterokokken, Corynebakterien, Neisserien (außer sehr selten *N. meningitidis*), *Haemophilus* spp. (außer *H. influenzae*), *Candida* spp.

Tab. 3.3 Kalkulierte Therapie der ambulant erworbenen Pneumonie [F545-012]

Schweregradklasse	Primärtherapie		Alternativtherapie
Leichte Pneumonie ohne Komorbidität (orale Therapie)	Amoxicillin		Doxycyclin Azithromycin Clarithromycin Moxifloxacin, Levofloxacin
Leichte Pneumonie mit definierter, stabiler Komorbidität (orale Therapie) Chronische Herzinsuffizienz ZNS-Erkrankungen mit Schluckstörungen Schwere COPD, Bronchiektasen Bettlägerigkeit, PEG	Amoxicillin/Clavulansäure		Moxifloxacin, Levofloxacin
Mittelschwere Pneumonie (i. d. R. Sequenztherapie)	Amoxicillin/ Clavulansäure Ampicillin/ Sulbactam Cefuroxim Ceftriaxon Cefotaxim	Jeweils ± Makrolid für 3 d	Moxifloxacin, Levofloxacin
Schwere Pneumonie (Beginn immer i. v., Sequenztherapie prinzipiell möglich)	Piperacillin/ Tazobactam Ceftriaxon Cefotaxim	Jeweils + Makrolid für 3 d	Moxifloxacin, Levofloxacin (Monotherapie nicht bei septischem Schock)

PRAXISTIPP

Die Gabe von Kortikosteroiden wie Hydrocortison bei der schweren ambulant erworbenen Pneumonie kann das Outcome verbessern (Dequin et al. 2023).

3.2.5 Therapieansprechen, Nachsorge und Prophylaxe

Die wesentlichen Maßnahmen zur Überprüfung des Therapieansprechens sind:

1. Besserung der klinischen Symptomatik
2. Bestimmung der Stabilitätskriterien:
   - Herzfrequenz < 100/min
   - Atemfrequenz < 24/min
   - Systolischer Blutdruck ≥ 90 mmHg
   - Körpertemperatur < 37,8 °C
   - Gesicherte Nahrungsaufnahme
   - Bewusstseinszustand
   - Keine Hypoxämie ($pO_2 \geq 60$ mmHg bzw. $SaO_2 \geq 90$ % unter Raumluft bzw. [bei Patienten mit Sauerstoffpflichtigkeit] unter Sauerstoffgabe)
3. Abfall der inflammatorischen Parameter (Bestimmung des CRP oder PCT nach 3–4 d); ggf. Sonographie des Thorax beim Vor-

liegen eines Pleuraergusses zur Beurteilung der Ergussdynamik (**Empfehlungsgrad A**; Ewig et al. 2021).

Eine Röntgen-Thorax-Aufnahme im Verlauf nach Abschluss der Therapie sollte bei Rauchern, Alter > 65 J. oder schweren Begleiterkrankungen zum Ausschluss von nichtinfektiösen Komorbiditäten erfolgen.

Zur Prävention der ambulant erworbenen Pneumonie werden je nach Alter, Vorerkrankung und Beruf Impfungen empfohlen (Pneumokokken, Influenza, SARS-CoV-2). Es gelten die STIKO-Empfehlungen.

PRAXISTIPP

Eine Prävention der CAP ist zum Teil durch Impfungen möglich (Impfempfehlung STIKO).

3.3 Nosokomial erworbene Pneumonie

3.3.1 Basisinformation

Die nosokomiale Pneumonie (HAP) gehört zu den häufigsten nosokomialen Infektionen in Deutschland (24 % aller nosokomialen Infektionen), 35 % der HAP sind mit einer Beatmung assoziiert (RKI 2017).

Diagnosekriterien (Rademacher et al. 2024)**:** Hauptkriterium + 2 Nebenkriterien zur Diagnose notwendig:

- Hauptkriterium: neues, progredientes Infiltrat in der Bildgebung
- Nebenkriterien:
  - Fieber > 38,3 °C
  - Purulentes Sekret
  - Leukozytose > 10.000/µl oder Leukopenie < 4000/µl

Nach Stellung der Diagnose HAP sollen alle Patienten auf das Vorliegen einer Sepsis evaluiert werden (**Empfehlungsgrad A**; Rademacher et al. 2024):

- Außerhalb der Intensivstation: Bestimmung der Vitalparameter und Sauerstoffsättigung und Verwendung der qSOFA-Kriterien
- Auf Intensivstation: Verwendung eines Sepsis-Scores (Sequential Organ Failure Assessment [SOFA]-Score) zur Risikoprädiktion

3.3.2 Bildgebung

- Röntgen Thorax in 2 Ebenen, bei Immobilität im Sitzen oder Liegen (**Empfehlungsgrad A**; Rademacher et al. 2024)
- Thorax-Sonographie (**Empfehlungsgrad B**; Dalhoff et al. 2018) zur Differenzialdiagnose und zum Erkennen von Komplikationen (Pleuraerguss)
- CT Thorax (**Empfehlungsgrad C**; Dalhoff et al. 2018) bei therapierefraktärer Pneumonie und schwieriger Differenzialdiagnose

MERKE

Bei einer Röntgenaufnahme der Lunge im Liegen („Bettaufnahme") sind die Sensitivität und die Spezifität zur Detektion pneumonischer Konsolidierungen deutlich eingeschränkt.

3.3.3 Mikrobiologische Diagnostik

Erregerdiagnostik (Empfehlungsgrad A; Rademacher et al. 2024**):**

- Mind. semiquantitative Kulturen und Ausstrichdiagnostik aus Atemwegsmaterial (vorzugsweise nichtinvasiv gewonnen)
- Blutkulturen (mind. 2 Paar)
- Viren: je nach Saison Influenza und SARS-CoV-2
- Bei Risikofaktoren für eine invasiv pulmonale Aspergillose: Antigentest auf Galaktomannan aus BAL und ggf. ergänzende mykologische Verfahren

INFO

Der Nachweis von *Candida* spp. im Atemwegssekret ist i. d. R. nicht therapierelevant.

Das zu erwartende Erregerspektrum und die initiale Therapiewahl hängen von Risikofaktoren für das Auftreten von multiresistenten Erregern (MRE) ab (➤ Tab. 3.4).

Risikofaktoren für das Auftreten von MRE sind (Rademacher et al. 2024; Kalil et al. 2016)**:**

- Antimikrobielle Therapie (> 24 h) in den letzten 30 d
- Hospitalisierung > 5 d
- Kolonisation durch gramnegative MRE oder MRSA
- Septischer Schock
- ARDS
- Hämodialyse
- Medizinische Versorgung in einem Hochprävalenzland für gramnegative MRE und MRSA innerhalb der letzten 12 Mon.
- Speziell für *P. aeruginosa:* strukturelle Lungenerkrankungen und bekannte Kolonisation

3.3.4 Therapie

Bei der Wahl der kalkulierten antibiotischen Therapie sind das MRE-Risiko, der Schweregrad der Infektion (Vorliegen einer Sepsis) sowie das lokale Erregerspektrum und die Resistenzlange zu berücksichtigen (➤ Abb. 3.5; **Empfehlungsgrad A**; Rademacher et al. 2024).

Tab. 3.4 Häufige Erreger der HAP

Ohne Risikofaktoren für MRE oder *Pseudomonas aeruginosa*	Mit Risikofaktoren für MRE oder *Pseudomonas aeruginosa*
• Enterobacterales – *Escherichia coli* – *Klebsiella* spp. – *Enterobacter* spp. • *Haemophilus influenzae* • *Staphylococcus aureus* (MSSA) • *Streptococcus pneumoniae*	Zusätzlich: • Resistente *Enterobacterales (ESBL-Bildner)* • *Pseudomonas aeruginosa* • Methicillin-resistente *Staphylococcus aureus* (MRSA) • *Acinetobacter baumannii* • *Stenotrophomonas maltophilia*

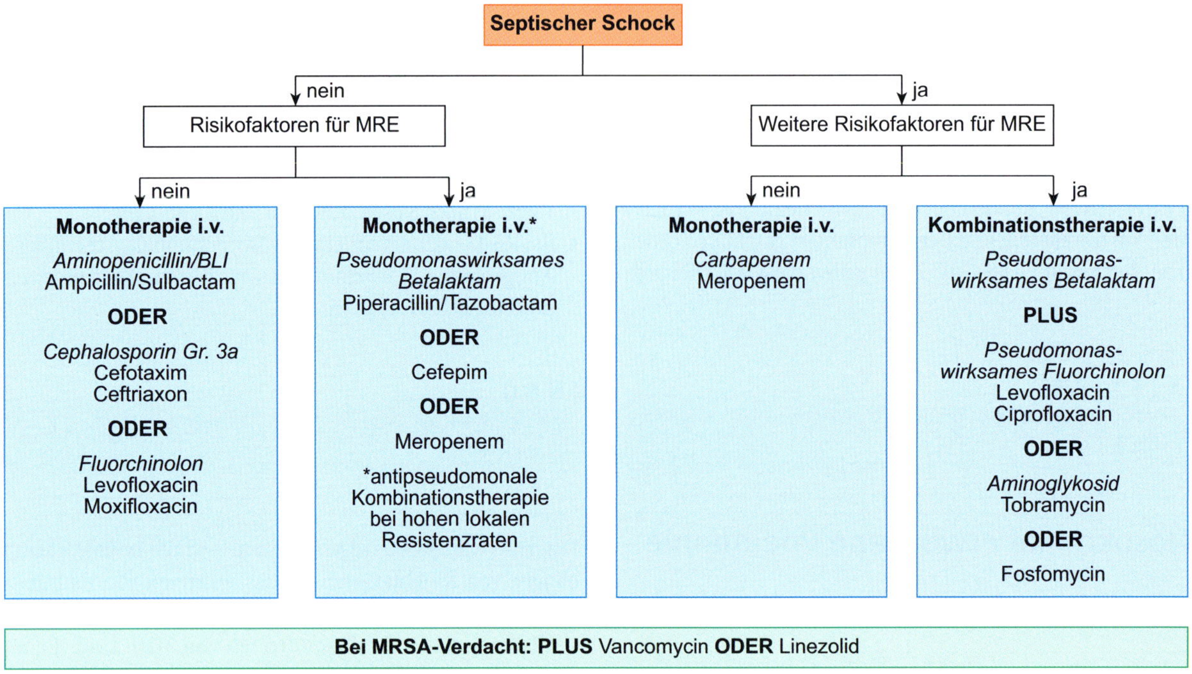

Abb. 3.5 Flussdiagramm zur kalkulierten Therapie bei HAP (DGP 2024) [W1075-006, L231]

Eine Re-Evaluation (anhand der Bildgebung und mikrobiologischer Befunde) der kalkulierten antibiotischen Therapie soll 48–72 h nach Therapiebeginn erfolgen (**Empfehlungsgrad A**; Rademacher et al. 2024):

- Möglichst Umstellung auf Monotherapie
- Bei Nachweis eines relevanten Erregers: gezielte Therapie
- Bei klinischer Stabilisierung: Deeskalation auch ohne Erregernachweis
- Keine Diagnosesicherung oder fehlende Indikation: Beenden der Therapie

Therapiedauer: 7–8 d (**Empfehlungsgrad A**; Kalil et al. 2016). Längere Therapiedauer nur bei bestimmten Infektionen (*S. aureus*-Blutstrominfektion, Aspergillose). Procalcitonin-gesteuerte Protokolle können zur Begrenzung unnötig langer Therapiedauern eingesetzt werden (**Empfehlungsgrad B**; Rademacher et al. 2024).

PRAXISTIPP

Bei geeigneten Betalactam-Antibiotika kann ein Therapieregime mit prolongierter oder kontinuierlicher Infusion die Effektivität steigern (Roberts et al. 2016; Vardakas et al. 2018). Auch bei Vancomycin kann eine kontinuierliche Infusion gewählt werden (Zielspiegel 20–25 mg/dl; besseres Erreichen der Zielkonzentration, weniger Nephrotoxizität; Chu et al. 2020).

3.3.5 Nachsorge und Prophylaxe

Prophylaxe der nosokomialen, beatmungsassoziierten Pneumonie (Bundesgesundheitsblatt 2013):

- Basismaßnahmen: Händedesinfektion, Schulung der Mitarbeiter, Vermeiden unnötiger antibiotischer Therapien
- Apparativ-technische Maßnahmen: z. B. Tubus mit subglottischer Absaugung
- Patientenbezogene Maßnahmen: Hospitalisierung und Beatmungszeit so kurz wie möglich halten, ggf. Tracheotomie, Mundpflege, Mobilisierung, Aspirationsprophylaxe

3.4 Pneumonie unter Immunsuppression

3.4.1 Basisinformation

Dauer und Ursache einer Immunsuppression sind vielfältig. Damit sind verschiedene Teile des Immunsystems in ihrer Funktion eingeschränkt. Neben den typischen Pneumonieerregern ist mit unterschiedlichen opportunistischen Erregern zu rechnen (Mykobakterien, Viren, Parasiten, Pilze inkl. *Pneumocystis jirovecii*).

Universalgültige Empfehlungen für Patienten mit Immunsuppression gibt es daher nicht.

3.4.2 Symptomatik und klinisches Bild

Fieber, Husten, Dyspnoe, B-Symptomatik. Die Symptome sind oft weniger stark ausgeprägt als bei Immunkompetenten.

3.4.3 Diagnostik und Differenzialdiagnose

Bildgebung: Bei einer Pneumonie unter Immunsuppression ist aufgrund der höheren Sensitivität und Spezifität die CT dem Röntgen Thorax überlegen (➤ Abb. 3.6; Maschmeyer et al. 2015).

Labor: LDH-Erhöhung bei *Pneumocystis jirovecii*-Pneumonie (PCP), Hypoxämie (Blutgasanalyse)

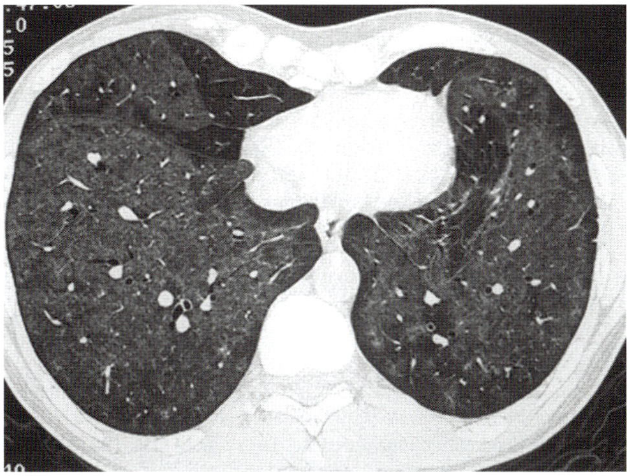

Abb. 3.6 Thorax-CT bei *Pneumocystis jirovecii*-Pneumonie: typische Milchglasinfiltrate mit peripherer Aussparung [M1499, M1500, M1501]

Erregerdiagnostik (➤ Tab. 3.5)**:** je nach Art der Immunsuppression und Schwere der Erkrankung: invasive Diagnostik zusätzlich zur Basisdiagnostik. Beispielsweise Bronchoskopie mit bronchoalveolärer Lavage (**Empfehlungsgrad A**; Maschmeyer et al. 2015) und weitere invasive Maßnahmen (CT-gestützte transthorakale Nadelaspiration, chirurgische Thorakotomie), abhängig von Klinik und Bildgebung.

3.4.4 Therapie

Aufgrund der heterogenen Patientengruppe und der Diversität der Erreger können keine allgemeingültigen Empfehlungen zur kalkulierten Therapie getroffen werden. Die Therapie richtet sich nach der Art der Immunsuppression sowie dem Erregernachweis. Lokale Resistenzen sind zu berücksichtigen (➤ Tab. 3.6).

Tab. 3.5 Erregerdiagnostik bei Pneumonie unter Immunsuppression

Erreger	Diagnostischer Nachweis
Viren (HSV, CMV u. a.)	PCR (Rachenabstrich/Rachenspülwasser, BAL)
Aspergillus spp.	Galaktomannan aus Serum und/oder BAL, Kultur (Sputum, BAL)
Cryptococcus neoformans	Antigen (Serum, Liquor)
Pneumocystis jirovecii	PCR, Mikroskopie (Sputum, Rachenspülwasser, BAL)
Mycobacterium tuberculosis/NTM	PCR, Mikroskopie, Kultur (Sputum, BAL)
Histoplasma capsulatum	PCR, Mikroskopie, Kultur, Antigen (Serum, Urin, BAL)

HSV = Herpes-Simplex-Virus; CMV = Zytomegalievirus; PCR = Polymerasekettenreaktion; BAL = bronchoalveoläre Lavage; NTM = nicht tuberkulöse Mykobakterien

Tab. 3.6 Therapie der Pneumonie unter Immunsuppression

Kalkulierte Therapie: Pneumonie bei Neutropenie (Maschmeyer et al. 2015)
Pseudomonas-wirksames Betalactam-Antibiotikum Zusätzlich (wenn Befunde nicht zu bakterieller o. ***Pneumocystis-jirovecii***-Pneumonie passen): systemische antimykotische Therapie (Voriconazol, liposomales Amphotericin B)
Kalkulierte Therapie: Pneumonie bei HIV (Schleenvoigt et al. 2017)
Leichte Pneumonie u. CD4-Zellzahl > 200/µl: Amoxicillin/Clavulansäure, Makrolid o. Fluorchinolon **Schwere Pneumonie:** Aminopenicillin/β-Lactamase-Inhibitor **oder** Piperacillin/Tazobactam + Makrolid **oder** Ceftriaxon **oder** Cefuroxim + Makrolid
Pneumocystis-jirovecii-Pneumonie (DAIG, ÖAG 2014)
Hoch dosiertes Cotrimoxazol **Alternativen:** Pentamidin, Atovaquon, Trimethoprim + Dapson, Clindamycin Bei hypoxämischer respiratorischer Insuffizienz (HIV-Infizierte): Glukokortikoid-Therapie • Therapiedauer: mind. 21 d
Kryptokokkose (Saag et al. 2000)
Je nach Schweregrad antimykotische Mono- o. Kombinationstherapie Verwendete Antimykotika: Amphotericin B, Fluconazol, Flucytosine
Invasive pulmonale Aspergillose (Patterson et al. 2016)
Voriconazol **Alternativen:** liposomales Amphotericin B, Isavuconazol

MERKE

Je nach Grunderkrankung, Therapie und Vorinfektionen an prophylaktische antiinfektive Therapie denken und Impfstatus überprüfen.

LEITLINIEN

Dalhoff K, Abele-Horn M, Andreas S et al.: Epidemiology, Diagnosis and Treatment of Adult Patients with Nosocomial Pneumonia – Update 2017 – S3 Guideline of the German Society for Anaesthesiology and Intensive Care Medicine, the German Society for Infectious Diseases, the German Society for Hygiene and Microbiology, the German Respiratory Society and the Paul-Ehrlich-Society for Chemotherapy, the German Radiological Society and the Society for Virology. Pneumologie 72 (2018) 15–63.

Deutsche AIDS-Gesellschaft (DAIG), Österreichische AIDS-Gesellschaft (ÖAG): Deutsch-Österreichische Leitlinien zur Therapie und Prophylaxe opportunistischer Infektionen bei HIV-infizierten erwachsenen Patienten, AWMF-Register-Nr.: 055-006 (2014).

Deutsche Gesellschaft für Pneumologie und Beatmungsmedizin e. V. (DGP): Update der S3 Leitlinie Epidemiologie, Diagnostik und Therapie erwachsener Patienten mit nosokomialer Pneumonie (HAP-S3-Leitlinie). Leitlinienreport 3. Version 2024. www.awmf.org/leitlinien/detail/020-013.html.

Ewig S, Kolditz M, Pletz M et al.: Management of Adult Community-Acquired Pneumonia and Prevention – Update 2021 – Guideline of the German Respiratory Society (DGP), the Paul-Ehrlich-Society for Chemotherapy (PEG), the German Society for Infectious Diseases (DGI), the German Society of Medical Intensive Care and Emergency Medicine (DGIIN), the German Viological Society (DGV), the Competence Network CAPNETZ, the German College of General Practitioneers and Family Physicians (DEGAM), the German Society for Geriatric Medicine (DGG), the German Palliative Society (DGP), the Austrian Society of Pneumology Society (ÖGP), the Austrian Society for Infectious and Tropical Diseases (ÖGIT), the Swiss

3

Respiratory Society (SGP), and the Swiss Society for Infectious Diseases Society (SSI), Pneumologie 75 (2021):665–729.

Kalil AC, Metersky ML, Klompas M et al.: Management of Adults With Hospital-acquired and Ventilator-associated Pneumonia: 2016 Clinical Practice Guidelines by the Infectious Diseases Society of America and the American Thoracic Society, Clin. Infect. Dis. 63 (2016) e61–e111.

Maschmeyer G, Carratalà J, Buchheidt D et al.: Diagnosis and antimicrobial therapy of lung infiltrates in febrile neutropenic patients (allogeneic SCT excluded): updated guidelines of the Infectious Diseases Working Party (AGIHO) of the German Society of Hematology and Medical Oncology (DGHO), Ann. Oncol. 26 (2015) 21–33.

Patterson TF, Thompson GR, Denning DW et al.: Practice Guidelines for the Diagnosis and Management of Aspergillosis: 2016 Update by the Infectious Diseases Society of America, Clin. Infect. Dis. 63 (2016) e1–e60.

Saag MS, Graybill RJ, Larsen RA et al.: Practice guidelines for the management of cryptococcal disease. Infectious Diseases Society of America, Clin. Infect. Dis. 30 (2000) 710–718.

LITERATUR

Bauer TT, Ewig S, Marre R el al.: CRB-65 predicts death from community-acquired pneumonia, J. Intern. Med. 260 (2006) 93–101.

Chu Y, Luo Y, Quan X et al.: Intermittent vs. continuous vancomycin infusion for gram-positive infections: A systematic review and meta-analysis, Journal of Infection and Public Health 13 (2020) 591–597.

Dequin PF, Meziani F, Quenot JP et al.: Hydrocortisone in Severe Community-Acquired Pneumonia, N. Engl. J. Med. 388 (2023) 1931–1941.

Ewald H, Raatz H, Boscacci R et al.: Adjunctive corticosteroids for Pneumocystis jiroveci pneumonia in patients with HIV infection, Cochrane Database Syst. Rev. 2015 (2015) CD006150.

Ewig S, Birkner N, Strauss R et al.: New perspectives on community-acquired pneumonia in 388 406 patients. Results from a nationwide mandatory performance measurement programme in healthcare quality, Thorax 64 (2009) 1062–1069.

Ferrer M, Travierso C, Cilloniz C et al.: Severe community-acquired pneumonia: Characteristics and prognostic factors in ventilated and non-ventilated patients, PLoS One 13 (2018) e0191721.

Lieberman D, Shvartzman P, Korsonsky I et al.: Diagnosis of ambulatory community-acquired pneumonia. Comparison of clinical assessment versus chest X-ray, Scand. J. Prim. Health Care 21 (2003) 57–60.

O'Brien WT, Rohweder DA, Lattin GE et al.: Clinical indicators of radiographic findings in patients with suspected community-acquired pneumonia: who needs a chest x-ray?, J. Am. Coll. Radiol. 3 (2006) 703–706.

Prävention der nosokomialen beatmungsassoziierten Pneumonie, Bundesgesundheitsbl. 56 (2013) 1578–1590.

Robert Koch-Institut (RKI): Deutsche nationale Punkt-Prävalenzerhebung zu nosokomialen Infektionen und Antibiotika-Anwendung 2016 – Abschlussbericht, 2017.

Roberts JA, Abdul-Aziz MH, Davis JS et al.: Continuous versus Intermittent β-Lactam Infusion in Severe Sepsis. A Meta-analysis of Individual Patient Data from Randomized Trials, Am. J. Respir. Crit. Care Med. 194 (2016) 681–691.

Schleenvoigt BT, Rupp J, Rohde G et al.: Strategien zur Behandlung von ambulant erworbener Pneumonie bei HIV-positiven Patienten, Pneumologie 71 (2017) 207–214.

Torres A, Cilloniz C, Niederman MS et al.: Pneumonia, Nat. Rev. Dis. Primers 7 (2021) 25.

van Vugt SF, Verheij TJM, de Jong PA et al.: Diagnosing pneumonia in patients with acute cough: clinical judgment compared to chest radiography, Eur. Respir. J. 42 (2013) 1076–1082.

Vardakas KZ, Voulgaris GL, Maliaros A et al.: Prolonged versus short-term intravenous infusion of antipseudomonal β-lactams for patients with sepsis: a systematic review and meta-analysis of randomised trials, Lancet Infect. Dis. 18 (2018) 108–120.

Wielandner A, Agarwal P, Toelly A et al.: Nichtinfektiöse Differenzialdiagnosen von Pneumonien, Radiologe 57 (2017) 35–42.

KAPITEL

4 Virale Atemwegsinfektionen

Gregor Paul

4.1 Influenza

4.1.1 Definition und Basisinformationen

Influenza, auch bekannt als Grippe, ist eine hoch ansteckende virale Infektion, die hauptsächlich die oberen Atemwege betrifft. Sie wird durch das Influenza-Virus verursacht, das in drei Haupttypen unterteilt ist: A, B und C (Krammer et al. 2018).

- **Influenza A** ist für die schwersten Epidemien und Pandemien verantwortlich und betrifft sowohl Menschen als auch Tiere. Es hat eine hohe Mutationsfrequenz.
- **Influenza B** verursacht kleinere Ausbrüche und betrifft hauptsächlich den Menschen. Es ist weniger mutationsfreudig.
- **Influenza C** verursacht i. d. R. nur leichte Erkrankungen beim Menschen.

Es handelt sich um ein RNA-Virus, zugehörig zur Familie der Orthomyxoviridae. Das Genom besteht aus acht RNA-Segmenten mit negativer Polarität. Die behüllten Viruspartikel sind kugelförmig bis polymorph (➤ Abb. 4.1).

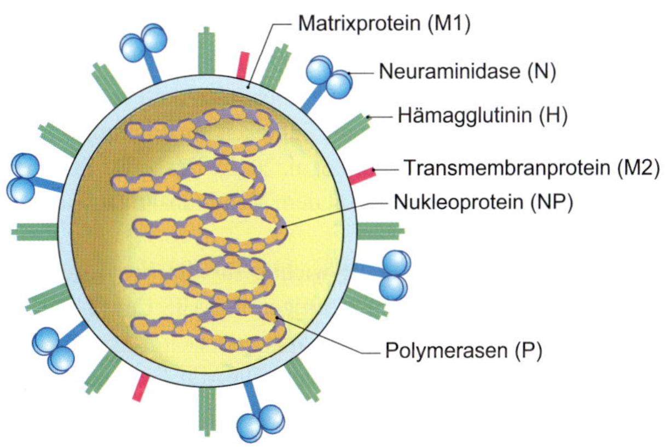

Abb. 4.1 Struktur des Influenza-A-Virus [L141]
Die Oberflächenproteine Hämagglutinin (H) und Neuraminidase (N) sind für die Anhaftung des Virus an Wirtszellen und die Freisetzung neuer Virenpartikel verantwortlich. Ihre Konfiguration bestimmt den Virustyp (z. B. H1N1, H3N2) und ist entscheidend für die Zusammensetzung saisonaler Impfstoffe. Die ständige Veränderung dieser Oberflächenproteine durch Antigendrift und -shift ermöglicht es dem Virus, dem Immunsystem zu entkommen. Das Matrixprotein (M1) stabilisiert die Virushülle, während das Transmembranprotein (M2) den Ein- und Austritt von Protonen in die Virushülle reguliert. Das Nukleoprotein (NP) und die Polymerasen (PA, PB1, PB2) sind für die Replikation und Transkription des viralen Genoms verantwortlich.

4.1.2 Symptomatik und klinisches Bild

Sowohl Influenza-A- als auch -B-Viren können Verläufe verursachen, die von mild bis schwer reichen (Dolin 2023).

Unkomplizierter bzw. milder Verlauf

- Inkubationszeit: Typischerweise 1–4 d.
- Typische Symptome: plötzlicher Beginn von Fieber, trockener Husten und Muskelschmerzen. Weitere Symptome können Unwohlsein, Halsschmerzen, Übelkeit, Schnupfen und Kopfschmerzen sein.
- Magen-Darm-Symptome wie Erbrechen und Durchfall sind bei Erwachsenen i. d. R. nicht Teil des Krankheitsverlaufs, können aber bei 10–20 % der Kinder auftreten
- Erwachsene mit unkomplizierter Influenza sind typischerweise 3 d lang stark symptomatisch. Die meisten zeigen danach Anzeichen einer Besserung. Eine vollständige Genesung kann 10–14 d dauern, bei älteren Erwachsenen sogar länger. Einige Patienten können jedoch über mehrere Wochen hinweg anhaltende Symptome von Schwäche oder Müdigkeit (i. S. von Fatigue) haben

Komplizierter bzw. schwerer Verlauf

- Gruppen mit erhöhtem Risiko für einen schweren Verlauf sind: Erwachsene ≥ 65 J., Schwangere oder bis zu 2 Wo. nach der Geburt, Bewohner von Pflegeheimen und Langzeitpflegeeinrichtungen.
- Influenza kann mit einer Verschlimmerung von zugrunde liegenden Erkrankungen in Verbindung gebracht werden, einschließlich chronisch obstruktiver Lungenerkrankung, Asthma, koronarer Herzkrankheit oder Herzinsuffizienz.
- Eine Pneumonie ist die häufigste Komplikation der Influenza. Diese kann als sekundäre bakterielle Pneumonie, gemischte bakterielle oder virale Pneumonie oder primäre Influenza-Pneumonie auftreten.
- Die am häufigsten bei sekundärer bakterieller Pneumonie beteiligten Erreger sind *Streptococcus pneumoniae, Staphylococcus aureus* und Gruppe-A-Streptokokken.
- Eine Influenza-Infektion kann sowohl zu kardialen Komplikationen wie Herzinfarkt, dekompensierter Herzinsuffizienz als auch Peri-/Myokarditis führen.

- Daneben können ZNS-Komplikationen wie Enzephalitis, epileptische Anfälle oder ein Guillain-Barré-Syndrom auftreten.

4.1.3 Diagnostik und Differenzialdiagnostik

Eine Testung auf Influenza ist sinnvoll, wenn hierdurch das klinische Handeln beeinflusst wird (da z. B. eine Therapie oder Prophylaxe eingeleitet werden würde) oder weil öffentliche Gesundheitsmaßnahmen dies erfordern (Uyeki 2017).

Während einer Influenza-Saison sollten getestet werden: Patienten mit akuten Atemwegssymptomen, die immunsupprimiert sind, eine Verschlimmerung einer chronischen Krankheit (wie Asthma, chronisch obstruktive Lungenerkrankung oder Herzinsuffizienz) oder eine Influenza-Komplikation (wie Lungenentzündung) haben **(Empfehlungsgrad B).**

Der **Goldstandard für den Virusnachweis** ist die konventionelle oder Real-Time-Reverse-Transkriptase-Polymerasekettenreaktion (RT-PCR). Diese molekularen Nachweisverfahren sind auch als Point-of-Care-Tests verfügbar, die nur etwa 20–30 min dauern. Antigennachweisverfahren wie z. B. Schnelltests sind der RT-PCR bezüglich Sensitivität und Spezifität unterlegen und sollten daher möglichst nicht zur alleinigen Diagnostik verwendet werden. Viruskulturen oder serologische Testverfahren sind auf spezielle Fragestellungen begrenzt.

4.1.4 Therapie

Mit Oseltamivir steht ein antivirales Medikament zur Behandlung der Influenza zur Verfügung. Der Behandlungsbeginn (2 × 75 mg p. o. für insgesamt 5 d) soll innerhalb der ersten beiden Tage erfolgen und kann die Symptomdauer der saisonalen Influenza um etwa 1–2 d verkürzen (Ghebrehewet et al. 2016; **Empfehlungsgrad B**) Bei hospitalisierten Patienten mit schwerem Krankheitsbild kann Oseltamivir (oder Zanamivir) unabhängig von der bisherigen Symptomdauer eingesetzt werden (**Empfehlungsgrad B;** DGP 2021). Eine spezifische antivirale Therapie im ambulanten Bereich wird nur bei älteren Menschen und bei Patienten mit schweren Komorbiditäten empfohlen.

Die Behandlung mit Amantadin spielt aufgrund zunehmender Resistenzentwicklung keine Rolle mehr.

Indikationen für eine antivirale Therapie sind: stationäre Einweisung wegen Influenza, Kinder < 2 J. und Erwachsene > 65 J., relevante Begleiterkrankungen wie u. a. kardiale oder pneumologische Komorbiditäten, Immunsuppression, Patienten unter ASS-Dauertherapie und Schwangere **(Empfehlungsgrad B).**

PRAXISTIPP

Eine antibiotische Therapie aufgrund sekundär bakterieller Infektion ist bei Influenza deutlich häufiger notwendig als bei COVID-19.

4.1.5 Nachsorge

Eine spezifische Nachsorge ist nicht erforderlich.

4.1.6 Prognose und Verlauf

Influenza ist eine hochinfektiöse Erkrankung mit enormer Morbidität und großem Einfluss auch auf die Wirtschaft. Darüber hinaus kann die Infektion bei Kindern und älteren Patienten tödlich verlaufen. Bei den meisten Menschen ist Influenza eine selbstlimitierende Krankheit, mit einer Krankheitsdauer von 1–2 Wo. Die Sterblichkeitsraten sind u. a. höher bei Menschen mit bestehenden Lungenerkrankungen, Diabetes und Immunsuppression (Tanner et al. 2021).

- Die **Impfung** ist das bevorzugte Mittel zur Reduzierung der Morbidität und Mortalität durch Influenza **(Empfehlungsgrad A).**
- Die Impfstoffzusammensetzung wird jährlich aktualisiert
- Es stehen verschiedene trivalente Spaltvakzine zur Verfügung, die intramuskulär oder intradermal injiziert werden müssen.
- Für Kinder gibt es eine kälteattenuierte rekombinante Lebendvakzine, die durch ein nasales Spray verabreicht wird.
- Die Indikation zur Influenza-Impfung umfasst chronisch kranke Kinder, Schwangere, Menschen mit substanzieller Komorbidität und Menschen im Alter von mind. 60 J.

4.2 COVID-19

4.2.1 Definition und Basisinformationen

Die Coronavirus-Krankheit-2019 (COVID-19) ist eine Atemwegserkrankung, verursacht durch das Severe Acute Respiratory Syndrome Coronavirus Type 2 (SARS-CoV-2).

SARS-CoV-2 ist ein behülltes Virus mit einzelsträngiger RNA aus der Familie der Coronaviren. An der Virusoberfläche befinden sich Spikes, bestehend aus dem Spike-Protein, das an ACE2-Rezeptoren auf der Zelloberfläche bindet. Mutationen im Spike-Protein können die Übertragungsfähigkeit und die Fähigkeit zur Immunflucht von SARS-CoV-2 beeinflussen (Ciotti et al. 2022). Das Spike-Protein ist Teil der Virushülle, zusammen mit dem Membran-Protein und dem Envelope-Protein.

Das Nukleokapsid-Protein ist wichtig für die Verpackung der viralen RNA. Es wird häufig als Antigen in SARS-CoV-2-Antigen-Tests aus Nasen-Rachen-Abstrichen verwendet.

Im Jahr 2023 wurden weltweit nahezu 700 Mio. Fälle und > 7 Mio. Todesfälle gemeldet. Die gemessene Inzidenz ist mittlerweile eine deutliche Unterschätzung, da keine generelle Testung und Meldung mehr stattfinden (Statista 2023).

4.2.2 Symptomatik und klinisches Bild

COVID-19-Symptome variieren stark. Viele Infizierte (30–40 %) sind asymptomatisch oder haben milde Symptome. Häufige Symptome sind Fieber, Husten, Halsschmerzen, Schnupfen, Müdigkeit und Abgeschlagenheit.

INFO

- Ein Unterscheidungsmerkmal von COVID-19 zu anderen oberen Atemwegsinfektionen ist der Verlust des Geruchs- und/oder Geschmackssinns (Anosmie bzw. Ageusie; Trübner et al. 2021).
- Verlauf und Schwere der Erkrankung hängen von verschiedenen Faktoren ab:
  - Immunstatus (durch natürliche Infektion und/oder Impfung)
  - Vorherrschende Virusvariante

4.2.3 Risikofaktoren

Risikofaktoren für schwere COVID-19-Verläufe sind u. a. Alter, Adipositas, chronische Nierenerkrankungen, chronische Lungenerkrankungen wie Asthma, COPD und zystische Fibrose, chronische Herzerkrankungen wie Herzinsuffizienz und KHK, Demenz, Diabetes mellitus, Immundefizienz (angeboren oder erworben), Rauchen, Schwangerschaft und Transplantation (Zhang et al. 2023).

INFO

Alter ist der bedeutendste Risikofaktor für COVID-19-assoziierte Mortalität.

4.2.4 Diagnostik und Differenzialdiagnostik

Diagnostischer **Goldstandard** ist die SARS-CoV-2-PCR mit höchster Detektionsrate bei nasopharyngealen Abstrichen. Eine positive SARS-CoV-2-PCR ist jedoch nicht immer mit Ansteckungsfähigkeit verbunden. Hohe Viruslast (niedriger Ct-Wert) korreliert mit erhöhter Ansteckungsfähigkeit, wobei die Korrelation schwach ist (Puhach et al. 2022; **Empfehlungsgrad A**).

Antigen-Tests weisen Virusbestandteile direkt nach. Vorteil: kurze Zeitdauer bis zum Ergebnis und Point-of-Care-Ansatz. Nachteil: Sensitivität stark unterlegen gegenüber PCR.

Serologische Tests sind nicht zur Akutdiagnostik geeignet. Sie dienen infektionsepidemiologischen Fragestellungen. Anti-Spike-Antikörper erlauben keine Unterscheidung zwischen Impfung und Infektion. Anti-Nucleocapsid-Antikörper eignen sich zur Unterscheidung, sofern kein Ganzvirus-Impfstoff eingesetzt wurde. Anti-Nucleocapsid-Antikörper haben jedoch nur eine kurze Halbwertszeit (Paul et al. 2022).

Neutralisierende Antikörper korrelieren mit protektiver Immunität. In der klinischen Routine werden üblicherweise jedoch nicht die neutralisierenden Eigenschaften gemessen.

MERKE

Es existiert kein Cut-off für einen Antikörper-Titer nach einer Infektion und/oder einer Impfung, der einen Schutz vor einer milden oder schweren Infektion garantiert.

4.2.5 Therapie

Therapeutika gegen COVID-19 werden in zwei Kategorien unterteilt: antivirale Therapien und antiinflammatorische/immunmodulatorische Therapien. Ihre Anwendung variiert je nach zeitlichem Kontext der Behandlung (Yuan et al. 2023).

- **Antivirale Therapien (** ➤ Tab. 4.1**):** Die Anwendung erfolgt in der Frühphase der Infektion (≤ 5–7 d nach Symptombeginn). Indikation für die antivirale Therapie sind Patienten mit hohem Risiko für einen schweren Verlauf oder vermindertem Impfansprechen. Beispiele hierfür wären Patienten mit B-Zelldepletion, unter CAR-T-Zelltherapie, unter laufender Chemotherapie oder nach autologer oder allogener Stammzelltransplantation vor immunologischer Rekonstitution. Die Indikation einer antiviralen Therapie ist jedoch eine Einzelfallentscheidung, die Verfügbarkeit, Kontraindikationen, Hospitalisierungsstatus und Patientenrisiko berücksichtigen muss.
- **Antiinflammatorische und immunmodulatorische Therapien** (➤ Tab. 4.2) werden i. d. R. in der zweiten Phase der Krankheit, der Immunphase, angewandt und zielen darauf ab, die übermäßige Immunreaktion und damit verbundene moderate bis schwere Erkrankungssymptome zu unterdrücken (i. d. R. wegen COVID-19 hospitalisierte Patienten mit Notwendigkeit einer Sauerstofftherapie).

Tab. 4.1 Übersicht antiviraler Medikamente bei COVID-19 (**Empfehlungsgrad A**; DGIIN et al. 2024; DGIIN et al. 2022)

Wirkstoff	Standarddosis	Einsatz bis X Tage nach Symptombeginn	Einsatz bei Niereninsuffizienz	Anmerkung
Nirmatrelvir/Ritonavir	2 × 300/100 mg p. o. für 5 d	≤ 5 d	eGFR ≥ 60 bis < 90 ml/min: keine Dosisanpassung eGFR ≥ 30 bis < 60 ml/min: 2 × 150/100 mg p. o. eGFR < 30 ml/min: Einsatz nicht empfohlen	Ausgeprägtes Medikamenteninteraktionspotenzial
Remdesivir	d 1: 1 × 200 mg i. v. d 2 u. 3: 1 × 100 mg i. v.	≤ 7 d	Keine Einschränkung Keine Dosisanpassung bei Dialysepflichtigkeit	Bei Sauerstoff-pflichtigkeit Ausdehnung der Therapielänge auf 5–10 d möglich Einsatz auch bei Leberinsuffizienz u. bei Schwangeren (bevorzugt ab 2. Trimenon) möglich
Monoklonale Antikörper	–	≤ 5–7 d	Keine Dosisanpassung notwendig	Einsatz abhängig von aktuell zirkulierender Variante

Tab. 4.2 Übersicht antiinflammatorischer/immunmodulatorischer Therapien bei COVID-19 (**Empfehlungsgrad A;** DGIIN et al. 2024; DGIIN et al. 2022)

Wirkstoff	Dosis	Einsatz bei Niereninsuffizienz	Anmerkung
Dexamethason	1 × 6 mg p. o. o. i. v. für 10 d o. bis zur Entlassung	Keine Dosisanpassung notwendig	–
Tocilizumab	Einmalgabe i. v. > 90 kg: 800 mg; ≤ 90 kg: 600 mg; ≤ 65 kg: 400 mg; ≤ 40 kg: 8 mg/kg KG	Keine Dosisanpassung notwendig; bei schwerer Niereninsuffizienz jedoch nicht untersucht	Vor Therapieeinleitung HBV/HCV-Serologie u. TB-IGRA abnehmen, Ergebnis jedoch nicht abwarten

HBV = Hepatitis-B-Virus; HCV = Hepatitis-C-Virus; TB-IGRA = Tuberkulose-Interferon Gamma Release Assay

4.2.6 Nachsorge

Leitliniengerecht sollte eine Nachuntersuchung hinsichtlich Langzeitfolgen bei Patienten, die stationär wegen COVID-19 behandelt wurden, nach 8–12 Wo. durchgeführt werden. (**Evidenzgrad B;** DGIIN et al. 2022).

4.2.7 Prognose und Verlauf

Zu Beginn der Pandemie (vor Immunität durch Impfung und/oder Infektion) verliefen etwa 80 % der Fälle mild, 15 % waren schwer und erforderten eine Sauerstoffzufuhr und 5 % waren kritisch (Intensivstation, Organversagen, Schock). Schwere Verläufe von COVID-19 sind heutzutage deutlich seltener geworden.

Ein **Post-COVID-19-Syndrom** (PCS) kann jedoch unabhängig von der Schwere der Erkrankung auftreten (Hallek et al. 2023). Häufiges Erkrankungsbild ist das eines Fatigue-Syndroms. Symptome: allgemeines Krankheitsgefühl, Mattigkeit, Antriebslosigkeit, schnelle Erschöpfung, mangelnde Belastbarkeit, neurokognitive Störungen. Risikofaktoren sind mittleres Lebensalter, weibliches Geschlecht, vorbestehende psychische Erkrankungen oder Asthma bronchiale. Die Pathophysiologie des PCS ist schlecht verstanden und wahrscheinlich nicht einheitlich. Mögliche Ursachen sind persistierende Entzündungsreaktion, Viruspersistenz und Autoantikörper. Eine Impfung ist ein effektiver Schutz gegen schwere Verläufe und reduziert das Risiko für ein Post-COVID-Syndrom.

Gesunden Personen zwischen 18 und 59 J. (inkl. Schwangeren) wird eine Grundimmunisierung und eine Auffrischimpfung empfohlen, um eine Basisimmunität aufzubauen. Personengruppen mit erhöhtem Risiko werden zusätzlich jährliche Auffrischimpfungen empfohlen. Diese sollen mit variantenangepassten Impfstoffen und i. d. R. in einem Mindestabstand von jeweils 12 Mon. zur letzten Impfung oder Infektion erfolgen (➤ Tab. 4.3; **Empfehlungsgrad A**).

Tab. 4.3 COVID-19-Impfstoffe für Erwachsene (nach „Aktualisierung der COVID-19-Impfempfehlung in den allgemeinen Impfempfehlungen der STIKO 2024 und die dazugehörige wissenschaftliche Begründung"; Piechotta et al. 2024)

Name	Impfstofftyp	Dosis	Kommentar
Comirnaty-Impfstoffe (BioNTech/Pfizer)	mRNA	30 µg	Selten Peri-/Myokarditis
Spikevax (Moderna)	mRNA	50 µg	Selten Peri-/Myokarditis
Nuvaxovid-Impfstoffe (Novavax)	Adjuvantierter Proteinimpfstoff	50 µg	Selten Peri-/Myokarditis

4.3 Respiratorisches Synzytial-Virus (RSV)

4.3.1 Definition und Basisinformationen

Das respiratorische Synzytial-Virus (RSV), ein behülltes Virus mir einzelsträngiger RNA gehört zur Familie der Pneumoviridae (Bergeron und Tripp 2021). An der Virusoberfläche befinden sich Fusions (F)- und Adhäsions (G)-Proteine.

RSV ist eine häufige Ursache für Atemwegserkrankungen bei Kleinkindern. Die meisten Kinder ≥ 2. Lj. haben bereits eine Infektion durchgemacht. Re-Infektionen sind häufig. Die Inzidenz von RSV-Infektionen ist stark durch Saisonalität geprägt. Der Peak findet sich meist kurz nach dem Jahreswechsel (➤ Abb. 4.2, ➤ Abb. 4.3).

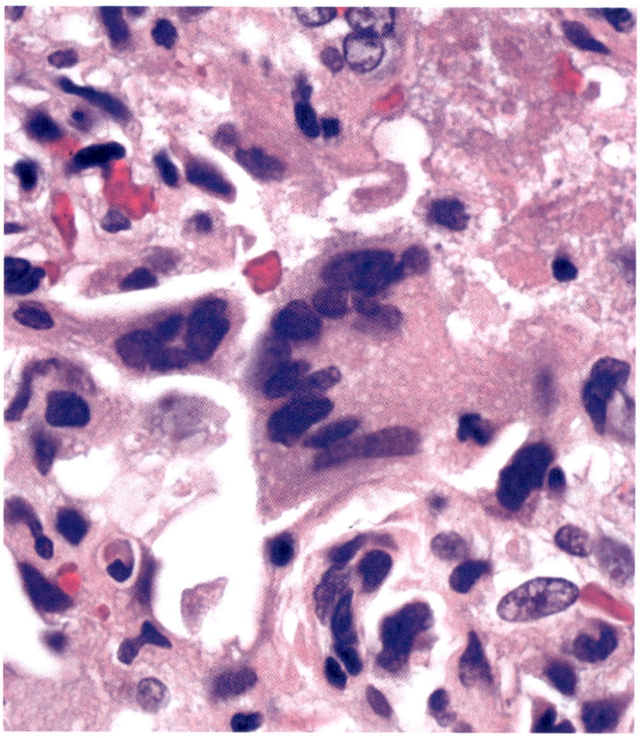

Abb. 4.2 Das respiratorische Synzytial-Virus (RSV) infiziert das zilientragende Epithel der Atemwege. Hier führt es zu einer Verschmelzung der betroffenen Zellen (sog. Synzytien), woher auch sein Name stammt. Hier im Bild ist ein entsprechendes Synzytium zu sehen. [E1448]

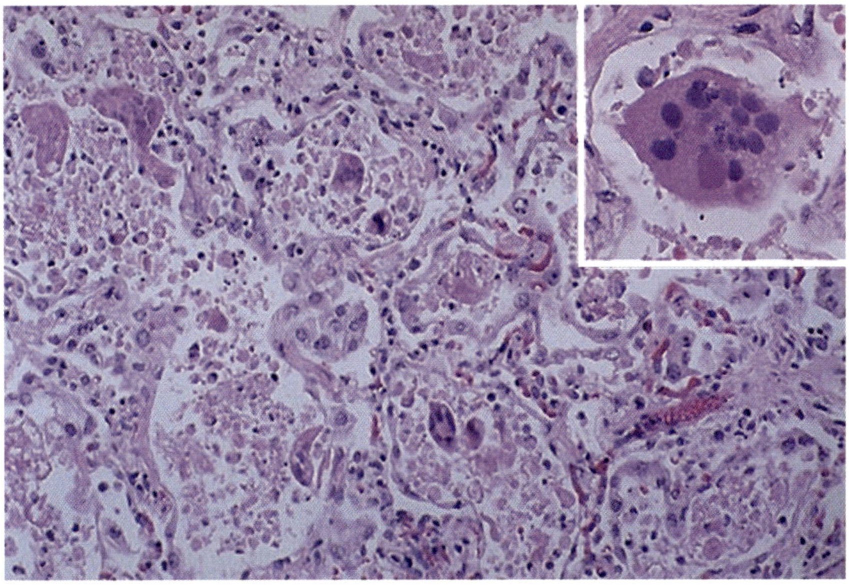

Abb. 4.3 Eine Respiratorische Synzytial-Virus (RSV)-Pneumonie bei einem Kind. RSV ist für zahlreiche Pneumoniefälle bei Kindern < 2 J. verantwortlich und häufig Todesursache bei Säuglingen zwischen 1 und 6 Mon. [E730-004]

4.3.2 Symptomatik und klinisches Bild

Die meisten Infizierten haben milde Symptome oder sind asymptomatisch. Schwere Verläufe sind jedoch bei entsprechenden Risikofaktoren möglich. Häufige Symptome sind Schnupfen, Husten, Niesen und Fieber. Bei Erwachsenen ≥ 50 J. mit Komorbiditäten ist RSV eine wichtige und oft nicht erkannte Ursache für untere Atemwegsinfektionen. Risikofaktoren für schwere Verläufe sind u. a. die Extreme des Alters (Frühgeburt sowie hohes Alter), chronische Lungenerkrankungen, Herzerkrankungen, Immunschwäche und neuromuskuläre Erkrankungen.

4.3.3 Diagnostik und Differenzialdiagnostik

Eine Labordiagnose einer RSV-Infektion sollte angestrebt werden, wenn hierdurch das klinische Management beeinflusst wird. Eine PCR-Testung aus Nasen-Rachen-Abstrichen ist die bevorzugte Testmethode. Antigen-Tests sind eine Alternative, wenn PCR-basierte Tests nicht verfügbar sind. Falsch negative Befund sind möglich, v. a. bei Erwachsenen.

4.3.4 Therapie

Es existiert keine spezifische Therapie. Die Behandlung erfolgt rein symptomatisch. Bei immunsupprimierten Patienten sind schwere und langwierige Verläufe möglich. Die optimale Behandlungsstrategie ist unklar. Interventionen, die in Beobachtungsstudien mit Vorteilen in Verbindung gebracht wurden, umfassen Ribavirin, i. v. Immunglobuline, Palivizumab und/oder Glukokortikoide **(Empfehlungsgrad C).**

4.3.5 Nachsorge

Eine spezifische Nachsorge ist nicht erforderlich.

4.3.6 Prognose und Verlauf

In den überwiegenden Fällen ist bei Erwachsenen der Verlauf mild. Es treten im Verlauf des Lebens mehrfach Infektionen auf.

Seit 2023 gibt es einen neuen monoklonalen Antikörper zur Vermeidung schwerer Verläufe bei Risikokindern. Nirsevimab wird einmalig während der ersten RSV-Saison verabreicht (Keam 2023). Schon länger besteht die Möglichkeit zur passiven Immunisierung von Risikokindern mit dem monoklonalen Antikörper Palivizumab. Dieser muss jedoch in der Saison mehrfach appliziert werden (**Empfehlungsgrad A;** DGPI 2023; Garegnani et al. 2021).

Seit 2023 bestehen darüber hinaus zwei neue Impfstoffe gegen RSV zum Einsatz bei Erwachsenen:

- Arexvy® ist ein rekombinanter adjuvantierter proteinbasierter Impfstoff. Er enthält das RSV-Fusions-Oberflächenglykoprotein als Impfantigen. Der Einsatz kann ≥ 60. Lj. erfolgen.
- Abrysvo® ist ein ebenso rekombinanter proteinbasierter Impfstoff. Dieser ist jedoch nicht adjuvantiert. Er enthält ebenfalls das RSV-Fusions-Oberflächenglykoprotein als Impfantigen und wird ebenso ≥ 60. Lj. eingesetzt.

Außerdem kann der Einsatz von Abrysvo® bei Schwangeren zwischen der 24. Und 36. SSW erfolgen. Dies dient dem Schutz des Säuglings ab der Geburt bis ungefähr zu einem Alter von 6 Mon. **(Empfehlungsgrad B).**

- Nach Empfehlung der Ständigen Impfkommission besteht eine Standardimpfindikation ab dem 75. Lj. Im Alter von 60–74 J. ist die RSV-Impfung eine Indikationsimpfung bei schwerer

Ausprägung von chronischen Erkrankungen oder bei Bewohnenden von Pflegeinrichtungen.

4.4 Weitere virale Atemwegsinfektionen

4.4.1 Definition und Basisinformationen

Neben SARS-CoV-2, Influenza und RSV gibt es eine Reihe anderer viraler Atemwegserreger. Viele haben ihren Inzidenzpeak in den Wintermonaten, wie z. B. die humanen (endemische) Coronaviren. Adenoviren, das humane Metapneumovirus oder humane Bocaviren findet man jedoch ganzjährig. Bei Parainfluenzaviren (PIV) ist es typspezifisch. Das PIV-1 hat seine höchste Inzidenz im Herbst, während PIV-3 häufig im Frühling und Sommer sein Hoch hat (Nunes-Silva et al. 2022). Enteroviren zirkulieren gehäuft im Sommer.

Exemplarisch die Basisinformation zu einigen Viren:

- **Parainfluenzaviren** sind RNA-Viren und gehören zur Gattung der Paramyxoviren (wie z. B. auch das Masernvirus). Man kann sie in vier Serotypen (PIV-1, -2, -3, -4) einteilen.
- Das **humane Metapneumovirus** (HMPV) ist ein einsträngiges RNA-Virus, das ähnlich wie RSV, schwere Atemwegsinfektionen bei Risikokindern auslösen kann.
- **Humane endemische Coronaviren** (hCoV) sind eine große Familie an einsträngigen RNA-Viren. Zur Familie der Coronaviren gehört auch SARS-CoV-2, welches hier aber nicht gemeint ist. Zugehörig zu hCoV sind Viren wie HCoV-OC43, -HKU1, -229E und -NL63.
- **Rhinoviren** gehören zu den Enteroviren, sind einsträngige RNA-Viren; es bestehen drei Spezies (Rhinovirus A–C).
- **Adenoviren** sind doppelsträngige DNA-Viren, welche in sieben unterschiedliche Spezies eingeteilt werden können (A–G). Die Saisonalität spielt bei Adenoviren weniger eine Rolle.

4.4.2 Symptomatik und klinisches Bild

➤ Tab. 4.4.

4.4.3 Diagnostik und Differenzialdiagnostik

Eine Testung auf virale respiratorische Erreger, außer Influenza, SARS-CoV-2 oder RSV sollte nur durchgeführt werden, wenn sich hieraus eine klinische Konsequenz ergibt. Dies könnte z. B. gegeben sein bei unklaren schweren respiratorischen Infektionen oder zur

Tab. 4.4 Häufige Syndrome viraler respiratorischer Atemwegsinfektionen (Nunes-Silva et al. 2022)

Syndrom	Beschreibung	Beispiele für Erreger
Schnupfen	Eintrittspforte ist die Nasenschleimhaut Selbstlimitierendes Syndrom von milder bis mittlerer Schwere Zurückzuführen auf eine Infektion des Flimmerepithels der Nase u. erhöhte Gefäßdurchlässigkeit	Rhinoviren sind für fast die Hälfte der Fälle verantwortlich, aber auch andere Viren können die Ursache sein (z. B. Adenoviren, RSV, Influenza- u. Parainfluenza-Viren, HMPV u. hCoV)
Laryngitis	Charakteristisch ist Heiserkeit, eine belegte/raue Stimme, Dysphonie u./o. trockener Husten; häufig in Begleitung von Schluckbeschwerden, Husten u. Schnupfen	Kann durch eine Vielzahl von Viren ausgelöst werden
Pharyngitis	Kann alleinstehend, aber auch mit systemischen infektiösen u. nichtinfektiösen Erkrankungen in Verbindung gebracht werden; die meisten Fälle treten in den Wintermonaten auf; Schluckbeschwerden u. Fieber sind typisch	Häufig durch Adenoviren bedingt, aber prinzipiell durch viele Viren auslösbar
Krupp-Syndrom (Laryngitis subglottica)	Hauptsächlich sind Säuglinge u. Kleinkinder betroffen; die Erkrankung tritt saisonal auf u. erreicht ihren Höhepunkt im Herbst; charakteristisch ist ein bellender Husten	Parainfluenzaviren (v. a. Typ-1) sind am häufigsten ursächlich
Bronchiolitis	Erkrankung Neugeborener u. von Kleinkindern; die Luft wird in den Atemwegen gefangen u. es bestehen Schwierigkeiten bei der Exspiration; die Atemwege werden durch Schleim u. Detritus verengt; Keuchen, Nasenflügeln, Einsatz von Atemhilfsmuskulatur u. Dyspnoe sind typisch	RSV ist am häufigsten ursächlich; auch durch HMPV möglich
Pneumonie	Definiert durch eine Entzündung des Lungenparenchyms, die zu einer Beeinträchtigung des Gasaustauschs führt, normalerweise mit gleichzeitigen radiologischen Veränderungen; Symptome: Fieber, Kopfschmerzen, Myalgien, Husten, Sputumproduktion, erhöhte Atemfrequenz u. Zyanose bei schwerem Verlauf; Merkmale anderer Atemwegssyndrome (wie Rhinitis) können vorhanden sein; eine sekundäre bakterielle Infektion durch *Staphylococcus aureus* o. *Streptococcus pneumoniae* kann auf virale respiratorische Erkrankungen folgen	Häufig durch Influenza, SARS-CoV-2 u. RSV; auch möglich durch HMPV, Adenoviren o. hCoV

RSV = respiratorisches Synzytial-Virus, HMPV = humanes Metapneumovirus, hCoV = humane Coronaviren, SARS-CoV-2 = Severe Acute Respiratory Syndrome Coronavirus Type 2

Festlegung einer Isolierung oder Kohortierung in Risikobereichen (z. B. Hämatoonkologie).

Molekulare Tests (z. B. Reverse-Transkriptase-PCR [RT-PCR]) sind empfindlicher als Antigen-Tests und daher zu bevorzugen. Geeignetes Probenmaterial sind Abstriche aus den oberen Atemwegen (Nasopharynx bzw. Nasen- und Rachenabstriche). Bei hospitalisierten Patienten kann Probenmaterial aus dem unteren Atemwegstrakt wie Tracheobronchialsekret in Betracht gezogen werden.

Eine positive PCR auf Adenoviren beweist keine aktive Infektion, da ein prolongiertes Viral Shedding möglich ist. Die Viruskultur ist der Goldstandard, wird jedoch selten eingesetzt.

4.4.4 Therapie

Eine spezifische Therapie ist in den meisten Fällen nicht notwendig bzw. existiert nicht. Die Therapie ist supportiv, wie z. B. Fiebersenkung, Sauerstoffgabe, Behandlung von Komplikationen wie sekundäre bakterielle Infektionen.

4.4.5 Nachsorge

Eine spezifische Nachsorge ist nicht notwendig.

4.4.6 Prognose und Verlauf

In den überwiegenden Fällen ist der Verlauf mild und selbstlimitierend. Schwere Verläufe sind bei schwerer Grunderkrankung, v. a. bei Immunsuppression, möglich.

LEITLINIEN

Deutsche Gesellschaft für Internistische Intensivmedizin und Notfallmedizin e. V. (DGIIN) et al.: S3-Leitlinie Empfehlungen zur Therapie von Patienten mit COVID-19. Stand 31.01.2024. Version 9.1. AWMF-Reg.-Nr. 113-001 (2024).

Deutsche Gesellschaft für Internistische Intensivmedizin und Notfallmedizin e. V. (DGIIN) et al. Arbeitsgemeinschaft der Wissenschaftlichen Medizinischen Fachgesellschaften e. V.: S3-Leitlinie Empfehlungen zur stationären Therapie von Patienten mit COVID-19. AWMF-Reg.-Nr. 113/001 (2022).

Deutsche Gesellschaft für Pneumologie und Beatmungsmedizin e. V. (DGP): S3-Leitlinie Behandlung von erwachsenen Patienten mit ambulant erworbener Pneumonie. Version 4.0. AWMF-Reg.-Nr. 020-020 (Update 2021).

Deutsche Gesellschaft für Pädiatrische Infektiologie e. V. (DGPI): S2k-Leitlinie Leitlinie zur Prophylaxe von schweren Erkrankungen durch Respiratory Syncytial Virus (RSV) bei Risikokindern. Version 5.1. AWMF-Reg.-Nr. 048-012 (2023).

LITERATUR

Bergeron HC, Tripp RA: Immunopathology of RSV: An Updated Review. Viruses. 13 (2021) 2478. doi:https://doi.org/10.3390/v13122478.

Ciotti M, Ciccozzi M, Pieri M, Bernardini S: The COVID-19 pandemic: viral variants and vaccine efficacy. Crit Rev Clin Lab Sci. 59 (2022) 66–75. doi:https://doi.org/10.1080/10408363.2021.1979462.

Dolin R: Seasonal influenza in adults: Clinical manifestations and diagnosis. UpToDate. Connor RF (Ed.). Wolters Kluwer (2023).

Garegnani L, Styrmisdóttir L, Roson Rodriguez P et al.: Palivizumab for preventing severe respiratory syncytial virus (RSV) infection in children. Cochrane Database Syst Rev. 11 (2021) CD013757. doi:https://doi.org/10.1002/14651858.CD013757.pub2.

Ghebrehewet S, MacPherson P, Ho A: Influenza. BMJ 355 (2016). doi:https://doi.org/10.1136/bmj.i6258.

Hallek M, Adorjan K, Behrends U et al.: Post-COVID syndrome. Dtsch Ärztebl Int. (2023). doi:https://doi.org/10.3238/arztebl.m2022.0409.

Keam SJ: Nirsevimab: First Approval. Drugs 83 (2023) 181–187. doi:https://doi.org/10.1007/s40265-022-01829-6.

Krammer F, Smith GJD, Fouchier RAM et al.: Influenza. Nat Rev Dis Primer 4 (2018) 1–21. doi:https://doi.org/10.1038/s41572-018-0002-y.

Nunes-Silva C, Vilares AT, Schweitzer V et al.: Non-COVID-19 respiratory viral infection. Breathe. 18 (2022) 210151. doi:https://doi.org/10.1183/20734735.0151-2021.

Paul G, Strnad P, Wienand O et al.: The humoral immune response more than one year after SARS-CoV-2 infection: low detection rate of anti-nucleocapsid antibodies via Euroimmun ELISA. Infection (2022). doi:https://doi.org/10.1007/s15010-022-01830-x.

Piechotta V, Koch J, Berner R et al.: Aktualisierung der COVID-19-Impfempfehlung in den allgemeinen Empfehlungen der STIKO 2024 und die dazugehörige wissenschaftliche Begründung. Epid Bull 2 (2024) 3–19. doi:https://doi.org/10.25646/11894.

Puhach O, Meyer B, Eckerle I: SARS-CoV-2 viral load and shedding kinetics. Nat Rev Microbiol (2022). doi:https://doi.org/10.1038/s41579-022-00822-w.

Statista: Coronavirus – Aktive Fälle in Deutschland 2023. In: Statista [Internet] (2023). https://de.statista.com/statistik/daten/studie/1181971/umfrage/aktive-faelle-des-coronavirus-in-deutschland/.

Tanner AR, Dorey RB, Brendish NJ, Clark TW: Influenza vaccination: protecting the most vulnerable. Eur Respir Rev Off J Eur Respir Soc. 30 (2021) 200258. doi:https://doi.org/10.1183/16000617.0258-2020.

Trübner F, Steigert L, Echterdiek F et al.: Predictors of COVID-19 in an outpatient fever clinic. PloS One 16 (2021) e0254990. doi:https://doi.org/10.1371/journal.pone.0254990.

Uyeki TM: Influenza. Ann Intern Med. 167 (2017) ITC33–ITC48. doi:https://doi.org/10.7326/AITC201709050.

Yuan Y, Jiao B, Qu L et al.: The development of COVID-19 treatment. Front Immunol. 14: 1125246 (2023). doi:https://doi.org/10.3389/fimmu.2023.1125246.

Zhang J, Dong X, Liu G, Gao Y: Risk and Protective Factors for COVID-19 Morbidity, Severity, and Mortality. Clin Rev Allergy Immunol. 64 (2023) 90–107. doi:https://doi.org/10.1007/s12016-022-08921-5.

KAPITEL

5

Holger H. Sigusch und Björn Plicht

Kardiale Infektionen

5.1 Myokarditis

Holger H. Sigusch

5.1.1 Definition

Myokarditis ist als Entzündung des Herzmuskels definiert. Man unterscheidet infektiöse, immunmediierte und toxische Formen (➤ Tab. 5.1).

5.1.2 Symptomatik und klinisches Bild

Abhängig vom Grad der myokardialen Beteiligung kann die Symptomatik von asymptomatischen EKG-Veränderungen bis zum kardiogenen Schock oder plötzlichen Herztod reichen. Die Verdachtsdiagnose einer Myokarditis ergibt sich klinisch aus dem Vorliegen von EKG-Veränderungen (Sinustachykardie, Kammerendteilveränderungen) vor dem Hintergrund einer Infektanamnese mit influenzaähnlichen Symptomen wie Fieber, Gelenkschmerzen, körperlichem Schwächegefühl. Treten thorakale Schmerzen auf, liegt eine perikardiale Beteiligung im Sinne einer Perimyokarditis vor. Eine Myokarditis kann anhand von Klinik und EKG vermutet, aber letztlich nur in der Bildgebung durch die kardiale Magnetresonanztomographie (MRT) und histologisch durch die Endomyokardbiopsie (EMB) gesichert werden. Ein einfacher nichtinvasiver Test zur Diagnosesicherung einer Myokarditis steht also nicht zur Verfügung.

5.1.3 Diagnostik und Differenzialdiagnostik

Die EKG-Veränderungen reichen von häufig beobachteter Sinustachykardie, supraventrikulären und ventrikulären Arrhythmien über Rechts- oder Linksschenkelblock, SA- und AV-Blockierungen bis zu Pseudoinfarktbildern. In der Echokardiographie finden sich meist eine normale Kontraktilität, aber auch regionale, seltener globale Kinetikstörungen des linken Ventrikels. Mitunter ist auch schon echokardiographisch ein linksventrikuläres Wandödem nachweisbar. Die Wandbewegungsstörungen können den rechten Ventrikel mit einbeziehen. Mit der kardialen MRT (± Kontrastmittel), die in der Myokarditisdiagnostik fest etabliert ist, kann man entzündlich veränderte subepikardiale Myokardareale, ein fokales oder globales myokardiales Ödem (in der T1- und T2-Signalstärke) und Nekrosen oder Narben (Late Gadolinium Enhancement) nachweisen (➤ Abb. 5.1).

Tab. 5.1 Ursachen der Myokarditis (mod. n. Caforio et al. 2013; die häufigsten Formen sind hervorgehoben)

Form	Ursachen	
Infektiös	Viral	Coxsackieviren, **Parvovirus B19, humanes Herpesvirus 6 (HHV6),** Zytomegalievirus, humanes Immundefizienzvirus (HIV), Adenovirus, Echovirus, Epstein-Barr-Virus (EBV), Hepatitis-B- u. -C-Virus, Influenza-A- u. -B-Virus, Mumpsvirus, Rubella-Virus, Varizella-Zoster-Virus, SARS-CoV-2 (selten) u. a.
	Bakteriell	*Borrelia burgdorferi, Brucella* spp., *Chlamydia* spp., *Leptospira interrogans, Coxiella burneti, Corynebacterium diphtheriae, Mycobacterium tuberculosis, Salmonella* spp. *Staphylococcus* spp., *Treponema pallidum, Streptococcus* spp., *Haemophilus influenzae*
	Protozoen	*Toxoplasma gondii, Trypanosoma cruzi et brucei, Plasmodium* spp., *Leishmania* spp. u. a.
	Pilze	*Aspergillus, Candida* spp., *Cryptococcus neoformans, Histoplasma capsulatum, Sporothrix schenckii* u. a.
Immunmediiert	Allergene	**5-Aminosalizylsäure, Clozapin,** Penicilline, Cephalosporine, Sulfonamide, Dobutamin, Lithium, Methyldopa, Diuretika u. a. Medikamente
	Autoantigene	Eosinophile Granulomatose mit Polyangiitis (EGPA), entzündliche Darmerkrankungen, Riesenzellmyokarditis, Polymyositis, Sarkoidose, Sklerodermie, systemischer Lupus erythematodes (SLE), Hyperthyreose, einheimische Sprue, Granulomatose mit Polyangiitis (GPA), Chagas-Krankheit
	Post-Vakzinierung	Papillomaviren, Varizella-Zoster, Influenza, Meningokokken, Typhus, Pocken, SARS-CoV-2
Toxisch	Medikamente, Drogen	Amphetamine, Anthrazykline, Katecholamine, Kokain, Cyclophosphamid, Schwermetalle, Alkohol, Arsen, Kohlenmonoxid
	Physikalisch	Bestrahlung
	Verschiedenes	Skorpion-, Schlangen-, Spinnenbisse, Bienen- und Wespenstiche

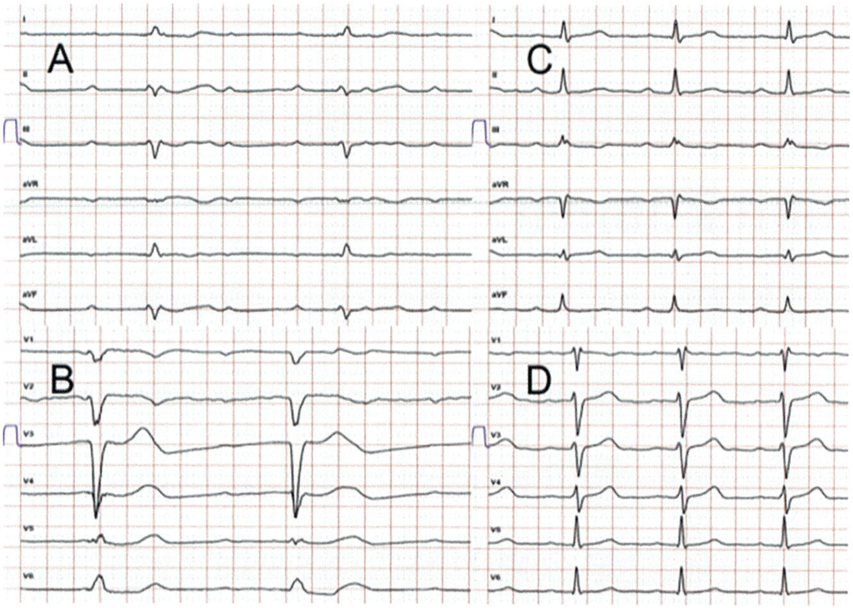

Abb. 5.1 43-jähriger Mann mit Schwindel und Synkope bei AV-Block III° im Rahmen einer Borrelien-Infektion [M1502]
Bei Aufnahme zeigte sich im EKG ein AV-Block III° mit breitem Ersatzrhythmus **(A, B);** Borrelia-burgdorferi-IgM-Antikörper mit 60 U/ml hoch positiv, Borrelien-Immunoblot für IgM positiv. Bereits nach 5-tägiger Behandlung mit Ceftriaxon komplette Rückbildung des AV-Blocks **(C, D)**

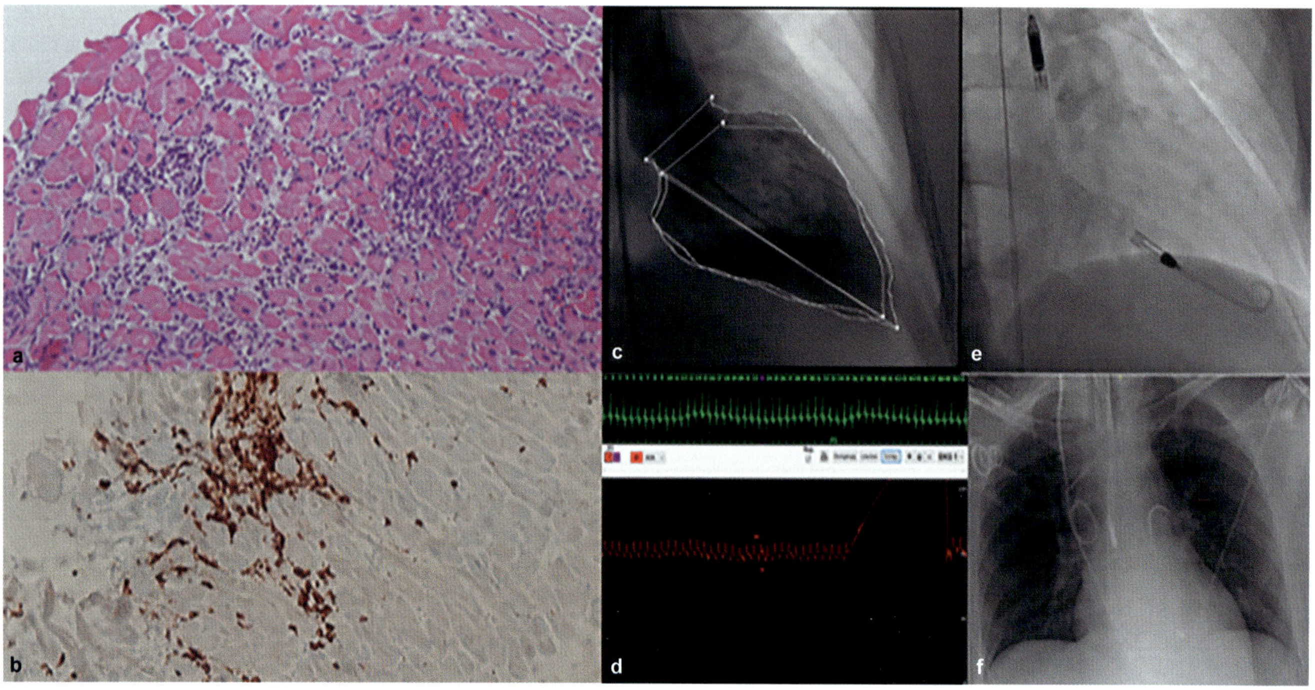

Abb. 5.2 49-jähriger Mann mit kardiogenem Schock bei fulminanter lymphozytärer Myokarditis ohne Virusnachweis [M1502]
In der HE-Färbung **(a)** massive zelluläre Infiltration, überwiegend mit Lymphozyten, immunhistologisch **(b)** lassen sich die Zellen weiter in T-Lymphozyten (CD3-positiv) differenzieren (**a, b;** Prof. G. Mall, Darmstadt). Die linksventrikuläre Ejektionsfraktion **(c)** war bei nichtdilatiertem Ventrikel hochgradig reduziert, als Zeichen des kardiogenen Schocks fanden sich ein systolischer arterieller Druck von 85 mmHg **(d),** zudem eine schwer reduzierte Blutdruckamplitude (85/74 mmHg) sowie ein Herzindex von 1,5 l/min/m². **(e)** Nach Anlage einer Mikroaxialpumpe (Impella CP®); **(f)** Röntgenaufnahme des Thorax (PA-Katheter, Impella, ZVK). Die linksventrikuläre Funktion hat sich nach 8-tägigem Impella-Support über einen 6-Wochen-Verlauf komplett normalisiert.

Die Linksherzkatheteruntersuchung hat den wichtigsten Stellenwert bei der Abgrenzung gegenüber der koronaren Herzkrankheit (KHK) – insbesondere beim Vorliegen entsprechender Risikofaktoren. Klinische Zeichen, laborchemische Befunde und nichtinvasive Untersuchungen sind zusammen nicht ausreichend, um das tatsächliche Vorliegen histologischer Veränderungen in der EMB vorherzusagen (➤ Abb. 5.2).

Deshalb bleibt die **EMB** der **Goldstandard** zur Stellung der Diagnose einer Myokarditis. Durch führende Kardiopathologen wurden bereits 1987 die „Dallas-Kriterien" zur Bewertung der EMB hinsichtlich Veränderungen im Sinne einer Myokarditis etabliert. Danach werden der Befund eines entzündlichen Infiltrats mit begleitender Myozytennekrose (± Fibrose) als Myokarditis, der Nachweis eines entzündlichen Infiltrats (± Fibrose) als „Borderline-Myokarditis" und die Abwesenheit von entzündlichem Infiltrat und Myozytennekrose als Ausschluss einer Myokarditis bewertet.

Da die Aussagekraft der konventionellen Histologie limitiert ist, sollte die Aufarbeitung der EMB eine immunhistologische Analyse mit Quantifizierung der lymphozytären Infiltration des Myokards und der Quantifizierung der Expression von HLA-Antigenen beinhalten.

Neben dem Nachweis von Entzündungszellen im Myokard kann der Nachweis eines entzündlichen Agens in der EMB erfolgen. Häufigste Ursache einer Myokarditis bei nichtimmunsupprimierten Patienten waren in den 1980er- und 1990er-Jahren in Mitteleuropa Enteroviren (insbesondere das Coxsackie-B-Virus), gefolgt von Adenovirus, Hepatitis-C-Virus, Zytomegalievirus und anderen Viren. In den letzten Jahren hat man zunehmend andere Viren (Parvovirus B19, HHV6) als Myokarditiserreger identifiziert. Die Aufarbeitung von Endomyokardbiopsien bei Myokarditisverdacht sollte also immer auch die Suche nach einem infektiösen Agens mit molekularbiologischen Techniken (Polymerasekettenreaktion) einschließen. Eine umfangreiche serologische Virusdiagnostik ist im Gegensatz dazu nicht angezeigt.

Bei Patienten mit Myokarditis finden sich oft erhöhte Troponinwerte, die Myozytolysen anzeigen (Acute Myocardial Injury gemäß Universal Definition of Myocardial Infarction, 2018). Die Kreatinkinaseaktivität (CK und CK-MB) ist seltener erhöht. Die herzspezifischen Marker Troponin T und Troponin I können Herzmuskelzelluntergänge also mit höherer Sensitivität auch im Rahmen der Myokarditis anzeigen und sollten deshalb regelhaft bestimmt werden. Die Höhe der Troponinwerte zeigt eine Korrelation zum immunhistologischen Befund. Die natriuretischen Peptide (BNP, proBNP) können hilfreich sein, die Entwicklung einer Herzinsuffizienz anzuzeigen.

Die Endomyokardbiopsie wird – nach Ausschluss anderer Ursachen – bei neu aufgetretener Herzinsuffizienz (innerhalb von 3 Mon.) und komplexen ventrikulären Arrhythmien oder höhergradigen AV-Blockierungen empfohlen (Carforio et al. 2013; Cooper et al. 2007). Die Wahrscheinlichkeit, dass das Ergebnis der Biopsie die Behandlung beeinflussen wird, sollte gegeben sein. Die Verlegung in ein Zentrum, in dem das gesamte diagnostische Spektrum einschließlich EMB zur Verfügung steht, ist empfehlenswert. Die akuten Myokarditiden ohne begleitend auftretende Herzinsuffizienz, Arrhythmien oder AV-Blockierungen haben eine gute Prognose, der diagnostische Nutzen der Biopsie wäre hier im Hinblick auf eine Differenzialtherapie und auf mögliche schwerwiegende Komplikationen zu gering.

MERKE

Für die klinische Praxis bietet die Kombination aus Klinik, EKG-Veränderungen, ± Troponin, angiographischem Ausschluss einer KHK bzw. klinisch unwahrscheinlicher KHK zusammen mit typischen Veränderungen in der kardialen MRT ein ausreichendes Maß an diagnostischer Trennschärfe. Um pathogenetisch-ätiologische Therapieoptionen bei unklarem und v. a. rasch progredientem linksventrikulärem Pumpversagen aufzuspüren, bleibt die Durchführung der EMB aber unerlässlich (Cooper et al. 2007; Kociol et al. 2020), die auch im Hinblick auf Abklärung infektiöser Ursachen mit antiinfektiven Behandlungsoptionen relevant sein kann.

5.1.4 Therapie

Die Therapie der Myokarditis orientiert sich an der Grundkrankheit, neben infektiösen Ursachen mit spezifischer Behandlungsoption insbesondere bei toxischen und immunmediierten Formen (➤ Tab. 5.1).

PRAXISTIPP

Die supportive Therapie bei unkomplizierten Verläufen besteht neben der Vermeidung von nichtsteroidalen Antirheumatika (NSAR) und einer hohen Alkoholaufnahme aus körperlicher Schonung, bis sich die EKG-Veränderungen zurückgebildet haben (Evidenzstärke IV).

Eine immunsuppressive Therapie ist nach der vorliegenden Datenlage nur bei seltenen autoreaktiven Formen wie der Riesenzellmyokarditis, der eosinophilen Myokarditis und bei Myokarditiden im Rahmen von Kollagenosen indiziert (Evidenzstärke Ib; Carforio et al. 2013). Im akuten Stadium einer Virusmyokarditis ist eine Immunsuppression kontraindiziert (Mason et al. 1995). Beim Vorliegen von Herzinsuffizienz, tachykarden oder bradykarden Arrhythmien muss das gesamte Spektrum der intensivmedizinisch-kardiologischen Behandlung angewandt werden (Kociol et al. 2020). Eine pathogenetisch (z. B. Immunsuppression bei Riesenzellmyokarditis) oder ätiologisch orientierte Therapie kann in diesen Fällen nur anhand des Ergebnisses der EMB einschließlich einer immunhistologischen und virologischen Aufarbeitung erfolgen. Anders als bei der chronischen enterovirusassoziierten Myokarditis bzw. dilatativen Kardiomyopathie gibt es für den Einsatz von Interferon bei der akuten Enterovirus-Myokarditis des Erwachsenen keine kontrollierten Daten. Bei Versagen der konservativen Therapie kann ggf. – bei isoliertem linksventrikulärem Versagen – die Anwendung einer Mikroaxialpumpe (Impella CP® bzw. Impella 5.0) oder die Implantation eines links- oder biventrikulären Assist-Systems als Bridging to Recovery notwendig werden. Eine Herztransplantation ist im Stadium einer akuten viralen Myokarditis kontraindiziert, da es zur Infektion des Transplantats kommt (Caforio et al. 2013; Cooper et al. 2007; Kociol et al. 2020).

Beim Nachweis einer infektiösen Ursache sollen Möglichkeiten einer spezifischen antiinfektiven Therapie erwogen werden. Bei vielen häufigen viralen Erregern wie z. B. Enteroviren stehen jedoch keine etablierten spezifischen antiinfektiven Therapieoptionen zur Verfügung.

5.2 Perikarditis

Holger H. Sigusch

5.2.1 Definition

Das Perikard ist ein fibroelastischer Sack, bestehend aus dem viszeralen und parietalen Anteil, der durch den „Perikardraum" separiert ist. Der Perikardraum enthält bei Gesunden ca. 15–50 ml Flüssigkeit. Die Perikarditis ist ein entzündungsbedingtes Syndrom des Perikards, das durch thorakale Schmerzen, ein perikarditisches Reibegeräusch, serielle EKG-Veränderungen und das mögliche Auftreten eines Perikardergusses charakterisiert ist. Man unterscheidet idiopathische, primär erregerbedingte und sekundäre Formen in der Folge anderer Erkrankungen (➤ Tab. 5.2; Adler et al. 2015).

5.2.2 Symptomatik und klinisches Bild

Der thorakale Schmerz ist meist das Leitsymptom einer akuten Perikarditis. Die Schmerzlokalisation ist retrosternal, präkordial oder epigastral mit Ausstrahlung in die Halsregion oder in den linken Arm, ähnlich dem Schmerz ischämischer Syndrome. Der Schmerzcharakter ist aber häufiger scharf und pleuritisch, seltener dumpf und abschnürend. Husten, tiefe Inspiration und liegende Position führen zur Schmerzverstärkung, sitzende Position und Nachvornbeugen zur Linderung des Schmerzes.

Das perikardiale Reibegeräusch (kratzend, hochfrequent, in > 90 % tri- oder biphasisch, bei Sinusrhythmus systolisch/früh-/spätdiastolisch, bei Vorhofflimmern nur biphasisch systolisch/frühdiastolisch) ist das pathognomonische klinische Zeichen einer Perikarditis. Weitere klinische Befunde sind abhängig vom Ausmaß und von der hämodynamischen Relevanz eines begleitenden Perikardergusses bzw. bei sekundärer Genese von der Grunderkrankung.

Bei einer Perikardtamponade sind Tachykardie, Blutdruckabfall, fehlendes perikarditisches Reibegeräusch zusammen mit nachlassendem präkordialem Schmerz, Halsvenenstauung und Leberkapselschmerz in unterschiedlicher Ausprägung vorhanden.

5.2.3 Diagnostik und Differenzialdiagnostik

Serielle EKG-Ableitungen sind hilfreich bei der Diagnostik einer akuten Perikarditis (➤ Abb. 5.3). Man unterscheidet dabei vier Stufen. Die erste Stufe während des akuten Schmerzes ist nahezu beweisend für eine akute Perikarditis mit konkaver, nach oben gerichteter ST-Elevation in allen Ableitungen außer V_1, positiven T-Wellen in den Ableitungen mit ST-Hebung und einer Senkung des PR-Intervalls in allen Ableitungen außer aVR. Stufe 2 zeigt eine T-Wellen-Abflachung und einen Rückgang der ST-Elevation, gefolgt von Stufe 3 mit T-Negativierungen (kein R-Verlust oder Ausbildung von Q) und einem normalisierten EKG in Stufe 4 (Monate oder Jahre später).

Tab. 5.2 Ursachen der Perikarditis (mod. n. Adler et al. 2015)

Form	Ursachen
Idiopathisch	
Primär erregerbedingt	Virusinfektionen: Coxsackieviren, Echoviren, Adenoviren, HIV, Influenza-A- u. -B-, Mumps-, Varizella-Zoster-Virus, Hepatitis B, Parvovirus B19, Herpesviren (EBV, HHV6, CMV)
	Tuberkulose
	Bakterielle Infektionen: *Streptococcus pneumoniae, Staphylococcus* ssp., gramnegative Bakterien, *Neisseria (N.) meningitidis, N. gonorrhoeae, Francisella tularenis, Legionella* spp., *Borrelia burgdorferi, Coxiella burnetii, Chlamydia* spp., *Leptospira* ssp., *Mycoplasma* spp., *Tropheryma whipplei*
	Pilzinfektionen (sehr selten): *Histoplasma* spp., *Candida* spp., *Blastomyces* spp., *Aspergillus* spp.
	Parasiten (sehr selten): *Echinococcus* spp., *Toxoplasma* spp.
Sekundäre Formen	Akuter Myokardinfarkt (Early Infarction Pericarditis)
	Metabolisch: unbehandelte Urämie, in Assoziation mit Hämolyse, Myxödem, ovariales Hyperstimulationssyndrom
	Tumorerkrankungen: Lungenkrebs, Brustkrebs, Leukämie, Morbus Hodgkin, Non-Hodgkin-Lymphome, primäre Tumoren des Perikards (meist Mesotheliome), paraneoplastisch
	Bestrahlung
	Autoimmunerkrankungen: akutes rheumatisches Fieber, SLE, rheumatoide Arthritis, Sklerodermie, Sharp-Syndrom, GPA, Periarteriitis nodosa, Sjögren-Syndrom
	Andere entzündliche Erkrankungen: Sarkoidose, entzündliche Darmerkrankungen, Arteriitis temporalis
	Medikamente: Hydralazin, Procainamid, Phenytoin, Minoxidil, Doxorubicin, Penicillin, Amiodaron, GM-CSF, Anti-TNF-α-Substanzen
	Trauma: Hämoperikardium, Typ-A-Aortendissektion, Endomyokardbiopsie, Herzschrittmacherimplantation, Koronarperforation bei PCI, Ablationsprozeduren der Elektrophysiologie, Ösophagusruptur
	Verzögerte myokardiale-perikardiale Verletzungssyndrome: Dressler-Syndrom, Postperikardiotomiesyndrom
	Post-Vakzinierung: Varizella-Zoster, Influenza, Milzbrand, SARS-CoV-2

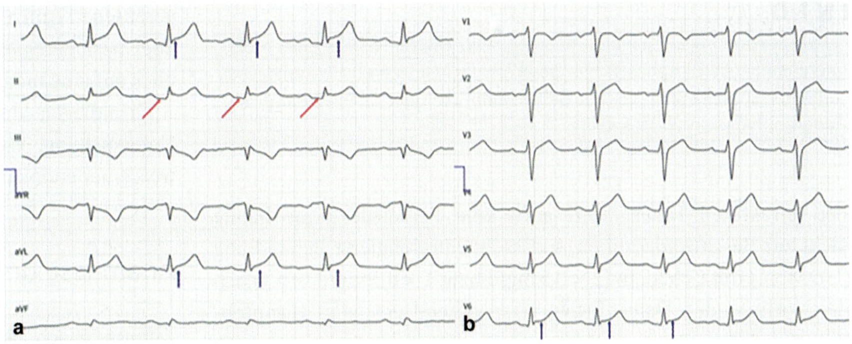

Abb. 5.3 54-jähriger Mann mit atemabhängigen thorakalen Schmerzen nach Herzschrittmacherimplantation [M1502]
In der Echokardiographie war kein relevanter Perikarderguss nachweisbar. Im EKG fanden sich typische perikarditische Veränderungen mit Senkungen der ST-Strecke (**a,** rote Pfeile) und ST-Elevationen (**a, b,** blaue Pfeile).

EKG-Veränderungen treten bei etwa 90 %, alle vier Phasen der EKG-Veränderungen bei etwa 50 % aller Patienten mit akuter Perikarditis auf. Die EKG-Veränderungen in Stufe 1 müssen gegenüber dem Syndrom der frühen Repolarisation, das bei gesunden jungen Männern auftritt, und dem akuten Myokardinfarkt differenzialdiagnostisch abgegrenzt werden.

Durch die Echokardiographie werden begleitende Perikardergüsse und eventuelle Charakteristika, die für eine Pericarditis constrictiva sprechen könnten, registriert. Das Röntgenbild des Thorax kann auf eine zugrunde liegende Erkrankung – Bronchialkarzinom, pulmonale Metastasen, Hinweise auf eine Tuberkulose – deuten, liefert aber für die unkomplizierte Perikarditis i. d. R. wenig Informationen, außer bei Komplikationen durch einen großen Perikarderguss (> 200 ml), der dann röntgenologisch und – exakter – echokardiographisch erfasst werden kann.

Laborchemisch kann neben erhöhten Entzündungszeichen (CRP, beschleunigte BSG) auch ein positives Troponin I oder T nachweisbar sein.

Zur Abklärung infektiöser Genesen der Perikarditis sollte i. d. R. ein Erregerdirektnachweis angestrebt werden. Gerade bei systemischen oder mehrere Organsysteme betreffenden Infektionen kann die Gewinnung diagnostischer Proben für mikrobiologische/molekularbiologische Untersuchungen von anderen, einfacher zu erreichenden Manifestationen (z. B. Lymphknoten, Duodenalschleimhaut, bronchoalveoläre Lavage, Blut) günstiger sein und sollte erwogen werden.

MERKE

Ein erhöhtes Troponin (bei ca. 30 % aller Fälle von akuter Perikarditis) spricht für das Vorliegen einer myokardialen Beteiligung im Sinne einer Perimyokarditis bzw. Myoperikarditis, die in der Klinik als „Mischformen" häufig angetroffen werden.

5.2.4 Therapie

Zunächst muss ermittelt werden, ob die vorliegende Perikarditis durch eine zugrunde liegende Erkrankung bedingt ist, um Möglichkeiten einer spezifischen Therapie auszuschöpfen (z. B. Dialyse bei urämischer Perikarditis, antiinfektive Therapie bei Infektion).

Die Allgemeinmaßnahmen bei akuter Perikarditis sollten aus körperlicher Schonung (Bettruhe während der Initialphase mit Fieber und Schmerz), klinischer Beobachtung (Myokardinfarkt? Zeichen einer Perikardtamponade?) und analgetischer Therapie bestehen. Effektiv sind NSAR wie Azetylsalizylsäure (4–6 ED à 500 mg), Indometacin (4–6 ED à 25–50 mg) oder, bei breitem Dosierungsbereich und guter Verträglichkeit, bevorzugt Ibuprofen (3–4 ED à 300–600 mg; **Empfehlungsgrad B).** Colchicin (2 × 0,5 mg/d bei Patienten mit einem Körpergewicht > 70 kg; sonst 1 × 0,5 mg) wird in Kombination mit NSAR empfohlen, um die Rezidivrate zu verringern und eine rasche Beschwerdefreiheit zu erzielen (**Empfehlungsgrad A;** Imazio 2021). Bei starken Schmerzen, die nicht innerhalb von 48 h auf NSAR (s. o.) und Colchicin ansprechen, können besonders bei Kollagenosen, autoreaktiven oder urämischen Formen Glukokortikoide (z. B. Prednisolon 50–100 mg/d aufgeteilt auf 2 Dosen oder im Rahmen einer Perikardiozentese lokal appliziert) hilfreich sein. Nach einigen Tagen Beschwerdefreiheit werden die antiinflammatorischen Substanzen ausgeschlichen. Die Gabe von Colchicin sollte bei einer akuten Perikarditis jedoch über 3 Mon. erfolgen. Der Einsatz von IL1-Rezeptorantagonisten bei colchicinresistenter Perikarditis scheint in klinischen Studien Erfolg versprechend (Imazio 2021). Antibiotika kommen bei dokumentierter bakterieller Infektion infrage. Eine Perikardtamponade muss rasch mittels Perikardiozentese behandelt werden.

PRAXISTIPP

Eine laufende orale Antikoagulation und eine antithrombozytäre Therapie erhöhen das Risiko für eine Perikardtamponade bei trockener Perikarditis oder serösem Begleiterguss nicht. Dennoch empfiehlt sich eine sorgfältige Indikationsstellung. Bei hämorrhagischem Perikarderguss muss die Antikoagulation und nach Möglichkeit die antithrombozytäre Therapie konsequent, manchmal über mehrere Wochen, pausiert werden.

Die viralen und idiopathischen Formen sind i. d. R. nach 2–6 Wo. selbstlimitierend – mit assoziierter guter Prognose. Man geht davon aus, dass etwa 10 % aller Patienten nach einer Phase einer akuten Perikarditis eine vorübergehende milde konstriktive Hämodynamik entwickeln, die normalerweise innerhalb von 3 Mon. spontan verschwindet. Das Risiko, nach einer akuten idiopathischen Perikarditis über einen Beobachtungszeitraum von 6 J. dauerhaft eine Pericarditis constrictiva zu entwickeln, ist mit < 0,5 % gering (Chiabrabdo et al. 2020).

INFO

Etwa 20–30 % aller Patienten erfahren nach einer initialen Phase rezidivierende Perikarditisphasen mit thorakalen Schmerzen und erforderlicher erneuter antiinflammatorischer Behandlung, die dann über Monate sehr langsam reduziert werden sollte.

Bei refraktären Fällen führt auch eine Perikardektomie häufig nicht zur Beschwerdefreiheit, sodass eine prolongierte Behandlung (≥ 6 Mon.) mit Colchicin (2 × 0,5 mg/d bzw. 1 × 0,5 mg/d, s. o.) nach den vorliegenden Daten Erfolg versprechend erscheint **(Empfehlungsgrad B).**

5.2.5 Nachsorge

Bei der Nachsorge müssen sowohl rezidivierende Phasen der Perikarditis als auch die Entwicklung einer Pericarditis constrictiva (➤ Kap. 5.2.4) beachtet werden.

5.3 Infektiöse Endokarditis

Björn Plicht

5.3.1 Definition

Mikrobiell verursachte („infektiöse") Endokarditiden sind endovaskuläre, meist durch Bakterien verursachte Infektionen kardiovaskulärer Strukturen. Betroffen sind vorrangig die nativen Herzklappen, aber auch intrakardial implantierte Fremdmaterialien. Die infektiöse Endokarditis verläuft unbehandelt letal. Die Inzidenz liegt bei etwa 30 : 1.000.000, wobei in den letzten Jahrzehnten zunehmend akute bis foudroyante und weniger subakute (früher als „Endocarditis lenta" bezeichnete) Verlaufsformen beobachtet werden. Wenn prädisponierende Faktoren für ein moderates oder hohes Endokarditisrisiko vorliegen, steigt die Inzidenz auf 280–497 Fälle/100.000 Individuen (Thornhill et al. 2018). Die Inzidenz von Prothesenendokarditiden liegt bei 5,2 % innerhalb der ersten 10 J. nach Implantation. Die häufigsten Endokarditiserreger sind grampositive Mikroorganismen wie Staphylokokken (44 %), Streptokokken (12 %) und Enterokokken (16 %; Habib et al. 2019). Infektionen mit gramnegativen Mikroorganismen, Pilzen und anderen Erregern wie *Chlamydia* spp., *Coxiella* spp., *Brucella* spp., *Bartonella* spp. oder *Tropheryma whipplei* sind in Deutschland vergleichsweise selten. Die Letalitätsrate hängt von klinischen Faktoren, vom ursächlichen Erreger, aber auch vom Zeitpunkt der Diagnosestellung und von der Einleitung einer adäquaten Therapie ab. Die aktuell berichtete Letalitätsrate liegt in Europa bei ungefähr 17 % (Habib et al. 2019).

5.3.2 Diagnostik

Trotz niedriger Inzidenz muss eine mikrobiell verursachte Endokarditis differenzialdiagnostisch bei jedem Patienten mit ungeklärtem Fieber oder neu entstandenen/nicht sicher zuzuordnenden Herzgeräuschen frühzeitig erwogen werden. Zudem sollte ein zerebrales oder peripheres embolisches Ereignis unklaren Ursprungs in Hinblick auf eine mögliche Endokarditis abgeklärt werden.

Grundlagen der Diagnosestellung sind Anamnese, klinische Untersuchung, Nachweis eines Erregers und der bildgebende Nachweis einer endokardialen Beteiligung.

Anamnese und klinische Untersuchung

Anamnestisch bedeutsam ist die Frage nach prädisponierenden Faktoren. Die Hochrisikogruppe für eine infektiöse Endokarditis stellen Patienten nach einer durchgemachten Endokarditis, nach chirurgischer oder interventioneller Implantation von Herzklappenprothesen, Patienten mit angeborenen Herzfehlern und Patienten mit dauerhaft implantierten Herzunterstützungssystemen dar. Ein moderates Risiko liegt nach stattgehabtem rheumatischem Fieber, angeborene Klappenerkrankungen wie einer bikuspiden Aortenklappe, nach Implantation eines elektronischen kardiovaskulären Devices (z. B. Herzschrittmacher) und einer hypertrophen Kardiomyopathie vor (Delgado et al. 2023).

Zudem sollte die Anamnese die Frage nach i. v. Drogenabusus, nach invasiven Eingriffen mit potenziell sekundärer Bakteriämie oder regelmäßiger Inanspruchnahme von Pflege oder medizinischen Maßnahmen umfassen, wozu auch die Frage nach einer rheumatologischen oder Tumorerkrankung gehört.

Das klinische Bild ist variabel mit Symptomen wie Fieber, subfebrilen Temperaturen, Kopfschmerzen, Abgeschlagenheit, Gewichtsverlust, Appetitlosigkeit, Nachtschweiß, Myalgien und Arthralgien. Unklare neurologische Ereignisse können Erstsymptom einer Endokarditis sein. Bei der **klinischen Untersuchung** steht die Auskultation zur Erfassung eines neu aufgetretenen oder aggravierten Klappengeräuschs im Vordergrund. Eine fortschreitende Dys- bzw. Orthopnoe ist als Zeichen einer schweren Klappendestruktion zu werten. Weitere Hinweise auf klinische Komplikationen sind unspezifische Bewusstseinsstörungen bzw. fokal neurologische Ausfälle als Zeichen einer zentralen Embolisierung von Vegetationsmaterial und Zeichen einer peripheren Mikro- oder Makroembolie wie Roth-Flecken, Janeway-Läsionen, Osler-Knoten (➤ Abb. 5.4) und Splinter-Hämorrhagien. Auch konjunktivale Einblutungen können Hinweis auf eine Endokarditis sein. Bei der Rechtsherzendokarditis sieht man Befunde einer pulmonalen Embolisierung.

Laboruntersuchungen sind unspezifisch und können das Ausmaß einer Sepsis detektieren, aber die Diagnose „Endokarditis" nicht sichern. Häufig finden sich eine Leukozytose mit Linksverschiebung, eine Erhöhung des CRP und des Procalcitonins, eine Beschleunigung der BSG sowie eine Anämie.

Bildgebung

Die Echokardiographie ist das derzeit sensitivste Werkzeug zum Nachweis typischer endokarditischer Vegetationen. Dabei ist die transösophageale Untersuchung der transthorakalen Untersuchung in nahezu allen Fragestellungen überlegen. Allerdings ist die

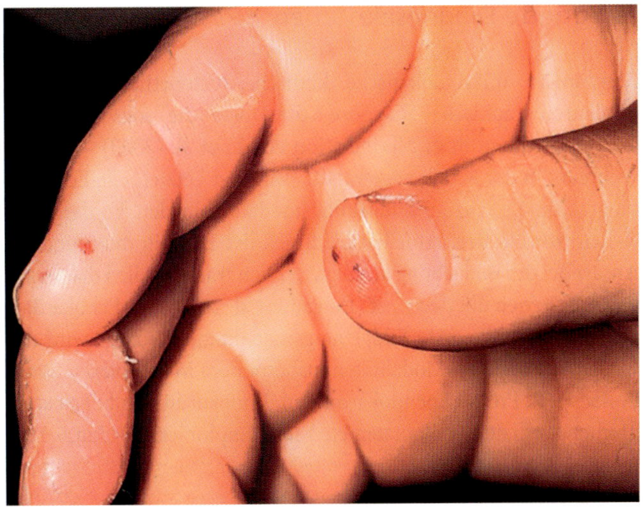

Abb. 5.4 Hinweise auf eine Embolisation infolge einer Endokarditis sind sog. Osler-Knoten: hämorrhagische Effloreszenzen bedingt durch eine Mikroembolisation oder als infektiöse Immunkomplexvaskulitis (aus Liang et al. 2018). [E379-003]

Spezifität der Echokardiographie bezüglich einer floriden Endokarditis gering. Die Indikationsstellung zur Echokardiographie sowie die Ergebnisse der Untersuchung müssen daher stets im klinischen Gesamtkontext beurteilt werden.

Bei V. a. eine akut verlaufende Endokarditis ist eine echokardiographische Untersuchung unmittelbar, ansonsten binnen 24 h, durchzuführen. Bei negativem Befund in der transösophagealen Echokardiographie (TEE, ➤ Abb. 5.5) und weiter bestehendem klinischem Verdacht sollte die Untersuchung innerhalb von 5–7 d wiederholt werden, um eine Endokardbeteiligung mit hinreichender Sicherheit ausschließen zu können. Bei Nachweis einer *Staphylococcus-aureus*-Bakteriämie, insbesondere bei gleichzeitig vorliegenden Risikofaktoren wie i. v. Drogenabusus, kardialem Implantat, Hämodialyse etc., ist aufgrund der vergleichsweise hohen Inzidenz einer Endokarditis die Indikation zur Echokardiographie eher großzügig zu stellen.

Neben dem Vegetationsnachweis dient die Echokardiographie der Kontrolle der linksventrikulären Funktion, der Schweregradbeurteilung von Regurgitationen, dem Nachweis von Komplikationen wie Abszessbildung, Sehnenfädenabrissen, Protheseneteilausrissen, Segelperforationen oder intrakardialen Shunts und Fisteln und der Verlaufskontrolle des Befunds unter antimikrobieller Therapie. Insbesondere ist die Größe von Vegetationen, bestimmt durch Messung der maximalen Vegetationslänge, ein wichtiges Maß für die Indikationsstellung einer chirurgischen Sanierung. Bei nachgewiesener florider Endokarditis ist daher eine wöchentliche echokardiographische Verlaufskontrolle empfehlenswert, bei klinischer Befundverschlechterung möglichst umgehend.

Die 2023 aktualisierten Leitlinien der ESC heben die Bedeutung weiterer Bildgebungsmodalitäten hervor (Delgado et al. 2023): So wird die kardiale Computertomographie zur Diagnose der infektiösen Endokarditis sowie insbesondere perivalvulären und periprothetischen Komplikationen empfohlen. Bei Letzteren ist sie der TEE überlegen. Ganzkörper-CT sind sinnvoll bei der Detektion extrakardialer Embolien und können damit ein weiteres Diagnosekriterium liefern. Präoperativ kann eine CT-Koronarangiographie bei ausgewählten Patienten eine Koronarangiographie ersetzen. Auch das MRT ist in der Lage, Endokarditiden und ihre kardialen und extrakardialen Komplikationen zu detektieren. Insbesondere für die Detektion entzündlicher Läsionen im Bereich von Klappenprothesen wird der Einsatz der FDG-PET/CT empfohlen (alternativ die SPECT/CT mit radioaktiv markierten Leukozyten), wobei das früher empfohlene Zeitintervall nach erfolgter Chirurgie von 3 Mon. als nicht mehr erforderlich erachtet wird (Delgado et al. 2023).

Erregernachweis/Blutkulturdiagnostik

Standardverfahren zum Erregernachweis ist die Blutkultur. Der Befund eines – auch seltenen – Erregers in mindestens zwei Blutkulturen sichert bei gleichzeitigem echokardiographischem Nachweis der Endokardbeteiligung die ätiologische Diagnose. Insbesondere bei Bakteriämie mit Streptokokken, *Staphylococcus (S.) aureus*, Enterokokken sowie Bakterien der HACEK-Gruppe (Bakterien der Gattungen *Aggregatibacter aprophylus* [früher Haemophilus], *Aggregatibacter actinomycetemcomitans* [früher Actinobacillus], *Cardiobacterium, Eikenella* und *Kingella*) muss an eine Endokarditis gedacht werden.

Grundsätzlich sollten Blutkulturen vor Einleitung einer antimikrobiellen Therapie entnommen werden. Wegen der für eine Endokarditis charakteristischen kontinuierlichen Bakteriämie muss ein bestimmter Zeitpunkt, z. B. eine Fieberspitze, zur Abnahme der Blutkulturen nicht abgewartet werden:

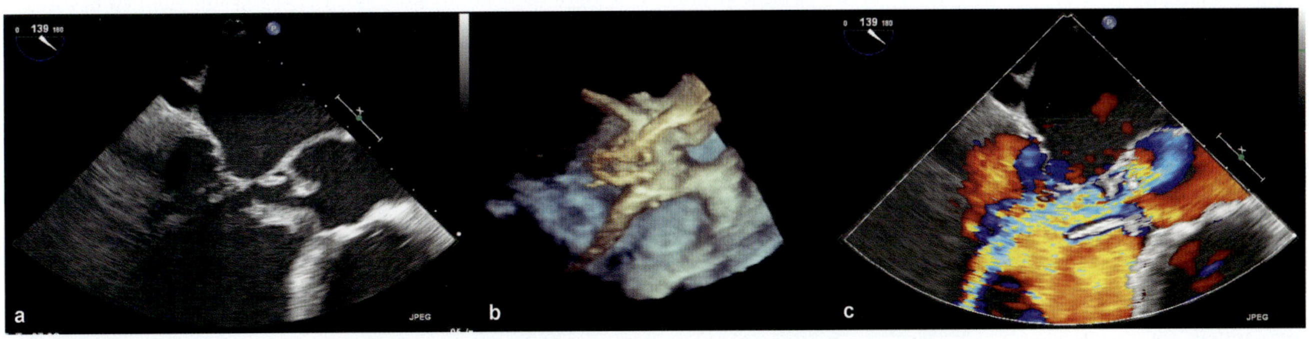

Abb. 5.5 Nachweis einer großen Vegetation an der Aortenklappe in der transösophagealen zweidimensionalen **(a)** und dreidimensionalen **(b)** Echokardiographie mit Destruktion der Herzklappe, aus der eine schwere Regurgitation **(c)** resultiert. In der Blutkultur konnte *Enterococcus faecalis* nachgewiesen werden. [M1503]

- Es werden mindestens drei Blutkultursets (aerob/anaerob) im Abstand von 30 min unabhängig vom Verlauf der Körpertemperatur durch Punktion einer peripheren Vene entnommen.
- Kontrollblutkulturen werden bei nachgewiesener Endokarditis in den ersten Tagen nach Therapiebeginn zur Überprüfung der Effektivität der antibiotischen Therapie entnommen. Persistierend positive Blutkulturen zeigen ein erhöhtes In-Hospital-Sterblichkeitsrisiko an und sollten daher Anlass sein, ein frühzeitiges chirurgisches Vorgehen zu erwägen.

Die Hauptursache negativer Blutkulturen ist in einer antibiotischen Vorbehandlung zu sehen. Bei Patienten mit antimikrobieller Vorbehandlung innerhalb der letzten 14 d ist daher individuell nach klinischer Gesamtbewertung über eine Unterbrechung der Antibiotikagabe zu entscheiden, um die Sensitivität der mikrobiologischen Diagnostik zu verbessern.

In Fällen einer „kulturnegativen" Endokarditis ist auch an seltene, kulturell schwer oder nicht nachweisbare Erreger wie Chlamydien (z. B. *Chlamydia psittaci*), *Coxiella burnetii* (Q-Fieber-Endokarditis), *Tropheryma whipplei* sowie an Bartonellen, Legionellen und Mykoplasmen zu denken. Hier sind entsprechende serologische Nachweisverfahren indiziert. Im Fall einer *Tropheryma whipplei*-Endokarditis kann der Direktnachweis des Erregers per PCR z. B. aus Biopsaten der Dünndarmmukosa oder Gelenkaspiraten angestrebt werden. Die mikrobiologische bzw. molekularbiologische (PCR) Untersuchung von intraoperativ entnommenem Klappengewebe oder Gewebe aus peripheren Abszessen kann ebenfalls hilfreich sein.

Für die Therapieplanung ist die Bestimmung der Antibiotikaempfindlichkeit des nachgewiesenen Erregers unerlässlich. Um im Fall einer Medikamentenallergie weitere Testungen durchführen zu können, sollte der Erreger über mind. 1 J. asserviert werden.

Die Verdachtsdiagnose „infektiöse Endokarditis" sollte dem mikrobiologischen Labor mitgeteilt werden, damit eine verlängerte Bebrütungszeit (bis zu 30 d) zum Nachweis langsam wachsender Erreger wie Brucellen gewährleistet ist und ggf. zusätzliche Diagnoseverfahren durchgeführt werden können.

Integrierte Diagnosekriterien

Kombinierte mikrobiologische, klinische, histopathologische und echokardiographische Diagnose-Scores wie die sog. Duke-Kriterien – heute in ihrer Modifikation von Li et al. (2000) – werden verbreitet in der Klinik angewandt. Während Letztere die Echokardiographie als einzige Bildgebungsmodalität in den Vordergrund stellen, wird in den aktuellen Leitlinien der ESC ein multimodaler Ansatz bei der Bildgebung verfolgt, der den traditionellen diagnostischen Kriterien überlegen ist (Delgado et al. 2023). Die Echokardiographie bleibt die erste Bildgebungsmodalität, allerdings wird der Einsatz der anderen Modalitäten insbesondere in komplexen Situationen (z. B. Prothesenendokarditiden, Endokarditiden bei elektronischen kardialen Implantaten etc.) sehr empfohlen (➤ Tab. 5.3).

MERKE

Die **Diagnose** der Endokarditis basiert auf der Integration von Bildgebung und mikrobiologischer Diagnostik.

Die Anwendung diagnostischer Kriterien ersetzt im Einzelfall allerdings nicht die klinische Beurteilung, um die Diagnose Endokarditis zu bestätigen oder zu verwerfen. Daher sollte in jedem Fall frühzeitig Kontakt mit einem Referenzzentrum (Herzklappenzentrum) mit besonderer Expertise in der Diagnostik und Therapie der infektiösen Endokarditis (einem sog. Endokarditis-Team) aufgenommen werden, um das weitere diagnostische und therapeutische Vorgehen abzustimmen und bei Komplikationen eine rasche Verlegung in ein solches Zentrum zu ermöglichen (Delgado et al. 2023). Vielerorts wird auch der Ansatz verfolgt, die diagnostischen und therapeutischen Schritte aller Fälle einer möglichen oder bestätigten Endokarditis in einem interdisziplinären Board unter Beteiligung von Kardiologie, Kardiochirurgie, Pharmakologie, Mikrobiologie und Infektiologie festzulegen.

MERKE

Auch bei unkomplizierten Endokarditiden sollte ein **Endokarditis-Team,** z. B. in einem Herzklappenzentrum, zurate gezogen werden.

Tab. 5.3 Modifizierte diagnostische Kriterien nach den Leitlinien der ESC 2023 (mod. n. Delgado et al. 2023)

Major-Kriterien	1. Positive Blutkulturen für Endokarditis a) Typische Mikroorganismen aus 2 positiven Blutkulturen (orale Streptokokken, *Streptococcus gallolyticus,* HACEK-Erreger, *S. aureus, E. faecalis*) b) Mikroorganismen passend zu einer Endokarditis aus kontinuierlichen positiven Blutkulturen (mind. 2 positive Blutkulturen mit Mindestabstand 12 h, alle 3 o. mind. 4 unterschiedliche Blutkulturen positiv mit einem Mindestabstand der ersten u. letzten Probe von 1 h) c) Einzelne positive Blutkultur für *C. burnetti* o. Phase-I-IgG-Antikörper-Titer > 1 : 8000 2. Nachweis endokarditistypischer Läsionen mittels Bildgebung (Echokardiographie, Kardio-CT, FDG-PET/CT, Leukozyten-SPECT/CT)
Minor-Kriterien	1. Prädisponierende Faktoren 2. Fieber > 38 °C 3. Nachweis einer embolischen Streuung (auch asymptomatisch) 4. Immunologische Phänomene (Glomerulonephritis, Osler-Knoten u. Roth-Flecken, Rheumafaktoren) 5. Mikrobiologische Hinweise: positive Blutkulturen, die nicht den o. g. Kriterien entsprechen, serologischer Nachweis einer aktiven Infektion mit einem Organismus, passend zu einer Endokarditis
Klassifikation der infektiösen Endokarditis	• Definitive Endokarditis: 2 Major-Kriterien, 1 Major-Kriterium und mind. 3 Minor-Kriterien o. 5 Minor-Kriterien • Mögliche Endokarditis: 1 Major-Kriterium u. 1–2 Minor-Kriterium, 3–4 Minor-Kriterien

5.3.3 Therapie

Antimikrobielle Therapie

Die erfolgreiche Behandlung der Endokarditis beruht auf einer Eradikation der verursachenden Mikroorganismen mittels Verabreichung optimal wirksamer Antibiotika und der chirurgischen Beseitigung infizierten und destruierten Gewebes/Materials. In den 2023 aktualisierten Leitlinien wird erstmals von dem bisherigen Ansatz einer rein i. v. Antibiotikagabe hin zu einer abgestuften Therapie, basierend auf dänischen Studiendaten (Iversen et al. 2019; Pries-Heje et al. 2022) abgewichen. In der frühen kritischen Phase (erste 2 Wo.) erfolgt die i. v. Verabreichung antimikrobieller Substanzen und die chirurgische Sanierung, während im Anschluss je nach klinischer Stabilität und Mikroorganismus die Antibiotikagabe bei komplizierten Fällen weiter unter stationären Bedingungen oder bei stabilen Fällen ambulant oralisiert oder parenteral fortgesetzt wird.

Im Grundsatz unterscheidet sich die antimikrobielle Therapie bei Nativklappenendokarditiden nicht von der der Klappenprothesenendokarditis, nur sollte Letztere über mind. 6 Wo. verabreicht werden, während bei Nativklappenendokarditis eine Behandlungsdauer zwischen 2 und 6 Wo. empfohlen wird.

MERKE

Die **antimikrobielle Therapie** sollte erst nach Akquisition von mind. 3 Blutkultursets, dann aber unmittelbar erfolgen.

Die Einleitung der **antimikrobiellen Therapie** sollte unmittelbar nach Abnahme der 3 Blutkultursets erfolgen. Die Überlegungen in Hinblick auf eine kalkulierte antimikrobielle Therapie sollten eine vorherige Antibiotikagabe, die Frage nach einer Nativ- oder Prothesenendokarditis und die Art der Infektion (nosokomial, gesundheitswesenassoziiert oder allgemein) einbeziehen (➤ Tab. 5.4).

Die **kalkulierte Antibiotikatherapie** sollte nach Identifikation des verursachenden Mikroorganismus zielgerichtet umgestellt werden. Zur empfohlenen Therapie der häufigen Endokarditiserreger ➤ Tab. 5.5, ➤ Tab. 5.6 und ➤ Tab. 5.7.

Insbesondere bei Infektionen mit Betalaktam-Antibiotika-empfindlichen *S.-aureus*-Stämmen sollte eine Therapie mit staphylokokkenwirksamen Penicillin-Derivaten erfolgen, da sie im Vergleich zur Gabe von Vancomycin bessere Erfolgsaussichten mit weniger unerwünschten Wirkungen hat. Gentamicin wird zumindest bei der Staphylokkokenendokarditis aufgrund der Nephrotoxizität nicht empfohlen. Sofern Aminoglykoside bei der Behandlung anderer Erreger indiziert sind, sollte die Therapiedauer 2 Wo. nicht überschreiten. Daptomycin wird zur Therapie von Staphylokken- oder Enterokokkenendokarditiden empfohlen. Es muss in hohen Dosen

Tab. 5.4 Vorgeschlagene antimikrobielle Regime für die initiale empirische Behandlung der infektiösen Endokarditis (IE) (vor Identifikation des Pathogens; mod. n. Delgado et al. 2023)

Antibiotikum	Dosierung und Gebrauch	Evidenzniveau	Kommentare
Bei nichtnosokomialer Nativklappenendokarditis oder später Klappenprothesenendokarditis (≥ 12 Mon. postop.) ist eine Kombination aus Ampicillin mit Ceftriaxon oder Flucloxacillin und Gentamicin mit folgenden Dosen in Betracht zu ziehen			
Ampicillin	12 g/d i. v. in 4 ED	IIa, C	Bei initial negativen Blutkulturen u. fehlender klinischer Antwort sollten die Therapieregime auf schwer anzüchtbare Erreger ausgerichtet werden, idealerweise in Rücksprache mit einem Infektiologen
Ceftriaxon	4 g/d i. v. o. i. m. in 2 ED		
Flucloxacillin	12 g/d i. v. in 4–6 ED		
Gentamicin[1]	3 mg/kg/d i. v. o. i. m. in 1 Dosis		
Bei früher Klappenprothesenendokarditis (< 12 Mon. postop.) oder nosokomialer oder gesundheitssystemassoziierter Endokarditis kann Vancomycin oder Daptomycin kombiniert mit Gentamicin und Rifampicin mit folgenden Dosen in Betracht gezogen werden			
Vancomycin[2]	30 mg/kg/d i. v. in 2 ED	IIb, C	Rifampicin wird nur bei Fremdkörperinfektion empfohlen u. sollte 3–5 d nach Initiierung einer effektiven antimikrobiellen Therapie begonnen werden
Daptomycin	10 mg/kg/d i. v. in 1 Dosis[3]		
Gentamicin[1]	3 mg/kg/d i. v. o. i. m. in 1 Dosis		
Rifampicin	900–1200 mg/d i. v. o. p. o. in 2–3 ED		
Allergie gegen Betalaktam-Antibiotika: Bei nichtnosokomialer Nativklappenendokarditis oder später Klappenprothesenendokarditis (≥ 12 Mon. postop.) bei Patienten mit Allergie gegen Penicillin kann eine Kombination aus Cefazolin oder Vancomycin mit Gentamicin in Betracht gezogen werden			
Cefazolin	6 g/d in 3 Dosen	IIb, C	
Vancomycin[2]	30 mg/kg/d i. v. in 2 Dosen		
Gentamicin[1]	3 mg/kg/d i. v. o. i. m. in 1 Dosis		

[1] Max. Dosis 240 mg/d. Hohe Dosen haben ein erhöhtes Risiko für Nephrotoxizität. Nierenfunktion u. Gentamicin-Konzentration im Serum 1 ×/Wo. kontrollieren. Wird Gentamicin als ED verabreicht, sollte der Talspiegel < 1 mg/l und der Spitzenspiegel (1 h nach Injektion) ungefähr bei 10–12 mg/l liegen.
[2] Vancomycin-Konzentrationen im Serum sollten 10–15 mg/l im Talspiegel betragen. Manche Experten empfehlen eine erhöhte Dosis von 45–60 mg/kg/d in 2–3 Dosen, um Talspiegel von 15–20 mg/l wie bei einer Staphylokokkenendokarditis zu erreichen. Dennoch sollte die Gesamtdosis 2 g/d nicht überschreiten bis Serumspiegel kontrolliert u. angepasst werden können, um eine Spitzenplasmakonzentration von 30–45 µg/ml 1 h nach Infusion zu erreichen.
[3] Diese Dosierung ist höher als durch die Zulassung vorgegeben und entspricht daher einem Off-Label-Einsatz.

Tab. 5.5 Antimikrobielle Behandlung einer infektiösen Endokarditis durch orale Streptokokken und *Streptococcus gallolyticus*-Gruppe (mod. n. Delgado et al. 2023)[5]

Antibiotikum	Dosierung und Gebrauch	Evidenzniveau
Gegenüber Penicillin empfindliche Stämme		
Standardbehandlung 4 Wo. bei Nativklappenendokarditis o.6 Wo. bei Klappenprothesenendokarditis. Es werden Penicllin G, Amoxicillin o. Ceftriaxon empfohlen.		
Penicillin G	12–18 Mio. U/d in 4–6 ED o. kontinuierlich	I, B
Amoxicillin	100–200 mg/kg/d i. v. in 4–6 ED	
Ceftriaxon	2 g/d i. v. in 1 Dosis	
Standardbehandlung 2 Wo. (nicht bei Klappenprothesenendokarditis). Die Behandlung mit Penicllin G, Amoxicillin o. Ceftriaxon kombiniert mit Gentamicin wird nur bei Patienten mit unkomplizierter Nativklappenendokarditis mit guter Nierenfunktion empfohlen.		
Penicillin G	12–18 Mio. U/d in 4–6 ED o. kontinuierlich	I, B
Amoxicillin	100–200 mg/kg/d i. v. in 4–6 ED	
Ceftriaxon	2 g/d i. v. o. i. m. in 1 Dosis	
Kombiniert mit Gentamicin[1]	3 mg/kg/d i. v. o. i. m. in 1 Dosis	
Bei Patienten mit Betalaktam-Allergie wird Vancomycin für 4 Wo. bei Nativklappenendokarditis und 6 Wo. bei Klappenprothesenendokarditis empfohlen		
Vancomycin[2]	30 mg/kg/d i. v. in 2 Dosen	I, C
Stämme mit relativer Resistenz gegenüber Penicillin		
Standardbehandlung bei Patienten mit Nativklappenendokarditis wird Penicillin G, Amoxicillin oder Ceftriaxon für 4 Wo. bei Prothesenendokarditien für 6 Wo. jeweils in Kombination mit Gentamicin für 2 Wo. empfohlen.		
Penicillin G	24 Mio. U/d i. v. in 4–6 ED oder kontinuierlich	I, B
Amoxicillin	12 g/d i. v. in 6 ED	
Ceftriaxon	2 g/d i. v. in 1 Dosis	
Gentamicin[1]	3 mg/kg/d i. v. oder i. m. in 1 Dosis	
Bei Patienten mit Betalaktam-Allergie mit Nativklappenendokarditis wird Vancomycin für 4 Wo. empfohlen.		
Vancomycin[2]	30 mg/kg/d i. v. in 2 Dosen	I, C
Bei Patienten mit Betalaktam-Allergie mit Klappenprothesenendokarditis wird Vancomycin für 6 Wo. in Kombination mit Gentamicin für 2 Wo. Empfohlen.		
Vancomycin[2]	30 mg/kg/d i. v. in 2 Dosen	I, C
Gentamicin[1]	3 mg/kg/d i. v. o. i. m. in 1 Dosis	

[1] Max. Dosis 240 mg/d. Hohe Dosen haben ein erhöhtes Risiko für Nephrotoxizität. Nierenfunktion u. Gentamicin-Konzentration im Serum 1 ×/Wo. kontrollieren. Wird Gentamicin als ED verabreicht, sollte der Talspiegel < 1 mg/l und der Spitzenspiegel (1 h nach Injektion) ungefähr bei 10–12 mg/l liegen.
[2] Vancomycin-Konzentrationen im Serum sollten 10–15 mg/l im Talspiegel betragen. Manche Experten empfehlen eine erhöhte Dosis von 45–60 mg/kg/d in 2–3 Dosen, um Talspiegel von 15–20 mg/l wie bei Staphylokokkenendokarditis zu erreichen. Dennoch sollte die Gesamtdosis 2 g/d nicht überschreiten bis Serumspiegel kontrolliert und angepasst werden können, um eine Spitzenplasmakonzentration von 30–45 µg/ml 1 h nach Infusion zu erreichen.
[5] Patienten mit penicillinresistenten Stämmen mit einer MIC > 2 mg/dl sollten wie Patienten mit Enterokokkenendokarditis behandelt werden.

verabreicht werden und sollte zumindest gemäß Leitlinie mit einem zweiten Antibiotikum kombiniert werden, um Resistenzbildung zu vermeiden.

10 d nach Initiierung der antimikrobiellen Therapie und/oder 7 d nach erfolgter chirurgischer Sanierung sollte eine TEE durchgeführt werden. Sie dient der Einschätzung des Behandlungsverlaufs, bevor bei unkomplizierten Fällen in Betracht gezogen werden sollte, die Therapie auf eine ambulante orale oder parenterale Therapie umzustellen.

Eine klinische Stabilität, die es erlaubt, auf eine ambulante antimikrobielle Therapie umzustellen, ist gegeben, wenn der Erreger *S. aureus*, Streptokokken, koagulasenegative Staphylokokken oder *E. faecalis* und die Infektion unter Kontrolle ist (kein Fieber, keine ausgeprägte Leukozytose oder CRP-Erhöhung, stabiler TEE-Befund ohne neue Indikation zur chirurgischen Sanierung). Patienten mit komplizierten Erregern, Leberzirrhose, schwerer zerebraler Embolisierung, großen extrakardialen Abszessen, chirurgischen Komplikation oder i. v. Drogenabusus kommen für eine ambulante Therapie nicht in Betracht.

Patienten mit einem BMI > 40 kg/m^2 sowie einer bekannten gastrointestinalen Resorptionsstörung sind für eine p. o. Antibiotikatherapie nicht geeignet.

Die ambulante parenterale Therapie sollte die effektive antimikrobielle Therapiekombination fortsetzen. Die ambulante orale Antibiotikatherapie sollte mindestens zwei Wirkstoffe erhalten. Für genaue Hinweise zu den möglichen Kombinationen sei auf Delgado

Tab. 5.6 Antimikrobielle Behandlung einer infektiösen Endokarditis durch Enterokokken (mod. n. Delgado et al. 2023)

Antibiotikum	Dosierung und Gebrauch	Evidenzniveau
Betalaktam- und gentamicinempfindliche Stämme		
Bei Patienten mit Nativklappenendokarditis durch *Enteroccus* spp. mit nicht hochgradiger Aminoglykosid-Resistenz wird eine Kombination aus Ampicillin o. Amoxicillin mit Ceftriaxon über 6 Wo. oder eine Kombination mit Gentamicin über 2 Wo. empfohlen.		
Antibiotikum	Dosierung und Gebrauch	Evidenzniveau
Amoxicillin	200 mg/kg/d i. v. in 4–6 Dosen	I, B
Ampicillin	12 g/d i. v. in 4–6 Dosen	
Ceftriaxon	4 g/d i. v. in 2 Dosen	
Gentamcin[1]	3 mg/kg/d i. v. o. i. m. in 1 Dosis	
Bei Patienten mit Klappenprothesenendokardis u. Patienten mit komplizierter Nativklappenendokarditis o. mit Symptomen > 3 Mon. durch *Enteroccus* spp. mit nicht hochgradiger Aminoglykosid-Resistenz wird eine Kombination aus Ampicillin o. Amoxicillin mit Ceftriaxon über 6 Wo. o. mit Gentamicin über 2 Wo. empfohlen.		
Amoxicillin	200 mg/kg/d i. v. in 4–6 Dosen	I, B
Ampicillin	12 g/d i. v. in 4–6 Dosen	
Ceftriaxon	4 g/d i. v. in 2 Dosen	
Gentamcin[1]	3 mg/kg/d i. v. o. i. m. in 1 Dosis	
Hochgradige Aminoglykosid-Resistenz[2]		
Bei Patienten mit Nativklappenendokarditis o. Klappenprothesenendokarditis durch *Enteroccus* spp. mit hochgradiger Aminoglykosid-Resistenz wird eine Kombination aus Ampicillin o. Amoxicillin mit Ceftriaxon über 6 Wo. empfohlen.		
Antibiotikum	Dosierung und Gebrauch	Evidenzniveau
Ampicillin	12 g/d i. v. in 4–6 Dosen	I, B
Amoxicillin	200 mg/kg/d i. v. in 4–6 Dosen	
Ceftriaxon	4 g/d i. v. in 2 Dosen	
Betalaktam-resistente *Enterococcus* spp. (*E. faecium*)[3]		
In Fällen mit Betalaktam-Resistenz wird Vancomycin für 6 Wo. kombiniert mit Gentamicin für 2 Woc. empfohlen.		
Antibiotikum	Dosierung und Gebrauch	Evidenzniveau
Vancomycin[4]	30 mg/kg/d i. v. in 2 Dosen	I, C
Gentamicin[1]	3 mg/kg/d i. v. o. i. m. in 1 Dosis	
Vancomycin-resistente *Enterococcus* spp.[5]		
In Fällen mit Vancomycin-Resistenz wird Daptomycin in Kombination mit Betalaktamen (Ampicillin, Ertapenem o. Ceftarolin) o. Fosfomycin empfohlen.		
Antibiotikum	Dosierung und Gebrauch	Evidenzniveau
Daptomycin[6]	10–12 mg/kg/d i. v. in 1 Dosis	I, C
Ampicillin	300 mg/kg/d i. v. in 4–6 gleichen Dosen	
Ceftarolin	1800 mg/d i. v. in 3 Dosen	
Ertapenem	2 g/d i. v. o. i. m. in 1 Dosis	

[1] Max. Dosis 240 mg/d. Hohe Dosen haben ein erhöhtes Risiko für Nephrotoxizität. Nierenfunktion u. Gentamicin-Konzentration im Serum 1 ×/Wo. kontrollieren. Wird Gentamicin als ED verabreicht, sollte der Talspiegel < 1 mg/l und der Spitzenspiegel (1 h nach Injektion) ungefähr bei 10–12 mg/l liegen.
[2] Bei hochgradiger Resistenz gegen Gentamicin: Bei Empfindlichkeit gegen Streptomycin sollte Gentamicin gegen Streptomycin 15 mg/kg/d in 2 Dosen ausgetauscht werden (sofern verfügbar).
[3] Betalaktam-Resistenz: Wenn durch Betalaktamase verursacht, sollten Betalaktamase-Inhibitoren ergänzt werden, bei PBP5-Alterationen Vancomycin-basierte Regime.
[4] Vancomycin-Konzentrationen im Serum sollten 10–15 mg/l im Talspiegel betragen. Manche Experten empfehlen eine erhöhte Dosis von 45–60 mg/kg/d in 2–3 Dosen, um Talspiegel von 15–20 mg/l wie bei Staphylokokkenendokarditis zu erreichen. Dennoch sollte die Gesamtdosis 2 g/d nicht überschreiten bis Serumspiegel kontrolliert und angepasst werden können, um eine Spitzenplasmakonzentration von 30–45 µg/ml 1 h nach Infusion zu erreichen.
[5] Bei Multiresistenz gegen Aminoglykoside, Betalaktame und Vancomycin werden folgende Alternativen vorgeschlagen: 1. Daptomycin 10 mg/kg KG/d + Ampicillin 200 mg/kg KG/d i. v. in 4–6 Dosen, Ertapenem (2 g/d i. v.), Ceftarolin (600 mg/8 h i. v.), der Fosfomycin (3 g/6 h i. v.); 2. Linezolid 2 × 600 mg/d i. v. o. p. o. für > 8 Wo. (hämatologische Toxizität beachten) 3. Quinupristin-Dalfopristin 3 × 7,5 mg/kg KG/d für > 8 Wo. Quinuprustin-Dalfopristin ist nicht aktiv gegen *E. faecalis.* Ein Infektiologe sollte konsultiert werden.
[6] Diese Dosierung ist höher als durch die Zulassung vorgegeben und entspricht daher einem Off-Label-Einsatz.

Tab. 5.7 Antimikrobielle Behandlung einer infektiösen Endokarditis durch *Staphylococcus* spp. (mod. n. Delgado et al. 2023)

Methicillinempfindliche Staphylokokken		
Bei Patienten mit Nativklappenendokarditis wird Flucloxacillin o. Cefazolin für 4–6 Wo. empfohlen.		
Antibiotikum	**Dosierung und Gebrauch**	**Evidenzniveau**
Flucloxacillin[1]	12 g/d i.v. in 4–6 Dosen	A, Ib
Cefazolin	6 g/d i.v. in 3 Dosen	
Bei Klappenprothesenendokarditis wird Flucloxacillin o. Cefazolin mit Rifampicin für mind. 6 Wo. u. Gentamicin für 2 Wo. empfohlen.		
Antibiotikum	**Dosierung und Gebrauch**	**Evidenzniveau**
Flucloxacillin[1]	12 g/d i.v. in 4–6 Dosen	I, B
Cefazolin	6 g/d i.v. in 3 Dosen	
Rifampicin	900 mg/d i.v. o. p.o. in 3 gleichen Dosen	
Gentamicin[2]	3 mg/kg/d i.v. o. i.m. in (bevorzugt) 1 o. 2 Dosen	
Bei Patienten mit Betalaktam-Allergie wird bei Nativklappenendokarditis Cefazolin für 4–6 Wo. empfohlen.		
Antibiotikum	**Dosierung und Gebrauch**	**Evidenzniveau**
Cefazolin	6 g/d i.v. in 3 Dosen	I, B
Bei Klappenprothesenendokarditis bei Patienten mit Betalaktam-Allergie wird Cefazolin kombiniert mit Rifampicin für 6 Wo. u. Gentamicin für 2 Wo. empfohlen.		
Antibiotikum	**Dosierung und Gebrauch**	**Evidenzniveau**
Cefazolin	6 g/d i.v. in 3 Dosen	I, B
Rifampicin	900 mg/d i.v. o. p.o. in 3 gleichen Dosen	
Gentamicin[2]	3 mg/kg/d i.v. o. i.m. in (bevorzugt) 1 o. 2 Dosen	
Bei Nativklappenendokarditis bei Patienten mit Betalaktam-Allergie kann Daptomycin in Kombination mit Ceftarolin o. Fosfomycin in Betracht gezogen werden.		
Antibiotikum	**Dosierung und Gebrauch**	**Evidenzniveau**
Daptomycin[3]	10–12 mg/kg/d i.v. in 1 Dosis	IIb, C
Ceftarolin[4] **oder** Fosfomycin[5]	1800 mg/d i.v. in 3 Dosen **oder** 8–12 g/d i.v. in 4 Dosen	
Bei Klappenprothesenendokarditis bei Patienten mit Betalaktam-Allergie kann Daptomycin in Kombination mit Ceftarolin o. Fosfomycin o. Gentamicin kombiniert mit Rifampicin für mind. 6 Wo. u. Gentamicin für 2 Wo. in Betracht gezogen werden.		
Antibiotikum	**Dosierung und Gebrauch**	**Evidenzniveau**
Daptomycin[3]	10–12 mg/kg/d i.v. in 1 Dosis	IIb, C
Ceftarolin[4] **oder** Fosfomycin[5]	1800 mg/d i.v. in 3 Dosen **oder** 8–12 g/d i.v. in 4 Dosen	
Rifampicin	900 mg/d i.v. o. p.o. in 3 gleichen Dosen	
Gentamicin[2]	3 mg/kg/d i.v. o. i.m. in (bevorzugt) 1 o. 2 Dosen	
Methicillin-resistente Staphylokokken		
Bei Patienten mit Nativklappenendokarditis durch Methicillin-resistente Staphylokokken wird Vancomycin für 4–6 Wo. empfohlen.		
Antibiotikum	**Dosierung und Gebrauch**	**Evidenzniveau**
Vancomycin[6]	30–60 mg/kg/d i.v. in 2–3 Dosen	I, B
Bei Patienten mit Klappenprothesenendokarditis durch Methicillin-resistente Staphylokokken wird Vancomycin mit Rifampicin für mind. 6 Wo u. Gentamicin für 2 Wo. empfohlen.		
Antibiotikum	**Dosierung und Gebrauch**	**Evidenzniveau**
Vancomycin[6]	30–60 mg/kg/d i.v. in 2–3 Dosen	I, B
Rifampicin	900–1200 mg/d i.v. o. p.o. in 2 o. 3 gleichen Dosen	
Gentamicin[2]	3 mg/kg/d i.v. o. i.m. in (bevorzugt) 1 o. 2 Dosen	
Bei Patienten mit Nativklappenendokarditis durch Methicillin-resistente Staphylokken kann Daptomycin kombiniert mit Cloxacillin, Ceftarolin o. Fosfomycin in Betracht gezogen werden.		

Tab. 5.7 Antimikrobielle Behandlung einer infektiösen Endokarditis durch *Staphylococcus* spp. (mod. n. Delgado et al. 2023) *(Forts.)*

Antibiotikum	Dosierung und Gebrauch	Evidenzniveau
Daptomycin[3]	10 mg/kg/d i. v. in 1 Dosis	IIb, C
Cloxacillin[1] **oder** Ceftarolin[4] **oder** Fosfomycin[5]	12 g/d i. v. in 4–6 Dosen **oder** 1800 mg/d i. v. in 3 Dosen **oder** 8–12 g/d i. v. in 4 Dosen	

[1] Flucloxacillin wird bei Penicillin-Allergie nicht empfohlen.
[2] Max. Dosis 240 mg/d. Hohe Dosen haben ein erhöhtes Risiko für Nephrotoxizität. Nierenfunktion u. Gentamicin-Konzentration im Serum 1 ×/Wo. kontrollieren. Wird Gentamicin als ED verabreicht, sollte der Talspiegel < 1 mg/l u. der Spitzenspiegel (1 h nach Injektion) ungefähr bei 10–12 mg/l liegen.
[3] Diese Dosierung ist höher als durch die Zulassung vorgegeben u. entspricht daher einem Off-Label-Einsatz.
[4] Hohe Ceftarolin-Dosen können mit einem Risiko für Leukopenie nach 2 Wo. assoziiert sein. Ceftarolin kann Cloxacillin nur bei Patienten mit Nichtsofortreaktionhypersensitivität gegen Penicillin ersetzen.
[5] Fosfomycin kann aufgrund seiner hohen Natrium-Last zu einer Dekompensation bei Patienten mit Herzinsuffizienz führen.
[6] Vancomycin-Konzentrationen im Serum sollten 10–15 mg/l im Talspiegel betragen. Manche Experten empfehlen eine erhöhte Dosis von 45–60 mg/kg/d in 2–3 Dosen, um Talspiegel von 15–20 mg/l zu erreichen. Dennoch sollte die Gesamtdosis 2 g/d nicht überschreiten bis Serumspiegel kontrolliert u. angepasst werden können, um eine Spitzenplasmakonzentration von 30–45 µg/ml 1 h nach Infusion zu erreichen.

et al. (2023, Tabelle S9) verwiesen. In allen Fällen sind eine ausreichende Patientenschulung sowie Einbeziehung der ambulant weiter versorgenden Ärzte wichtig.

Management und chirurgische Therapie

Bei Nativklappenendokarditiden kann es durch eine therapeutische Antikoagulation zu vermehrten zerebralen Blutungen kommen. Gegen eine allgemeine Thromboseprophylaxe (Low-dose-Heparin) oder die Fortsetzung einer indizierten Thrombozytenfunktionshemmung bestehen – außer im Fall einer intrakraniellen Blutung – allerdings keine Bedenken. Bei Patienten mit mechanischem Klappenersatz sollte die p. o. Antikoagulation unverzüglich auf eine i. v. Dauerinfusion mit Heparin umgestellt werden.

Bei einer gesicherten infektiösen Endokarditis ist in jedem Fall die frühzeitige Einbindung eines interdisziplinären Gremiums zu empfehlen, um das weitere Vorgehen abzustimmen und bei akuter Verschlechterung des Patienten eine unmittelbare Intervention einleiten zu können. Steht die erforderliche Expertise am eigenen Haus nicht zur Verfügung, sollte eine Information des Endokarditis Teams in einem Herzklappenzentrum erfolgen. Insbesondere komplizierte Endokarditisfälle (embolische Komplikationen, Abszessbildung, Pumpversagen, Device-Infektion etc.) sollten unmittelbar in spezialisierten Referenzzentren behandelt werden (Delgado et al. 2023), die sich durch einen direkten Zugriff auf eine Herzchirurgie und der Durchführung interdisziplinärer Konferenzen durch ein Endokarditis-Team mit umfassenden Kompetenzen im Bereich der Kardiologie, Kardiochirurgie, Infektiologie, Neurologie, Neurochirurgie und Bildgebung auszeichnen.

Zur Vorbereitung einer operativen Sanierung sollte eine aktuelle TEE und – abhängig von Alter und Risikoprofil – ggf. eine Koronarangiographie oder eine Kardio-CT mit Koronarangiographie durchgeführt werden.

Zu den Indikationen für die chirurgische Therapie einer aktiven infektiösen Endokarditis ➤ Tab. 5.8. Bei einer akuten zerebralen Embolie sollte, nach Ausschluss einer Re-Perfusionsblutung, die Operation möglichst ohne Verzögerung vor Eintreten einer schweren Blut-Hirn-Schrankenstörung durchgeführt werden. Nach einer akuten Hirnblutung sollte die Operation möglichst um 1 Mon. verschoben werden.

Nach prothetischem Klappenersatz ist postoperativ die Komplettierung der i. d. R. für insgesamt 4–6 Wo. empfohlenen antimikrobiellen Therapie erforderlich, beginnend am ersten Tag der Wirksamkeit der Medikation, nicht der Operation. Wird intraoperativ dagegen eine aktive Entzündung mittels positiver Kulturen der Klappen nachgewiesen, ist die Berechnung der Dauer des Therapiezyklus ab Operation notwendig. Im Verlauf ist bei stabiler Klinik ggf. eine Ambulantisierung der antimikrobiellen Therapie möglich.

Der Rückgang und die Normalisierung der unspezifischen Inflammationsparameter sind aussagekräftige Parameter einer erfolgreichen Behandlung. Nach Beendigung der empfohlenen Antibiotikatherapie und Normalisierung der Entzündungsparameter ist eine p. o. Anschlusstherapie nicht indiziert. Zur Erfassung eines Frührezidivs wird die Abnahme von Blutkulturen innerhalb der ersten Wochen nach Therapieende empfohlen.

Bei Infektion einer Klappenprothese < 1 J. post operationem sind koagulasenegative Staphylokokken, gefolgt von *S. aureus* und Enterokokken die häufigsten Erreger. Das Keimspektrum bei einer späteren Klappenprotheseninfektion entspricht dagegen weitgehend dem bei Infektion nativer Klappen. Während Prothesenendokarditiden durch penicillinsensible Streptokokken zunächst eine konservative Therapiestrategie rechtfertigen, ist in den meisten Fällen eine frühzeitige Re-Operation zu empfehlen.

5.3.4 Prophylaxe

Als Endokarditisprophylaxe bezeichnet man die prophylaktische Gabe von Antibiotika zur Vermeidung infektiöser Endokarditiden im Rahmen von medizinischen Eingriffen mit Bakteriämierisiko. Dieses Konzept ist allerdings seit seiner Einführung umstritten, da

Tab. 5.8 Indikationen und Wahl des Zeitpunkts einer chirurgischen Therapie bei linksseitiger Nativklappen- oder Klappenprothesenendokarditis (mod. n. Delgado et al. 2023)

Empfehlungen: Indikation zur chirurgischen Therapie	Zeitpunkt[1]	Empfehlungsgrad	Evidenzstärke
1) Herzinsuffizienz			
Aorten- o. Mitralklappen-IE[2] einer Nativklappe o. Klappenprothese mit schwerer akuter Insuffizienz, Klappenobstruktion o. Fistel mit in der Folge refraktärem Lungenödem o. kardiogenem Schock	Notfall	I	B
Aorten- o. Mitralklappen-IE einer Nativklappe o. Klappenprothese mit schwerer Insuffizienz o. Klappenobstruktion mit symptomatischer Herzinsuffizienz o. echokardiographischen Zeichen einer schlechten hämodynamischen Toleranz	Dringend	I	B
2) Unkontrollierte Infektion			
Lokal unkontrollierte Infektion (Abszess, falsches Aneurysma, Fistel, progrediente Vegetation, Prothesendehiszenz, neuer AV-Block)	Dringend	I	B
Infektion durch Pilze o. multiresistente Organismen in Abhängigkeit von der hämodynamischen Situation des Patienten	Dringend/nicht dringend	I	C
Persistierende positive Blutkulturen > 1 Wo. o. Sepsis trotz adäquater antimikrobieller Therapie u. adäquater Kontrolle septischer metastatischer Herde	Dringend	IIa	B
Klappenprothesenendokarditis durch Staphylokokken oder Nicht-HACEK-gramnegative Bakterien	Dringend/nicht dringend	IIa	C
3) Prävention einer Embolisierung			
Aorten- o. Mitralklappen-IE einer Nativklappe o. Klappenprothese mit persistierenden Vegetationen > 10 mm mit einem o. mehreren embolischen Ereignissen trotz adäquater antimikrobieller Therapie	Dringend	I	B
IE mit Vegetationen > 10 mm u. anderen Indikationen für eine Operation	Dringend	I	C
Aorten- o. Mitralklappenendokarditis mit Vegetationen > 10 mm ohne schwere Klappendysfunktion o. ohne Hinweis auf Embolisation u. geringem chirurgischem Risiko	Dringend	IIb	B

[1] Notfall: Operation innerhalb von 24 h; dringend: Operation innerhalb von 3–5 d; nicht dringend: Operation innerhalb des Krankenhausaufenthalts
[2] IE = infektiöse Endokarditis

seine Effektivität in prospektiven randomisierten Studien nie bewiesen werden konnte. Eine Cochrane-Metaanalyse der vorhandenen Evidenz aus dem Jahr 2004 kommt zu dem Schluss, dass es unklar ist, ob die prophylaktische Gabe von Penicillin bei Zahneingriffen im Hinblick auf die Vermeidung einer Endokarditis effektiv, ineffektiv oder möglicherweise aufgrund der Nebenwirkungen sogar schädlich ist (Oliver et al. 2004). Daher wurde in nationalen und internationalen Leitlinien, die in der Folgezeit erschienen sind (Naber et al. 2007; Wilson et al. 2021), eine Prophylaxe mit Antibiotika nur noch für Patienten mit einem hohen Risiko für einen besonders schweren Verlauf oder einen letalen Ausgang einer möglichen infektiösen Endokarditis empfohlen.

Eine 2014 publizierte epidemiologische Studie legt einen überproportionalen Anstieg neu aufgetretener Endokarditisfälle seit 2008 nahe (Dayer et al. 2014). Die Rate an Endokarditiden bedingt durch Streptokokken, auf die die Prophylaxe hauptsächlich abzielt, ist jedoch stabil geblieben (DeSimone et al. 2012), während sich ein vermehrtes Auftreten von Endokarditiden bedingt durch *S. aureus* nachweisen lässt (Duval et al. 2012), das eher im Zusammenhang mit nosokomialen oder gesundheitssystemassoziierten Infektionen zu sehen ist. Kürzlich erschienene Arbeiten zeigen, dass eine Antibiotikaprophylaxe vor invasiven Zahnprozeduren (v. a. Zahnextraktionen oder chirurgische Eingriffe im Mundraum) bei Patienten mit hohem Endokarditisrisiko das Auftreten von Endokarditiden signifikant reduzieren konnte (Thornhill et al. 2022). In der Folge wurde in den aktualisierten Leitlinien der ESC von 2023 der Empfehlungsgrad zur Endokarditisprophylaxe auf Grad I angehoben (Delgado et al. 2023; ➤ Tab. 5.9).

Die nichtkardiovaskulären Risikoeingriffe, vor denen eine Prophylaxe empfohlen wird, beschränkt sich auf zahnärztliche Eingriffe mit Manipulation der Gingiva, der periapikalen Zahnregion oder mit Perforation der oralen Mukosa. In erster Linie werden Aminopenicilline empfohlen, bei Betalaktam-Allergie alternative Antibiotika, allerdings wird Clindamycin wegen des Risikos für *Clostridioides-difficile*-Infektionen nicht mehr empfohlen (➤ Tab. 5.10). **Keine** Antibiotikaprophylaxe wird jedoch bei Eingriffen am Respirationstrakt, an Haut- und Weichteilen, am Gastrointestinal- (inkl. Gastro- und Koloskopie mit Biopsie) und Urogenitaltrakt (inkl. Zytoskopie) empfohlen. Nur bei Hochrisikopatienten könnte eine Prophylaxe in Betracht gezogen werden (IIb C-Empfehlung).

Vor Implantation einer Klappenprothese oder einem kardiovaskulären Implantat wird eine perioperative Antibiotikaprophylaxe empfohlen. Vor elektiver Herzchirurgie und Transkatheter-Herzklappenimplantation sollte ein präoperatives Screening auf nasale *S.-aureus*-Besiedelung ggf. mit Sanierung erfolgen (IA-Empfehlung; Delgado et al. 2023).

Generell gilt: Bei Eingriffen an infiziertem Gewebe ist der Infekt zu behandeln. Bei Patienten mit der höchsten Wahrscheinlichkeit eines schweren oder letalen Verlaufs einer infektiösen Endokarditis sollten je nach Infektionsort typische Endokarditiserreger durch das

Tab. 5.9 Empfehlung zur Antibiotikapropyhalaxe bei Patienten mit kardiovaskulären Erkrankungen vor orodentalen Prozeduren mit erhöhtem Risiko für eine infektiöse Endokarditis (n. Delgado et al. 2023)

Empfehlungen für die Prophylaxe	Empfehlungs-grad	Evidenz-stärke
Allgemeine präventive Maßnahmen sind empfehlenswert bei Patienten mit hohem o. intermediärem Risiko für eine infektiöse Endokarditis	I	C
Antibiotikaprophylaxe wird empfohlen bei Patienten nach stattgehabter Endokarditis	I	B
Antibiotikaprophylaxe wird empfohlen bei Patienten mit chirurgisch implantierten Klappenprothesen u. jeglichem implantiertem Material zur Klappenrekonstruktion	I	C
Antibiotikaprophylaxe wird empfohlen bei Patienten nach Implantation von Transkatheter-Aorten- u. Pulmonalklappen	I	C
Antibiotikaprophylaxe wird empfohlen bei Patienten mit unbehandeltem, zyanotischem kongenitalem Vitium u. Patienten nach chirurgischen o. interventionellen Prozeduren mit postoperativen palliativen Shunts, Conduits o. anderen Prothesen; nach chirurgischer Sanierung, sofern keine residuellen Defekte o. Klappenprothesen vorhanden sind, wird eine Prophylaxe nur für die ersten 6 Mon. nach Prozedur empfohlen	I	C
Antibiotikaprophylaxe wird empfohlen bei Patienten mit ventrikulären Assist Devices	I	C
Antibiotikaprophylaxe soll in Betracht gezogen werden bei Patienten nach Transkatheter-Mitral- u. Trikuspidalklappenreparatur	IIa	C
Antibiotikaprophylaxe kann in Betracht gezogen werden nach Herztransplantation	IIb	C
Antibiotikaprophylaxe wird nicht empfohlen bei anderen Patienten mit niedrigem Risiko für infektiöse Endokarditis	III	C

Tab. 5.10 Empfohlene antimikrobielle Prophylaxe für zahnärztliche Hochrisikoeingriffe: ED 30–60 min vor dem Eingriff (n. Delgado et al. 2023)

Situation	Antibiotikum	Dosierung
Keine Allergie gegen Penicillin o. Ampicillin	Amoxicillin	2 g p.o.
	Ampicillin	2 g i.m./i.v.
	Cefazolin o. Ceftriaxon	1 g i.m./i.v.
Allergie gegen Penicillin o. Ampicillin	Cefalexin[1, 2]	2 g p.o.
	Azithromycin o. Clarithromycin	500 mg p.o.
	Doxycyclin	100 mg p.o.
	Cefazolin o. Ceftriaxon[2]	1 g i.m.o.i.v.

[1] Oder andere Erst- o. Zweitgenerations-Cephalosporine in äquivalenter Dosis; *Kommentar des Herausgebers:* aufgrund der eingeschränkten Bioverfügbarkeit ist der p.o. Einsatz von Zweitgenerations-Cephalosporinen kritisch zu sehen.
[2] Gemäß Leitlinie sollten Cephalosporine bei Patienten mit Anaphylaxie, Angioödem o. Urtikaria nach Einnahme von Penicillin o. Ampicillin nicht eingesetzt werden; *Kommentar des Herausgebers:* Allergische Kreuzreaktionen können gegenüber allen Betalaktam-Antibiotika auftreten, sodass insgesamt Vorsicht beim Einsatz von Betalaktamen geboten ist.

Antibiotikaregime erfasst werden (z. B. Gastrointestinaltrakt: Enterokokken).

Da sich zudem bei der überwiegenden Mehrheit der Endokarditisfälle keine klassischen Risikoprozeduren in der Anamnese finden lassen und bereits alltägliche orale Manipulationen wie Zähneputzen, Verwendung von Zahnseide und das Kauen von Nahrung, besonders in Abhängigkeit vom Zahnstatus, zu transitorischen Bakteriämien führen können, sprechen die aktuellen Leitlinien eine generelle Empfehlung für die Einhaltung einer guten Mundhygiene aus.

Nichtbakterielle thrombotische Endokarditis

In seltenen Fällen liegt einer Endokarditis keine infektiöse Genese, sondern eine systemische Ursache zugrunde. Diese Endokarditiden werden besonders häufig durch Schlaganfälle apparent (60 % der Fälle), da die Vegetationen führend thrombotisches Material enthalten. Es liegt i. d. R. eine prädisponierende Erkrankung mit oder ohne Hyperkoagulabilität vor, z. B. rheumatische Erkrankungen wie systemischer Lupus erythematodes und/oder ein Antiphospholidantikörper-Syndrom (Libman-Sacks-Endokarditis) oder ein malignes Tumorleiden (marantische Endokarditis). Am häufigsten sind hier Lungen-, Mamma- und Pankreaskarzinome zu finden. Noch seltener ist eine disseminierte intravasale Gerinnung oder andere chronische Erkrankung (z. B. Tuberkulose) ursächlich.

Die Diagnostik ist herausfordernd, eine Differenzierung zur infektiösen Endokarditis allein durch Bildgebung nicht sicher. Meist kommt es nicht zu einer relevanten Klappenundichtigkeit und niemals zu Klappenperforationen (Delgado et al. 2023). In einer multizentrischen Analyse zur multimodalen Bildgebung der marantischen Endokarditis aus dem Jahr 2023 zeigte sich, dass die sicherste Bildgebung zur Detektion von Vegetationen das TEE ist (100 % Detektionsrate) und in der CT nur 26 % der Vegetationen gesehen

5

wurden. In der FDG PET/CT zeigte sich keine Glukoseutilisation im Bereich der Klappen, allerdings konnte häufig die zugrunde liegende Tumorerkrankung detektiert werden (Deharo et al. 2023), sodass Letztere möglicherweise ein gutes differenzialdiagnostisches Werkzeug ist.

Primär ist die Grunderkrankung zu behandeln, um Rezidive zu vermeiden. Zudem ist eine Antikoagulation (niedermolekulare Heparine, Vitamin-K-Antagonisten) unter Beachtung des Blutungsrisikos in Betracht zu ziehen, ggf. die chirurgische Sanierung. Die Prognose ist i. d. R. durch die Grunderkrankung bestimmt und sehr eingeschränkt.

5

KAP. 5.1

LITERATUR

Caforio AL, Pankuweit S, Arbustini E et al.: Current state of knowledge on aetiology, diagnosis, management and therapy of myocarditis: a position statement of the European Society of Cardiology Working Group on Myocardial and Pericardial Diseases. Eur Heart J 34 (2013) 2636–2648.

Cooper LT, Baughman KL, Feldman AM et al.: The role of endomycardial biopsy in the management of cardiovascular disease. A scientific statement from the American Heart Association, the American College of Cardiology, and the European Society of Cardiology. Eur Heart J 28 (2007) 3076–3093.

Mason JW, O'Connell JB, Herskowitz A et al.: A clinical trial of immunosuppressive therapy for myocarditis. The Myocarditis Treatment Trial Investigators. N Engl J Med 333 (1995) 269–275.

Kociol RD, Cooper LT, Fand JC et al.: Recognition and initial management of fulminant mycarditis. A scientific statement from the American Heart Association. Circulation 141 (2020) e69–e92.

KAP. 5.2

LEITLINIEN

Adler Y, Charron P, Imazio M, et al.: 2015 ESC Guideline for the diagnosis and management of pericardial diseases. The Task Force for the Diagnosis and Management of Pericardial Diseases of the European Society of Cardiology (ESC). Endorsed by: The European Association for Cardio-Thoracic Surgery (EACTS). https://academic.oup.com/eurheartj/article/36/42/2921/2293375.

LITERATUR

Chiabrabdo JG, Bonaventura A, Vecchié A et al.: Management of acute and recurrent pericarditis. JACC 75 (2020) 76–92.

Imazio M: Clinical trials in pericardial disease: New paradigm shift. Curr Cardiol Rep 23 (2021) 170.doi:https://doi.org/10.1007/s11886-021-01587-z.

KAP. 5.3

LEITLINIEN

Delgado V, Marsan NA, de Waha S et al.: 2023 ESC Guidelines for the management of endocarditis. European Heart Journal 44 (2023a), 3948–4042.

Delgado V, Marsan NA, de Waha S et al.: 2023 ESC Guidelines for the management of endocarditis Supplementary Data. European Heart Journal (2023b). https://doi.org/10.1093/eurheartj/ehad193.

Naber CK, Al-Nawas B, Baumgartner H et al.: Positionspapier: Prophylaxe der infektiösen Endokarditis. Kardiologe 1 (2007) 243–250.

Wilson WR, Gewitz M, Lockhart PB et al.: Prevention of Viridans Group Streptococcal Infective Endocarditis: A Scientific Statement From the American Heart Association. Circulation May 18;143(20) (2021) e963–e978.

LITERATUR

Dayer MJ, Jones S, Prendergast B et al.: Incidence of infective endocarditis in England, 2000–13: a secular trend, interrupted time-series analysis. Lancet 385 (2014) 1219–1228.

Deharo F, Arregle F, Bohbot Y et al.: Multimodality imaging in marantic endocarditis associated with cancer: a multicentric cohort study. European Heart Journal – Cardiovascular Imaging 24 (2023) 1620–1626. https://doi.org/10.1093/ehjci/jead139.

DeSimone DC, Tleyjeh IM, Correa de Sa DD et al.: Incidence of infective endocarditis caused by Viridans Group Streptococci before and after publication of the 2007 American Heart Association's endocarditis prevention guidelines. Circulation 126 (2012) 60–64.

Duval X, Delahaye F, Alla F et al.: Temporal trends in infective endocarditis in the context of prophylaxis guideline modifications: three successive population-based surveys. J Am Coll Cardiol 59 (2012) 1968–1976

Habib G, Lancellotti P, Erba PA et al.: The ESC-EORP EURO-ENDO (European Infective Endocarditis) registry. Eur Heart J Qual Care Clin Outcomes 5(3) (2019) 202–207.

Iversen K, Ihlemann N, Gill SU et al.: Partial oral versus intravenous antibiotic treatment of endocarditis. N Engl J Med 380 (2019) 415–424.

Li JS, Sexton DJ, Mick N et al.: Proposed modifications to the Duke criteria for the diagnosis of infective endocarditis. Clin Infect Dis 30 (2000) 633–638.

Liang SY, Chin RL, Yang E et al.: Infective Endocarditis (2018) ISSN 0733-8627.

Oliver R, Roberts GJ, Hooper L: Penicillins for the prophylaxis of bacterial Endocarditis in dentistry. Cochrane Database Syst Rev (2004) CD003813.

Pries-Heje MM, Wiingard C, Ihlemann N et al.: Five-year outcomes of the partial oral treatment of endocarditis (POET) trial. N Engl J Med 386 (2022)601–602. https://doi.org/10.1056/NEJMc2114046.

Thornhill MH, Gibson TB, Yoon F et al.: Antibiotic prophylaxis against infective endocarditis before invasive dental procedures. J Am Coll Cardiol 80 (2022) 1029–1041. https://doi.org/10.1016/j.jacc.2022.06.030.

Thornhill MH, Jones S, Prendergast B et al.: Quantifying infective endocarditis risk in patients with predisposing cardiac conditions. Eur Heart J 39 (2018) 586–595. https://doi.org/10.1093/eurheartj/ehx655.

KAPITEL

6

Wolfgang Fischbach, Manfred Gross, Frank Lammert, Philipp Reuken, Christoph Römmele, Jörg F. Schlaak und Andreas Stallmach

Gastrointestinale Infektionen

6.1 *Helicobacter-pylori*-Infektion

Wolfgang Fischbach

6.1.1 Definition und Basisinformation

Die (Wieder-)Entdeckung des *Helicobacter (H.) pylori* 1983 durch Warren und Marshall hat die Gastroenterologie weltweit revolutioniert (Warren und Marshall 1984). Dabei wurde die Tragweite der Infektion erst nach und nach evident, als sich ihre pathogenetische Bedeutung für die gastroduodenale Ulkuskrankheit, für Magentumoren und einige andere Erkrankungen herauskristallisierte. 2009 wurde die erste deutsche S3-Leitlinie publiziert. 2016 und 2023 wurde sie als S2k-Leitlinie aktualisiert (Fischbach et al. 2023).

Die **Prävalenz** der *H.-pylori*-Infektion steigt mit dem Alter an. Sie liegt in Deutschland zwischen 5 % bei Kindern und 30 % bei Erwachsenen (Grimm und Fischbach 2003). Bei Immigranten ist sie deutlich höher (36–86 %). Infolge einer Verbesserung des Lebensstandards und der Hygiene geht die Häufigkeit der *H.-pylori*-Infektion in vielen Ländern kontinuierlich zurück.

Die **Übertragung** von *H. pylori* erfolgt in erster Linie von Mensch zu Mensch, wobei die Infektion zumeist schon im Kleinkindesalter erworben wird. Rezidivinfektionen bei Erwachsenen nach erfolgreicher Eradikationstherapie sind hingegen in Industrieländern selten (etwa 1 %/J.).

PRAXISTIPP

Erst Entscheidung für eine mögliche Eradikationsbehandlung, dann Test auf *H. pylori*.

6.1.2 Diagnostik

Zur Diagnose einer *H.-pylori*-Infektion (➤ Abb. 6.1) stehen **nicht-invasive** und **invasive Methoden** zur Verfügung (➤ Tab. 6.1). Letztere setzen eine Gastroskopie mit Biopsien voraus. Hierbei werden je zwei Biopsien aus dem Antrum und Korpus für die Histologie entnommen. Sensitivität und Spezifität der Tests sind hoch. **Falsch positive** Ergebnisse können durch eine bakterielle Überwucherung des Magens verursacht sein. **Falsch negative** Ergebnisse werden bei geringer Kolonisationsdichte des Bakteriums und bei akuter oberer gastrointestinaler Blutung beobachtet.

Der serologische Nachweis von IgG-Antikörpern mag für epidemiologische Studien interessant sein, für die klinische Situation

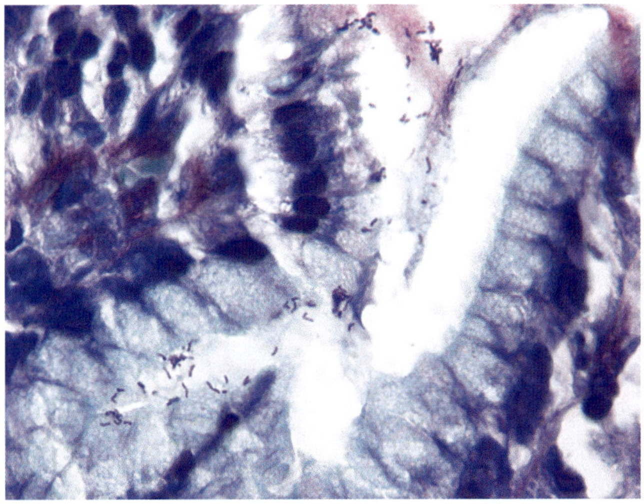

Abb. 6.1 Mikroskopische Aufnahme von *Helicobacter pylori*. Man beachte die gebogenen, möwenförmigen Formen auf der Epitheloberfläche (Giemsa-Färbung). [E1449]

ist er indessen ungeeignet, da nicht zwischen einer zurückliegenden *H.-pylori*-Exposition und einer aktuell bestehenden Infektion unterschieden werden kann.

Von besonderer Bedeutung für eine zuverlässige *H.-pylori*-Diagnostik ist es, dass Mindestzeitintervalle nach einer *H.-pylori*-suppressiven Therapie eingehalten werden. Zwischen einer Medikation mit Protonenpumpeninhibitoren (PPI) und einem *H.-pylori*-Test sollten 2 Wo. liegen, nach einer vorangegangenen Eradikationstherapie.oder einer sonstigen Antibiotikatherapie sollte 4 Wo. gewartet werden. Grundsätzlich sollte eine Diagnostik auf *H. pylori* nur durchgeführt werden, wenn aus einem positiven Keimnachweis auch eine therapeutische Konsequenz im Sinne der Eradikation gezogen wird. Diese Entscheidung muss demnach zuvor getroffen werden.

Das Anlegen einer Kultur und die Durchführung einer Resistenztestung vor Einleitung einer Eradikationstherapie sind nicht

Tab. 6.1 Nachweisverfahren für die *H.-pylori*-Infektion

Nichtinvasive Methoden	Invasive Methoden
• Harnstoff-Atemtest (^{13}C- oder ^{14}C-markiert) • Stuhl-Antigentest (auf der Basis monoklonaler Antikörper) • IgG-Antikörper im Serum	• Urease-Test • Histologie • Kultur • PCR bzw. Real-Time-PCR zum Nachweis des Erregers

Tab. 6.2 Indikationen zur *H.-pylori*-Diagnostik (mod. n. Fischbach et al. 2023) [F602-012]

Indikationen	Soll	Sollte	Kann
Ulcus ventriculi/duodeni	X		
MALT-Lymphom des Magens (Stadium I/II)	X		
Gastrales diffuses großzelliges B-Zell-Lymphom (DGBZL)			X
Dyspepsie	X		
PPI-Dauermedikation		X	
Idiopathische thrombozytopenische Purpura (ITP)	X		
Morbus Ménétrier, lymphozytäre Gastritis		X	
Sjögren-Syndrom			X
IgA-Vaskulitis		X	
Ungeklärte Eisenmangelanämie	X		
Magenkarzinomprophylaxe (bei Risikopersonen)	X		
Vor tNSAR-Dauermedikation	X[1]		
ASS-Dauermedikation	X[1]		
Antikoagulation (VKA, OAK, Heparin, Fondaparinux)		X[2]	
SSRI-Dauermedikation			X[1]
Gastroduodenale Blutung (unter ASS, NSAR, P2Y12-Inhibitoren u./o. Antikoagulation)	X		

tNSAR = traditionelle nichtsteroidale Antirheumatika
[1] bei erhöhtem Risiko für Ulkuskrankheit/-komplikationen
[2] bei Risikokonstellation

zwingend erforderlich. Eine empirische Erstlinientherapie ist weiterhin gerechtfertigt. Eine Ausnahme hiervon besteht bei Kindern und Jugendlichen (Fischbach et al. 2023).

Verschiedene Erkrankungen sind mit einer *H.-pylori*-Infektion assoziiert. Ausgehend von der Bedeutung des *H. pylori* für die jeweilige Erkrankung, dem Therapieziel und dem Nutzen für den Patienten unterscheidet man gemäß der Leitliniennomenklatur zwischen „Soll“ (starke Empfehlung), „Sollte“ (Empfehlung) und „Kann“ (Empfehlung offen; Fischbach et al. 2023; ➤ Tab. 6.2). Zu berücksichtigen ist, dass immer der Nachweis der Infektion vorliegen muss. Diese Forderung gründet darauf, dass keine gastroduodenale Erkrankung in einem so hohen Prozentsatz mit *H. pylori* assoziiert ist, dass auf einen Nachweis der Infektion verzichtet werden kann.

PRAXISTIPP

Immer den Erfolg der Eradikationsbehandlung (frühestens 4 Wo. danach) überprüfen! Eine erneute Endoskopie ist hierzu nicht erforderlich, es sei denn, eine Kontrollendoskopie ist aus anderen Gründen indiziert. Im Regelfall: ^{13}C-Harnstoff-Atemtest oder Stuhlantigennachweis.

6.1.3 Therapie

Indikationen

Gastroduodenale Ulkuskrankheit

Die *H.-pylori*-Infektion bei einem peptischen Ulcus ventriculi oder duodeni stellt eine klare Behandlungsindikation mit dem Ziel der Keimeradikation dar (Fischbach et al. 2023; ➤ Tab. 6.2). Die Indikation hierzu besteht auch bei einem abgeheilten oder anamnestischen Ulkus. Zwar führt auch eine alleinige PPI-Therapie in einem hohen Prozentsatz zur Abheilung peptischer Ulzera des Magens und des Duodenums, jedoch treten häufig Rezidivulzera nach Absetzen der säurehemmenden Medikation auf. Der entscheidende Vorteil der *H.-pylori*-Eradikation ist, dass sie zu einer Heilung der Ulkuskrankheit führt.

Gastrales Marginalzonen-B-Zell-Lymphom des MALT

H. pylori ist entscheidend an der Entstehung und Progression von gastralen Marginalzonen-B-Zell-Lymphomen (MZBZL) des MALT (Mucosa-associated-lymphoid Tissue)-Typs beteiligt. In allen Stadien ist die *H.-pylori*-Eradikation die Therapie der ersten Wahl (Ruskoné-Fourmestraux et al. 2011). In den Stadien I und II führt die erfolgreiche Keimeradikation in etwa 80 % der Fälle zu einer kompletten und lang anhaltenden Lymphomremission. Sie eröffnet diesen Patienten eine echte Heilungschance.

Dyspepsie (Reizmagen)

Nur durch die Testung auf *H. pylori* ist eine Differenzierung zwischen einer *H.-pylori*-assoziierten Dyspepsie und einer funktionellen Dyspepsie (Reizmagen) möglich. Darüber hinaus führt eine erfolgreiche Keimeradikation bei ca. 10 % der Patienten mit Dyspepsie zu einer anhaltenden Symptombesserung.

Prävention des Magenkarzinoms

H. pylori ist ein wesentlicher Risikofaktor für das Magenkarzinom. Schon 1994 wurde *H. pylori* von der WHO als Karzinogen der Klasse 1 eingestuft. Das Risiko der Karzinomentstehung hängt aber auch von Wirts-, Umwelt-, bakteriellen, Virulenz-Faktoren und von Ernährungsgewohnheiten ab. Die *H.-pylori*-Eradikation mit dem Ziel der Magenkarzinomprophylaxe soll bei Risikopersonen durchgeführt werden. Hierzu zählen Verwandte 1. Grades von Patienten mit Magenkarzinom, Personen mit einer Pangastritis oder korpusdominanten *H.-pylori*-Gastritis, Patienten mit früheren Magenneoplasien (Adenom, Frühkarzinom) nach endoskopischer Resektion oder Magenteilresektion.

Eradikationstherapie

Zu dem von der aktualisierten deutschen S2k-Leitlinie (Fischbach et al. 2023) empfohlenen Therapiealgorithmus ➤ Abb. 6.2.

Als empirische Erstlinientherapie wird die bismuthhaltige Quadrupel-Therapie für 10 d empfohlen. Basierend auf einer Resistenztes-

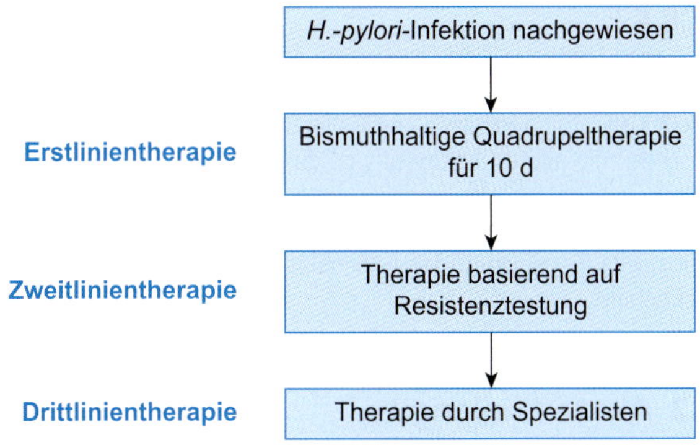

Abb. 6.2 Therapiealgorithmus zur Eradikationstherapie (Fischbach et al. 2023) [F602-012]
BIS = Bismuth-Quadrupel; Metro = Metronidazol; Ome = Omeprazol; Tetra = Tetrazyklin

tung soll die Zweitlinientherapie mit einem Standard-Tripel-Protokoll (Clarithromycin plus Amoxicillin oder Metronidazol) oder einer Fluorochinolon-haltigen Tripel-Therapie über 14 d erfolgen.

6.2 Akute Cholezystitis/Cholangitis

Frank Lammert

6.2.1 Akute Cholezystitis

Definition und Basisinformation

Die akute **kalkulöse** Cholezystitis ist die häufigste Komplikation des Gallensteinleidens. Bei 90 % der Patienten mit akuter Cholezystitis ist die Ursache ein passagerer oder dauerhafter Verschluss des Ductus cysticus durch einen Gallenstein, der zu einer ausgeprägten entzündlichen Reaktion führt. Lediglich bei 20–50 % der Patienten kann die sekundäre Infektion der Galle, meist durch *Escherichia (E.) coli* (40 %), Klebsiellen, Enterokokken oder *Enterobacter* (je 10 %) nachgewiesen werden.

Die akute Cholezystitis wird definiert durch

- biliäre Schmerzen, die länger als 6 h anhalten,
- Fieber bzw. Leukozytose und
- Gallenblasenwandödem (Ultraschall) in Kombination mit
- lokalem Druckschmerz (klinisches oder sonographisch-palpatorisches Murphy-Zeichen; Gutt et al. 2018).

Die akute **akalkulöse** Cholezystitis entwickelt sich infolge von Ischämie und Gallenblasenhypomotilität bei bis zu 3 % kritisch kranker Intensivpatienten.

Symptomatik

Die Hälfte der Patienten, die wegen einer akuten Cholezystitis stationär aufgenommen wird, berichtet darüber, bereits zuvor charakteristische biliäre Koliken erlitten zu haben. Diese stellen also ein Warnsymptom für Patient und Arzt dar und sollten zur Vorstellung in der Chirurgie führen (Besselink et al. 2009).

Diagnostik

Sonographie

Die transkutane Sonographie ist in Kombination mit den klinischen Zeichen und laborchemisch erhöhten Entzündungsparametern die Methode der Wahl zum Nachweis oder Ausschluss der akuten Cholezystitis (Sensitivität 94 %, Spezifität 78 %; Shea et al. 1994). Charakteristisch für die akute Cholezystitis ist die Kombination systemischer Entzündungszeichen mit dem „sonographisch-palpatorischen Murphy-Zeichen“ (fokaler Schmerz unter direktem Druck). Für dieses wird ein positiver prädiktiver Wert > 90 % angegeben, der in Zusammenschau mit der Wandverdickung auf > 99 % ansteigt. Eine Mehrfachschichtung der Wand und ein echoarmer Flüssigkeitssaum um die Gallenblase weisen auf die akute Cholezystitis hin. Diffuse Wandverdickungen der Gallenblase können aber auch bei zahlreichen anderen Krankheiten auftreten. Eine weitere Abklärung (z. B. mittels CT) sollte altersabhängig im klinischen Kontext betrachtet werden und kann sowohl die Indikation zur Operation als auch das operative Vorgehen beeinflussen.

Laboruntersuchungen

Erhöhte Transaminasen (ALT) treten bei schweren Entzündungen mit Beteiligung des Leberparenchyms auf. Die Cholestaseparameter (γ-GT, AP, Bilirubin) sind dann ebenfalls häufig erhöht.

Therapie

Metaanalysen von randomisierten kontrollierten Studien stützen die Vorteile der frühelektiven laparoskopischen Cholezystektomie bei der akuten Cholezystitis (Gutt et al. 2018). Dabei handelt es sich um eine klinische Diagnose, die anhand der oben genannten Kriterien zügig und eindeutig gestellt werden soll. Steht die Diagnose fest und liegt eine Operationsfähigkeit des Patienten vor, sollte die laparoskopische Cholezystektomie innerhalb von 24 h nach Aufnahme angestrebt werden, unabhängig davon, wann erstmals Symptome aufgetreten sind (Gutt et al. 2018; Lammert et al. 2016). Verzögerte Operationen gehen mit einer signifikant erhöhten Rate an Komplikationen sowie einer längeren Verweildauer im Krankenhaus einher. Dies gilt grundsätzlich auch für eine akute Cholezystitis in der Schwangerschaft (Hantouli et al. 2024).

Die weltweit größte randomisierte Untersuchung zur akuten Cholezystitis ist die ACDC-Studie (Gutt et al. 2013), eine multizentrische randomisierte kontrollierte Studie, die gemeinsam von Gastroenterologen und Chirurgen in Deutschland durchgeführt wurde. Es zeigten sich bei Patienten der ASA-Risikoklassen I–III klare Vorteile für die laparoskopische Cholezystektomie innerhalb von 24 h nach stationärer Aufnahme der Patienten mit akuter Cholezystitis. Dabei wurden 304 Patienten in eine frühe Gruppe (Cholezystektomie innerhalb von 24 h) und 314 in eine späte Gruppe (zunächst antibiotische Therapie, dann Cholezystektomie zwischen d 7 und 45) eingeschlossen. Bezüglich des primären Endpunkts, Morbidität an d 75, gab es mit 12 % vs. 33 % ein signifikantes Ergebnis zugunsten der frühen Gruppe. Die Hospitalisierungsdauer war in der frühen Gruppe halb so lang. Dagegen gab es keinen Unterschied zwischen den Gruppen bezüglich der Konversionsrate zur offenen Operation (10 % vs. 12 %; Stallmach et al. 2013).

Die primär offene Cholezystektomie ist indiziert, wenn die präoperativen Untersuchungsbefunde komplizierte Verhältnisse voraussagen (z. B. Empyem oder Perforation).

Während die akute Cholezystitis dringlich (innerhalb von 24 h nach Aufnahme) operiert wird, besteht eine Notfallindikation zur sofortigen Operation bei akutem Abdomen und/oder Sepsis.

Bis zur Operation sollte der Patient konservativ durch sofortige Antibiotikatherapie sowie Flüssigkeits- und Elektrolytsubstitution behandelt werden. Als Antibiotika werden Ceftriaxon 2 g/d i. v. + Metronidazol 3 × 500 mg/d i. v. oder Ampicillin + Sulbactam 3 × 3 g empfohlen (Bodmann et al. 2020; Stallmach et al. 2013). Piperacillin + Tazobactam oder Carbapeneme werden bei Risikokonstellationen (z. B. bekannte MRGN-Besiedelung, längere antibiotische Vortherapie, stationäre Vorbehandlung im Ausland außer Niederlande oder Skandinavien) eingesetzt.

Bei Patienten mit notwendiger Thrombozytenaggregationshemmung sollte ASS weitergegeben werden. Bei einer Doppelantikoagulation mit ASS und Clopidogrel sollte je nach Indikation hierfür Clopidogrel pausiert werden. Bei einer Antikoagulation mit direkten oralen Antikoagulanzien sollte bis zur Operation möglichst eine Pause von 24 h eingehalten werden.

Bei akuter Cholezystitis und erhöhtem Operationsrisiko (ASA-Risikoklasse ≥ III) kann eine perkutane Drainage der Gallenblase (Cholezystostomie) oder eine endosonographisch gesteuerte Gallenblasendrainage (EUS-GBD) durchgeführt werden (Gutt et al. 2018; Mayumi et al. 2018). Kann wegen verzögerter Vorstellung oder Diagnosestellung oder aus anderen medizinischen Gründen (zu hohes Operationsrisiko) der Patient nicht frühelektiv operiert werden, sollte die Cholezystektomie im Intervall erfolgen.

Während die große Mehrzahl der Patienten mit symptomatischen Gallenblasensteinen durch die laparoskopische Cholezystektomie behandelt werden kann, können kritisch kranke Patienten eine akute Cholezystitis auch ohne Gallensteine entwickeln. Die akute **akalkulöse Cholezystitis** kann klinisch durch die schwere Grundkrankheit maskiert sein, führt häufig zu Komplikationen (Abszess, Gangrän, Perforation, Empyem), geht nicht selten mit Infektionen durch multiresistente Erreger einher und hat eine hohe Morbidität und Mortalität. In dieser Situation kann die perkutane oder EUS-gesteuerte Cholezystostomie zu einem raschen Rückgang der septischen Zeichen innerhalb von 48–72 h führen, ohne dass eine Absenkung der Mortalität belegt ist (Anderson et al. 2014).

Die rein konservative Therapie der akuten Cholezystitis ist zwar initial möglich, allerdings kommt es nach alleiniger konservativer Behandlung bei mehr als einem Drittel der Patienten zu Komplikationen oder wiederholten stationären Notaufnahmen aufgrund von biliären Schmerzen. Bei mindestens 30 % der Patienten wird im weiteren Verlauf eine Cholezystektomie erforderlich.

MERKE

Ein Gallensteinleiden liegt bei bis zu 90 % der Patienten mit einer akuten Cholezystitis vor. Die seltene akute akalkulöse Cholezystitis entwickelt sich infolge Ischämie und Gallenblasenhypomotilität. Charakteristisch für die akute Cholezystitis ist das sonographisch-palpatorische Murphy-Zeichen (fokaler Schmerz unter direktem Druck im rechten Oberbauch). Idealerweise wird die Cholezystektomie im Stadium der ödematösen Entzündung der Gallenblasenwand innerhalb von 24 h durchgeführt.

6.2.2 Akute Cholangitis

Definition und Basisinformation

Die akute Cholangitis ist wegen der erhöhten Letalitätsrate eine gefürchtete Komplikation der Choledocholithiasis. Folgende weitere Krankheiten können ebenfalls Ursache einer biliären Obstruktion mit nachfolgender akuter bakterieller Cholangitis sein:

- Choledocholithiasis
- Angeboren: Gallenganganomalien
- Postoperative Faktoren: Gallengangverletzung, Anastomosenstrikturen, Sump-Syndrom
- Entzündliche Faktoren: Parasiten, ABCB4-Defizienz (genetisches Phospholipidmangel-Syndrom)
- Maligne Strikturen: Cholangio-, Gallenblasen-, Papillen-, Pankreaskarzinom
- Duodenaltumoren
- Pankreatitis
- Kompression: Gallengangzysten, Mirizzi-Syndrom
- Papillenstenose
- Duodenaldivertikel, Lemmel-Syndrom

Die Diagnose der akuten Cholangitis ist gesichert, wenn systemische Infektionszeichen, erhöhte Leberwerte und ein sonographisch erweiterter Gallengang vorliegen. Die Diagnose wird als verdächtig angesehen, wenn neben den systemischen Infektionszeichen noch einer der beiden anderen Parameter erfüllt ist (Mayumi et al. 2018).

Symptomatik

Die klassische Charcot-Trias (Fieber, Schmerzen im rechten Epigastrium und Ikterus) kann – wie von Reynolds 1959 beschrieben – mit Bewusstseinsstörungen und Schock einhergehen (Reynolds' Pentade). Die diagnostische Genauigkeit der Charcot-Trias ist mit 22 % unzureichend, da die Spezifität zwar hoch, die Sensitivität aber gering ist. 90 % der Patienten mit akuter Cholangitis haben Fieber, aber nur 60–70 % einen Ikterus (Sharaiha et al. 2017).

Diagnostik

Bei V. a. das Vorliegen einer akuten Cholangitis sollen

- klinische Symptome einer systemischen Inflammation (Fieber, Schüttelfrost) und laborchemische Entzündungsparameter (Leukozyten, CRP) evaluiert,

- Cholestase-Parameter (Bilirubin, γ-GT, AP und ALT) bestimmt und
- transabdominell-sonographisch die Gallengänge (Gallengangweite > 7 mm oder Nachweis eines Konkrements oder eines anderen Abflusshindernisses)

abgeklärt werden.

Bei Vorliegen pathologischer Befunde aller drei diagnostischen Kategorien liegt mit sehr hoher Wahrscheinlichkeit eine obstruktive Cholangitis vor (Gutt et al. 2018).

Der Schweregrad einer akuten Cholangitis sollte bei Erstkontakt und abhängig vom Krankheitsverlauf (zumindest ein weiteres Mal innerhalb der ersten 24 h) beurteilt und dokumentiert werden. Zur Beurteilung des Schweregrads der akuten Cholangitis sollten neben der allgemeinen klinischen Einschätzung Bewusstseinslage, Kreislaufparameter (Herzfrequenz und Blutdruck), Sauerstoffsättigung und Laborparameter (insbesondere Thrombozyten, Kreatinin/GFR, Quick/INR, Albumin) herangezogen werden. Zur Diagnose einer begleitenden Bakteriämie/Sepsis (und zum Erregernachweis mit Resistenztestung) soll bei Zeichen der systemischen Entzündungsreaktion die Entnahme von mindestens 2 (besser 3) Paar Blutkulturen vor Einleitung der antiinfektiven Therapie erfolgen.

Lassen sich sonographisch weder eine Gallengangerweiterung noch ein Gallengangkonkrement oder ein anderes Abflusshindernis nachweisen (Kriterium 3), sollte eine Endosonographie durchgeführt oder eine MRCP veranlasst werden (➤ Abb. 6.3).

Therapie

Bei obstruktiver steinbedingter akuter Cholangitis muss unverzüglich eine antibiotische Therapie beginnen. Bei leichter Cholangitis werden primär Ceftriaxon + Metronidazol oder Ampicillin + Sulbactam eingesetzt, bei Grad-II/III-Cholangitis Piperacillin + Tazobactam oder (v. a. bei erhöhtem Risiko für Infektionen durch multiresistente Erreger) Carbapeneme (Bodmann et al. 2020; Gutt et al. 2013). In dieser Situation sind polybakterielle Infektionen häufiger und es werden neben gramnegativen Erregern (*E. coli*, Klebsiellen, *Enterobacter, Pseudomonas*) vermehrt grampositive Entero- und (Pepto-)Streptokokken entdeckt.

Eine endoskopische Therapie der Obstruktion (Steinextraktion oder Drainage) soll in Abhängigkeit von der Dringlichkeit so rasch wie möglich – bei Zeichen der Sepsis unverzüglich – erfolgen. Bei der Cholangitis zeigte sich in einer randomisierten Studie ein signifikanter Vorteil des endoskopischen gegenüber dem operativen Vorgehen hinsichtlich Komplikationen und Letalität (Lai et al. 1992). Im Rahmen der ERCP sollte Galle für mikrobiologische Untersuchungen asserviert werden; in 60–90 % der Fälle liefern die Gallekulturen positive Ergebnisse, wohingegen Blutkulturen nur bei 20–70 % der Patienten positiv sind (Zimmer und Lammert 2015).

Der Zeitpunkt der Obstruktionsbehandlung (Steinextraktion oder Drainage) berücksichtigt den Schweregrad der Cholangitis. In den Toyko Guidelines (Mayumi et al. 2018) wird dieser in drei Grade eingeteilt:

- Der höchste Schweregrad (Grad III) ist bei Sepsiszeichen gegeben (Therapie mit Katecholaminen, Bewusstseinstrübung, respiratorische Insuffizienz, Kreatinin > 2 mg/dl, INR > 1,5 oder Thrombozyten < 100 G/l). In dieser Phase ist eine Drainage oder die Beseitigung des Hindernisses unverzüglich erforderlich. Misslingt die Steinextraktion, ist eine nasobiliäre Sonde oder ein biliärer Stent zur Ableitung notwendig. Beide Verfahren sind gleich effektiv.
- Grad II ist erreicht, wenn zwei der folgenden Parameter erfüllt sind:
  - Leukozyten > 12 oder < 4/nl
  - Fieber ≥ 39 °C
  - Alter ≥ 75 J.
  - Bilirubin > 5 mg/dl
  - Albumin < unterer Normwert × 0,7

In dieser Situation wird die endoskopische Sanierung innerhalb von 24 h angeraten.

In Beobachtungsstudien war eine solche dringende ERCP bei Patienten mit akuter Cholangitis mit einer geringeren Sterblichkeit verbunden (Odds Ratio 0,81; 95 %-Konfidenzintervall 0,73–0,90; Du et al. 2020).

Misslingt die endoskopische Behebung der Gallengangobstruktion, muss perkutan-transhepatisch interveniert werden. Steht dieses Verfahren nicht zur Verfügung, sollte der Patient in ein

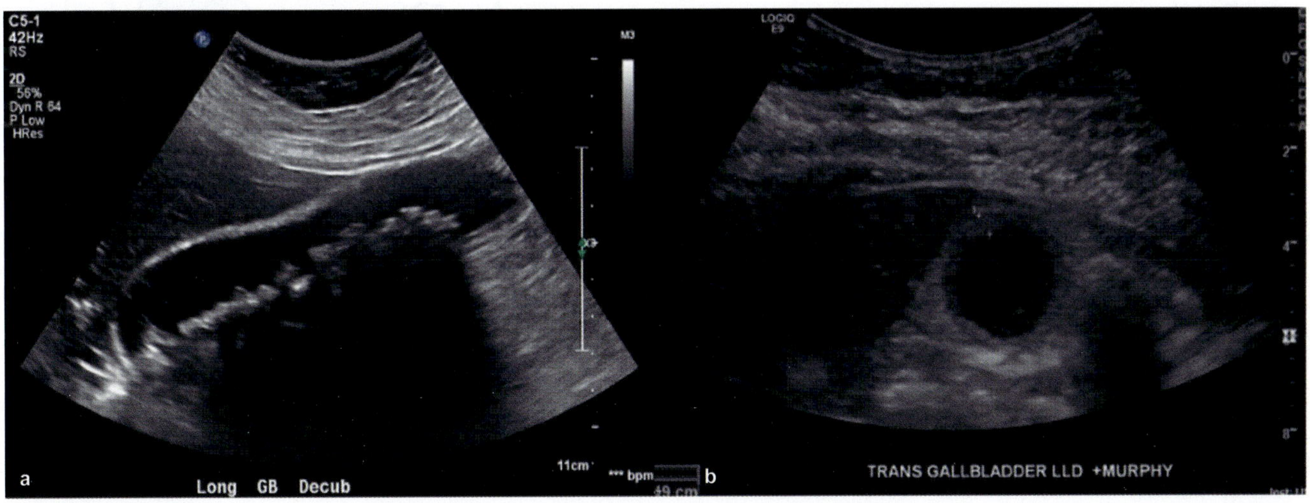

Abb. 6.3 Ultraschallaufnahme: Gallentsteine **(a)**, akute Cholezystitis mit Gallensteinen und Murphy-Zeichen **(b)** [E1449]

Zentrum verlegt werden. Eine Alternative zum perkutan-transhepatischen Vorgehen ist in Expertenhand die endosonographisch gestützte Gallengangdrainage (Fusaroli et al. 2016), die in einer Metaanalyse im Vergleich zur perkutan-transhepatischen Gallenwegdrainage eine höhere klinische Effektivität, weniger Komplikationen und eine geringere Re-Interventionsrate aufwies (Sharaiha et al. 2017).

Nach erfolgreicher endoskopischer oder perkutaner Gallengangsanierung soll bei Cholezystolithiasis möglichst frühzeitig cholezystektomiert werden. Bei steinfreier Gallenblase mit normaler Kontraktilität ist aufgrund des im Langzeitverlauf geringen Komplikationsrisikos ein abwartendes Verhalten gerechtfertigt (Gutt et al. 2018).

MERKE

Die obstruktive steinbedingte akute Cholangitis sollte so rasch wie möglich (bei septischen Zeichen notfallmäßig) durch die endoskopische Extraktion des Steins (oder Stenteinlage) behandelt werden; eine antibiotische Begleittherapie ist unverzüglich angezeigt.

6.3 Appendizitis

Christoph Römmele

6.3.1 Definition und Basisinformation

Bei der Appendizitis handelt es sich um eine akute Entzündung des Appendix vermiformis. Die genaue Pathophysiologie ist unklar, jedoch scheint eine Obstruktion des Appendixlumens eine Schlüsselrolle zu spielen.

Man unterteilt die Appendizitis in eine komplizierte und unkomplizierte Form:

- Unkompliziert: Entzündung des Appendix vermiformis ohne Hinweis auf Gangrän, Perforation, freie purulente Flüssigkeit oder Abszess
- Kompliziert: Vorliegen eines der oben genannten Kriterien

Das Lebenszeitrisiko an einer Appendizitis zu erkranken beträgt ca. 6–9 %. Typischerweise tritt eine Appendizitis im Adoleszentenalter auf.

6.3.2 Symptomatik und klinisches Bild

- Allgemeinsymptome: Fieber, Inappetenz, Erbrechen, Stuhlverhalt
- Abdominellen Schmerzen:
  - Typisch ist ein wandernder Schmerz von periumbilikal/epigastrisch in den rechten Unterbauch innerhalb weniger Stunden.
  - **Cave:** Aufgrund unterschiedlicher Lokalisation des Appendix sind atypische Schmerzlokalisationen möglich (insbesondere bei Schwangeren).
- Lokalisierte Abwehrspannung sowie bei Perforation klinisches Bild des akuten Abdomens (häufigste Ursache eines akuten Abdomens bei jungen Patienten)

6.3.3 Diagnostik und Differenzialdiagnose

Diagnostik

- Anamnese: Übelkeit, gelegentlich Durchfall, Fieber, abdomineller Schmerz häufig wandernd vom Epigastrium in den rechten Unterbauch
- Körperliche Untersuchung: Vitalzeichen inklusive Körpertemperatur, Appendizitiszeichen (u. a. McBurney, Lanz, Blumberg, Rovsing, Psoas; ➤ Abb. 6.4, ➤ Abb. 6.5)
- Laborwerte: Serum: Blutbild, Na^+, K^+, Kreatinin, γGT, CRP, Quick, INR, PTT
- Bildgebung:
  - Sonographie: erste Wahl, keine Strahlenbelastung, bed-side möglich, Sensitivität > 80 %
  - Computertomographie: insbesondere bei unsicherem Sonographiebefund indiziert
  - Kernspintomographie: bezüglich Sensitivität und Spezifität dem CT ebenbürtig, keine Strahlenbelastung, aber deutlich aufwendiger, im Notfall häufig eingeschränkte Verfügbarkeit

Differenzialdiagnosen

- Pseudoappendizitis bei Yersinien-Infektionen, Divertikulitis, Meckel-Divertikel, Gallenkolik, Mesenterialinfarkt, Morbus Crohn, Invagination (v. a. Pädiatrie)
- Urologisch: Nierenkoliken, Harnleiterstein
- Gynäkologisch: Schwangerschaft, Adnexitis, Menarche, Extrauteringravidität, Ovarialzysten
- Akutes Abdomen

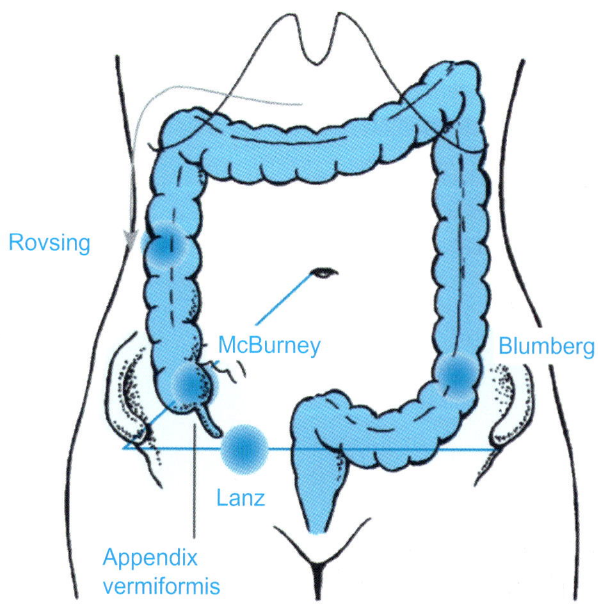

Abb. 6.4 Klinische Zeichen einer Appendizitis [L157]

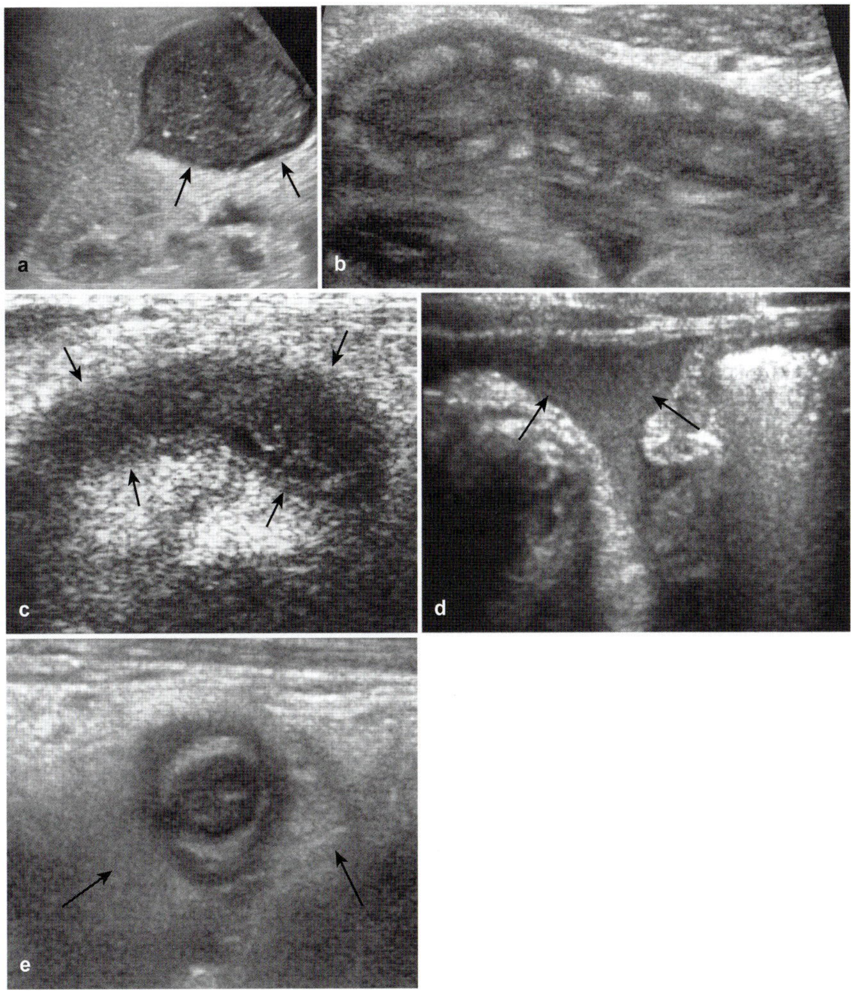

Abb. 6.5 Perforierte Appendizitis. **(a)** Bei der lokalisierten komplexen Flüssigkeitsansammlung unter der Leber (Pfeil) handelt es sich um einen durch eine perforierte Appendizitis verursachten Abszess. **(b)** Vergrößerter, gangränöser Blinddarm mit zerrissener Schleimhaut. **(c)** Vergrößerte, hypoechoische Appendix mit fast vollständigem Verlust des normalen echogenen Schleimhautstreifens (Pfeile), was auf eine gangränöse Appendix und wahrscheinlich eine Perforation hinweist. **(d)** Komplexe freie Flüssigkeit im rechten unteren Quadranten (Pfeile) kann bei einer Peritonitis infolge einer perforierten Appendizitis beobachtet werden. **(e)** Eine deutliche Verdickung des periappendizialen Fettgewebes deutet auf ein Ödem mit wahrscheinlicher Perforation hin (Pfeile). [G752-002]

6.3.4 Therapie

Umgehende empirische Antibiotikatherapie:
- Cephalosporine der 3. Generation + Metronidazol
- Aminopenicilline + Betalaktamase-Inhibitoren

Unkomplizierte Appendizitis

- Appendektomie:
  - Die laparoskopische Appendektomie sollte bevorzugt werden.
  - Ohne Risikofaktoren des Patienten kann unter laufender Antibiotikatherapie die Operation um 12–24 h aufgeschoben werden.
- Konservativ: Eine alleinige Antibiotikatherapie kann durchgeführt werden, insbesondere bei multimorbiden Pateinten. Hierzu ist der Ausschluss einer Obstruktion des Appendixlumens mittels CT essenziell.

Komplizierte Appendizitis

- Appendektomie:
  - Die laparoskopische Appendektomie sollte bevorzugt werden.
  - Eine komplizierte Appendizitis stellt eine dringende OP-Indikation dar, der Zeitpunkt der OP ist aber vom klinischen Erscheinungsbild abhängig.
- Konservativ: Eine alleinige antibiotische Therapie ± interventionelle Darainageanlage kann bei Appendizitis mit Abszess erwogen werden, erscheint aber einem operativen Vorgehen unterlegen.

INFO

Die Effektivität einer chirurgischen Therapie scheint trotz aktuell laufender Diskussionen einer primären konservativen antibiotischen Therapie bei unkomplizierter Appendizitis überlegen.

6.3.5 Nachsorge

Im Falle eines primär konservativen Vorgehens sollte eine Appendektomie im Intervall nur bei Symptompersistenz oder Komplikationen durchgeführt werden.

6.4 Peritonitis

Christoph Römmele

6.4.1 Definition und Basisinformation

Bei der Peritonitis, der Bauchfellentzündung, handelt es sich um eine akute oder chronische Entzündung des Peritoneums. Die Peritonitis wird entsprechend ihrer Ursache in eine primäre, sekundäre und tertiäre Peritonitis unterteilt.

Primäre Peritonitis:

- Ursache: Auftreten ohne Verletzung eines abdominellen Organs.
- Bakteraszites: < 250 neutrophile Granulozyten/mm^3 Aszites, aber kultureller Nachweis von Bakterien.
- Spontan bakterielle Peritonitis (SBP): ≥ 250 neutrophile Granulozyten/mm^3 Aszites.

Die spontan bakterielle Peritonitis (SBP) ist der mit Abstand wichtigste Vertreter, insbesondere bei Patienten mit Leberschädigung. Daher wird im Folgenden insbesondere auf die sog. SBP bei der primären Peritonitis eingegangen.

Erreger:
  - Meist monomikrobiell (> 90 %) mit geringer Erregerzahl
  - Ambulantes Setting, v. a. gramnegative Erreger
  - Nosokomiales Setting v. a. grampositive Erreger

Sekundäre Peritonitis:

- Ursache: Auftreten infolge einer Hohlorganverletzung, u. a. perforierte Divertikulitis, perforiertes Ulkus, perforierte Appendizitis, Anastomoseninsuffizienz
- Erreger: polymikrobiell

Tertiäre Peritonitis: Ursache: unvollständige Sanierung einer sekundären Peritonitis mit Chronifizierung

6.4.2 Symptomatik und klinisches Bild

Die Klinik unterscheidet sich insbesondere bei der primären und sekundären Peritonitis oft eindrücklich:

- Primäre Peritonitis: oft Allgemeinzustandsverschlechterung oder unspezifische Bauchschmerzen; v. a. bei chronischen Leberpatienten
- Sekundäre Peritonitis: oft Bild eines akuten Abdomens oder lokaler Druckschmerz + Abwehrspannung

6.4.3 Diagnostik und Differenzialdiagnose

- Anamnese: Anhalt für sekundäre Genese? bekannte Leberschädigung?

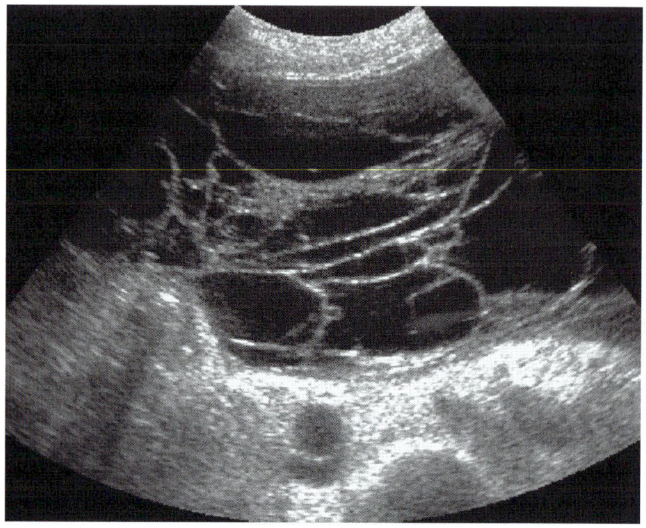

Abb. 6.6 Sklerosierende Peritonitis. Transversales Ultraschallbild des Mittelbauchs zeigt ausgedehnten, komplexen, septierten Aszites. [G752-002]

- Körperliche Untersuchung: Vitalzeichen, Bild eines akuten Abdomens
- Laborwerte: Serum: Blutbild, Na$^+$, K$^+$, Kreatinin, Harnstoff, Bilirubin, GOT, γGT, Albumin, CRP, ggf. PCT, Quick, INR, PTT

Primäre Peritonitis:

- Sonographie (> Abb. 6.6) und Aszitespunktion
- Zelldifferenzierung und Kultur: > 40 % der Aszitesuntersuchungen verbleiben kulturnegativ

Sekundäre Peritonitis:

- Computertomographie: Sensitivität von > 90 % für einen Infektfokus
- Ggf. explorative Operation

6.4.4 Therapie

Primäre Peritonitis und spontan bakterielle Peritonitis:

- Antibiotikatherapie:
  - Kalkulierte Antibiotikatherapie mit Cephalosporinen der 3. Generation **(Empfehlungsgrad A;** Gerbes et al. 2018**)**
  - Bei nosokomial erworbener Peritonitis oder Risikofaktoren für ein Therapieversagen primär Carbapeneme **(Empfehlungsgrad C;** Gerbes et al. 2018)
- Albumin-Substitution i. v. an d 1 1,5 g/kg KG und d 3 1,5 g/kg KG **(Empfehlungsgrad A;** Gerbes et al. 2018).
- Kontrolle des Therapieerfolgs anhand Re-Aszitespunktion **(Empfehlungsgrad A;** Gerbes et al. 2018**)**; ca. 48 h nach eigeleiteter Antibiotikatherapie sollte die Zellzahl im Aszites > 25 % abfallen:
  - Wenn Zellzahl adäquat abgefallen, Therapiedauer 5 d
  - Wenn Zellzahl inadäquat abfällt, Eskalation der antiinfektiven Therapie

Sekundäre Peritonitis:

- Umgehende Antibiotikatherapie
- Je nach abdominellem Fokus operative Sanierung oder ggf. radiologisch interventionelle Drainage des Infektherdes

6.4.5 Nachsorge

Spontan bakterielle Peritonitis:

- Sekundärprophylaxe mit Norfloxacin 400 mg/d (**Empfehlungsgrad A;** Gerbes et al. 2018). Alternativ Rifaximin, Ciprofloxacin, Trimethoprim-Sulfamethoxazol (**Empfehlungsgrad C;** Gerbes et al. 2018)
- Prüfung einer Lebertransplantation bei Leberzirrhosepatienten (**Empfehlungsgrad B;** Gerbes et al. 2018).

MERKE

Die Klinik der Peritonitis unterscheidet sich meist eklatant bei der primären und sekundären Peritonitis. Während die sekundäre Peritonitis oft das Vollbild eines akuten Abdomens aufweist, ist das führende Symptom einer primären Peritonitis oft nur eine Allgemeinzustandsverschlechterung oder unspezifischer Bauchschmerz.

6.5 Divertikelkrankheit

Manfred Gross

6.5.1 Definition und Basisinformation

Kolondivertikel gehören zu den häufigsten Befunden im Gastrointestinaltrakt. Die Prävalenz steigt mit dem Lebensalter an. Für die westlichen Industrienationen werden für Personen bis zum 50. Lj. Prävalenzraten um 10–15 % berichtet, für Personen zwischen dem 50. und 70. Lj. etwa 30 %, für Personen zwischen dem 70. und 85. Lj. etwa 50 % und für Personen > 85 J. > 60 %. Es besteht kein relevanter Unterschied in der Prävalenz der Divertikulose bei Männern und Frauen (Jacobs 2007; Stollman, Raskin 2004).

Die Einnahme von NSAR erhöht das Risiko für die Entwicklung einer Divertikulitis. Sowohl unter NSAR als auch unter ASS ist das Risiko für das Auftreten einer Divertikelblutung signifikant erhöht.

Das Mikrobiom spielt wahrscheinlich eine wichtige Rolle bei der Divertikelkrankheit: Sowohl zwischen Personen mit oder ohne Kolondivertikeln als auch zwischen Personen mit Divertikeln, die asymptomatisch sind oder unter einer Divertikelkrankheit leiden, finden sich Unterschiede im Kolonmikrobiom (Reitano et al. 2023; Scarpignato et al. 2018).

6.5.2 Stadieneinteilung

Die deutsche Leitlinie zur Divertikelkrankheit (Leifeld et al. 2021) schlägt eine neue Klassifikation der Divertikelkrankheit vor (➤ Tab. 6.3). In der Literatur ist die Klassifikation von Hinchey et al. (1978) in der Modifikation von Wasvary et al. (1999) zwar gängig, sie klassifiziert jedoch primär die komplizierte Divertikulitis mit einer Stratifizierung für das operative Vorgehen. Die ebenfalls gängige Klassifikation nach Hansen und Stock (1999) differenziert die perforierten Verläufe (Mikro-, Makroperforation, Abszessgröße) nicht weiter.

Die **asymptomatische** Divertikulose hat keinen Krankheitswert **(Typ 0).** Von einer Divertikelkrankheit des Kolons spricht man nur dann, wenn eine Divertikulose zu Symptomen und/oder Komplikationen führt.

Tab. 6.3 Klassifikation der Divertikelkrankheit (Leifeld et al. 2021)

Typ	Bezeichnung	Befund
Typ 0	**Asymptomatische Divertikulose**	Zufallsbefund; asymptomatisch; keine Krankheit
Typ 1	**Akute unkomplizierte Divertikelkrankheit/Divertikulitis**	
Typ 1a	Divertikulitis/Divertikelkrankheit ohne Umgebungsreaktion	Auf die Divertikel beziehbare Symptome; Entzündungszeichen u./o. Entzündungsbefunde in der Bildgebung (Wandverbreiterung, entzündetes Divertikel)
Typ 1b	Divertikulitis mit phlegmonöser Umgebungsreaktion	Entzündungszeichen; phlegmonöse Divertikulitis (Kolonwand, Mesenterium) in der Bildgebung; ggf. mit Flüssigkeitsstraßen (ohne Luft)
Typ 2	**Akute komplizierte Divertikultis**	
Typ 2a	Mikroabszess	Gedeckte Perforation; kleiner Abzess (≤ 3 cm); minimale parakolische Luft
Typ 2b	Makroabszess	Para- o. mesokolischer Abszess (> 3 cm)
Typ 2c	Freie Perforation	Freie Perforation, freie Luft/Flüssigkeit, generalisierte Peritonitis
Typ 2c1	Eitrige Peritonitis	
Typ 2c2	Fäkale Peritonitis	
Typ 3	**Chronische Divertikelkrankheit**	Rezidivierende o. anhaltende symptomatische Divertikelkrankheit
Typ 3a	Symptomatische unkomplizierte Divertikelkrankheit	Persistierende/rezidivierende Symptome, die auf eine Divertikulose bezogen werden (SUDD)
Typ 3b	Rezidivierende Divertikulitis ohne Komplikationen	Rezidivierende Divertikulitis ohne Komplikationen
Typ 3c	Rezidivierende Divertikulitis mit Komplikationen	Rezidivierende Divertikulitis mit Komplikationen (Stenose, Fistel, Konglomerat)
Typ 4	**Divertikelblutung**	Nachweis der Blutungsquelle

Die **akute unkomplizierte** Divertikelkrankheit **(Typ 1)** kann in zwei Varianten auftreten. Beim Typ 1a beklagt der Patient Bauchschmerzen, meist gut im linken Unterbauch lokalisierbar. Die klinische Untersuchung zeigt einen lokalisierten Druckschmerz, die Entzündungszeichen im Blut können erhöht sein, die Bildgebung (i. d. R. die Sonographie) zeigt Divertikel. Beim Typ 1b besteht eine Divertikulitis mit erhöhten Entzündungszeichen, häufig ist der Patient febril. Die Bildgebung zeigt eine phlegmonöse Umgebungsreaktion (➤ Kap. 6.5.3).

Beim Auftreten von **Komplikationen** im Rahmen einer akuten Divertikulitis spricht man von einem **Typ 2:** Typ 2a mit gedeckter

Perforation mit minimaler parakolischer Luft oder kleinen Abszessen ≤ 3 cm, Typ 2b mit Makroabszess > 3 cm, Typ 2c mit freier Perforation mit freier Luft und generalisierter Peritonitis (Typ 2c1: eitrige Peritonitis; Typ 2c2: fäkale Peritonitis, ➤ Kap. 6.4).

Bei **chronischen** Krankheitsverläufen wird ein **Typ 3** diagnostiziert: Typ 3a ist die symptomatische chronische unkomplizierte Divertikelkrankheit (im angloamerikanischen Sprachraum als SUDD bezeichnet: Symptomatic Uncomplicated Diverticular Disease). Die Entzündungszeichen im Labor können zeitweise erhöht sein. Eine andere chronische Verlaufsform liegt bei rezidivierenden Divertikulitiden vor, die jeweils ohne Komplikationen verlaufen (Typ 3b). Im Schub finden sich die gleichen Befunde wie bei einer akuten Divertikulitis. Rezidivierende Divertikulitiden können zu Komplikationen wie Stenosen oder Fisteln führen (Typ 3c).

6.5.3 Diagnostik

Die Diagnostik ist abhängig vom Typ der Divertikelkrankheit. Bei der **akuten** Divertikelkrankheit klagt der Patient über Bauchschmerzen. Die klinische Untersuchung zeigt typischerweise einen lokalisierten Druckschmerz. Beim **Typ 1a** können die Entzündungswerte im Labor erhöht sein, beim **Typ 1b** sind Entzündungszeichen obligat. Die Diagnose wird gestützt durch eine bildgebende Methode, i. d. R. durch die abdominelle Sonographie (➤ Abb. 6.7). Beim **Typ 1a** können Divertikel gesehen werden, beim **Typ 1b** findet sich um das entzündete Divertikel eine echoreiche entzündliche Umgebungsreaktion (phlegmonöse Entzündung).

Eine Koloskopie (➤ Abb. 6.8) ist in dieser Phase nicht notwendig und wahrscheinlich mit einem erhöhten Perforationsrisiko behaftet.

Der V. a. eine **Komplikation** einer akuten Divertikulitis (Abszess, Perforation, Peritonitis) ergibt sich aus dem Beschwerdebild (Verschlechterung des Zustands des Patienten trotz antibiotischer Therapie, Zunahme der Entzündungszeichen, Entwicklung eines peritonealen Reizzustands). Die weiterführende Diagnostik besteht in der Bildgebung (initial Sonographie, Abdomen-CT ohne rektale Füllung bei nicht eindeutigem sonographischem Befund). Der Kolonkontrasteinlauf wird bei dieser Fragestellung nicht mehr eingesetzt, die Kernspinuntersuchung ist meist entbehrlich.

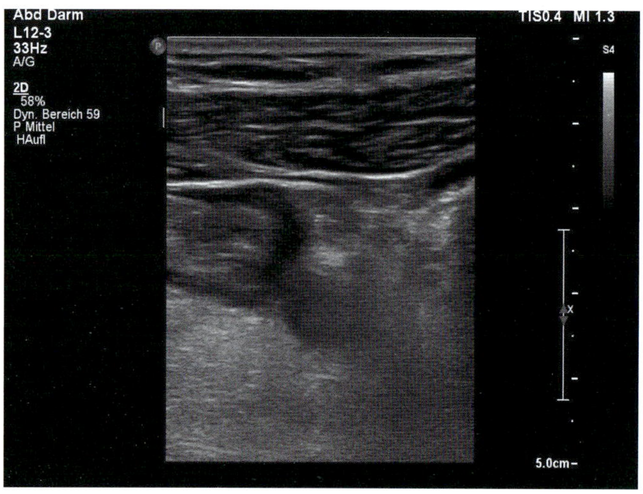

Abb. 6.7 Sonographischer Befund einer akuten Divertikulitis [M1540]

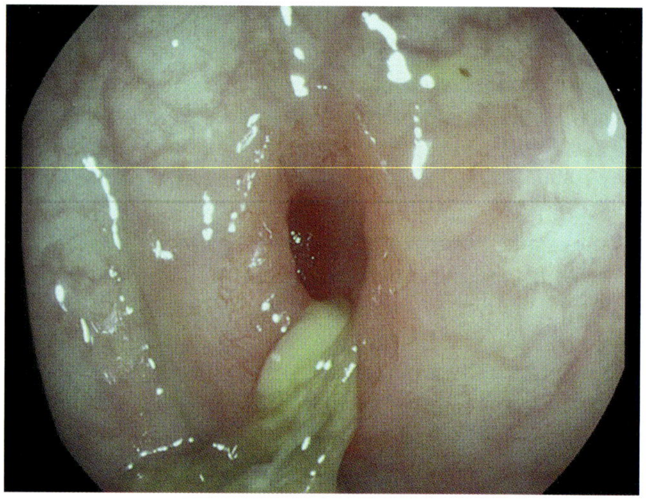

Abb. 6.8 Zufallsbefund einer akuten Divertikulitis im Rahmen einer Vorsorgekoloskopie [M1540]

Bei Zeichen einer systemischen Infektion sollte eine mikrobiologische Blutkulturdiagnostik zur Erregeridentifikation und Resistenztestung erfolgen.

Nach erfolgreicher Therapie einer konservativ behandelten Divertikulitis sollte die Indikation zur Koloskopie im Verlauf in Abhängigkeit von klinischen Faktoren wie protrahierter Verlauf, persistierende Beschwerden und Alter gestellt werden (**Empfehlungsgrad B;** Leifeld et al. 2021). Eine routinemäßige Darmspiegelung wird somit nicht mehr gefordert.

Bei der **chronischen symptomatischen unkomplizierten** Divertikelkrankheit **(Typ 3a)** besteht die Diagnostik in erster Linie in der Koloskopie zum Nachweis der Divertikulose (was auch sonographisch möglich wäre) und zum Ausschluss von Differenzialdiagnosen (Tumor, Entzündung, Stenose).

Bei Patienten mit **rezidivierender** Divertikulitis ohne Komplikationen **(Typ 3b)** entspricht die Diagnostik im Schub der bei der akuten Divertikulitis.

6.5.4 Therapie

Konservative Therapie

Therapie der akuten unkomplizierten Divertikulitis

Patienten mit unkomplizierter Divertikulitis (Typ 1a/b) können bei fehlenden Zeichen einer schweren Erkrankung und fehlenden Risikoindikatoren sowie bei vorhandener Möglichkeit einer engmaschigen ärztlichen Verlaufsbeobachtung ambulant behandelt werden (Leifeld et al. 2021). Zu den Risikoindikatoren zählen ein schlechter Allgemeinzustand, hohes Fieber, hohe Entzündungszeichen, relevante Komorbiditäten oder eine Immunsuppression (medikamentös, z. B. bei Steroiden oder durch Begleitkrankheiten).

Bei Hinweisen auf eine Verschlechterung ist die umgehende stationäre Einweisung dringend anzuraten.

Bei einer akuten unkomplizierten Divertikulitis hat eine antibiotische Therapie generell keinen Nutzen für den Patienten. In mehreren randomisierten Studien und in Metaanalysen zeigte eine Antibiotikagabe keinen Effekt auf den Krankheitsverlauf, weder auf die Rückbildung der Symptome noch auf die Rate an Komplikationen oder die Rezidivrate (Chabok et al. 2012; Daniels et al. 2017; Dichman et al. 2022; van Dijk et al. 2020). Patienten mit unkomplizierter Divertikulitis ohne die genannten Risikoindikatoren für einen komplizierten Verlauf können deshalb unter engmaschiger klinischer Kontrolle ohne Antibiotika behandelt werden (**Empfehlungsgrad 0;** Leifeld et al. 2021).

Wichtig ist eine Schmerztherapie. Den Stuhlgang ggf. durch Einnahme von Macrogol-Präparaten weich zu halten ist wahrscheinlich sinnvoll, aber nicht durch Studien belegt.

MERKE

Bei der akuten unkomplizierten Divertikulitis ohne Risikofaktoren für einen komplizierten Verlauf sind Antibiotika ohne Nutzen für den Patienten

Therapie der akuten komplizierten Divertikulitis

Patienten mit komplizierter Divertikulitis (Mikro- oder Makroabszess sowie Perforation) müssen stationär behandelt werden, eine antibiotische Therapie ist erforderlich. Die Frage der oralen Nahrungsaufnahme kann vom klinischen Schweregrad abhängig gemacht werden. Eine Nulldiät oder eine ballaststofffreie Kost ist nicht generell notwendig, eine parenterale Flüssigkeitssubstitution nur bei unzureichender Trinkmenge oder septischen Krankheitsbildern.

Die Wahl des Antibiotikums ist nicht durch Studien belegt. Ebenso gibt es für die Frage einer p. o. oder i. v. Gabe keine wissenschaftlichen Evidenzen. Gängige i. v. Antibiotika sind Cefuroxim oder Ceftriaxon mit Metronidazol oder Ampicillin/Sulbactam, Piperacillin/Tazobactam sowie Moxifloxacin. Für eine p. o. Antibiose werden häufig Amoxicillin/Clavulansäure oder Moxifloxacin eingesetzt. Die Anpassung einer kalkulierten antibiotischen Therapie an bekannte patientenindividuelle Risikofaktoren wie Besiedelung mit multiresistenten Erregern kann erforderlich sein. Die Therapiedauer ist ebenfalls nicht validiert. In der Regel sind 4–7 d ausreichend (Leifeld et al. 2021).

Abszesse < 3 cm Durchmesser heilen meist unter antibiotischer Therapie auch ohne Drainage ab. Bei größeren Abszessen ist eine perkutane Drainage sinnvoll. Bei unzureichendem oder fehlendem Ansprechen auf eine konservative Therapie inklusive antibiotischer Therapie ist bei der komplizierten Divertikulitis die Operation erforderlich, notfallmäßig bei freier Perforation und Peritonitis.

Wenn der Patient auf die konservative Therapie nicht anspricht, ist i. d. R. eine Operation indiziert. Nach erfolgreicher konservativer Therapie einer akuten Divertikulitis Typ 2b kann eine Operation im Verlauf wegen der hohen Rezidivraten empfohlen werden (**Empfehlungsgrad 0, Empfehlung 6.8;** Leifeld et al. 2021).

Therapie der chronischen Divertikelkrankheit

Zu den chronischen Formen der Divertikelkrankheit zählen die symptomatische unkomplizierte Divertikelkrankheit (Typ 3a) sowie die unkomplizierte rezidivierende Divertikulitis (Typ 3b). In den meisten Therapiestudien mit Patienten mit chronischer Divertikelkrankheit wurden diese beiden Formen nicht ausreichend differenziert und es gibt nur wenige prospektive Studien. Aufgrund dieser eingeschränkten Datenlage gibt es keine generelle Empfehlung zur konservativen Therapie der chronischen symptomatischen Divertikelkrankheit. Insbesondere die medikamentöse Therapie mit Mesalazin oder Rifaximin ist nicht ausreichend gut belegt, um sie als Standardtherapie vorzuschlagen (Leifeld et al. 2021). Mesalazin kann Divertikulitisrezidive nicht effektiv verhindern (Kruis et al. 2017).

Es gibt Evidenzen, dass eine probiotische Therapie die Symptome bei Typ 3a bessern kann: Der Einsatz von *Lactobacillus casei* an 10 d/Mon. führte bei Patienten mit symptomatischer Divertikulose (Typ 3a) in einer randomisierten placebokontrollierten Studie nicht nur zu einer Symptomlinderung, sondern senkte auch den Anteil der Patienten, die eine Divertikulitis entwickelten. Dieser Effekt war bei gleichzeitiger Einnahme von Mesalazin an den gleichen 10 d/Mon. noch ausgeprägter (Tursi et al. 2013).

Indikation zur operativen Infektsanierung

Patienten mit akuter komplizierter Divertikulitis Typ 2a/b, die auf eine adäquate konservative Therapie nicht ausreichend ansprechen, sollten operiert werden. Ebenso wird bei freier Perforation oder Peritonitis notfallmäßig operiert. Allerdings gibt es Daten, dass bei freier perikolischer Luft auch konservativ mit antibiotischer Therapie erfolgreich therapiert werden kann (van Dijk et al. 2018).

Größere Abszesse (retroperitoneal oder parakolisch) können sonographisch oder CT-gesteuert drainiert werden. Wenn sich der Befund dann innerhalb von 72 h nicht deutlich bessert oder die Drainage des Abszesses nicht gelingt, sollten die Patienten rasch operiert werden. Bei kleinen Abszessen ist die alleinige konservative Therapie unter täglicher Kontrolle der Entzündungswerte und der klinischen Symptomatik möglich.

Bei den chronischen, komplizierten Divertikulitis-Verlaufsformen stellen **Fisteln** sowie **Stenosen** eindeutige Operationsindikationen dar.

6.6 Infektiöse Gastroenteritiden

Philipp Reuken und Andreas Stallmach

6.6.1 Allgemeines

Infektiöse Gastroenteritiden stellen weltweit die vierthäufigste Todesursache dar. Klinisch imponieren diese Krankheitsbilder meist als akute Ereignisse. Bei Patienten mit hämatologischen oder onkologischen Erkrankungen und bei älteren Menschen werden aber auch chronische Verläufe beobachtet. Akute gastrointestinale

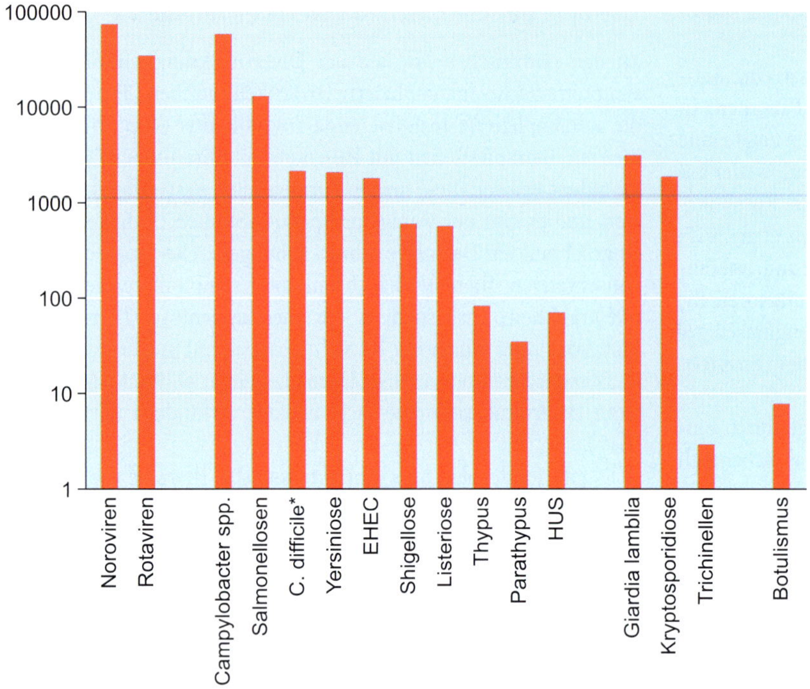

Abb. 6.9 Anzahl der gemeldeten infektiösen Gastroenteritiden in Deutschland 2022 (nach RKI-Daten). Bei der Interpretation der Abbildung ist zu beachten, dass die Daten logarithmisch dargestellt sind. [L231/X221]
* Nur schwere Verlaufsformen

Infektionen sind häufig, mit ca. 1,3 Episoden/Einwohner/J. treten in Deutschland rechnerisch ca. 100 Mio. Krankheitsfälle auf. In Deutschland sind infektiöse Gastroenteritiden Folge von Infektionen durch Bakterien und Viren, seltener durch Parasiten (➤ Abb. 6.9; Weber et al. 2014).

Das klinische Bild der infektiösen Gastroenteritis wird durch die Virulenz des jeweiligen Erregers, die Wirtsantwort, den Ernährungs- und Immunstatus des Wirts sowie durch mögliche Begleiterkrankungen beeinflusst. Meist ist die Erkrankung selbstlimitierend und eine symptomatische Behandlung häufig ausreichend. Eine zuverlässige ätiologische Differenzierung ist anhand des klinischen Bilds nicht möglich, wenn auch bei viralen Infektionen Übelkeit, Erbrechen und wässrige Diarrhöen im Vordergrund stehen können. Bakterielle Infektionen sind i. d. R. durch eine Enteroinvasion gekennzeichnet. So führen *Campylobacter,* Salmonellen und enteroinvasive oder enterohämorrhagische *E. coli* (EIEC, EHEC) zu Schädigungen des Darmepithels mit der Folge schleimiger und blutiger Diarrhöen. Zusätzlich sind septische Verläufe und extraintestinale Manifestationen möglich.

2023 wurde die 2015 durch Hagel et al. veröffentliche Leitlinie zur Diagnostik und Therapie der infektiösen Gastroenteritis aktualisiert. Hieraus ergibt sich die klare Empfehlung, dass nur bei folgenden Patienten bzw. Situationen eine mikrobiologische erregerorientierte Diagnostik durchgeführt werden sollte (Manthey et al. 2023).

MERKE

Indikationen zur Erregerdiagnostik
- Schweres Krankheitsbild (z. B. Fieber, Dehydrierung, Sepsis)
- Blutige Diarrhö
- Relevante Komorbiditäten (z. B. fortgeschrittene Niereninsuffizienz, Leberzirrhose [Child-Pugh B/C], onkologische Erkrankungen)
- Patienten mit Immunsuppression (angeboren, erworben, medikamentös bedingt)
- Nosokomiale Diarrhö
- Vor Einleitung einer empirischen antibiotischen Therapie der Durchfallerkrankung
- Patienten, die in Gemeinschaftseinrichtungen oder lebensmittelverarbeitenden Institutionen arbeiten
- Personen mit stattgehabter Antibiotikaeinnahme innerhalb der letzten 3 Mon.
- V. a. Häufung, bei der ein epidemiologischer Zusammenhang vermutet werden kann

Bei Patienten mit V. a. eine infektiöse Gastroenteritis sind Anamnese und körperliche Untersuchung von zentraler Bedeutung. Wichtige Hinweise liefern Symptomdauer und -schwere, Medikamenten- und insbesondere Antibiotikaeinnahme, zurückliegende Auslandsaufenthalte, Kontakt zu erkrankten Personen und zugrunde liegende Systemerkrankungen. Die akute Diarrhö ist definiert als gehäufte Stuhlfrequenz ≥ 3 Stuhlgängen/d oder einem Stuhlgewicht > 200 g/d mit verminderter Stuhlkonsistenz während eines Zeitraums von weniger als 2 Wo. Symptome, die länger als 30 d bestehen, bezeichnet man als chronische Diarrhö (Thielman und Guerrant 2004). Aufgrund des selbstlimitierenden Charakters der Erkrankung, der niedrigen Sensitivität der Erregerdiagnostik und der fehlenden therapeutischen Konsequenzen brauchen bei akuter Diarrhö i. d. R. **keine** mikrobiologischen Untersuchungen durchgeführt werden. Insgesamt lassen sich mittels Kultur oder Mikroskopie in nur 2–40 % der Fälle überhaupt Pathogene aus Stuhlproben identifizieren.

Molekularbiologische Verfahren erhöhen zwar die Rate des Pathogennachweises im Vergleich zur Kultur, jedoch sinkt die Spezifität des Nachweises (Spina et al. 2015). Der Nutzen einer ätiologischen Klärung ergibt sich neben den individualmedizinischen Aspekten bei Risikopopulationen auch aus dem Schutz Dritter, z. B. bei von einer Diarrhö betroffenen Personen, die in Gemeinschaftseinrichtungen wohnen oder arbeiten, oder bei Mitarbeitern in der lebensmittelverarbeitenden Industrie. Systematische Studien, die die Relevanz der Überprüfung einzelner Erreger in der Diagnostik erfassen, fehlen. Somit basieren alle Empfehlungen auf der Zusammenführung von Wahrscheinlichkeiten (Häufigkeit der Erreger), dem potenziellen Schaden für die betroffene Person und den möglichen therapeutischen Konsequenzen. So empfiehlt die aktualisierte DGVS-Leitlinie „Gastrointestinale Infektionen" für die Basisdiagnostik nur ein sehr schmales Panel von ein bis zwei Stuhlproben, die auf *Campylobacter*, Salmonellen, Rotaviren und Noroviren untersucht werden sollen. Nach vorausgegangener Antibiotikaeinnahme oder Krankenhausaufenthalten sollte stets zusätzlich eine Untersuchung auf *Clostridioides (C.)-difficile*-Toxine erfolgen. Bei persitierenden Symptomen über 14 d sollte eine erweiterte Diagnostik durchgeführt werden; Bei einer Immunsuppression ist an die Zytomegalie (CMV-Kolitis) zu denken.

Therapeutisch steht bei allen Patienten mit einer infektiösen Gastroenteritis die Rehydrierung mit ausreichender Flüssigkeitssubstitution im Vordergrund. Insbesondere Säuglinge, Kleinkinder und ältere Patienten sind gefährdet; bei diesen kann die Exsikkose zu multiplen Komplikationen bis hin zu vital bedrohlichen Risiken führen. Hier ist eine **orale Rehydrierung** mit glukose- und stärkehaltigen Lösungen (ORL) in Anlehnung an die WHO-Lösung gegenüber einer i. v. Therapie zu bevorzugen (Avery und Snyder 1990). Die physiologische Grundlage für dieses Therapieprinzip ist mit dem in den Enterozyten vorhandenen, gekoppelten Co-Transport von Natrium und Glukose verbunden. Natrium wird über den sGLT-1-Transporter effektiver aus dem Darmlumen aufgenommen, wenn es mit Glukose oder Galaktose angeboten wird. Wasser folgt dem gerichteten Natriumstrom passiv nach. In der hypoosmolaren ORL ist das Verhältnis von Natrium zu Glukose so optimiert, dass eine maximale Natriumresorption und damit eine maximale Wasseraufnahme erreicht werden.

Eine empirische Antibiotikatherapie sollte nur bei Patienten mit ausgeprägten blutigen Diarrhöen, hohem Fieber oder immunsupprimierenden Erkrankungen erwogen werden. Zur empirischen Therapie kann vor Erhalt der Ergebnisse der Erregerdiagnostik eine Therapie mit z. B. Azithromycin (500 mg/d für 3 d oder 1000 mg einmalig p. o.) oder einem Aminopenicillin + Betalaktamase-Inhibitor durchgeführt werden. Kritisch sei an dieser Stelle aber auch auf die Nebenwirkungen einer empirischen Antibiotikatherapie, z. B. Medikamenteninteraktionen von Azithromycin mit Immunsuppressiva oder mögliche vermehrte Toxinproduktion bei EHEC, hingewiesen. Die ebenfalls weitverbreitete Verwendung von Ciprofloxacin in diesem Zusammenhang sollte im Hinblick auf die Nebenwirkungen nicht mehr erfolgen. Hierzu sei auch auf den Rote-Hand-Brief aus dem Jahr 2019 verwiesen. Auch sollten bei der Auswahl der Medikamente lokale Resistenzen oder bei Patienten mit Reisediarrhö, die z. B. aus Südostasien zurückkehren, die *Campylobacter*-Resistenz gegen Chinolone bedacht werden.

Im Folgenden werden ausgewählte Erreger mit Krankheitsbildern und Therapie dargestellt. Einen Überblick über Inkubationszeiten, Übertragung und Therapie einzelner Erreger bieten ➤ Tab. 6.4.

6

Tab. 6.4 Charakteristika wichtiger Erreger infektiöser Gastoenteritis

Erreger	Inkubationszeit	Umweltpersistenz (P) Übertragungsweg (Ü)	Kontagiosität	Antiinfektive Therapie
Bakterien				
Campylobacter jejuni, C. coli	2,5 d	P: Bei 4 °C wochenlanges Überleben in der Umwelt (Lebensmittel/Trinkwasser) Ü: fäkal-oral	Ausscheidungsdauer 2–5 Wo., in dieser Zeit potenziell infektiös	Bei komplizierten Verläufen, z. B. Azithromycin (**cave:** Resistenzen)
Clostridioides difficile	8–12 h	P: langes Überleben durch Sporenbildung Ü: fäkal-oral Händedesinfektion u. -waschen mit Seife (gegen Sporenbildung)	Patienten potenziell infektiös, solange Erreger im Stuhl ausgeschieden werden	Fidaxomicin o. Vancomycin, bei rezidivierender Infektion ggf. Ausschleichschema o. fäkaler Mikrobiomtransfer als individueller Heilversuch
Enteritische Salmonellen	6 h bis 10 d	P: mehrere Mon. überlebensfähig Ü: Kontakt, fäkal-oral	Im Stuhl 3–6 Wo., Ausscheidung selten > 6 Mon. (Dauerausscheider)	Bei Bakteriämie, Fieber o. Immunsuppression, z. B. Ceftriaxon
Shigella spp.	12 h bis 8 d	Ü: Lebensmittel, Mensch–Mensch	Im Stuhl 1–4 Wo.	Azithromycin
Enteropathogene *E. coli*	1–3 (8) d	Ü: Lebensmittel, fäkal-oral, Kontakt Mensch–Mensch, Mensch–Tier	Fäkal-oral, auch von Mensch zu Mensch, begünstigt durch die sehr niedrige Infektionsdosis (< 100 Erreger für EHEC O157). Ansteckung, solange die Erreger im Stuhl nachgewiesen werden (Tage bis Wochen)	Zum Teil Verkürzung der Krankheitsdauer durch Makrolide o. Cotrimoxazol, bei EHEC ggf. Carbapeneme

(Forts.)

Tab. 6.4 Charakteristika wichtiger Erreger infektiöser Gastoenteritis *(Forts.)*

Erreger	Inkubationszeit	Umweltpersistenz (P) Übertragungsweg (Ü)	Kontagiosität	Antiinfektive Therapie
Yersinia enterocolitica	3–5 d	Ü: Lebensmittel	Bis zu 40 d	Bei komplizierten Verläufen Cotrimoxazol o. Ceftriaxon
Clostridium perfringens	8–16 h	Ü: unzureichend gegarte Fleischprodukte	Keine	Keine
Vibrio cholerae	4 h	Ü: Lebensmittel, Trinkwasser, fäkal-oral	Bis zu 14 d, Dauerausscheider möglich	Tetrazykline
Viren				
Rotaviren	1–4 d	P: bis zu 10 d auf Oberflächen Ü: fäkal-oral	Im Stuhl bis zu 3 Wo. nachweisbar	Nein
Adenoviren	7–8 d	P: sehr umweltresistent Ü: fäkal-oral	2–3 Wo. nach der Erkrankung	Nein
Noroviren	12–48 h	P: sehr umweltresistent Ü: fäkal-oral, aerogen (→ Mundschutz)	48–72 h nach Sistieren der Symptomatik	Nein
Protozoen (> Kap. 20.3)				
Entamoeba histiolytica	7–14 d, Jahre möglich	Ü: fäkal-orale Aufnahme von 2000–4000 Zysten	Patienten potenziell infektiös, solange Erreger im Stuhl ausgeschieden werden	Metronidazol, Tinidazol (in D nicht verfügbar), Paromomycin o. Diloxandifuroat
Giardia lamblia	3–25 d	Ü: Lebensmittel, Trinkwasser, fäkal-oral	Patienten potenziell infektiös, solange Erreger im Stuhl ausgeschieden werden	Bei symptomatischen Verläufen z. B. Metronidazol
Cryptosporidium parvum	3–12 d	P: Oozysten bis 2 J. lebensfähig	Patienten potenziell infektiös, solange Erreger im Stuhl ausgeschieden werden	Therapie der zugrunde liegenden Erkrankung

6.6.2 Salmonellosen

Basisinformation

Nichttyphoidale bzw. Enteritis-Salmonellen umfassen etwa 2500 Serovare. Sie werden nach der Struktur ihrer Oberflächen (O)- und ihrer Geißel (H)-Antigene klassifiziert, wobei die Serovare *Salmonella (S.) enteritidis* (60 %), *S. typhimurium* (20 %), *S. Heidelberg, S. Hadar* und *S. Newport* am häufigsten vorkommen. Tiere (v. a. aus Massentierhaltungen) und Tierprodukte bilden das Erregerreservoir. Die Infektion des Menschen kommt über die Aufnahme kontaminierter Nahrung (Geflügel, Eier) zustande, aber auch eine fäkal-orale Übertragung von Mensch zu Mensch ist möglich.

Symptomatik und klinisches Bild

Enteritis-Salmonellen zählen zu den invasiven Enteritiserregern und verursachen i. d. R. eine selbstlimitierende Enteritis. Nach einer Inkubationszeit zwischen 6 und 72 h kommt es zu Durchfällen und Fieber mit Übelkeit, Erbrechen und evtl. abdominellen Schmerzen. In < 10 % der Fälle kommt es zu bakteriämischen Phasen („enteritisches Fieber"). Vor allem Patienten mit zellulären Immundefekten (z. B. AIDS) weisen ein erhöhtes Risiko für eine hämatogene Streuung bis hin zu Sepsis und fokalen Abszedierungen auf (Cohen et al. 1978).

Diagnostik

Die Diagnose wird durch den kulturellen Nachweis der Erreger im Stuhl oder bei Bakteriämie und Streuung aus Blut oder Abszesspunktat gestellt. Serologische Tests anhand der Oberflächenantigene sind möglich, spielen aber aufgrund niedriger Sensitivität und Spezifität keine Rolle.

Therapie

Entscheidend in der Therapie sind eine suffiziente Rehydrierung und der Elektrolytausgleich. Da es i. d. R. nach wenigen Tagen zu einer Spontanheilung kommt, ist eine antibiotische Behandlung bei leichten und mittelschweren Verläufen nicht erforderlich (**Empfehlungsgrad B,** Evidenzstärke I; Onwuezobe et al. 2012). Bei antibiotischer Therapie besteht die Gefahr, dass die Erregerausscheidung verlängert wird. Die deutsche Leitlinie empfiehlt eine antimikrobielle Therapie der akuten nichttyphoidalen Salmonelleninfektion bei Bakteriämie, Zeichen der systemischen Infektion (z. B. Fieber > 38,5 °C), bei Vorliegen einer medikamentösen oder durch eine

Grunderkrankung bedingte Immunsuppression und bei Hämodialysepatienten (starker Konsens, **Empfehlungsgrad A**). Darüber hinaus kann eine antimikrobielle Therapie bei Vorliegen von Gefäßprothesen, Gefäßaneurysmen oder Fremdmaterial (z. B. Gelenkprothesen) erfolgen.

Die antimikrobielle Therapie sollte primär mit Ceftriaxon (2 g/d i. v. für 5–7 d) oder Azithromycin 500 mg/d über 7 d durchgeführt werden und muss ggf. in Abhängigkeit von den Ergebnissen der Resistenztestung angepasst werden. Der Stellenwert von Ciprofloxacin muss aufgrund der steigenden Resistenzraten sehr kritisch gesehen werden und sollte nur gegeben werden, falls eine entsprechende Resistenztestung vorliegt.

Resistenzen gegenüber Chinolonen oder Cotrimoxazol kommen in Deutschland in < 5 % der Fälle vor, sind jedoch häufiger bei im Ausland erworbenen Salmonellosen, sodass immer eine entsprechende Reiseanamnese erhoben werden sollte. Die Erkrankung ist nach dem Infektionsschutzgesetz meldepflichtig.

6.6.3 Cholera

Definition und Basisinformation

Cholera ist eine sekretorische Diarrhö, die durch *Vibrio cholerae* hervorgerufen wird. Die Vibrionen werden oral über mit Fäkalien verunreinigtes Wasser oder Nahrungsmittel aufgenommen. Sofern sie die Magenpassage überleben, können sie sich im alkalischen Milieu des Dünndarms vermehren. Menschen mit intakter Magensäuresekretion müssen $> 10^9$ Keime aufnehmen, um zu erkranken. Die Vibrionen sind nichtinvasiv, produzieren aber ein hochwirksames thermo- und säurelabiles Enterotoxin, das durch Aktivierung der Adenylatzyklase zu einem Ausstrom von Wasser ins Darmlumen führt. Die Cholera kommt gehäuft im Rahmen von Ausbruchsgeschehen bei eingeschränkten hygienischen Bedingungen vor und ist in Europa äußerst selten. Vom RKI wurden zwischen 2005 und 2015 insgesamt 18 Fälle registriert, die aus Indien, Pakistan und Thailand importiert wurden. Nach dem Erdbeben in Haiti im Januar 2010 kam es in den Folgemonaten zu einer Choleraepidemie.

Symptomatik und klinisches Bild

Nach einer Inkubationszeit von Stunden bis zu 5 d nach Aufnahme der Erreger kommt es in der Mehrzahl der Fälle zu einem plötzlichen Beginn mit Erbrechen, Bauchschmerzen und Durchfall. Die teilweise massiven Durchfälle werden zunehmend wässrig („Reiswasserstuhl") und können zu Flüssigkeitsverlusten von bis zu 20 l in 24 h führen. In der Folge entstehen Exsikkose, Elektrolytverlust und Azidose. Bei Ausbleiben einer adäquaten Therapie werden die Patienten zunehmend somnolent und versterben im Nierenversagen und hypovolämischen Schock. Unbehandelt beträgt die Letalität bis 60 %, wobei auch milde und asymptomatische Verläufe möglich sind. Die überstandene Cholera hinterlässt eine Immunität, die auf der Bildung spezifischer sekretorischer IgA-Antikörper beruht.

Diagnostik

Die Diagnostik gelingt meist durch den direkten Nachweis des Erregers aus Stuhl oder Erbrochenem mittels Dunkelfeld- oder Phasenkontrastmikroskopie. Zusätzlich ist der kulturelle Nachweis in Selektivmedium geeignet.

Therapie

Im Vordergrund stehen die Elektrolyt- und Flüssigkeitszufuhr, ggf. auch der Ausgleich von Azidose und Hypoglykämie. Die antibiotische Therapie ist hinsichtlich des Krankheitsverlaufs zweitrangig und dient in erster Linie der Verkürzung der Erregerausscheidung. Tetrazykline, die als Mittel der Wahl gelten, können darüber hinaus Zahl und Volumen der Durchfallentleerungen verringern (**Empfehlungsgrad A;** Spina et al. 2015).

Es besteht Meldepflicht für Krankheitsverdacht, Erkrankung und Tod sowie für den direkten und indirekten Erregernachweis. Seit einigen Jahren ist ein oraler Impfstoff gegen Cholera verfügbar. Wichtigste Voraussetzung zur Eindämmung und Verhinderung von Epidemien ist jedoch die Bereitstellung von sauberem Trinkwasser.

6.6.4 Shigellose

Definition und Basisinformation

Shigellen sind unbegeißelte, unbewegliche gramnegative Stäbchen aus der Familie der *Enterobacterales,* die beim Menschen die Shigellenruhr (bakterielle Ruhr) hervorrufen. Es gibt 41 Serovare, die in vier Gruppen (*S. sonnei, S. flexneri, S. boydii* und *S. dysenteriae*) eingeteilt werden. In Deutschland dominieren *S. flexneri* (Anteil 70 %) und *S. sonnei* (Anteil 20 %), wobei die meisten Fälle im Zusammenhang mit Auslandsreisen auftreten (2011: 53 %). Die Bakterien dringen nach oraler Aufnahme in Epithelzellen der Kolonschleimhaut ein und vermehren sich intrazellulär. Die von vielen Shigellen gebildeten Shiga-Toxine wirken zytotoxisch und sind an der lokalen Schleimhautzerstörung mit Ausbildung von Mikroabszessen und Ulzerationen beteiligt. Shigellen kommen nur beim Menschen und einigen Affen vor. Die Übertragung erfolgt fäkal-oral, wobei die Infektionsdosis relativ niedrig ist (10–1000 Keime). Vor allem durch kontaminierte Lebensmittel können Ruhrepidemien ausgelöst werden.

Symptomatik und klinisches Bild

Der Verlauf der Shigellose variiert von oligosymptomatisch bis zur foudroyanten toxischen Form. Das klassische Bild der Bakterienruhr ist durch Fieber und blutig-schleimige Durchfälle mit krampfartigen Schmerzen gekennzeichnet, wobei die Symptome auch unbehandelt i. d. R. nach 7 d sistieren. Bei entsprechender Prädisposition (HLA-B27) kann es postinfektiös zu einem Reiter-Syndrom (Arthritis, Urethritis, Konjunktivitis/Iritis) kommen.

Diagnostik

Die Erreger sind während der akuten Krankheitsphase aus Stuhlproben anzüchtbar bzw. mittels molekularbiologischer Tests nachweisbar.

Therapie

Neben supportiven Maßnahmen spielen in der Behandlung der Shigellenruhr auch Antibiotika eine Rolle, da hierdurch Erkrankungsdauer und Erregerausscheidung verkürzt werden können (Christopher et al. 2010). Die Therapie sollte nach Antibiogramm erfolgen. Kalkuliert kann mit Azithromycin behandelt werden (500 mg/d für 3 d oder 1000 mg einmalig p. o.). Direkter und indirekter Nachweis von Shigellen sind namentlich meldepflichtig.

6.6.5 Staphylokokken-Enteritis

Basisinformation

Als Lebensmittelvergiftungen werden Erkrankungen verstanden, bei denen es ca. 1–16 h nach Aufnahme kontaminierter Nahrung zu Beschwerden kommt. Toxinbildende *Staphylococcus (S.)-aureus*-Stämme sind neben *Bacillus cereus* die häufigste Ursache von Lebensmittelvergiftungen. Neun hitzeresistente Toxine sind charakterisiert, wovon das Enterotoxin A für > 75 % aller Intoxikationen durch *S. aureus* verantwortlich ist. Übertragungen finden v. a. durch Träger toxinbildender Bakterienstämme sowie durch Personen mit Hautläsionen durch *S. aureus* statt. Intoxikationen mit *S. aureus* treten insbesondere in den Sommermonaten auf und werden nach Aufnahme proteinreicher Nahrung beobachtet.

6

Symptomatik und klinisches Bild

Typisch ist die teilweise sehr kurze Inkubationszeit von nur wenigen Stunden nach Aufnahme präformierter Toxine. Dann kommt es zu rezidivierendem Erbrechen, Übelkeit, krampfartigen Bauchschmerzen und seltener Durchfall. Initial kann kurzfristig Fieber auftreten. Die Beschwerden klingen von selbst nach 1–2 d ab.

Diagnostik

Ein kultureller Erregernachweis ist aus Stuhl, Serum und Erbrochenem möglich. Aus forensischen Gründen ist mitunter die Untersuchung des kontaminierten Nahrungsmittels sinnvoll.

Therapie

Eine spezifische Therapie ist nicht erforderlich, symptomatische Maßnahmen sind ausreichend.

6.6.6 *Campylobacter*-Enteritis

Basisinformation

Campylobacter (C.) jejuni und *C. coli* gehören in Europa und Amerika zu den am häufigsten diagnostizierten Erregern bei akuten Gastroenteritiden. Seltener sind Infektionen mit anderen *Campylobacter* spp. Die jährliche Inzidenz von durch Labornachweis gesicherten Infektionen liegt bei ca. 87/100.000 und stellt damit noch vor der Salmonellose die häufigste bakterielle Enteritis dar. Im Zeitraum von 2001 bis 2015 wurde eine Zunahme der Inzidenz um ein Viertel berichtet. *Campylobacter* spp. gehören zur natürlichen Besiedlung des Gastrointestinaltrakts zahlreicher Vögel und Wirbeltiere. Tiere (auch Haustiere) bzw. Tierprodukte sind die wichtigsten Infektionsquellen für den Menschen. Die Inkubationszeit beträgt zwischen 1 und 7 d. Mithilfe eines Adhäsionsantigens kommt es zum Anhaften an der Mukosa und enterotoxinvermittelt zu einer eitrig-ulzerierenden Entzündung. Aus einer Kreuzreaktion zwischen *Campylobacter*-LPS und Myelin-Gangliosid können immunologische Folgeerkrankungen resultieren (s. u.).

Symptomatik und klinisches Bild

Im Vordergrund stehen starke periumbilikale, krampfartige Bauchschmerzen sowie heftige wässrige, z. T. blutige Durchfälle mit Fieber. Die Diarrhö ist i. d. R. selbstlimitierend und sistiert nach 1 Wo. Bei HIV-Patienten scheint die *Campylobacter*-Enteritis häufiger aufzutreten und schwerer zu verlaufen mit rezidivierenden Diarrhöen und Bakteriämien. Extraintestinale Manifestationen wie Cholezystitis, Hepatitis, Pankreatitis, Perikarditis und Myokarditis werden selten beobachtet. Als Spätkomplikation kann es bei entsprechender Disposition auch nach einer *Campylobacter*-Enteritis zu einer reaktiven Arthritis kommen. Als weitere Spätfolge kann es 2–3 Wo. nach der Enteritis zu einer peripheren motorischen Polyneuropathie, dem Guillain-Barré-Syndrom, kommen, das in 30–40 % der Fälle auf eine vorausgegangene *Campylobacter*-Infektion zurückgeführt werden kann.

Diagnostik

Der Nachweis in der Stuhlkultur gelingt i. d. R. problemlos. In der Frühphase der Erkrankung oder bei Infektion mit *C. fetus*, der häufiger zu Bakteriämien führt, ist auch die Anzucht aus der Blutkultur möglich. Serologische Tests werden primär in der Diagnostik des Guillain-Barré-Syndroms zum Nachweis der assoziierten *Campylobacter*-Infektion angewandt. Jüngst lösen PCR-basierte Verfahren wegen des damit verbundenen Zeitgewinns den kulturellen Nachweis ab.

Therapie

Die Mehrzahl der *Campylobacter*-Infektionen verläuft mild und selbstlimitierend, sodass keine antibiotische Therapie erforderlich ist **(Empfehlungsgrad A)**. Sie wird nur bei schweren

Verlaufsformen, Immunsuppression oder persistierenden Beschwerden empfohlen. Therapie der Wahl sind Makrolide (Azithromycin 500 mg/d für 3 d oder 1000 mg einmalig p. o., **Empfehlungsgrad A**). Alternativ wurden lange Zeit Fluorchinolone (Ciprofloxacin 1 g/d p. o. für 3–5 d) eingesetzt, wobei hier neben der Beachtung der Rote-Hand-Briefe auch zunehmend mit Resistenzen gerechnet werden muss. Bei schwer kranken Patienten kann eine Therapie mit Carbapenemen erwogen werden. Die Resistenzrate liegt hier bei < 1 %.

6.6.7 Yersiniose

Basisinformation

Yersinien sind gramnegative Stäbchen, deren wichtigste humanpathogene Vertreter, *Yersinia (Y.) enterocolitica* und *Y. pseudotuberculosis,* Auslöser einer Enteritis bzw. Enterokolitis sind. *Y. pestis* ist der Erreger der Pest, einer Zoonose, die nicht den Magen-Darm-Trakt befällt. Nach Kontakt mit Nagetieren, Vögeln und Vieh kommt es v. a. bei Kindern während der ersten 5 Lj. zu einer Infektion. *Y. enterocolitica* führt nach 4–7 d zu Ulzerationen im terminalen Ileum sowie zu Nekrosen von Peyer-Plaques und mesenterialen Lymphknoten. *Y. pseudotuberculosis* befällt primär die ileozökalen Lymphknoten.

Symptomatik und klinisches Bild

Neben der durch Yersinien hervorgerufenen Enteritis bzw. Enterokolitis steht insbesondere bei *Y. pseudotuberculosis* eine mesenteriale Lymphadenitis im Vordergrund. Klinisch können die Beschwerden wie eine akute Appendizitis imponieren. Die akute Yersiniose ist ein Krankheitsbild des Klein- bzw. Schulkinds und kommt im Erwachsenenalter nur sehr selten vor. Bei abwehrgeschwächten Patienten kann die Infektion disseminieren bis hin zur Abszedierung in Milz, Knochen oder Meningen. Postinfektiös kommt es gehäuft (bei 10–30 % der Fälle) zu reaktiven Arthritiden oder einem Erythema nodosum.

Diagnostik

Die Erreger können aus Stuhl, mesenterialen Lymphknoten oder bei septischen Verläufen aus dem Blut isoliert werden. Serologische Tests spielen insbesondere bei reaktiver Arthritis oder Erythema nodosum eine Rolle.

Therapie

Antibiotika sind häufig nicht notwendig und nur bei protrahiertem und/oder schwerem Verlauf, bei Immunsupprimierten oder bei extraintestinalen Manifestationen indiziert. Als Mittel der Wahl gelten bei Enterokolitis Cotrimoxazol (1920 mg/d für 5–7 d), bei Bakteriämie Cephalosporine der 3. Generation (Ceftriaxon, 2 g/d i. v. für 7–14 d; **Empfehlungsgrad C**). Die Empfindlichkeit der Yersinien in Deutschland gegenüber diesen Substanzen liegt bei > 90 %.

6.6.8 *Clostridioides* (früher *Clostridium*)-*difficile*-Infektion

Basisinformation

Clostridioides (C., früher *Clostridium*) *difficile* ist ein anaerobes, grampositives, sporenbildendes Bakterium. Seit den 1970er-Jahren ist seine pathogene Bedeutung für die Entstehung der antibiotika-assoziierten Diarrhö bekannt. Hauptrisikofaktoren für eine *Clostridioides-difficile*-Kolitis sind Antibiotikatherapie, Alter > 65 J., Chemotherapie, Hospitalisation und eine vorangegangene *Clostridioides*-Infektion. Toxigene Stämme produzieren das Enterotoxin A, das zu Flüssigkeitssekretion und lokaler Entzündungsreaktion mit Mukosaschaden führt, sowie das Zytotoxin B. Stämme ohne Toxinproduktion sind apathogen. Neben einer insgesamt steigenden Inzidenz wurden zudem hypervirulente Stämme nachgewiesen, die eine gesteigerte Toxinproduktion aufweisen.

Symptomatik und klinisches Bild

Das klinische Spektrum der *C.-difficile*-Infektion reicht von asymptomatischer Trägerschaft über breiförmige oder dehydrierende wässrige Durchfälle bis hin zur pseudomembranösen, teilweise fulminant verlaufenden Kolitis. Es wird geschätzt, dass 3–7 % der Erwachsenen gesunde Träger von *C. difficile* sind. Bei manifester Infektion bzw. gestörter Darmflora nach antibiotischer Therapie treten mit zunehmender Schwere Allgemeinsymptome, Fieber, Bauchschmerzen und blutige Stühle auf (Cohen et al. 2010). Das endoskopische Bild definiert die pseudomembranöse Kolitis. Der fulminante Verlauf führt zu vital bedrohlichen Komplikationen wie Ileus, Perforation und septischem Schock und kann eine umgehende chirurgische Sanierung erfordern. Eine Diarrhö kann in dieser Situation aufgrund der Darmatonie fehlen.

Diagnostik

Diagnostischer Goldstandard der *C.-difficile*-Infektion ist der Nachweis der Zytotoxizität im Überstand eines kulturell isolierten *C.-difficile*-Isolats. Dieses Verfahren ist von hoher Sensitivität, jedoch kosten- und zeitintensiv. Alternativ werden Enzymimmunoassays verwendet, die die Toxine A und/oder B nachweisen. Seit 2009 existiert eine PCR-Testung, die v. a. im Rahmen der im allgemeinen empfohlenen mehrstufigen Diagnostik als Alternative zur Kultur eingesetzt wird, nachdem zunächst die *C.-difficile*-Glutamatdehydrogenase (GDH) als Common Antigen positiv getestet wurde. Alternativ kann die Diagnose bei Vorhandensein einer pseudomembranösen Kolitis allein endoskopisch gestellt werden. Bei fulminanten Verläufen sollte Diagnose oder Ausschluss des toxischen Megakolons frühzeitig konventionell radiologisch erfolgen. Eine erneute Stuhldiagnostik ist bei Persistenz der Toxine bis 6 Wo. in 50 % der Patienten nicht sinnvoll. Die PCR als alleinige Diagnostik gilt als zu sensitiv und führt zur relativen Überdiagnose (Polage et al. 2015).

Therapie

An erster Stelle stehen Flüssigkeits- und Elektrolytersatz sowie die Beendigung oder Umstellung einer auslösenden Antibiotikatherapie. Darüber hinaus sollten motilitätshemmende Medikamente wie Loperamid oder Opiate vermieden werden, da sie die Toxinelimination behindern und ein Megakolon begünstigen. Die aktualisierte deutsche Leitlinie empfiehlt als Erstlinientherapie den Einsatz von Fidaxomicin (2 × 200 mg/d) oder Vancomycin (4 × 125 mg/d, **Empfehlungsgrad B,** Evidenzstärke I) für jeweils 10 d. Der Einsatz von Metronidazol wird nicht mehr empfohlen. Fidaxomicin hat im Vergleich zu anderen Therapieoptionen ein geringeres Risiko für Rezidive und sollte daher v. a. bei hohem Rezidivrisiko wie z. B. der Notwendigkeit der Fortführung einer bestehenden Antibiotikatherapie eingesetzt werden. Bei sehr schweren Verläufen kann bei Ileuszeichen ggf. Vancomycin zusätzlich rektal appliziert werden (**Empfehlungsgrad C,** Evidenzstärke III). Zusätzlich kann bei Patienten mit hohem Rezidivrisiko ergänzend zur antibiotischen Therapie der Toxinantikörper Bezoltoxumab eingesetzt werden, dieser wird jedoch seit 2024 in Deutschland nicht mehr vertrieben. Darüber hinaus gibt es zunehmend Daten, dass bei schweren und komplizierten Verlaufsformen mit unzureichendem Ansprechen auf die Standardtherapie die i. v. Gabe von Tigecyclin die Heilungsraten verbessern kann (Herpers et al. 2009; Britt et al. 2014).

Bei Auftreten von Rezidiven sollte Fidaxomicin (2 × 200 mg für 10 d) eingesetzt werden, ergänzend kann der monoklonale Antikörper Bezoltoxumab (10 mg/kg KG als Einmalgabe, s. o.) erwogen werden. Die Möglichkeit eines fäkalen Mikrobiomtransfers hat sich zusätzlich zu einem Erfolg versprechenden Konzept bei rezidivierenden und chronischen *Clostridioides*-Infektionen entwickelt (Debast et al. 2014), ist aber als individueller Heilversuch anzusehen und nicht überall verfügbar.

Einzig bei leichten bis mittelschweren Verläufen kann bei jungen Patienten ohne signifikante Komorbiditäten oder Risikofaktoren für einen ungünstigen Verlauf noch Metronidazol (3 × 400/d für 10–14 d) eingesetzt werden (Manthey et al. 2023).

Eine parenterale Therapie ist bei fehlender Möglichkeit zur enteralen Therapie mit Metronidazol (3 × 500 mg/d) oder Tigecyclin (initial 100 mg, dann 2 × 50 mg/d) möglich (Manthey et al. 2023).

MERKE

Die Therapie der *C.-difficile*-assoziierten Diarrhö sollte primär mittels Fidaxomicin oder Vancomycin oral erfolgen.

6.6.9 *Escherichia-coli*-Infektionen

Escherichia (E.) coli sind gramnegative Stäbchenbakterien aus der Familie der *Enterobacterales,* die in fakultativ und obligat pathogene Stämme unterteilt werden. Fakultativ pathogene Stämme gehören zur physiologischen Darmflora, verursachen jedoch häufig Harnwegsinfekte bis hin zu Sepsis und Pneumonien. Zu den obligat pathogenen *E.-coli*-Stämmen gehören enteropathogene (EPEC), enterotoxische (ETEC), enteroinvasive (EIEC), enterohämorrhagische (EHEC) und enteroaggregative (EAEC) *E. coli,* die insgesamt primär Enteritiden und selten disseminierte Verläufe verursachen. Sowohl der direkte wie auch der indirekte Nachweis von akuten Infektionen mit enteropathogenen *E. coli* sind meldepflichtig.

Enteropathogene *E. coli* (EPEC)

Basisinformation

EPEC bilden nach Adhärenz an Enterozyten charakteristische Mikrokolonien aus und induzieren strukturelle Veränderungen an den Mikrovilli sowie am Zytoskelett der betroffenen Zellen. EPEC sind häufig mit bestimmten O-Serogruppen assoziiert (sog. säuglingspathogene *E.-coli*-Serogruppen).

Symptomatik und klinisches Bild

EPEC verursachen wässrige, teilweise sehr schwer verlaufende Durchfälle mit Erbrechen und Dehydratation v. a. bei Säuglingen und Kleinkindern in Entwicklungsländern, können aber auch nosokomiale Ausbrüche hervorrufen. Schwere Verläufe mit Fieber und hospitalisationspflichtiger Exsikkose sind möglich.

Diagnostik

Die klassische Methode ist die Untersuchung auf „säuglingspathogene *E.-coli*-Serogruppen", die jedoch keinen sicheren Rückschluss auf die Präsenz von Virulenzfaktoren zulässt. Zuverlässiger, jedoch aufwendiger und nur in Speziallaboratorien verfügbar, sind Gensonden (EPEC-Adherence-Factor [EAF]-Plasmid), die Fluoreszenz-Aktin-Mikroskopie zum Nachweis typischer struktureller Veränderungen in befallenen Zellen sowie der Nachweis eines typischen Adhärenzmusters in der Zellkultur. Viele Labore bieten zudem kommerziell erhältliche PCR-Untersuchungen auf pathogene *E.-coli*-Serovare an.

Therapie

Die meisten Episoden erfordern lediglich p. o. bzw. i.v. Rehydratation. In Fallserien wird über den Einsatz von Antibiotika bei schweren oder protrahierten Verläufen berichtet **(Empfehlungsgrad C).**

6

Enterotoxische *E. coli* (ETEC)

Basisinformation

ETEC aktivieren durch die plasmidvermittelte Produktion von hitzestabilem (ST) und hitzelabilem (LT) Enterotoxin die Adenylat- bzw. Guanylatzyklase der Enterozyten und verursachen daher eine choleraähnliche Steigerung der chloridabhängigen Flüssigkeitssekretion.

Symptomatik und klinisches Bild

Etwa 40–75 % der Fälle von Reisedurchfällen werden durch ETEC verursacht. Es handelt sich um wässrige, ggf. mit Krämpfen assoziierte Durchfälle mit einer Inkubationszeit zwischen 14 und 50 h. Meist ist der Verlauf selbstlimitierend und dauert bis zu 5 d.

Diagnostik

Der labortechnische Nachweis erübrigt sich meist aufgrund der typischen Konstellation und des selbstlimitierenden Verlaufs. Für epidemiologische Untersuchungen sowie die Abklärung einer unklaren chronischen Reisediarrhö stehen der immunologische Toxinnachweis (z. B. ELISA, Präzipitation) sowie Gensonden zur Verfügung.

Therapie

In den meisten Fällen beschränkt sich die Therapie auf die orale Rehydratation. Durch frühzeitige Einnahme von Azithromycin, Ciprofloxacin oder Cotrimoxazol kann die Krankheitsdauer verkürzt werden **(Empfehlungsgrad A).** Eine antibakterielle Prophylaxe wird im Allgemeinen nicht empfohlen.

Enteroinvasive *E. coli* (EIEC)

Basisinformation

EIEC gleichen in ihrer plasmidvermittelten Fähigkeit zur Zellinvasion den Shigellen. Sie erzeugen Mikroabszesse und Ulzera in Dünn- und Dickdarm.

Symptomatik und klinisches Bild

EIEC erzeugen eine ruhrähnliche Erkrankung mit initial wässriger, im Verlauf häufig blutiger Diarrhö und Fieber. Ihre epidemiologische Rolle in Deutschland ist nicht charakterisiert. In tropischen Ländern sind sie für ca. 2–6 % der Durchfallerkrankungen verantwortlich.

Diagnostik

Serologische Methoden sind nicht hilfreich, sodass die Diagnose von EIEC entweder den Nachweis des Invasionsvermögens in Zellkultur oder Tierexperiment oder häufiger den molekularbiologischen Nachweis der Invasionsgene erfordert.

Therapie

Wegen der Seltenheit der Erkrankung liegen keine Therapiestudien vor. Aufgrund der Ähnlichkeit des Krankheitsbilds mit der bakteriellen Ruhr wird eine Therapie mit Azithromycin, Chinolonen oder Cotrimoxazol empfohlen.

Enterohämorrhagische *E. coli* (EHEC)

Basisinformation

EHEC haben die Eigenschaft, Zytotoxine zu bilden (Shiga-Toxine, *Syn.:* Shiga-like-Toxine, Verotoxine). Die Shiga-Toxine werden in zwei Hauptgruppen und verschiedene Varianten unterteilt. Sie verursachen die Schädigung der Darmwand und dringen in die Blutbahn ein.

Als Erregerreservoir gelten v. a. landwirtschaftlich genutzte Tiere, insbesondere Rinder. Die Übertragung erfolgt meist durch kontaminierte Rohmilch oder unzureichend gekochtes Fleisch, wobei auch eine Übertragung von Mensch zu Mensch möglich ist.

Im Frühjahr 2011 kam es in Norddeutschland zu einer der weltweit größten EHEC-Epidemien. Während 2 Mon. wurden über 3000 EHEC-Infektionen und 800 HUS-Fälle gemeldet. Als Erreger konnten EHEC vom Typ O104:H4 ST 678 (HUSEC 041) identifiziert werden. Ursache für diesen Ausbruch waren verseuchte rohe Sprossen.

6

Symptomatik und klinisches Bild

Nach einer Inkubationszeit von 3–5 d treten zunächst wässrige Durchfälle und Bauchkrämpfe auf, z. T. gefolgt von schmerzhaften, blutigen Entleerungen und Symptomen einer Kolitis. Meist klingt die Erkrankung nach ca. 1 Wo. ab. Noch in dieser Phase kann es zur Entwicklung eines hämolytisch-urämischen Syndroms (HUS) mit intravasaler Hämolyse, akutem Nierenversagen und thrombotischer Mikroangiopathie kommen. Die Mortalität liegt bei ca. 10 %, in ca. 30 % der Fälle kommt es zu einer bleibenden Nierenschädigung. Des Weiteren kann eine thrombotisch-thrombozytopenische Purpura (TTP, Moschcowitz-Syndrom) mit Thrombozytopenie, Hauteinblutungen und neurologischen Symptomen auftreten.

Diagnostik

Der Nachweis von EHEC wird durch die Expression variabler Virulenzfaktoren sowie die oft nur geringe Keimkonzentration erschwert. Die EHEC-Bestimmung erfolgt aus Stuhlproben der Patienten, wobei eine genaue Differenzierung durch die Kombination eines Toxinogennachweises mittels PCR aus einer Stuhlanreicherung und eines Toxinnachweises mittels ELISA aus der *E.-coli*-Kultur gelingt.

Therapie

Die Indikation zur antibiotischen Therapie sollte zurückhaltend gestellt werden, da unter antibiotischer Behandlung Toxinbildung und Erregerausscheidung möglicherweise verstärkt werden und von einem erhöhten Risiko für die Entstehung eines HUS ausgegangen wird. Wenn bei fulminantem Verlauf oder Sekundärinfektionen eine antibiotische Therapie eingeleitet wird, sollten bevorzugt Carbapeneme oder Azithromycin eingesetzt werden. Das enteropathische HUS ist bei Verdacht, Erkrankung und Tod meldepflichtig.

Enteroaggregative *E. coli* (EAEC, EAggEc)

Basisinformation

Enteroaggregative *E. coli* wurden in den 1980er-Jahren entdeckt und sind für akute Durchfallepisoden in Entwicklungs- und Industrieländern verantwortlich. Insbesondere bei HIV-Erkrankten kommt es durch EAEC zu prolongierten Diarrhöen. Pathophysiologisch scheinen EAEC in der Lage zu sein, eine vermehrte Ausschüttung von IL-8 aus Kolonepithelzellen zu provozieren. IL-8 ist für die dann folgende Entzündungsreaktion verantwortlich.

Symptomatik und klinisches Bild

EAEC-Stämme führen sowohl zu akuten als auch zu chronisch-rezidivierenden wässrigen Diarrhöen. Gelegentlich treten Schleimbeimengungen, Fieber und blutige Stühle auf.

Diagnostik

Aufgrund des Fehlens einer einzelnen spezifischen DNA-Sonde ist der Nachweis nur in Forschungs- oder Referenzlaboren mittels erweiterter molekularbiologischer Testverfahren möglich. Goldstandard ist die Anzucht aus Stuhl im Zellkulturtest. Hier zeigen sich die namensgebenden Bakterienaggregate.

Therapie

Einzelne Studien belegen den Nutzen einer antibiotischen Therapie mit Ciprofloxacin bzgl. der Erkrankungsdauer. Aufgrund der diagnostischen Schwierigkeiten in der Erfassung und Charakterisierung des Erregers sollte einer symptomatischen Behandlung der Vorzug gegeben werden.

6.6.10 Virale Gastroenteritiden

Basisinformation

Virale Gastroenteritiden zählen weltweit zu den häufigsten Ursachen einer infektiösen Diarrhö. In abnehmender Häufigkeit werden virale Gastroenteritiden durch Calici-Viren (Noro- und Sapo-Viren) sowie Rota-, Adeno- und Astroviren hervorgerufen. Insbesondere Noroviren führen gehäuft zu ambulanten, aber auch zu nosokomialen Gastroenteritisausbrüchen. Betroffen sind v. a. Säuglinge und Kinder, aber auch Erwachsene im höheren Lebensalter. In den Industrieländern werden bei 35–52 % aller Kinder, die wegen akuter Diarrhö stationär behandelt werden müssen, Rotaviren als Ursache nachgewiesen. In der Regel kommt es zu einer Vermehrung der Viren im Dünndarmepithel mit Ausscheidung großer Virusmengen mit Stuhl oder Erbrochenem.

Symptomatik und klinisches Bild

Nach einer i. d. R. sehr kurzen Inkubationszeit von 1–2 d kommt es zu Übelkeit, Erbrechen und wässriger Diarrhö. Norovirus-Infektionen zeichnen sich durch zusätzliche abdominelle Krämpfe und schwallartiges Erbrechen aus, wobei die Beschwerden i. d. R. binnen 1–2 d sistieren. Rotavirus-Infektionen führen häufiger als andere Virusenteritiden zu Fieber und Exsikkose und dauern ca. 3–8 d an. Adeno- und Astrovirus-Infektionen verlaufen ähnlich, aber häufig milder. Bei allen Virusenteritiden sind asymptomatische Verläufe möglich. Demgegenüber drohen bei Kindern und älteren Patienten schwere Dehydratationen.

Diagnostik

Rotaviren können durch einen Antigen-ELISA im Stuhl nachgewiesen werden. Für Noroviren erfolgt der Nachweis des Virusgenoms mittels RT-PCR aus Stuhl oder Erbrochenem. Auch Adeno- und Astroviren können durch ELISA und PCR nachgewiesen werden.

Therapie

In Ermangelung einer kausalen Therapie beschränken sich die Maßnahmen auf einen Flüssigkeits- und Elektrolytausgleich sowie eine symptomatische Therapie. Wichtig erscheint hier v. a. die strikte Einhaltung von Hygienemaßnahmen inklusive des Einsatzes viruzider Desinfektionsmittel und der Isolation unter Einsatz von Schutzmasken aufgrund der Aerosolbildung bei Noroviren. Zudem stehen zwei Schluckimpfungen aus Lebendvakzinen zur Verfügung, die im frühen Säuglingsalter verabreicht einen guten Schutz gegen Rotavirus-Infektionen bieten und die in die STIKO-Impfempfehlungen aufgenommen wurden. Auch resultiert bei Impfung der Säuglinge eine sog. Herdenprotektion.

6.6.11 Amöbenruhr

Definition und Basisinformation

Die meisten der im menschlichen Gastrointestinaltrakt nachweisbaren Amöben sind apathogen. Bei der Amöbenruhr handelt es sich um eine ulzeröse Kolitis, die durch das Protozoon *Entamoeba histolytica* verursacht wird. Die Infektion erfolgt durch Aufnahme einer Zystenform, aus der im Dünndarm eine vierkernige Amöbe schlüpft, die sich hier weiter zum Trophozoiten (Minutaform) entwickelt. Diese Trophozoiten werden zum Teil als Zysten mit dem Stuhl ausgeschieden. Andererseits entwickeln sie sich weiter zu pseudopodientragenden Magnaformen, die die Epithelzelle lysieren und die Dickdarmmukosa durchbrechen. Über das Blut erreichen die Erreger die Leber und führen zur Bildung von Amöbenabszessen. In seltenen Fällen sind Lunge, Gehirn und Haut betroffen. Die Erkrankung kommt in den Tropen und Subtropen sehr viel häufiger vor als in Europa. Die infektiösen Zysten können mehrere Wochen im Wasser überleben und werden über kontaminierte Nahrungsmittel oder Trinkwasser aufgenommen.

Symptomatik und klinisches Bild

Das klinische Bild kann in eine intestinale und extraintestinale Form unterteilt werden. Die Infektion mit Minutaformen führt zu unspezifischen gastrointestinalen Symptomen. Die invasive Infektion des Dickdarms wird als Amöbenruhr bezeichnet. Die Patienten leiden unter Fieber, kolikartigen abdominellen Schmerzen und Durchfällen mit Abgang von Blut und Schleim. Bei Kindern kann die Erkrankung fulminant verlaufen mit Entwicklung eines akuten Abdomens durch Darmwandnekrosen. Die extraintestinalen Komplikationen treten teilweise mit einer Verzögerung von mehreren Monaten und ohne erinnerliche Enteritis auf.

Diagnostik

Der Direktnachweis der sich bewegenden Amöben gelingt mikroskopisch im warmen Stuhl. Dabei muss die humanpathogene Spezies *E. histolytica* allerdings von der ähnlich aussehenden, nichtpathogenen *E. dispar* unterschieden werden. Der Nachweis von Erythrozyten phagozytierenden Magnaformen ist beweisend für eine Infektion mit *E. histolytica.* Da die Zystenausscheidung intermittierend verlaufen kann, sollten drei zeitlich getrennte Stuhluntersuchungen erfolgen. Durch Einsatz von antigenbindenden ELISA und/oder PCR-basierter Detektion ist eine Verbesserung der Diagnostik mit hoher Sensitivität und Spezifität möglich. Die serologische Diagnostik ist v. a. bei extraintestinalen Erkrankungen (Amöbenleberabszess) hilfreich.

Therapie

Mittel der Wahl in der Therapie der Amöbenruhr und des Amöbenabszesses sind Metronidazol oder Tinidazol, wobei die letztere Substanz in Deutschland nur als Import über die internationale Apotheke verfügbar ist. Zur Elimination von intraluminalen Zystenformen sollte anschließend eine Behandlung mit Paromomycin oder Diloxanidfuroat erfolgen **(Empfehlungsgrad A).** Bei Metronidazol-Unverträglichkeit können Tinidazol zur Behandlung der Amöbenruhr sowie Chloroquin zur Therapie des Leberabzesses eingesetzt werden.

6.6.12 Lambliasis

Basisinformation

Giardia lamblia ist ein weltweit vorkommendes Protozoon. Die Infektion erfolgt durch die Aufnahme von Zysten mit verschmutztem Trinkwasser, Nahrung oder seltener fäkal-oral von Mensch zu Mensch. Im oberen Dünndarm schlüpfen Trophozoiten aus den Zysten und haften der Darmwand an. Im Dickdarm werden aus den Trophozoiten wieder Zystenformen gebildet, die mit dem Stuhl in die Umwelt gelangen.

Symptomatik und klinisches Bild

Die Lambliasis befällt v. a. Säuglinge, Kinder, Immunsupprimierte und Reisende. Nach einer Inkubationszeit von 7–14 d kommt es zu breiig wässriger Diarrhö, allgemeinem Krankheitsgefühl und Zeichen der Malabsorption mit Fettstühlen und einer signifikanten Gewichtsabnahme. Begleitend treten häufig Bauchschmerzen, Übelkeit und Meteorismus auf. Die Beschwerden dauern zwischen 2 und 4 Wo., können jedoch auch chronifizieren.

Diagnostik

Die Diagnose wird durch Nachweis von *G.-lamblia*-Zysten im Stuhl gestellt. Wiederholte Stuhluntersuchungen sowie Untersuchungen der Duodenalschleimhaut (hier auch Nachweis der typischen Trophozoiten) erhöhen die Treffsicherheit. Der Nachweis von Lamblien-Antigen mittels ELISA oder PCR in Stuhlproben ist ebenfalls möglich.

Therapie

Therapeutisch wird zur Behandlung der symptomatischen Lambliasis Metronidazol eingesetzt. Bei asymptomatischen Patienten besteht keine Therapieindikation. Die Effektivität der Therapie liegt bei > 90 % **(Empfehlungsgrad A).** Zur Behandlung in der Schwangerschaft wird ein Therapieversuch mit Paromomycin empfohlen.

6.6.13 Kryptosporidiose, Isosporidiose, Mikrosporidiose

Basisinformation

Kryptosporidien, *Isospora belli* und Mikrosporidien sind intestinale Protozoen, die v. a. bei Patienten mit Immundefekten schwere Durchfallerkrankungen hervorrufen können. Die Übertragung erfolgt wahrscheinlich auf oralem Weg. Für Kryptosporidien ist Wasser die wichtigste Infektionsquelle. Krypto- und Mikrosporidien sind weltweit verbreitet, wobei Infektionen mit *I. belli* hauptsächlich in tropischen und subtropischen Gebieten nachgewiesen werden.

6

Symptomatik und klinisches Bild

Infektionen mit diesen Parasiten führen zu wässrigen, nicht blutigen Diarrhöen, die bei Immunkompetenten nach 1 Wo. bis 10 d spontan sistieren. Unter Immunsuppression kommt es zu schweren, lang anhaltenden Durchfallerkrankungen. Krypto- und Mikrosporidien befallen häufig auch die Gallengänge und können so zu einer Cholangitis führen. Einige Mikrosporidien neigen bei Immunsupprimierten zu disseminierten Verläufen, bei denen jedes Organsystem betroffen sein kann.

Diagnostik

Die Diagnose wird durch den Nachweis der Oozysten *(I. belli, C. parvum)* bzw. Sporen (Mikrosporidien) im Stuhl durch Spezialfärbungen (säurefeste Färbungen bei *I. belli, C. parvum,* modifizierte Trichrome-Färbung, Färbungen mit Fluorochrome bei Mikrosporidien) gestellt.

Therapie

Bei Immunkompetenten sind diese Infektionen selbstlimitierend. Eine antibiotische Therapie ist nicht erforderlich. Unter Immunsuppression, v. a. bei HIV-infizierten Patienten, kann es jedoch zu lang anhaltenden, chronischen Diarrhöen kommen, sodass eine Therapie versucht werden sollte. Infektionen mit *I. belli* sprechen auf hoch dosiertes Cotrimoxazol an. Krypto- und Mikrosporidien lassen sich sehr viel schwieriger therapieren. Einige Mikrosporidien-Spezies sind sehr empfindlich gegenüber Albendazol, das jedoch bei der am häufigsten auftretenden Spezies *Enterocytozoon bieneusi* keine Wirkung hat. Besteht eine HIV-Infektion, sollte durch eine wirksame antiretrovirale Therapie versucht werden, eine Immunrekonstitution zu erreichen, was meist zu einer Eradikation der Erreger führt **(Empfehlungsgrad B).**

6.7 Virale Hepatitiden

Jörg F. Schlaak

6.7.1 Einleitung

Definition und Basisinformation

Die Virushepatitis ist eine entzündliche Erkrankung der Leber, die vorwiegend durch hepatotrope Viren (Hepatitis A, B, C, D und E) verursacht wird (➤ Abb. 6.10; ➤ Tab. 6.5). Diese Viren können über verschiedene Wege übertragen werden, wie z. B. durch den Kontakt mit infiziertem Blut oder Körperflüssigkeiten, den Verzehr kontaminierter Nahrungsmittel oder Wasser bzw. durch ungeschützten Geschlechtsverkehr. Eine Virushepatitis kann akut oder chronisch verlaufen und zu schwerwiegenden Leberschäden führen, einschließlich Leberzirrhose und Leberkrebs. Die altersjustierte Inzidenz der Virushepatitiden variiert je nach dem betroffenen Virus und der geographischen Region. In entwickelten Ländern ist die Inzidenz von Hepatitis A in den letzten Jahrzehnten zurückgegangen, während Hepatitis B und C weiterhin ein relevantes Gesundheitsproblem weltweit darstellen. Die altersjustierte Inzidenz der Hepatitis A (HAV) beträgt i. d. R. weniger als 1 Fall/100.000 Personen/J. in den meisten entwickelten Ländern. Hepatitis B (HBV) und C (HCV) weisen höhere Inzidenzraten auf, wobei die Hepatitis C in einigen Regionen der Welt eine besonders hohe Prävalenz aufweist. Die Prävalenz der Virushepatitiden kann je nach geograühischer Lage und Bevölkerungsdichte variieren. Maß-

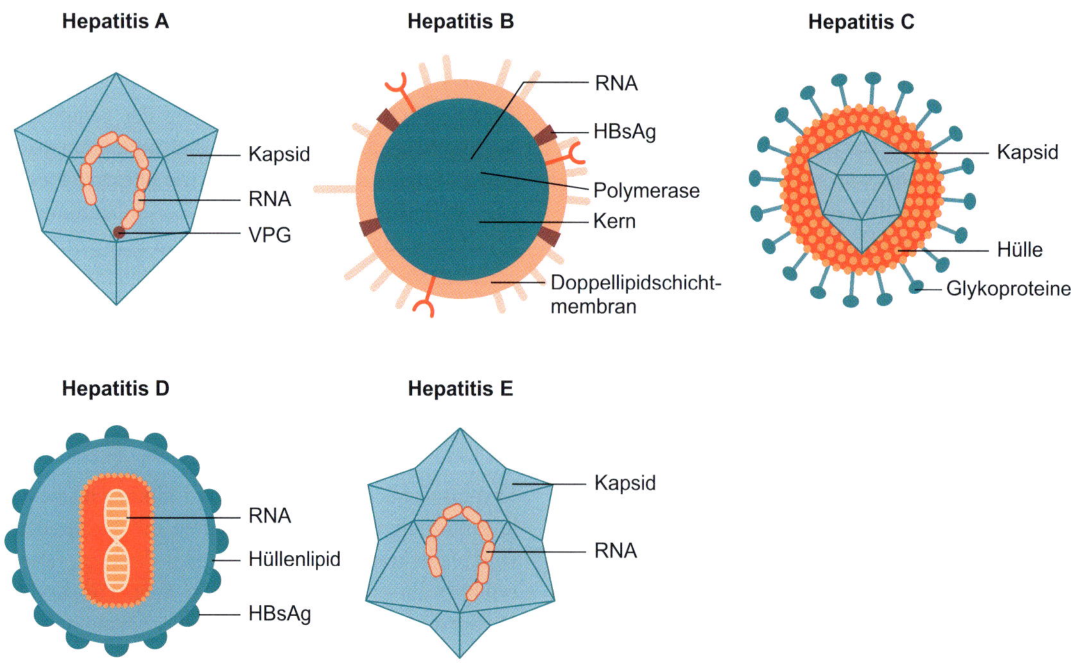

Abb. 6.10 Struktur der Hepatitisviren [L231]

Tab. 6.5 Die Virushepatitiden – Überblick

Virus	Verlauf	Diagnostik initial	Diagnostik u. Verlauf	Impfung	Therapie
Hepatitis A	Akut, keine Chronifizierung	Nachweis von HAV-IgM-Ak im Blut, Leberwerte	Serokonversion von HAV-IgM zu HAV-IgG, Leberwerte HAV-RNA im Stuhl	Inaktivierter Hepatitis-A-Impfstoff	Symptomatische Behandlung; keine spezifische antivirale Therapie
Hepatitis B	Akut o. chronisch, kann zu Leberzirrhose u. HCC führen	Nachweis von HBsAg, Anti-HBc, Anti-HBs im Blut, Leberwerte	Serokonversion von HBsAg zu Anti-HBs, HBV-DNA im Blut, Leberwerte	Aktiver u. passiver Hepatitis-B-Impfstoff	Antivirale Therapie mit Nukleos(t)id-Analoga; Surveillance
Hepatitis C	Akut o. chronisch, kann zu Leberzirrhose u. HCC führen	Nachweis von Anti-HCV-Ak, HCV-RNA im Blut, Leberwerte	Serokonversion von Anti-HCV-Ak, HCV-RNA im Blut, Leberwerte	Keine Impfung verfügbar	Antivirale Therapie mit direkten antiviralen Wirkstoffen (DAAs); Surveillance
Hepatitis D	Akut o. chronisch, kann zu Leberzirrhose u. HCC führen	Nachweis von Anti-HDV-Ak, HDV-RNA im Blut, Leberwerte	Serokonversion von Anti-HDV-Ak, HDV-RNA im Blut, Leberwerte	Keine eigenständige Impfung, Schutz nur durch Hepatitis-B-Impfung	Interferon- o. Bulirvitid-Behandlung; Surveillance
Hepatitis E	Akut, Chronifizierung bei Immunosuppression möglich, bei Schwangeren ggf. schwer-wiegend	Nachweis von Anti-HEV-Ak, HEV-RNA im Blut, Leberwerte	Serokonversion von Anti-HEV-Ak, HEV-RNA im Stuhl, Leberwerte	Keine Impfung verfügbar (Ausnahme China, Gt1)	Symptomatische Behandlung; evtl. antivirale Therapie mit Ribavirin

nahmen wie Impfungen gegen Hepatitis A und B sowie verbesserte Screening- und Behandlungsmöglichkeiten für Hepatitis B, C und D (HDV) stehen im Mittelpunkt im Kampf gegen diese Infektionen.

Symptomatik und klinisches Bild

Die Symptomatik und das klinische Bild der Virushepatitiden können je nach Virus und Verlauf der Erkrankung variieren. In vielen Fällen verläuft eine Virushepatitis initial asymptomatisch oder mit unspezifischen Beschwerden, was die Diagnosestellung erschweren kann. Bei einigen Patienten können jedoch Symptome auftreten, die auf eine Lebererkrankung hinweisen. Zu den häufigsten Symptomen gehören Müdigkeit, Appetitlosigkeit, Übelkeit, Erbrechen, Bauchschmerzen, dunkler Urin und Haut- bzw. Sklerenikterus. Diese Symptome können variieren und nicht alle Patienten zeigen alle Symptome. Insbesondere bei akuter Hepatitis A oder E (HEV) ist die Erkrankung oft mild und selbstlimitierend, während bei Hepatitis B, C und D (sehr selten auch bei HEV) eine chronische Infektion mit progressiven Leberschäden auftreten kann.

Im Verlauf einer chronischen Hepatitis können weitere Symptome und Komplikationen auftreten, wie z. B. Leberzirrhose und ihre Folgen (Leberkrebs [hepatozelluläres Karzinom, HCC], Aszites, Enzephalopathie, gastrointestinale Blutungen etc.). Es ist wichtig zu beachten, dass die Symptome der Virushepatitiden nicht spezifisch sind und auch bei anderen Lebererkrankungen auftreten können. Daher sind eine gründliche Anamnese, eine körperliche Untersuchung und weitere diagnostische Tests erforderlich, um eine möglichst präzise Diagnose zu stellen.

Die Diagnose einer Virushepatitis umfasst i. d. R. Blutuntersuchungen zur Bestimmung von Leberfunktionsparametern wie Transaminasen (Aspartat-Aminotransferase, AST; Alanin-Aminotransferase, ALT), Bilirubin und alkalischer Phosphatase. Darüber hinaus können serologische Tests durchgeführt werden, um spezifische Antikörper gegen das betreffende Hepatitisvirus nachzuweisen und die Viruslast mittels Bestimmung der Virus-DNA oder -RNA zu quantifizieren. Bildgebende Verfahren wie Ultraschall, CT oder MRT bzw. die Elastographie des Lebergewebes können eingesetzt werden, um strukturelle Veränderungen der Leber zu identifizieren. In einigen Fällen kann eine Leberbiopsie notwendig sein, um den Grad der Leberschädigung zu beurteilen und eine differenzialdiagnostische Abklärung zu ermöglichen.

Die Behandlung der Virushepatitiden hängt von verschiedenen Faktoren ab, einschließlich des betroffenen Virus, des Schweregrads der Erkrankung und des Vorliegens von Begleiterkrankungen. Bei akuter Hepatitis ist i. d. R. keine spezifische medikamentöse Therapie erforderlich und die Patienten werden lediglich symptomatisch behandelt. Für die chronischen Verlaufsformen der Hepatitiden (B, C, D, selten E) stehen jedoch antivirale Medikamente zur Verfügung, die darauf abzielen, die Viruslast zu reduzieren bzw. das Virus zu eliminieren und das Risiko von Leberschäden und Komplikationen zu verringern. Darüber hinaus sind regelmäßige ärztliche Kontrollen und eine gesunde Lebensweise, einschließlich des Verzichts auf Alkohol und der Vermeidung von hepatotoxischen Substanzen, von Patienten mit Virushepatitis zu beachten.

Differenzialdiagnose der Virushepatitis

➤ Abb. 6.11.

MERKE

- Die hepatotropen Viren A, B, C, D und E können eine Hepatitis auslösen.
- HAV und HEV verursachen eine akute Hepatitis (HEV selten auch eine chronische).
- HBV, HCV und HDV können auch zu einer chronischen Hepatitis führen.
- Für HBV und HCV stehen potente antivirale Medikamente zur Verfügung.
- HDV bleibt trotz neuer Medikamente schwierig zu behandeln.

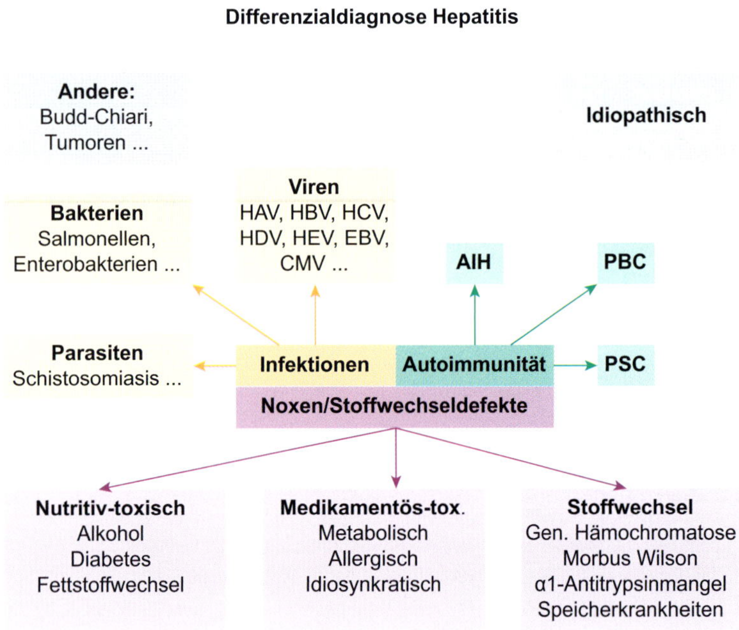

Abb. 6.11 Differenzialdiagnose Hepatitis [L231]
HAV = Hepatitis-A-Virus, HBV = Hepatitis-B-Virus, HCV = Hepatitis-C-Virus, HDV = Hepatitis-D-Virus, HEV = Hepatitis-E-Virus, EBV = Epstein-Barr-Virus, CMV = Zytomegalievirus, AIH = Autoimmunhepatitis, PBC = primär biliäre Zirrhose, PSC = primär sklerosierende Cholangitis, M. Wilson = Morbus Wilson

6

6.7.2 Hepatitis A

Definition, Virologie und Basisinformation

Das Hepatitis-A-Virus ist ein RNA-Virus aus der Familie der Picornaviridae. Es ist ein kleines, unbehülltes Virus mit einer linearen Einzelstrang-RNA (Feinstone et al.1973; Gust et al. 1983). HAV ist hochkontagiös und wird hauptsächlich über den fäkal-oralen Weg übertragen, oft durch kontaminiertes Wasser oder Lebensmittel (Van Damme et al. 2023). Die Inkubationszeit beträgt durchschnittlich 28 (15–50) d (Fiore 2004).

Die Epidemiologie von HAV variiert weltweit, wobei Regionen mit unzureichender sanitärer Versorgung und Hygiene ein höheres Risiko für Ausbrüche haben (➤ Abb. 6.12). In Industrieländern ist die Inzidenz in den letzten Jahrzehnten deutlich gesunken, während sie in Entwicklungsländern nach wie vor ein ernst zu nehmendes Problem darstellt (Hendrickx et al. 2008).

Der natürliche Verlauf einer HAV-Infektion umfasst verschiedene Phasen, darunter die Inkubationsphase, die präikterische Phase, die ikterische Phase und die Erholungsphase. Die meisten Fälle von HAV heilen spontan aus, ohne Langzeitfolgen zu hinterlassen. Schwere oder protrahierte (bis zu 9 Mon.) Verläufe sind selten, können jedoch insbesondere bei älteren Patienten oder Personen mit anderen Grunderkrankungen auftreten (Lednar et al. 1985).

Symptomatik und klinisches Bild

Die Klinik der Hepatitis A ist variabel, wobei meist milde, gelegentlich aber auch schwere Symptome beobachtet werden. Zu den häufigsten Symptomen gehören Müdigkeit, Appetitlosigkeit, Übelkeit, Erbrechen, Bauchschmerzen, dunkler Urin und Gelbsucht. Einige Patienten können auch grippeähnliche Symptome wie Fieber und Kopfschmerzen aufweisen. Bei schweren Fällen können Komplikationen wie fulminante Hepatitis, Leberversagen und sogar Tod auftreten, obwohl diese selten sind.

Diagnostik und Differenzialdiagnose

Diagnostik

Die Diagnose der Hepatitis A erfolgt i. d. R. anhand von klinischen Symptomen, Serologie und ggf. PCR-Tests zum Nachweis des Virusgenoms (➤ Abb. 6.13). Serologische Marker wie der Nachweis von Anti-HAV-IgM-Antikörpern zeigen i. d. R. das Vorliegen einer akuten Infektion an.
Laborchemisch zeigt sich eine Erhöhung der Transaminasen GOT (AST) und GPT (ALT). Diese Enzyme steigen bereits in der Prodromalphase an und erreichen ihr Maximum typischerweise beim Auftreten des Ikterus. Bei akuter Hepatitis A können die Transaminasen auf das 100-Fache der oberen Normgrenze ansteigen. Ein derart hoher Anstieg wird sonst nur bei Schock, akutem Rechtsherzversagen mit Leberstauung oder bei toxischen Leberschädigungen (durch Halothan, Paracetamol oder Phalloidin) beobachtet. Eine akute Hepatitis lässt sich durch ein charakteristisches Verhältnis von GOT zu GPT < 1 (De-Ritis-Quotient) von diesen Erkrankungen abgrenzen. Die alkalische Phosphatase (AP) und die γ-GT sind bei akuter Virushepatitis, wenn überhaupt, meist nur um das 2- bis 3.Fache erhöht; bei cholestatischen Verläufen können jedoch auch deutlich höhere Werte vorkommen. Ein Ikterus wird erkennbar, wenn das Serum-Bilirubin Werte von 3 mg/dl erreicht. Für die Prognose ist die Bestimmung der Prothrombinzeit entscheidend. Ein Anstieg der Prothrombinzeit weist auf eine eingeschränkte Lebersyntheseleistung hin (INR

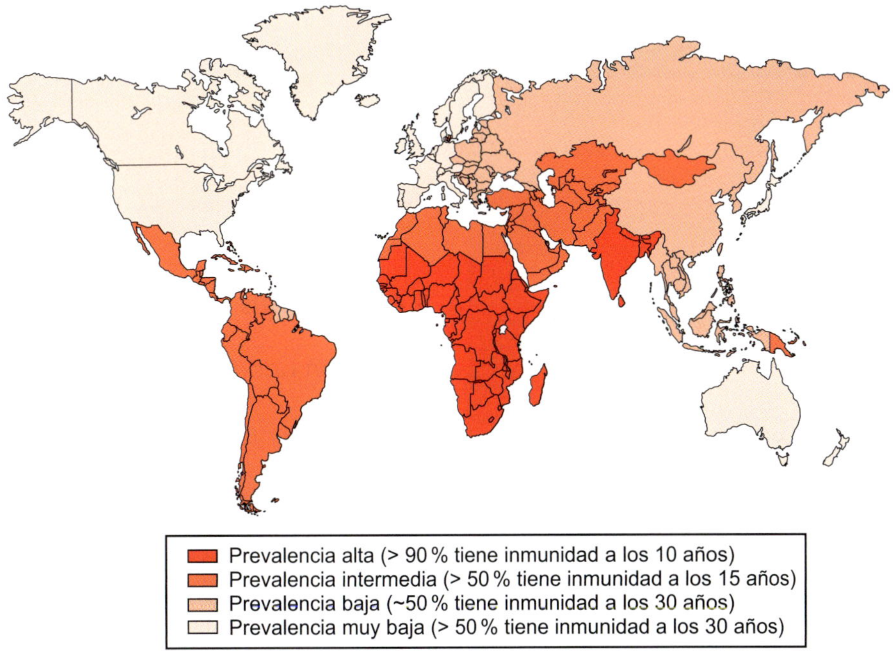

Abb. 6.12 Prävalenz der Hepatitis-A-Virusinfektion weltweit [H609-001]

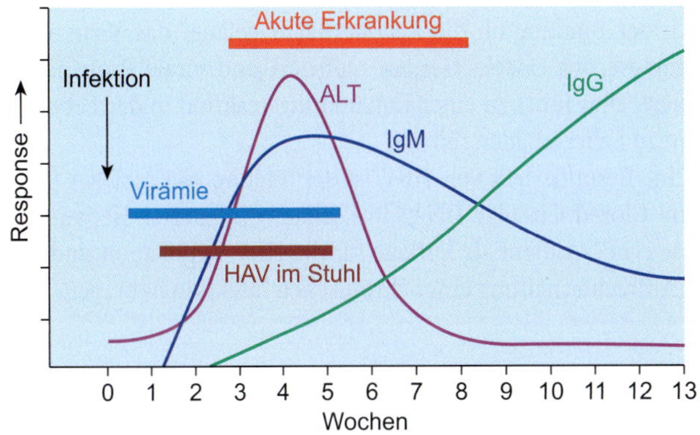

Abb. 6.13 Klinisch-serologischer Verlauf der Hepatitis A [L231]

Tab. 6.6 Virologische Tests zur Diagnose der Hepatitis A

Virologischer Test	Kommentar
Gesamt-Anti-HAV (IgG u. IgM)	Gesamt-Anti-HAV bei Symptombeginn u. danach, zuverlässiger Marker für eine evtl. bestehende Immunität gegen HAV
Anti-HAV-IgM	HAV-IgM-Antikörper vor Symptombeginn im Serum nachweisbar, innerhalb von 6 Mon. wieder unter der Nachweisgrenze
HAV-RNA	Nachweis von HAV-RNA im Serum bzw. Stuhl, nicht notwendig zur Sicherung der Diagnose (ggf. Evaluation der Infektiosität)

steigt, Quick-Wert fällt). Ein Quick-Wert < 35 % ist prognostisch ungünstig. Diese Laborkonstellation kann bei allen akuten Virushepatitiden auftreten. Serologische Tests ermöglichen die Abgrenzung der Hepatitis A von anderen viralen Hepatitiden (➤ Tab. 6.6).

Differenzialdiagnosen

- Bei der Differenzialdiagnose müssen andere Ursachen für eine akute Lebererkrankung ausgeschlossen werden, wie z. B. eine akute Hepatitis B, C oder E, Alkoholabusus oder medikamenteninduzierte Hepatitis (➤ Abb. 6.11).

Therapie

Die Behandlung der Hepatitis A ist in erster Linie symptomatischer Natur. Es gibt keine spezifische antivirale Therapie für HAV. Die Patienten werden i. d. R. zu körperlicher Schonung sowie zur Vermeidung von Alkohol und hepatotoxischen Medikamenten angehalten.

In schweren Fällen von Hepatitis A, die insbesondere bei vorerkrankten oder älteren Patienten auftreten kann, kann eine Hospitalisierung erforderlich sein. In fulminanten Fällen mit Leberversagen kann eine Lebertransplantation notwendig werden.

Impfung und Postexpositionsprophylaxe

Die Impfung gegen Hepatitis A hat sich als äußerst effektiv erwiesen, um eine Infektion zu verhindern. Die Impfung wird routinemäßig in vielen Ländern für Kinder und Risikogruppen empfohlen. Sie besteht aus 2 Dosen im Abstand von 6–12 Mon.

Die Impfempfehlungen der STIKO sind in ➤ Tab. 6.7 dargestellt.

Für Personen, die einer akuten Exposition ausgesetzt waren, kann eine passive Immunisierung mit Hepatitis-A-Immunglobulin innerhalb von 2 Wo. nach Exposition in Erwägung gezogen werden, um die Krankheit zu verhindern oder zu mildern. Diese ist zu 80–90 % erfolgreich in der Verhinderung einer klinischen

Tab. 6.7 Impfempfehlungen nach STIKO

Indikation	Kommentar
Personen mit einem Sexualverhalten mit hoher Infektionsgefährdung	Grundimmunisierung nach Angaben des Herstellers
Personen mit häufiger Übertragung von Blutbestandteilen, z. B. Hämophile, o. Krankheiten der Leber/mit Leberbeteiligung Bewohner von psychiatrischen Einrichtungen oder vergleichbaren Fürsorgeeinrichtungen Gesundheitsdienst (inkl. Küche, Labor, Reinigungspersonal) u. Auszubildende o. Studenten, die möglicherweise mit infektiösem Material in Kontakt kommen können Kanalisations- u. Klärwerksarbeit mit Abwasserkontakt, Tätigkeit (inkl. Küche) in Kindertagesstätten, Kinderheimen	
Kontakt zu Hepatitis-A-Kranken	Siehe Postexpositionsprophylaxe
Reisende in Regionen mit hoher Hepatitis-A-Prävalenz	Gefährdete Personen (Alter > 40 J., Immunsupprimierte, Patienten mit Lebererkrankungen), die innerhalb von 2 Wo. nach der ersten Immunisierung reisen, sollten zusätzlich zur aktiven Impfung 0,02 ml/kg KG Immunglobulin erhalten

Hepatitis A (ACIP 2007). Da sich in einer Studie, die die Wirksamkeit der aktiven Impfung mit der passiven Immunisierung durch Immunglobulin verglich, kein signifikanter Unterschied zwischen beiden Gruppen zeigte, wird eine Postexpositionsprophylaxe entweder mit Immunglobulin (0,02 mg/ml/kg KG) oder mit einer alleinigen aktiven Hepatitis-A-Impfung bei Personen ≤ 40 J. empfohlen (Victor et al. 2007). Für gesunde Personen im Alter von 1–40 J. wird die alleinige aktive Impfung bevorzugt, da sie schnell verfügbar und einfach zu verabreichen ist und Langzeitschutz bietet (Hammitt et al. 2008). Bei Säuglingen, Immunsupprimierten, Patienten mit Lebererkrankungen und Personen > 40 J. sollte Immunglobulin eingesetzt werden, da es bislang keine Daten zur Wirksamkeit einer alleinigen aktiven Impfung bei diesen Gruppen gibt. Eine aktive Impfung sollte bei entsprechender Indikation zusätzlich durchgeführt werden.

Nachsorge

Die Nachsorge von Patienten mit Hepatitis A umfasst regelmäßige ärztliche Untersuchungen, um den Verlauf der Erkrankung zu überwachen und sicherzustellen, dass sich die Leberfunktion normalisiert. Eine enge Überwachung ist insbesondere bei Patienten mit schweren Verläufen oder Komplikationen erforderlich.

MERKE

- Die akute Hepatitis A tritt in den meisten Fällen im Kindesalter auf und verläuft dann a- oder oligosymptomatisch.
- Bei vorerkrankten oder älteren Patienten kann diese schwerer verlaufen.
- Durch konsequente Impfprogramme ist die Inzidenz der Hepatitis A in westlichen Ländern deutlich zurückgegangen.
- Eine spezifische antivirale Therapie gegen Hepatitis A ist nicht verfügbar.

6.7.3 Hepatitis B

Definition und Basisinformation

Virologie des Hepatitis-B-Virus (HBV)

Das Hepatitis-B-Virus ist ein DNA-Virus aus der Familie der Hepadnaviridae (Asandem et al. 2024). Es ist ein komplexes umhülltes Virus mit einem weitgehend doppelsträngigen zirkulären DNA-Genom. HBV besteht aus verschiedenen Proteinen, darunter das Oberflächenantigen (HBsAg), das Core-Antigen (HBcAg) und das E-Antigen (HBeAg). Diese Proteine spielen eine wichtige Rolle bei der Infektion, der Replikation und der Pathogenese von HBV.

HBV infiziert primär Hepatozyten, die Hauptzellen der Leber. Nach der Bindung an die Zelloberfläche gelangt das Virus in das Zellinnere, wo es sein Genom repliziert und virale Proteine produziert. Dies führt zu einer Entzündungsreaktion in der Leber und kann zu Leberschäden führen.

Eine Besonderheit von HBV ist die Bildung von cccDNA (Covalently Closed Circular DNA) im Zellkern infizierter Hepatozyten. Diese cccDNA dient als Vorlage für die HBV-Replikation und kann zur Aufrechterhaltung einer chronischen Infektion beitragen.

Epidemiologie der Hepatitis B

Hepatitis B ist eine der häufigsten viralen Infektionen weltweit und betrifft schätzungsweise > 250 Mio. Menschen (Asandem et al. 2024). Die Prävalenz von HBV variiert stark zwischen verschiedenen Regionen und Bevölkerungsgruppen. Hochendemische Gebiete umfassen Teile Asiens und Afrikas, während in Nordamerika und Westeuropa die Prävalenz niedriger ist (➤ Abb. 6.14).

In Ländern mit hoher HBV-Prävalenz ist die vertikale Übertragung (von der Mutter auf das Kind) der Hauptgrund für die meisten chronischen HBV-Infektionen, wobei dies stark von der Viruskonzentration im Serum abhängt. Trotz aktiver und passiver Impfung des Neugeborenen besteht bei einer HBV-DNA-Konzentration > 1 Mio. IU/ml ein Restrisiko für die Übertragung, das mit höherer Virämie steigt. Der bedeutendste Risikofaktor für die allgemeine Bevölkerung in einem multikulturellen Umfeld ist derzeit die sexuelle Übertragung. Besondere Risikogruppen umfassen Drogenabhängige, Personen mit häufig wechselnden Sexualpartnern sowie nicht geimpftes medizinisches Personal, Hämophilie- und Dialysepatienten. Weitere Übertragungswege sind Tätowierungen, Piercings und Akupunktur, wenn keine ausreichenden hygienischen Maßnahmen eingehalten werden, insbesondere bei Reisen in Hoch-

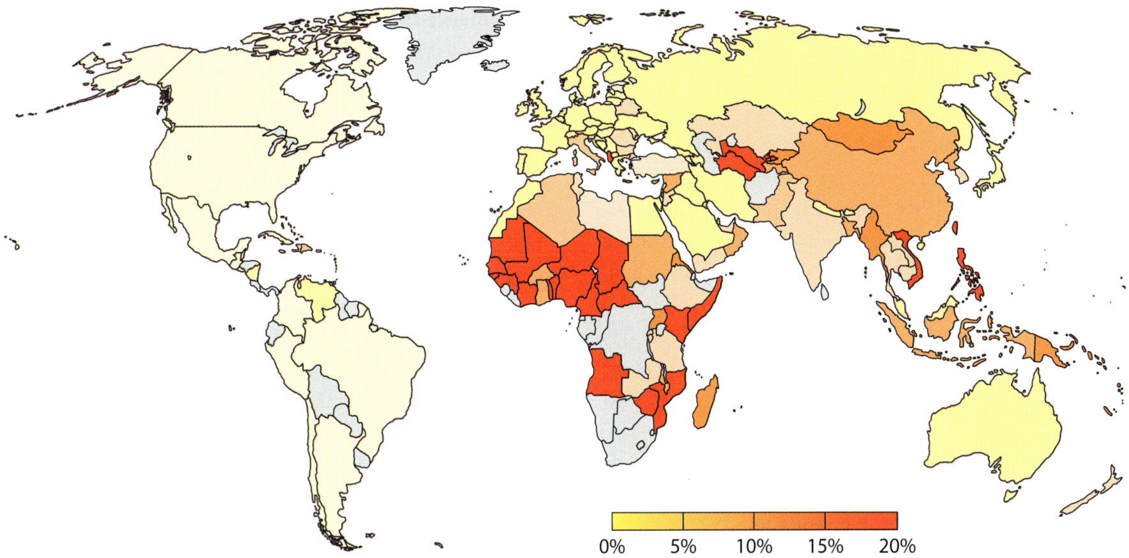

Abb. 6.14 HBsAg-Prävalenz weltweit [F1221-001]

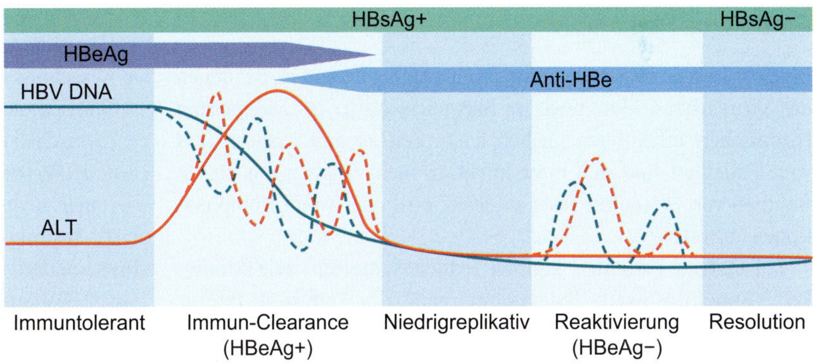

Abb. 6.15 Klinisch-serologischer Verlauf der Hepatitis B [L231]

risikogebiete. In westlichen Ländern bleibt in 50 % der Fälle von chronischer Hepatitis B die Infektionsquelle ungeklärt (Cornberg et al. 2021).

Die Prävention von HBV-Infektionen umfasst Impfprogramme, verbesserte Hygienepraktiken, sichere Injektionsverfahren und Screening von Blutspenden. Trotz der Verfügbarkeit von Impfstoffen und Präventionsmaßnahmen bleibt Hepatitis B jedoch insbesondere global ein bedeutendes Gesundheitsproblem.

Natürlicher Verlauf

Der natürliche Verlauf einer HBV-Infektion kann in verschiedene Phasen unterteilt werden (➤ Abb. 6.15; Cornberg et al. 2021):

- **Akute Infektion:** Die akute HBV-Infektion beginnt mit der Exposition gegenüber dem Virus und kann asymptomatisch oder mit grippeähnlichen Symptomen einhergehen. Bei den meisten Erwachsenen (90–95 %) klärt sich die akute Infektion innerhalb von 6 Mon. von selbst. Einige Patienten entwickeln jedoch eine chronische Infektion.
- **Chronische Infektion:** Etwa 5–10 % der Patienten entwickeln eine chronische HBV-Infektion, die durch das Vorhandensein von HBsAg im Blut für > 6 Mon. definiert ist. Chronische Träger des Virus können über Jahre oder Jahrzehnte keine Symptome haben, aber das Virus weiterhin auf andere übertragen. Einige Patienten entwickeln im Laufe der Zeit Lebererkrankungen wie Leberzirrhose oder Leberkrebs.
- **Inaktiver Trägerstatus:** Einige Patienten mit chronischer HBV-Infektion können einen inaktiven Trägerstatus entwickeln, bei der die Viruslast niedrig bleibt und keine Anzeichen einer Leberentzündung vorhanden sind. Diese Patienten haben ein niedrigeres Risiko für die Entwicklung von Leberkomplikationen.
- **Durchgemachte HBV-Infektion:** Serologisches Bild einer „ausgeheilten" HBV-Infektion (HBsAg-negativ, Anti-HBc-positiv, Anti-HBs-positiv) nach akuter oder persistierender HBV-Infektion. Gelegentlich lassen sich auch nach Jahren noch geringe Mengen HBV-DNA nachweisen.
- **Reaktivierung:** Bei einigen Patienten mit inaktivem Trägerstatus oder durchgemachter HBV-Infektion kann es zu einer Reaktivierung der HBV-Replikation kommen, insbesondere bei immunsupprimierten Personen oder während einer Immunsuppressionstherapie. Dies kann zu einer Verschlechterung der Leberfunktion führen und erfordert eine engmaschige Überwachung und ggf. eine Behandlung.

6

Symptomatik und klinisches Bild

Akute Hepatitis B

Die akute Hepatitis B ist gekennzeichnet durch das Auftreten von Symptomen innerhalb von 6 Mon. nach der Exposition gegenüber dem Hepatitis-B-Virus. Nicht alle Patienten mit akuter HBV-Infektion zeigen Symptome. Wenn sie auftreten, können sie grippeähnliche Symptome wie Müdigkeit, Appetitlosigkeit, Übelkeit, Erbrechen, Bauchschmerzen, Fieber und Gelenkschmerzen umfassen.

Ein charakteristisches Merkmal der akuten Hepatitis B ist das Auftreten eines Haut- und Sklerenikterus. Andere Anzeichen einer Lebererkrankung können Hepatomegalie, Splenomegalie und Bauchschmerzen sein.

Die meisten Fälle von akuter Hepatitis B heilen spontan aus und die Symptome sind innerhalb von Wochen bis Monaten rückläufig und verschwinden. Die Prognose ist i. d. R. gut, obwohl bei einigen Patienten eine fulminante Hepatitis mit Leberversagen auftreten kann.

Chronische Hepatitis B

Eine chronische Hepatitis B entwickelt sich bei Patienten, bei denen das Virus nach 6 Mon. noch im Blut nachweisbar ist. Die meisten chronischen Infektionen bleiben lange Zeit asymptomatisch und viele Patienten sind sich ihrer Infektion nicht bewusst, bis sie im Rahmen von Screening-Tests entdeckt wird oder wenn Komplikationen auftreten.

Bei einigen Patienten können jedoch Symptome wie Müdigkeit, Appetitlosigkeit, Bauchschmerzen, Übelkeit und Ikterus auftreten, insbesondere während Phasen der Leberentzündung oder Verschlechterung der Leberfunktion. Die Symptome können variieren und sind oft unspezifisch, was die Diagnose erschweren kann.

Chronische HBV-Infektionen können zu fortschreitender Leberschädigung führen, die Leberzirrhose und Leberkrebs einschließen kann. Das Risiko von Leberkomplikationen ist bei Patienten mit hoher Viruslast, hoher Entzündungsaktivität und anderen Risikofaktoren erhöht.

Komplikationen

Zu den Komplikationen von Hepatitis B gehören:

- **Leberzirrhose:** Chronische HBV-Infektionen können zu fibrotischen Veränderungen in der Leber führen, die im Laufe der Zeit zu einer Zirrhose führen können, die durch eine irreversible Schädigung der Leberarchitektur gekennzeichnet ist und zu Leberversagen und anderen schwerwiegenden Komplikationen führen kann.
- **Leberkrebs (hepatozelluläres Karzinom, HCC):** Patienten mit chronischer Hepatitis B haben ein erhöhtes Risiko für die Entwicklung von Leberkrebs, insbesondere bei Vorhandensein einer Leberzirrhose.
- **Fulminante Hepatitis:** Obwohl selten, kann eine akute Hepatitis B in einigen Fällen zu einer fulminanten Hepatitis mit raschem Leberversagen und schweren Komplikationen führen, die eine Lebertransplantation erforderlich machen können.
- **Extrahepatische Manifestationen:** HBV-Infektionen können auch extrahepatische Manifestationen wie Polyarteriitis nodosa, Glomerulonephritis, Panarteriitis nodosa und Dermatitis verursachen, die durch immunvermittelte Mechanismen hervorgerufen werden.

Diagnostik und Differenzialdiagnose

Diagnostik

Bei Erstdiagnose einer HBV-Infektion sollen zusätzlich folgende Maßnahmen durchgeführt werden (**Empfehlungsgrad A;** Cornberg et al. 2021):

- Anamnese (inkl. Risikofaktoren, Familien-, Partneranamnese), körperliche Untersuchung
- Ausschluss einer Co-Infektion mit HCV, HDV und HIV
- Hepatitis-A-Immunstatus (Frage Impfung)
- Ausschluss einer Hepatitis-E-Virusinfektion
- Klinisch-chemische Labortests
- Ultraschall des Abdomens

Eine HDV-Diagnostik sollte bei allen Hepatitis-B-Patienten sowohl bei neu diagnostizierter HBV-Infektion als auch bei fehlender HDV-Testung bei bekannter HBV-Infektion durchgeführt werden. Insbesondere bei Exazerbation einer chronischen Hepatitis B sollte eine HDV-Superinfektion ausgeschlossen werden (**Empfehlungsgrad A;** Cornberg et al. 2021).

Marker der Hepatitis B: Serologische Tests und Virusantigenbestimmungen spielen eine entscheidende Rolle bei der Diagnose von Hepatitis B und ermöglichen die Identifizierung von spezifischen Markern, die mit der Infektion assoziiert sind (➤ Abb. 6.15; **Empfehlungsgrad A;** Cornberg et al. 2021). Zu den wichtigsten Markern für Hepatitis B gehören:

- **Hepatitis-B-Oberflächenantigen (HBsAg):** HBsAg ist das erste Markerprotein, das während einer HBV-Infektion im Blut nachweisbar ist. Ein positives Ergebnis für HBsAg weist auf eine aktive HBV-Infektion hin. Es kann auch bei chronischen Trägern des Virus vorhanden sein.
- **Hepatitis-B-Oberflächenantikörper (Anti-HBs):** Anti-HBs-Antikörper werden in Reaktion auf eine erfolgreiche Immunantwort des Körpers gegen HBsAg produziert. Ein positives Ergebnis für Anti-HBs deutet auf Immunität gegen Hepatitis B hin, entweder durch Impfung oder durch eine „ausgeheilte" Infektion.
- **Hepatitis-B-Kernantigen (HBcAg) und -antikörper (Anti-HBc):** HBcAg ist ein intrazelluläres Protein des HBV, das während der Infektion im Zellkern exprimiert wird. Anti-HBc-Antikörper sind ein Marker für eine laufende oder frühere HBV-Infektion und können bei akuten und chronischen Infektionen nachgewiesen werden.

- **Hepatitis-B/E-Antigen (HBeAg) und -Antikörper (Anti-HBe):** HBeAg ist ein Marker für eine hohe Virusreplikation und Infektiosität. Ein positives Ergebnis für HBeAg deutet auf eine aktive Virusreplikation hin. Anti-HBe-Antikörper treten nach Serokonversion auf und können auf eine Abnahme der Virusreplikation hinweisen.

Molekulare Tests zur Diagnose von HBV: Molekulare Tests, insbesondere die Polymerasekettenreaktion (PCR), ermöglichen den direkten Nachweis von HBV-Genom im Blut und die Quantifizierung der Viruslast. Zu den häufig verwendeten molekularen Tests gehören:

- **HBV-DNA-PCR:** Diese Testmethode kann das HBV-Genom im Serum oder Plasma nachweisen und dient zur Bestimmung der Viruslast bei Patienten mit chronischer Hepatitis B und zur Überwachung des Ansprechens auf eine antivirale Therapie. International gebräuchlich ist die Angabe in Internationalen Einheiten (IE)/ml (1 IE = 5,82 Viruskopien nach DNA-Standard der WHO).
- **Genotypisierung:** Die Genotypisierung von HBV kann Informationen über das genetische Profil des Virus liefern, wobei sie keine größere Relevanz für die Auswahl der antiviralen Therapie hat.

Differenzialdiagnosen

Bei der Differenzialdiagnose von Hepatitis B müssen andere Ursachen für Lebererkrankungen in Betracht gezogen werden (**Empfehlungsgrad A;** Cornberg et al. 2021; ➤ Abb. 6.11). Dazu gehören u. a.:

- **Hepatitis-C-Virus:** Eine Infektion mit HCV kann ähnliche Symptome wie Hepatitis B verursachen.
- **Autoimmunhepatitis:** Autoimmunhepatitis ist eine immunvermittelte Lebererkrankung, die Symptome von Hepatitis B imitieren kann. Die Diagnose erfordert spezifische Autoantikörpertests und Leberbiopsie.
- **Alkoholische Hepatitis:** Übermäßiger Alkoholkonsum kann zu Leberentzündungen und Leberschäden führen, die Symptome ähneln denen von Hepatitis B.
- **Medikamenteninduzierte Hepatitis:** Einige Medikamente können hepatotoxische Wirkungen haben und zu einer akuten oder chronischen Hepatitis führen. Eine gründliche Anamnese und Medikamentenanamnese sind wichtig für die Identifizierung möglicher Auslöser.

Therapie

Ziele der Therapie bei Hepatitis B

Die **Hauptziele der Therapie** bei Hepatitis B sind (Cornberg et al. 2021):

- Unterdrückung der Virusreplikation
- Verhinderung von Leberschäden
- Verbesserung der Leberfunktion
- Reduzierung des Übertragungsrisikos

Indikation für eine antivirale Therapie

Aufgrund der hohen Spontanheilungsrate besteht i. d. R. keine Indikation für eine antivirale Therapie bei einer akuten Hepatitis B (**Empfehlungsgrad A;** Cornberg et al. 2021). Diese kann jedoch bei einer fulminanten Hepatitis erwogen werden (**Empfehlungsgrad B;** Cornberg et al. 2021). Die Entscheidung zur Einleitung einer antiviralen Therapie bei einer chronischen HBV-Infektion basiert auf mehreren Faktoren (➤ Abb. 6.16; Cornberg et al. 2021). Eine klare Indikation besteht, wenn die Transaminasen erhöht sind und die HBV-Menge 2000 IE/ml (bzw. 10.000 Kopien/ml) überschreitet (**Empfehlungsgrad A;** Cornberg et al. 2021). Es ist jedoch wichtig, andere Ursachen für Lebererkrankungen wie nichtalkoholische Steatohepatitis (NASH), Alkoholmissbrauch oder eine Co-Infektion mit dem Hepatitis-D-Virus auszuschließen (**Empfehlungsgrad A;** Cornberg et al. 2021).

Weitere klare Indikationen für eine Therapie ergeben sich bei HBV-Patienten mit fortgeschrittener Lebererkrankung, wie einer F3-Fibrose oder einer Leberzirrhose (**Empfehlungsgrad A;** Cornberg et al. 2021). Hier sollte unabhängig von Transaminasenwerten oder Viruslast eine Behandlung eingeleitet werden (Terrault et al. 2016). Gleiches gilt für Patienten mit HBV-bedingtem HCC und positiver HBV-PCR (**Empfehlungsgrad B;** Cornberg et al. 2021), da eine Therapie das Risiko eines erneuten Auftretens oder Fortschreitens des Tumors verringern kann (Huang et al. 2018).

Weitere Indikationen für eine antivirale Therapie umfassen die Reduzierung der mütterlichen Übertragung während der Schwangerschaft (**Empfehlungsgrad C;** Cornberg et al. 2021), berufliche oder soziale Gründe zur Verringerung des Übertragungsrisikos (**Empfehlungsgrad C;** Cornberg et al. 2021) sowie extrahepatische Manifestationen einer HBV-Infektion (**Empfehlungsgrad B;** Cornberg et al. 2021) oder die Verhinderung einer HBV-Reaktivierung durch Immunsuppression (**Empfehlungsgrad A;** Cornberg et al. 2021).

Die häufige Konstellation des „asymptomatischen HBsAg-Trägers", gekennzeichnet durch normale Transaminasenwerte und eine HBV-Viruslast < 2000 IE/ml, erfordert i. d. R. keine Therapie, da das Risiko einer Progression der Lebererkrankung und die Infektiosität in diesen Fällen gering sind (**Empfehlungsgrad A;** Cornberg et al. 2021).

Die Indikation zur Therapie bei HBeAg-positiven Patienten mit normalen Transaminasenwerten und sehr hoher Viruslast (früher „immunotolerante Patienten", HBV-DNA > 2000 IE/ml) ist noch umstritten. Einige Experten empfehlen eine Therapie bei Patienten > 30 J. oder mit hoch normaler ALT (Männer > 30 U/l, Frauen > 19 U/l), da diese bereits häufiger signifikante histologische Veränderungen aufweisen und ein erhöhtes Risiko für die Entwicklung eines HCC besitzen (**Empfehlungsgrad C;** Cornberg et al. 2021).

Bei der Entscheidung über die Einleitung einer antiviralen Therapie sollten individuelle Faktoren Berücksichtigung finden wie Krankheitsverlauf, Alter des Patienten, Vorliegen von Begleiterkrankungen und andere relevante Faktoren.

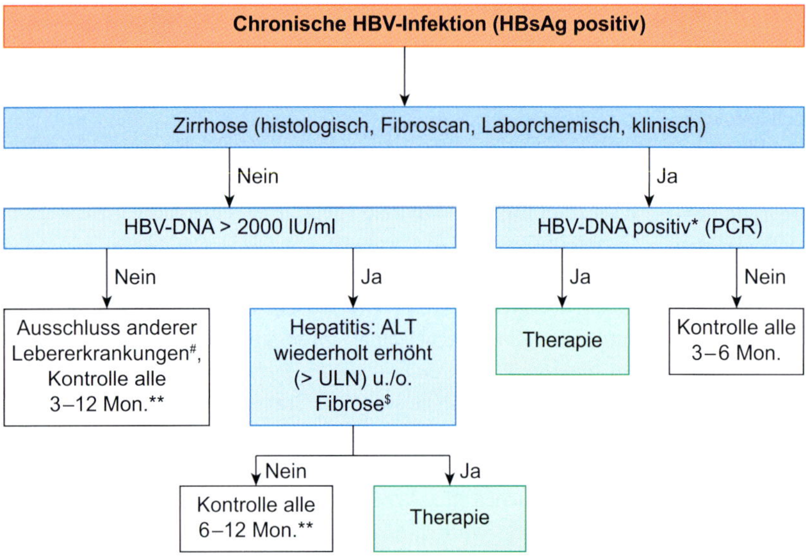

* Sensitiver Assay (z. B. < 12 U/l)
\# bei erhöhter ALT
$ Histologisch ≥ F2 Desmet
** Therapie kann aufgrund anderer Indikationen erfolgen (Prophylaxe, extrahepatische Manifestationen, Verhinderung von Transmission, HCC-Risiko)

Abb. 6.16 Algorithmus zur Behandlung der chronischen Hepatitis B (Cornberg et al. 2021) [F816-005]

6

Therapeutische Optionen zur Behandlung einer chronischen Hepatitis-B-Infektion

Die Behandlung einer chronischen Hepatitis-B-Infektion erfordert eine sorgfältige Auswahl der Therapiestrategie, um einen langfristigen klinischen Erfolg zu erzielen und potenzielle Nebenwirkungen zu minimieren (Cornberg et al. 2021; EASL 2017). Derzeit stehen zwei Hauptansätze zur Verfügung: pegyliertes Interferon alpha (Peg-IFN) und Nukleosid- bzw. Nukleotidanaloga (NUC).

- **Pegyliertes IFN:** Bei der Therapieauswahl sollte geprüft werden, ob eine Therapie mit Peg-IFN möglich und sinnvoll ist (**Empfehlungsgrad B;** Cornberg et al. 2021). Peg-IFN wird über einen Zeitraum von 48 Wo. 1 ×/Wo. s.c. verabreicht (**Empfehlungsgrad B;** Cornberg et al. 2021). Diese Therapieoption führt bei etwa einem Drittel der Patienten zu langfristigen klinischen Reaktionen, darunter eine Reduktion der Viruslast und eine Normalisierung der Leberfunktionstests. Allerdings gehen die relativ geringen Ansprechraten mit relevanten Nebenwirkungen einher, weshalb Peg-IFN nur bei ausgewählten Patienten angewandt wird (s. u.). Vor Beginn der Behandlung sollten Kontraindikationen wie psychiatrische Vorerkrankungen oder eine fortgeschrittene Leberzirrhose ausgeschlossen werden.
  Bei der Entscheidung für Peg-IFN sollten günstige Ausgangsprädiktoren wie niedrige Viruslast, erhöhte Transaminasen und bestimmte HBV-Genotypen berücksichtigt werden (Sonneveld et al. 2013). Bei asiatischen Patienten wurden spezifische Parameter identifiziert, die auf eine günstige Reaktion auf Peg-IFN-Therapie hinweisen. Es ist zu berücksichtigen, dass PEG-IFN2a von der Herstellerfirma vom Markt genommen wurde, sodass dieses Präparat nicht mehr verfügbar ist.
- **NUC:** Fast alle Patienten werden daher stattdessen mit NUC wie Tenofovir (meist Tenofovirdisoproxilfumarat, TDF) oder Entecavir (ETV) behandelt, die in der Therapieauswahl bevorzugt werden sollten (**Empfehlungsgrad A;** Cornberg et al. 2021). Diese Medikamente sind gut verträglich und führen zu einer zuverlässigen Unterdrückung der Viruslast sowie einer Normalisierung der Transaminasen. Ein potenzieller Nachteil dieser Therapie besteht jedoch darin, dass nach Beendigung der NUC-Behandlung ein viraler Rebound auftreten kann, was eine dauerhafte Verabreichung erfordert. Bei unzureichendem Ansprechen sollte die Möglichkeit einer mangelnden Therapieadhärenz in Betracht gezogen werden (**Empfehlungsgrad A;** Cornberg et al. 2021) und eine Therapieanpassung geprüft werden (**Empfehlungsgrad A;** Cornberg et al. 2021).
  Eine langfristige NUC-Therapie kann zu einer Rückbildung der Fibrose oder Zirrhose führen und das Risiko einer HCC-Entwicklung verringern (Papatheodoridis et al. 2015; Marcellin et al. 2013). Allerdings sind potenzielle langfristige Nebenwirkungen wie Knochendichteverlust und Nierenfunktionsverschlechterung zu beachten. Ein neueres TDF-Analogon mit höherer Leberspezifität (Tenofoviralafenamid, TAF) könnte potenziell weniger Nebenwirkungen haben und wird daher als vielversprechende weitere Option betrachtet (Toyoda et al. 2021).
  Dauer der NUC-Therapie: Bei (Wildtyp-)HBeAg-positiven Patienten kann die NUC-Therapie 12 Mon. nach der Serokonversion zu Anti-HBe mit danach anhaltend negativer HBV-DNA beendet werden (**Empfehlungsgrad C;** Cornberg et al. 2021).
  Bei (mutierten) HBeAg-negativen Patienten mit nachweisbarer HBV-DNA vor der Therapie ist der einzige definitive Endpunkt der NUC-Therapie der Verlust von HBsAg mit oder ohne Nachweis von Anti-HBs Antikörpern (**Empfehlungsgrad C;** Cornberg et al.

2021). Bei Patienten mit Leberzirrhose sollte vorsichtiger vorgegangen werden, da empfohlen wird, die NUC-Therapie zu verlängern, bis Anti-HBs-Antikörper nachgewiesen werden können. Dies ist jedoch ein seltenes Ereignis. Daher haben sich mehrere Studien mit der Frage befasst, ob es möglich ist, die NUC-Therapie abzubrechen, wenn diese klaren Endpunkte fehlen (Tseng et al. 2023). Die aktuellen deutschen und europäischen Leitlinien erwägen einen Therapieabbruch, wenn HBV-DNA seit mind. 3 J. nicht mehr nachweisbar ist, keine fortgeschrittene Fibrose vorliegt und eine engmaschige Nachsorge gewährleistet ist (**Empfehlungsgrad C;** Cornberg et al. 2021; EASL 2017). Weitere Kriterien sind niedrige HBsAg-Werte (< 100 IE/ml), die nachweislich einen HBsAg-Verlust bei asiatischen Patienten vorhersagen (Cornberg et al. 2016). Einzelne Studien haben weitere Parameter wie niedrige Viruslast vor der Therapie (< 200.000 IU/ml), niedrige ALT, Alter < 40 J., weibliches Geschlecht und das Fehlen einer Leberzirrhose als günstige prädiktive Parameter identifiziert (Papatheodoridis et al. 2016). Ein Rückfall tritt normalerweise 1–12 Mon. nach Beendigung der NUC-Therapie auf. Daher sollten Leberfunktionstests und HBV-DNA in den ersten 6 Mon. alle 4 Wo. und danach alle 12 Wo. kontrolliert werden. Im Falle eines Rückfalls wird zunächst ein Anstieg der HBV-DNA beobachtet, gefolgt von einem ALT-Anstieg (Papatheodoridis et al. 2016).

HBV und Schwangerschaft: In seltenen Fällen wurde während der Schwangerschaft eine Aktivierung einer nicht oder niedrig replikativen HBV-Infektion (HBsAg-Trägerstatus, HBsAg-positiv, HBV-DNA ≤ 2000 IE/ml, ALT/GPT normwertig) beobachtet, die auch zu einem akuten Leberversagen führen kann. Bei den meisten Patienten ist jedoch eine Abschwächung der Entzündungsaktivität zu beobachten. Nach der Schwangerschaft kann es in den ersten 3–6 Mon. nach der Geburt zu ALT-Schüben kommen. Daher sollten die ALT- und HBV-DNA-Spiegel bei HBsAg-positiven schwangeren Frauen alle 3–6 Mon. nach der Geburt kontrolliert werden (**Empfehlungsgrad B;** Cornberg et al. 2016). Falls eine Patientin während einer antiviralen Behandlung mit einem NUC oder PEG-IFN schwanger wird, kann die Therapie mit LAM, TVD und TDF fortgesetzt werden, während PEG-IFN gestoppt und ETV oder ADF auf TDF umgestellt werden sollte (**Empfehlungsgrad C;** Cornberg et al. 2016). Bei therapienaiven Frauen sollte der Beginn einer antiviralen Behandlung angeboten werden, wenn eine aktive Hepatitis diagnostiziert wurde oder eine virale HBV-DNA > 200.000 IE/ml nachgewiesen wurde (**Empfehlungsgrad A;** Cornberg et al. 2016). Es wurde gezeigt, dass eine hohe Viruslast die vertikale Mutter-Kind-Übertragung von HBV um bis zu 32 % erhöht, während dieses Risiko minimiert wird, wenn die HBV-DNA < 200.000 IE/ml unterdrückt wird (Brown et al. 2016). Daher sollte keine antivirale Behandlung eingeleitet werden, wenn die HBV-DNA unter diesem Wert liegt. Eine antivirale De-novo-Behandlung sollte so früh wie möglich nach dem 1. Trimenon begonnen werden, vorzugsweise mit TDF, und die Patientin sollte über mögliche Risiken und Vorteile aufgeklärt werden (**Empfehlungsgrad B;** Cornberg et al. 2016). Die NUC-Therapie kann nach der Geburt abgebrochen werden, wenn keine medizinische Indikation vorliegt (z. B. inaktive Hepatitis) oder um die Übertragung toxischer Metaboliten während des Stillens zu verhindern. Es wurde jedoch nachgewiesen, dass das Stillen sicher ist, wenn TDF als antivirales Mittel verwendet wird (Mofenson et al. 2017).

Verhinderung der HBV-Reaktivierung unter Immunsuppression. Die Reaktivierung einer inaktiven HBV-Infektion ist eine potenziell lebensbedrohliche Komplikation einer Chemotherapie oder Immunsuppression (Dong et al. 2013; Mozessohn et al. 2015). Daher sollten HBsAg und Anti-HBc vor Beginn einer Chemotherapie oder einer immunsuppressiven Behandlung getestet werden (**Empfehlungsgrad A;** Cornberg et al. 2016). Bei HBsAg-positiven Trägern kommt es nach Beginn der Chemotherapie in 15–50 % der Fälle zu einer Reaktivierung der aktiven Hepatitis, während diese Rate nach Knochenmarktransplantation 75 % erreicht und fulminante Hepatitis sowie tödliche Verläufe aufgetreten sind. Bei HBsAg-negativen/Anti-HBc-positiven Personen kann die Reaktivierungsrate 10 % erreichen. Daher wird empfohlen (➤ Abb. 6.17), dass HBsAg-positive Patienten mit einem hohen (> 10 %) Risiko einer Reaktivierung mit NUC behandelt werden müssen (**Empfehlungsgrad A;** Cornberg et al. 2016), während Patienten mit einem mäßigen (1–10 %) Risiko mit NUC behandelt werden sollten (**Empfehlungsgrad B;** Cornberg et al. 2016).

HBsAg-positive Patienten mit einem geringen (< 1 %) Reaktivierungsrisiko sollten alle 8 Wo. kontrolliert werden (**Empfehlungsgrad A;** Cornberg et al. 2016). Wie bereits erwähnt, ist das Reaktivierungsrisiko bei HBsAg-negativen/Anti-HBc-positiven Patienten viel geringer. Hier sollten nur Patienten mit einem hohen Risiko behandelt werden (**Empfehlungsgrad A;** Cornberg et al. 2016). Das Risiko einer Reaktivierung hängt von der Art und dem Ausmaß der Immunsuppression ab. Zur Prophylaxe und präventiven Therapie sollten hochwirksame NUC (TDF, ETV) für 6–12 Mon. eingesetzt werden (**Empfehlungsgrad A;** Cornberg et al. 2016). Nach B-Zell-depletierender Chemotherapie und Hochrisikokonstellationen sollte eine prophylaktische NUC-Therapie für 18 Mon. erfolgen (Nakaya et al. 2016).

Monitoring und Ansprechen auf die Behandlung bei Hepatitis B

Das Monitoring von Patienten mit Hepatitis B während der Behandlung ist von entscheidender Bedeutung, um das Ansprechen auf die Therapie zu bewerten, mögliche Nebenwirkungen zu erkennen und den Krankheitsverlauf zu verfolgen. Eine regelmäßige Überwachung ermöglicht eine frühzeitige Intervention und eine Anpassung der Behandlungsstrategie, um so optimale Ergebnisse für die Patienten zu erzielen.

Laborüberwachung:

- **Viruslastmessung:** Die Messung der HBV-DNA-Konzentration im Blut ist entscheidend, um das Ansprechen auf die antivirale Therapie zu überprüfen. Im 1. J. der Therapie sollte diese alle 3 Mon. erfolgen (**Empfehlungsgrad B;** Cornberg et al. 2016). Ziel ist es, die Viruslast auf nicht nachweisbare oder niedrige Werte zu reduzieren (**Empfehlungsgrad B;** Cornberg et al. 2016).
- **Leberfunktionstests:** Serummarker wie ALT, AST und Bilirubin werden regelmäßig bestimmt, um Anzeichen einer Leberentzündung oder Leberschädigung zu identifizieren (**Empfehlungsgrad A;** Cornberg et al. 2016).
- **Serologische Marker:** Die serologischen und Antigenmarker der Hepatitis B, einschließlich HBsAg, Anti-HBs, Anti-HBc,

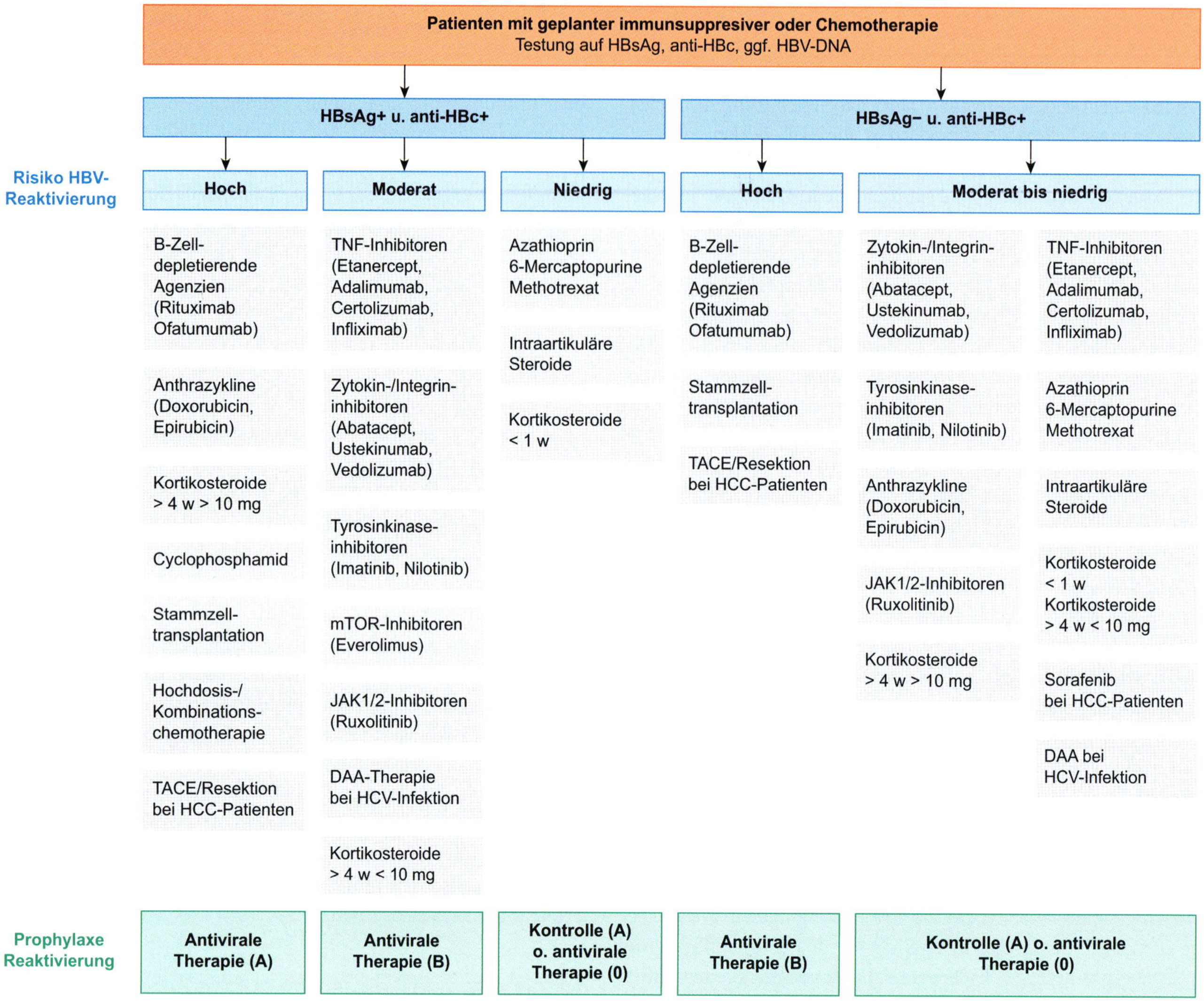

Abb. 6.17 Algorithmus zur Prävention der Hepatitis-B-Reaktivierung (Quelle: Cornberg et al. 2021) (nach Suerbaum et al. 2020) [F816-005]

HBeAg und Anti-HBe, werden regelmäßig überprüft, um den Immunstatus des Patienten zu überwachen und mögliche Veränderungen im Krankheitsverlauf frühzeitig zu erkennen. Die quantitative Bestimmung von HBsAg kann zur Vorhersage eines HBsAg-Verlustes sinnvoll sein (**Empfehlungsgrad C;** Cornberg et al. 2016).

Bildgebende Verfahren:

- **Leberultraschall, -elastographie:** Ultraschalluntersuchungen (ggf. inkl. Elastographie) der Leber werden regelmäßig durchgeführt, um Komplikation, wie Zirrhose oder Leberkrebs, zu identifizieren. Bei erhöhtem HCC-Risiko sollte mind. alle 6 Mon. ein abdomineller Ultraschall, insbesondere bei Patienten mit Leberzirrhose erfolgen (**Empfehlungsgrad B;** Cornberg et al. 2016).
- **Leberbiopsie:** Bei einigen Patienten kann eine Leberbiopsie in Betracht gezogen werden, um den Grad der Leberentzündung und der Fibrose zu beurteilen, insbesondere vor Beginn einer Therapie und zur Beurteilung des Ansprechens auf die Behandlung (**Empfehlungsgrad C;** Cornberg et al. 2016).

Ansprechen auf die Behandlung: Das Ansprechen auf die Behandlung bei Hepatitis B wird anhand verschiedener Kriterien bewertet, darunter (Cornberg et al. 2016):

- Reduktion der Viruslast
- Normalisierung der Leberfunktion
- Verbesserung der Leberhistologie

Lebertransplantation bei fortgeschrittener Hepatitis B

Bei Patienten mit fortgeschrittener Hepatitis B, die nicht auf medikamentöse Therapien ansprechen oder bei denen bereits ein HCC aufgetreten ist, kann eine Lebertransplantation notwendig sein.

Indikationen für eine Lebertransplantation: Die Indikation zur Lebertransplantation bei Hepatitis B berücksichtigt verschiedene Faktoren, darunter:

- Fortgeschrittene, dekompensierte Leberzirrhose
- Hepatozelluläres Karzinom
- Akutes Leberversagen

Impfung und Postexpositionsprophylaxe

Hepatitis-B-Impfung und Postexpositionsprophylaxe

Die Impfung gegen Hepatitis B ist eine **wirksame Präventionsmaßnahme,** um eine Infektion mit dem Hepatitis-B-Virus zu verhindern und das Risiko von Lebererkrankungen, einschließlich Leberzirrhose und Leberkrebs, zu reduzieren (Mahmood et al. 2023). Neben der Impfung spielt auch die Postexpositionsprophylaxe eine wichtige Rolle, um Personen, die einem erhöhten Infektionsrisiko ausgesetzt waren, zu schützen.

Hepatitis-B-Impfung – Impfstoffe und Impfschema

Die Hepatitis-B-Impfstoffe enthalten ein rekombinantes Oberflächenantigen (HBsAg), das eine Immunantwort gegen das Virus hervorruft, ohne eine aktive Infektion zu verursachen. Es gibt verschiedene Hepatitis-B-Impfstoffe auf dem Markt, die in ihrer Zusammensetzung und Dosierung variieren können (Mahmood et al. 2023). Die Impfstoffe werden i. m. verabreicht und können für Kinder und Erwachsene jeden Alters empfohlen werden.

Die üblichen Impfschemata für die Hepatitis-B-Impfung umfassen je nach verwendetem Impfstoff 2–3 Dosen des Impfstoffs, die in bestimmten Zeitabständen verabreicht werden (Kallinowski et al. 2003). Bei Kindern wird die Impfung i. d. R. im Rahmen des empfohlenen Impfplans für Säuglinge und Kinder verabreicht, während bei Erwachsenen verschiedene Impfschemata je nach individuellem Risiko und Bedarf angewandt werden können.

Impfempfehlungen und Impfstrategien

Die Impfempfehlungen für Hepatitis B variieren je nach Land, epidemiologischer Situation und Risikofaktoren des Einzelnen. Zu den Gruppen, für die eine Hepatitis-B-Impfung empfohlen wird, gehören (**Empfehlungsgrad A;** Cornberg et al. 2016):

- **Säuglinge und Kinder:** Die Impfung wird routinemäßig im Säuglings- und Kindesalter empfohlen, um eine frühzeitige Immunität gegen Hepatitis B aufzubauen.
- **Gesundheitspersonal und medizinisches Personal:** Personen, die beruflich einem erhöhten Infektionsrisiko ausgesetzt sind, wie medizinisches Personal, Krankenpflegepersonal und Rettungsdienstmitarbeiter, sollten gegen Hepatitis B geimpft werden.
- **Personen mit erhöhtem Infektionsrisiko:** Dazu gehören Personen mit häufigen Blutkontakten, i. v. Drogenkonsumenten, Personen mit mehreren Sexualpartnern und Personen, die in Länder mit hoher Hepatitis-B-Prävalenz reisen.
- **Personen mit chronischen Lebererkrankungen oder Immunschwäche:** Diese Personen haben ein erhöhtes Risiko für schwere Verläufe von Hepatitis B und sollten daher geimpft werden.

Impfstrategien können je nach epidemiologischer Situation und den vorhandenen Ressourcen variieren. Sie können routinemäßige Impfungen in der Kindheit, Hochrisikogruppenimpfungen, Massenimpfkampagnen und spezielle Impfprogramme für gefährdete Bevölkerungsgruppen umfassen.

Postexpositionsprophylaxe bei Hepatitis B

Die Postexpositionsprophylaxe (PEP) bei Hepatitis B bezieht sich auf die Verabreichung von Hepatitis-B-Impfstoffen und ggf. Hepatitis-B-Immunglobulin (HBIG, Dosierungsangaben des jeweiligen Herstellers beachten) nach einer möglichen Exposition gegenüber HBV, um eine Infektion zu verhindern oder zu mildern. Die PEP wird in folgenden Situationen empfohlen:

- **Berufsbedingte Expositionen:** Bei Verletzungen mit scharfen Gegenständen oder Kontakt mit infizierten Körperflüssigkeiten während medizinischer oder beruflicher Tätigkeiten sollte eine PEP in Betracht gezogen werden (**Empfehlungsgrad B;** Cornberg et al. 2016).
- **Sexualkontakte:** Bei ungeschütztem Geschlechtsverkehr mit einem HBV-positiven Partner oder bei Vergewaltigungen kann eine PEP empfohlen werden.
- **Vertikale Transmission:** Neugeborene von HBV-positiven Müttern sollten unmittelbar nach der Geburt einen Hepatitis-B-Impfstoff und HBIG erhalten, um das Risiko einer vertikalen Übertragung zu verringern (**Empfehlungsgrad A;** Cornberg et al. 2016).

Die PEP sollte so früh wie möglich nach der Exposition erfolgen, idealerweise innerhalb von 24 h, und umfasst die Verabreichung von HBIG und einer ersten Dosis eines aktiven Hepatitis-B-Impfstoffs. Folgeimpfungen werden gemäß dem üblichen Impfschema verabreicht. Die PEP ist wirksam, um das Infektionsrisiko zu reduzieren, wenn sie rechtzeitig und ordnungsgemäß angewandt wird.

Nachsorge

Langzeitmanagement von Patienten mit chronischer Hepatitis B: Das Langzeitmanagement von Patienten mit chronischer Hepatitis B zielt darauf ab, das Fortschreiten der Lebererkrankung zu verlangsamen, das Risiko von Komplikationen zu minimieren und die Lebensqualität der Patienten zu verbessern.

Lebensstilmodifikationen und Prävention von Leberkomplikationen: Lebensstilmodifikationen spielen eine wichtige Rolle im Langzeitmanagement von Patienten mit chronischer Hepatitis B und können dazu beitragen, das Risiko von Leberkomplikationen zu reduzieren. Dazu gehören:

- **Alkoholabstinenz:** Vermeidung von Alkoholkonsum oder starkem Alkoholkonsum, da Alkohol die Leber schädigen und das Fortschreiten der Lebererkrankung beschleunigen kann.
- **Gesunde Ernährung:** Eine ausgewogene Ernährung mit Schwerpunkt auf frischem Obst, Gemüse, Vollkornprodukten und Eiweiß kann die Lebergesundheit unterstützen und das Risiko von Fettlebererkrankungen reduzieren.
- **Gewichtsmanagement:** Kontrolle des Körpergewichts und Vermeidung von Fettleibigkeit, da Adipositas das Risiko von Lebererkrankungen erhöhen kann.
- **Vermeidung von hepatotoxischen Substanzen:** Patienten sollten den Kontakt mit hepatotoxischen Substanzen wie bestimmten Medikamenten, Drogen und Chemikalien vermeiden, die die Leber schädigen können.

Psychosoziale Unterstützung und Patientenedukation: Die Bereitstellung von psychosozialer Unterstützung und Patientenedukation ist ein wichtiger Aspekt des Langzeitmanagements von Patienten mit chronischer Hepatitis B. Dies kann folgende Bereiche umfassen:

- **Psychologische Unterstützung:** Bereitstellung von Beratung und psychologischer Unterstützung, um mit den emotionalen Auswirkungen der Diagnose und Behandlung von Hepatitis B umzugehen.
- **Patientenedukation:** Aufklärung der Patienten über die Bedeutung der Therapieadhärenz, die Bedeutung von regelmäßigen Arztbesuchen und Überwachungsuntersuchungen sowie die Möglichkeiten der Prävention von Hepatitis-B-Übertragung auf andere Personen.
- **Selbsthilfegruppen:** Teilnahme an Selbsthilfegruppen und Peer-Support-Programmen, um den Austausch von Erfahrungen und die Unterstützung durch andere Betroffene zu ermöglichen.

MERKE

- Die chronische Hepatitis-B-Virusinfektion ist zurzeit nicht heilbar („einmal B, immer B").
- Eine „funktionelle Heilung" (Verlust von HBsAg) kann durch die aktuelle Therapie mit Nukleosid-/Nukleotidanaloga nur selten erreicht werden.
- Bei den meisten Patienten muss diese Therapie daher lebenslang gegeben werden.
- In einer Untergruppe von Patienten mit günstigen Prädiktoren kann diese aber nach einigen Jahren abgesetzt werden, ohne dass es zu einem viralen Rebound kommt.
- Es sind neue Therapien in Entwicklung, die die Rate an funktioneller Heilung verbessern sollen.

6.7.4 Hepatitis C

Definition und Basisinformation

Das Hepatitis-C-Virus ist ein einzelsträngiges RNA-Virus aus der Familie der Flaviviridae (Choo et al. 1989). Es existieren 6 bekannte Genotypen (1–6) sowie > 100 Subtypen des Virus (Smith et al. 2014). Die genetische Variabilität des HCV führt zu einer hohen Diversität, was insbesondere die Entwicklung von Impfstoffen erschwert.

Das HCV-Virus repliziert sich hauptsächlich in Hepatozyten und induziert eine chronische Entzündung, die zur Leberfibrose, Leberzirrhose und in einigen Fällen zu Leberkrebs führen kann. Die Pathogenese von HCV-Infektionen ist komplex und gekennzeichnet sowohl durch direkte zytopathische Effekte des Virus als auch die Immunantwort des Wirts.

Epidemiologie

Die Hepatitis C ist eine weltweit verbreitete Infektionskrankheit. Schätzungen zufolge sind etwa 71 Mio. Menschen weltweit mit HCV infiziert. In Deutschland sind ca. 400.000 Personen mit HCV infiziert. Die Prävalenz von HCV variiert je nach geographischer Region, Risikogruppe und Exposition gegenüber dem Virus (➤ Abb. 6.18).

Eine Infektion mit HCV erfolgt vorwiegend durch Blutkontakt. In entwickelten Ländern ist die häufigste Übertragungsweise der gemeinsame Gebrauch von Injektionsnadeln und Spritzen bei Drogenabhängigen, wobei 65–95 % dieser Personen HCV-positiv sind (Alter, Moyer 2008). Vor der Einführung von Tests für Blutprodukte waren Transfusionen und Immunglobulinpräparate die primären Infektionsquellen. Auch Hämodialyse war ein bedeutender Risikofaktor. Seit 1990 werden Blutkonserven auf HCV getestet, und durch präzise Virusnachweismethoden sowie verbesserte Hygienemaßnahmen ist das Infektionsrisiko heute nahezu eliminiert. In industrialisierten Ländern ist die Ansteckungsgefahr daher sehr gering.

Bei 10–40 % der HCV-Infektionen bleibt die Ursache ungeklärt. Übertragungen durch Nadelstich- oder Schnittverletzungen im medizinischen Bereich sind dokumentiert, wobei das Risiko einer HCV-Übertragung nach einer Nadelstichverletzung von der Art der Verletzung und der Menge des kontaminierten Bluts abhängt. Im Durchschnitt liegt das Risiko < 1 %, was niedriger ist als bei HBV, aber höher als bei HIV.

Das Risiko einer HCV-Übertragung durch Geschlechtsverkehr ist wesentlich geringer als bei Hepatitis B oder HIV und kann durch Kondomgebrauch weiter reduziert werden. HCV-RNA kann in Sperma und Vaginalsekret nachgewiesen werden, weshalb Geschlechtsverkehr mit HCV-positiven Personen in vielen Studien als Risikofaktor identifiziert wurde (Boonyarad et al. 2003). Oft sind jedoch auch andere Risikofaktoren wie Drogenkonsum oder spezielle Sexualpraktiken beteiligt. Innerfamiliäre Übertragungen sind selten. Die vertikale Übertragung von Mutter zu Kind ist der Hauptübertragungsweg und betrifft bis zu 5 % der Kinder von HCV-RNA-positiven Müttern, wobei das Risiko bei Müttern mit einer zusätzlichen HIV-Infektion höher ist (Davison et al. 2006). Stillen stellt kein Ansteckungsrisiko für das Kind dar.

Theoretisch kann HCV durch Tätowierungen, Piercings und Akupunktur mit unsterilem Material übertragen werden. Vorsicht ist geboten beim gemeinsamen Gebrauch von Rasierklingen, Zahnbürsten und Nagelscheren.

Natürlicher Verlauf

Die HCV-Infektion kann akut oder chronisch verlaufen (➤ Abb. 6.19). Die meisten akuten Infektionen verlaufen asymptomatisch oder mit milden unspezifischen Symptomen wie Müdigkeit, Appetitlosigkeit und Bauchschmerzen. Nur ein kleiner Prozentsatz der akuten Infektionen führt zu einem schweren Verlauf mit Ikterus und Hepatitis.

Etwa 75–85 % der akuten HCV-Infektionen werden chronisch (Infektion > 6 Mon.). Bei chronischer Hepatitis C kann die Leberentzündung über Jahre oder Jahrzehnte fortschreiten, was zu Leberfibrose, -zirrhose und HCC führen kann. Der Verlauf der HCV-Infektion ist variabel und wird durch Faktoren wie Alter, Geschlecht, Genotyp des Virus, Immunstatus des Wirts und Begleiterkrankungen beeinflusst.

Die Früherkennung und die Behandlung von HCV-Infektionen sind entscheidend, um das Fortschreiten der Lebererkrankung zu verhindern und das Risiko von Leberkomplikationen zu reduzieren. Fortschritte in der Diagnostik und der Therapie haben dazu beigetragen, dass eine HCV-Infektion klinisch beherrschbar geworden ist,

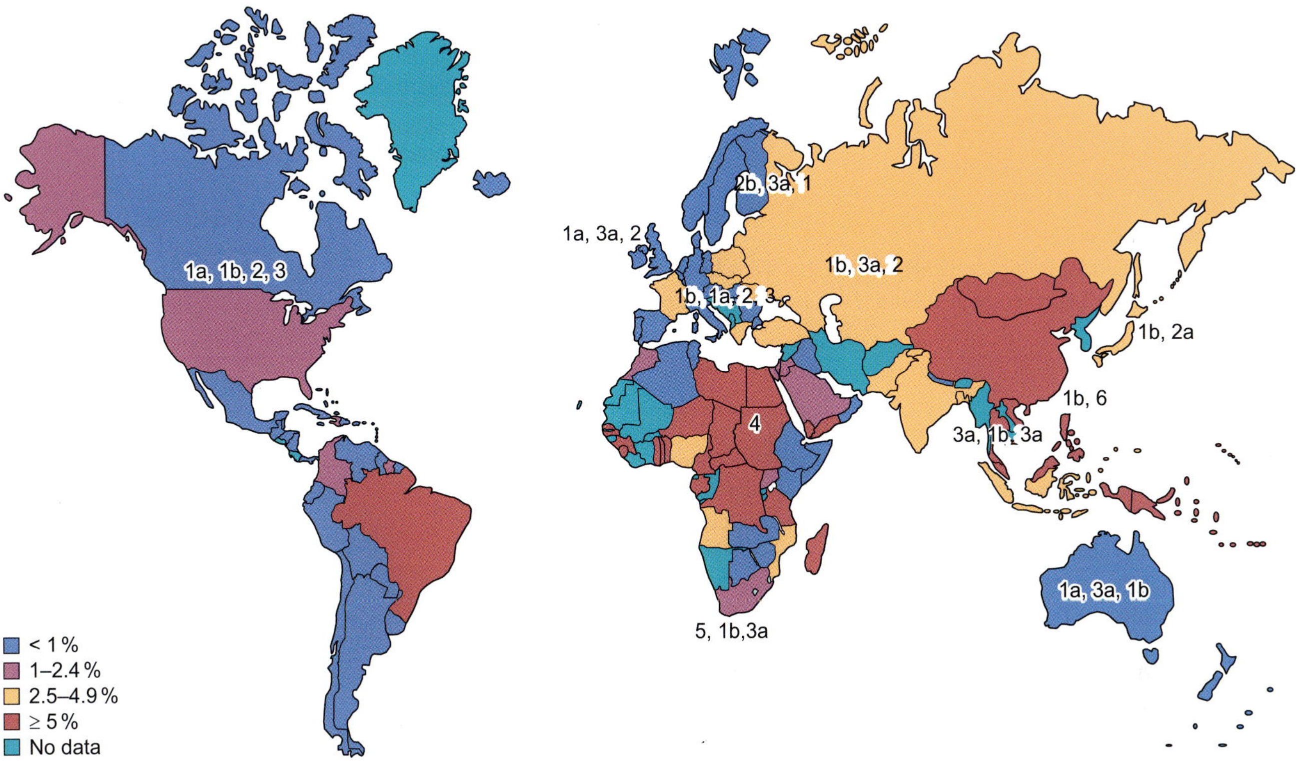

Abb. 6.18 Weltweite HCV-Prävalenz [E819-002]

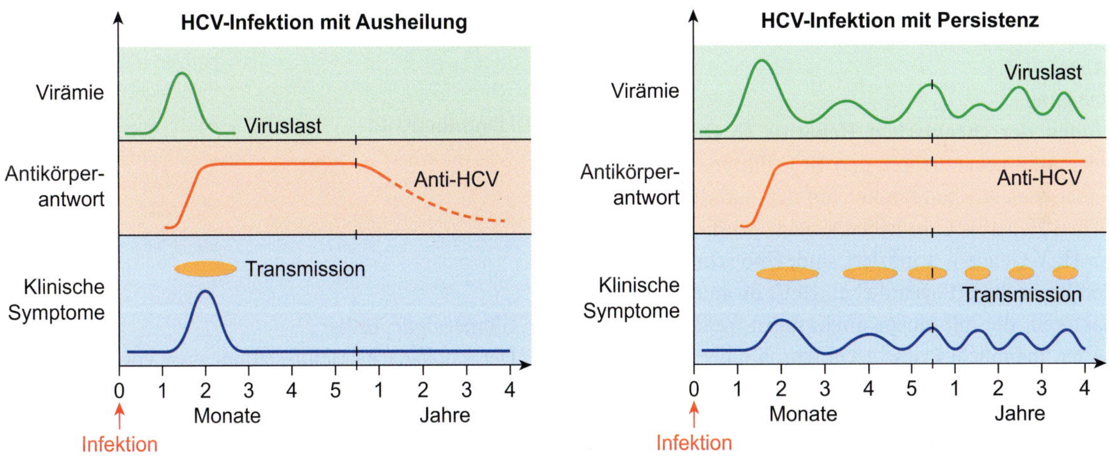

Abb. 6.19 Klinisch-serologischer Verlauf der Hepatitis-C-Virusinfektion (nach Suerbaum et al. 2020) [L231]

da fast alle Patienten durch eine antivirale Therapie geheilt werden können.

Symptomatik und klinisches Bild

Der Verlauf der Krankheit kann variieren. Viele Patienten bleiben über Jahre oder sogar Jahrzehnte hinweg asymptomatisch. Dennoch können einige Patienten Symptome aufweisen, insbesondere wenn die Infektion fortschreitet oder sich Komplikationen entwickeln. Das klinische Bild der Hepatitis C ist vielfältig und kann von milden Beschwerden bis hin zu schweren Lebererkrankungen reichen (➤ Abb. 6.19).

Akute Hepatitis C

Die akute Phase der Hepatitis C tritt kurz nach der Infektion auf und kann bis zu 6 Mon. dauern (➤ Abb. 6.19). In den meisten Fällen verläuft die akute Infektion jedoch asymptomatisch oder mit milden Symptomen, die leicht mit anderen Krankheiten verwechselt werden können. In 15–25 % der Fälle kommt es zu einer Elimination des Virus und zur Ausheilung der Infektion.

Zu den **möglichen Symptomen** einer akuten Hepatitis C gehören:

- Müdigkeit
- Appetitlosigkeit
- Übelkeit und Erbrechen
- Schmerzen im rechten Oberbauch
- Dunkler Urin
- Haut- und Sklerenikterus

Bei einigen Patienten kann die akute Hepatitis C jedoch schwerwiegend sein und zu Leberversagen führen. Dies ist jedoch sehr selten.

Chronische Hepatitis C

Die chronische Hepatitis C ist durch eine >6 Mon. bestehende Entzündung der Leber gekennzeichnet, die über Jahre oder sogar Jahrzehnte anhalten kann (➤ Abb. 6.19). Viele Patienten mit chronischer Hepatitis C bleiben asymptomatisch und erfahren erst bei einer routinemäßigen medizinischen Untersuchung von ihrer Infektion. Bei ca. 30–70 % der Patienten können jedoch Symptome auftreten, insbesondere, wenn sich die Lebererkrankung verschlimmert.

Mögliche Symptome einer chronischen Hepatitis C sind:

- Fortgesetzte Müdigkeit und Schwäche
- Appetitverlust und Gewichtsverlust
- Übelkeit und Erbrechen
- Bauchschmerzen, besonders im rechten Oberbauch
- Ikterus
- Pruritus
- Dunkler Urin
- Blutungsneigung

Komplikationen der chronischen Hepatitis C: Die chronische Hepatitis C kann zu Leberzirrhose und HCC führen. Während die Viruslast keinen wesentlichen Einfluss auf den natürlichen Verlauf der chronischen Hepatitis C zu haben scheint, wird bei Patienten, die mit dem HCV-Genotyp 3 infiziert sind, eine schnellere Fibroseprogression beobachtet (Poynard et al. 1997; Bochud et al. 2009). Wichtige Faktoren, die mit einem ungünstigen Verlauf assoziiert sind, sind Alter, männliches Geschlecht, chronischer Alkoholkonsum, Übergewicht, Insulinresistenz, chronische Hämodialyse und deutliche Transaminasenerhöhung (3- bis 5-fach über der Norm) sowie eine virale Co-Infektion mit dem HBV und/oder HIV.

Im Gegensatz zur chronischen Hepatitis B entsteht ein HCC bei Hepatitis C jedoch nur in einer fibrotischen oder zirrhotischen Leber, wobei die jährliche Inzidenz dann bei 2–5 % liegt. Der Krankheitsverlauf der chronischen Hepatitis C und die Entwicklung der Fibrose sind sehr variabel. Nach 20–25 J. entwickeln 2–35 % der Patienten eine Leberzirrhose (Seeff 2002). Diese Komplikationen erfordern möglicherweise eine Lebertransplantation.

Extrahepatische Manifestationen: Eine Hepatitis-C-Virusinfektion kann auch verschiedene extrahepatische Manifestationen verursachen, die sich auf andere Organe und Systeme im Körper auswirken können (➤ Tab. 6.8; Cacoub et al. 1999). Dazu gehören:

- Gemischte Kryoglobulinämie, die zu Vaskulitis und Nierenbeteiligung führen kann
- Rheumatoide Arthritis

Tab. 6.8 Im Zusammenhang mit der HCV-Infektion beschriebene extrahepatische Manifestationen und Erkrankungen

Zusammenhang	Symptome und Erkrankungen
A: Assoziation durch hohe Prävalenz u. Pathomechanismus	• Gemischte Kryoglobulinämie-Vaskulitis • B-Zell-NHL
B: Prävalenz höher als Kontrollgruppe	• Diabetes mellitus Typ 2 • Insulinresistenz • Glomerulonephritis • Niereninsuffizienz • Fatigue • Kognitive Störungen • Depression • Abnehmende Lebensqualität • Kardiovaskuläre Manifestationen (z. B. Schlaganfall, Myokardinfarkt) • Sicca-Syndrom • Arthralgien, Myalgien • Auto-Ak-Bildung (z. B. Kryoglobuline, Rheumafaktor, Antinuklear-, Anticardiolipin-, Antithyroid- und Anti-Smooth-Muscle-Ak) • Monoklonale Gammopathie • Immunthrombozytopenien – Porphyria cutanea tarda – Lichen planus
C: Mögliche Assoziationen	• Polyarthritis • Pruritus • Fibromyalgie • Chronische Polyradikuloneuropathien • Pulmonale Alveolitis
D: Einzelberichte	• Polymyositis • Dermatomyositis • Polyarteriitis nodosa • Psoriasis • Erythema nodosum

- Glomerulonephritis
- Dermatologische Manifestationen wie Porphyria cutanea tarda und Lichen planus

Die extrahepatischen Manifestationen von Hepatitis C können das klinische Bild der Erkrankung komplexer machen und erfordern möglicherweise eine interdisziplinäre Behandlung durch verschiedene Fachdisziplinen.

Diagnostik und Differenzialdiagnose

Diagnostik

Die Diagnose einer Hepatitis C erfordert eine sorgfältige Anamnese und klinische Untersuchung sowie spezifische Labortests, um HCV nachzuweisen und den Schweregrad der Lebererkrankung zu bestimmen (Sarrazin et al. 2018). Die Differenzialdiagnose von HCV beinhaltet den Ausschluss anderer möglicher Ursachen für Lebererkrankungen und ähnlicher klinischer Symptome.

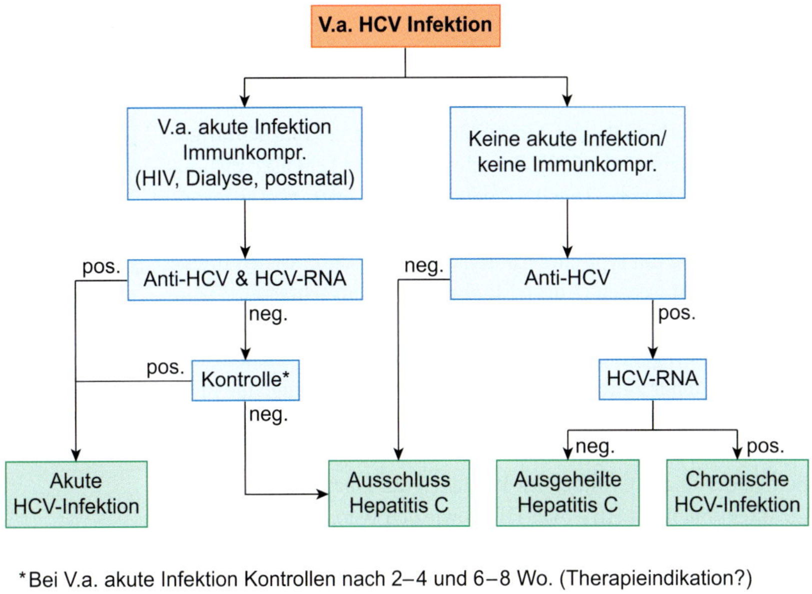

Abb. 6.20 Algorithmus der virologisch-serologischen Diagnostik bei klinischem V. a. eine Hepatitis-C-Virusinfektion (Quelle: Sarrazin et al. 2018) [F816-012]

Diagnostische Tests für Hepatitis C:
Die Diagnose einer HCV-Infektion umfasst i. d. R. mehrere Schritte (➤ Abb. 6.20):

- **Anamnese und körperliche Untersuchung:** Im Rahmen einer gründlichen Anamnese und körperlichen Untersuchung sollten mögliche Risikofaktoren für eine HCV-Infektion sowie Symptome oder Anzeichen einer Lebererkrankung identifiziert werden (**Empfehlungsgrad A;** Sarrazin et al. 2018).
- **Laboruntersuchungen:** Die wichtigsten Labortests zur Diagnose einer Hepatitis C umfassen Leberfunktionstests wie die Bestimmung von Leberenzymen (ALT, AST), die oft erhöht sind (**Empfehlungsgrad A;** Sarrazin et al. 2018). Eine AFP-Bestimmung sollte bei erhöhtem HCC-Risiko und/oder verdächtigem Leberherd durchgeführt werden (**Empfehlungsgrad A;** Sarrazin et al. 2018).
- **Hepatitis-C-Antikörper-Test (Anti-HCV):** Dieser Test kann das Vorhandensein von HCV-Antikörpern im Blut nachweisen, die auf eine vergangene oder aktuelle Infektion mit dem Virus hinweisen (**Empfehlungsgrad A;** Sarrazin et al. 2018). Ein positives Ergebnis erfordert jedoch weitere Tests zur Bestätigung der aktuellen (chronischen) Infektion. Zu beachten ist, dass HCV-Antikörper erst etwa 8 Wo. nach Infektion nachweisbar sind, sodass bei V. a. eine akute HCV-Infektion die HCV-RNA bestimmt werden sollte.
- **HCV-RNA-Test:** Dieser molekulare Test bestimmt die Konzentration von HCV-RNA im Blut und bestätigt eine aktive Virusreplikation (**Empfehlungsgrad A;** Sarrazin et al. 2018).
- **HCV-Genotyp:** Eine Bestimmung des HCV-Genotyps sollte vor Einleitung einer antiviralen Therapie erfolgen (**Empfehlungsgrad A;** Sarrazin et al. 2018).
- **Oberbauchsonographie:** Eine Oberbauchsonographie zum Ausschluss von Rundherden oder anderen Pathologika sollte durchgeführt werden (**Empfehlungsgrad A;** Sarrazin et al. 2018). Diese sollte beim Vorliegen einer Zirrhose mind. alle 6 Mon. wiederholt werden (**Empfehlungsgrad A**; Sarrazin et al. 2018).
- **Leberbiopsie:** Bei Bedarf kann eine Leberbiopsie durchgeführt werden, um den Grad bzw. andere Ursachen der Leberschädigung (Diabetes, Alkohol etc.) und das Ausmaß der Leberfibrose zu bewerten. Dieser invasive Test wird jedoch zunehmend durch nichtinvasive Verfahren wie z. B. die Elastographie ersetzt, wenn vorwiegend der Fibrosegrad von Interesse ist (**Empfehlungsgrad A;** Sarrazin et al. 2018).

Differenzialdiagnosen

Bei der Differenzialdiagnose von Hepatitis C müssen andere Ursachen für akute oder chronische Lebererkrankungen ausgeschlossen werden (➤ Abb. 6.11). Dazu gehören:

- Hepatitis A, B/D, E
- Alkoholische Lebererkrankung
- Fettlebererkrankung
- Autoimmune Hepatitis
- Medikamenteninduzierte Leberschäden

Therapie

Die Therapie der Hepatitis C hat sich in den letzten Jahren erheblich weiterentwickelt, insbesondere mit der Einführung von direkt wirkenden antiviralen Medikamenten (Directly-Acting Antivirals, DAA), die hohe Heilungsraten bei minimalen Nebenwirkungen erzielen. Die Wahl der Therapie hängt von verschiedenen Faktoren ab, einschließlich des HCV-Genotyps, des Schweregrads der Lebererkrankung, des Vorhandenseins von Komorbiditäten und früheren Behandlungen. Ziel der Therapie ist es, das Virus zu eliminieren, das Fortschreiten der Lebererkrankung zu verhindern und das Risiko von Komplikationen zu reduzieren (Sarrazin et al. 2018).

6

Indikation für eine antivirale Therapie

Jeder Patient mit einer replikativen HCV-Infektion sollte eine antivirale Therapie erhalten, sofern er oder sie daraus einen Nutzen in Bezug auf Morbidität oder Mortalität ziehen kann (**Empfehlungsgrad A;** Sarrazin et al. 2020). Bei sehr begrenzter Lebenserwartung macht eine De-novo-Therapie jedoch wenig oder keinen Sinn. Eine antivirale Therapie kann sofort bei der Erstdiagnose einer HCV-Infektion mit typischer Konstellation einer chronischen Infektion begonnen werden (**Empfehlungsgrad C;** Sarrazin et al. 2020), unabhängig von erhöhten Leberwerten oder Anzeichen einer Fibrose (**Empfehlungsgrad A;** Sarrazin et al. 2020). Bei Patienten mit fortgeschrittener Fibrose oder Zirrhose besteht eine dringende Indikation zur Behandlung (**Empfehlungsgrad A;** Sarrazin et al. 2020). Zusätzliche Indikationen umfassen extrahepatische Manifestationen, berufliche Gründe, das Wegfallen des Übertragungsrisikos, Co-Infektionen mit HBV oder HIV sowie den Wunsch des Patienten nach einer Behandlung (**Empfehlungsgrad A;** Sarrazin et al. 2018).

Die Behandlung der chronischen HCV-Infektion zielt darauf ab, eine anhaltende Virussuppression (SVR, Sustained Virological Response) zu erreichen, definiert durch einen fehlenden Nachweis von HCV-RNA 12 Wo. nach Abschluss der Therapie. Es ist zu beachten, dass die Eradikation des Virus keine schützende Immunität bietet und Neuinfektionen möglich sind. Insbesondere bei Patienten mit aktivem i. v. Drogenkonsum wurde eine deutlich erhöhte Re-Infektionsrate beschrieben (Martinello et al. 2017). Das Erreichen einer SVR ist mit einer signifikanten Verringerung von Mortalität, Entwicklung von HCCs und der Notwendigkeit einer Lebertransplantation verbunden. Während diese positiven Effekte bei Patienten mit fortgeschrittener Fibrose oder kompensierter Leberzirrhose am offensichtlichsten sind (Simmons et al. 2015), sind sie bei Patienten mit dekompensierter Leberzirrhose weniger ausgeprägt (Calvaruso, Craxi 2020).

6

Therapieoptionen zur Behandlung einer chronischen Hepatitis-C-Infektion

Für die verschiedenen Patientengruppen stehen je nach HCV-Genotyp, möglichen Vortherapien, Vorliegen und Stadium einer Leberzirrhose sowie der Nierenfunktion mehrere interferonfreie Therapieoptionen zur Verfügung. Bei der Auswahl der Therapieoptionen müssen die antivirale Wirksamkeit, mögliche Nebenwirkungen oder Kontraindikationen, Begleiterkrankungen, Arzneimittelinteraktionen, die Therapiedauer und ggf. wirtschaftliche Faktoren berücksichtigt werden (Sarrazin et al. 2018).

Die HCV-Therapie sollte mit einem interferonfreien Therapieschema durchgeführt werden, wobei bei bekannten oder vorhersehbaren Ribavirin-Nebenwirkungen vorzugsweise eine ribavirinfreie Therapie eingesetzt werden sollte (**Empfehlungsgrad A;** Sarrazin et al. 2020). Patienten mit einer HBV- oder HIV-Co-Infektion können wie HCV-monoinfizierte Patienten behandelt werden (**Empfehlungsgrad A;** Sarrazin et al. 2020). Es ist jedoch wichtig zu beachten, dass eine DAA-Therapie (➤ Tab. 6.9) selten zu einer HBV-Reaktivierung führen kann, da HCV das angeborene Immunsystem aktiviert, das wiederum die HBV-Replikation unterdrücken kann (Broering et al. 2011).

Tab. 6.9 Aktuell in Deutschland zugelassene DAAs (Pfeiffer et al. 2022) [F503-008]

Substanzklasse	Medikament	Dosierung Erwachsene/d [mg]	HCV-Genotypen-Aktivität (in vitro u. per Zulassung)
Nukleotidischer NS5B-Polymerase-Inhibitor	Sofosbuvir (SOF)	400	1a, 1b; 2a, 2b; 3a; 4a, 4b; 5a; 6a, 6e, 6p
			Zulassung: 1–6
NS3-Polymerase-Inhibitor	Grazoprevir (GZR)	100	1a, 1b; 4
			Zulassung: 1, 4
	Voxilaprevir (VOX)	100	1a, 1b; 2a, 2b; 3a, 4a, 4d; 5a; 6a, 6e, 6n
			Zulassung: 1–6
	Glecaprevir (GPR)	3 × 100	1a, 1b; 2a, 2b; 3a, 4a, 4d; 5a
			Zulassung: 1–6
NSS-Inhibitoren	Ledipasvir (LDV)	90	1a, 1b; 2a, 2b; 3a, 4a, 4d; 5a; 6a, 6e
			Zulassung: 1, 4–6
	Velpatasvir (VEL)	100	1a, 1b; 2a, 2b; 3a, 4a, 4d, 4r; 5a; 6a, 6e
			Zulassung: 1–6
	Elbasvir (EBR)	50	1a, 1b; 4
			Zulassung: 1, 4
	Pibrentasvir (PIB)	3 × 40	1a, 1b; 2a, 2b; 3a, 4a, 4d; 5a
			Zulassung: 1–6

Pangenotypische Regime bei DAA-naiven Patienten (➤ Tab. 6.10)**:**

- **Glecaprevir/Pibrentasvir (GPR/PBR):** Für DAA-naive Patienten ohne Zirrhose führt die Behandlung mit Glecaprevir (GPR) und Pibrentasvir (PBR) unabhängig von verschiedenen Prädiktoren zu hohen SVR-Raten (98 % nach 8 Wo. und 99 % nach 12 Wo.; Rockstroh et al. 2018; Puoti et al. 2018; Asselah et al. 2018; Gane et al. 2017; Zeuzem et al. 2018). Bei Patienten mit HCV-Genotyp-3-Infektion sollte die Therapiedauer für therapieerfahrene Patienten auf 16 Wo. verlängert werden. Bei DAA-naiven Patienten mit kompensierter Zirrhose führen 8 (97,7 %; Brown et al. 2020) oder 12 Wo. Therapie (99 %; Forns et al. 2017) ebenfalls zu hohen SVR-Raten. Auch hier gilt eine Verlängerung auf 12 Wo. für die erneute Behandlung von Patienten mit HCV-Genotyp-Non-3-Infektion und auf 16 Wo. für vorbehandelte Patienten mit HCV-Genotyp-3-Infektion (**Empfehlungsgrad A;** Sarrazin et al. 2020).
- **Sofosbuvir/Velpatasvir (SOF/VEL):** Eine Therapie mit SOF/VEL über 12 Wo. zeigt unabhängig von vorheriger Therapie, dem Vorliegen einer kompensierten Zirrhose oder anderen Prädiktoren SVR-Raten von 99 % bei HCV-Genotyp-Non-3-Infektion

Tab. 6.10 Leitliniengerechter Einsatz pangenotypischer Therapieregime bei DAA-naiven Patienten ohne dekompensierte Leberzirrhose und ohne fortgeschrittene Niereninsuffizienz

Therapieregime	Therapiedauer [Wo.]	Patienten ohne Leberzirrhose		Patienten mit kompensierter Leberzirrhose		
		TN/TE	HCV Gt3 + TE	TN	TE	HCV Gt3 + TE
Glecaprevir + Pibrentasvir	8	X	–	X	–	–
Glecaprevir + Pibrentasvir	12	–	–	–	X	–
Glecaprevir + Pibrentasvir	16	–	X	–	–	X
Velapatasvir + Sofosbuvir	12	X	X	X	X	X

(Feld et al. 2015). Bei HCV-Genotyp-2- und -3-Infektionen ohne Zirrhose sollte ebenfalls eine 12-wöchige Therapie erfolgen (Foster et al. 2015; **Empfehlungsgrad A;** Sarrazin et al. 2020).

Genotypspezifische Therapien bei DAA-naiven Patienten:

- **Sofosbuvir/Ledipasvir (SOF/LDV):** Die Kombination aus Sofosbuvir (SOF) und Ledipasvir (LDV) ist zugelassen für die HCV-Genotypen 1, 4 oder 6. Die Standardtherapiedauer beträgt 12 Wo. und kann bei therapienaiven, nicht zirrhotischen Patienten mit HCV-Genotyp-1-Infektion und einer Viruslast von < 6 Mio. IE/ml HCV-RNA auf 8 Wo. verkürzt werden. Bei Patienten mit Leberzirrhose kann eine Verlängerung auf 12 Wo. erwogen werden, ggf. mit Ribavirin (**Empfehlungsgrad A;** Sarrazin et al. 2020).
- **Grazoprevir/Elbasvir (GZR/EBR):** Die Kombination von Grazoprevir (GZR) und Elbasvir (EBR) ist zugelassen für die Behandlung der HCV-Genotypen 1 und 4. Die Regeltherapiedauer beträgt 12 Wo., kann jedoch bei bestimmten Patienten mit HCV-Genotyp-1a oder hoher Viruslast verlängert werden, möglicherweise mit Ribavirin (**Empfehlungsgrad A;** Sarrazin et al. 2020).

Re-Therapie von DAA-Versagen:

- Patienten, bei denen eine vorherige IFN-freie DAA-Therapie versagt hat, können mit einer Kombination aus Voxilaprevir (VOX), Velpatasvir (VEL) und Sofosbuvir (SOF) für 12 Wo. behandelt werden (**Empfehlungsgrad A;** Sarrazin et al. 2020), unabhängig vom HCV-Genotyp und dem Vorliegen einer Zirrhose (Bourliere et al. 2017).
- Für Patienten mit einem Therapieversagen auf die Gabe von Voxilaprevir plus Velpatasvir und Sofosbuvir liegen keine Studiendaten vor. Hier sollte eine Re-Therapie nach virologischen Prinzipien auf der Grundlage einer Resistenzanalyse durchgeführt werden (**Empfehlungsgrad B;** Sarrazin et al. 2020):
  - Multitarget-Therapie mit Auswahl der DAAs nach vorhandenen Resistenzen (II/B)
  - Ggf. Hinzunahme von Ribavirin und Therapieverlängerung von 12 auf 16–24 Wo. (II/B)

Behandlung spezieller Patientengruppen:

- **Patienten mit dekompensierter Zirrhose:** NS3/4A-Protease-Inhibitoren sind kontraindiziert, daher sollte die Therapie auf Sofosbuvir in Kombination mit NS5A-Inhibitoren beschränkt sein (**Empfehlungsgrad A;** Sarrazin et al. 2020). Die Indikation zur antiviralen Therapie sollte individuell unter Berücksichtigung der Patientensituation und in Absprache mit einem Lebertransplantationszentrum erfolgen. Folgende Therapieoptionen können eingesetzt werden:
  - Velpatasvir + Sofosbuvir ± Ribavirin für 12 oder 24 Wo.
  - Ledipasvir + Sofosbuvir ± Ribavirin beim HCV-Genotyp 1 oder 4 über 12 oder 24 Wo.
- **Patienten mit Niereninsuffizienz:** Therapieoptionen sollten unter Berücksichtigung der Nierenfunktion, vorheriger Therapien und Begleitmedikationen individuell festgelegt werden (**Empfehlungsgrad A;** Sarrazin et al. 2020). Ribavirin sollte vermieden werden, Therapien mit Sofosbuvir sollten bei schwerer Niereninsuffizienz (eGFR < 30 ml/min/1,73 m^2) nicht verabreicht werden. Prinzipiell geeignet sind Protease- und NS5A-Inhibitoren:
  - Glecaprevir + Pibrentasvir für 8, 12 oder 16 Wo.
  - Grazoprevir + Elbasvir beim HCV-Genotyp 1 oder 4 für 12 oder 16 Wo.

Monitoring und Ansprechen auf die Behandlung

Im Rahmen der antiviralen Therapie von Hepatitis C sollte eine Überwachung des Therapieverlaufs und des virologischen Ansprechens auf die Behandlung erfolgen (Sarrazin et al. 2018). Die meisten Patienten erreichen mit den neuen DAA-Therapieregimen eine anhaltende virologische Remission, was z. B. im Gegensatz zur Hepatitis B auch bedeutet, dass die HCV-Infektion dauerhaft geheilt wird. Zur Bestimmung des abschließenden Therapieansprechens soll eine HCV-RNA-Messung frühestens 12 Wo. nach Therapieende erfolgen (**Empfehlungsgrad A;** Sarrazin et al. 2020). Weitere Kontrollen der HCV-RNA können im Verlauf erfolgen. Nach Abschluss der Therapie ist insbesondere bei Patienten mit Leberzirrhose eine Langzeitüberwachung erforderlich, da hier auch nach erfolgreicher Therapie noch das Risiko der Entstehung eines HCC besteht (**Empfehlungsgrad A;** Sarrazin et al. 2020).

Lebertransplantation bei fortgeschrittener Hepatitis C

Für Patienten mit fortgeschrittener Lebererkrankung, die nicht auf antivirale Therapien ansprechen oder bei denen eine Leberzirrhose mit Komplikationen wie Leberversagen oder Leberkrebs fortschreitet, kann eine Lebertransplantation erforderlich sein.

Impfung und Postexpositionsprophylaxe

Im Gegensatz zu Hepatitis A und B gibt es derzeit keinen zugelassenen Impfstoff zur Prävention von Hepatitis C. Daher konzentriert sich die Präventionsstrategie hauptsächlich auf Maßnahmen zur

Verhinderung der Übertragung des Virus und auf die Postexpositionsprophylaxe bei Personen, die einem erhöhten Risiko für eine HCV-Exposition ausgesetzt waren.

Impfung gegen Hepatitis C

Trotz intensiver Forschungsbemühungen gibt es bisher keinen wirksamen Impfstoff zur Prävention von Hepatitis C. Die hohe genetische Variabilität des Hepatitis-C-Virus (HCV) stellt eine Herausforderung für die Entwicklung eines Impfstoffs dar. Verschiedene Ansätze zur Entwicklung eines HCV-Impfstoffs werden jedoch weiterhin erforscht, darunter rekombinante Proteine, Virus-like Particles (VLP) und Virusvektoren.

Die Entwicklung eines HCV-Impfstoffs wäre von großer Bedeutung, um die Ausbreitung der Krankheit einzudämmen und das Risiko von Komplikationen wie Leberzirrhose und Leberkrebs zu reduzieren. Bis ein Impfstoff verfügbar ist, bleibt die Prävention von Hepatitis C auf Maßnahmen zur Vermeidung von HCV-Exposition beschränkt.

Postexpositionsprophylaxe (PEP) bei Hepatitis C

Die Postexpositionsprophylaxe (PEP) bezieht sich auf Maßnahmen, die ergriffen werden, nachdem eine Person einem potenziellen Infektionsrisiko ausgesetzt war, um eine Infektion zu verhindern oder zu behandeln. Bei Hepatitis C besteht das Risiko einer Übertragung hauptsächlich durch direkten Kontakt mit infiziertem Blut, insbesondere bei gemeinsamer Nutzung von Injektionsnadeln oder anderen medizinischen Instrumenten.

Die PEP bei Hepatitis C umfasst i. d. R. die folgenden Maßnahmen:

- **Sofortige Wundreinigung:** Bei einer Verletzung oder einem Kontakt mit infiziertem Blut ist eine sofortige und gründliche Reinigung der Wunde mit Wasser und Seife oder Desinfektionsmitteln erforderlich, um das Risiko einer Infektion zu verringern.
- **Beratung und Screening:** Personen, die einem erhöhten Risiko für eine HCV-Exposition ausgesetzt waren, sollten umgehend ärztliche Beratung suchen und auf eine HCV-Infektion gescreent werden, um das Vorhandensein einer Infektion frühzeitig zu erkennen und ggf. eine Behandlung einzuleiten. Dabei sollten unmittelbar nach der Exposition Anti-HCV und ALT bestimmt werden. Beim Indexpatienten sollte zudem eine HCV-RNA-Quantifizierung erfolgen (**Empfehlungsgrad A;** Sarrazin et al. 2018). Im Verlauf sollte nach 2–4 Wo. eine Bestimmung der HCV-RNA erfolgen, die, falls negativ, nach 6–8 Wo. wiederholt werden kann (**Empfehlungsgrad B;** Sarrazin et al. 2018). Nach 12 und 24 Wo. wird eine erneute Bestimmung von Anti-HCV und ALT empfohlen, wobei sich bei pathologischen Werten eine HCV-RNA-Untersuchung anschließen sollte (**Empfehlungsgrad B;** Sarrazin et al. 2018).
- **Antivirale Therapie:** Bei Personen, die einer akuten HCV-Exposition ausgesetzt waren, sollte eine antivirale Therapie in Form von direkt wirkenden antiviralen Medikamenten (DAA) oder Hyperimmunoglobulinen zunächst nicht in Betracht gezogen werden, da ein medizinischer Nutzen bisher nicht belegt ist (**Empfehlungsgrad A;** Sarrazin et al. 2018).

Nachsorge

Die Nachsorge bei Hepatitis C umfasst eine kontinuierliche Überwachung der Leberfunktion, die Unterstützung des Patienten bei der Bewältigung der Erkrankung und die Förderung eines gesunden Lebensstils, um das Risiko von Leberkomplikationen zu reduzieren. Eine frühzeitige Diagnose und Behandlung sind entscheidend für den Krankheitsverlauf.

Langzeitmanagement von Patienten mit chronischer Hepatitis C: Nach der Behandlung von Hepatitis C ist eine regelmäßige ärztliche Überwachung insbesondere bei Patienten mit Leberzirrhose (HCC-Risiko) sowie bei Patienten mit weiter bestehenden Risikofaktoren (z. B. fortgesetzter i. v. Drogengebrauch) erforderlich. Dies umfasst regelmäßige Labortests zur Bestimmung der Leberfunktion und der HCV-RNA-Konzentration im Blut sowie ggf. eine Bildgebung.

Überwachung der Leberfunktion und Bildgebung: Regelmäßige Labortests, einschließlich Leberenzymen wie ALT und AST sowie spezifische Marker für Leberfunktion und Fibrose, sind entscheidend für die Überwachung der Lebergesundheit bei Patienten mit Hepatitis C. Zusätzlich können bildgebende Verfahren wie Ultraschall, CT oder MRT verwendet werden, um das Ausmaß der Leberfibrose, das Vorhandensein einer Leberzirrhose oder von Leberkrebs zu untersuchen. Die Elastographie der Leber kann für die Bestimmung des Fibrosegrades hilfreich sein.

Lebensstilmodifikationen und Prävention von Leberkomplikationen: Patienten mit Hepatitis C sollten einen gesunden Lebensstil pflegen, um das Risiko von Leberkomplikationen zu reduzieren. Dazu gehören:

- **Vermeidung von Alkohol und toxischen Substanzen:** Übermäßiger Alkoholkonsum kann die Leber schädigen und das Risiko einer Leberzirrhose und eines HCC erhöhen. Patienten sollten auf Alkoholkonsum verzichten und den Gebrauch von toxischen Substanzen wie i. v. Drogen vermeiden.
- **Gesunde Ernährung:** Eine ausgewogene Ernährung mit reichlich Obst, Gemüse, Vollkornprodukten und Eiweiß kann das Risiko von Fettlebererkrankungen und Leberentzündungen verringern.
- **Gewichtskontrolle:** Übergewicht und Fettleibigkeit können das Risiko von Lebererkrankungen erhöhen. Patienten sollten ein gesundes Gewicht anstreben und regelmäßige körperliche Aktivität in ihren Lebensstil integrieren.

Impfung gegen Hepatitis A und Hepatitis B: Patienten mit Hepatitis C sollten gegen Hepatitis A und Hepatitis B geimpft werden, um zusätzliche Leberschäden zu verhindern.

Psychosoziale Unterstützung und Patientenedukation: Die Diagnose und Behandlung einer Hepatitis C kann eine emotionale Belastung für Patienten darstellen. Psychosoziale Unterstützung und Patientenedukation sind daher wichtige Aspekte der Nachsorge. Patienten sollten über ihre Erkrankung informiert werden und Zugang zu Selbsthilfegruppen, Beratungsdiensten und anderen Ressourcen erhalten, um sie bei der Bewältigung ihrer Erkrankung zu unterstützen.

MERKE

- Die chronische Hepatitis C ist bei fast allen Patienten heilbar.
- Die Therapiedauer beträgt 8–16 Wo.
- Relevante Nebenwirkungen treten dabei kaum auf.
- Daher sollten alle[1] Patienten mit einer Hepatitis-C-Infektion therapiert werden.

[1] Vorsicht bei Patienten mit MELD-Score > 20: Therapie nur in oder mit LTX-Zentrum

6.7.5 Hepatitis D

Virologie und Epidemiologie

Der Erreger der Hepatitis D, das Hepatitis-Delta-Virus, kann nur in Verbindung mit einer Hepatitis-B-Infektion auftreten (Negro, Lok 2023). Das HDV, ein kleines zirkuläres RNA-Virusoid, also inkomplettes Virus, des Genus Deltavirus, nutzt das Hepatitis-B-Oberflächenantigen (HBsAg) als Hüllprotein, um ein komplettes Virion zu bilden. Dadurch ist eine HDV-Infektion nur bei gleichzeitig bestehender HBV-Infektion möglich (Khattak et al. 2024).

Epidemiologie

Weltweit sind schätzungsweise 10–15 Mio. Menschen mit HDV infiziert (Wedemeyer, Manns 2010). In Deutschland sind v. a. Migranten aus Südosteuropa oder Ländern der ehemaligen Sowjetunion betroffen (Erhardt et al. 2003). Obwohl grundsätzlich jeder Hepatitis-B-Patient dem Risiko einer HDV-Infektion ausgesetzt ist, gibt es regionale Unterschiede im Vorkommen. Besonders endemisch ist die HDV-Infektion in der Osttürkei, den südlichen Republiken der ehemaligen Sowjetunion, in Moldawien, Rumänien, Südamerika (Amazonasgebiet) und der Mongolei, mit Prävalenzen von bis zu 30 % bei HBsAg-Trägern (➤ Abb. 6.21; Wedemeyer, Manns 2010).

Durch die Einführung der Hepatitis-B-Impfung hat sich die Prävalenz der Hepatitis D in Ländern wie Italien bereits signifikant verringert. Unter Berücksichtigung der höheren Prävalenz bei Migranten ist davon auszugehen, dass in Deutschland zwischen 10.000 und 30.000 Hepatitis-D-Patienten leben könnten.

Übertragung

Die primäre Übertragung des HDV erfolgt parenteral, hauptsächlich durch den Austausch von infiziertem Blut. Eine Übertragung über Geschlechtsverkehr ist möglich, jedoch weniger häufig. In endemischen Gebieten kann auch eine vertikale Übertragung von der Mutter auf das Kind auftreten. In Mitteleuropa ist dies jedoch aufgrund der routinemäßigen Hepatitis-B-Impfung von Neugeborenen selten geworden.

Bluttransfusionen stellen in Mitteleuropa kein größeres Risiko dar, da jede Blutspende auf HBV-DNA getestet wird. Dennoch sind Drogenabhängige und Geschlechtspartner von HDV-Infizierten gefährdet. Auch Übertragungen innerhalb von Familien sind beschrieben worden, was die Bedeutung einer konsequenten HBV-Impfung aller Angehörigen von HBsAg-positiven Personen unterstreicht.

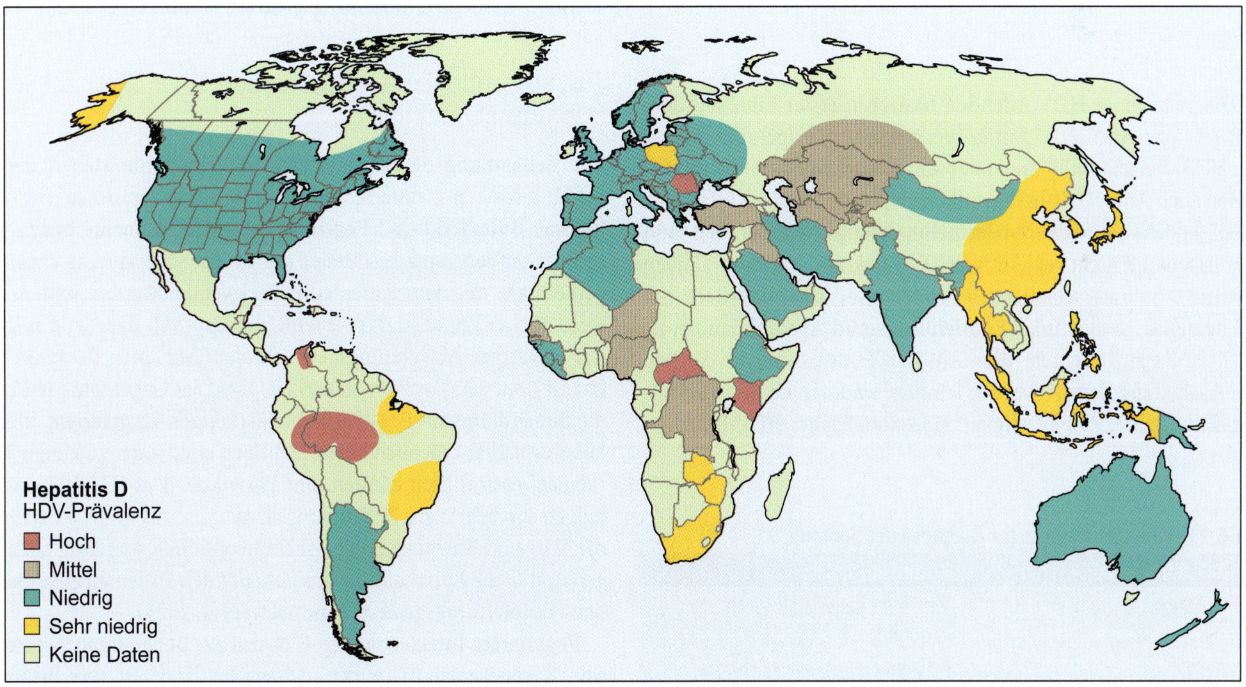

Abb. 6.21 Weltweite Prävalenz der Hepatitis D [G362]

Symptomatik und klinisches Bild

Die gleichzeitige Infektion mit HDV und HBV stellt eine komplexe Situation dar, die besondere Aufmerksamkeit erfordert. In der Regel führt eine akute HDV/HBV-Simultaninfektion zu einer Ausheilung beider Infektionen. Jedoch ist zu beachten, dass im Vergleich zur HBV-Monoinfektion deutlich häufiger fulminante Verläufe auftreten können. Chronische Verläufe sind zwar selten und werden nur bei < 5 % der Patienten beobachtet, jedoch können sie bei Patienten mit Immundefekten häufiger auftreten.

Es ist daher ratsam, alle Patienten mit akuter Hepatitis B auf das Vorliegen von Anti-HDV und ggf. auch auf HDV-RNA zu untersuchen. Bei einer gleichzeitigen HDV-Infektion ist eine engmaschige Überwachung dringend anzuraten. Unter Umständen sollte eine rechtzeitige Verlegung in ein Transplantationszentrum erwogen werden.

Besonders problematisch ist die Situation bei Patienten mit chronischer Hepatitis B, die mit dem HDV superinfiziert werden. In solchen Fällen weisen die Patienten im Vergleich zu HBV- oder HCV-Monoinfizierten häufig einen deutlich schwereren Verlauf der Lebererkrankung auf. Frühere Daten haben sogar Zirrhoseentwicklungen innerhalb von 5–10 J. nach HDV-Infektion beschrieben. Wenn bereits eine Zirrhose aufgrund der Hepatitis-B-Grunderkrankung vorliegt, kann die HDV-Superinfektion zu einer hepatischen Dekompensation führen.

Die Symptomatik einer HDV-Co-Infektion unterscheidet sich i. d. R. nicht von einer HBV-Monoinfektion. Allerdings kann der Progress zur Leberzirrhose schneller verlaufen, wodurch Symptome einer fortgeschrittenen Lebererkrankung früher auftreten können.

Diagnostik und Differenzialdiagnose

Diagnostik

Die Diagnose einer HDV-Infektion basiert in erster Linie auf dem Nachweis von Anti-HDV-Antikörpern der Klasse IgG (Sandmann et al. 2023) Bei akuten Phasen oder schweren chronischen Verläufen können auch Anti-HDV-IgM-Antikörper positiv sein (➤ Tab. 6.11).

Um jedoch eine differenzierte Bewertung vorzunehmen und eine ausgeheilte nicht replikative HDV-Infektion von einer aktiven Hepatitis D zu unterscheiden, ist der Nachweis von HDV-RNA von entscheidender Bedeutung (**Empfehlungsgrad A;** Sandmann et al. 2023). Es ist zu beachten, dass Anti-HDV-Antikörper im Verlauf nach Ausheilung negativ werden können, wodurch keine „serologische Narbe" zurückbleibt, die auf eine stattgehabte HDV-Infektion hinweist.

Tab. 6.11 Virologische Tests zur Diagnose der Hepatitis D

Virologischer Test	Kommentar
Anti-HDV (IgG)	IgM-Tests kommerziell nicht verfügbar
HDV-RNA	HDV-RNA-Nachweis im Serum mittels qual. o. quant. PCR

Die Diagnose einer HDV-Infektion erfordert daher ein umfassendes serologisches und molekulares Screening, das den Nachweis von Anti-HDV-Antikörpern und HDV-RNA einschließt. Dies ist besonders wichtig, da eine Co-Infektion mit HDV den Verlauf einer HBV-Infektion erheblich beeinflussen und zu schwerwiegenden Leberkomplikationen führen kann.

Differenzialdiagnosen

➤ Abb. 6.11.

Therapie

Indikation für eine antivirale Therapie

HDV/HBV-co-infizierte Patienten weisen im Vergleich zu Patienten mit einer HBV-Monoinfektion ein erhöhtes Risiko für die Entwicklung einer Leberzirrhose auf (Stockdale et al. 2020; Fattovich et al. 2000). Etwa 20 % aller Fälle von Leberzirrhose bei HBsAg-positiven Patienten können auf eine HDV-Co-Infektion zurückgeführt werden, was mit einer deutlich erhöhten Mortalität verbunden ist (Stockdale et al. 2020; Fattovich et al. 2000). Zudem ist eine HDV-Infektion ein unabhängiger Risikofaktor für die Entwicklung eines hepatozellulären Karzinoms (Alfalate et al. 2020). Daher sollten alle HDV-Patienten mit nachweisbarer HDV-RNA als mögliche Kandidaten für eine antivirale Therapie betrachtet werden (**Empfehlungsgrad A;** Sandmann et al. 2023). Patienten mit hoher entzündlicher Aktivität, fortgeschrittener Fibrose und/oder kompensierter Leberzirrhose sollten dabei vordringlich antiviral behandelt werden (Sandmann et al. 2023). Patienten mit dekompensierter Leberzirrhose oder akuter fulminanter Hepatitis D sollen für eine Lebertransplantation evaluiert werden (**Empfehlungsgrad A;** Sandmann et al. 2023).

Therapieoptionen zur Behandlung einer chronischen Hepatitis-D-Infektion

Zur Behandlung der chronischen HDV-Infektion stehen derzeit 2 Substanzen mit unterschiedlichen Wirkmechanismen zur Verfügung: **Bulevirtid** und **Peg-IFN.** Beide Medikamente bieten verschiedene Vor- und Nachteile, die in der Therapieentscheidung gemeinsam mit dem Patienten berücksichtigt werden sollten. Ein wesentlicher Punkt ist das Nebenwirkungsprofil. Bulevirtid zeigt in der bisherigen Anwendungsbeobachtung über einen Zeitraum von etwa 3 J. ein sehr positives Sicherheitsprofil. Im Gegensatz dazu kann die Behandlung mit Peg-IFN Nebenwirkungen verursachen, die die Lebensqualität erheblich beeinträchtigen oder sogar zu einem Therapieabbruch führen können. Ein Vorteil der Peg-IFN-Therapie ist jedoch die begrenzte Behandlungsdauer von 48Wo. Es ist wichtig, die Vor- und Nachteile beider Therapieoptionen sorgfältig abzuwägen und in die Entscheidungsfindung mit den Patienten einzubeziehen (**Empfehlungsgrad A;** Sandmann et al. 2023).

Pegyliertes Interferon: Peg-IFN, das zur Behandlung von Hepatitis B zugelassen ist, wirkt auch gegen HDV. In verschiedenen Studien betrug die Ansprechrate (normale Transaminasen, neg.

HDV-RNA im Serum) am Ende der Therapie zwischen 23 % (HIDIT-I-Studie; Wedemeyer et al. 2011) und 48 % (HIDIT-II-Studie; Wedemeyer et al. 2019). Obwohl etwa 24 Wo. nach Therapieende nur noch etwa 25 % der Patienten eine negative HDV-RNA aufwiesen, könnte eine erfolgreiche IFN-Therapie mit einem günstigeren Langzeitverlauf in Bezug auf das Risiko für die Entwicklung einer Leberzirrhose verbunden sein. Besonders günstig war der Langzeitverlauf bei Patienten, die einen HBsAg-Verlust erreichten (Niro et al. 2016). Die Therapiedauer mit PEG-IFN sollte 48 Wo. betragen (**Empfehlungsgrad B;** Sandmann et al. 2023). Eine Therapieverlängerung kann bei einem Abfall des HBsAg und guter Verträglichkeit mit dem Ziel eines HBsAg-Verlustes erwogen werden (**Empfehlungsgrad C;** Sandmann et al. 2023). Die Therapie mit PEG-IFN soll bei dekompensierter Lebererkrankung nicht durchgeführt werden (**Empfehlungsgrad A;** Sandmann et al. 2023).

Nukleosid-/Nukleotidanaloga: NUC gegen HBV haben keine direkte antivirale Aktivität gegen HDV. Obwohl negative Studien für verschiedene NUC vorliegen, können die bei HBV-Monoinfektionen empfohlenen Therapieprinzipien auch bei HDV/HBV-Co-Infektionen angewandt werden (**Empfehlungsgrad B;** Sandmann et al. 2023). Jedoch profitieren die meisten HDV-Patienten nicht von der HBV-DANN-Suppression, da sie niedrige HBV-DNA-Spiegel aufweisen. Bei Patienten mit Leberzirrhose und nachweisbarer HBV-Replikation sollen NUC eingesetzt werden (**Empfehlungsgrad A;** Sandmann et al. 2023).

Bulevirtid: Bulevirtid (BLV) ist ein Eintrittshemmer am Sodium-Taurocholate-Cotransporting-Polypeptide (NTCP)-Rezeptor und wurde kürzlich für die Behandlung von HBV/HDV-Co-Infektionen zugelassen. In Phase-II-Studien zeigte BLV als Monotherapie einen dosisabhängigen Rückgang der HDV-RNA-Spiegel. Jedoch legen die Studien nahe, dass eine Kombinationstherapie mit PEG-IFN möglicherweise wirksamer ist als eine BLV-Monotherapie (Bogomolov et al. 2016). Studien zur BLV/PEG-IFN-Kombinationstherapie über 48 Wo. zeigten, dass eine signifikante Anzahl von Patienten am Ende der Therapie eine nicht nachweisbare HDV-RNA aufwies, insbesondere in der BLV/Peg-IFN-Gruppe im Vergleich zur Monotherapie mit BLV oder TDF. Nur die Kombinationstherapie mit Peg-IFN führte zu einer Senkung der HBsAg-Spiegel (Wedemeyer et al. 2023). Die Therapie mit Bulevirtid sollte fortgeführt werden, solange der klinische Nutzen erkennbar ist (**Empfehlungsgrad B;** Sandmann et al. 2023). Eine Therapie mit Bulevirtid kann bei Patienten mit dekompensiertem Stadium der Erkrankung nach Abwägung der Risiken und des Nutzens im Einzelfall durchgeführt werden (**Empfehlungsgrad C;** Sandmann et al. 2023). Eine generelle Empfehlung zum Zeitpunkt der Beendigung der Therapie mit Bulevirtid kann aktuell nicht ausgesprochen werden (**Empfehlungsgrad C;** Sandmann et al. 2023). Im Falle eines bestätigten HBsAg-Verlustes sollte die Therapie beendet werden.

Prophylaxe/Postexpositionsprophylaxe

Eine Hepatitis D wird durch Prophylaxe der Hepatitis B verhindert. Gegen eine Superinfektion von HBsAg-Trägern hilft nur eine Expositionsprophylaxe.

Nachsorge

➤ Kap. 6.7.3 und ➤ Kap. 6.7.4.

MERKE

- Unvollständiges Virus(oid), eine Hepatitis D tritt nur in Verbindung mit einer Hepatitis B, als Co- oder Superinfektion, auf.
- Benötigt Hülle von HBV (HBsAg) zur Vermehrung.
- Gefährlichstes Hepatitisvirus! Hepatitis D beschleunigt Leberschädigung durch Hepatitis B.
- Alle Patienten mit einer chronischen HBV-Infektion sollten daher bzgl. HDV untersucht werden.
- Übertragung vermutlich ähnlich wie Hepatitis B; insbesondere Sexualverkehr und Blutkontakte.
- Impfung gegen Hepatitis B schützt auch vor Hepatitis D.
- Alle HDV-Patienten sind daher Kandidaten für eine antivirale Therapie, wobei PEG-IFN und Bulevirtid eingesetzt werden können.

6.7.6 Hepatitis E

Virologie und Epidemiologie

Das Hepatitis-E-Virus (HEV) ist der Erreger der Hepatitis E. Es handelt sich um ein kleines, nicht umhülltes RNA-Virus des Genus Hepevirus mit einer Größe von 27–34 nm und einer Genomgröße von 7,2 kb. Strukturell ist es verwandt mit den Calciviridae, obwohl die endgültige Klassifikation noch nicht vollständig geklärt ist. HEV ist in 4 verschiedene Genotypen (1–4) unterteilt, wobei deren Häufigkeit regional variiert (➤ Abb. 6.22). Typischerweise ist Genotyp 3 in autochthonen Infektionen vorherrschend, während Genotypen 2 und 4 regional unterschiedlich häufig auftreten.

Hepatitis-E-Epidemien und sporadische Fälle sind v. a. aus subtropischen und tropischen Regionen Asiens, Afrikas und Mittelamerikas bekannt (➤ Abb. 6.23). In diesen Gebieten ist HEV für mehr als die Hälfte aller akuten Virushepatitiden verantwortlich (Iqbal et al. 2023). Weltweit betrachtet ist die akute Hepatitis E die häufigste Form akuter Hepatitis, mit jährlich mehr als 3 Mio. Fällen laut Angaben der Weltgesundheitsorganisation (WHO).

Die Übertragung des HEV erfolgt fäkal-oral, ähnlich wie beim Hepatitis-A-Virus (HAV). Dadurch ist die Infektion in Regionen mit niedrigem hygienischem Standard endemisch, insbesondere in Entwicklungsländern in Südostasien. Beispielsweise weisen bis zu 40 % der Erwachsenen > 25 J. in Indien Antikörper gegen HEV auf.

Früher galt Hepatitis E in Europa hauptsächlich als Reisekrankheit. In den letzten Jahren sind jedoch auch Fälle von HEV-Infektionen ohne Reiseanamnese in westlichen Industrienationen aufgetreten. Dies wird häufig auf zoonotische Infektionen mit dem HEV-Genotyp 3 zurückgeführt (Pischke et al. 2014). In Ländern wie Deutschland sind HEV-Infektionen wahrscheinlich häufiger als bisher angenommen, da auch autochthone Übertragungen durch den Verzehr von nicht ausreichend erhitztem Schweinefleisch oder nicht gewaschenen Wildbeeren möglich sind. So ist eine Durchseuchungsrate der Gesamtbevölkerung von ca. 17 % bekannt. Seit 2001 sind HEV-Infektionen in Deutschland meldepflichtig und

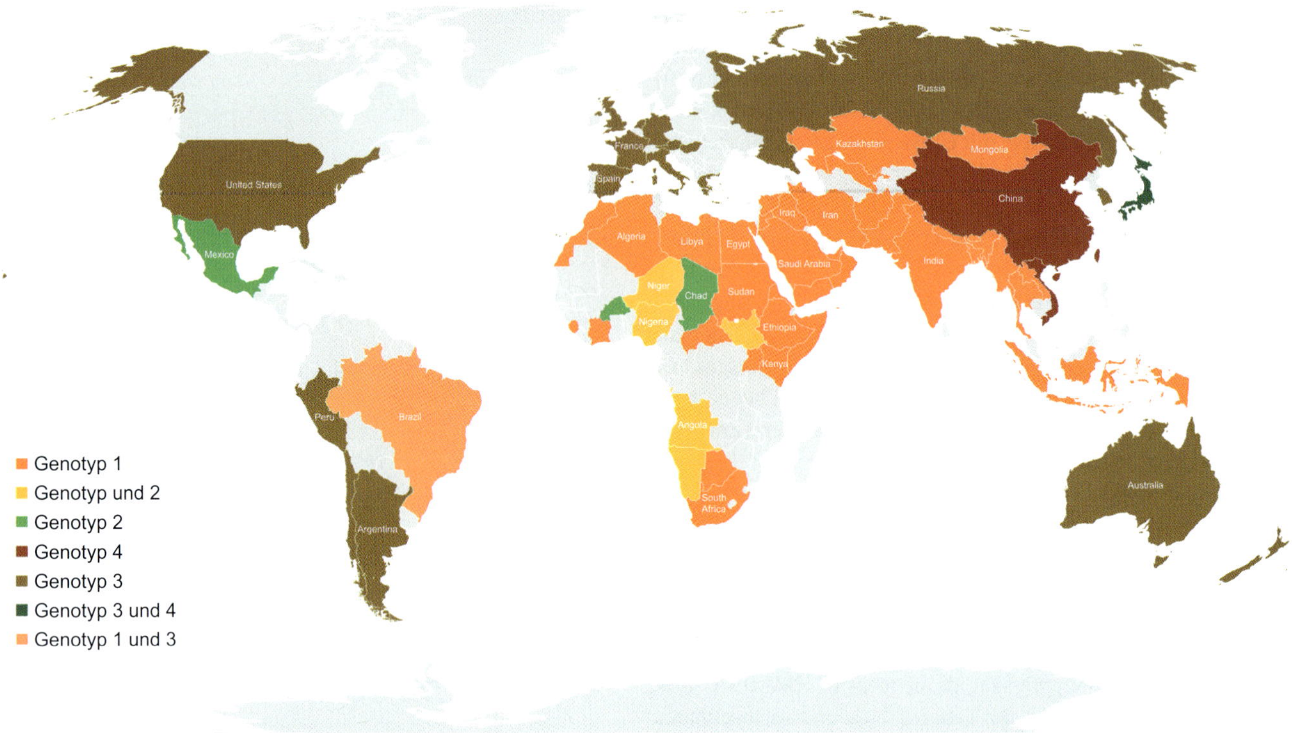

Abb. 6.22 Weltweite Verteilung der HEV-Genotypen [E1450]

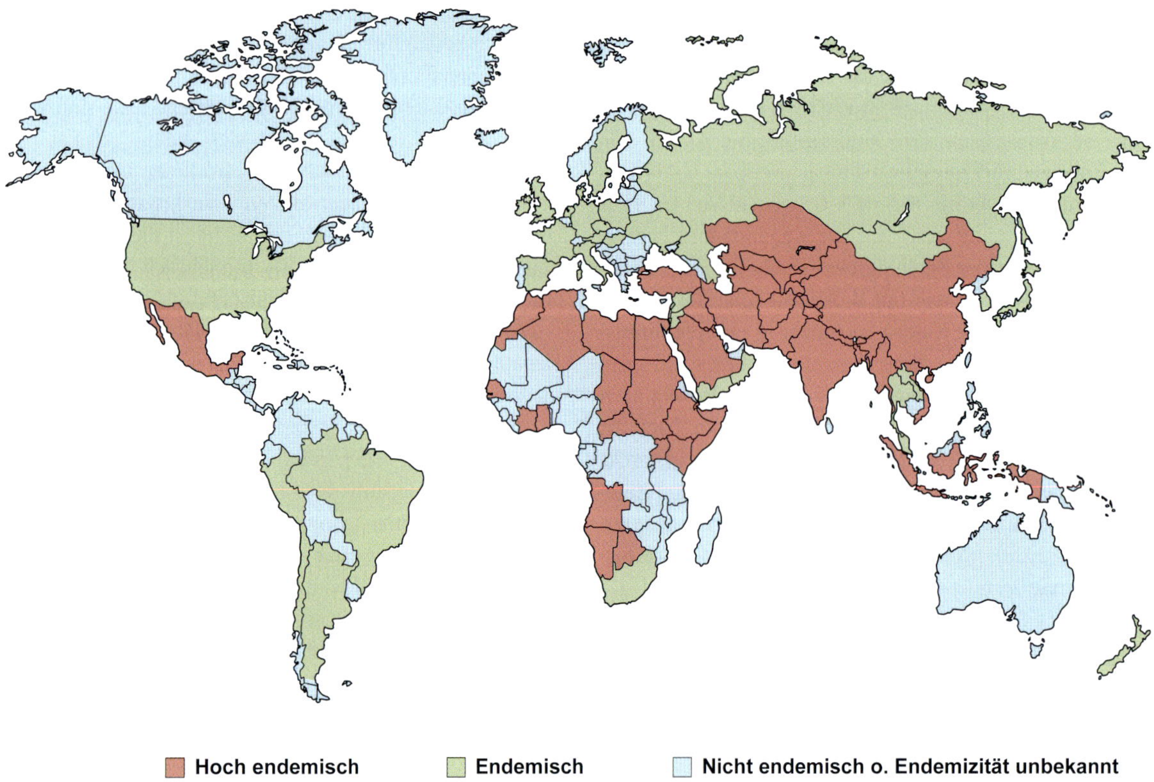

Abb. 6.23 Weltweite Prävalenz der Hepatitis E [G1441]

die Zahl der gemeldeten Fälle steigt kontinuierlich an, wobei die Mehrzahl der Fälle autochthonen Ursprungs ist.

Symptomatik und klinisches Bild

Die HEV-Infektion verläuft bei immunkompetenten Personen i. d. R. ohne klinische Symptome oder führt zu einer akuten, selbstlimitierenden Hepatitis (➤ Abb. 6.24). Jedoch hat sich in den letzten Jahren gezeigt, dass bei immunsupprimierten Personen wie Organtransplantierten vermehrt Fälle einer chronischen HEV-Infektion auftreten, die mit einer fortschreitenden Lebererkrankung assoziiert sind (Wedemeyer et al. 2012).

Die klinische Manifestation der akuten Hepatitis E ähnelt der akuten Hepatitis A. Die Inkubationszeit beträgt durchschnittlich 40 d, mit einer Spanne von 15–60 d. Im Vergleich zur akuten Hepatitis A ist die Rate schwerer cholestatischer Verläufe (bis zu 25 %) höher. Besonders hervorzuheben ist das erhöhte Risiko für die Entwicklung einer fulminanten Hepatitis E während des 2. und 3. Trimenons der Schwangerschaft, wobei Mortalitätsraten von bis zu 25 % berichtet wurden (Beniwal et al. 2003).

Die chronische Hepatitis E kann, wie andere chronische Hepatitiden auch, zu einer fortschreitenden Leberfibrose und -zirrhose führen (Kamar et al. 2008).

Neben den Lebererkrankungen wurden HEV-Infektionen auch mit extrahepatischen Erkrankungen in Verbindung gebracht, insbesondere mit Autoimmunerkrankungen wie Autoimmunpankreatitis und dem Guillain-Barré-Syndrom (Woolson et al. 2014).

Diagnostik und Differenzialdiagnose

Diagnostik

Die Diagnose einer Hepatitis E erfordert eine sorgfältige Abgrenzung von anderen akuten Virushepatitiden. Die Laborkonstellation ähnelt oft jener anderer viraler Hepatitiden, jedoch ermöglichen serologische Tests eine präzise Unterscheidung von Hepatitis E gegenüber anderen viralen Hepatitiden (➤ Tab. 6.12).

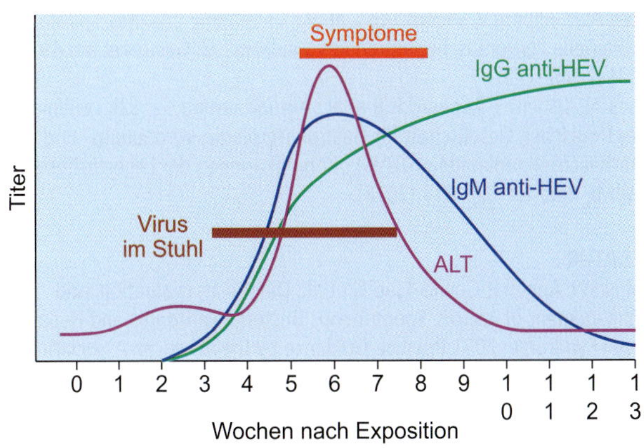

Abb. 6.24 Klinisch-serologischer Verlauf der Hepatitis-E-Virusinfektion [L231]

Tab. 6.12 Virologische Tests zur Diagnose der Hepatitis E

Virologischer Test	Kommentar
Gesamt Anti-HEV (IgG u. IgM)	IgG ist schon vor Beginn der Symptome nachweisbar
Anti-HEV IgM	Nicht immer detektierbar, gelegentlich falsch positive Ergebnisse
HEV-RNA	HEV-RNA im Serum u. Stuhl nachweisbar

Es ist von besonderer Bedeutung zu beachten, dass bei Patienten mit Immunschwäche, z. B. nach Organtransplantation, eine alleinige Serologie nicht ausreichend ist. In solchen Fällen ist stets die Bestimmung der HEV-RNA mittels PCR erforderlich, um eine akkurate Diagnose zu stellen und ggf. eine angemessene Therapie einzuleiten (➤ Abb. 6.24).

Differenzialdiagnosen

➤ Abb. 6.11.

Therapie

Akute Hepatitis E

Die Therapie der akuten Hepatitis E ist primär rein symptomatisch. Es gibt Fallberichte über den Einsatz von Ribavirin bei schwerer akuter Hepatitis E, welche nahelegen, dass Ribavirin in solchen Fällen als Behandlungsoption in Betracht gezogen werden kann (Pischke et al. 2013).

Chronische Hepatitis E

Bei der chronischen Hepatitis E ist es zunächst ratsam, die Immunsuppression zu optimieren, da beobachtet wurde, dass Calcineurin- und mTor-Inhibitoren die HEV-Replikation erhöhen können (Zhou et al. 2014), während Mycophenolat-Mofetil möglicherweise einen günstigen Effekt hat (Wang et al. 2014).

Ribavirin steht als antivirale Therapieoption zur Verfügung und wurde bereits in verschiedenen Kohorten eingesetzt (Kamar et al. 2014). Die Therapiedauer lag in den bisherigen Untersuchungen bei 3–6 Mon. Bei der Verabreichung von Ribavirin ist darauf zu achten, dass die Dosis nicht zu niedrig ist, um eine optimale Wirksamkeit zu gewährleisten.

Sofosbuvir hat aufgrund einer raschen Resistenzentwicklung keine nachhaltige Wirksamkeit gegen Hepatitis E gezeigt.

Prophylaxe/Postexpositionsprophylaxe

Eine aktive Impfung gegen Hepatitis E ist bisher nur in China verfügbar (Zhang et al. 2015). Diese Impfung ist jedoch spezifisch für Genotyp 1, während in der DACH-Region jedoch weitgehend der Genotyp 3 zu finden ist.

Besondere Vorsicht ist bei Patienten mit Immunschwäche geboten. Es wird empfohlen, den Verzehr von rohem oder unzureichend erhitztem (< 70 °C) Wildschweinfleisch zu vermeiden, da dies eine potenzielle Quelle für Hepatitis-E-Infektionen darstellen kann. Ebenso sollten ungewaschene Wildbeeren mit Vorsicht genossen werden, um das Risiko einer Infektion zu minimieren.

MERKE

- Übertragung u. a. durch rohes Fleisch von Haus- und Wildschweinen (z. B. Mett) bzw. Wildtieren, Kot, verunreinigtes Wasser.
- Die akute Hepatitis E verläuft in > 99 % a- oder oligosymptomatisch.
- 17 % der Deutschen waren schon einmal infiziert.
- Bei vorerkrankten, älteren oder schwangeren Patienten kann eine Hepatitis E schwerer verlaufen.
- Insbesondere bei immunsupprimierten Patienten können auch chronische Verläufe auftreten.
- Eine Impfung ist nicht verfügbar (Ausnahme Genotyp 1 in China).
- Bei fulminanter akuter Hepatitis E bzw. chronischen Verläufen kann eine Therapie mit Ribavirin erwogen werden.

LITERATUR UND LEITLINIEN

Kap. 6.1

LEITLINIEN

Fischbach W, Bornschein J, Hoffmann JC et al.: S2k-Leitlinie H. pylori und gastroduodenale Ulkuskrankheit der Deutschen Gesellschaft für Gastroenterologie, Verdauungs- und Stoffwechselkrankheiten (DGVS). Juli 2022 – AWMF-Registernummer:021-001; Z Gastroenterol 61 (2023) 544–606.

6

LITERATUR

Grimm W, Fischbach W: Helicobacter pylori infection in children and juveniles: an epidemiological study opn prevalence, socio-economic factors and symptoms. Dtsch Med Wochenschr 128 (37) (2003) 1878–1883.

Ruskoné-Fourmestraux A, Fischbach W, Aleman BMP et al.: EGILS consensus report. Gastric extranodal marginal zone B cell lymphoma of MALT. Gut 60 (2011) 747–758.

Warren JR, Marshall BJ: Unidentified curved bacilli in the stomach of patients with gastritis and peptic ulceration. Lancet (8390) (1984) 1311–1315.

Kap. 6.2

LEITLINIEN

Bodmann KF, Grabein B, Kresken M et al.: S2k Leitlinie Kalkulierte parenterale Initialtherapie bakterieller Erkrankungen bei Erwachsenen – Update 2018. GMS Infect Dis 8 (2020) Doc20.

Fusaroli P, Jenssen C, Hocke M et al.: European Federation of Societies for Ultrasound in Medicine and Biology, Guidelines on Interventional Ultrasound (INVUS), Part V. Ultraschall Med 37 (2016) E77–E99.

Gutt C, Jenssen C, Barreiros AP et al.: Aktualisierte S3-Leitlinie der Deutschen Gesellschaft für Gastroenterologie, Verdauungs- und Stoffwechselkrankheiten (DGVS) und der Deutschen Gesellschaft für Allgemein- und Viszeralchirurgie (DGAV) zur Prävention, Diagnostik und Behandlung von Gallensteinen. Z Gastroenterol 56 (2018) 912–966.

Lammert F, Acalovschi M, Ercolani G et al.: European Association for the Study of the Liver, Clinical Practice Guidelines on the prevention, diagnosis and treatment of gallstones. J Hepatol 65 (2016) 146–181.

Mayumi T, Okamotot K, Takada T et al.: Tokyo Guidelines 2018: management bundles for acute cholangitis and cholecystitis. J Hepatobiliary Pancreat Sci 25 (2018) 96–100.

LITERATUR

Anderson JE, Inui T, Talamini MA et al.: Cholecystostomy offers no survival benefit in patients with acute acalculous cholecystitis and severe sepsis and shock. J Surg Res 190 (2014) 517–521.

Besselink MG, Venneman NG, Go PM et al.: Is complicated gallstone disease preceded by biliary colic? J Gastrointest Surg 13 (2009) 312–317.

Du L, Cen M, Zheng X et al. Timing of performing endoscopic retrograde cholangiopancreatography and inpatient mortality in acute cholangitis: a systematic review and meta-analysis. Clin Transl Gastroenterol 11 (2020) e00158.

Gutt CN, Encke J, Köninger J et al.: Acute cholecystitis: early versus delayed cholecystectomy, a multicenter randomized trial (ACDC study, NCT00447304). Ann Surg 258 (2013) 385–393.

Hantouli MN, Droullard DJ, Nash MG et al. Operative vs nonoperative management of acute cholecystitis during the different trimesters of pregnancy. JAMA Surg 159 (2024) 28–34.

Lai EC, Mok FP, Tan ES et al.: Endoscopic biliary drainage for severe acute cholangitis. N Engl J Med 326 (1992) 1582–1586.

Sharaiha RZ, Khan MA, Kamal F et al.: Efficacy and safety of EUS-guided biliary drainage in comparison with percutaneous biliary drainage when ERCP fails: a systematic review and metaanalysis. Gastrointest Endosc 85 (2017) 904–914.

Shea JA, Berlin JA, Escarce JJ et al.: Revised estimates of diagnostic test sensitivity and specificity in suspected biliary tract disease. Arch Intern Med 154 (1994) 2573–2581.

Stallmach A, Hagel S, Bruns T et al.: Kalkulierte Antibiotikatherapie bei intraabdominellen Infektionen – Fallbeispiele und evidenzbasierte Therapieempfehlungen. Z Gastroenterol 51 (2013) 1069–1081.

Zimmer V, Lammert F: Acute bacterial cholangitis. Viszeralmedizin 31 (2015) 166–172.

Kap. 6.3

LEITLINIEN

Andric M, Kalff JC, Schwenk W et al.: S1-Leitlinie „Empfehlungen zur Therapie der akuten Appendizitis bei Erwachsenen". AWMF-Reg.-Nr.: 088-011 (2021).

LITERATUR

Gorter RR, Eker HH, Gorter-Stam MAW et al.: Diagnosis and management of acute appendicitis. EAES consensus development conference 2015. Surg Endosc. 30(11) (2016) 4668–4690.

Moris D, Paulson EK, Pappas TN: Diagnosis and Management of Acute Appendicitis in Adults. JAMA (2021) 2299–2311.

The CODA Collaborative: A Randomized Trial Comparing Antibiotics with Appendectomy for Appendicitis. N Engl J Med 383 (2020) 1907–1919.

Kap. 6.4

LEITLINIEN

Gerbes AL, Güllberg V, Sauerbruch T et al.: S3-Leitlinie „Aszites, spontan bakterielle Peritonitis, hepatorenales Syndrom". Z. Gastroenterol 49 (2011) 749–779.

Gerbes AL, Labenz J, Appenrodt B et al.: Aktualisierung der S2k-Leitlinie der Deutschen Gesellschaft für Gastroenterologie, Verdauungs- und Stoffwechselkrankheiten (DGVS) „Komplikationen der Leberzirrhose". AWMF-Reg.-Nr.: 021-017 (2018).

LITERATUR

Biggins SW, Angeli P, Garcia-Tsao G et al.: Diagnosis, Evaluation, and Management of Ascites, Spontaneous Bacterial Peritonitis and Hepatorenal Syndrome: 2021 Practice Guidance by the American Association for the Study of Liver Diseases. Hepatology 74(2) (2021) 1014–1048.

Sartelli M, Catena F, Abu-Zidan FM et al.: Management of intra-abdominal infections: recommendations by the WSES 2016 consensus conference. World Journal of Emergency Surgery 12 (2017) 22.

Kap. 6.5

LEITLINIEN

Fugazzola P, Ceresoli M, Coccolini F et al.: The WSES/SICG/ACOI/SICUT/AcEMC/SIFIPAC guidelines for diagnosis and treatment of acute left colonic diverticulitis in the elderly. Review World J Emerg Surg Jan 21;17(1) (2022) 5.

Hall J, Hardiman K, Lee S et al.: The American Society of Colon and Rectal Surgeons Clinical Practice Guidelines for the Treatment of Left-Sided Colonic Diverticulitis. Dis Colon Rectum 63 (2020) 728–747.

Leifeld L, Germer CT, Böhm S et al.: S3-Leitlinie Divertikelkrankheit/Divertikulitis. Gemeinsame Leitlinie der Deutschen Gesellschaft für Gastroenterologie, Verdauungs- und Stoffwechselkrankheiten (DGVS) und der Deutschen Gesellschaft für Allgemein- und Viszeralchirurgie (DGAV) (2021). https://register.awmf.org/assets/guidelines/021-020l_S3_Divertikelkrankheit-Divertikulitis_2022-05.pdf.

Nagata N, Ishii N, Manabe N et al., Guidelines for Colonic Diverticular Bleeding and Colonic Diverticulitis: Japan Gastroenterological Association. Digestion. 99 Suppl 1 (2019) 1–26. doi: https://doi.org/10.1159/000495282.

NICE guideline: Diverticular disease: diagnosis and management. Published: 27 November 2019. www.nice.org.uk/guidance/ng147.

Peery AF, Shaukat A, Strate LL: AGA Clinical Practice Update on Medical Management of Colonic Diverticulitis: Expert Review. Gastroenterology 160 (2021) 906–911.

Qaseem A, Etxeandia-Ikobaltzeta I, Lin JS et al.: Colonoscopy for Diagnostic Evaluation and Interventions to Prevent Recurrence After Acute Left-Sided Colonic Diverticulitis: A Clinical Guideline From the American College of Physicians. Ann Intern Med. Mar;175(3) (2022a) 416–431.

Qaseem A, Etxeandia-Ikobaltzeta I, Lin JS et al.: Diagnosis and Management of Acute Left-Sided Colonic Diverticulitis: A Clinical Guideline From the American College of Physicians. Ann Intern Med Mar;175(3) (2022b) 399–415.

Sartelli M, Weber DG, Kluger Y et al.: 2020 update of the WSES guidelines for the management of acute colonic diverticulitis in the emergency setting. World J Emerg Surg 15 (2020) 32.

Schultz JK, Azhar N, Binda GA et al.: European Society of Coloproctology: guidelines for the management of diverticular disease of the colon. Colorectal Dis 22: Suppl 2 (2020) 5–28.

LITERATUR

Aldoori WH, Giovannucci EL, Rimm EB et al.: Prospective study of physical activity and the risk of symptomatic diverticular disease in men. Gut 36(2) (1995) 276–282.

Aune D, Sen A, Norat T, Riboli E: Dietary fibre intake and the risk of diverticular disease: a systematic review and meta-analysis of prospective studies. Eur J Nutr 59 (2020) 421–432.

Chabok A, Pahlman L, Hjern F et al.: Randomized clinical trial of antibiotics in acute uncomplicated diverticulitis. Br J Surg 99 (2012) 532–539.

Daniels L, Ünlü Ç, de Korte N et al.; Dutch Diverticular Disease (3D) Collaborative Study Group: Randomized clinical trial of observational versus antibiotic treatment for a first episode of CT-proven uncomplicated acute diverticulitis. Br J Surg 104(1) (2017) 52–61.

Dichman ML, Rosenstock SJ, Shabanzadeh DM. Antibiotics for uncomplicated diverticulitis. Review Cochrane Database Syst Rev . 2022 Jun 22;6(6):CD009092.

Hansen O, Stock W: Prophylaktische Operation bei der Divertikelkrankheit des Kolons – Stufenkonzept durch exakte Stadieneinteilung. Langenbecks Arch Surg 1999; Suppl II: 1257–1260.

Hinchey EJ, Schaal PG, Richards GK: Treatment of perforated diverticular disease of the colon. Advances in surgery 12 (1978) 85–109.

Hupfeld L, Burcharth J, Pommergaard HC et al.: Risk factors for recurrence after acute colonic diverticulitis: a systematic review. Int J Colorectal Dis 32 (2017) 611–622.

Ilyas MI, Szilagy EJ: Management of Diverticular Bleeding: Evaluation, Stabilization, Intervention, and Recurrence of Bleeding and Indications for Resection after Control of Bleeding. Clin Colon Rectal Surg 31(04) (2018) 243–250.

Jacobs DO: Clinical practice. Diverticulitis. N Engl J Med 357(20) (2007) 2057–2066.

Jovani M, Ma W, Staller K et al.: Frequency of Bowel Movements and Risk of Diverticulitis. Clin Gastroenterol Hepatol (2021). doi: https://doi.org/10.1016/j.cgh.2021.01.003.

Kruis W, Kardalinos V, Eisenbach T et al.: Randomised clinical trial: mesalazine versus placebo in the prevention of diverticulitis recurrence. Aliment Pharmacol Ther May 23 (2017) doi: 10.1111.

Perry AF, Sander RS, Ahnen DJ et al.: Constipation and a low-fiber diet are not associated with diverticulosis. Clin Gastroenterol Hepatol 11 (2013) 1622–1627.

Regenbogen SE, Hardiman KM, Hendren S, Morris AM: Surgery for diverticulitis in the 21st century: a systematic review. JAMA Surg 149(3) (2014) 292–303.

Reitano E, Francone E, Bona E et al., Gut Microbiota Association with Diverticular Disease Pathogenesis and Progression: A Systematic Review. Dig Dis Sci. Mar;68(3) (2023) 913–921. doi: 10.1007/s10620-022-07600-x. Epub 2022 Jul 7.

Scarpignato C, Barbara G, Lanas G et al.: Management of colonic diverticular disease in the third millennium: Highlights from a symposium held during the United European Gastroenterology Week 2017. Therap Adv Gastroenterol 11 (2018) 1–21.

Stollman N, Raskin JB: Diverticular disease of the colon. Lancet 363(9409) (2004) 631–639.

Tursi A, Brandimarte G, Elisei W et al.: Randomised clinical trial: mesalazine and/or probiotics in maintaining remission of symptomatic uncomplicated diverticular disease – a double-blind, randomised, placebo-controlled study. Aliment Pharmacol Ther 38 (2013) 741–751

van Dijk ST, Chabok A, Dijkgraaf MG et al.: Observational versus antibiotic treatment for uncomplicated diverticulitis: an individual-patient data meta-analysis. Br J Surg. 107(8) (2020) 1062–1069.

van Dijk ST, Doelare SAN, van Geloven AAW et al.: A systematic review of pericolic extraluminal air in left-sided acute colonic diverticulitis. Surg Infect (Larchmt) 19 (2018) 362–368

Wasvary H, Turfah F, Kadro O et al.: Same hospitalization resection for acute diverticulitis. Am Surg 65 (1999) 632–635.

6

Kap. 6.6

LEITLINIEN

Manthey CF, Epple H-J, Keller K-M et al.: S2k-Leitlinie Gastrointestinale Infektionen der Deutschen Gesellschaft für Gastroenterologie, Verdauungs- und Stoffwechselkrankheiten (DGVS). Version 2.0. Stand 11/23. AWMF Reg.-Nr.: 021–024 (2023).

LITERATUR

Avery ME, Snyder JD: Oral therapy for acute diarrhea. The underused simple solution. N Engl J Med 323 (1990) 891–894.

Britt NS, Steed ME, Potter EM et al.: Tigecycline for the Treatment of Severe and Severe Complicated Clostridium difficile Infection. Infect Dis Ther 3 (2014) 321–331.

Christopher PR, David KV, John SM et al.: Antibiotic therapy for Shigella dystentery. Cochrane Database Syst Rev CD0067784 (2010). doi 10.1002/14651858. CD006784.pub4.

Cohen PS, O'Biran TF, Schoenbaum SC et al.: The risk of endothelial infection in adults with salmonella bacteremia. Ann Intern Med 89 (1978) 931–932.

Cohen SH, Gerding DN, Johnson S et al.: Clinical Practice Guidelines for Clostridium difficile infection in Adults: 2010 Update by the Society for Healthcare Epidemiology of America (SHEA) and the Infectious Diseases Society of America (IDSA). Infect Control Hosp Epidemiol 31 (2010) 431–455.

Debast SB, Bauer MP, Kuijper EJ; European Society of Clinical Microbiology and Infectious Diseases: Update of the treatment guidance document for Clostridium difficile infection. Clin Microbiol Infect 20 Supp. 2 (2014) 1–26.

Herpers BL, Vlaminckx B, Burkhardt O et al.: Intravenous tigecycline as adjunctive or alternative therapy for severe refractory Clostridium difficile infection. Clin Infect Dis 48 (2009) 1732–1735.

Onwuezobe IA, Oshun PO, Odigwe CC: Antimicrobials for treating symptomatic non-typhoidal Salmonella infection. Cochrane Database Syst Rev 11 CD001167 (2012).

Polage CR, Gyorke CE, Kennedy MA et al.: Overdiagnosis of Clostridium difficile Infection in the Molecular Test Era. JAMA Intern Med 175 (2015) 1792–1801.

Spina A, Kerr, KG, Cormican M et al.: Spectrum of enteropathogens detected by the FilmArray GI Panel in a multicentre study of community-acquired gastroenteritis. Clin Microbiol Infect 21 (2015) 719–728.

Thielman NM, Guerrant RL: Clinical practice. Acute infectious diarrhea. N Engl J Med 350 (2004) 38–47.

Weber M, Hagel S, Stallmach A: Gastrointestinal infections. Dtsch Med Wochenschr 139 (2014) 1357–1368; quiz 1369–1372.

Kap. 6.7

HEPATITIS A – LEITLINIEN

Für die Hepatitis A gibt es keine nationalen Leitlinien, nur Expertenempfehlungen, z. B. der Ständigen Impfkommission des Robert Koch-Instituts (STIKO RKI).

Hepatitis A – Literatur

Advisory Committee on Immunization Practices (ACIP):Update: Prevention of hepatitis A after exposure to hepatitis A virus and in international travelers. Updated recommendations of the Advisory Committee on Immunization Practices (ACIP). MMWR Morb Mortal Wkly Rep 56 (2007) 1080–1084.

Feinstone SM, Kapikian AZ, Purceli RH: Hepatitis A: detection by immune electron microscopy of a viruslike antigen associated with acute illness. Science 182 (1973) 1026–1028.

Fiore AE: Hepatitis A transmitted by food. Clin Infect Dis 38 (2004) 705–715.

Gust ID, Coulepis AG, Feinstone SM et al.: Taxonomic classification of hepatitis A virus. Intervirology 20 (1983) 1–7.

Hammitt LL, Bulkow L, Hennessy TW et al.: Persistence of antibody to hepatitis A virus 10 years after vaccination among children and adults. J Infect Dis 198 (2008) 1776–1782.

Hendrickx G, Van Herck K, Vorsters A et al.: Has the time come to control hepatitis A globally? Matching prevention to the changing epidemiology. J Viral Hepat 15 Suppl 2 (2008) 1–15.

Keeffe EB, Iwarson S, McMahon BJ et al.: Safety and immunogenicity of hepatitis A vaccine in patients with chronic liver disease. Hepatology 27 (1998) 881–886.

Lednar WM, Lemon SM, Kirkpatrick JW et al.: Frequency of illness associated with epidemic hepatitis A virus infections in adults. Am J Epidemiol 122 (1985) 226–233.

Van Damme P, Pintó RM, Feng Z et al.: Hepatitis A virus infection. Nat Rev Dis Primers 9(1) (2023) 51. doi: https://doi.org/10.1038/s41572-023-00461-2.

Victor JC, Monto AS, Surdina TY et al.: Hepatitis A vaccine versus immune globulin for postexposure prophylaxis. N Engl J Med 357 (2007) 1685–1694.

HEPATITIS B – LEITLINIEN

Cornberg M, Sandmann L, Protzer U et al. S3-Leitlinie der Deutschen Gesellschaft für Gastroenterologie, Verdauungs- und Stoffwechselkrankheiten (DGVS) zur Prophylaxe, Diagnostik und Therapie der Hepatitis-B-Virus-Infektion: AWMF-Reg:-Nr. 021-011). Z Gastroenterol. Jul;59(7) (2021a) 691–776. doi: https://doi.org/10.1055/a-1498–2512.

European Association for the Study of the Liver (EASL): EASL clinical practice guidelines on the management of chronic hepatitis B virus infection. J Hepatol. Aug;67(2) (2017a) 370–398. doi: 10.1016/j.jhep.2017.03.021.

HEPATITIS B – LITERATUR

Asandem DA, Segbefia SP, Kusi KA, Bonney JHK: Hepatitis B Virus Infection: A Mini Review. Viruses. 16(5) (2024) 724. doi: https://doi.org/10.3390/v16050724.

Brown RS, McMahon BJ, Lok AS et al.: Antiviral therapy in chronic hepatitis B viral infection during pregnancy: A systematic review and meta-analysis. Hepatology 63 (2016) 319–333. doi:https://doi.org/10.1002/hep.28302.

Cornberg M, Sandmann L, Protzer U et al. S3-Leitlinie der Deutschen Gesellschaft für Gastroenterologie, Verdauungs- und Stoffwechselkrankheiten (DGVS) zur Prophylaxe, Diagnostik und Therapie der Hepatitis-B-Virusinfektion – (AWMF-Reg.-Nr. 021-11). Z Gastroenterol. Jul;59(7) (2021b) 691–776. doi: https://doi.org/10.1055/a-1498–2512.

Cornberg M, Wong VW, Locarnini S et al.: The role of quantitative hepatitis B surface antigen revisited. J Hepatol 66 (2017) 398–411. doi:https://doi.org/10.1016/j.jhep.2016.08.009.

Dong HJ, Ni LN, Sheng GF et al.: Risk of hepatitis B virus (HBV) reactivation in non-Hodgkin lymphoma patients receiving rituximab-chemotherapy: a meta-analysis. Journal of clinical virology: the official publication of the Pan American Society for Clinical Virology 57 (2013) 209–214.

European Association for the Study of the Liver (EASL): EASL clinical practice guidelines on the management of chronic hepatitis B virus infection. J Hepatol. Aug;67(2) (2017b) 370–398. doi: https://doi.org/10.1016/j.jhep.2017.03.021.

Huang G, Li PP, Lau WY et al.: Antiviral Therapy Reduces Hepatocellular Carcinoma Recurrence in Patients With Low HBV-DNA Levels: A Randomized Controlled Trial. Ann Surg 268 (2018): 943–954. doi:https://doi.org/10.1097/SLA.0000000000002727.

Kallinowski B, Jilg W, Buchholz L et al.: Immunogenicity of an accelerated vaccination regime with a combined hepatitis a/b vaccine in patients with chronic hepatitis C. Z Gastroenterol. 41 (2003) 983–990.

Mahmood F, Xu R, Awan MUN et al.: HBV Vaccines: Advances and Development. Vaccines (Basel). 11(12) (2023) 1862. doi: https://doi.org/10.3390/vaccines11121862.

Marcellin P, Gane E, Buti M et al.: Regression of cirrhosis during treatment with tenofovir disoproxil fumarate for chronic hepatitis B: a 5-year open-label follow-up study. Lancet 381 (2013) 468–475.

Mofenson LM, Baggaley RC, Mameletzis I: Tenofovir disoproxil fumarate safety for women and their infants during pregnancy and breastfeeding. AIDS 31 (2017) 213–232. doi:https://doi.org/10.1097/QAD.0000000000001313.

Mozessohn L, Chan KK, Feld JJ et al.: Hepatitis B reactivation in HBsAg-negative/HBcAb-positive patients receiving rituximab for lymphoma: a meta-analysis. Journal of viral hepatitis 2015.

Nakaya A, Fujita S, Satake A et al.: Delayed HBV reactivation in rituximab-containing chemotherapy: How long should we continue anti-virus prophylaxis or monitoring HBV-DNA? Leuk Res 50 (2016) 46–49. doi:https://doi.org/10.1016/j.leukres.2016.09.014.

Papatheodoridis G, Vlachogiannakos I, Cholongitas E et al.: Discontinuation of oral antivirals in chronic hepatitis B: A systematic review. Hepatology 63 (2016) 1481–1492. doi:https://doi.org/10.1002/hep.28438.

Papatheodoridis GV, Chan HL, Hansen BE et al.: Risk of hepatocellular carcinoma in chronic hepatitis B: assessment and modification with current antiviral therapy. J Hepatol 62 (2015) 956–967.

Sonneveld MJ, Hansen BE, Piratvisuth T et al.: Response-guided peginterferon therapy in hepatitis B e antigen-positive chronic hepatitis B using serum hepatitis B surface antigen levels. Hepatology 58 (2013) 872–880, doi:https://doi.org/10.1002/hep.26436.

Terrault NA, Bzowej NH, Chang KM et al.: American Association for the Study of Liver. AASLD guidelines for treatment of chronic hepatitis B. Hepatology 63 (2016) 261–283. doi:https://doi.org/10.1002/hep.28156.

Toyoda H, Leong J, Landis C et al.: Treatment and Renal Outcomes Up to 96 Weeks After Tenofovir Alafenamide Switch From Tenofovir Disoproxil Fumarate in Routine Practice. Hepatology 74 (2021) 656–666, doi:https://doi.org/10.1002/hep.31793.

6

Tseng CH, Chen TH, Wu JL et al.: Serious adverse events after cessation of nucleos(t)ide analogues in individuals with chronic hepatitis B: A systematic review and meta-analysis. JHEP Rep 5 (2023) 100617. doi:https://doi.org/10.1016/j.jhepr.2022.100617.

HEPATITIS C – LEITLINIEN

Sarrazin C, Zimmermann T, Berg T et al.: Prophylaxe, Diagnostik und Therapie der Hepatitis-C-Virus (HCV)-Infektion. Z Gastroenterol. 56(7) (2018) 756–838. doi: https://doi.org/10.1055/a-0599-1320.

Sarrazin C, Zimmermann T, Berg T et al.: Prophylaxe, Diagnostik und Therapie der Hepatitis-C-Virus (HCV)-Infektion. Z Gastroenterol. 58(11) (2020) 1110–1131. doi: https://doi.org/10.1055/a-1226-0241.

HEPATITIS C – LITERATUR

Alter MJ, Moyer LA: The importance of preventing hepatitis C virus infection among injection drug users in the United States. Journal of acquired immune deficiency syndromes and human retrovirology: official publication of the International Retrovirology Association 18 Suppl 1 (2008) S6–10.

Asselah T, Kowdley KV, Zadeikis N et al.: Efficacy of Glecaprevir/Pibrentasvir for 8 or 12 Weeks in Patients With Hepatitis C Virus Genotype 2, 4, 5, or 6 Infection Without Cirrhosis. Clin Gastroenterol Hepatol 16 (2018) 417–426. doi:https://doi.org/10.1016/j.cgh.2017.09.027.

Bochud PY, Cai T, Overbeck K et al.: Swiss Hepatitis, C. Cohort Study Group: Genotype 3 is associated with accelerated fibrosis progression in chronic hepatitis C. J Hepatol 51 (2009) 655–666.

Boonyarad V, Chutaputti A, Choeichareon S et al.: Interspousal transmission of hepatitis C in Thailand. J Gastroenterol 38 (2003) 1053–1059.

Bourliere M, Gordon SC, Flamm SL et al.: Sofosbuvir, Velpatasvir, and Voxilaprevir for Previously Treated HCV Infection. N Engl J Med 376 (2017) 2134–2146. doi:https://doi.org/10.1056/NEJMoa1613512.

Broering R, Lu M, Schlaak JF: Role of Toll-like receptors in liver health and disease. Clin Sci (Lond) 121 (2011) 415–426. doi:https://doi.org/10.1042/CS20110065.

Brown RS Jr., Buti M, Rodrigues L et al.: Glecaprevir/pibrentasvir for 8 weeks in treatment-naive patients with chronic HCV genotypes 1–6 and compensated cirrhosis: The EXPEDITION-8 trial. J Hepatol 72 (2020) 441–449. doi:https://doi.org/10.1016/j.jhep.2019.10.020.

Cacoub P, Poynard T, Ghillani P et al.: Extrahepatic manifestations of chronic hepatitis C. MULTIVIRC Group. Multidepartment Virus C. Arthritis Rheumatism 42 (1999) 2204–2212.

Calvaruso V, Craxi A: Hepatic benefits of HCV cure. J Hepatol 73 (2020) 1548–1556. doi:https://doi.org/10.1016/j.jhep.2020.08.006.

Choo QL, Kuo G, Weiner AJ et al.: Isolation of a cDNA clone derived from a blood-borne non-A, non-B viral hepatitis genome. Science 244 (1989) 359–362.

Davison SM, Mieli-Vergani G, Sira J et al.: Perinatal hepatitis C virus infection: diagnosis and management. Archives of disease in childhood 91 (2006) 781–785.

Feld JJ, Jacobson IM, Hezode C et al.: Sofosbuvir and Velpatasvir for HCV Genotype 1, 2, 4, 5, and 6 Infection. N Engl J Med 373 (2015) 2599–2607. doi:https://doi.org/10.1056/NEJMoa1512610.

Forns X, Lee SS, Valdes J et al.: Glecaprevir plus pibrentasvir for chronic hepatitis C virus genotype 1, 2, 4, 5, or 6 infection in adults with compensated cirrhosis (EXPEDITION-1): a single-arm, open-label, multicentre phase 3 trial. Lancet Infect Dis 17 (2017) 1062–1068. doi:10.1016/S1473-3099(17)30496-6.

Gane E, Lawitz E, Pugatch D et al.: Glecaprevir and Pibrentasvir in Patients with HCV and Severe Renal Impairment. N Engl J Med 377 (2017) 1448–1455. doi:https://doi.org/10.1056/NEJMoa1704053.

Martinello M, Hajarizadeh B, Grebely J et al.: HCV Cure and Reinfection Among People With HIV/HCV Coinfection and People Who Inject Drugs. Curr HIV/AIDS Rep 14 (2017) 110–121. doi:https://doi.org/10.1007/s11904-017-0358-8.

Peiffer KH, Zeuzem S: Behandlung von Hepatitis-C-Infektionen im Zeitalter direkt wirkender antiviraler Medikamente (DAAs). Bundesgesundheitsbl 65 (2022) 246–253. doi:https://doi.org/10.1007/s00103-021-03481-z.

Poynard T, Bedossa P, Opolon P: Natural history of liver fibrosis progression in patients with chronic hepatitis C. The OBSVIRC, METAVIR, CLINIVIR, and DOSVIRC groups. Lancet 349 (1997) 825–832.

Puoti M, Foster GR, Wang S et al.: High SVR12 with 8-week and 12-week glecaprevir/pibrentasvir therapy: An integrated analysis of HCV genotype 1–6 patients without cirrhosis. J Hepatol 69 (2018) 293–300. doi:https://doi.org/10.1016/j.jhep.2018.03.007.

Rockstroh JK, Lacombe K, Viani RM et al.: Efficacy and Safety of Glecaprevir/Pibrentasvir in Patients Coinfected With Hepatitis C Virus and Human Immunodeficiency Virus Type 1: The EXPEDITION-2 Study. Clin Infect Dis 67 (2018) 1010–1017. doi:https://doi.org/10.1093/cid/ciy220.

Seeff LB: Natural history of chronic hepatitis C. Hepatology 36 (2002) S35–46.

Simmons B, Saleem J, Heath K et al.: Long-Term Treatment Outcomes of Patients Infected With Hepatitis C Virus: A Systematic Review and Meta-analysis of the Survival Benefit of Achieving a Sustained Virological Response. Clin Infect Dis 61 (2015) 730–740. doi:https://doi.org/10.1093/cid/civ396.

Smith DB, Bukh J, Kuiken C et al.: Expanded classification of hepatitis C virus into 7 genotypes and 67 subtypes: updated criteria and genotype assignment web resource. Hepatology 59 (2014) 318–327.

Suerbaum S, Burchard G-D, Kaufmann SHE, Schulz TF: Medizinische Mikrobiologie und Infektiologie. 9. A. Berlin, Heidelberg: Springer (2020).

Thompson A, Shiffman ML, Cooper C et al.: Sofosbuvir and Velpatasvir for HCV Genotype 2 and 3 Infection. N Engl J Med 373 (2015) 2608–2617. doi:https://doi.org/10.1056/NEJMoa1512612.

Zeuzem S, Foster GR, Wang S et al.: Glecaprevir-Pibrentasvir for 8 or 12 Weeks in HCV Genotype 1 or 3 Infection. N Engl J Med 378 (2018) 354–369. doi:https://doi.org/10.1056/NEJMoa1702417.

HEPATITIS D – LEITLINIEN

Sandmann L, Berg T, Deterding K et al.: Addendum „Antivirale Therapie der chronischen Hepatitis-D-Virusinfektion" zur S3-Leitlinie „Prophylaxe, Diagnostik und Therapie der Hepatitis-B-Virusinfektion" der Deutschen Gesellschaft für Gastroenterologie, Verdauungs- und Stoffwechselkrankheiten (DGVS). Z Gastroenterol. 61 (2023) 1635–1653. doi: 10.1055/a-2181–3046.

HERPATITIS D – LITERATUR

Alfaiate D, Clement S, Gomes D et al.: Chronic hepatitis D and hepatocellular carcinoma: A systematic review and meta-analysis of observational studies. J Hepatol 73 (2020) 533–539. doi:https://doi.org/10.1016/j.jhep.2020.02.030.

Bogomolov P, Alexandrov A, Voronkova N, et al.: Treatment of chronic hepatitis D with the entry inhibitor myrcludex B: First results of a phase Ib/IIa study. J Hepatol 55 (2016) 490–498, doi:https://doi.org/10.1016/j.jhep.2016.04.016.

Erhardt A, Knuth R, Sagir A et al.: Socioepidemiological data on hepatitis delta in a German university clinic – increase in patients from Eastern Europe and the former Soviet Union. Z Gastroenterol 41 (2003) 523–526.

Fattovich G, Giustina G, Christensen E et al.: Influence of hepatitis delta virus infection on morbidity and mortality in compensated cirrhosis type B. The European Concerted Action on Viral Hepatitis (Eurohep). Gut 46 (2000) 420–426. doi:https://doi.org/10.1136/gut.46.3.420.

Khattak A, Vongsavath T, Haque L et al.: The Forgotten Virus, Hepatitis D: A Review of Epidemiology, Diagnosis, and Current Treatment Strategies. J Clin Exp Hepatol. 14(5) (2024) 101395. doi: https://doi.org/10.1016/j.jceh.2024.101395.

Negro F, Lok AS. Hepatitis D: A Review. JAMA. 330 (24) (2023) 2376–2387. doi:https://doi.org/10.1001/jama.2023.23242.

Niro GA, Smedile A, Fontana R et al.: HBsAg kinetics in chronic hepatitis D during interferon therapy: on-treatment prediction of response. Aliment Pharmacol Ther 44 (2016) 620–628, doi:https://doi.org/10.1111/apt.13734.

Stockdale AJ, Kreuels B, Henrion MYR et al.: The global prevalence of hepatitis D virus infection: Systematic review and meta-analysis. J Hepatol 73 (2020) 523–532. doi:https://doi.org/10.1016/j.jhep.2020.04.008.

Wedemeyer H, Manns MP: Epidemiology, pathogenesis and management of hepatitis D: update and challenges ahead. Nat Rev Gastroenterol Hepatol. 7(1) (2010) 31–40. doi: https://doi.org/10.1038/nrgastro.2009.205. Review.

Wedemeyer H, Schoneweis K, Bogomolov P et al.: Safety and efficacy of bulevirtide in combination with tenofovir disoproxil fumarate in patients with hepatitis B virus and hepatitis D virus coinfection (MYR202): a multicentre, randomised, parallel-group, open-label, phase 2 trial. Lancet Infect Dis 23 (2023) 117–129. doi:10.1016/S1473–3099(22)00318-8.

Wedemeyer H, Yurdaydìn C, Dalekos GN et al.; HIDIT Study Group: Peginterferon plus adefovir versus either drug alone for hepatitis delta. N Engl J Med. 364(4) (2011) 322–331. doi: https://doi.org/10.1056/NEJMoa0912696.

Wedemeyer H, Yurdaydin C, Hardtke S et al.: Peginterferon alfa-2a plus tenofovir disoproxil fumarate for hepatitis D (HIDIT-II): a randomised, placebo controlled, phase 2 trial. Lancet Infect Dis 19 (2019) 275–286, doi:10.1016/S1473–3099(18)30663-7.

HEPATITIS E – LEITLINIEN

Für die Hepatitis E gibt es keine nationalen Leitlinien, nur Expertenempfehlungen, z. B. der Ständigen Impfkommission des Robert Koch-Instituts (STIKO RKI).

HEPATITIS E – LITERATUR

Iqbal H, Mehmood BF, Sohal A et al.: World J Virol. Hepatitis E infection: A review. 25 12(5) (2023) 262–271. doi: https://doi.org/10.5501/wjv.v12.i5.262.

Beniwal M, Kumar A, Kar P et al.: Prevalence and severity of acute viral hepatitis and fulminant hepatitis during pregnancy: A prospective study from north india. Indian J Med Microbiol 21 (2003) 184–185.

Kamar N, Mansuy JM, Cointault O et al.: Hepatitis E virus-related cirrhosis in kidney- and kidney-pancreas-transplant recipients. Am J Transplant 8 (2008) 1744–1748.

Pischke S, Behrendt P, Bock CT et al.: Hepatitis E in Germany – an underreported infectious disease. Dtsch Arztebl Int 111 (2014) 577–583.

Wedemeyer H, Pischke S, Manns MP: Pathogenesis and treatment of hepatitis e virus infection. Gastroenterology 142 (2012) 1388–1397 e1.

Woolson KL, Forbes A, Vine L et al.: Extra-hepatic manifestations of autochthonous hepatitis E infection. Aliment Pharmacol Ther 40(11–12) (2014) 1282–1291. doi: https://doi.org/10.1111/apt.12986. Epub 2014 Oct 10.

Pischke S, Hardtke S, Bode U et al.: Ribavirin treatment of acute and chronic hepatitis E: a single-centre experience. Liver Int 33(5) (2013) 722–726. doi: https://doi.org/10.1111/liv.12114. Epub 2013 Mar 13.

Zhou X, Wang Y, Metselaar HJ et al.: Rapamycin and everolimus facilitate hepatitis E virus replication: revealing a basal defense mechanism of PI3 K-PKB-mTOR pathway. J Hepatol 61(4) (2014) 746–754. doi: https://doi.org/10.1016/j.jhep.2014.05.026. Epub 2014 May 22.

Wang Y, Zhou X, Debing Y et al.: Calcineurin inhibitors stimulate and mycophenolic acid inhibits replication of hepatitis E virus. Gastroenterology 146(7) (2014) 1775–1783. doi: https://doi.org/10.1053/j.gastro.2014.02.036. Epub 2014 Feb 26.

Kamar N, Izopet J, Tripon S et al.: Ribavirin for chronic hepatitis E virus infection in transplant recipients. New Engl J Med 370 (2014) 1111–1120.

Zhang J, Zhang XF, Huang SJ et al.: Long-term efficacy of a hepatitis E vaccine. N Engl J Med 372(10) (2015) 914–922. doi: https://doi.org/10.1056/NEJMoa1406011.

KAPITEL

7

Norma Jung, Rolf Sobottke, Christina Otto-Lambertz und Ayla Yagdiran

Knocheninfektionen

7.1 Spondylodiszitis

Norma Jung, Rolf Sobottke, Christina Otto-Lambertz und Ayla Yagdiran

7.1.1 Pathogenese und Ätiologie

Norma Jung und Rolf Sobottke

Die Spondylodiszitis beschreibt eine Infektion der Bandscheibe und der angrenzenden Wirbelkörper. Drei Infektionswege werden beschrieben:

- Hämatogen durch Dissemination des Erregers (häufigste Genese)
- Iatrogen im Rahmen einer Operation oder eines semiinvasiven Eingriffs (Infiltration, Koagulation)
- Per continuitatem

Die häufigste Lokalisation stellt die Lendenwirbelsäule (LWS; 58 %) dar, gefolgt von der Brust- (BWS; 30 %) und Halswirbelsäule (HWS; 11 %). Da zwei benachbarte Wirbelkörper durch eine Segmentarterie versorgt werden, kommt es im Rahmen einer hämatogen verursachten vertebralen Osteomyelitis zunächst zu einer Infektion der Endplatten (z. B. Grundplatte LWK 4 und Deckplatte LWK 5), die auf die dazwischenliegende Bandscheibe übergreift.

Der häufigste nachgewiesene Erreger ist *Staphylococcus (S.) aureus* (> 50 %), gefolgt von *Escherichia (E.) coli* und Streptokokken. Koagulasenegative Staphylokokken und *Propionibacterium acnes* sind die häufigsten Mikroorganismen bei einer postoperativen Spondylodiszitis, v. a. nach Einsatz von Implantaten. Weltweit ist *M. tuberculosis* der häufigste Erreger, während *Pseudomonas aeruginosa* häufig bei intravenösem Drogenabusus nachgewiesen werden kann. Ursache hierfür ist die Injektion von in Leitungswasser gelösten Drogen. Darüber hinaus muss bei Patienten mit entsprechender Anamnese an eine Infektion mit *Brucella* spp. und Salmonellen gedacht werden.

Als primärer Fokus einer hämatogen verursachten vertebralen Osteomyelitis wurden u. a. urogenitale und Weichteilinfektionen, gefäßkatheterassoziierte Infektionen sowie Endokarditiden und septische Arthritiden beschrieben. Bei etwa der Hälfte der Patienten kann ein primärer Fokus nachgewiesen werden, wobei in einer spanischen Studie bei rund einem Drittel der Fälle mit vertebraler Osteomyelitis eine Endokarditis als Ursache eruiert werden konnte. Umgekehrt hatten rund 5 % der Patienten mit Endokarditis eine Spondylodiszitis.

Prädisponierende Risikofaktoren für eine hämatogene Spondylodiszitis sind höheres Lebensalter und chronische Erkrankungen, die mit einer Immunsuppression einhergehen – u. a. Diabetes mellitus, maligne Tumoren, chronische Niereninsuffizienz – sowie eine immunsuppressive Therapie oder intravenöser Drogenabusus.

Komplikationen einer Spondylodiszitis beinhalten die Ausbreitung der Infektion in benachbarte Strukturen mit Ausbildung eines paravertebralen oder Psoasabszesses, oder von intraspinalen Abszessen mit motorischen und neurologischen Ausfällen oder septischem Krankheitsbild. Durch die Infektion des Knochens kann dieser destruieren und frakturieren, was wiederum zu ausgeprägten Fehlhaltungen, zu Instabilität und dadurch zu einer Affektion nervaler Strukturen führen kann. Die Spondylodiszitis ist eine lebensgefährliche Erkrankung, deren Letalität je nach Publikation bis > 10 % beträgt.

MERKE

- Bei klinisch und neurologisch stabilen Patienten erst Diagnostik, dann Therapie
- Bei grampositiven Erregern eine Endokarditis ausschließen

7.1.2 Differenzialdiagnose

Die Spondylodiszitis kann initial ein unspezifisches Krankheitsbild darstellen. Die Hauptdifferenzialdiagnosen sind pathologische Frakturen, degenerative Wirbelsäulenerkrankungen, Pyelonephritis und akute Pankreatitis. Konsequenz des unspezifischen Krankheitsbilds und dieses breiten Spektrums an Differenzialdiagnosen ist, dass die durchschnittliche Dauer bis zur Diagnose einer vertebralen Osteomyelitis Wochen bis Monate beträgt.

7.1.3 Diagnostik

Fast alle Patienten klagen über starke bis vernichtende Rückenschmerzen. Der von vielen als pathognomonisch angesehene Klopfschmerz wird hingegen nur von < 20 % der Patienten angegeben. Häufig positiv ist der sog. Fersenanprallschmerz. Die hohe Prävalenz von Rückenschmerzen, dessen häufigste Ursache die Degeneration ist, lässt nicht sofort an eine Spondylodiszitis denken. Entscheidend ist aber, dass man bei Vorliegen von Fieber und Rückenschmerzen an diese Möglichkeit denkt!

Neben den vom Patienten angegebenen Rückenschmerzen haben ein erhöhtes C-reaktives Protein (CRP) und eine erhöhte Blutsenkungsgeschwindigkeit (BSG) die höchste Sensitivität (> 98 %), wobei das CRP auch einen guten Verlaufsparameter darstellt. Die

Rolle des Serum-Procalcitonins wird noch erforscht, dürfte aber bei nichtbakteriämischen lokalisierten Infektionen keine Hilfe darstellen. Die Sensitivität einer Leukozytose oder Neutrophilie ist gering (64 bzw. 39 %).

PRAXISTIPP

Bei Patienten mit Rückenschmerzen und erhöhtem CRP an eine Spondylodiszitis denken!

Erregeranzüchtungen, um eine gezielte antibiotische Therapie durchführen zu können, sind eine zwingende Voraussetzung für eine erfolgreiche Behandlung.

Am Beginn der Erregerdiagnostik steht die **Blutkultur,** die, vorausgesetzt, es wurde im Vorfeld noch keine antibiotische Therapie verabreicht, in 60–70 % der Fälle einen Erregernachweis ermöglicht, Dabei sollten 2–3 Kulturen (jeweils aerobes und anaerobes Blutkulturpaar) entnommen werden, wobei auf ein definiertes zeitliches Intervall zwischen den Abnahmen verzichtet werden kann. Da insbesondere Cutibakterien (ehemals Propionibakterien) langsam wachsen können, sollten die Kulturen 10 d bebrütet werden.

Nach Basismaßnahmen, klinischer Untersuchung, Labor, Blutkultur und Röntgenaufnahme, wird zur Bestätigung der Diagnose und zur Beurteilung von Komplikationen die Durchführung einer **Magnetresonanztomographie (MRT)** empfohlen. Die Sensitivität einer MRT zur Diagnose einer vertebralen Osteomyelitis ist höher als die einer Computertomographie (CT) und liegt bei Patienten mit Symptombeginn < 2 Wo. bei 91 %, bei Patienten mit Symptombeginn > 2 Wo. bei 96 %. Bei Kontraindikationen zur Durchführung einer MRT wird die Durchführung einer CT mit Kontrastmittel empfohlen. Weder MRT noch CT haben jedoch eine 100-prozentige Spezifität, sodass die Abgrenzung einer erosiven Osteochondrosis von einer vertebralen Osteomyelitis schwierig sein kann. Ein Knochenszintigramm mit ^{99m}Technetium kann bei unklarer Lokalisation sowie zum Ausschluss weiterer Infektionsherde (Mehretagen-Spondylodiszitis oder andere muskuloskelettale Regionen) sinnvoll sein.

Gewebeproben:

- Liegen in der klinischen und radiologischen Diagnostik typische Anzeichen für eine Spondylodiszitis vor und gelingt ein Erregernachweis in der Blutkultur, kann auf weitere invasive Methoden zum mikrobiologischen Erregernachweis (CT-gesteuerte Nadelbiopsie oder offene Biopsie) verzichtet werden.
- Besteht die klinische und radiologische Verdachtsdiagnose einer Spondylodiszitis und gelingt kein Erregernachweis in der Blutkultur, sollten CT-gesteuert Gewebeproben entnommen werden. Bei weiterer Negativität kann eine weitere Gewebeprobe entweder durch eine weitere CT-gesteuerte Punktion oder offen gewonnen werden. Welches der beiden Verfahren – CT-gesteuerte Nadelbiopsie oder offene operative Probenentnahme – besser ist, wird kontrovers diskutiert und sollte nach lokaler Verfügbarkeit bzw. Expertise bzw. nach OP-Indikation entschieden werden.
- Die mikrobiologische Kultur der gewonnenen Gewebeprobe – unabhängig davon, ob eine CT-gestützte Nadelbiopsie oder offene operative Entnahme durchgeführt wurde – hat eine größere diagnostische Ausbeute (70–100 %) als eine Blutkultur. Außerdem sollte eine histologische Untersuchung durchgeführt werden, die einen Hinweis auf eine spezifische Spondylodiszitis geben kann. Bei negativem kulturellem Befund, welcher durch eine antibiotische Vortherapie oder schwer zu kultivierende Erreger bedingt sein kann, ist die Ergänzung von molekularbiologischen Methoden wie z. B. die eubakterielle Polymerasekettenreaktion (PCR) und die Tuberkulose-PCR sinnvoll.
- Es empfiehlt sich dringend, bei neurologisch und hämodynamisch stabilen Patienten erst nach einer Probegewinnung (Blutkultur, Gewebspunktion) mit der empirischen Antibiotikatherapie zu beginnen, um die Erregernachweisrate zu erhöhen.

Fazit: Die mikrobiologische Erregeridentifikation (Blutkulturen oder Knochenbiopsie) ist als Goldstandard der Spondylodiszitisdiagnostik anzusehen.

7.1.4 Therapie

Operative Therapie

MERKE

Die **Therapie der Spondylodiszitis** stützt sich auf 3 Säulen:

1. Gezielte antibiotische Therapie
2. Ruhigstellung, die im konservativen Vorgehen durch starre Mieder oder im operativen Vorgehen idealerweise durch Titanimplantate erreicht wird
3. Débridement in Abhängigkeit vom Ausmaß der Gewebsdestruktion und vom Zustand des Patienten

Die Notfallindikationen zur OP sind neurologische Ausfälle und Sepsis. Dringliche OP-Indikationen ergeben sich bei Instabilität, drohender oder bestehender Deformität oder intraspinaler Raumforderung. Relative OP-Indikationen sind der nicht beherrschbare Schmerz und die fehlende Compliance des Patienten zur konservativen Therapie. Bei Versagen der konservativen Therapie muss die OP ebenfalls diskutiert werden.

MERKE

OP-Indikationen bei Spondylodiszitis

- Neurologische Ausfälle
- Sepsis (wenn chirurgische Fokussanierung sinnvoll)
- Instabilität
- Deformität
- Intraspinale Raumforderung
- Große Abszedierungen (ohne Möglichkeit der perkutanen Drainage)
- Versagen der konservativen Therapie
- Unsichere Diagnose (z. B. Malignitätsverdacht, wenn diagnostische Punktion nicht zielführend)

Grundsätzlich sollen durch die Operation die Ruhigstellung des betroffenen Wirbelsäulenabschnitts, die Verhinderung neurologischer Schäden, die Vermeidung oder Aufrichtung einer Deformität und die frühzeitige Mobilisation des Patienten gewährleistet werden.

Die Vorgehensweise ist sehr heterogen. Sie hängt u. a. von der Topographie (HWS, BWS, LWS) und vom Ausmaß der Destruktion ab. Es kommen minimalinvasive oder offene Operationsverfahren, ventrale, dorsale oder dorsoventrale Zugänge mit unterschiedlicher Instrumentationslänge zur Anwendung. Im Rahmen der Operation erfolgt die Ausräumung des septischen Herds, aus dem mehrere Gewebeproben (mind. drei für die mikrobiologische und eine für die histopathologische Begutachtung) zum Erregernachweis gewonnen werden. Die Stabilisierung der infizierten Region wird durch eine belastungsstabile Instrumentierung erreicht. Es kommen Schrauben-Stab-Systeme, Platten und ventrale Cages zum Einsatz. Unter Umständen müssen autologe Knochentransplantate (Beckenkamm, Fibula) genutzt werden. Ziel ist die Ausheilung und knöcherne Fusion des betroffenen Wirbelsäulenabschnitts.

Antibiotikatherapie

Bei nativer Spondylodiszits wird eine 6-wöchige antibiotische Therapie empfohlen. 2019 wurde eine große randomisierte Studie (n = 1054) aus Großbritannien zur Oralisierung bei Knocheninfektionen veröffentlicht. Spondylodiszitiden wurden auch eingeschlossen. Eine Nichtunterlegenheit der p. o. Therapie konnte gezeigt werden. Eine Mindestdauer für die i. v. Gabe wird generell nicht mehr empfohlen (Li et al. 2019). Es gibt eine randomisierte Studie zur Therapiedauer bei nativer Spondylodiszitis. Hierbei war eine 6-wöchige Therapie einer 12-wöchigen nicht unterlegen. Es gilt jedoch zu beachten, dass fremdkörperassoziierte Spondylodiszitiden ausgeschlossen waren; die optimale Therapielänge hierfür wird derzeit noch untersucht.

Besonders Patienten mit einer *S. aureus*-Spondylodiszitis und einem Alter > 75 J. sollten engmaschig beobachtet werden, da diese ein schlechteres Ansprechen aufwiesen.

Eine bei gegebener medizinischer Dringlichkeit (z. B. Sepsis) indizierte empirische antimikrobielle Therapie der hämatogenen Spondylodiszitis sollte Antibiotika beinhalten, die gegen *S. aureus* und gramnegative Erreger wirksam sind. Aufgrund zunehmender Resistenzen sollten zusätzlich die lokalen Resistenzdaten beachtet werden.

Idealerweise wird mit der antimikrobiellen Therapie erst nach Identifizierung des verursachenden Erregers resistenzgerecht begonnen. Hierbei sind Bioverfügbarkeit und Knochenpenetration zu berücksichtigen. Ein Überblick über empfohlene Antibiotikaregime aus den amerikanischen Leitlinien ist ➤ Tab. 7.1 (IDSA 2015) zu entnehmen. Die Therapie der Spondylodiszitis sollte möglichst gezielt erregerbezogen erfolgen.

Rifampicin ist gegen *S. aureus* bakterizid, erreicht hohe intrazelluläre Spiegel und vermag als eine der wenigen antimikrobiellen

Tab. 7.1 Überblick über empfohlene Antibiotikaregime (nach IDSA 2015)

Erreger	Präferenz	Substanz	Dosierung
Staphylococcus aureus u. andere Staphylokokken, Oxacillin-sensibel	i. v. Initialtherapie 1. Wahl	Flucloxacillin	6 × 2 g i. v.
		oder Cefazolin	3 × 2 g i. v.
	Alternative bei schwerer Allergie	Vancomycin[1]	
		oder Daptomycin	1 × 8–10 mg/kg i. v.[2]
	Bei fremdmaterialassoziierter Infektion	plus Rifampicin[3]	1 × 600 mg i. v. bzw. 2 × 450 mg p. o.
		Alternativ plus Fosfomycin	3 × 5 g i. v.
	p. o. Anschlusstherapie **ohne** Fremdmaterial	Cotrimoxazol[4]	3 × 960 mg p.o
		oder Clindamycin	3 × 600 mg p.o
		oder Doxycyclin	2 × 100 mg p. o.
		oder Levofloxacin plus Rifampicin	2 × 500 mg p. o. plus 2 × 450 mg p. o.
	p. o. Anschlusstherapie bei fremdmaterialassoziierter Infektion	Cotrimoxazol plus Rifampicin[5]	3 × 960 mg p. o. plus 2 × 450 mg p. o.
		oder Doxycyclin plus Rifampicin	2 × 100 mg p. o. plus 2 × 450 mg p. o.
		oder Levofloxacin plus Rifampicin	2 × 500 mg p. o. plus 2 × 450 mg p. o.
Staphylococcus aureus u. andere Staphylokokken, Oxacillin-resistent	i. v. Initialtherapie	Vancomycin[1]	
		oder Daptomycin	1 × 8–10 mg/kg i. v.[2]
	Bei fremdmaterialassoziierter Infektion	plus Rifampicin[3]	1 × 600 mg i. v. bzw. 2 × 450 mg p. o.
		Alternativ plus Fosfomycin	3 × 5 g i. v.
	p. o. Anschlusstherapie		
Enterococcus spp., Ampicillin-sensibel	i. v. Initialtherapie 1. Wahl	Ampicillin	6 × 2 g i. v.
	Alternativen	Vancomycin[1]	
		oder Daptomycin	1 × 10–12 mg/kg KG i. v.[2]
	p. o. Anschlusstherapie	Amoxicillin	3 × 1 g p. o.

(*Forts.*)

Tab. 7.1 Überblick über empfohlene Antibiotikaregime (nach IDSA 2015) *(Forts.)*

Erreger	Präferenz	Substanz	Dosierung
Enterococcus spp., Ampicillin-resistent	i.v. Initialtherapie	Vancomycin[1]	
		oder Daptomycin	1 × 10–12 mg/kg KG i.v.[2]
	p.o. Anschlusstherapie	Linezolid[6]	2 × 600 mg p.o.
Streptokokken	i.v. Initialtherapie	Benzylpenicillin (Penicillin G)	4 × 5 Mio I.E. i.v.
	p.o. Anschlusstherapie	Amoxicillin	3 × 1 g p.o.
Enterobakterien	i.v. Initialtherapie	Ampicillin	6 × 2 g i.v.
		Ceftriaxon	1 × 2 g i.v.
	p.o. Anschlusstherapie	Ciprofloxacin	2 × 750 mg p.o
Pseudomonas aeruginosa	i.v. Initialtherapie	Piperacillin[7]	4 × 4 g i.v.
		oder Ceftazidim[7]	3 × 2 g i.v.
	p.o. Anschlusstherapie	Ciprofloxacin	2 × 750 mg p.o.
Candida spp.	i.v. Initialtherapie	Caspofungin	d 1: 1 × 70 mg i.v., danach: 1 × 50 mg i.v., KG ≤ 80 kg bzw. 1 × 70 mg i.v., KG > 80 kg
	p.o. Anschlusstherapie	Fluconazol	Einmalig 1 × 800 mg p.o., weiter mit 1 × 400 mg p.o.
Mycobacterium tuberculosis	Initialtherapie 2 Mon.	Isoniazid (in Kombi mit Pyridoxin) plus Rifampicin plus Pyrazinamid plus Ethambutol	s. Dosierungsempfehlung: Deutsches Zentralkomitee zur Bekämpfung der Tuberkulose (www.dzk-tuberkulose.de/)
	Anschlusstherapie	Isoniazid (in Kombi mit Pyridoxin) plus Rifampicin	

Substanzen Biofilme zu penetrieren und Organismen in der sessilen Wachstumsphase abzutöten. Eine Rifampicin-Monotherapie sollte jedoch wegen der damit einhergehenden raschen Resistenzentwicklung nicht erfolgen. Begonnen wird die antibiotische Therapie i. d. R. i. v. Nach gutem Ansprechen und Ausschluss einer Endokarditis kann dann auf die p. o. Gabe bakterizider Antibiotika mit guter Bioverfügbarkeit umgestellt werden.

Eine akute hämatogene Spondylodiszitis kann auch durch eine alleinige antimikrobielle Therapie erfolgreich behandelt werden. In bestimmten Situationen ist jedoch zusätzlich ein operatives Vorgehen von Vorteil bzw. indiziert (s. o.).

Verlaufskontrolle

Die Nachsorge ist sehr von der Schwere der Erkrankung abhängig. Eine klinische Verlaufskontrolle sollte spätestens nach 4 Wo. antimikrobieller Therapie durchgeführt werden. Weiterhin vorhandenes Fieber und Schmerzen sprechen für ein Therapieversagen. Es sollten regelmäßige (etwa wöchentliche) laborchemische Kontrollen (CRP) erfolgen. Meist bleiben die Auffälligkeiten in der MRT noch lange nachweisbar, sodass als radiologische Verlaufskontrolle die nativradiologische Bildgebung, die mit den Ausgangsbefunden verglichen wird, ausreichend ist. Bei Bedarf kann diese durch eine Schnittbildgebung ergänzt werden.

7.2 Gelenkprothesenassoziierte Infektionen

Christina Otto-Lambertz, Ayla Yagdiran und Norma Jung

7.2.1 Definition und Epidemiologie

Unter der periprothetischen Gelenkinfektion versteht man die Infektion eines in den Körper eingebrachten Kunstgelenks. Dabei können potenziell alle Kunstgelenke (Hüfte, Knie, Ellenbogen etc.) betroffen sein. Aufgrund der älter werdenden Bevölkerung mit zunehmendem Funktionsanspruch der Patienten auch im höheren Lebensalter steigt die Zahl der Gelenkersatzoperationen seit Jahren konstant an. Dabei steigt nicht nur die Zahl der primären endoprothetischen Operationen, sondern v. a. auch die Zahl der Revisionseingriffe (Kurtz 2007), z. B. aufgrund von Lockerungen oder Verschleiß des Kunstgelenks. Aktuellen Untersuchungen zufolge liegt die durchschnittliche Wahrscheinlichkeit einer periprothetischen Infektion bei der Primärimplantation bei 0,2–2 % (Kurtz 2007; Ong et al. 2009; Kurtz et al. 2010). Bei der Revision eines Kunstgelenks steigt diese Wahrscheinlichkeit auf bis zu 5 % an (Mahomed et al. 2005; Phillips et al. 2003; Urquhart et al. 2010). Die Angaben für die Infektionswahrscheinlichkeit unterscheiden sich je nach Lokalisation des Kunstgelenks (Hüfte: < 1 %; Knie: < 2 %; Ellenbogen: < 9 %; Schulter: < 1 %; Trampuz, Zimmerli 2008). Bei Implantationen von Megaimplantaten wie Tumorendoprothesen steigt die Infektionsrate auf bis zu 15 % an.

Die periprothetische Infektion ist eine der häufigsten Ursachen, die zur operativen Revision eines Kunstgelenks führt (Hüfte 15 %, Knie 25 %; Bozic et al. 2010). Risikofaktoren wie eine frühere Infektion des Gelenks (Knie), Wundinfektionen (Hüfte, Knie), Übergewicht (Hüfte), verlängerte OP-Zeiten (Hüfte, Knie) und eine bestehende Immunsuppression erhöhen das Risiko für die Entstehung einer periprothetischen Infektion (Parvizi, Della Valle 2010; Zimmerli et al. 2004; Gollwitzer et al. 2013).

Als verursachende Erreger finden sich meist koagulasenegative Staphylokokken, *S. aureus*, Streptokokken, Enterokokken und gramnegative Stäbchenbakterien.

Die Erreger können dabei entweder während der Operation in das Gelenk gelangt sein oder später im Rahmen einer Bakteriämie oder per continuitatem. Bei zuvor unbekanntem vorbestehendem

Infekt im operierten Gelenk kann nach erneuter Gelenkrevision die Infektion wieder aufflammen (Della Valle et al. 2004).

Klassifikation, Durchführung der Diagnostik und Therapieempfehlungen orientieren sich an Leitlinien- bzw. Konsensusempfehlungen (Parvizi, Della Valle 2010; WCMIS 2011; Osmon et al. 2013; SPLIF 2010; Minassian et al. 2014; MSIS 2018).

PRAXISTIPP

Patienten sollten vor der Implantation eines Kunstgelenks ausführlich über das Risiko einer periprothetischen Infektion und die entsprechenden Folgen aufgeklärt werden!

7.2.2 Klassifikation

Abhängig vom Zeitraum zwischen Implantation der Endoprothese und Infektionszeitpunkt der Endoprothese werden die periprothetischen Infekte in Früh- und Spätinfektionen eingeteilt. Bei der Frühinfektion wird üblicherweise ein Intervall von 2 Wo. bis 3 Mon. zwischen Prothesenimplantation und Symptombeginn zugrunde gelegt.

Um aus der Klassifikation auch eine therapeutische Relevanz zu ziehen, ist die Einteilung in akute und chronische Infekte sinnvoller (SPLIF 2010). Dabei ist nicht der Zeitraum zwischen Implantation der Prothese und Infektionsbeginn entscheidend, sondern lediglich das Intervall zwischen Infektions- und Therapiebeginn. Bei den akuten Infektionen, die innerhalb von wenigen Wochen nach Infektionsbeginn erkannt und therapiert werden, ist von einer noch nicht abgeschlossenen Biofilmbildung auf dem einliegenden Implantat auszugehen. Ziel der Therapie hier ist die Durchbrechung des Biofilms unter Erhalt der Prothese. Je nach Literatur werden für diesen Infektionstyp 3–6 Wo. Latenzzeit nach Infektionsbeginn angegeben. Bei den chronischen Infektionen, die erst mehr als 3–6 Wo. nach Infektionsbeginn therapiert werden, ist die Biofilmbildung als abgeschlossen anzusehen, sodass zur Sanierung i. d. R. ein Protheseausbau bzw. -wechsel erforderlich ist. Darunter fallen zu spät therapierte Frühinfektionen ebenso, wie die verzögerten Low-grade- und chronischen Infektionen.

7.2.3 Symptomatik und klinisches Bild

Die akute periprothetische Infektion zeigt oft die typischen Zeichen einer Entzündung mit Schmerzen, Schwellung, Rötung und Überwärmung des betroffenen Gelenks (➤ Abb. 7.1). Oft liegt eine erhöhte Körpertemperatur vor. Postoperativ kann z. B. eine Wundheilungsstörung bzw. Sekretion der Operationswunde persistieren.

Diese typischen Entzündungszeichen können bei der verzögerten Infektion, die oftmals einen chronischen Verlauf zeigt und durch weniger virulente Bakterien verursacht wird (Low-grade-Infekt), gänzlich fehlen. Hier dominieren Symptome wie eine chronische/persistierende Schmerzhaftigkeit des Kunstgelenks, teils mit Implantatlockerung, sowie ein sekundäres Implantatversagen.

Beweisend für eine Gelenkinfektion ist die Ausbildung einer Gelenkfistel mit Kontakt zur Prothese (**Empfehlungsgrad B;** WCMIS 2011; Osmon et al. 2013; SPLIF 2010; Minassian et al. 2014; MSIS 2018). Dies ist üblicherweise Zeichen eines chronischen Protheseninfekts.

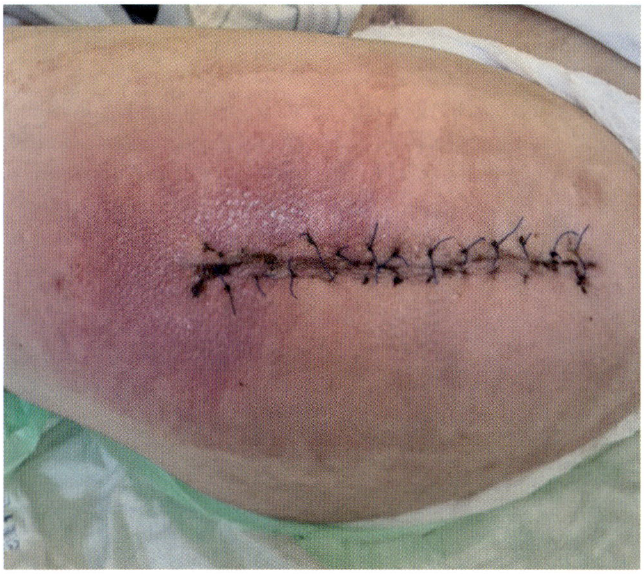

Abb. 7.1 Klinisches Bild einer akuten Frühinfektion einer Hüftgelenkendoprothese bei radiologisch fest im Knochen verankerter Prothese (➤ Abb. 7.5). Es findet sich eine deutliche Rötung mit Überwärmung und leichter Schwellung. [P371, P905, M1579]

Ebenso wird das Vorhandensein von Eiter mit Kontakt zur Prothese als Beweis des Gelenkinfekts angesehen (**Empfehlungsgrad B;** Osmon et al. 2013; SPLIF 2010).

7.2.4 Diagnostik und Differenzialdiagnose

Die Diagnostik beim vermuteten periprothetischen Infekt dient dem Ausschluss einer aseptischen Implantatkomplikation.

Differenzialdiagnostisch müssen die aseptische Prothesenlockerung, mechanische Prothesenkomplikationen sowie chronische postoperative, nicht infektbedingte Schmerzen in Betracht gezogen werden.

Die entsprechende Diagnostik ist umfangreich und komplex. Insbesondere das sichere Erkennen einer Low-grade-Infektion stellt dabei eine große Herausforderung dar. Die Kombination von verschiedenen Untersuchungsverfahren (laborchemische, mikrobiologische, histopathologische und bildgebende Untersuchungen) erhöht die Wahrscheinlichkeit des Infektionsnachweises.

Als Goldstandard in der Diagnostik der periprothetischen Infektion gilt der durch Gelenkpunktion **(Empfehlungsgrad B)** oder intraoperativ gewonnene mikrobiologische Nachweis von Erregern periprothetisch (Bauer et al. 2006). Sensitivität und Spezifität werden bei diesen Verfahren mit > 90 % und 85 % angegeben. Falsch positive oder falsch negative Ergebnisse können durch Verunreinigung bei der Probenentnahme oder bei bereits antibiotisch vorbehandelten Patienten auftreten (Frommelt 2004). Die ausreichend lange Bebrütungszeit der Proben (bis 14 d, bei V. a. Low-grade-Infektion > 14 d) spielt eine entscheidende Rolle (Parvizi, Della Valle 2010; Parvizi et al. 2013), um Erreger nachzuweisen **(Empfehlungsgrad B).**

Bei ≥2 positiven Kulturen mit demselben (typischen) Organismus gilt die periprothetische Infektion als bewiesen (Osmon et al. 2013; Parvizi et al. 2013).

Eine antibiotische Behandlung sollte, wenn medizinisch vertretbar, vor einer geplanten Gelenkpunktion oder intraoperativen Probenentnahme mind. 2 Wo. lang pausiert werden **(Empfehlungsgrad B),** um die Nachweiswahrscheinlichkeit für Infektionserreger zu erhöhen (Parvizi, Della Valle 2010; Osmon et al. 2013; Zimmerli et al. 2004).

Labordiagnostik

Akute periprothetische Infektionen weisen häufig infektionstypische Veränderungen der Labordiagnostik auf. Nach Leitlinienempfehlung sollten Leukozyten, CRP und BSG bestimmt werden (**Empfehlungsgrad B;** Parvizi, Della Valle 2010; Osmon et al. 2013; SPLIF 2010). Eine fehlende CRP- oder BSG-Erhöhung macht eine periprothetische Infektion zwar unwahrscheinlich (Parvizi, Della Valle 2010), schließt sie jedoch nicht völlig aus, da z. B. Low-grade-Infektionen laborchemisch unauffällig verlaufen können.

Insgesamt ist jedoch kein Laborwert sensitiv oder spezifisch genug, um eine periprothetische Infektion sicher nachzuweisen oder auszuschließen (Moran et al. 2010). Bei Anzeichen für eine Bakteriämie (z. B. Fieber) sollten Blutkulturuntersuchungen erfolgen (**Empfehlungsgrad B;** Osmon et al. 2013; SPLIF 2010).

Gelenkpunktion

Die Entnahme von Gelenkflüssigkeit aus dem betroffenen Gelenk muss unter streng aseptischen Bedingungen erfolgen. Dabei sollte auf die Applikation von Lokalanästhetika in das Gelenk verzichtet werden, da Lokalanästhetika bakterizid wirken und somit das Ergebnis verfälschen. Das Gelenkpunktat sollte bei der Hüftgelenkpunktion aufgrund der tiefen Lage unter Röntgenkontrolle und -dokumentation (Arthrographie) entnommen werden (**Empfehlungsgrad B;** SPLIF 2010).

Teile des Punktats sollten sowohl der mikrobiologischen (aerobe und anaerobe Bakterienkultur, ggf. Gram-Färbung und Mikroskopie; **Empfehlungsgrad B**) und der pathologischen (Frage: Kristallopathie; **Empfehlungsgrad C**) Untersuchung zugeführt (Osmon et al. 2013) als auch zur Leukozytenzellzahlbestimmung inklusive Zelldifferenzierung genutzt werden (**Empfehlungsgrad B;** Parvizi, Della Valle 2010; Osmon et al. 2013; SPLIF 2010). Ein zügiger Transport und die schnelle Weiterverarbeitung der Proben sind dabei essenziell (Zimmerli et al. 2004). Wenn Anteile des Gelenkpunktats zum Transport in (pädiatrische) Blutkulturflaschen gegeben werden, können Spezifität und Sensitivität des mikrobiologischen Ergebnisses gesteigert werden, da die Bedingungen für das Überleben der Erreger während des Transports optimiert werden (**Empfehlungsgrad C;** SPLIF 2010; Weiss et al. 2006). Es empfiehlt sich hierzu die Absprache mit der lokalen Mikrobiologie zu suchen, um ein bestmögliches Vorgehen abzustimmen.

Bei bestehender Diskrepanz zwischen laborchemischen Werten und Punktionsergebnissen sollte eine erneute Punktion des Gelenks erfolgen (**Empfehlungsgrad C;** Parvizi, Della Valle 2010). Sollte sich dadurch die Diagnose nicht klären, muss bei eher wahrscheinlicher Infektion eine weitere Diagnostik (intraoperative Probenentnahme, ggf. weiterführende Bildgebung wie Szintigraphie oder PET) angeschlossen werden. Bei eher unwahrscheinlicher Infektion und nicht geplanter Re-Operation des Gelenks wird eine Re-Evaluation des Gelenks nach 3 Mon. empfohlen (**Empfehlungsgrad C;** Parvizi, Della Valle 2010).

Gewebeentnahme aus dem Gelenk zur mikrobiologischen und histologischen Untersuchung

Im Rahmen von geplanten (Wechsel-)Operationen oder auch im Vorfeld, z. B. bei unklarer Punktionssicherheit oder nicht aussagekräftigem Punktionsergebnis und V. a. eine periprothetische Gelenkinfektion, können Gewebeproben zur mikrobiologischen und pathologischen Untersuchung aus dem betroffenen Gelenk entnommen werden (**Empfehlungsgrad B;** Parvizi, Della Valle 2010; Osmon et al. 2013; SPLIF 2010). Dies kann entweder arthroskopisch oder offen operativ erfolgen. Auf die Gabe der perioperativen Antibiotikaprophylaxe sollte dabei verzichtet werden (**Empfehlungsgrad C;** Parvizi, Della Valle 2010; Zimmerli et al. 2004).

Eine intraoperative Gramfärbung erscheint nicht sinnvoll zu sein (**Empfehlungsgrad B;** Parvizi, Della Valle 2010).

Die entnommenen Gewebeproben werden pathologisch durch die Auszählung von neutrophilen Granulozyten in 10 Gesichtsfeldern entzündlichen Veränderungen zugeordnet. Bei >10 Granulozyten/HPF (High-Power Field) wird der Befund als positiv gewertet (Parvizi, Della Valle 2010; Zimmerli et al. 2004).

Um die Proben optimal auswerten zu können, sollten für die mikrobiologische und die pathologische Untersuchung 3–6 Gewebeproben an Orten mit intraoperativ makroskopisch imponierender Infektion entnommen werden (**Empfehlungsgrad B;** Parvizi, Della Valle 2010; Osmon et al. 2013; Parvizi et al. 2013). Die prothesennahe Neosynovialis/periprothetische Membran (Synovial-like Interface Membrane, SLIM) sollte pathologisch anhand der erweiterten Konsensusklassifikation nach Morawietz/Krenn eingeteilt werden (**Empfehlungsgrad C;** Krenn et al. 2009; Krenn et al. 2014). Von den dabei möglichen vier SLIM-Varianten weisen zwei auf eine infektiöse Pathogenese hin:

- die septische Lockerung (periprothetische bakterielle Infektion) und
- die Kombination von periprothetischer bakterieller Infektion und Abrieb.

Die Sonikation von intraoperativ entfernten Prothesenkomponenten (Behandlung im Ultraschallbad zum Ablösen des Biofilms von der Prothese mit anschließender mikrobiologischer Untersuchung der Flüssigkeit) gehört bisher nicht zur Standarddiagnostik. Sie kann jedoch in speziellen Situationen (hohe Infektionswahrscheinlichkeit, jedoch negative Punktionsergebnisse, Gabe von Antibiotika in den Tagen vor der Operation) durchgeführt werden (**Empfehlungsgrad C;** Parvizi, Della Valle 2010; Parvizi et al. 2013). Die Signifikanz auf diesem Weg erzielter Bakteriennachweise ist nicht immer eindeutig und Bedarf der Interpretation (Pietro-Borja et al. 2018).

Bildgebende Diagnostik

Die empfohlene radiologische Diagnostik ist das herkömmliche Röntgenbild des Kunstgelenks in 2 Ebenen (**Empfehlungsgrad B;** Parvizi, Della Valle 2010; Osmon et al. 2013; SPLIF 2010; Parvizi et al. 2013). Typische radiologische Zeichen des infizierten Kunstgelenks sind periprothetische Osteolysen bzw. Lockerungssäume. Im Röntgenbild kann zusätzlich das Auftreten von periartikulären Verkalkungen (Ossifikationen) auf eine Infektion hinweisen (➤ Abb. 7.2).

Weitere Schnittbilddiagnostik (CT, MRT) ist durch die einliegenden Metallimplantate mit teils erheblichen Artefakten belastet, sodass sie nur bei speziellen Indikationen ggf. mit Kontrastmittelverabreichung eingesetzt werden sollte (**Empfehlungsgrad C;** Parvizi, Della Valle 2010; Osmon et al. 2013).

Weiterführende radiologische Diagnostik wie die ^{99m}Tc-Skelettszintigraphie und die PET zählen ebenfalls nicht zur Standarddiagnostik und sollte nur im Einzelfall bei speziellen Indikationen durchgeführt werden (**Empfehlungsgrad C;** Parvizi, Della Valle 2010; Osmon et al. 2013; SPLIF 2010; Parvizi et al. 2013).

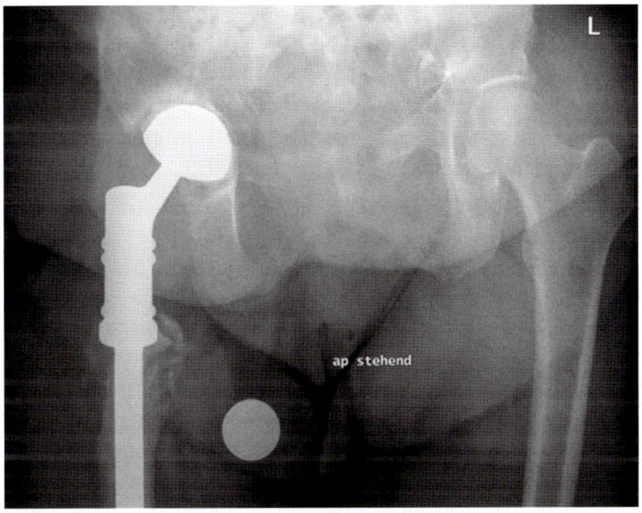

Abb. 7.2 Beckenübersicht a. p. einer gelockerten Hüftgelenkpfanne rechts bei chronischer Infektion mit *Staphylococcus epidermidis* (Schaft: proximales Femur mit periartikulären heterotopen Ossifikationen im Rahmen des chronischen Infekts) [T803]

7.2.5 Therapie

Für die Entscheidung, welche therapeutische Strategie verfolgt werden kann, ist die korrekte Klassifikation der Protheseninfektion in akute Infektion bzw. chronische Infektion erforderlich. Zusätzlich ist entscheidend, ob die Prothese fest im Knochen verankert ist oder sich gelockert hat (➤ Abb. 7.3).

Akute Infektionen

Bei den **akuten Infektionen** (Intervall Symptombeginn–Therapiebeginn max. 3 Wo.; noch nicht abgeschlossene periprothetische Biofilmbildung) mit fest sitzendem Implantat und guter Weichteilsituation ist i. d. R. eine prothesenerhaltende Therapie möglich (Parvizi, Della Valle 2010; Osmon et al. 2013; SPLIF 2010; Parvizi et al. 2013; Kapadia et al. 2016; ➤ Abb. 7.4). Dazu erfolgt ein aggressives chirurgisches Débridement, wenn möglich mit Austausch der nicht im Knochen verankerten Prothesenteile (z. B. Hüftkopf, Inlay etc.), um eine maximale Erregerreduktion zu erzielen. Dies muss ggf. wiederholt erfolgen, bis die Infektion beherrscht ist. Kombiniert werden muss diese chirurgische Therapie mit einer gezielten resistogrammgerechten knochengängigen antibiotischen Therapie, die auch ein biofilmaktives Antibiotikum, wie z. B. Rifampicin (1. Wahl) oder Fosfomycin bei entsprechend sensiblen Staphylokokken, enthalten sollte. Diese wird zunächst i. v. begonnen, bei klinisch gutem Ansprechen kann auf eine p. o. Therapie umgestellt werden (**Empfehlungsgrad C;** Osmon et al. 2013). Die Dauer der Antibiotikatherapie sollte i. d. R. mind. 3 Mon. betragen (**Empfehlungsgrad B;** Osmon et al. 2013; SPLIF 2010). Manche Autoren postulieren eine Therapiedauer insbesondere bei Knie-TEP-Infektionen von bis zu 6 Mon. (Osmon et al. 2013).

In einer neuen randomisierten Studie zur Sicherheit und Effektivität einer 6-wöchigen im Vergleich zu einer 12-wöchigen Therapie bei Infektionen durch unterschiedliche Erreger und Versorgung mit verschiedenen adäquaten chirurgischen Eingriffen konnte eine „Non-inferiority" der 6-wöchigen Therapie gezeigt werden. In den Post-hoc-Subgruppenanalysen zeigte sich der größte Unterschied zwischen den Gruppen für Patienten, bei denen die Prothese erhalten wurde (DAIR), aber insgesamt zeigte die 12-wöchige Therapie einen konsistent besseren Effekt über alle Subgruppen. Eine kurze Therapiedauer von 6 Wo. – auch bei zweizeitigem Wechsel und Erst-

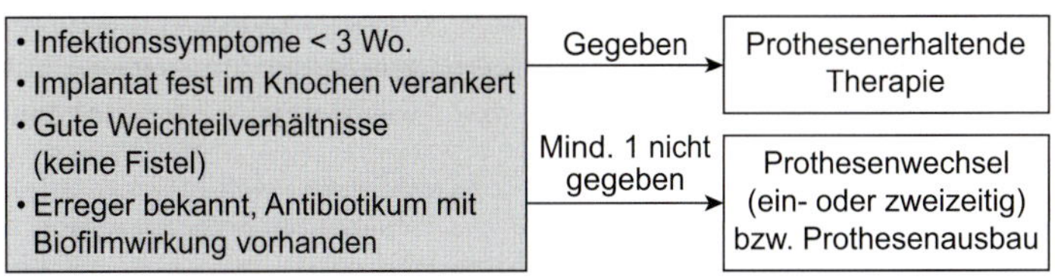

Abb. 7.3 Therapiealgorithmus bei Protheseninfektion (mod. nach Zimmerli et al. 2004) [L231]

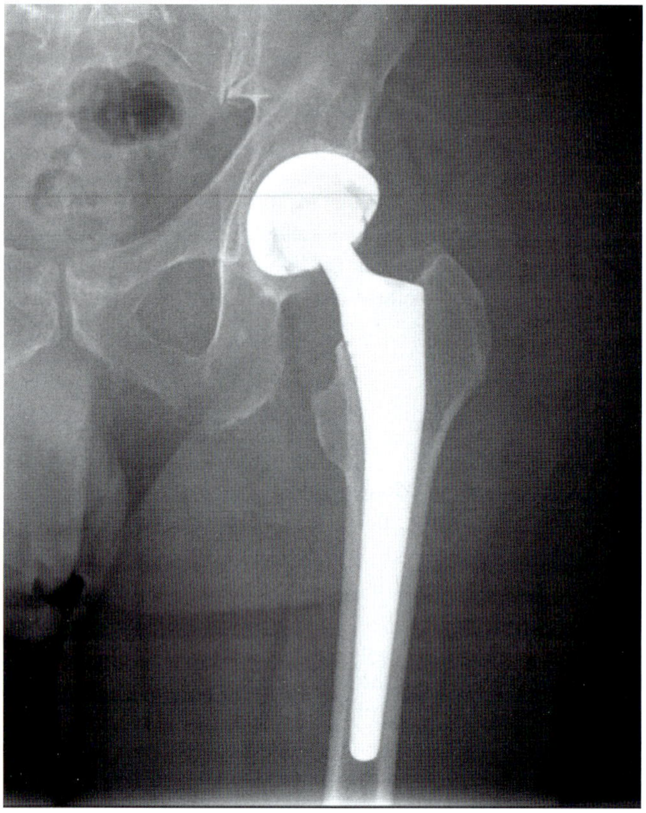

Abb. 7.4 Röntgenbild (linke Hüfte a. p.) einer infizierten, aber fest im Knochen verankerten Hüftprothese (klinische Ansicht ➤ Abb. 7.1). Hier ist bei kurzem Intervall zwischen Infektionsbeginn und Therapiestart ein prothesenerhaltender Therapieversuch mit Débridement und Wechsel der mobilen Prothesenteile (Inlay und Kopf) gerechtfertigt. [T803]

infektion – ist aktuell aufgrund der Ergebnisse somit die Ausnahme und im Einzelfall gut zu begründen (Bernard et al. 2021).

MERKE

Eine kurze Symptomdauer, gute Weichteile, gut behandelbare Erreger und fest im Knochen verankerte Implantate sind entscheidend dafür, ob die Prothese erhalten werden kann.

Bei schwer behandelbaren Erregern (Small Colony Variant von Staphylokokken, Enterokokken, chinolonresistente *Pseudomonas aeruginosa,* alle multiresistenten Erreger, Rifampicin-Resistenz, Erreger ohne oral bioverfügbares Antibiotikum, Pilze) ist die prothesenerhaltende Therapie nicht Erfolg versprechend (SPLIF 2010).

Chronische Infektionen

Bei den **chronischen Infektionen,** bei denen die Biofilmbildung als abgeschlossen angesehen werden muss (Latenzzeit zwischen Infektionsbeginn und Therapiebeginn > 3–6 Wo.), bzw. bei nicht fest im Knochen verankerten Prothesen ist zur Sanierung der Infektion i. d. R. ein Prothesenausbau bzw. -wechsel erforderlich (➤ Abb. 7.5). Dies kann je nach Erregerspektrum und Patientengegebenheiten einzeitig (bei bekanntem Erreger und guten Weichteilen empfohlen; Ausbau der infizierten Prothese und Wiedereinbau einer neuen Prothese in einer Operation; **Empfehlungsgrad C**) oder zweizeitig (erst Ausbau der infizierten Prothese mit aggressivem Débridement, ggf. Einsetzen eines temporären, antibiotikafreisetzenden Platzhalters; dann Wiedereinbau der Prothese in einer Folge-OP) erfolgen (Osmon et al. 2013; SPLIF 2010). Beim zweizeitigen Wechsel kann der Prothesenwiedereinbau je nach Erregerspektrum, Weichteil- und Knochensituation entweder frühzeitig („kurzes Intervall", 2–3 Wo. nach Prothesenexplantation, Wiedereinbau unter laufender antibiotischer Therapie) oder verzögert („langes Intervall", üblicherweise 6–8 Wo. nach Prothesenexplantation) erfolgen (SPLIF 2010). Ergänzend zu dieser chirurgischen Therapie erfolgt auch hier zwingend die systemische antibiotische Therapie, die zunächst parental erfolgen soll und bei gutem klinischem Ansprechen oralisiert werden kann. Voraussetzung für die p. o. Gabe sind immer die Verfügbarkeit, Verträglichkeit und Wirksamkeit eines gut knochengängigen Antibiotikums mit hoher oraler Bioverfügbarkeit (Peel et al. 2020). Anders als bei der prothesenerhaltenden Therapie muss beim zweizeitigen Prothesenwechsel zunächst kein biofilmaktives Antibiotikum verabreicht werden, solange keine neue Prothese in den (noch) infizierten Situs verbracht wurde.

In begründeten Ausnahmefällen wird auf den Wiedereinbau einer neuen Gelenkprothese verzichtet (Sine-/Girdlestone-Situation; Osmon et al. 2013), z. B. bei sehr schlechter Knochensituation, schwer krankem Patienten oder auch auf Patientenwunsch.

Auch das Belassen der infizierten Prothese mit Anlegen einer chronischen Fistel und/oder antibiotischer Suppressionstherapie bis hin zur Amputation der betroffenen Extremität kann in Einzelfällen eine Behandlungsoption sein (Osmon et al. 2013).

7.2.6 Nachsorge/Rehabilitation

Die Patienten sollten nach erfolgter Therapie eines infizierten Kunstgelenks regelmäßig zur klinischen und radiologischen Nachuntersuchung gesehen werden.

Um die Compliance des Patienten sicherzustellen, müssen eine ausführliche Aufklärung und Schulung des Patienten über die Erkrankung erfolgen. Die Aushändigung eines Prothesenausweises mit enthaltenen Behandlungsdaten kann dabei unterstützend helfen.

Gerade bei multimorbiden internistisch vorerkrankten Patienten (z. B. relative Immunsuppression bei Diabetes mellitus oder Niereninsuffizienz oder offene Hautstellen/chronische Wunden bei peripherer arterieller Verschlusskrankheit, chronisch-venöser Insuffizienz oder Diabetes mellitus) ist die engmaschige internistische Mitbetreuung und Optimierung der Therapie von Grunderkrankungen sinnvoll, um das Outcome zu verbessern.

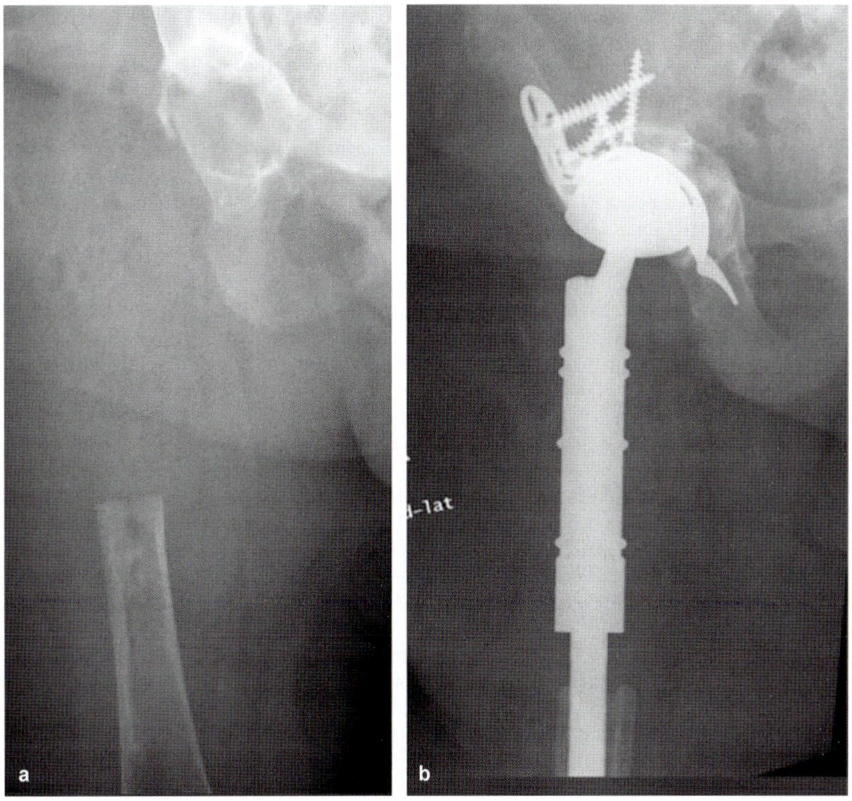

Abb. 7.5 Röntgenbild Hüfte rechts a. p. (links) nach kompletter Entfernung der einliegenden Prothese und (rechts) nach Wiederaufbau mittels Abstützschale und totalem Femurersatz (zweizeitiger Prothesenwechsel) [T803]

LEITLINIEN

2015 Infectious Diseases Society of America (IDSA): Clinical Practice Guidelines for the diagnosis and therapy of native vertebral osteomyelitis in adults. Clin Infect Dis. 61 (2015) e26–46.

Frommelt L: [Guidelines on antimicrobial therapy in situations of periprosthetic THR infection]. Orthopade 33(7) (2004) 822–828.

Minassian AM, Osmon DR, Berendt AR: Clinical guidelines in the management of prosthetic joint infection. J Antimicrob Chemother 69 Suppl 1 (2014) i29–i35.

Osmon DR, Berbari EF, Berendt AR et al.: Diagnosis and Management of Prosthetic Joint Infection: Clinical Practice Guidelines by the Infectious Diseases Society of America. Clin Infect Dis 56(1) (2013) e1–e25.

Parvizi J, Della Valle CJ: AAOS Clinical Practice Guideline: diagnosis and treatment of periprosthetic joint infections of the hip and knee. J Am Acad Orthop Surg 18(12) (2010) 771–772.

Société de Pathologie Infectieuse de Langue Française (SPILF): Recommendations for bone and joint prosthetic device infections in clinical practice (prosthesis, implants, osteosynthesis). Société de Pathologie Infectieuse de Langue Française. Med Mal Infect 40(4) (2010) 185–211.

Spellberg B, Aggrey G, Brennan MB et al.; WikiGuidelines Group: S2k-Leitlinie 2020 Diagnostik und Therapie der Spondylodiszitis. AWMF-Registernummer: 151-001. Use of Novel Strategies to Develop Guidelines for Management of Pyogenic Osteomyelitis in Adults: A WikiGuidelines Group Consensus Statement. JAMA Netw Open. May 2;5(5) (2022) e2211321. doi: https://doi.org/10.1001/jamanetworkopen.2022.11321. PMID: 35536578; PMCID: PMC9092201.

LITERATUR

Bauer TW, Parvizi J, Kobayashi N et al.: Diagnosis of periprosthetic infection. J Bone Joint Surg Am 88 (2006) 869–882.

Bernard L, Arvieux C, Brunschweiler B et al.: Antibiotic Therapy for 6 or 12 Weeks for Prosthetic Joint Infection. The New England journal of medicine. 384(21) (2021) 1991–2001. doi:https://doi.org/10.1056/NEJMoa2020198.

Bernard L, Dinh A, Ghout I et al.: Antibiotic treatment for 6 weeks versus 12 weeks in patients with pyogenic vertebral osteomyelitis: an open-label, non-inferiority, randomized, controlled trial. Lancet 385 (2015) 875–882.

Bozic KJ, Kurtz SM, Lau E et al.: The Epidemiology of Revision Total Knee Arthroplasty in the United States. Clin Orthop Relat Res 468(1) (2010) 45–51.

Della Valle CJ, Zuckerman JD, Di Cesare PE: Periprosthetic sepsis. Clin Orthop Relat Res 420 (2004) 26–31.

Gollwitzer H1, Dombrowski Y, Prodinger PM et al.: Antimicrobial Peptides and Proinflammatory Cytokines in Periprosthetic Joint Infection. J Bone Joint Surg Am 95(7) (2013) 644–651.

Goulouris T, Alivu SH, Brown NM: Spondylodiscitis: update on diagnosis and management. J Antimicrob Chemother 65 (Suppl3) (2010) iii 11–24.

Grammatico L, Baron S, Rusch E et al.: Epidemiology of vertebral osteomyelitis (VO) in France: analysis of hospital-discharge data 2002–2003. Epidemiol Infect 136 (2008) 653–660.

Herren C, Jung N, Pishnamaz M et al.: Spondylodiszitis: Diagnostik und Therapieoptionen. Systematisches Review , Dtsch Arztebl Int 114 (2017) 875–882; DOI: https://doi.org/10.3238/arztebl.2017.0875.

Jung N, Seifert H, Siewe J et al.: Spondylodiszitis. Der Internist 54 (2013) 945–953.

Kapadia BH, Berg RA, Daley JA et al.: Periprosthetic joint infection. Lancet 387(10016) (2016) 386–394.

Krenn V, Morawietz L, Perino G et al.: Revised Revised histopathological consensus classification of joint implant related pathology. Pathol Res Pract 210(12) (2014) 779–786

Krenn V, Otto M, Morawietz L et al.: Histopathologic diagnostics in endoprosthetics: periprosthetic neosynovialitis, hypersensitivity reaction, and arthrofibrosis. Orthopade 38(6) (2009) 520–530.

Kurtz S: Projections of Primary and Revision Hip and Knee Arthroplasty in the United States from 2005 to 2030. J Bone Joint Surg Am 89(4) (2007) 780.

Kurtz SM, Ong KL, Lau E et al.: Prosthetic joint infection risk after TKA in the Medicare population. Clin Orthop Relat Res 468(1) (2010) 52–56.

Li HK, Rombach I, Zambellas R et al.; OVIVA Trial Collaborators: Oral versus Intravenous Antibiotics for Bone and Joint Infection. N Engl J Med. Jan 31;380(5) (2019) 425–436. doi: https://doi.org/10.1056/NEJMoa1710926. PMID: 30699315; PMCID: PMC6522347.

Mahomed NN, Barrett J, Katz JN et al.: Epidemiology of total knee replacement in the United States Medicare population. J Bone Joint Surg Am 87(6) (2005a) 1222–1228.

Mahomed NN, Barrett J, Katz JN et al.: Epidemiology of total knee replacement in the United States Medicare population. J Bone Joint Surg Am 87(6) (2005b) 1222–1228.

Moran E, Byren I, Atkins BL: The diagnosis and management of prosthetic joint infections. J Antimicrob Chemother 65(3) (2010) 45–54.

Mylona E, Samarkos M, Kakalou E et al.: Pyogenic vertebral osteomyelitis: a systematic review of clinical characteristics. Semin Arthritis Rheum 39 (2009) 10–17.

Ong KL, Kurtz SM, Lau E et al.: Prosthetic Joint Infection Risk After Total Hip Arthroplasty in the Medicare Population. J Arthroplasty 24(6 Suppl) (2009) 105–109.

Parvizi J, Gehrke T, Chen AF: Proceedings of the International Consensus on Periprosthetic Joint Infection. Bone Joint J 95-B (2013) 1450–1452.

Parvizi J, Tan TL, Goswami K et al.: The 2018 Definition of Periprosthetic Hip and Knee Infection: An Evidence-Based and Validated Criteria. J Arthroplasty May;33(5) (2018) 1309–1314.e2. doi: https://doi.org/10.1016/j.arth.2018.02.078. Epub 2018 Feb 26.

Peel TN, de Steiger R: How to manage treatment failure in prosthetic joint infection. Clinical microbiology and infection : the official publication of the European Society of Clinical Microbiology and Infectious Diseases. 26(11) (2020) 1473–1480. doi:https://doi.org/10.1016/j.cmi.2020.06.022.

Phillips CB, Barrett JA, Losina E et al.: Incidence rates of dislocation, pulmonary embolism, and deep infection during the first six months after elective total hip replacement. J Bone Joint Surg Am 85-A(1) (2003) 20–26.

Pietro-Borja et al.: European Journal of Clinical Microbiology & Infectious Diseases 37 (2018) 715–722. doi.org/10.1007/s10096-017-3164-8.

Sobottke R, Seifert H, Fätkenheuer G et al.: Current Diagnowsis and Treatment of Spondylodiscitis. Dtsch Arztebl Int Mar;105(10) (2008) 181–187.

Trampuz A, Zimmerli W: Diagnosis and Treatment of Implant-Associated Septic Arthritis and Osteomyelitis. Curr Infect Dis Rep 10(5) (2008) 394–403.

Urquhart DM, Hanna FS, Brennan SL et al.: Incidence and risk factors for deep surgical site infection after primary total hip arthroplasty: a systematic review. J Arthroplasty 25(8) (2010) 1216–1222.e1–3.

Weiss S, Geiss H, Kommerell M et al.: Improving the diagnosis of septic arthritis by use of a pediatric blood culture system. Orthopade 35(4) (2006) 456, 458–462.

Workgroup Convened by the Musculoskeletal Infection Society: New Definition for Periprosthetic Joint Infection. J Arthroplasty 26(8) (2011) 1136–1138.

Zimmerli W, Trampuz A, Ochsner PE: Prosthetic-joint infections. N Engl J Med 351(16) (2004) 1645–1654.

Zimmerli W: Clinical practice. Vertebral osteomyelitis. N Engl J Med 362 (2010) 1022–1029.

KAPITEL

8 Bakterielle Infektionen von Haut- und Weichgewebe

Rasmus Leistner

8.1 Einleitung

Bakterielle Infektionen der Haut und des Weichteilgewebes gehören zu den häufigsten Infektionskrankheiten. Ihre klinischen Manifestationen reichen jedoch von den häufigen oberflächlichen Pyodermien bis hin zur seltenen, aber potenziell lebensbedrohlichen Muskelnekrose (➤ Abb. 8.1). Unterschiedliche internationale Definitionen machen es nach wie vor schwer, einheitliche Bewertungen und Empfehlungen in Bezug auf die wissenschaftliche Evidenz zu entwickeln. In diesem Kapitel erfolgt daher eine Darstellung der gebräuchlichsten Definitionen und relevanten Empfehlungen in Deutschland.

Wichtige differenzialtherapeutische Überlegungen, die allen Behandlungen von Hautinfektionen zugrunde liegen sollten, sind Indikationen für eine systemische oder lokale Therapie sowie eine chirurgische oder konservative Therapie. Zu den oberflächlichen bakteriellen Infektionen, die hauptsächlich auf der Haut auftreten, gehören Furunkel, Karbunkel, Erysipel und begrenzte Phlegmone. Bei diffuser Ausbreitung in Weichteilen oder infektionsbedingten Symptomen wie Schüttelfrost, Fieber, Müdigkeit, neutrophile Leukozytose und deutlichem CRP-Anstieg besteht auch bei einer zunächst oberflächlichen Infektion die Indikation für eine **systemische Antibiotikagabe.** Darüber hinaus, insbesondere bei V. a. Sepsis, z. B. wenn bei Hautinfektion mind. 2 der qSOFA-Kriterien positiv sind. Weitere Indikationen für eine systemische Behandlung bei Hautinfektionen können kritische Lokalisationen (z. B. Hand- oder Gesichtsbereich), das Vorliegen entsprechender Komorbiditäten (z. B. Durchblutungsstörungen, gastrointestinale Resorptionsstörungen) oder eine relevante Immunsuppression sein. Bei vitalstabilen Patienten mit einer suffizienten Immunabwehr besteht des Weiteren bei einfachen Hautinfektionen die Möglichkeit einer oralen Sequenztherapie. Diese beinhaltet eine kurzfristige Re-Evaluation und ggf. Umstellung auf eine i. v. Therapie.

Eine mikrobiologische Asservierung und Analyse des verursachenden Erregers sollte immer angestrebt werden. Insbesondere bei Therapieversagen sollte stets eine gezielte Behandlung erfolgen, welche den Erregernachweis und eine Empfindlichkeitsprüfung voraussetzt. Die **initiale antimikrobielle Therapie einer Hautinfektion** beginnt i. d. R. kalkuliert. Liegt der Erreger zu Behandlungsbeginn nicht vor, orientiert man sich an dem für das Krankheitsbild zu erwartenden Erregerspektrum (➤ Tab. 8.1). Mikrobiologische Proben sollten in Abwesenheit einer antimikrobiellen Behandlung entnommen werden. Gerade bei oberflächlichen Hautinfektionen ist der Nachweis mikrobiologischer Erreger jedoch oft nicht möglich. Das mikrobiologische Material mit der höchsten Aussagekraft (Sensitivität und Spezifität) ist das Wundmaterial, welches chirurgisch in einem sterilen Behälter gewonnen wird. Ein tiefer Wundabstrich kann – bei tiefen Defekten und sorgfältiger Probenentnahme – eine ausreichende Probenqualität liefern. Im Gegensatz dazu liefern oberflächliche Abstriche für die meisten bakteriellen Infektionen nur begrenzte relevante Informationen. Häufig wird eine polymikrobielle Flora unklarer Bedeutung nachgewiesen, sodass letztlich z. B. v. a. der Nachweis multiresistenter Erreger relevant für die Auswahl der Therapie sein kann. Insbesondere bei V.a systemische Infektionen ist es wichtig, mind. 2 (besser 3) Paar Blutkulturen zu asservieren.

MERKE

Die zu erwartenden Erreger kann man anhand der Art der Hautinfektion abschätzen:

- **Furunkel/Karbunkel:** *Staphylococcus (S.) aureus*
- **Abszess:** *S. aureus*, Anaerobier, gramnegative Erreger
- **Erysipel:** hämolysierende Streptokokken, meist der Gruppe A *(Streptococcus pyogenes)*, seltener durch B-, C-, G-Streptokokken
- **Begrenzte Phlegmone:** *S. aureus*, Anaerobier, gramnegative Erreger
- **Schwere Phlegmone:** *S. aureus*, Mischinfektionen
- **Fußinfektionen bei Diabetes mellitus:** Staphylokokken, Streptokokken, Enterobakterien, Anaerobier

Aktuell fallen Prävalenz und Inzidenz von Methicillin-resistenten *Staphylococcus (S.) aureus* (MRSA) in Deutschland und Europa kontinuierlich. Die Infektionen mit diesem Erreger werden also glücklicherweise immer seltener. Dennoch sollten folgende i. v. Therapieoptionen bei Infektionen mit V. a. MRSA in Betracht gezogen werden: Vancomycin (2 × 1–2 g/d unter Spiegelkontrolle), Daptomycin (1 × 4–10 mg/kg KG/d), Linezolid (2 × 0,6 g/d) oder Tigecyclin (2 × 0,05 g/d).

INFO

Die Rate an Methicillin-resistenten *S. aureus* (MRSA) auf der Basis aller im EARS-Net (ECDC) analysierten *S. aureus* lag im Jahr 2022 bei 15,2 %. Dies bedeutet einen signifikant abnehmenden Trend für den Zeitraum 2018–2022 von 17,8 % auf 15,2 %. Bei MRSA war eine kombinierte Resistenz gegen Fluorchinolone recht häufig. Es wurden zudem große länderspezifische Unterschiede festgestellt, wobei aus Süd- und Osteuropa im Allgemeinen höhere MRSA-Raten gemeldet wurden als aus Nordeuropa (➤ Abb. 8.2).

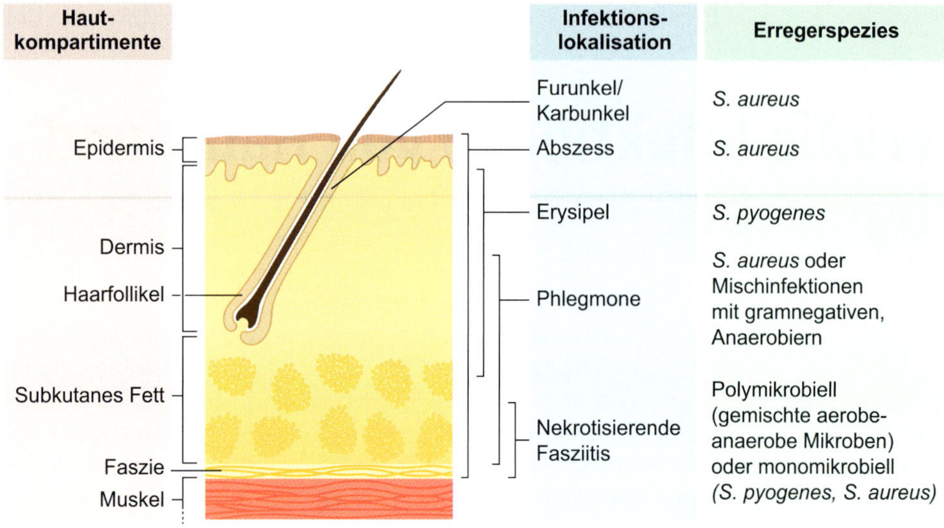

Abb. 8.1 Bakterielle Hautinfektionen in Bezug auf die anatomische Ausbreitung [G1419/L231]

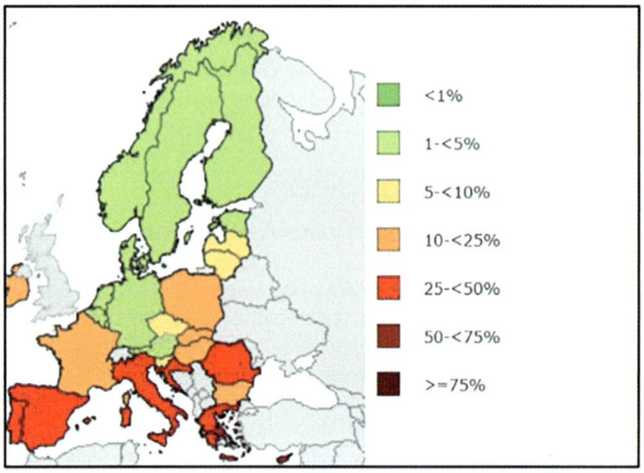

Abb. 8.2 Methicillin-resistente *S. aureus* (MRSA) in Europa [W922-002]

8.2 Furunkel und Karbunkel

Furunkel sind winzige Hautabszesse, die normalerweise durch *S. aureus* verursacht werden und in die Haarfollikel und das umgebende Gewebe eingedrungen sind. Karbunkel sind Ansammlungen von subkutan miteinander verbundenen Furunkeln. Beide können durch Panton-Valentine-Leukozidin-positiven *S. aureus* (PVL-SA) verursacht werden. In Deutschland sind etwa ⅔ der PVL-SA empfindlich auf Methicillin. Furunkel und Karbunkel sollten bei ausreichender Reife inzidiert werden. Die Reifung kann durch Zugsalben oder feuchtwarme Kompressen gefördert werden. Wenn die umliegenden Weichteile deutlich gerötet und verhärtet sind und systemische Symptome vorliegen, ist i. d. R. eine zusätzliche systemische Gabe antimikrobieller Substanzen indiziert (➤ Tab. 8.1). Empfohlene Behandlungsdauer 5–7 d.

Tab. 8.1 Antimikrobielle Therapie von bakteriellen Infektionen der Haut- und Weichgewebe (Angaben nur bei normaler Nieren- und Leberfunktion. Die Auswahl einer individuellen Dosierung liegt in der Verantwortung des verordnenden Arztes; Sunderkötter et al. 2019) [W1078-004]

Klinik	Zu erwartende Erreger	Antimikrobielle Therapie p. o. (EG)	Antimikrobielle Therapie i. v. (EG)	Chirurgie
Furunkel/ Karbunkel	*S. aureus*	Clindamycin 3 × 0,6 g p. o. (B)	• Cefazolin 3 × 1 g (B) • Flucloxacillin 3 × 1 g (B) • Cefuroxim 3 × 0,75 g (B) • Clindamycin bei beginnender phlegmonösen Ausbreitung 3 × 0,9 g (C) (auch bei Penicillinallergie)	Inzidieren u. drainieren, wenn genügend abszediert ggf. vorbereitend: Zugsalben o. warme feuchte Umschläge
Abszess	*S. aureus*	• Cotrimoxazol 2 × 0,96 g (C) • Clindamycin 3 × 0,6 g (B) • Cefalexin 3 × 1 g (C) • Cefadroxil 2 × 1 g (C)	• Cefazolin 4 × 0,5 g/2 × 1 g (A) • Flucloxacillin 3 × 1–4 × 1 g (B) • Clindamycin 3 × 0,6 g (B) (auch bei Penicillinallergie) • Cefuroxim (v. a. wenn gramnegative Erreger wahrscheinlich) 3 × 0,75–1,5 g (C)	Inzision u. Drainage vorwiegend, Antibiotika nicht obligat
	Anaerobier, gramnegative	(ggf. p. o. Weiterbehandlung mit Amoxicillin/Clavulansäure) (B) 3–4 × 4,5 g	• Ampicillin/Sulbactam (A) 3 × 1,5–3 × 3 g • Amoxicillin/Clavulansäure (A) 3–4 × 1,2 g • Piperacillin/Tazobactam • Bei Penicillinallergie: Ciprofloxacin + Metronidazol (C)	Inzision u. Drainage

Tab. 8.1 Antimikrobielle Therapie von bakteriellen Infektionen der Haut- und Weichgewebe (Angaben nur bei normaler Nieren- und Leberfunktion. Die Auswahl einer individuellen Dosierung liegt in der Verantwortung des verordnenden Arztes; Sunderkötter et al. 2019) [W1078-004] *(Forts.)*

Klinik	Zu erwartende Erreger	Antimikrobielle Therapie p. o. (EG)	Antimikrobielle Therapie i. v. (EG)	Chirurgie
Erysipel	Hämolysierende Streptokokken, meist der Gruppe A *(S. pyogenes)*, seltener durch B-, C-, G-Streptokokken	Prophylaxe gegen rezidivierende Erysipele: Penicillin V 2 × 0,25 g p. o. = 2 × 0,425 Mio. IU (A)	• Penicillin G (A) 3 × 10 Mio IU (3 × 6 g) • Flucloxacillin (B) 4 × 1 g • Cefuroxim (C) 3 × 0,75–1,5 g • Bei Penicillinallergie: Clindamycin (A), Clarithromycin (B), Moxifloxacin (B)	
Begrenzte Phlegmone	*S. aureus*		• Cefazolin 4 × 0,5 g/2 × 1 g (A) • Flucloxacillin 3 × 1–4 × 1 g (B)	
	Ggf. Anaerobier (v. a. bei tiefen Infektionen)		Clindamycin 3–4 × 0,6 g (B)	
	Ggf. gramnegative Erreger		Cefuroxim 3 × 0,75–1,5 g	
Schwere Phlegmone	*S. aureus* u. a.		• Cefuroxim 3 × 1,5–3 g (B) • Cefazolin 3 × 1–2 g (B) • Flucloxacillin 3–4 × 1 g (B) • Bei fehlendem Ansprechen ggf. Clindamycin o. Cefazolin + Rifampicin o. Fosfomycin	Immer u. unverzögert chirurgisches Débridement
	V. a. Mischinfektion mit grampositiven, gramnegativen Erregern sowie Anaerobiern		• Amoxicillin/Sulbactam (A) 3 × 1,5–3 × 3 g • Amoxicillin/Clavulansäure (A) 3–4 × 1,2 g • Bei Penicillinallergie: Moxifloxacin 1 × 0,4 g (initial ggf. 2 × 0,4 g)	
	Länger bestehende Infektion, kontaminiertes Areal o. relevante Komorbiditäten		• Piperacillin/Tazobactam (A) 4 × 4,5 g • Imipenem 3 × 1 g (B), Meropenem 3 × 1 g (B), Ertapenem 1 × 1 g (B), auch bei Penicillinallergie	
Fußinfektionen bei Diabetes mellitus	PEDIS 2 (oberflächliche Infektion, ≤ 2 cm Durchmesser), Staphylokokken, Streptokokken, ggf. auch gramnegative Erreger		• Cefuroxim (B), Cefazolin (B), Dosierungen s. o. • Amoxicillin/Clavulansäure (B), Ampicillin/Sulbactam (B), Dosierungen s. o.	
	PEDIS 3 (tiefe Infektion), Staphylokokken, Streptokokken, Enterobacterales, Anaerobier		• Amoxicillin/Clavulansäure (B), Ampicillin/Sulbactam (B), Piperacillin/Tazobactam (B) • Ciprofloxacin (B) o. Levofloxacin (B) (beide je + Metronidazol) • Imipenem (B), Meropenem (B), Ertapenem (B)	

EG = Empfehlungsgrad

8.3 Abszess

Abszesse sind sub- oder intrakutane Eiteransammlungen, die v. a. durch *S. aureus*, aber auch durch hämolysierende Streptokokken, Enterobacterales und viele andere Bakterien verursacht werden. Zu den Symptomen gehören lokaler Schmerz, Empfindlichkeit, Wärme und Schwellung (wenn die Abszesse nah an der Haut liegen) oder konstitutionelle Symptome (wenn die Abszesse tief sind). Die Krankheitserreger stammen meist aus der Hautflora, bei penetrierenden Verletzungen auch vom eingedrungenen Gegenstand. Abszesse können ein **hohes Komplikationsrisiko** bergen. Die erste therapeutische Wahl ist daher Inzision und Sicherung einer kontinuierlichen Drainage. Indikationen für eine zusätzliche Gabe von systemischer antimikrobieller Therapie ➢ Tab. 8.1. Abszesse gehören zu den Kompartimenten, die für Antibiotika schwer zu erreichen sind. Daher werden explizit Substanzen verwendet, die gut membrangängig sind, wie z. B. Clindamycin. Bei Entfieberung, AZ-, CRP- und Leukozyten-Normalisierung kann eine systematische antimikrobielle Behandlung beendet werden. Wenn Zweifel an der Unterscheidung zwischen Abszess und einer begrenzten Phlegmone bestehen, sollte zunächst die Behandlung der begrenzten Phlegmone eingeleitet werden. Wenn Indikationen für eine systemische antimikrobielle Therapie vorliegen, aber keine parenterale Gabe erforderlich ist, kann nach erfolgreicher Drainage eine p. o.

Behandlung über 5–7 d ausreichend sein (➤ Tab. 8.1). Bei rezidivierende Abszessen sollte auch PVL-SA in Betracht gezogen werden. Eine ergänzende Untersuchung auf das Panton-Valentin-Leukozidin aus dem mikrobiologischen Nachweis von *S. aureus* muss gesondert per PCR erfolgen. In bestätigten PVL-SA-Fällen können als Sekundärprophylaxe zusätzliche Dekolonisierungsmaßnahmen erfolgen. Diese sollten bei allen Betroffenen und ggf. bei Familienangehörigen durchgeführt werden. Dazu gehören 5–7 d 2 ×/d Mupirocin-Nasensalbe und 2 ×/d Ganzkörperwaschungen mit Produkten, die Chlorhexidin oder Octenidin enthalten, sowie Umgebungsreinigung (Empfehlungen siehe: www.pvl-abszess.de).

8.4 Erysipel

Beim klassischen Erysipel, auch Wundrose oder Rotlauf, handelt es sich um eine nicht eitrige Infektion der dermalen Lymphwege, mit einer klinisch manifesten Entzündungsreaktion. Die Infektion beginnt meist an kleinen Eintrittspforten, z. B. durch Pilze zwischen den Zehen, als Impetigo contagiosa oder durch kleinere Wunden. Die häufigsten Erreger sind β-hämolysierende Streptokokken, meist *Streptococcus pyogenes,* deren mikrobiologischer Nachweis jedoch oft nicht gelingt. Die charakteristischen Symptome eines Erysipels sind akute, warme, leuchtend rote Erytheme mit glänzender Oberfläche, scharf begrenzten Rändern und zungenartigen Vorsprüngen. Das Erythem befindet sich meist wenige Zentimeter von der Eingangspforte entfernt. Eine systemische Entzündungsreaktion mit Fieber, Schüttelfrost, erhöhtem CRP, Neutrophilie und lokal assoziierter Lymphadenopathie kann von Anfang an klinisch beeindruckend sein. Abhängig vom Toxingehalt der Bakterien kann es zu einer lokalisierten Blasenbildung kommen. Die am häufigsten betroffenen Körperregionen sind die Unterschenkel oder das Gesicht. Die differenzialdiagnostische Abgrenzung einer begrenzten Phlegmone kann schwierig sein, z. B. bei chronischer Stauung, Gesichtsinfektionen oder anderen vorbestehenden Dermatosen. Bei einem unkomplizierten Erysipel bei ansonsten gesunden Erwachsenen ist eine p. o. Behandlung mit Penicillin V über 7–14 d ausreichend. Gesichtsinfektionen durch *S. aureus* oder *Haemophilus influenzae* können klinisch einem Erysipel sehr ähnlich sein. Beim **Erysipel im Gesicht** sollte daher die Erstgabe von Penicillin unter stationären Bedingungen erwogen werden. Wenn das Ansprechen nach 1–3 d unter stationärer Beobachtung unzureichend ist, sollte der Patient auf Cefuroxim umgestellt werden. Empfohlen wird eine Behandlungsdauer von mind. 7 d (10 d bei Ödemen oder pAVK). Die häufig gebräuchliche Anwendung von Aminopenicillinen plus Betalakatam-Inhibitoren kann hier vermieden werden. Sie kann zu einer vermehrten Selektion von ESBL-Bildnern führen.

Rezidivierende Erysipele können eine zunehmende irreversible Schädigung der Lymphgefäße verursachen. In der Folge bilden sich serumreiche Ödeme, die wiederum die Grundlage erneuter, chronischer Rezidive bilden. Es wird daher schon nach dem Auftreten des ersten Rezidivs eine Prophylaxe empfohlen (Thomas et al. 2000). Zur Prävention des chronisch rezidivierenden Erysipels wird nach Abschluss der Primärbehandlung ggf. eine langfristige prophylaktische Behandlung mit p. o. Penicillin V für 12 Mon. empfohlen. Klinisch macht häufig die Abgrenzung zu erysipelähnlichen Erythemen bei Lymphödemen Schwierigkeiten. Diese stellen rezidivierende akute Stauungsdermatitiden dar, die i. d. R. keiner systemischen, antimikrobiellen Therapie bedürfen.

8.5 Begrenzte Phlegmone

Bei der begrenzten Phlegmone handelt es sich um eine teilweise eitrige Infektion der Dermis und des Unterhautgewebes. Es muss daher vom Erysipel und der schweren Phlegmone (nekrotisch, die Faszie betreffend) unterschieden werden. Normalerweise ist keine chirurgische Behandlung erforderlich, es soll jedoch dringend eine systemische antimikrobielle Therapie erfolgen. Zu den klinischen Kriterien gehören eine warme, ödematöse, schmerzhafte, dunkle oder livide Rötung oder eine pastöse Schwellung um eine Eintrittspforte (Geschwür, Wunde). Die Läsion ist im Allgemeinen weniger klar abgegrenzt als beim Erysipel. Im Gegensatz zum Erysipel fehlen zunächst häufig systemische Anzeichen einer Infektion. Eine begrenzte Phlegmone tritt normalerweise um eine größere Wunde auf (ist jedoch keine Wundinfektion) und wird bei immunkompetenten Patienten häufig durch *S. aureus* verursacht. Dies gilt auch, wenn die Eintrittspforte polymikrobiell besiedelt ist. Sollte *S. aureus* aus der Eintrittspforte der Wunde isoliert werden, so ist dies i. d. R. auch der Erreger im infizierten Gewebe. Bei schwerwiegenderen Erkrankungen oder anderen Defiziten des Immunsystems können auch andere relevante Bakterien aus Weichgewebe isoliert werden. Allerdings handelt es sich meist nicht mehr um eine begrenzte Phlegmone, sondern um eine schwere. Die Behandlung sollte am ehesten mit dem *S.-aureus*-wirksamen Cefazolin oder bei V. a. Anaerobier bei tiefen Phlegmonen mit Clindamycin erfolgen. Die Behandlungsdauer beträgt i. d. R. 5 d. Eine Verlängerung ist nur angezeigt, wenn keine Besserung eintritt.

8.6 Schwere Phlegmone

Klinisch stellt sich die schwere Phlegmone im Gegensatz zur begrenzten Phlegmone mit zusätzlich deutlichen Eiteransammlungen und ggf. Nekrosen dar und betrifft auch tieferliegende Weichteile wie Faszien und Muskelschichten. Meist kommt es zu einer regionalen Lymphadenitis, starken Schmerzen und Fieber, bei unzureichender Behandlung auch zu Anzeichen einer Sepsis. Die mikrobiologische Probenentnahme erfolgt nach Entfernung des oberflächlichen Sekrets am Wundgrund und unter den Wundrändern, möglichst an verschiedenen Stellen. Die Behandlung umfasst ein sofortiges chirurgisches Débridement und eine systemische antimikrobielle Therapie, die unmittelbar nach der Gewinnung von Blutkulturen kalkuliert begonnen werden muss. Bei schweren *S.-aureus*-Infektionen ohne ausreichende Besserung sollte eine erweiterte, kalkulierte Therapie mit einer Kombination aus einem penicillinasefesten Penicillinderivat (z. B. Cefazolin) mit Rifampicin oder Fosfomycin in Betracht gezogen werden. Die Behandlungsdauer beträgt mind. 7–21 d (längere Dauer insbesondere bei sequenzieller Behandlung) und sollte vom klinischen Ansprechen abhängig gemacht werden.

8.7 Fußinfektionen bei Diabetes mellitus

Fußläsionen bei Diabetikern resultieren aus langfristigen neuropathischen und angiopathischen Schäden. Durch die verminderte Immunantwort kommt es nach kleineren Traumata häufig zu schmerzlosen Weichteilinfektionen, die sich auf angrenzende Strukturen und letztlich auf den gesamten Fuß ausbreiten können. Diese Fußinfektionen müssen zunächst nach ihrem Schweregrad klassifiziert werden. Dies kann z. B. anhand der PEDIS-Klassifikation durchgeführt werden, da somit den unterschiedlichen Erregerspektren Rechnung getragen werden kann. PEDIS 1 (= nicht infizierte Geschwüre) erfordern keine Antibiotika. Bei PEDIS 2 (= Ulkus, oberflächliche Infektion, Durchmesser ≤ 2 cm) überwiegen Staphylokokken- und Streptokokken-Infektionen. Empfohlen wird daher die parenterale Therapie mit Cefuroxim. Für PEDIS 3 (= Ulkus mit tiefer Infektion): Staphylokokken, Streptokokken, Enterobacterales und Anaerobier, daher Aminopenicilline plus Betalaktam-Inhibitoren. Weitere Therapieempfehlungen ➤ Tab. 8.1.

8.8 Toxinbedingte nekrotisierende Weichgewebeinfektionen

Nekrotisierende Weichteilinfektionen sind eine eigenständige Entität mit einer ausgeprägten toxinvermittelten Pathogenese. Sie betreffen die Haut, das Unterhautgewebe, die Faszien einschließlich des darunterliegenden Muskels (nekrotisierende Fasziitis) und die Skelettmuskulatur. Charakteristisch ist der foudroyante Verlauf mit schweren Allgemeinsymptomen und schließlich Schock bis hin zum frühen Organversagen. Als wichtigstes und einziges typisches Frühsymptom stellen sich bei Patienten extreme lokale Schmerzen im Zusammenhang mit einer Ischämie dar. Diese scheinen zunächst in keinem offensichtlichen Zusammenhang mit den zu Beginn sichtbaren klinischen Befunden zu stehen. Allein der Verdacht sollte zu einer frühzeitigen chirurgischen Vorstellung führen. Die folgenden **Laborparameter** können bei der Abgrenzung zwischen nekrotisierender und **nicht**nekrotisierender Phlegmone hilfreich sein:

- Leukozytose > 15.400 Zellen/ml oder
- Serum-Natrium > 135 mmol/l (Sensitivität 90 %, Spezifität 76 %) oder
- Laktat < 2 mmol/l (Sensitivität 100 %, Spezifität 76 %; Wall et al. 2000; Raff, Kroshinsky 2016)

Bildgebende Verfahren verfügen nicht über eine hohe Sensitivität für eine frühzeitige Diagnose. Eine Gasansammlung in der Computertomographie ohne Trauma oder Flüssigkeitsspiegel (→ Abszess) kann ein Zeichen sein. Entscheidend für die Prognose sind ein frühzeitiger Beginn der Behandlung und eine antimikrobielle Therapie mit *S.-aureus*-wirksamen Antibiotika, mit maximal möglichen Dosierungen von Anfang an. Sofortmaßnahmen wie radikales chirurgisches Débridement, sofortige antimikrobielle Therapie und intensivmedizinische Versorgung sollten so früh wie möglich eingeleitet werden (➤ Tab. 8.1). Gegebenenfalls kann eine zeitlich begrenzte kalkulierte Therapie in Kombination mit Proteinbiosynthesehemmern (z. B. Clindamycin, Linezolid, Rifampicin) das Outcome positiv beeinflussen.

LEITLINIEN

Lipsky BA, Senneville É, Abbas ZG et al.: Guidelines on the diagnosis and treatment of foot infection in persons with diabetes (IWGDF 2019 update). Diabetes/metabolism research and reviews. 36 (2020) e3280.

Schöfer H, Bruns R, Effendy I et al.: S2k+ IDA Leitlinie: Diagnostik und Therapie Staphylococcus aureus bedingter Infektionen der Haut und Schleimhäute (2011).

Stevens DL, Bisno AL, Chambers HF et al.: Practice guidelines for the diagnosis and management of skin and soft tissue infections: 2014 update by the Infectious Diseases Society of America. Clinical infectious diseases. 59(2) (2014) e10–e52.

Sunderkötter C, Becker K, Eckmann C et al.: S2k-Leitlinie Haut- und WeichgewebeinfektionenAuszug aus „Kalkulierte parenterale Initialtherapie bakterieller Erkrankungen bei Erwachsenen – Update 2018 ". JDDG: Journal der Deutschen Dermatologischen Gesellschaft. 17(3) (2019a) 345–371.

Sunderkötter C, Becker K, Eckmann C et al.: S2k guidelines for skin and soft tissue infections Excerpts from the S2k guidelines for "calculated initial parenteral treatment of bacterial infections in adults – update 2018". JDDG: Journal der Deutschen Dermatologischen Gesellschaft. 17(3) (2019b) 345–369.

LITERATUR

Bouza E, Burillo A: Current international and national guidelines for managing skin and soft tissue infections. Current opinion in infectious diseases. 35(2) (2022) 61–71.

Leistner R, Hanitsch LG, Krüger R et al.: Skin Infections Due to Panton-Valentine Leukocidin-Producing S. Aureus. Deutsches Ärzteblatt International. 119(45) (2022) 775.

Murphy G, Markeson D, Choa R, Armstrong A: Raised serum lactate: a marker of necrotizing fasciitis? Journal of Plastic, Reconstructive & Aesthetic Surgery. 66(12) (2013) 1712–1716.

Raff AB, Kroshinsky D: Cellulitis: a review. Jama. 316(3) (2016) 325–337.

Sartelli M, Guirao X, Hardcastle TC et al.: 2018 WSES/SIS-E consensus conference: recommendations for the management of skin and soft-tissue infections. World Journal of Emergency Surgery. 13 (2018) 1–24.

Thomas KS, Crook AM, Nunn AJ et al.: Penicillin to prevent recurrent leg cellulitis. New England journal of medicine. 368(18) (2013) 1695–1703.

Wall DB, Klein SR, Black S, de Virgilio C: A simple model to help distinguish necrotizing fasciitis from nonnecrotizing soft tissue infection. Journal of the American College of Surgeons. 191(3) (2000) 227–231.

KAPITEL

9

Reinhard Fünfstück und Kurt G. Naber

Infektionen der Nieren und der Harnwege bei Erwachsenen

9.1 Definition und Basisinformation

Harnwegsinfektionen gehören zu den häufigsten bakteriell bedingten Erkrankungen des Menschen. Hinsichtlich der Manifestation der Erkrankung besteht eine Korrelation zum Lebensalter der betroffenen Patienten, zu ihrem Geschlecht, zu bereits vorliegenden anderen prädisponierenden Erkrankungen und zu sozioökonomischen Faktoren (Fünfstück et al. 2024). Infektionen können zu schwerwiegenden Komplikationen im Verlauf einer Schwangerschaft, bei Diabetes mellitus, bei polyzystischer Nierendegeneration, nach einer Nierentransplantation sowie bei Vorliegen von Fehlbildungen, Obstruktionen und bei neurologischen Störungen führen. Das therapeutische Vorgehen hängt entscheidend von den klinischen Symptomen und prädisponierenden Faktoren ab. Beim Einsatz von Antibiotika können falsche Therapieentscheidungen zunehmend Resistenzen fördern, die den weiteren Einsatz von Antiinfektiva bei schweren Infektionen gefährden (Naber et al. 2015). Vor diesem Hintergrund ist die rationelle und gezielte Verordnung von Antibiotika zur Behandlung von Harnwegsinfektionen sowohl aus klinischer als auch aus mikrobiologischer Sicht bedeutsam (Wagenlehner et al. 2024; Bonkat et al. 2023; Wagenlehner et al. 2024a; Nicolle et al. 2005).

Nach der Lokalisation der Erkrankung sind Infektionen der unteren Harnwege und des oberen Harntrakts zu unterscheiden. Klinisch ist eine Unterscheidung zwischen einer asymptomatischen Bakteriurie und symptomatischen Krankheitsbildern (Zystitis, Pyelonephritis) notwendig. Nach dem Infektionsverlauf ist zwischen der akuten Infektionsepisode und rezidivierenden/rekurrierenden bzw. chronischen Infektionsverläufen zu differenzieren. Bei komplizierten Harnwegsinfektionen finden sich im Gegensatz zu unkomplizierten Harnwegsinfektionen zusätzliche Veränderungen im Harntrakt oder Begleiterkrankungen, die den Infektionsverlauf erschweren (➤ Abb. 9.1). Des Weiteren prägen die Pathogenität der Infektionserreger und deren Virulenz einerseits sowie die Effizienz wirtsspezifischer Abwehrmechanismen andererseits den klinischen Verlauf einer Harnwegsinfektion.

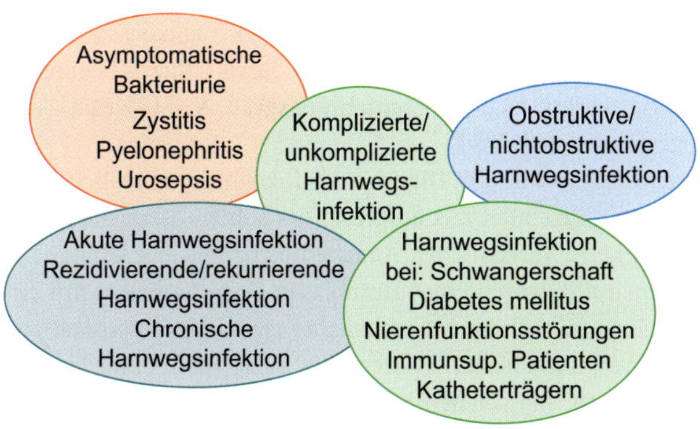

Abb. 9.1 Klinische Differenzierung der verschiedenen Erscheinungsformen einer Harnwegsinfektion [L231]

MERKE

Aus klinischer Sicht ist es wichtig, eine asymptomatische Bakteriurie von einer Zystitis oder einer Pyelonephritis sowie eine unkomplizierte von einer komplizierten Harnwegsinfektion zu unterscheiden. In Abhängigkeit der klinischen Symptomatik, der Lokalisation der Infektion und unter Beachtung der Risikofaktoren sind unterschiedliche therapeutische Maßnahmen erforderlich.

9.1.1 Unkomplizierte Harnwegsinfektion

Eine Harnwegsinfektion wird als unkompliziert eingestuft, wenn im Harntrakt keine relevanten funktionellen oder anatomischen Anomalien feststellbar sind und keine relevanten Begleiterkrankungen (Nierenfunktionsstörung, Diabetes mellitus, Immunsuppression) vorliegen (Wagenlehner et al. 2024).

Patientengruppen mit unkomplizierten Harnwegsinfektionen sollten nach folgenden klinischen Erscheinungen unterschieden werden: anderweitig gesunde, nicht schwangere Frauen in der Prämenopause; anderweitig gesunde Schwangere; anderweitig gesunde Frauen in der Postmenopause; anderweitig gesunde jüngere Männer; anderweitig gesunde Patienten mit Diabetes mellitus und einer stabilen Stoffwechselsituation sowie Fälle mit stabiler Nierenfunktion in den KDIGO-Stadien 2 bis maximal 3a (Wagenlehner et al. 2024).

9.1.2 Komplizierte Harnwegsinfektion

Dazu zählen Harnwegsinfektionen bei Nachweis von relevanten funktionellen oder anatomischen Veränderungen im Harntrakt. Dies betrifft u. a. Einschränkungen der Nierenfunktion (ab KDIGO Stadium 3b; Scherberich et al. 2021), anderweitige Begleiterkrankungen wie eine instabile Stoffwechselsituation bei Diabetes mellitus (HbA_{1c} > 8,5 %; HbA_{1c}-IDFF > 70 mmol/mol) oder der Nachweis manifester diabetischer Spätkomplikationen (diabetische autonome Neuropathie mit Zystopathie, diabetische sensomotorische Neuropathie)

Tab. 9.1 Komplizierende Faktoren, die den Infektionsverlauf einer Harnwegsinfektion beeinflussen (Fünfstück et al. 2012)

Anatomische Veränderungen	Sonstige Veränderungen
Angeborene Veränderungen, z. B. • Ureterabgangsstenose • Obstruktiver, refluxiver Megaureter • Harnblasendivertikel • Harnröhrenklappen • Phimose **Erworbene anatomische Veränderungen,** z. B. • Nierensteine • Harnleitersteine • Harnleiterstrikturen • Tumoren im Harntrakt • Prostatavergrößerung • Urethrastriktur • Schwangerschaft • Operative Veränderungen • Veränderungen durch Strahlentherapie	**Funktionelle Veränderungen,** z. B. • Niereninsuffizienz (erniedrigte GFR) • Harntransportstörungen • Entleerungsstörungen der Harnblase • Detrusor-Sphinkter-Dyssynergie **Störungen der Immunität,** z. B. • Diabetes mellitus (instabile Stoffwechsellage) • Leberfunktionsstörungen/-insuffizienz • HIV-Erkrankungen • Intraoperative, postoperative Maßnahmen • Immundysregulation bei einer Systemerkrankung z. B. multiples Myelom, Hämoblastose **Fremdkörper,** z. B. • Nephrostomie • Harnleiterschienen • Harnblasenkatheter

sowie Infektionen bei immunsupprimierten Patienten (Fünfstück et al. 2012). Harnwegsinfektionen nach Anlage eines Harnblasenverweilkatheters, nach einer Nephrostomie oder bei Harnleiterschienen müssen immer als komplizierte Infekte angesehen werden. Gleiches gilt für Infektionen nach urologisch-chirurgischen Eingriffen sowie für Erkrankungen, die während oder nach einer stationären Krankenhausbehandlung innerhalb von 2 Wo. auftreten. Bezüglich einer Zusammenfassung einiger komplizierender Faktoren, die den Infektionsverlauf beeinflussen können siehe ➤ Tab. 9.1.

9.1.3 Untere Harnwegsinfektionen (Zystitis)

Die akuten Symptome sind auf die unteren Harnwege begrenzt. Charakteristisch sind Schmerzen beim Wasserlassen (Algurie), imperativer Harndrang (Strangurie), vermehrtes Wasserlassen (Pollakisurie) und Schmerzen oberhalb der Symphyse (Alidjanov et al. 2017; Fünfstück et al. 2012; Fünfstück et al. 2024; Wagenlehner et al. 2009). Im Fragebogen des Acute Cystitis Symptome Score (ACSS) wird zusätzlich zu den vier genannten Symptomen noch nach dem Gefühl der inkompletten Harnblasenentleerung und nach sichtbarem Blut im Urin (hämorrhagische Zystitis) gefragt (➤ Tab. 9.1; Alidjanov et al. 2017).

9.1.4 Obere Harnwegsinfektion (Pyelonephritis)

Als akute Symptome sind Flankenschmerzen, ein klopfschmerzhaftes Nierenlager und Temperaturerhöhungen ≥ 38 °C typisch. Eine akut lebensbedrohliche Urosepsis entwickelt sich meist als Folge einer komplizierten Harnwegsinfektion (Naber et al. 2015). Eine zügige empirische antibiotische Therapie ist nach Abnahme von Blut- und Urinkulturen zur Erreger- und Resistenzdiagnostik imperativ durchzuführen.

9.1.5 Rezidivierende/rekurrierende Harnwegsinfektion

Eine erneute Erkrankung innerhalb von 4–6 Wo. bzw. mindestens drei symptomatische Episoden pro Jahr bzw. zwei pro Halbjahr mit Nachweis des gleichen Krankheitserregers werden als rezidivierendes Infektionsereignis bezeichnet.

Eine rekurrierende Harnwegsinfektion ist eine Erkrankung, die im gleichen Zeitraum auftritt, aber durch einen anderen Krankheitserreger verursacht wird (Fünfstück et al. 2012).

9.1.6 Asymptomatische Bakteriurie

Bei einer Urinkultur werden Keime angezüchtet, ohne dass sich entsprechende klinische Symptome nachweisen lassen. Ursächlich kommt eine Besiedlung der Harnwege (Kolonisation) durch wenig virulente Mikroorganismen in Betracht (Fünfstück et al. 2012). Eine antiinfektive Therapie ist in diesem Fall i. d. R. nicht erforderlich.

9.2 Diagnostik

Bei allen Patienten, bei denen eine Harnwegsinfektion bestätigt oder ausgeschlossen werden soll, muss eine gründliche Anamnese erhoben werden. Die Symptome sind dabei korrekt zusammen mit den Befunden der Laboranalysen und der bildgebenden Diagnostik (vorrangig Ultraschalluntersuchungen) zu interpretieren. Eventuelle Risikofaktoren müssen ausgeschlossen oder nachgewiesen werden (**Empfehlungsgrad A,** Evidenzstärke Ia; Wagenlehner et al. 2024).

Typische klinische Symptome (s. o.) sowie eine neu aufgetretene oder verstärkte Inkontinenz und Fieber sind charakteristische Befunde.

Ein fader Geruch und/oder eine Trübung des Urins sowie eine spontan auftretende Hämaturie im Zusammenhang mit einer entsprechenden Beschwerdesymptomatik sind weitere Indikatoren für eine Harnwegsinfektion. Ein auffälliger Fluor vaginalis sowie weitere Risikofaktoren wie eine Obstruktion durch Lithiasis begünstigen eine Harnwegsinfektion (**Empfehlungsgrad A,** Evidenzstärke Ia; Wagenlehner et al. 2024).

Schwierig wird die Diagnose bei kognitiv erheblich eingeschränkten Patienten z. B. aufgrund des hohen Alters, die zu Symptomen keine verlässlichen Angaben mehr machen können, und bei denen z. B. wegen eines Harnblasen-Dauerkatheters mit einer Bakteriurie zu rechnen ist, wobei aber zwischen symptomatischer und asymptomatischer Bakteriurie nicht mehr unterschieden werden kann. Bei solchen Fällen muss die Diagnose gelegentlich im Ausschlussverfahren erfolgen, d. h. dann, wenn sich bei einem solchen Patienten keine sonstigen Hinweise ergeben, die ein entsprechend allgemein vorhandenes Infektionsgeschehen erklären könnten, müsste auch ggf. eine Harnwegsinfektion als Ursache ins Kalkül gezogen werden.

Bei entsprechender Anamnese und typischen Beschwerden ist der **Goldstandard** für die Diagnose einer Harnwegsinfektion die **Urinuntersuchung.** Der Nachweis einer Leukozyturie und von uropathogenen Mikroorganismen, ihre Charakterisierung und Sensibilitätstestung sind entscheidende Diagnosekriterien. Für die Urinuntersuchung ist der Mittelstrahlurin die Methode der Wahl. Am besten geeignet ist der erste Morgenurin. Im Idealfall sollten zwischen der Gewinnung der Urinprobe und der letzten Miktion mindestens 4 h liegen. Urin ist **vor Beginn** einer antibakteriellen Therapie zu gewinnen. Eine Reinigung der Genitalregion sollte nur mit Wasser und nicht mit Seife oder Antiseptika erfolgen, da Letztere die Kultivierbarkeit der Erreger beeinträchtigen (Gatermann et al. 2005; Schubert et al. 2020). Die Urinprobe sollte bei etwa 4 °C asserviert und so schnell wie möglich dem mikrobiologischen Labor zur Bearbeitung übergeben werden (Schubert et al. 2020).

Bei einer eindeutigen Anamnese und typischen klinischen Zeichen sowie bei Ausschluss einer Risikokonstellation kann bei einer akuten unkomplizierten Zystitis auf die Gewinnung von Mittelstrahlurin zugunsten von Spontanurin verzichtet werden (Wagenlehner et al. 2024; Bonkat et al. 2023). Mit dem validierten ACSS-Fragebogen (Acute Cystitis Symptom Score) können aufgrund klinischer Kriterien die Diagnose einer unkomplizierten Zystitis mit hoher Sicherheit gestellt (Sensitivität 94,7 %, Spezifität 82,4 %), der Schweregrad der Beschwerden eingeschätzt und der Verlauf vorhergesagt werden (Wagenlehner et al. 2024).

Der **Urinstreifentest** gehört zu den häufigsten diagnostischen Hilfsmitteln. Zum Nachweis einer Leukozyturie oder für die Nitrit-Reaktion als Indikator einer Bakteriurie sind Teststreifen gut geeignet (Kouri et al. 2006). Der Leukozytennachweis beruht auf der Erfassung der Aktivität der Leukozytenesterase. Der Nitrit-Test basiert auf der Aktivität der Nitratreduktase, die in den meisten gramnegativen uropathogenen Bakterien, wie z. B. E. *coli*, vorhanden ist. Nitratreduktase fehlt jedoch bei Enterokokken und Staphylokokken, die daher unabhängig von ihrer Konzentration im Urin nicht nachgewiesen werden (Kouri et al. 2006). Ein sicheres Testergebnis ist meist erst nach einer Verweilzeit der Bakterien in der Blase von > 4 h zu erwarten (Gatermann et al. 2005; Schubert et al. 2020).

Die kombinierte Bewertung einer Leukozyturie mit einer Bakteriurie erhöht die Aussagekraft des Befundes für oder gegen das Vorliegen einer Harnwegsinfektion (Kouri et al. 2006). Allerdings gibt es verschiedene Faktoren, die die Teststreifenergebnisse verfälschen können (Vitamin C, Urobilinogen, Formaldehyd, Borsäure, Proteinurie, Glukosurie). Keimzahlen $\geq 10^4$ KBE/ml gelten bei akuter Pyelonephritis der Frau und im Mittelstrahlurin bei Männern bereits als signifikante Bakteriurie (Gatermann et al. 2005). Zur diagnostischen Wertigkeit verschiedener Grenzwerte einer Bakteriurie bei einer klinisch symptomatischen Harnwegsinfektion siehe ➤ Tab. 9.2.

Bei einer unkomplizierten unteren Harnwegsinfektion (Zystitis) bei Frauen können auch Keimzahlen $< 10^3$/ml relevant sein (Heytens et al. 2017; Hooton et al. 2013). In diesem Zusammenhang ist die Erfassung der klinischen Symptome sehr wichtig (Alidjanov et al. 2017).

Tab. 9.2 Diagnostische Wertigkeit verschiedener Grenzwerte einer Bakteriurie bei einer klinischen Symptomatik einer Harnwegsinfektion (Kouri et al. 2006; Gatermann et al. 2005)

Urin	Keimzahl [KBE/ml]	Bewertung	Vorhersagewert	
			Positiv	Negativ
Mittelstrahlurin	$< 10^3$/ml	In der Regel keine Infektion	0,88	0,94
	10^3–10^4/ml	Harnwegsinfektion bei entsprechender Klinik möglich	0,92	0,82
	$\geq 10^4$/ml	Harnwegsinfektion wahrscheinlich	0,98	0,65
Einmalkatheterurin	$\geq 10^4$/ml	Hinweis auf Harnwegsinfektion		
Blasenpunktionsurin	Jede Keimzahl	Hinweis auf Infektion		

KBE = koloniebildende Einheiten

Eine asymptomatische Bakteriurie liegt bei fehlender klinischer Symptomatik dann vor, wenn im Mittelstrahlurin im Abstand von 24 h zweimal eine Bakteriurie von $\geq 10^5$ KBE/ml mit der gleichen Art von Mikroorganismen gefunden wurde (Nicolle et al. 2005).

Die quantitative Urinkultur mit Erregeridentifikation und Empfindlichkeitsprüfung ist bei komplizierten und rezidivierenden Harnwegsinfektionen eine unentbehrliche Voraussetzung für jede gezielte Therapiemaßnahme (Wagenlehner et al. 2024; Bonkat et al. 2023).

Zur Einschätzung des Schweregrads einer Entzündungsreaktion und zur Bewertung einer eventuellen Nierenfunktionsstörung sollten insbesondere bei einer komplizierten Harnwegsinfektion weiterführende Untersuchungen veranlasst werden. Dies betrifft die Analyse des Blutbilds, des C-reaktiven Proteins (CRP) und die Erfassung der Blutsenkungsgeschwindigkeit (BSG). Im Rahmen der nephrologischen Diagnostik sind die Erfassung der eGFR (estimated Glomerulare Filtration Rate) und/oder des Cystatin-C-Werts, eventuell auch des Harnstoffs im Serum zu empfehlen (Scherberich et al. 2021). Andere Untersuchungen wie die Bestimmung des Kidney Injury Molecule 1 (KIM-1), von Dickkopf 3 (DKK 3), des Uromodulins, des Tamm-Horsefall-Proteins (THP) oder der N-Acetyl-beta-D-Glucosamindase (NAG) oder die Bestimmung der mitochondrialen DNA im Urin sind aus pathogenetischen Gesichtspunkten interessant, haben jedoch bislang keinen Eingang in die Leitlinien gefunden (Scherberich et al. 2021). Weitere klinische Studien müssen klären, welche diagnostische Relevanz diese Parameter im klinischen Alltag besitzen und ob damit auch eine bessere Risikoabschätzung für septische Krankheitsverläufe möglich wird.

Die Sonographie der Nieren und Harnwege sollte als primäres bildgebendes Verfahren zur Abklärung komplizierender Faktoren eingesetzt werden. Eine radiologische Abdomenübersichtsaufnahme ist bei V.a. eine Steinbildung und zum Nachweis einer emphysematösen Pyelonephritis indiziert. Zur Abklärung spezieller Fragestellungen sollte über die Durchführung eines Computertomogramms (CT), einer Magnetresonanztomographie (MRT) oder einer Nierensequenzszintigraphie (DMSA-Scan) entschieden werden. Die Applikation von Kontrastmittelsubstanzen im Rahmen der bildgebenden Diagnostikverfahren sollte besonders bei einer vorliegenden Nierenfunktionseinschränkung kritisch entschieden werden (Scherberich et al. 2021).

Eine routinemäßige Zystoskopie bei ansonsten gesunden Frauen ist auch bei V.a. eine rezidivierende Harnwegsinfektion nicht indiziert (**Empfehlungsgrad A,** Evidenzstärke IIb; Wagenlehner et al. 2024).

Die Untersuchungsschritte zur Abklärung einer Harnwegsinfektion sind in ➤ Tab. 9.3 aufgeführt.

9.2.1 Erregerspektrum/Erregerempfindlichkeit

Häufigster Erreger unkomplizierter Harnwegsinfektionen ist *Escherichia (E.) coli* (75–86 %). Weiterhin bedeutsam sind *Proteus mirabilis, Klebsiella pneumoniae* oder andere *Klebsiella*-Spezies und *Staphylococcus saprophyticus,* die jeweils etwa 5 % des Erregerspektrums ausmachen (Naber et al. 2008). Andere Erreger sind selten. Enterokokken werden am häufigsten bei Mischinfektionen gefunden (Naber et al. 2008).

Hooton et al. (2013) verglichen Mittelstrahlurin und Katheterurin bei Patientinnen mit Symptomen einer akuten Zystitis. Bei den 202 auswertbaren Urinkulturpaaren wurden Keimzahlen bis 10 KBE/ml (KBE =koloniebildende Einheiten) berücksichtigt. Im Katheterurin waren 142 (70 %) Proben positiv, wobei nur 4 Proben eine Mischkultur aufwiesen. Im Mittelstrahlurin waren 157 (78 %) Proben positiv. Der Nachweis von *E. coli* im Mittelstrahlurin war sehr prädiktiv (93 %) für eine Harnblasenbakteriurie bis zu einer Keimzahl von 10^2 CFU/ml (Spearman's r = 0,944). Im Gegensatz dazu war der Nachweis von Enterokokken (in 10 % der Kulturen) und B-Streptokokken (in 12 % der Kulturen) wenig prädiktiv für eine Harnblasenbakteriurie. Deshalb muss auch beim Mittelstrahlurin in Abhängigkeit von der gefundenen Keimart mit einer gewissen Kontamination aus dem Urogenitalbereich gerechnet werden.

Bakterien müssen aber auch über spezifische Pathogenitätseigenschaften verfügen, um eine klinisch manifeste Erkrankung auslösen zu können (Dobrindt und Hacker 2010).

Die Erregerempfindlichkeit gegenüber den verfügbaren antimikrobiellen Chemotherapeutika ist sehr unterschiedlich in verschiedenen Regionen und Zeitabschnitten (Kahlmeter und Poulsen 2012; Kresken et al. 2014; Naber et al. 2008; Naber et al. 2015).

Ergebnisse einer in Deutschland durchgeführten retrospektiven Studie bei Ärzten, die nicht schwangere Patientinnen (Alter > 12 J.) mit unkomplizierten Harnwegsinfektionen in der Zeit von 2017 bis 2019 behandelten, wurde die Antibiotikaempfindlichkeit von *E. coli* analysiert (Naber et al. 2023). Die Ergebnisse in ➤ Tab. 9.4 zeigen, dass die Resistenzrate für Trimethoprim (TMP) bzw. Cotrimoxazol (TMP/SMX) im Durchschnitt in Deutschland um die 20 % liegt.

Für Fluorchinolone wurde aufgrund vielfältiger unerwünschter Nebenwirkungen ein Rote-Hand-Brief herausgegeben, sodass sie als absolutes Reserveantibiotikum anzusehen sind und aus diesem Grund die Verwendung zur Erstlinientherapie der Harnwegsinfektion nicht mehr zu empfehlen ist (www.bfarm.de/SharedDocs/Risikoinformationen/Pharmakovigilanz/DE/RHB/2023/rhb-fluorchinolone.html).

Bei Patienten mit komplizierten Harnwegsinfektionen ist die Resistenzrate von *E. coli* gegenüber den meisten Antibiotika deutlich höher. Da diese Erkenntnisse nachhaltig antimikrobielle Therapiestrategien beeinflussen, ist die bakteriologische Urindiagnostik wichtig. Die Indikation für eine Urinkultur sollte deshalb abhängig vom klinischen Befund, der aktuellen Risikokonstellation und in Kenntnis der lokalen Resistenzanalysen getroffen werden.

Tab. 9.3 Untersuchungsschritte zur Abklärung einer Harnwegsinfektion

Untersuchungsschritt	Untersuchung/Erfassung
Anamnese	• Frühere Infektionen • Dauer der Infektion • Antibiotikaanamnese • Erfassung der Symptome
Klinischer Befund	Symptom orientierte, physikalische Untersuchung
Labor	• CRP, Leukozyten, BSG • α_2-Globulin • Kreatinin, Cystatin C, eGFR • Natrium, Kalium • Blutzuckerspiegel • Urinstatus • Urinkultur
Bildgebende Diagnostik	• Ultraschall • Abdomenübersicht • Urogramm • CT, MRT • DMSA-Scan

Tab. 9.4 Antibiotikaempfindlichkeit von *E. coli* im Urin von 386 nicht schwangeren Patientinnen (Alter > 12 J.) mit unkomplizierten Harnwegsinfektionen in der Zeit zwischen 2017 und 2019, falls mind. 4 Antibiotikagruppen getestet wurden (Naber et al. 2023).

Antibiotikum	Getestet N [%]	Empfindlich[1] N [%]	Resistent N [%]
Fosfomycin	373 [100 %]	353 [94,6 %]	20 [5,4 %]
Nitrofurantoin	368 [100 %]	344 [93,5 %]	24 [6,5 %]
Mecillinam	364 [100 %]	319 [87,6 %]	45 [12,4 %]
Fluorochinolon[2]	345 [100 %]	327 [94,8 %]	18 [5,2 %]
Cefpodoxim	347 [100 %]	314 [90,5 %]	33 [9,5 %]
TMP, TMP/SMX	268 [100 %]	219 [81,7 %]	49 [18,3 %]

[1] Empfindlich – intermediär empfindlich (Grenzwerte nach EUCAST)
[2] Fluorochinolon = Ciprofoxacin, Levofoxacin, OfloxacinTMP = Trimethoprim; SMX = Sulfamethoxazol

9.3 Therapie

9.3.1 Asymptomatische Bakteriurie

Bei einer asymptomatischen Bakteriurie ist der Urogenitaltrakt durch wenige oder avirulente Bakterienstämme kolonisiert. Es besteht ein geringes Risiko, dass sich aus einer asymptomatischen Bakteriurie eine akute, klinisch symptomatische Entzündung entwickelt. Eine Behandlung sollte nur in der Gravidität, nach einer Organtransplantation, bei einer progredienten Niereninsuffizienz, bei einer dekompensierten Stoffwechselsituation im Rahmen eines Diabetes mellitus (Evidenzstärke IV), vor traumatisierenden Eingriffen am Urogenitaltrakt sowie bei einer deutlichen Beeinträchtigung des Immunsystems durch eine entsprechende Grunderkrankung oder infolge immunsuppressiver Therapiemaßnahmen erwogen werden (Wagenlehner et al. 2024; Bonkat et al. 2023). Der Entscheidungsweg zur Therapie bei einer asymptomatischen Bakteriurie ist in ➤ Tab. 9.5 wiedergegeben.

9.3.2 Untere Harnwegsinfektionen

Unkomplizierte untere Harnwegsinfektionen verursachen keine gravierenden Komplikationen (Evidenzstärke IIc). Bei einer akuten unkomplizierten Zystitis liegt die Spontanheilungsrate bei 30–50 % (Ferry et al. 2005).

Tab. 9.5 Entscheidungen zur Therapie bei einer asymptomatischen Bakteriurie (Wagenlehner et al. 2024; Nicolle et al. 2005)

Nicht notwendig	Möglich (von manchen Experten empfohlen)	Empfohlen
• Dauerkatheter u. permanente Harnableitung • „Gesunde" Mädchen u. Frauen • Ältere Männer u. Frauen (auch in Heimen lebend)	• Intermittierende Blasenkatheterisierung • Kinder mit vesikoureteralem Reflux • Neigung zu Stoffwechselentgleisungen, z. B. bei einer instabilen Stoffwechselsituation bei Diabetes mellitus • Immunsupprimierte Patienten, z. B. nach Nierentransplantation o. ggf. infolge einer Tumortherapie • Patienten mit progredienter Niereninsuffizienz • Nach Entfernung eines Dauerkatheters (bei Risikokonstellation)	• Gravidität • Vor einer traumatisierenden Intervention am Harntrakt

Bei ansonsten gesunden, nicht schwangeren Frauen ist eine routinemäßige Urinkultur vor Therapiebeginn nicht erforderlich. Eine Heilung der Infektion ist innerhalb weniger Tage sehr wahrscheinlich. Unter einer antimikrobiellen Therapie klingen die Beschwerden aber nicht nur rascher ab, sondern es erfolgt auch eine weitgehende Erregerelimination. Durch eine antibiotische Kurzzeitbehandlung, meist über 1–3 d, ist eine effektive Infektionssanierung möglich. Dies gewährleistet eine gute Medikamentenadhärenz und Patienten-Compliance, reduziert Nebenwirkungen und begrenzt den Selektionsdruck für antimikrobielle Resistenz. Zu den Therapieoptionen in Anlehnung an das Behandlungsschema der S3-Leitlinie „Harnwegsinfektion" ➤ Tab. 9.6 (Wagenlehner et al. 2024).

Sollten keine der empfohlenen Antibiotika infrage kommen, könnten orale Cephalosporine, z. B. Cefpodoximproxetil (2 × 100 mg/d für 3 d) oder Trimethoprim (2 × 200 mg/d für 5 d) eingesetzt werden, falls die lokale Erregerresistenz, z. B. von *E. coli,* noch deutlich < 20 % liegt. Die Kombination Trimethoprim-Sulfamethoxazol bietet gegenüber der Trimethoprim-Monotherapie keine Vorteile, sondern fügt nur die möglichen Sulfonamid-Nebenwirkungen hinzu. Aminopenicilline sollten wegen erhöhter Resistenzraten und ansteigender Selektion von Extended-Spectrum-Betalaktamasen (ESBL) und Fluorchinolone wegen möglicher Nebenwirkungen nicht mehr

Tab. 9.6 Empfehlungen zur Antibiotikatherapie bei einer unteren Harnwegsinfektion (Zystitis) bei nicht schwangeren Frauen (Wagenlehner et al. 2024)

Substanz	Tagesdosierung	Therapiedauer
Folgende Antibiotika sollen bei der Therapie der unkomplizierten Zystitis vorzugsweise eingesetzt werden		
Fosfomycin-Trometamol	3000 mg 1 ×	1 d
Nitrofurantoin	50 mg 4 ×/d	7 d
Nitrofurantoin RT Retardform (= makrokristalline Form)	100 mg 2 ×/d	5 d
Nitroxolin	250 mg 3 ×/d	5 d
Pivmecillinam	400 mg 2–3 ×/d	3 d
Trimethoprim soll **nicht** als Mittel der Wahl eingesetzt werden, wenn die lokale Resistenzsituation von *Escherichia coli* > 20 % liegt		
Trimethoprim	200 mg 2 ×/d	3 d
Folgende Antibiotika sollen bei der Therapie der unkomplizierten Zystitis **nicht** als Mittel der ersten Wahl eingesetzt werden		
Cefpodoxim-Proxetil	100 mg 2 ×/d	3 d
Ciprofloxacin[1]	**250 mg 2 ×/d**	**3 d**
Cotrimoxazol	160/800 mg 2 ×/d	3 d
Levofloxacin[1]	**250 mg 1 ×/d**	**3 d**
Norfloxacin[1]	**400 mg 2 ×/d**	**3 d**
Ofloxacin[1]	**200 mg 2 ×/d**	**3 d**

www.bfarm.de/SharedDocs/Risikoinformationen/Pharmakovigilanz/DE/RV_STP/a-f/fluorchinolone-bewegungsapparat.html
www.ema.europa.eu/en/medicines/human/referrals/quinolone-fluoroquinolone-containing-medicinal-products
[1]Siehe Rote-Hand-Brief von BfArM und EMA:

zur Therapie der unkomplizierten Harnwegsinfektionen eingesetzt werden (Bonkat et al. 2023).

Für die empirische Therapie bei jüngeren Männern werden die gleichen Antibiotika wie für Frauen empfohlen. Allerdings ist wegen fehlender Studien Fosfomycin-Trometamol (Einmaltherapie) nicht für Harnwegsinfekte bei Männern zugelassen; geeignet sind Pivmecillinam, Nitroxolin und bei Beachtung des Risikoprofils Nitrofurantoin (Naber et al. 2008; Pfister et al. 2015).

Nichtantibiotische Therapiemaßnahmen

Eine symptomorientierte Behandlung mit nichtsteroidalen Analgetika/Antiphlogistika wurde verschiedentlich untersucht. Dabei zeigte sich eine deutliche Reduktion des Antibiotikaeinsatzes (Gágyor et al. 2015; Kronenberg et al. 2017; Vik et al. 2018). Allerdings wurde unter dieser Strategie eine etwas längere Symptomdauer und geringfügig häufiger eine Pyelonephritis beobachtet, wobei die Rezidivrate nach symptomatischer Therapie jedoch nicht erhöht war (Bleidorn et al. 2016; Bleidorn et al. 2021).

Die Behandlung einer akuten unkomplizierten Zystitis mit pflanzlichen Präparaten, z. B. mit BNO 1045 (Triplekombination aus Liebstöckelwurzeln, Rosmarin und Tausendgüldenkraut) ergab im Vergleich zur antibiotischen Therapie mit Fosfomycin-Trometamol eine Nichtunterlegenheit bezüglich der Einnahme zusätzlicher Antibiotika (Wagenlehner et al. 2018). In dieser Studie konnte auch gezeigt werden, dass sich durch die Therapie mit diesem Phytotherapeutikum die lokale infektionsbedingte Immunreaktion normalisiert (Butler et al. 2023).

Nichtantibiotische Therapiemaßnahmen sollten bei unkomplizierten unteren Harnwegsinfektionen als Behandlungsoption geprüft werden. In jedem Fall sollten diese auch mit den Patientinnen besprochen werden (Wagenlehner et al. 2024). Diese Maßnahmen setzen voraus, dass ein Harnwegsinfekt frühzeitig diagnostiziert wird und bei Verschlechterung der klinischen Situation oder beim Auftreten von Komplikationen unverzüglich entsprechend reagiert werden kann.

9.3.3 Rezidivierende/rekurrierende Harnwegsinfektionen

Bei wiederholten, innerhalb von 4–6 Wo. auftretenden Infektionsereignissen sollte eine mangelnde Compliance gegenüber den empfohlenen Therapiemaßnahmen, das Auftreten resistenter Erreger oder der Einfluss bisher nicht erkannter Risikofaktoren in Erwägung gezogen werden. Derartige Situationen begünstigen das Wiederauftreten akuter Infektionen oder chronischer Krankheitsverläufe. In diesen Fällen sind vor der nächsten Therapieentscheidung eine differenzierte klinische Untersuchung der betroffenen Patientinnen und Patienten sowie eine Urinuntersuchung mit einer mikrobiologischen Analyse angezeigt (Banas und Kramer 2005; Stein, Fünfstück 2008; Vahlensieck 2015).

Da sich im Verlauf einer antimikrobiellen Behandlung Änderungen der Sensitivität durch Induktion von Resistenzmechanismen ergeben können, ist bei rezidivierenden oder rekurrierenden Infektionsereignissen eine differenzierte Urinuntersuchung, v. a. eine Urinkultur und die Analyse hinsichtlich atypischer Infektionserreger (z. B. Pilze, Anaerobier, Viren oder durch Standarduntersuchungen nicht kultivierbare Bakterien) notwendig (**Empfehlungsgrad B,** Evidenzstärke IIa; Wagenlehner et al. 2024).

Re-Infektionsprophylaxe rezidivierender, unkomplizierter Harnwegsinfektionen

Eine rezidivierende Harnwegsinfektion wird angenommen, wenn eine Rezidivrate von ≥ 2 symptomatischen Episoden innerhalb von 6 Mon. oder ≥ 3 symptomatische Episoden innerhalb von 12 Mon. vorliegen (Wagenlehner et al. 2024).

Als Prophylaktika für rezidivierende, unkomplizierte Harnwegsinfektionen sollten gemäß der aktualisierten AWMF-S3-Leitlinie „Antibiotika“ nicht in erster Linie eingesetzt werden (Wagenlehner et al. 2024). Zur Prophylaxe genügen häufig schon ausreichende Trinkmengen, die zumindest 1,5 l/d betragen sollten (Hooton et al. 2018).

Nichtantibiotische Re-Infektionprophylaxe rezidivierender unkomplizierter Harnwegsinfektionen

Nichtantibiotische Maßnahmen bei unkomplizierten unteren Harnwegsinfektionen sind zu empfehlen, da damit potenziellen Resistenzentwicklungen gegenüber Antibiotika und mögliche Kollateralschäden durch Verordnungen derartiger Substanzen begrenzt werden können.

Vielfach werden in der klinischen Praxis zur Re-Infektionsprophylaxe Cranberry-Produkte (Mono- oder Kombinationsprodukte) eingesetzt. In-vitro-Analysen zeigen, dass Proanthocyanidine als Bestandteil der Cranberrys die Adhäsion uropathogener *E. coli* an Uroepithelzellen hemmen (Babar et al. 2021; Gupta et al. 2007; Howell et al. 2010). Durch Studien wird ein positiver präventiver Effekt bezüglich des Einflusses auf die Rezidivrate nachgewiesen (Beerepoot et al. 2013; Fu et al. 2017; Kranz et al. 2022; Luis et al. 2017; Tambunan et al. 2019; Xia et al. 2021). Allerdings belegen Untersuchungen auch, dass das Auftreten symptomatischer Harnwegsinfektionen durch Cranberry-Präparate nicht signifikant verringert werden (Jepson und Craaig 2008; Jepson et al. 2012). Die unterschiedlichen Studienresultate sind möglicherweise auf eine methodische und klinische Heterogenität der Studienpopulationen zurückzuführen.

Der Einsatz von D-Mannose zur Prävention rezidivierender Harnwegsinfektionen basiert auf Einsichten in den bakteriellen Zytoadhärenzprozess. Die D-Mannose besitzt strukturelle Ähnlichkeiten mit jenen Glykoproteinen des Uroepithels (Uroplakin), an die *E. coli* mittels ihrer Typ-1-Fimbrien binden (Wagenlehner et al. 2022). Durch D-Mannose wird auf diese Weise die Adhärenz der Keime an den Uroepithelien blockiert. Die Substanz weist eine mit Antibiotika vergleichbare Wirkung auf und ist zur Prävention rezidivierender Harnwegsinfektionen geeignet (Lenger et al. 2020; Wagenlehner et al. 2022). D-Mannose wird von den Patienten gut vertragen und reduziert sowohl bei Blasenkatheterträgern als auch bei nicht katheterisierten Patienten signifikant die Inzidenz rezidivierender Infektionsereignisse (Kyriakides et al. 2021).

Zur Prävention rezidivierender Infektionen gibt es auch Empfehlungen zum Einsatz von Phytotherapeutika. Der therapeutische Nutzen von Brunnenkresse, Meerettichwurzel, Bärentrauben und Löwenzahn ist allerdings widersprüchlich (Albrecht et al. 2007).

Eine Immunstimulation stellt eine Option zur Beeinflussung der Infektionsereignisse dar. Mit den verfügbaren Präparaten OM 89, MV 140 (Uro-Vaxom®) und Strovac soll die spezifische Immunität durch die Aktivierung humoraler und zellulärer Abwehrmechanismen im Wirtsorganismus verbessert werden. In placebokontrollierten Vergleichsstudien und Einzelbeobachtungen konnte eine signifikante Wirksamkeit nachgewiesen werden (Naber et al. 2009; Naber et al. 2015; Nestler et al. 2022).

Eine weitere Option stellt der Einsatz von Laktobazillen, Pentosanpolysulfat und Methionin dar (Cai et al. 2018; Stapleton et al. 2011; Tseng et al. 2020). Eine direkte Instillation apathogener *E. coli* in die Harnblase wurde nur in kleinen Studien untersucht. Der therapeutische Nutzen dieser Maßnahme ist noch nicht beurteilbar (Sundén et al. 2010).

Mit unterschiedlichen Erfolgsraten und Evidenzgraden können folgende nichtantibiotische Maßnahmen zur Beeinflussung rezidivierender unkomplizierter Harnwegsinfektionen in Betracht gezogen werden:

- Vaginale Applikation von Laktobazillen und Östrogenen (Vahlensieck 2015; Perrotta et al. 2008).
- Einsatz von Cranberry-Produkten und D-Mannose (Jepson und Craaig 2008; Jepson et al. 2012; Wagenlehner et al. 2022; Lenger et al. 2020).
- Immunprophylaxe zur Beeinflussung körpereigener Abwehrmechanismen (Aziminia et al. 2019; Lorenzo-Gómez et al. 2022; Naber et al. 2009; Nestler et al. 2022).
- L-Methionin eignet sich zur Beeinflussung des Wachstumsverhaltens pathogener Mikroorganismen und Reduktion deren Adhäsion am Uroepithel.

In ➤ Tab. 9.7 sind die Empfehlungen entsprechend der EAU-Leitlinie (Bonkat et al. 2023) zusammengefasst.

Tab. 9.7 Empfehlungen für nichtantibiotische Maßnahmen zur Prophylaxe bei rezidivierenden Harnwegsinfektionen bei Frauen ohne sonstige pathologische Veränderungen im Harntrakt (Bonkat et al. 2023)

Empfehlung	Evidenz	Empfehlungsgrad
Erhöhte Flüssigkeitszufuhr	3	Schwach
Vaginale Östrogengabe bei Frauen in der Postmenopause	1b	Stark
Immunoaktive Prophylaxe in allen Altersstufen	1a	Stark
Vaginale o. orale Gabe von Probiotika, die einen nachgewiesenen Regenerationseffekt auf die vaginale Flora haben	1b	Schwach
Cranberry-Produkte (allerdings sollten die Patientinnen darauf hingewiesen werden, dass die Studienlage zum Teil widersprüchlich ist)	1a	Schwach
D-Mannose (Allerdings sollten die Patientinnen darauf hingewiesen werden, dass die Studienlage zum Teil widersprüchlich ist)	2	Schwach
Methamin-Hippurat	1b	Stark
Endovesikale Gabe von Hyaluronsäure o. einer Kombination von Hyaluronsäure u. Chondroitin-Sulfat bei Patientinnen, bei denen weniger invasive Verfahren nicht geholfen haben (allerdings sollten die Patientinnen darauf hingewiesen werden, dass weitere Studien fehlen, die die Ergebnisse der ersten Studien bestätigt haben)	2	Schwach

Re-Infektionsprophylaxe rezidivierender, unkomplizierter Harnwegsinfektionen mit Antibiotika

Falls die Vermeidung von Risikofaktoren oder die nichtantibiotische Re-Infektionsprophylaxe nicht ausreichend erfolgreich waren, sollte mit der Patientin auch die antibiotische Re-Infektionsprophylaxe besprochen werden. Eine Re-Infektionsprophylaxe sollte erst nach der Eradikation einer akuten Infektion beginnen und erst nach kritischer Prüfung und ggf. Beseitigung prädisponierender Faktoren erfolgen. Die Dauer der Behandlung ist von der Risikokonstellation abhängig. Sie kann mehrere Monate betragen (Albert et al. 2004).

Zur antibiotischen Re-Infektionsprophylaxe rezidivierender Harnwegsinfektionen eignen sich drei unterschiedliche Ansätze:

1. Niedrig dosierte Dauergabe eines Antibiotikums (evtl. für die Dauer von 6 Mon.)
2. Selbstmedikation des Patienten nach ärztlicher Beratung bei Kenntnis prädisponierender Einflüsse und in Abhängigkeit der klinischen Symptomatik
3. Postkoitale Einmaleinnahme eines Antibiotikums bei prädisponierten Frauen

Die größten Erfahrungen hinsichtlich einer Re-Infektionsprophylaxe bestehen mit der antibiotischen Langzeitmedikation. Der Erfolg aller Therapiemaßnahmen hängt davon ab, wie effektiv die pathogenen Keime aus dem vaginalen oder fäkalen Reservoir beseitigt werden (Aziminia et al. 2019; Jepson und Craaig 2008). Die Auswahl der geeigneten Antibiotika richtet sich nach dem Ergebnis der mikrobiologischen Analyse. Für eine Dauerprophylaxe kommen Nitrofurantoin (50 mg/d), Trimethoprim/Sulfamethoxazol (40/200 mg 1 ×/d oder 3 ×/Wo.), Fosfomycin (3 g alle 10 d), Cephalexin (125 mg/d) oder Nitroxolin (1 × 250 mg/d) in Betracht. Aufgrund der guten Sensibilitätssituation eignen sich für die

9

Langzeitprophylaxe besonders Nitrofurantoin und Nitroxolin (Aziminia et al. 2019; Gupta et al. 2007). Alle Substanzen sollten vor der Nachtruhe eingenommen werden.

Da aber bei jeder antibiotischen Langzeitprophylaxe die Gefahr der Resistenzentwicklung bedacht werden muss, empfehlen die Leitlinien der AWMF und der Europäischen Gesellschaft für Urologie zunächst eine nichtantibiotische Prophylaxe (Wagenlehner et al. 2024; Bonkat et al. 2023).

9.3.4 Chronische Harnwegsinfektionen

Im Einzelfall ist es sehr wichtig zu unterscheiden, ob eine akute symptomatische Episode einer rekurrierenden bzw. rezidivierenden Harnwegsinfektion oder tatsächlich eine chronische (andauernde) Infektion vorliegt, da die Behandlungsstrategien unterschiedlich sind. Chronische Infektereignisse sind immer auch komplizierte Harnwegsinfektionen, deren Sanierung durch eine Akutbehandlung nur dann möglich ist, wenn die zugrunde liegenden komplizierenden Faktoren wirksam korrigiert oder eliminiert werden können. Wichtige **prädisponierende Faktoren,** die chronische Infektionsverläufe begünstigen, sind:

- Beeinträchtigungen der Organfunktion infolge des Alterungsprozesses und verschiedener Grunderkrankungen (Diabetes mellitus, Niereninsuffizienz)
- Urologische Komplikationen (Restharnbildung, Inkontinenz, Dauerkatheter, andere Harnableitungen)
- Neurologische Komplikationen (Demenz, Erkrankung der Wirbelsäule, Morbus Parkinson, Apoplexie-Syndrom)
- Alterationen des Immunsystems (Störungen der humoralen/zellulären Immunität, Funktionsbeeinträchtigungen der Granulozyten)
- Lokale Faktoren (Störungen der Mikroflora, Entzündungen u. a.)

PRAXISTIPP

Zur Beeinflussung rezidivierender, unkomplizierter Harnwegsinfektionen sollten Antibiotika nicht vorrangig eingesetzt werden. Zur Prophylaxe genügen häufig schon ausreichende Trinkmengen, die zumindest 1,5 l/d betragen sollten und die Verordnung von Spasmoanalgetika. Weiterhin kann der Einsatz von Phytotherapeutika, L-Methionin, D-Mannose und immunstimulierenden Pharmazeutika sowie Cranberry-Präparaten und einer Lokaltherapie mit Laktobazillen erwogen werden. Die Auswahl dieser Maßnahmen ist von der Erfahrung der Ärzte und von den Wünschen der betroffenen Patienten abhängig.

9

INFO

Therapeutische Maßnahmen müssen die Lokalisation der Infektion und eventueller Risikokonstellationen berücksichtigen. Bei einer unkomplizierten unteren Harnwegsinfektion (Zystitis) ist meist eine antibiotische Kurzzeittherapie ausreichend; es sollten auch nichtantibiotische Maßnahmen als Therapieoptionen in Betracht gezogen werden. Eine Infektion der Nieren kann sich auch aus einer unkomplizierten unteren Harnwegsinfektion entwickeln. Bei der Auswahl antimikrobieller Wirkstoffe sind das individuelle Risiko des Patienten, das Erregerspektrum sowie pharmakokinetische und pharmakodynamische Kriterien der Wirkstoffe zu beachten, um Gefährdungen durch unerwünschte Arzneimittelwirkungen und das Risiko von Resistenzentwicklung zu begrenzen.

9.3.5 Obere Harnwegsinfektionen

Bei einer Pyelonephritis ist eine Behandlung so früh wie möglich zu beginnen. Eine akute bakterielle Infektion stellt eine potenziell lebensbedrohliche Erkrankung dar, kann zudem eine tubulointerstitielle Schädigung herbeiführen, die eine Störung der Nierenfunktion zur Folge haben kann sowie eine Chronifizierung der Erkrankung und eine Abszedierung verursachen. Bei der akuten unkomplizierten oberen Harnwegsinfektion soll eine wirksame Antibiotikatherapie so früh wie möglich zum Einsatz kommen (**Empfehlungsgrad A,** Evidenzstärke Ic; Wagenlehner et al. 2024).

Vor Beginn jeder Therapie muss eine Urinkultur angelegt werden, um ggf. die Therapie so rasch wie möglich dem mikrobiologischen Befund anpassen zu können (Fünfstück et al. 2012). Bei Zeichen der systemischen Infektion ist die zusätzliche Entnahme von Blutkulturen sinnvoll.

Bei der kalkulierten Auswahl eines Antibiotikums sind folgende Kriterien zu berücksichtigen:

- Individuelles Risiko des Patienten
- Erregerspektrum und Antibiotikaempfindlichkeit (basierend auf Kenntnissen von Vorbefunden)
- Effektivität der antimikrobiellen Substanz hinsichtlich des mikrobiologischen Untersuchungsergebnisses und Dosierung des Antibiotikums in Abhängigkeit von der Nieren- und Leberfunktion
- Unerwünschte Arzneimittelwirkungen (Risiko für evtl. Kollateralschäden)
- Auswirkungen auf die individuelle Resistenzsituation bei dem betroffenen Patienten und Folgen für die Umgebung.

Besonders bei einer empirischen Therapieentscheidung müssen Erkenntnisse über das Erregerspektrum und verfügbare Informationen zu lokalen Resistenzentwicklungen bei der Auswahl eines Antibiotikums berücksichtigt werden.

Beim Ausschluss von Risikokonstellationen (progrediente Niereninsuffizienz, instabile Stoffwechselsituation bei Diabetes mellitus, Obstruktionen) kann eine obere Harnwegsinfektion mit einem oralen Antibiotikum behandelt werden (**Empfehlungsgrad B,** Evidenzstärke Ib). Bei schweren Infektionen mit systemischen Begleiterscheinungen wie Übelkeit, Erbrechen, Kreislaufinstabilität, insbesondere bei klinisch manifesten Risikofaktoren, sollte die Therapie initial mit hohen Dosen parenteral applizierter Antibiotika begonnen und nach Besserung der Symptomatik auf eine orale Verordnung gewechselt werden (**Empfehlungsgrad B;** Evidenzstärke Ib). Eine stationäre Versorgung dieser Patienten bis zur Infektionskontrolle ist erforderlich.

Bei einer akuten Pyelonephritis ist eine empirische Therapie mit Cephalosporinen der Gruppen 2 und 3 vertretbar. Aminopenicilline und Co-trimoxazol sollten wegen der relativ hohen Resistenzraten dafür nicht eingesetzt werden (**Empfehlungsgrad A,** Evidenzstärke Ib). Dagegen kann ein Aminopenicillin + Betalaktamase-Inhibitor (BLI) bei entsprechend günstiger lokaler Resistenzlage (deutschlandweit gibt es große Unterschiede) auch oral sinnvoll sein. Parenterale Acylaminopenicilline (ggf. + BLI) sind meistens eine mögliche Variante, auch um Fluorchinolone wegen der möglichen Nebenwirkungen (Rote-Hand-Brief) einzusparen, die nur dann eingesetzt werden, wenn aufgrund der Resistenzlage keine der anderen empfohlenen Antibiotika infrage kommen.

Urosepsis bei Erwachsenen macht etwa 25 % aller Sepsisfälle aus und wird meistens verursacht durch komplizierte obere Harnwegsinfektionen (Wagenlehner et al. 2007). Die Letalität der Erkrankung liegt jedoch i. d. R. deutlich unter der anderer Sepsisentitäten (Wagenlehner et al. 2007; Bonkat et al. 2023). Dies mag darauf zurückzuführen sein, dass die Quelle der Infektion leichter drainiert werden kann im Vergleich zu anderen Sepsisformen (Wagenlehner et al. 2007). Die Antibiotikaauswahl erfolgt empirisch oder kalkuliert nach vorheriger Abnahme von Urin- und Blutkulturen. Die Dosierung des Antibiotikums sollte generell hoch sein und muss dessen spezifische pharmakokinetische und pharmakodynamische Eigenschaften berücksichtigen. Nach Entfieberung und Beseitigung komplizierender Faktoren sollten die Therapiemaßnahmen noch für mindestens 5 d fortgeführt werden (Naber et al. 2015). Die Behandlungsempfehlungen nach der AWMF-S3-Leitlinie „Harnwegsinfektion“ und der Paul-Ehrlich-Gesellschaft für Chemotherapie „Parenterale Initialtherapie bakterieller Erkrankungen“ sind in ➤ Tab. 9.8 aufgeführt (Wagenlehner et al. 2024a).

MERKE

Fluorochinolone (Ciprofloxacin, Levofloxacin) entsprechend Rote-Hand-Brief des BfArM und der EMA nicht in der Gravidität, nur unter strenger Indikationsstellung entsprechend Sensibilitätstestung und nach Aufklärung des Patienten einsetzen, falls keine Alternative verfügbar.

Antibiotikaterapie bei Niereninsuffizienz

Bei der Therapie von Harnwegsinfektionen beim Vorliegen einer Niereninsuffizienz wird die Dosierung entsprechend dem Grad der Niereninsuffizienz und dem Ausscheidungsmodus des jeweiligen Antibiotikums angepasst. Bei einer Dosisanpassung sollten Patientenfaktoren (z. B. Schwere des Infekts), Behandlungsfaktoren (z. B. Zeitpunkt der Dialyse, Membrantyp) und Arzneimittelfaktoren

Tab. 9.8 Empfehlungen zur empirischen parenteralen Antibiotikainitialtherapie bei Infektionen der Nieren und des Urogenitaltrakts (Antibiotika nach Gruppen gelistet; Wagenlehner et al. 2024a)

Diagnose	Typische Erreger	Therapieempfehlung	Tagesdosis	Therapiedauer	EG
Akute unkomplizierte Pyelonephritis	*E. coli* *Proteus mirabilis* *Klebsiella pneumoniae* Andere Enterobacterales *S. saprophyticus* (selten)	Cefotaxim	3 × 2 g	5–7 d[4]	A
		Ceftriaxon[1, 3, 6]	1 × 1–2 g		A
		Piperacillin/Tazobactam[1, 3]	3 × 4 g/500 mg		A
		Cefepim[1, 3]	2–3 × 2 g		B
		Ciprofloxacin[10]	2 × 400 mg		A
		Levofloxacin[10]	1 × 750 mg		A
		Gentamicin	1 × 6–7 mg/kg		B
		Amikacin[3]	1 × 15 mg/kg		B
		Amoxicillin/Clavulansäure[7]	3 × 2 g/200 mg		C
Harnwegsinfektionen • Kompliziert • Nosokomial • Katheterassoziiert	*E. coli* *Klebsiella* spp. *Proteus* spp. *Enterobacter* spp. Andere Enterobacterales *P. aeruginosa* Enterokokken Staphylokokken	Cefotaxim	3 × 2 g	Bis 3–5 d nach Entfieberung bzw. Beseitigung des komplizierenden Faktors	A
		Ceftriaxon[1, 3, 6]	1 × 1–2 g		A
		Ceftazidim[2]	3 × 2 g		A
		Piperacillin/Tazobactam[1, 3]	3 × 4 g/500 mg		A
		Cefepim[1, 3]	2 × 1–2 g		B
		Ciprofloxacin[1, 10]	2 × 400 mg		A
		Levofloxacin[10]	1 × 750 mg		A
		Temocillin[8]	2–3 × 2 g		B
		Fosfomycin[9]	4 × 4 g o. 3 × 6 g		B
		Ertapenem	1 × 1 g		B
		Imipenem/Cilastatin[1]	4 × 500/500 mg–4 × 1/1 g		B
		Meropenem[1]	3 × 1–2 g		B
		Amoxicillin/Clavulansäure[7]	3 × 2 g/200 mg		C

(Forts.)

Tab. 9.8 Empfehlungen zur empirischen parenteralen Antibiotikainitialtherapie bei Infektionen der Nieren und des Urogenitaltrakts (Antibiotika nach Gruppen gelistet: Wagenlehner et al. 2024a) *(Forts.)*

Diagnose	Typische Erreger	Therapieempfehlung	Tagesdosis	Therapiedauer	EG
Akute Prostatitis Prostataabszess	*E. coli* Andere Enterobacterales *P. aeruginosa* Enterokokken Staphylokokken	Cefotaxim	3 × 2 g	2–4 Wo.	B
		Ceftriaxon[6]	1 × 1–2 g		B
		Ceftazidim	3 × 2 g		B
		Cefepim	2 × 1–2 g		B
		Ciprofloxacin[1, 5, 10]	2 × 400 mg		B
		Levofloxacin[5, 10]	1 × 750 mg		B
		Amoxicillin/Clavulansäure[7]	3 × 2 g/200 mg		C
		Piperacillin/Tazobactam	3 × 4 g/500 mg		B
		Ertapenem	1 × 1 g		B
		Imipenem/Cilastatin	3–4 × 500/500 mg		B
		Meropenem	3 × 1–2 g		B

EG = Empfehlungsgrad; ED = Einmaldosierung
[1] Niedrigere Dosis in Studien getestet, höhere Dosis empfohlen von Experten
[2] Nicht als Monosubstanz bei akuter unkomplizierter Pyelonephritis untersucht
[3] Dasselbe Protokoll für akute unkomplizierte Pyelonephritis u. komplizierte Harnwegsinfektionen (Stratifizierung nicht immer möglich)
[4] Therapiedauer in Studien parenteral und oral
[5] Wenn kein Fluorchinolon in der Anamnese
[6] Hohe hepatobiliäre Sekretion führt zur Selektion resistenter Erreger
[7] Bei lokalen Resistenzraten < 10–20 %
[8] Bei Infektionen durch ESBL-bildende Enterobacterales; keine Aktivität gegenüber Nonfermentern
[9] Geringe Aktivität gegenüber Nonfermentern
[10] Fluorchinolone besitzen ein erhöhtes Risiko für z. T. irreversible Kollateralschäden. Dies betrifft Gefahren besonders am Bindegewebe, der Muskulatur und es können Veränderungen am Nervensystem (Neuropathie, Depressionen, Fatique und Beeinträchtigung der Sinneswahrnehmung) auftreten.

(z. B. Ausmaß der Abhängigkeit von der Nierenfunktion, Pharmakodynamik) berücksichtigt werden. Je nach gewählter Dosisanpassung (Reduktion der Einzeldosis, Verlängerung des Dosierungsintervalls) ist mit unterschiedlichen Konzentrationsverläufen zu rechnen (> Kap. 16). Ein therapeutisches Drug-Monitoring kann helfen, die individuell beste Dosierung für einen Patienten zu finden (Czock und Keller 2014).

MERKE

Eine **untere Harnwegsinfektion** ist durch die typische Lokalisation und klinische Symptomatik gekennzeichnet. In den meisten Fällen ist die Infektion auch gut durch eine antibiotische Kurzzeittherapie oder durch spasmoanalgetische Medikamente beeinflussbar. Bei einer **oberen Harnwegsinfektion** (Pyelonephritis) sind oftmals komplizierende Faktoren, z. B. anatomische oder funktionelle Anomalien, Stoffwechselstörungen oder eine Immunsuppression nachweisbar. Diese Situationen müssen bei einer Therapieentscheidung berücksichtigt werden. Die Dosierung der antimikrobiellen Chemotherapeutika muss bei einer Nierenfunktionsstörung dem Stadium der Niereninsuffizienz angeglichen werden.

9.4 Zusammenfassung

Harnwegsinfektionen gehören zu den häufigsten bakteriell bedingten Erkrankungen. Sie treten sporadisch akut, rezidivierend oder chronisch auf. Aufgrund der klinischen Symptome werden Infektionen der unteren und oberen Harnwege unterschieden. Bei strukturellen und funktionellen Veränderungen im Harntrakt, in der Schwangerschaft, bei Diabetes mellitus, bei chronischer Niereninsuffizienz sowie nach einer Nierentransplantation können schwerwiegende Komplikationen auftreten. Für Diagnostik- und Therapieentscheidungen sind diese Faktoren zu beachten. Harnwegsinfektionen werden v. a. durch gramnegative Erreger, v. a. uropathogene *E. coli*, verursacht, die über entsprechende Virulenzfaktoren verfügen. Die Resistenzzunahme gegenüber vielen Antibiotika erschwert empirische Therapieentscheidungen. Aus diesem Grund sollte häufiger eine Urinkultur zur individuellen Therapiekontrolle, aber auch zur Kenntnis der lokalen Resistenzverhältnisse durchgeführt werden. Asymptomatische Bakteriurien sind vorrangig als Kolonisationen der Harnwege durch potenziell pathogene Keime zu betrachten und sollten nur während der Schwangerschaft, nach einer Organtransplantation, vor traumatisierenden Eingriffen im Harntrakt und bei schwerwiegenden Störungen der humoralen oder zellulären Abwehr behandelt werden. Rezidivierende und chronische Infektionsverläufe werden v. a. durch wirtspezifische Faktoren begünstigt. Um Rezidive zu verhindern, werden Antibiotika in reduzierter Dosis, aber auch nichtantibiotische Strategien mit unterschiedlichen Erfolgsraten eingesetzt. Die Sanierung chronischer (andauernder) Harnwegsinfektionen ist nur möglich, wenn die zugrunde liegenden komplizierenden Faktoren deutlich verbessert oder eliminiert werden können.

LEITLINIEN

Bonkat G, Pickard R, Bartoletti R et al.: EAU guidelines on urological infections. European Association of Urology (2023). http://uroweb.org/guideline/urological-infections/.

Kouri T, Forgazzi G, Gant V et al.: European urinanalysis guidelines. Scand Clin Lab Invest 60 (Supp. 231) (2006) 1–96.

Nicolle LE, Bradley S, Colgan R et al.: Infectious Diseases Society of America guidelines for the diagnosis and treatment of asymptomatic bacteriuria in adults. Clin Infect Dis 40 (2005) 643–654.

Wagenlehner F, Fünfstück R, Hoyme U et al.: Kalkulierte parenterale Initialtherapie bakterieller Infektionen: Infektionen der Nieren und des Urogenitaltrakts. PEG-Empfehlungen. S2k-LL (2024a) (im Druck)

Wagenlehner F, Kranz J, Schmiemann G et al.: S3 Leitlinie: Epidemiologie, Diagnostik, Therapie, Prävention und Management unkomplizierter, bakterieller, ambulant erworbener Harnwegsinfektionen bei Erwachsenen. Deutsche Gesellschaft für Urologie e. V. (Hrsg.): Aktualisierung 2024b. Langversion, 3.0, AWMF-Registernummer 043/044. https://register.awmf.org/de/leitlinien/detail/043-044.

Literatur

Albert X, Huertas I, Pareiro II, et al.: Antibiotics for preventing recurrent urinary tract infection in non-pregnant women. Cochrane Database Syst Rev (2004) CD001209.

Albrecht U, Goos KH, Schneider B: A randomised, double-blind, placebo-controlled trial of a herbal medicinal product containing Tropaeoli majoris herba (nasturtium) and Armoraciae rusticanae radix (horseradish) for the prophylactic treatment of patients with chronically recurrent lower urinary tract infections. Curr Med Res Opin 23 (2007) 2415–2422.

Alidjanov JF, Pilatz A. Abdufattaev UA et al.: Neuer Fragebogen zur deutschen Validierug des „Acute Cystitis Symptom Score". Der Urologe 56 (2017) 364–366.

Aziminia N, Hadjipavlou M, Philippou Y et al.: Vaccines for the prevention of recurrent urinary tract infections: a systematic review. BJU Int 123 (2019) 753–768.

Babar A, Moore L, Leblanc V et al.: High dose versus low dose standardized cranberry proanthocyanidin extract for the prevention of recurrent urinary tract infection in healthy women: a double-blind randomized controlled trial. BMC Urol 21 (2021) 44. https://doi.org/https://doi.org/10.1186/s12894-021-00811-w.

Banas B, Kramer BK: Therapie und Prophylaxe rezidivierender Harnwegsinfekte. Internist 46 (2005) 1360–1366.

Beerepoot MAJ, Geerlings SE, van Haarst EP et al.: Nonantibiotic prophylaxis for recurrent urinary tract infections: a systematic review and meta-analysis of randomized controlled trials. J Urol 190 (2013) 1981–1989.

Bleidorn J, Gágyor I, Schmiemann G: Harnwegsinfektionen – Sind immer Antibiotika nötig? Nieren- und Hochdruckk. 50 (2021) 1–4.

Bleidorn J, Hummers-Pradier E, Schmiemann G et al.: Rezidive und Komplikationen nach symptomatischer versus antibiotischer Behandlung unkomplizierter Harnwegsinfekte: Follow-up einer randomisiert-kontrollierten Studie. GMS German Medical Science 14 Doc01 (2016). doi: https://doi.org/https://doi.org/10.3205/000228.

Butler DSC, Wagenlehner F, Höller M et al.: Phytotherapy (BNO 1045) of acute lower uncomplicated urinary tract infection in women normalizes local host responses. Urol Int 107 (2023) 778–784. doi: https://doi.org/10.1159/000531206.

Cai T, Cocci A, Tiscione D et al.: L-Methionine associated with Hibiscus sabdariffa and Boswellia serrata extracts are not inferior to antibiotic treatment for symptoms relief in patients affected by recurrent uncomplicated urinary tract infections: Focus on antibiotic-sparing approach. Archivio Italiano di Urologia e Andrologia 90 (2018) 97–100. doi: https://doi.org/10.4081/aiua.2018.2.97.

Cooper TE, Teng C, Howell M et al.: D-mannose for preventing and treating urinary tract infections. Cochrane Database Syst Rev 8 (2022) CD013608. doi: https://doi.org/10.1002/14651858.CD013608.pub2.

Czock D, Keller F. Antibiotikadosierung bei Dialysepatienten. Nephrologe 9 (2014) 477–487. https://doi.org/https://doi.org/10.1007/s11560-014-0928-3.

Dobrindt U, Hacker J: Uropathogens and virulence factors. In: Naber KG, Schaeffer AJ, Heyns CF et al. (Eds.): Urogenital Infections. European Association of Urology 2010; 4–22.

Ferry SA, Holm SE, Stenlund H et al.: The natural course of uncomplicated lower urinary tract infection in women illustrated by a randomized placebo controlled study. Scand J Infect Dis 36 (2005) 296–301.

Fünfstück R, Naber KG, Stromaier WL et al.: Rationale Therapiestrategien bei Harnwegsinfektionen. Nieren und Hochdruckerkrankungen 53 (2024) x–y (im Druck). doi: https://doi.org/10.5414/NHX02371.

Fünfstück R, Wagenlehner FM, Ölschläger T et al.: Harnwegsinfektion: Zystitis, Pyelonephritis, Urosepsis. Dtsch Med Wochenschr 137 (2012) 198–201.

Fu Z, Liska DA, Talan D, Chung M: Cranberry reduces the risk of urinary tract infection recurrence in otherwise healthy women: a systematic review and meta-analysis. J Nutr 147 (2017) 2282–2288. doi: https://doi.org/10.3945/jn.117.254961.

Gágyor I, Bleidorn J, Kochen MM et al.: Ibuprofen versus fosfomycin for uncomplicated urinary tract infection in women: randomised controlled trial. BMJ 351 (2015) h6544.

Gatermann G, Fünfstück R, Handrick W et al.: Harnwegsinfektionen. Mikrobiologisch-infektiologische Qualitätsstandards (MiQ). München: Elsevier Utban & Fischer (2005).

Gupta K, Chou MY, Howell A et al.: Cranberry products inhibit adherence of p-fmbriated Escherichia coli to primary cultured bladder and vaginal epithelial cells. J Urol 177 (2007) 2357–2360.

Heytens S, De Sutter A, Coorevits L et al. Women with symptoms of a urinary tract infection but a negative urine culture: PCR-based quantification of Escherichia coli suggests infection in most cases. Clin Microbiol Infect 23 (2017) 647–652.

Hooton TM, Roberts PL, Cox ME et al.: Voided midstream urine culture and acute cystitis in premenopausal women. N Engl J Med 369 (2013) 1883–1891.

Hooton TM, Vecchio M, Iroz A et al.: Effect of increased daily water intake in premenopausal women with recurrent urinary tract infections: a randomized clinical trial. JAMA Intern Med 178 (2018) 1509–1515.

Howell AB, Botto H, Combescure C et al.: Dosage effect on uropathogenic Escherichia coli anti-adhesion activity in urine following consumption of cranberry powder standardized for proanthocyanidin content: a multicentric randomized double blind study. BMC Infect Dis 10 (2010) 94.

Jepson RG, Craaig JC: Cranberry for preventing urinary tract infections. Cochrane Database Syst Rev (2008) CD001321.

Jepson RG, Williams G, Craig JC: Cranberries for preventing urinary tract infections.

Cochrane Database Syst Rev 10 (2012) CD001321.

Kahlmeter G, Poulsen HO: Antimicrobial suspectibility of Escherichia coli from community-acquired urinary tract infection in Europe: the ECO-SENS study revisited. Int J Anitmicrob Agents 39 (2012) 45–51.

Kranz J, Lackner J, Künzel U et al.: Phytotherapy in adults with recurrent uncomplicated cystitis. A systematic review. Dtsch Arztebl Int 119 (2022) 353–360.

Kresken M, Pfeifer Y, Hafner D et al.: Working Party Antimicrobial Resistance of the Paul-Ehrlich-Society for Chemotherapy. Occurrence of multidrug resistance to oral antibiotics among Escherichia coli urine isolates from outpatient departments in Germany: extended-spectrum-β-lactamases and the role of fosfomycin. Int J Antimicrob Agents 44 (2014) 295–300.

Kronenberg A, Bütkofer L, Odutayo A et al.: Symptomatic treatment of uncomplicated lower urinary tract infection in the ambulatory setting: randomized, double blind trial. Brit Med J 359 (2017) j4784. doi: https://doi.org/10.1136/bmj.j4784.

Kyriakides R, Jones P, Somani BK: Role of D-mannose in the prevention of recurrent urinary tract infections: evidence from a systematic review of the literature. Eur Urol Focus 7 (2021) 1166–1169. doi: https://doi.org/10.1016/j.euf.2020.09.004.

Lenger SM, Bradley MS, Thomas DA et al.: D-mannose vs other agents for recurrent urinary tract infection prevention in adult women: a systematic review and meta-analysis. Am J Obstet Gynecol 223 (2020) 265.e1–265.e13. doi:https://doi.org/10.1016/j.ajog.2020.05.048.

Lorenzo-Gómez M-F, Foley S, Nickel JC et al.: Sublingual MV140 for prevention of recurrent urinary tract infections. NEJM Evid 1 (2022). DOI: https://doi.org/10.1056/EVIDx2200081.

Luís Â, Domingues F, Pereira L: Can cranberries contribute to reduce the incidence of urinary tract infections? A systematic review with meta-analysis and trial sequential analysis of clinical trials. J Urol 198 (2017) 614–621. doi: https://doi.org/10.1016/j.juro.2017.03.078.

Naber KG, Cho YH, Matsumoto T et al.: Immunactive prophylaxis of recurrent urinary tract infections: a meta-analysis. Int J Antimicrob Agents 33 (2009) 111–119.

Naber KG, Fünfstück R, Wagenlehner FM: Aktuelle Empfehlungen zur Antibiotikatherapie von Harnwegsinfektionen. Urologic Scan 1 (2015) 57–78.

Naber KG, Schito G, Botto H et al.: Surveillance study in Europe and Brazil on clinical aspects an Antimicrobial Resistance – Epidemiology in Female with Cystitis (ARESC): implications for empiric therapy. Eur Urol 54 (2008) 1164–1175.

Naber KG, Wagenlehner F, Kresken M et al.: Escherichia coli resistance, treatment patterns and clinical outcomes among females with uUTI in Germany: a retrospective physician-based chart review study. Sci Rep 13 (2023) 12077.

Nestler S, Peschel C, Horstmann AH et al.: Prospective multicentre randomized double-blind placebo-controlled parallel group study on the efficacy and tolerability of StroVac® in patients with recurrent symptomatic uncomplicated bacterial urinary tract infections. Int Urol Nephrol 55 (2022) 9–16. https://doi.org/https://doi.org/10.1007/s11255-022-03379-y.

Perrotta C, Aznar M, Mejia R et al.: Oestrogens for preventing recurrent urinary tract infections in postmenopausal women. Cochrane Datebase Syst Rev (2008) CD005131.

Pfister W, Fünfstück R, Sobke A et al.: Untersuchungen zur Resistenz von Erregern bei Harnwegsinfektionen stationärer Patienten gegenüber Nitoxolin. Nieren-und Hochdruckkrankh 7 (2015) 294–298.

Scherberich J, Fünfstück R, Naber KG: Urinary tract infections in patients with renal insufficiency and dialysis – epidemiology, pathogenesis, clinical symptoms, diagnosis and treatment. Review article. GMS Inf Dis 9 (2021) ISSN 2195–883123.

Schubert S, Podschun R, Gatermann S et al.: Harnwegsinfektionen. Qualitätsstandards in der mikrobiologisch-infektiologischen Diagnostik im Auftrag der Deutschen Gesellschaft für Hygiene und Mikrobiologie (DGHM). Herausgegeben von Podbielski A, Abele-Horn M, Becker et al. MIQ 2/2020 (3. A.), Elsevier GmbH.

Stapleton AE, Au-Yeung M, Hooton TM et al.: Randomized, placebo-controlled phase 2 trial of a Lactobacillus crispatus probiotic given intravaginally for prevention of recurrent urinary tract infection. Clin Infect Dis 52 (2011) 1212–1217. doi: https://doi.org/10.1093/cid/cir183.

Stein G, Fünfstück R: Medikamentöse Therapie von Harnwegsinfekten. Internist 49 (2008) 747–755.

Sundén F, Håkansson L, Ljunggren E et al.: Escherichia coli 83972 bacteriuria protects against recurrent lower urinary tract infections in patients with incomplete bladder emptying. J Urol 184 (2010) 179–185.

Tambunan M, Rahardjo H: Cranberries for women with recurrent urinary tract infection: a meta-analysis. Medical Journal of Indonesia 28 (2019) 268–275.

Tseng CS, Chang SJ, Meng E et al.: The efficacy of pentosan polysulfate monotherapy for preventing recurrent urinary tract infections in women: a multicenter open-label randomized controlled trial. J Formos Med Assoc 119 (2020) 1314–1319. doi: https://doi.org/10.1016/j.jfma.2019.11.007.

Vahlensieck W: Therapiestrategien bei chronisch-rezidivierenden Harnwegsinfektionen. Nieren- und Hochdruckkrankh 44 (2015) 299–306.

Vik I, Bollestad M, Grude N et al.: Ibuprofen versus pivmezillinam for uncomplicated urinary tract infection in women – A double blind randomized non inferiority trial. PLoS Med 15 (2018) e1002569. doi: https://doi.org/10.1371/journal.pmed.1002569.

Wagenlehner FM, Abramov-Sommariva D, Höller M et al.: Non-antibiotic herbal therapy (BNO 1045) versus antibiotic therapy (fosfomycin trometamol) for the treatment of acute lower uncomplicated urinary tract infections in women: a double-blind, parallel-group, randomized, multicentre, non-inferiority phase III trial. Urol Int 101 (2018) 327–336.

Wagenlehner F, Lorenz H, Ewald O, Gerke P: Why D-mannose may be as efficient an antibiotics in the treatment of acute uncomplicated lower urinary tract infections – preliminary considerations and conclusions from a non-interventional study. Antibiotics 11 (2022) 314. https://doi.org/doi.org/10.3390/ antibiotics11030314.

Wagenlehner F, Weidner W, Naber KG: An update on uncomplicated urinary tract infections in women. Curr Opin Urol 19 (2009) 368–374.

Wagenlehner FME, Weidner W, Naber KG: Optimal management of urosepsis from the urological perspective. Int J Antimicr Agents 30 (2007) 390–397.

Williams G, Hahn D, Stephens JH et al.: Cranberries for preventing urinary tract infections. Cochrane Database Syst Rev 4 (2023) CD001321.

Xia J-U, Yang C, Xu D-F et al.: Consumption of cranberry as adjuvant therapy for urinary tract infections in susceptible populations: A systematic review and meta-analysis with trial sequential analysis. PLoS One 16 (2021) e0256992. doi: https://doi.org/10.1371/journal.pone.0256992.

II Nach Gruppen

10 Fieber unklarer Genese (FUO) 135

11 Blutstrominfektionen 143

12 Exanthematische Infektionen (sog. Kinderkrankheiten) . . 149

13 Infektionen bei Immunsuppression 161

14 Pilzinfektionen 171

15 Nosokomiale Infektionen 175

16 Sexuell übertragbare Erkrankungen 185

17 HIV-Infektion und AIDS 197

18 Tuberkulose und nichttuberkulöse Mykobakteriosen 209

19 Seltenere einheimische systemische Infektionskrankheiten 229

20 Einheimische parasitäre Erkrankungen 247

21 Wichtige importierte Infektionskrankheiten 265

22 Emerging Infections 277

KAPITEL

10 Fieber unklarer Genese (FUO)

Sven Kalbitz

10.1 Definition und Basisinformation

Die auch heute noch verwendete Definition des Fiebers unklarer Genese (**Fever of Unknown Origin,** FUO) stützt sich auf eine Fallserie von 100 Patienten aus dem Jahr 1961 (Petersdorf, Beeson 1961). Definiert wurde FUO als Körpertemperatur > 38,3 °C (101 °Fahrenheit) über einem Zeitraum von 3 Wo., wobei eine Woche intensiver, stationärer Diagnostik erfolgen sollte. Aufgrund der deutlich suffizienteren ambulanten Diagnostik ist das einwöchige stationäre Diagnostikfenster heutzutage nicht mehr erforderlich.

Einige Autoren reduzieren die Dauer des Fiebers noch weiter auf 3 d bzw. 3 ambulante Vorstellungen. Allen Definitionen ist jedoch gleich, dass eine Basisdiagnostik erfolgt sein muss. Eine einheitliche Definition dieser Basisdiagnostik existiert nicht.

Eine spezifischere Einteilung des FUO ist in „klassisches FUO", „immundefizienzassoziiertes FUO" „nosokomiales FUO" sowie „reiseassoziiertes FUO" möglich (➤ Tab. 10.1; Durack, Street 1991; Haidar, Singh 2022).

Es gibt weit über 200 verschiedene maligne, rheumatologische, infektiologische und inflammatorische Erkrankungen, die FUO hervorrufen können.

In einer Kohorte von 3164 Patienten wurden in 37,8 % der Fälle infektiologische, in 20,9 % autoimmune und in 11,6 % maligne Erkrankungen als Ursache des FUO identifiziert. Trotz intensiver Aufarbeitung blieben 23,2 % der FUO-Fälle unklar (Fusco et al. 2019).

Bei der prozentualen Verteilung, den Ursachen und diagnostischen Pfaden müssen sowohl geographische als auch sozioökonomische Aspekte beachtet werden.

Ein effizienter Umgang mit verfügbaren Ressourcen stellt eine der größten Herausforderungen des Krankheitsbilds dar.

Tab. 10.1 Einteilung des FUO

Bezeichnung	Charakteristika
Klassisch	Fieber (≥ 38,3 °C) über einen Zeitraum von mind. 3 Wo.; 3 ambulante Konsultationen oder 3 d intensive Diagnostik im Krankenhaus
Nosokomial	Hospitalisierung > 24 h, 3 d intensive Diagnostik
Immundefizienzassoziiert	> 4 Wo. ambulant oder > 3 d stationär, ± bestätigte HIV-Diagnose; ± < 500 neutrophile Zellen/µl
FUO bei Reiserückkehrern	Zusätzlich Reiseanamnese

10.1.1 Fieber

Fieber entsteht über eine Sollwertverstellung im Hypothalamus. Das Temperaturregulationszentrum wird über endogene Mediatoren, im Wesentlichen Interleukin-1 (IL-1), Tumornekrosefaktor (TNF) und Interleukin-6 (IL-6), beeinflusst (Netea et al. 2000). Physiologische Folgen sind ein erhöhter Grundumsatz (um ca. 10 % je 1 °C), eine vermehrte Perspiratio insensibilis (um ca. 300–500 ml/m^2 je 1 °C tgl.), Herzfrequenzbeschleunigung (um ca. 10 Schläge/min je 1 °C) und ein entsprechend erhöhter O_2-Bedarf.

Man unterscheidet **verschiedene Fiebertypen** (➤ Tab. 10.2), deren Spezifität jedoch nicht überschätzt werden sollte (Musher et al. 1979). Die klassischen Fiebertypen sind außerdem oft durch den Einsatz von Antipyretika maskiert. Meist liegt ein sog. remittierendes Fieber vor: Die Körpertemperatur fällt mind. 1 ×/d um > 0,3 °C, ohne jedoch den Normalbereich zu erreichen. Dauerhaft erhöhte, kaum schwankende Körpertemperaturen („Kontinua") und intermittierendes Fieber (unterschiedlich lange Perioden mit normalisierter Körpertemperatur) sind seltener. Abzugrenzen ist sog. zentrales Fieber, das durch Hypothalamusläsionen, z. B. im Rahmen von zerebralen Ischämien oder Hirnblutungen, entsteht. Es muss von Fieber durch evtl. begleitende Infektionen (z. B. Aspirationspneumonie) differenzialdiagnostisch und -therapeutisch abgegrenzt werden.

Als **Goldstandard der Temperaturmessung** gelten zentrale Messmethoden wie rektale, Harnblasen- oder Speiseröhrenmessungen. Die Schwankungsbreite von peripheren Messmethoden ist groß (Kavthekar et al. 2020) und weicht ± 1–2 °C vom Goldstandard ab. Digitale Messmethoden sind mit Infrarotmessmethoden vergleichbar (NIven et al. 2015).

Neben Tageszeit und Ort der Messung sind Lebensalter (Kinder haben physiologischerweise etwas höhere Körpertemperaturen), Kreislaufsituation (Zentralisation) und Zyklusabhängigkeit bei Frauen weitere Einflussfaktoren (➤ Abb. 10.1).

Tab. 10.2 Fiebertypen (nach Kochanek et al. 2018)

Fiebertyp	Charakteristika
Kontinua	Tagesschwankungen < 1 °C
Remittierend	Tagesschwankungen > 1 °C
Intermittierend	Tagesschwankungen > 2 °C mit Schüttelfrost ± Kreislaufdysregulation
Periodisch	Fieberfreie Intervalle
Undulierend	Wellenförmiger Verlauf über Stunden bis Wochen

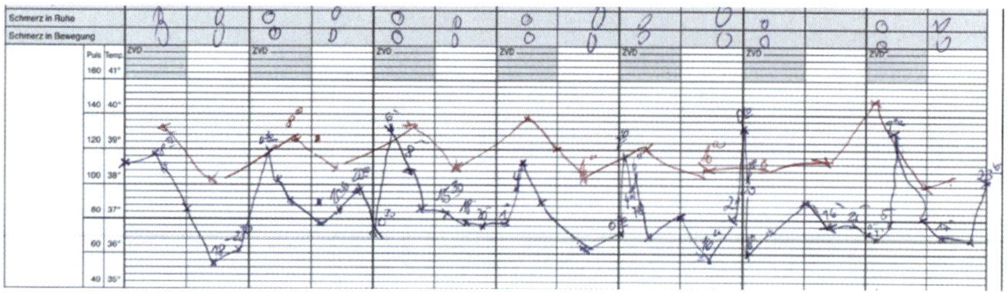

Abb. 10.1 Beispiel der Fieberkurve einer Patientin mit unklarem Fieber (intermittierend): blau = Fieberkurve, rot = Herzfrequenz. Diagnose: ausgeprägte pulmonale Tuberkulose einer 26-jährigen Studentin [M1546]

10.2 Epidemiologie und Ätiologie

Da es keine einheitliche Definition sowohl zur Dauer des Fiebers als auch zur erforderlichen Basisdiagnostik gibt, um ein FUO zu diagnostizieren, ist eine zuverlässige Einschätzung der Epidemiologie schwierig.

Durch erweiterte diagnostische Möglichkeiten, die zu einer rascheren Abklärung von Fieberpatienten führen, und durch empirische antimikrobielle Therapieversuche oder polypragmatische Therapien, die zumindest zur Fieberkontrolle führen, hat sich die Aufklärungsrate des klassischen FUO seit den 1950er-Jahren verringert. Allerdings sind auch die Fallzahlen um bis zu 50–70 % zurückgegangen. Heutzutage bleiben vermehrt komplexere Fälle übrig, die auch durch erweiterte Diagnostik in einigen Fällen nicht geklärt werden können.

Infektionskrankheiten sind global die häufigste Ursache von FUO. Es besteht jedoch ein Zusammenhang zwischen dem Einkommenslevel des Landes und der infektiologischen Ursache des Fiebers. So sind in einkommensschwachen Ländern infektiologische Ursachen häufiger, in einkommensstarken Ländern dominieren autoimmune Ursachen (Fusco et al. 2019).

Wichtig ist es in diesem Zusammenhang, die Herkunft des Patienten oder ggf. dezidierte Fluchtrouten zu erfassen, um wichtige Hinweise für bestimmte Infektionskrankheiten wie z. B. Tuberkulose zu erhalten.

10.2.1 Klassisches FUO

Die Hauptursache des klassischen FUO sind Infektionen. Hierbei ist die Tuberkulose eine wichtige Differenzialdiagnose, deren Diagnosestellung sich bei extrapulmonalen Manifestationen schwierig gestalten kann. Im Kontext der globalen Fluchtbewegungen zeigte sich ein deutlicher Anstieg der Tuberkuloseinzidenz in Deutschland bei jungen Flüchtlingen in den Jahren 2015–2018. Bei fehlender Fluchtanamnese tritt die Tuberkulose häufig als Reaktivierung bei immunseneszenten oder immunkompromittierten Patienten auf.

Eine weitere diagnostische Schwierigkeit stellen Endokarditiden (insbesondere kulturnegative) sowie tief sitzende Infektionen (z. B. Spondylodiszitis, tief sitzende Abszesse) dar (Bleeker-Rovers et al. 2007). In dieser Konstellation kann der frühzeitige Einsatz von Reserveverfahren (PET-CT; Next Genome Sequencing [NGS]) sinnvoll sein.

Infektionen

Bei viralen Infektionen handelt es sich meist um selbstlimitierende Infektionskrankheiten, die fieberhaft verlaufen können. Der bedingte Nutzen von Serologien und der hohe materielle und finanzielle Aufwand von Direktnachweismethoden (PCR, NGS, Whole Genome Sequencing [WGS]) sollten in einer Kosten-Nutzen-Abwägung bedacht werden.

In bis zu einem Drittel von v. a. pädiatrischen FUO-Fälle konnten unterschiedliche humane Herpesviren im Blut mittels Direktnachweis nachgewiesen werden (Bleeker-Rovers et al. 2007). Aufgrund der hohen Durchseuchung mit HSV, EBV, CMV, VZV und der Tatsache, dass es sich bei adulten Patienten i. d. R. um Reaktivierungen handelt, sind serologische Tests auf humane Herpesviren häufig nicht zielführend (Wentworth, Alexander 1971). Zudem müssen diagnostische Besonderheiten beachtet werden: So muss z. B. bei EBV der Direktnachweis aufgrund der Integration von EBV-DNA in Lymphozyten aus Plasma erfolgen. Ein Nachweis aus Vollblut erlaubt nicht die Diagnose einer Reaktivierung.

Auch die Interpretation eines Virusdirektnachweises aus respiratorischen Proben ist schwierig. So ist der Nachweis von HSV aus respiratorischen Proben häufig ein Zeichen einer schweren Immunschwäche, beweist aber noch keine invasive und damit behandlungsbedürftige HSV-Pneumonie. Gleichwohl ist der invasive, histologische Nachweis bei diesen zumeist kritisch kranken Patienten i. d. R. nicht möglich, sodass der Befund einer HSV-Replikation im Kontext des Patienten interpretiert werden muss (z. B. Immunsuppression, Chemotherapie, HIV-Status; Scheithauer et al. 2010). In einer Kohorte von beatmeten COVID-19-Patienten konnten bei 82 % der Patienten EBV-/CMV-/HHV-6-Virämien detektiert werden. Eine Therapiekonsequenz wurde nur bei ausgewählten Einzelfällen gezogen (Zytomegalie-Virämie; Simonnet et al. 2021).

Insofern noch nicht bekannt, sollte eine HHV-Reaktivierung immer Anlass geben, nach der Ursache einer zugrunde liegenden Immunsuppression zu suchen. Unabhängig von Alter, Geschlecht, Herkunft und sexueller Orientierung ist in diesem Zusammenhang ein HIV-Test obligat.

Je nach anamnestischer, regionaler und saisonaler Besonderheit müssen virale Zoonosen beachtet werden. Eine Infektion mit FSME- oder West-Nil-Virus muss nicht zwingend mit einer neurologischen Symptomatik einhergehen.

Seltene bakterielle Infektionen, z. B. durch *Tropheryma whipplei* oder *Coxiella burnetti,* sollten im Verlauf in Betracht gezogen werden.

In den letzten Jahren ist es durch Klimawandel und Globalisierung zu einer Zunahme der Inzidenz von endemischen Mykosen gekommen. Am besten ist dies für *Cryptococcus gatti* dokumentiert. Endemische Mykosen wie Histoplasmose, Blastomykose, Kokzidomykose bleiben bisher in Deutschland eine Seltenheit und sind i. d. R. an eine Reise-/Migrationsanamnese gekoppelt (Rickerts 2019).

Maligne Erkrankungen

Maligne Erkrankungen sind in 2–25 % der Fälle Ursache für FUO. Die häufigsten mit Fieber assoziierten malignen Erkrankungen sind Lymphome, Nierenzell-, hepatozelluläre und Ovarialkarzinome. Die Genese des Fiebers basiert dabei auf einer tumoreigenen Pyrogenproduktion oder einer spontanen Tumorlyse (Wright, Auwaerter 2020).

Autoinflammatorische und autoimmune Erkrankungen

Bei rein autoinflammatorischen Erkrankungen handelt es sich meist um Störungen der angeborenen Immunität mit einer Fehlregulation von Interferon-1β und/oder Interleukin-18, wohingegen autoimmune Erkrankungen zumeist die erworbene Immunität und die Typ-1-Interferon-Antwort betreffen (van Kempen et al. 2015). Häufige mit Fieber einhergehende autoimmune Erkrankungen sind Polymyalgia rheumatica, Riesenzellarteritis, adulter Morbus Still und Hämophagozytose-Syndrome, die i. d. R. mit einer Erhöhung von Akute-Phase-Proteinen wie CRP und Ferritin einhergehen.

Aufgrund der zunehmenden Anwendung von Immuntherapien müssen auch Immunrekonstitutionssyndrome als mögliche Fieberursache stärker ins Bewusstsein des Klinikers rücken (Sueki et al. 2022). Eine überschießende Inflammation – auch nach adäquater Therapie und Kontrolle einer Infektion – kann zu einer unkontrollierten Immunreaktion mit Fieber führen. **Besondere Achtsamkeit** erfordern organtransplantierte Patienten, neutropene Patienten, Patienten unter Therapie mit TNF-α-Blockern und postpartale Patientinnen (Sun, Singh 2009).

MERKE

Aufgrund des vermehrten Einsatzes von gezielten Immunsuppresiva (Target-Therapie) müssen auch hier klassische opportunistische Infektionen bedacht werden (z. B. *Pneumocystis-jirovecii*-Pneumonie).

Medikamentenassoziiertes Fieber

Medikamentenassoziiertes Fieber kommt in 3–5 % aller FUO-Fälle vor. Ausgelöst wird es durch eine Vielzahl von potenziellen Mechanismen (immunologisch vermittelt, mikrobiologisch [Endotoxin-Freisetzung durch Bakterienzerfall]) oder durch eine alterierte Thermoregulation. Häufigste Ursache für medikamentenassoziiertes Fieber sind Antiinfektiva (Vodovar et al. 2012).

10.2.2 Nosokomiales Fieber

Bei langen Krankenhausaufenthalten muss neben den klassischen Ursachen eine Vielzahl weiterer Auslöser bedacht werden. So spielen z. B. Katheter-, Wund- oder *Clostridioides-difficile*-Infektionen eine große Rolle. Zudem muss an lokale Inflammationen durch liegende Katheter oder Drainagen gedacht werden (z. B. Sinusitits bei nasograstraler Sonde).

Zusätzlich muss bei nosokomialem Fieber berücksichtigt werden, dass bereits durchgeführte Untersuchungen vor Auftritt der Fieberursache noch unauffällig ausfielen. Bei Patienten unter antiinfektiver Therapie gestaltet sich die mikrobiologische Diagnostik schwierig, da eine klassische Anzucht meist nicht mehr gelingt. Bei sensitiveren Nukleinsäureamplifikationsverfahren kommt erschwerend hinzu, dass zwischen Kolonisation bzw. Selektionsflora und dem eigentlichen Pathogen unterschieden werden muss. Bei fehlender Anzüchtbarkeit ist eine phänotypische Resistenztestung nicht möglich.

Bei Weitem nicht immer ist eine Infektion die Fieberursache. Bei 31 % der Patienten auf Intensivstationen liegen nichtinfektiologische Ursachen vor (Seguin et al. 2012). Arzneimittelfieber ist in diesem Zusammenhang mutmaßlich häufig, kann aber zumeist nicht bewiesen werden.

10.2.3 FUO bei immunkompromittierten Patienten

Fieber bei HIV-Infektion: Zwei Drittel aller HIV-Patienten entwickeln ein akutes antiretrovirales Syndrom, das sich in 70 % der Fälle durch Fieber, Müdigkeit, Kopf- und Gliederschmerzen und ein generalisiertes Exanthem äußert. Aufgrund dieser unspezifischen Symptome und des selbstlimitierenden Erkrankungscharakters wird es oft übersehen (Zetola, Pichler 2007).

Im Verlauf kommt es zur Progression der Erkrankung mit signifikantem Abfall der CD4+-Zellen und damit einhergehenden opportunistischen Infektionen. Die häufigsten opportunistischen Infektionen in Mitteleuropa sind typische/atypische Mykobakteriosen, *Pneumocystis jirovecii*-Pneumonien, Toxoplasmosen und Zytomegalie-Virämien. Je nach Herkunftsland oder Reiseanamnese kommen auch Kryptokokkosen und andere endemische Mykosen und/oder Leishmaniosen in Betracht.

Organtransplantierte Patienten: Infektionen sind mit 50 % die häufigste Ursache für Fieber bei Patienten nach Organtransplantation. Je nach Abstand zum Transplantationszeitpunkt und der aktuellen Immunsuppression müssen verschiedene Infektionen berücksichtigt werden.

Die häufigsten Erreger sind CMV, EBV, HHV-6/8 und Parvovirus B19. Als wichtige Differenzialdiagnose müssen bei transplantierten Patienten virusassoziierte Malignome berücksichtigt werden

(EBV-assoziierte post-transplantions-lymphoproliferative Erkrankung, PTLD).

Hämatologische Erkrankungen: Bei Patienten unter remissionsinduzierender Chemotherapie kommt es häufig zu Fieber. Dies kann Ausdruck einer Zytokindysregulation sein. Aufgrund einer Barrierestörung in vielen Kompartimenten und einer persistierenden Neutropenie muss mit Infektionen sowohl durch residente, teils niedrig virulente Standortflora als auch durch opportunistische Erreger gerechnet werden. Je nach Erkrankung und Therapiephase befinden sich diese hochvulnerablen Patienten häufig unter antibakterieller, antiviraler und/oder antimykotischer Prophylaxe. Das Vorhandensein von implantierten Applikationssystemen (z. B. Port, Midline™, PermCath™ etc.) macht es notwendig, an eine Kolonisation der enthaltenen Polyurethanoberflächen zu denken und Biofilme zielgerichtet zu adressieren. Eine laufende antiinfektive Prophylaxe schließt eine Infektion nicht aus. Im Umkehrschluss sollte bedacht werden, welche Lücken in der bereits verordneten Therapie zu suchen sind. Bei dieser Patientenkonstellation kann es zielführend sein, frühzeitig Reservediagnostika wie PET-CT oder NGS einzusetzen.

10.2.4 Reiserückkehrer mit Fieber

Eine dezidierte Reiseanamnese und (im Falle eines Aufenthalts in einem entsprechenden Risikogebiet) auch ein umgehender Malariaausschluss sind obligat. Um unnötige, kostenintensive und langwierige Serologien zu vermeiden, empfiehlt es sich, frühzeitig Kontakt zu einem Infektiologen oder einer infektiologischen Klinik aufzunehmen, um diagnostische Pfade zu planen. Die weitere spezifische Diagnostik ergibt sich je nach Reiseland und lokoregionalen Gegebenheiten. Bei V. a. ein viral hämorrhagisches Fieber sollte umgehend Kontakt zu einem STAKOB-Behandlungszentrum (www.rki.de/DE/Content/Kommissionen/Stakob/Stakob_Inhalt.html) oder der nächstgelegenen infektiologischen Klinik aufgenommen werden

10.3 Diagnostik

Nach Diagnosestellung eines FUO empfiehlt es sich, einen patientenzentrierten, strukturierten Behandlungspfad abzuarbeiten (> Abb. 10.2). Um eine Überdiagnostik zu vermeiden, sollte der Diagnoseplan immer mit aktuellen Befunden abgeglichen und bei Bedarf angepasst werden. Es empfiehlt sich, frühzeitig Fachspezialisten einzubeziehen, um die paraklinische und apparative Diagnostik zu koordinieren und zu interpretieren.

Mit Diagnosestellung des FUO sollte die bisherige Diagnostik kritisch evaluiert werden. Eine ausführliche, strukturierte Anamnese und klinische Untersuchung sollten auf jeden Fall wiederholt werden. Nach Möglichkeit sollten Antibiotika (oder eine weitere kalkulierte antiinfektive Therapie) beendet werden.

10.3.1 Anamnese und körperliche Untersuchung

Anamnese:

- Eigen-/Familienanamnese
- Reiseanamnese
- Sexualanamnese
- Haustiere, Tierkontakte, Insektenstiche, Zeckenbisse

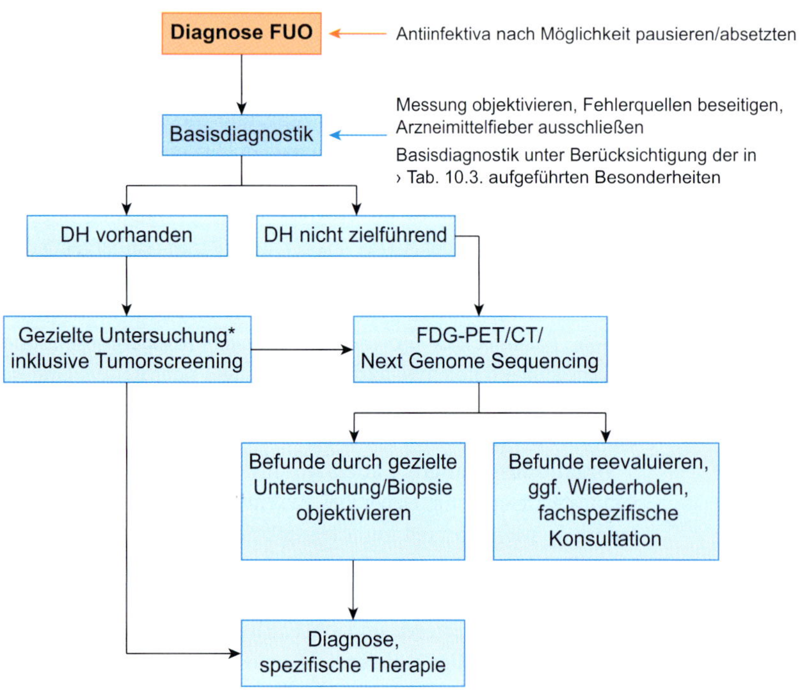

FUO Fever unknown origin; DH Diagnostische Hinweise

Abb. 10.2 Diagnostischer Pfad bei Verdacht auf FUO [M1546]

- Beruf und Hobbys
- Verletzungen und/oder Operationen oder andere Interventionen
- Kontakt zum Gesundheitssystem, Hospitalisierungen
- Fremdkörperanamnese
- Impfungen
- Erfolgte Vorsorgeuntersuchungen
- Erkrankungen im Umfeld/Kontakt zu erkrankten Personen
- Medikamentenanamnese
- B-Symptomatik
- Fiebercharakteristik
- Vegetative Anamnese
- Ernährungsgewohnheiten inklusive Genuss- und Rauschmittel

Die **körperliche Untersuchung** sollte komplett erfolgen, besonders hervorzuheben sind:

- Lymphknotenstatus
- Gelenkstatus
- Inspektion des kompletten Integuments inkl. Geschlechtsteile
- Neurologischer Status
- Bewegungsumfang (inkl. Schober/Ott/Schürzengriff/Nackengriff)
- Zahnstatus (orientierend)
- Fremdkörper
- Ggf. HNO, Urologie oder Gynäkologie hinzuziehen

10.3.2 Basisdiagnostik

➤ Tab. 10.3.

Tab. 10.3 Basisdiagnostik bei FUO

Blutbild	Blutbild (manuelles Differenzialblutbild), Blutausstrich (Parasiten), BSG, Retikulozyten
Klinische Chemie (Blut)	CRP, PCT, ALAT, ASAT, GGT, LDH, Ferritin, Serumelektrophorese, Kreatinin, Harnstoff, Harnsäure
Klinische Chemie (Urin)	Urinstatus, Spontanurin mit Albumin/Protein-Kreatinin-Ratio
Mikrobiologie	2–3 Paare Blutkulturen, ggf. PoC-Test oder PCR-Untersuchungen auf saisonale Virusinfekte; Stuhl- und Urinkulturen bei klinischem Verdacht, weitere Punktate o. Biopsate je nach klinischem Verdachtsmoment
Autoimmundiagnostik	ANA-Screening, MPO-, PR3-Antikörper, C3, C4, CCP, Rheumafaktor, sIL2-R, ACE
Infektionsdiagnostik	Tuberkulose-IGRA (z. B. QuantiFERON™ o. ELISpot™) Serologie: HIV, Lues, CMV, EBV Weiterführende Diagnostik je nach Expositions- u. Reiseanamnese, ggf. Serologie für Q-Fieber, Tularämie, Leptospirose, FSME, West-Nil-Virus, Hanta-Virus
Apparative Diagnostik	Röntgen-Thorax in 2 Ebenen, ggf. HR-CT des Thorax Sonographie: Abdomen (inkl. Perikard/Pleura), Bizepssehnen (proximaler Ansatz), periphere Lymphknoten

10.3.3 Weiterführende Diagnostik

Zur Orientierung über die Vielzahl an diagnostischen Möglichkeiten und Fieberoptionen soll das **Akronym DIAGNOSEN** helfen, einen groben Überblick über die häufigsten Diagnosen und deren Diagnostikpfade zu erhalten (➤ Tab. 10.4). Je nach Anamnese und bisherigen Befunden werden bestimmte Diagnosen wahrscheinlicher; dementsprechend ist es nicht zielführend, alle aufgeführten diagnostischen Optionen zeitgleich zu initiieren.

10.3.4 Besonderheiten einzelner Diagnostika

Blutkulturen: Mind. 3 Paare Blutkulturen (anaerob und aerob) ohne Antibiotikatherapie müssen innerhalb von 24–48 h angelegt werden. Das Warten auf eine Fieberepisode zur Abnahme ist dabei nicht notwendig. Negative Blutkulturen machen eine bakterielle Endokarditis unwahrscheinlich, schließen sie jedoch insbesondere bei antibiotischer Vorbehandlung oder bei langsam bzw. nur unter bestimmten Bedingungen wachsenden Bakterien (z. B. *Brucella* spp., *Haemophilus* spp., *Bartonella* spp.) nicht aus. Durch Mitteilung an das mikrobiologische Labor sollte veranlasst werden, dass Blutkulturen länger und/oder unter erhöhter CO_2-Spannung inkubiert werden. Bei V. a. Endokarditis und bei negativen Blutkulturen sind eine Q-Fieber-, Bartonellen- und Brucellen-Serologie notwendig.

Bildgebende Verfahren:

- Die **Farbdopplersonographie** der Temporalarterien hat eine relativ hohe Spezifität bei geübten Untersuchern zur Diagnose einer Arteriitis temporalis (Musher et al. 1979), die bei Patienten > 50 J. mit beschleunigter BSG ausgeschlossen werden muss. Eine tiefe Beinvenenthrombose konnte bei 6 % der Patienten

Tab. 10.4 Weiterführende Diagnostik anhand des Akronyms DIAGNOSEN

Akronym		Fragen nach/Untersuchung auf
D	Degeneration/Trauma	Fremdkörper, Prothesen
I	Infektionen/Ischämie	Reiseanamnese
A	Autoimmun	Rheumatoide Arthritis, Spondyloarthritiden, Vaskulitiden, Kollagenosen, Kristallarthropathien, Morbus Still
G	Genetische Erkrankungen	Familienanamnese, Autoinflammationssyndrome, hämophagozytische Lymphohistiozytose, familiäres Mittelmeerfieber (hereditäre Fiebersyndrome)
N	Nutritiv/toxisch	Medikamentenanamnese, Drug Fever, Serotonin-Syndrom
O	Onkologisch	B-Symptomatik, Vorsorgeuntersuchungen
S	Stoffwechselstörungen	
E	Endokrinologische Erkrankungen	Thyreotoxikose, Thyreoiditis, entgleister Diabetes mellitus
N	Neurologisch/psychiatrisch	Faktitielles Fieber

mit FUO mittels Venen-Doppler-Untersuchung als Ursache des Fiebers identifiziert werden, sodass diese nichtinvasive Methode frühzeitig in die Diagnostik einbezogen werden sollte (Mourad et al. 2003).

- Die **transthorakale Echokardiographie** (TTE) dient als Screening-Methode zum Nachweis von Klappenvegetationen (Sensitivität ca. 80 %). Die **transösophageale Echokardiographie** (TEE) verfügt über eine höhere Sensitivität bezüglich Klappenvegetationen (95 %) und atrialen Myxomen. Ob eine TTE ausreicht, um Vegetationen sicher auszuschließen, bleibt kontrovers (Bai et al. 2017). Bei hochgradigem V. a. eine Endokarditis oder unzureichender Beurteilbarkeit sollte eine TEE ergänzt werden (Habib et al. 2015).
- Die **Computertomographie (CT)** ist eine sehr sensitive Methode zur Identifizierung zerebraler, intraabdomineller und intrathorakaler Abszesse, zur Darstellung retroperitonealer, retrosternaler und mesenterialer Lymphknoten und zur Darstellung von Läsionen in parenchymatösen Organen. Zur Erkennung von Abszessen ist die CT-Untersuchung sensitiver als die abdominelle Sonographie und die Gallium-Szintigraphie. Bei der Darstellung kalzifizierender Läsionen ist sie dem MRT und beim Nachweis einer Sinusitis (FUO bei Intensivpatienten!) der konventionellen Röntgendiagnostik überlegen.
- Die **Magnetresonanztomographie (MRT)** verfügt über eine höhere Sensitivität als die CT beim Nachweis von ZNS-Läsionen und -Abszessen. Weiterhin ist sie die sensitivste Methode zur Diagnose einer Osteomyelitis.
- **FDG-PET-Untersuchungen** sollten nicht als ungezielte Screening-Untersuchungen zum Einsatz kommen. Der Anteil wegweisender Ergebnisse bei FUO insgesamt ist nur mäßig hoch. Die Untersuchung hat jedoch neben der Darstellung des gesamten Körpers den Vorteil, sowohl infektiöse als auch nichtinfektiöse Entzündungsprozesse sowie Tumoren darzustellen und in schwierigen Fällen wichtige differenzialdiagnostische Hinweise vor dem Einsatz invasiver Untersuchungen liefern zu können. Gemessen an der Verfügbarkeit im ambulanten Sektor bleibt das FDG-PET eine nachgeschaltete Untersuchung. Durch neuere Leitlinien wurde der Stellenwert der FDG-PET gestärkt (Habib et al. 2015).
- **Endoskopische Untersuchungen:** Gastroenterologische Erkrankungen (Tumorerkrankungen, Morbus Whipple, chronisch entzündliche Darmerkrankungen) können in seltenen Fällen ebenfalls für ein FUO verantwortlich sein. Eine Gastroduodenoskopie mit tiefer Duodenalbiopsie sowie eine Ileokoloskopie mit Biopsie des terminalen Ileums sollten deshalb bei entsprechender Verdachtsdiagnose in Betracht gezogen werden.
- **Next Genome Sequencing (NGS):** Moderne molekulargenetische Verfahren wie das NGS werden in Zukunft eine zunehmend bedeutsame Rolle spielen. Aktuell können mit den kommerziell verfügbaren Systemen mikrobiologische DNA-Fragmente amplifiziert werden. Weiterhin schwierig bleibt die Interpretation, inwieweit es sich bei den nachgewiesenen Erregern um das tatsächliche Pathogen handelt. Auch ist durch NGS eine genetische Resistenztestung bei bakteriellen Erregern noch nicht möglich. Dennoch ist dieses Verfahren eine sinnvolle Ergänzung besonders im Risikofeld immunkompromittierter, neutropener, unter antiinfektiver Prophylaxe stehender Patienten (Decker et al. 2019; Kattner et al. 2021).
- **Biopsien:** Grundsätzlich sollten in erster Präferenz bildgebend auffällige Areale biopsiert werden. Die Punktion von in der Bildgebung nicht auffälligen Geweben wie Temporalarterien, Pleura, Lunge, Liquor, Niere, Muskel, Nerven, Darm, Schilddrüse, Nasenschleimhaut (Granulomatose mit Polyangiitis?), Lippen (Sjögren-Syndrom?) kann in Einzelfällen erwogen werden. Vor einer Lumbalpunktion sollte eine Hirndrucksymptomatik klinisch/bildgebend ausgeschlossen werden (**cave:** Postpunktionell kann es zu einer Reizung der Meningen kommen, die die Aussagekraft der MRT-Untersuchung beeinflussen kann; Mark et al. 2022). Biopsate sollten sowohl histologisch als auch mikrobiologisch aufgearbeitet werden. Sie sind entsprechend zu teilen, um in korrekten Medien (z. B. Nativmaterial für die mikrobiologische Untersuchung!) rechtzeitig an die untersuchenden Labore versandt werden zu können. Ein Teil des Biopsats sollte als Rückstellprobe in der Mikrobiologie archiviert werden.

MERKE

Vor Asservation von Probenmaterial sollten Erfordernisse an Transportmedium und Logistik geklärt werden, um Fehlabnahmen zu vermeiden.

Die diagnostische Sensitivität einer Knochenmarkbiopsie bei FUO liegt bei 11–23 % und sollte insbesondere bei Hinweisen auf eine neoplastische Grunderkrankung bzw. bei Blutbildveränderungen wie Anämie oder Thrombozytopenie durchgeführt werden (Hayakawa 2012). Zur Diagnosefindung trägt i. d. R. die histologische Untersuchung, nur selten die Kultur aus Knochenmark bei.

Die Indikation zur Leberbiopsie sollte aufgrund der möglichen Komplikationen sorgfältig geprüft werden, ist jedoch insbesondere sinnvoll, wenn eine Hepatomegalie vorliegt, klinische oder laborchemische Befunde auf eine Leberbeteiligung hinweisen oder eine disseminierte Tuberkulose oder Pilzinfektion vorliegen könnte. 9–17 % der Leberbiopsien sind in diesem Fall diagnostisch aussagekräftig (Holtz et al. 1993).

10.4 Therapie

10.4.1 Fiebersenkung

Fiebersenkende Maßnahmen, inklusive Verabreichung von Antipyretika, sind sinnvoll, wenn durch physiologische Fieberfolgen (Puls, O_2-Bedarf, Flüssigkeit, Katabolismus) ein besonderes Risiko zu erwarten ist. Außerdem kann bei Kleinkindern mit anamnestisch bekannter Neigung zu Fieberkrämpfen, bei deliranten Symptomen, extrem hohen Temperaturen (> 40 °C) und bei außergewöhnlicher subjektiver Beeinträchtigung eine Fiebersenkung sinnvoll sein (Greisman, Mackowiak 2002). Der generelle Einsatz von Antipyretika kann aufgrund der vorliegenden Studiendaten nicht empfohlen werden: Zumindest bei Intensivpatienten mit Sepsis kann der Einsatz von Antipyretika zur aggressiven Fiebersenkung mit einer höheren Mortalität assoziiert sein (Lee et al. 2012; Schulman et al. 2005).

10.4.2 Empirische Therapie

FUO ist insgesamt mit einer nur geringen Mortalität assoziiert. Die meisten Todesfälle sind malignen Erkrankungen zuzuschreiben (Vanderschueren et al. 2014). Insbesondere Patienten, bei denen die Ursache trotz intensiver Abklärung unklar bleibt, haben ein sehr geringes Risiko. Zusätzlich kann eine vorzeitig begonnene empirische Therapie die genaue Diagnose der Grunderkrankung weiter erschweren. Eine empirische Therapie ist bei immunkompetenten Patienten in den meisten Fällen daher nicht sinnvoll.

Es gilt jedoch stets, Ausnahmesituationen bei Patienten mit erhöhtem Risiko zu beachten: So ist eine empirische Therapie bei kritisch Kranken oder neutropenen Patienten oft notwendig.

Auch rheumatologische Notfälle, z. B. Visusverlust bei Arteriitis temporalis, bedingen eine unmittelbare Steroidtherapie.

Ausnahmefälle, die einen empirischen Therapieversuch begründen können:

- Hochgradiger V. a. eine Endokarditis ohne Erregersicherung. Hier ist eine Therapie wie bei subakuter Endokarditis in Einzelfällen zu erwägen.
- Hochgradiger V. a. eine chronisch entzündliche, nichtinfektiöse Erkrankung mit starkem subjektivem Krankheitsgefühl, schlechtem Allgemeinzustand, Organgefährdung, jedoch fehlenden bestätigenden Befunden (z. B. Steroidtherapie bei V. a. Arteriitis temporalis, insbesondere bei Visusminderung).
- V. a. infektiöse Genese bei Patienten mit höhergradiger Immunsuppression (z. B. nach Organtransplantation).

LEITLINIEN

Habib G, Lancellotti P, Antunes MJ et al.: 2015 ESC Guidelines for the management of infective endocarditis. The Task Force for the Management of Infective Endocarditis of the European Society of Cardiology (ESC). Endorsed by: European Association for Cardio-Thoracic Surgery (EACTS), the European Association of Nuclear Medicine (EANM). Eur Heart J 36(44) (2015) 3075–3128.

LITERATUR

Bai AD, Steinberg M, Showler A et al.: Diagnostic Accuracy of Transthoracic Echocardiography for Infective Endocarditis Findings Using Transesophageal Echocardiography as the Reference Standard: A Meta-Analysis. J Am Soc Echocardiog 30(7) (2017) 639–646.e8.

Bleeker-Rovers CP, Vos FJ et al.: A Prospective Multicenter Study on Fever of Unknown Origin. Medicine 86(1) (2007) 26–38.

Decker SO, Krüger A, Wilk H et al.: New approaches for the detection of invasive fungal diseases in patients following liver transplantation – results of an observational clinical pilot study. Langenbeck's Archives Surg 404(3) (2019) 309–325.

Durack DT, Street AC: Fever of unknown origin – reexamined and redefined. Curr Clin Top Infect Dis 11 (1991) 35–51.

Fusco FM, Pisapia R, Nardiello S et al.: Fever of unknown origin (FUO): which are the factors influencing the final diagnosis? A 2005–2015 systematic review. Bmc Infect Dis 19(1) (2019) 653.

Greisman LA, Mackowiak PA: Fever: beneficial and detrimental effects of antipyretics. Curr Opin Infect Dis 15(3) (2002) 241–245.

Haidar G, Singh N: Fever of Unknown Origin. New Engl J Med 386(5) (2022) 463–477.

Hayakawa K, Ramasamy B, Chandrasekar PH: Fever of Unknown Origin: An Evidence-Based Review. Am J Medical Sci 344(4) (2012) 307–316.

Holtz T, Moseley RH, Scheiman JM: Liver Biopsy in Fever of Unknown Origin. J Clin Gastroenterol 17(1) (1993) 29–32.

Kattner S, Herbstreit F, Schmidt K et al.: Next-Generation Sequencing-Based Decision Support for Intensivists in Difficult-to-Diagnose Disease States: A Case Report of Invasive Cerebral Aspergillosis. Pract 15(5) (2021) e01447.

Kavthekar SO, Chougule AA, Kavthekar SS et al.: Assessment of preferable site for temperature measurement using non contact infra-red temperature among pediatric patients. Minerva Pediatr 2020 May 15. doi: https://doi.org/10.23736/S0026-4946.20.05755-2.

van Kempen TS, Wenink MH, Leijten EFA et al.: Perception of self: distinguishing autoimmunity from autoinflammation. Nat Rev Rheumatol 11(8) (2015) 483–492.

Kochanek M, Piepereit A, Böll B et al.: Diagnostisches Management von Fieber. Internist 59(3) (2018) 218–226.

Lee BH, Inui D, Suh GJ et al.; Fever and Antipyretic in Critically ill patients Evaluations (FACE) Study Group: Association of body temperature and antipyretic treatments with mortality of critically ill patients with and without sepsis: multi-centered prospective observational study. Crit Care 16(1) (2012) R33.

Mark IT, Dillon WP, Richie MB et al.: MRI Findings after Recent Image-Guided Lumbar Puncture: The Rate of Dural Enhancement and Subdural Collections. Am J Neuroradiol 43(5) (2022) 784–788.

Mourad O, Palda V, Detsky AS: A Comprehensive Evidence-Based Approach to Fever of Unknown Origin. Arch Intern Med 163(5) (2003) 545–551.

Musher DM, Fainstein V, Young EJ, Pruett TL: Fever patterns. Their lack of clinical significance. Arch Intern Med 139(11) (1979) 1225–1228.

Nesher G: The diagnosis and classification of giant cell arteritis. J Autoimmun 48 (2014) 73–75.

Netea MG, Kullberg BJ, Meer JWMV der: Circulating Cytokines as Mediators of Fever. Clin Infect Dis 31(Supplement_5) (2000) S178–S184.

Niven DJ, Gaudet JE, Laupland KB et al.: Accuracy of Peripheral Thermometers for Estimating Temperature: A Systematic Review and Meta-analysis. Ann Intern Med 163(10) (2015) 768–777.

Petersdorf RG, Beeson PB: Fever of unexplained Origin: Report on 100 Cases. Medicine 40(1) (1961) 1–30.

Rickerts V: Klimawandel und Epidemiologie systemischer Pilzinfektionen. Bundesgesundheitsblatt – Gesundheitsforschung – Gesundheitsschutz 62(5) (2019) 646–651.

Scheithauer S, Manemann AK, Krüger S et al.: Impact of herpes simplex virus detection in respiratory specimens of patients with suspected viral pneumonia. Infection 38(5) (2010) 401–405.

Schulman CI, Namias N, Doherty J et al.: The Effect of Antipyretic Therapy upon Outcomes in Critically Ill Patients: A Randomized, Prospective Study. Surg Infect 6(4) (2005) 369–375.

Seguin P, Roquilly A, Mimoz O et al.: Risk factors and outcomes for prolonged versus brief fever: a prospective cohort study. Crit Care 16(4) (2012) R150.

Simonnet A, Engelmann I, Moreau A-S et al.: High incidence of Epstein-Barr virus, cytomegalovirus, and human-herpes virus-6 reactivations in critically-ill patients with Covid-19. Infect Dis Now 51(3) (2021) 296–299.

Sueki H, Watanabe Y, Sugiyama S, Mizukawa Y: Drug allergy and non-HIV immune reconstitution inflammatory syndrome. Allergol Int 71(2) (2022) 185–192.

Sun H-Y, Singh N: Immune reconstitution inflammatory syndrome in non-HIV immunocompromised patients. Curr Opin Infect Dis 22(4) (2009) 394–402.

Vanderschueren S, Eyckmans T, Munter PD, Knochaert D: Mortality in patients presenting with fever of unknown origin. Acta Clin Belg 69(1) (2014) 12–16.
Vodovar D, LeBeller C, Mégarbane B et al.: Drug Fever: A Descriptive Cohort Study from the French National Pharmacovigilance Database. Drug Safety 35(9) (2012) 759–767.
Wentworth BB, Alexander ER: Seroepidemiology of infections due to members of the Herpesvirus group. Am J Epidemiol 94(5) (1971) 496–507.
Wright WF, Auwaerter PG: Fever and Fever of Unknown Origin (FUO): review, recent advances, and lingering dogma. Open Forum Infect Dis 7(5) (2020) ofaa132.
Zetola NM, Pilcher CD: Diagnosis and Management of Acute HIV Infection. Infect Dis Clin N Am 21(1) (2007) 19–48.

KAPITEL

11 Blutstrominfektionen

Anette Friedrichs und Christina Kujat

11.1 Definition

Die Blutstrominfektion ist definiert als Präsenz von Erregern (z. B. Bakterien oder Pilzen) im Blut, die zu einer Entzündungsreaktion mit entsprechenden Änderungen der klinischen, laborchemischen und/oder hämodynamischen Parameter führt. Der Nachweis des Erregers gelingt i. d. R. durch kulturelles Wachstum in der Blutkultur.

Im Gegensatz zur Blutstrominfektion kann eine reine Bakteriämie auch transient (z. B. nach dem Zähneputzen) auftreten und ohne Änderung dieser Parameter einhergehen.

Eine Blutstrominfektion kann im Verlauf und in Abhängigkeit vom Erreger und dem Immunstatus des Patienten zur Sepsis führen.

Dennoch ist nicht jeder Erregernachweis aus einer Blutkultur mit einer Blutstrominfektion gleichzusetzen.

INFO

Eine Blutstrominfektion ist von einer Bakteriämie und einer Sepsis abzugrenzen. Der nachgewiesene Erreger kann einen Hinweis auf den möglichen Fokus der Blutstrominfektion geben.
Ein Nachweis von *S. aureus* oder *Candida* spp. ist aufgrund der potenziellen Folgekomplikationen immer als relevant anzusehen. Eine Fokussuche und eine Fokussanierung sollten in jedem Fall angestrebt werden.

11.2 Bakteriämie durch *S. aureus*

11.2.1 Definition und Basisinformation

Epidemiologie

Staphylococcus (S.) aureus ist der zweithäufigste Erreger von Blutstrominfektionen (nach *E. coli*; NRZ 2022): Pro 1000 Krankenhausaufnahmen treten ~ 1,2 Blutstrominfektionen mit *S. aureus* auf. In Europa wird die Inzidenz mit 20–30 Fällen/100.000 Einwohner/J. angegeben.

Klinische Präsentation

S.-aureus-Blutstrominfektionen (SAB) können ein Spektrum von unkomplizierten Thrombophlebitiden bis hin zu schweren Verläufen mit tief sitzenden septischen Metastasen, septischem Schock und Multiorganversagen aufweisen. Die Mortalität durch *S.-aureus*-Blutstrominfektionen wird zwischen 20–30 % angegeben.

Aufgrund der hohen Virulenz der Erreger sollte bereits bei Nachweis von *S. aureus* in einer Blutkulturflasche von einer Infektion ausgegangen werden, die zeitnah eine gezielte Therapie erfordert. Solange eine Bakteriämie nachweisbar ist, sollten Kontrollblutkulturen mind. alle 48 h abgenommen werden.

11.2.2 Einteilung der *S.-aureus*-Blutstrominfektion (SAB)

Epidemiologisch wird die SAB nach der Vorgeschichte des Patienten unterteilt in:

1. Nosokomiale SAB: positive Blutkultur für *S. aureus*, welche > 48 h nach stationärer Aufnahme abgenommen wurde
2. Mit dem Gesundheitssystem assoziierte SAB: Abnahme der *S.-aureus*-positiven Blutkultur entweder prästationär oder < 48 h nach stationärer Aufnahme **und** eines der folgenden Kriterien:
   a) Pflegebedürftigkeit < 30 d vor Infektion
   b) Ambulante medizinische Betreuung (Dialyse, Chemotherapie, ambulante Vorstellung in einem Krankenhaus) < 30 d vor Infektion
   c) Stationärer Aufenthalt > 48 h innerhalb von 90 d vor Infektion
   d) Unterbringung in einem Alten- oder Pflegeheim
3. Ambulant erworbene SAB: Abnahme der *S.-aureus*-positiven Blutkultur entweder prästationär oder < 48 h nach stationärer Aufnahme **ohne** eines der unter gesundheitssystemassoziierter Infektion (s. o.) aufgeführten Kriterien

Die Epidemiologische Einteilung hilft bei der Fokussuche bei nachgewiesener SAB, da sich die Eintrittspforten der ambulant erworbenen SAB von denen der nosokomial oder gesundheitssystemassoziierten SAB unterscheiden:

- **Ambulant erworben:**
  - Häufig Haut- und Weichteilinfektionen
  - Ambulant erworbene Pneumonien (CAP)
  - Endokarditis
  - Osteoartikuläre Infektionen
  - Primär unklare Foci
  - Häufige Disseminierung mit tief sitzenden septischen Metastasen
- **Nosokomial/mit dem Gesundheitssystem erworben:**
  - Häufig katheterassoziiert (periphere oder zentrale Katheter)
  - Perioperative Infektionen
  - Postoperative Wundinfektionen

INFO

- *S.-aureus*-Besiedlung in der Allgemeinbevölkerung: 20 % permanente Carrier, 30 % intermittierende Carrier, 50 % ohne *S. aureus.*
- ~ 85 % der invasiven Infektionen erfolgen durch endogene Isolate.
- Risikofaktoren für eine SAB bei *S.-aureus*-Carriern bei Hospitalisierung 3–4-fach erhöht.
- Der Anteil bei SAB durch Methicillin-resistente *S. aureus* (MRSA) liegt in Deutschland bei < 10 %.

11.2.3 Symptomatik und klinisches Bild

Die häufigsten klinischen Befunde der SAB sind Fieber und laborchemische Entzündungszeichen. In Abhängigkeit von Eintrittspforte und Fokus können weitere spezifische Befunde erhoben werden, z. B.:

- Dyspnoe und Husten → Pneumonie
- Neu aufgetretene Rückenschmerzen → Spondylodiszitis
- Eitrige Wunde → Haut- und Weichteilinfektion
- Neues Herzgeräusch ± Schlaganfall ± Osler-Knötchen → Endokarditis
- Thrombophlebitis → katheterassoziiert

Im klinischen Management und in der Therapie der SAB wird eine unkomplizierte von einer komplizierten Verlaufsform der SAB unterschieden. Die **komplizierte SAB** geht mit einem erhöhten Risiko für Therapieversagen, Rezidiv und Tod einher. Sie sollte durch sorgfältige Anamnese, klinische Untersuchung und eingehende Diagnostik von der **unkomplizierten SAB** abgegrenzt werden.

MERKE

Eine SAB gilt nur als unkompliziert, wenn **alle** folgenden Kriterien erfüllt sind:

- Ausschluss einer Endokarditis.
- Kein Anhalt für weitere Infektionsfoci und Absiedlungen: Psoasabszess, viszerale Absiedlungen (Milz, Leber), Osteomyelitis, Spondylodiszitis, Gelenkempyem, ZNS-Manifestationen.
- Keine implantierten Fremdmaterialien (z. B. intravaskulär/intrakardial, Herzklappen, Schrittmacher, Gefäßprothesen oder orthopädische Implantate).
- Sterile Blutkulturen und Entfieberung innerhalb von 48–72 h nach Einleiten einer gezielten antiinfektiven Therapie (Abnahme von Kontrollblutkulturen mind. alle 48 h).
- Die SAB wurde nosokomial (> 48 h nach Krankenhausaufnahme) und nicht ambulant (< 48 h nach Krankenhausaufnahme) erworben.

11.2.4 Diagnostik

Mit dem Nachweis von mindestens einer *S.-aureus*-positiven Blutkultur ist die Diagnose SAB bereits gesichert. Jede *S.-aureus*-Bakteriämie erfordert jedoch eine

- gründliche körperliche Untersuchung,
- den Nachweis der mikrobiologischen Clearance sowie
- ggf. bildgebende Verfahren zur Unterstützung der Fokussuche und zur Beurteilung des Therapieverlaufs.

Körperliche Untersuchung

- Inspektion Integument: auffällige Wunden? Haut intakt? Hinweis auf Osler-Knötchen oder Janeway-Läsionen? Gerötete/geschwollene Gelenke? Eintrittspforten von etwaigen Kathetern/Drainagen gerötet oder sezernierend?
- Auskultation von Herz und Lunge: vitientypische Geräusche? Pulmonale Rasselgeräusche?
- Abdomen: Schmerzen bei der Palpation oder Flexion der Hüfte (Psoasabszess) als Hinweis auf tief sitzende septische Emboli? Nierenbeckenklopfschmerz?
- Neurologische Untersuchung
- Untersuchung der Gelenke und der Wirbelsäule: Klopfschmerz? Eingeschränkte/schmerzhafte Beweglichkeit?

Mikrobiologie

- Mind. 2–3 Blutkultur-Sets vor Einleitung einer antibiotischen Therapie.
- Nach initialem Nachweis einer *S.-aureus*-positiven Blutkultur ist eine Abnahme von Kontrollblutkulturen mind. alle 48 h bis zum Nachweis der Clearance aus dem Blut empfohlen. Die Dokumentation der Clearance ist entscheidend für die Berechnung der Therapiedauer (➤ Kap. 11.2.5).
- Bei V. a. katheterassoziierte SAB zeitgleiche und streng gleichvolumige Abnahme von Blutkulturen peripher und über den Gefäßzugang zur Bestimmung der Differential Time to Positivity. Bei einer gleichzeitigen Blutentnahme aus dem Katheter und aus einer peripheren Vene zeigt die Katheterkultur ein um mind. 2 h schnelleres Wachstum als die Kultur aus der peripheren Vene.

Fokussuche und -sanierung

Die Fokussanierung ist entscheidend für den Therapieerfolg, die Voraussetzung dafür ist die sorgfältige Fokussuche.

- Transösophageale Echokardiographie (TEE; in Risikoabwägung nur TTE)
  - Immer TEE: ambulant erworbene SAB, i. v. Drogen, Z. n. Endokarditis, Vorliegen von Klappenvitien, Z. n. Klappenersatz oder Cardiac Devices, septische Metastasen, Spondylodiszitis
  - Bei nosokomial erworbener SAB, Fokus Thrombophlebitis nach Entfernung peripherer Verweilkanüle, negativen Folgeblutkulturen ggf. Verzicht auf TEE möglich
- Sonographie des Abdomens
- Röntgen-Thorax, ggf. Low-dose-CT
- MRT der WS (Spondylodiszitis?) bei Beschwerden, möglichem Fokus
- PET-CT bei fehlendem Therapieansprechen und unklarem Fokus

Im Rahmen der Fokussanierung sind folgende Maßnahmen indiziert:
- Zeitnaher Wechsel infizierter bzw. potenziell besiedelter intravaskulärer (peripherer und zentraler) Katheter
- Explantation von infiziertem Fremdmaterial (Port, Schrittmacher/ICD) und infizierten orthopädischen Implantaten
- Drainage oder OP zur Sanierung von Abszessen
- Operatives Débridement bei Spondylodiszitis und Osteomyelitis

11.2.5 Therapie

PRAXISTIPP
- Die antibiotische Therapie der SAB sollte initial immer hoch dosiert i.v. erfolgen.
- Bei einer MSSA-Blutstrominfektion sollte entweder Cefazolin oder Flucloxacillin zum Einsatz kommen, Vancomycin ist mit schlechteren Behandlungsergebnissen assoziiert.
- Die Therapiedauer richtet sich nach der Erkrankungsschwere (unkomplizierte vs. komplizierte Verlaufsform) und dem Fokus der SAB.
- Eine Fokussanierung sollte immer angestrebt werden.

Antibiotische Therapie

1. Methicillin-sensible *S. aureus* (MSSA):
   - Cefazolin 3–4 × 2 g/d i. v. (bei schweren Infektionen bis zu 4 × 3 g/d i. v.)
   - Flucloxacillin 4 × 2 g/d i. v. (bei Endokarditis und ZNS-Infektionen 6 × 2 g/d i. v., alternativ 4 × 3 g/d i. v.)
2. Methicillin-resistente *S. aureus* (MRSA):
   - Vancomycin 2 × 15 mg/kg KG/d i. v. (**cave:** therapeutisches Drug Monitoring! Ziel-Talspiegel ~ 15 mg/l)
   - Daptomycin 1 × 10 mg/kg KG/d i. v. (**cave:** nicht bei Pneumonie, da Inaktivierung durch Surfactant!)

Kombinationstherapie

In den meisten Fällen ist eine Monotherapie mit einer der o. g. Substanzen ausreichend. Bei ausgewählten Patienten mit komplizierter SAB (z. B. Kunstklappenendokarditis, intravaskulär einliegendem Fremdmaterial, implantierten Prothesen oder tief sitzenden und nicht ausreichend drainierbaren Foci) kann eine Kombinationstherapie unter Beachtung der Medikamenteninteraktionen entweder mit Rifampicin (2 × 450 mg/d p. o. oder 3 × 300 mg/d i. v.; < 60 kg: 2 × 300 mg/d p. o./i. v.) oder Fosfomycin (3 × 5 g/d i. v.) erfolgen.

Therapiedauer

Die Klassifizierung in unkomplizierte oder komplizierte SAB ist entscheidend für die Festlegung der Therapiedauer.

Grundsätzlich gilt:
- Das Abnahmedatum der ersten negativen Blutkultur wird als d 0 der empfohlenen Therapiedauer gezählt.
- Unkomplizierte SAB: 14 d Therapie.
- Komplizierte SAB: 4–6 Wo. Therapie (je nach zugrunde liegendem Fokus).

Eine Umsetzung auf eine p. o. Therapie ist in Ausnahmefällen möglich. Diese Entscheidung sollte jedoch nie leichtfertig und bestenfalls in Rücksprache mit der Infektiologie erfolgen (s. u.). Bei Vorliegen von septischen Absiedlungen oder nicht entfernbaren Fremdmaterialien kann eine deutlich längere Therapiedauer bis zur lebenslangen Suppression erforderlich sein.

Orale Sequenztherapie

In den letzten Jahren gibt es zunehmende Evidenz, dass eine Umsetzung auf eine p. o. Therapie nach klinischer Stabilisierung bei Patienten mit unkomplizierter Verlaufsform der SAB möglich ist (Kaasch et al. 2024; Wald-Dickler et al. 2021; Hagel et al. 2022). Dennoch sollte im Vorfeld Rücksprache mit der Infektiologie gehalten werden. Folgende Kriterien sollten patientenseitig erfüllt sein:
- Negative Folgeblutkulturen 48–72 h nach erster positiver BK
- Kein Hinweis für septische Embolien/Absiedlungen
- Gefäßkatheter innerhalb von 4 d entfernt
- Keine Klappen-/Gefäßprothesen
- Keine starke Immunsuppression

Bei SAB und infektiöser Endokarditis sollte eine p. o. Sequenztherapie nur bei Erfüllung der für die Endokarditis gültigen Stabilitätskriterien (➤ Kap. 5.3) erfolgen.

MERKE

Qualitätsindikatoren im Rahmen des Managements einer *S.-aureus*-Blutstrominfektion
- Abnahme von Kontrollblutkulturen bis zur Dokumentation der Clearance aus dem Blut
- Durchführung einer transösophagealen Echokardiographie (TEE) zum Ausschluss einer infektiösen Endokarditis
- Zeitnahe Entfernung infizierter bzw. potenziell besiedelter intravaskulärer (peripherer und zentraler) Katheter
- Therapie der MSSA-SAB mit Cefazolin oder Flucloxacillin
- Einhaltung der empfohlenen Therapiedauer je nach Schweregrad der SAB (unkompliziert: 2 Wo., kompliziert: 4–6 Wo.)

PRAXISTIPP

Bedeutung der klinischen Infektiologie in Zusammenhang mit der SAB

Diagnostische und therapeutische Standards in Zusammenhang mit dem Management einer SAB sowie die Berücksichtigung der Qualitätsindikatoren können über eine konsiliarische Mitbetreuung der Patienten durch die Infektiologie verbessert werden.

Die Senkung der Sterblichkeit von Patienten mit SAB um 40–50 % durch die Mitbetreuung durch einen infektiologischen Konsildienst ist in Studien belegt (López-Cortés et al. 2013; Weis et al. 2015; Vogel et al. 2016).

11.3 Candidämie

11.3.1 Definition und Basisinformation

Während der Nachweis von Sprosspilzen der Gattung *Candida* aus der Mund- und Darmflora der physiologischen Flora zugeordnet werden kann und insbesondere unter Antibiotikatherapie im Rahmen einer Selektion gehäuft auftritt, muss eine Candidämie, der kulturelle Nachweis von *Candida* spp. aus Blut grundsätzlich als Zeichen einer behandlungsbedürftigen Infektion gewertet werden. Laut Robert Koch-Institut wird die Candidämie mit einer Inzidenzrate von 3,88/100.000 Einwohnern/J. in Europa diagnostiziert (RKI 2024). Es müssen umgehend eine systemische antimykotische Therapie und eine Entfernung oder ein Wechsel von einliegenden Gefäßkathetern erfolgen sowie weitere Infectfoci in Betracht gezogen werden.

11.3.2 Risikofaktoren der Candidämie

An Risikofaktoren einer Candidämie sind zu nennen:

- Schwere Erkrankungen mit langfristiger Antibiotika- und/oder Intensivtherapie
- Organtransplantationen
- Immunsuppression
- Parenterale Ernährung
- Abdominalchirurgische Eingriffe mit Eröffnung des Gastrointestinaltrakts (DD Anastomoseninsuffizienz ätiologisch für die Candidämie erwägen)

Den 5 häufigsten *Candida*-Spezies einer Candidämie können überdies spezifische Risikofaktoren zugeordnet werden (➤ Tab. 11.1). Das gehäufte Aufkommen von Non-albicans-Spezies ist abhängig von verschiedenen Faktoren (Herkunft, Patientenkollektiv, Alter, Antimykotikaeinsatz u. a.)

11.3.3 Therapiemanagement der Candidämie

Therapiemanagement ➤ Abb. 11.1, Therapieempfehlung ➤ Tab. 11.2.

Tab. 11.1 Risikofaktoren für die häufigsten *Candida* spp.

Spezies (Häufigkeit für Candidämie)	Population/Risikofaktoren
C. albicans (40–70 %)	Sämtliche Patientenpopulationen
C. glabrata (8–20 %)	Diabetes mellitus, Azol-Therapie, hämatoonkologische Erkrankungen, Alter
C.-parapsilosis-Komplex (4–25 %; einschließlich *C. metapsilosis* u. *orthopsilosis*)	Echinocandin-Therapie (Durchbruchinfektionen), Katheterinfektionen (Biofilmbildung), Neugeborene/Kinder, Intensivtherapie
C. tropicalis (3–13 %)	Hämatoonkologische Erkrankungen
C. krusei (1–8 %)	Glukokortikoid-Therapie, Azol-Therapie, hämatoonkologische Erkrankungen
C. auris	Multiresistente Spezies

Antimykotika

- Echinocandin (z. B. Caspofungin; Initialdosis von 70 mg i. v. an d 1, ab d 2 gewichtsadaptiert 70 mg i. v. bei KG > 80 kg, 50 mg i. v. bei KG < 80 kg).
- Eine unterschiedliche Wirksamkeit der einzelnen Echinocandine (Caspofungin, Anidulafungin, Micafungin) ist nicht bewiesen.

MERKE

Bei Candidämie durch *C. parapsilosis*-Komplex sollte aufgrund einer intrinsisch hohen Echinocandin-MHK Fluconazol bevorzugt werden.

Blutkulturen

- Abnahme von Kontrollblutkulturen mind. alle 48 h ab Diagnosestellung und Therapiebeginn.
- Die Abnahme von Blutkulturen sollte für die Dauer der Candidämie durchgeführt werden.
- Durch eine strenge Beimpfung der Blutkulturen mit 10 ml Blutvolumen kann die herabgesetzte Sensitivität des kulturellen Candidämienachweises gesteigert werden.

INFO

Blutkulturen bei *Candida*-Infektionen

- Falsch negative Blutkulturergebnisse sind trotz *Candida*-Infektion möglich, da die Sensitivität des kulturellen Candidämie-Nachweises schwankt (21–71 %), die Candidämie z. T. nur kurz, intermittierend oder bei manifesten Organinfektionen nicht mehr nachweisbar ist und zudem häufig eine niedrige Dichte hat (meist < 1 KbE/ml).
- Bei hochgradigem V. a. eine systemische *Candida*-Infektion sollte eine Therapie mit Echinocandinen auch ohne kulturellen Nachweis eingeleitet werden, da Blutkulturen häufig erst nach 2–5 d positiv werden.
- Bei V. a. eine Candidämie sollten die Blutkulturflaschen ausreichend beimpft (Erwachsene 10 ml/Flasche) und ausreichend Paare abgenommen werden (mind. 2–3 BK-Paare aerob/anaerob), peripher oder peripher und über den liegenden Gefäßzugang zur Evaluation einer Katheterinfektion.

Katheterwechsel

Intravaskuläre Katheter sollten gewechselt werden, da diese für persistierende Candidämien verantwortlich sein können und die Prognose der Patienten sich bei verbleibenden intravaskulären Fremdmaterialien verschlechtert.

Endophthalmitis

Zum Ausschluss einer Endophthalmitis sollte ein ophthalmologisches Konsil erfolgen. Bei Visusverschlechterung sollte dieses wiederholt werden. Sofern eine Endophthalmitis nachgewiesen wird, ist eine ophthalmologische Mitbetreuung indiziert. Die antimykotische Therapie sollte in diesem Fall auf Fluconazol oder Voriconazol umgestellt werden, da Echinocandine schlecht die Blut-Hirn-Schranke penetrieren.

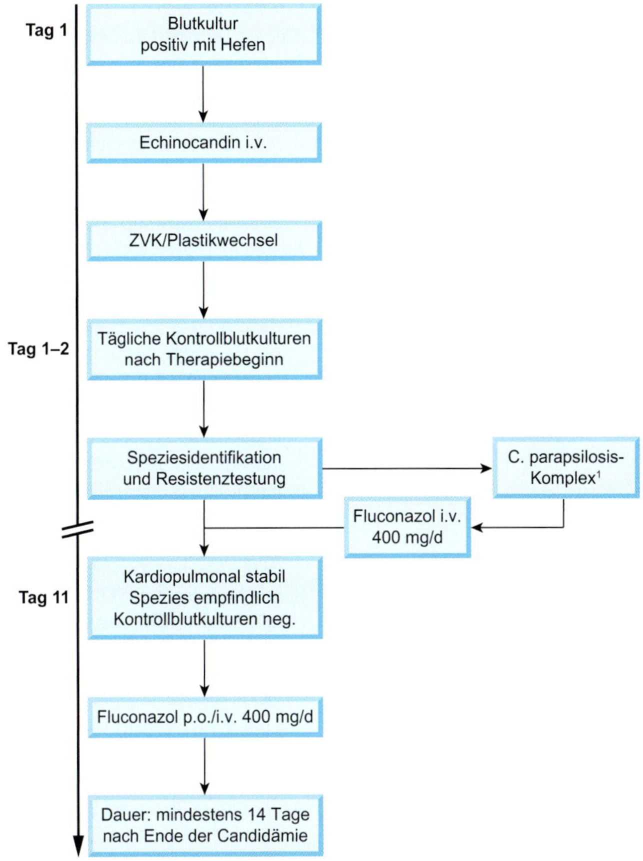

Abb. 11.1 Behandlungspfad bei Candidämie.
[1]C. parapsilosis, C. metapsilosis, C. orthopsilosis. [P190-004, P190-005, L231]

Tab. 11.2 Therapieempfehlung nach Empfindlichkeit für die häufigsten *Candida* spp.

Spezies	Echinocandin (Caspofungin, Anidulafungin, Micafungin)	Fluconazol	Voriconazol, Posaconazol	Amphotericin B
C. albicans	**S**	S	S	S
C. glabrata	**S**	Intermediär empfindlich/resistent	IE	S
C.-parapsilosis-Komplex	Intermediär empfindlich/resistent	**S**	S	S
C. tropicalis	**S**	S	S	S
C. krusei	**S**	R	IE	S
C. auris	• Schwierige Therapie, meist multiresistent: fast immer resistent gegenüber Fluconazol; erhöhte MHK gegenüber Echinocandinen, Voriconazol, Posaconazol u. Amphotericin B gegenüber anderen *Candida* spp. • Kontaktisolierung von Trägern			

S = sensibel, R = resistent, IE = Insufficient Evidence, fett gedruckt = 1. Wahl. Sofern möglich sind Echinocandine aufgrund des Interaktions- und Nebenwirkungspotenzials von Azolen und Amphotericin B einzusetzen.

Endokarditis

Sollte die klinische Untersuchung Verdachtsmomente einer Endokarditis ergeben und/oder sich Kontrollblutkulturen persistierend positiv hinsichtlich einer Candidämie zeigen, sollte ein transösophageales Echokardiogramm (TEE) zum Ausschluss einer Endokarditis erfolgen. An eine Endokarditis im Zusammenhang mit einer Candidämie sollte insbesondere auch bei Patienten mit Kunstklappenersatz und bei i. v. Drogenabusus gedacht werden.

Weitere Infektionsfoci erwägen

Bei persistierend positiven Blutkulturen für Sprosspilze der Gattung *Candida* spp. unter adäquater Therapie sollte nach weiteren Infektionsfoci der Candidämie gesucht werden. In seltenen Fällen ist bei entsprechender Immunsuppression auch an eine hepatolienale Candidiasis zu denken und eine Sonographie des Abdomens zu veranlassen.

Re-Evaluation der Therapie

- Sobald eine Identifikation der *Candida*-Spezies und eine Resistenztestung erfolgt sind, sollte die bestehende Therapie auf ihre Wirksamkeit überprüft werden.

- Bei Nachweis einer Spezies des *C. parapsilosis*-Komplexes ist aufgrund einer intrinsisch erhöhten Echinocandin-MHK Fluconazol zu bevorzugen. *Candida parapsilosis* wird gehäuft in der Neonatologie und auf hämatoonkologischen Stationen nachgewiesen.
- Bei sensiblen Isolaten, hämodynamisch stabilen Patienten und sterilen Folgeblutkulturen kann in Abhängigkeit von der Resistenztestung eine Oralisierung erwogen werden. Dies betrifft jedoch nur Azol-sensible *Candida* spp., (insbesondere Fluconazol), da Echinocandine für eine p. o. Gabe nicht verfügbar sind.

MERKE

- *C. glabrata* und *C. krusei* sind intrinsisch nur gering empfindlich bzw. resistent gegenüber Fluconazol und sollten deshalb nicht mit Azolen therapiert werden.
- Eine prophylaktsiche oder therapeutische Gabe von Azolen fördert diese Azol-Resistenz von *C. glabrata* und *C. krusei.*

Therapiedauer

Ab dem Abnahmedatum der ersten negativen Blutkultur sollte eine systemische resistogrammgerechte Therapie für mind. 14 d erfolgen, sofern kein weiterer Fokus nachweisbar ist. Bei weiteren Foci oder tief sitzenden septischen Metastasen richtet sich die Therapiedauer nach dem jeweiligen Infektionsfokus.

PRAXISTIPP

Bedeutung der klinischen Infektiologie in Zusammenhang mit der Candidämie

Analog zur *S.-aureus*-Bakteriämie sollte bei Vorliegen einer Candidämie die Mitbetreuung der Patienten durch die Infektiologie erfolgen, um diagnostische und therapeutische Standards in Zusammenhang mit dem Management einzuhalten.

LITERATUR

Amboss-Lernplattform: Kapitel „Vorgehen bei Candidämie“ (2024).

Friedrichs A: Katheter-assoziierte Infektionen. SpringerReference Innere Medizin. DOI https://doi.org/10.1007/978-3-642-54676-1_546-1.

Hagel S, Bahrs C, Schumann R et al.: Complicated and uncomplicated *S. aureus* bacteraemia: an international Delphi survey among infectious diseases experts on definitions and treatment. Clin Microbiol Infect Jul;28(7) (2022) 1026.e7–1026.e11. doi: https://doi.org/10.1016/j.cmi.2022.03.025. Epub 2022 Mar 28. PMID: 35358683.

Kaasch AJ, López-Cortés LE, Rodríguez-Baño J et al.; SABATO study group. Efficacy and safety of an early oral switch in low-risk *Staphylococcus aureus* bloodstream infection (SABATO): an international, open-label, parallel-group, randomised, controlled, non-inferiority trial. Lancet Infect Dis May;24(5): (2024) 523–534. doi: https://doi.org/10.1016/S1473-3099(23)00756-9. Epub 2024 Jan 17. PMID: 38244557.

López-Cortés LE, Del Toro MD, Gálvez-Acebal J et al.; REIPI/SAB group: Impact of an evidence-based bundle intervention in the quality-of-care management and outcome of *Staphylococcus aureus* bacteremia. Clin Infect Dis 57(9) (2013) 1225–1233. doi: https://doi.org/10.1093/cid/cit499 [PubMed: 23929889] [CrossRef: 10.1093/cid/cit499].

Nationales Referenzzentrum für Surveillance von nosokomialen Infektionen (NRZ): Abschlussbericht PPS 2022. nrz-hygiene.de.

Robert Koch-Institut (RKI): Zunahme von *Candida auris* in Deutschland im Jahr 2023. (2024). www.rki.de/DE/Content/Infekt/EpidBull/Archiv/2024/18/Art_01.html.

Vogel M, Schmitz RP, Hagel S et al.: Infectious disease consultation for *Staphylococcus aureus* bacteremia – systematic review and meta-analysis. J Infect 72(1) (2016) 19–28. doi: https://doi.org/10.1016/j.jinf.2015.09.037 [PubMed: 26453841] [CrossRef: 10.1016/j.jinf.2015.09.037]

Wald-Dickler N, Holtom PD, Phillips MC et al.: Oral Is the New IV. Challenging Decades of Blood and Bone Infection Dogma: A Systematic Review. Am J Med Mar;135(3) (2022) 369–379.e1. doi: https://doi.org/10.1016/j.amjmed.2021.10.007. Epub 2021 Oct 27. PMID: 34715060; PMCID: PMC8901545.

Weis S, Kaasch AJ, Rieg S et al.: *Staphylococcus aureus* bacteremia – a distinct entity [in German]. Dtsch Med Wochenschr 140(13) (2015) 982–989. [PubMed: 26115133].

KAPITEL

12 Exanthematische Infektionen (sog. Kinderkrankheiten)

Anja Lück und Michael C. Frühwald

12.1 Masern

12.1.1 Definition und Basisinformation

Erreger der Masern ist das Masernvirus, ein humanpathogenes RNA-Virus aus der Familie der Paramyxoviren. Es handelt sich um eine hochansteckende Exanthemerkrankung mit charakteristischem zweigipfligem Krankheitsverlauf und schwerem Krankheitsgefühl. Die Inkubationszeit beträgt im Durchschnitt 10–14 d (7–21 d). Die Ansteckung ist 4 d vor bis 4 d nach Exanthembeginn möglich und unmittelbar vor Exanthemausbruch am höchsten. Masern werden als Tröpfcheninfektion übertragen.

Da der Mensch der einzige Wirt des Masernvirus ist, das Virus antigenisch stabil bleibt und ein Impfstoff verfügbar ist, ist eine vollständige Ausrottung der Masern theoretisch möglich und wurde als Ziel der WHO festgelegt. Im Rahmen des seit 2020 in Deutschland geltenden Masernschutzgesetz konnte die Impfquote weiter verbessert werden. Das Ziel einer Inzidenz von < 1 Fall/1 Mio. Einwohner/J. und eine Impfquote für 2 Impfungen von mind. 95 % ist auch in Deutschland noch nicht erreicht. 2018 lag die Quote für die erste Impfung bei 97,2 % und bei 93,1 % für die zweite Impfung. Insbesondere für die 2. Impfung stagniert die Impfquote seit Jahren, die Impfung erfolgt zudem oft zeitlich verzögert – die zeitgerechte 2. Impfung nach Empfehlung der Ständigen Impfkommission (STIKO) erfolgte 2016 nur bei 74 % aller Kinder. Durch die Eindämmungsmaßnahmen im Rahmen der COVID-19-Pandemie sanken die Fallzahlen in Deutschland von 2020 bis 2022 drastisch auf 8–76 Fälle/J., nehmen seither jedoch wieder bei weiterhin niedrigem Niveau zu. Ein hoher Anteil der Masernfälle in Deutschland ist mittlerweile aus dem Ausland importiert und wird zum Großteil auf unzureichenden Masernimpfschutz zurückgeführt (RKI 2018). Bei Masernverdacht besteht Meldepflicht nach § 6 Infektionsschutzgesetz (IfSG).

12.1.2 Symptomatik und klinisches Bild

Betroffene sind in deutlich reduziertem Allgemeinzustand. Die Erkrankung verläuft in 2 Phasen. Im katarrhalischen Stadium kommt es zu hohem Fieber, Konjunktivitis, Rhinitis, und Husten. Außerdem zeigen sich in diesem Stadium die pathognomonischen kalkspritzartigen Flecken im Bereich der Mundschleimhaut, die Koplik-Flecken. Diese bleiben oft unerkannt. Nach kurzer Phase der Entfieberung entwickelt sich 2–4 d später das Exanthemstadium mit erneutem Fieberanstieg und Ausbildung des charakteristischen tiefroten großfleckigen makulopapulösen Exanthems, teils konfluierend, vereinzelt hämorrhagisch. Es beginnt im Gesichtsbereich und/oder retroaurikulär und breitet sich von dort über den gesamten Körper aus. Handinnenflächen und Fußsohlen sind oft ausgespart. Das Exanthem blasst nach 4–7 d ab. Im Anschluss kommt es zur kleieförmigen Schuppung der Haut (➤ Abb. 12.1).

12.1.3 Diagnostik und Differenzialdiagnose (➤ Tab. 12.1)

Diagnostik

- Anamnese inklusive Umgebungsanamnese, Impfstatus, Verlauf und das typische Exanthem ergeben den Verdacht; eine erweiterte Diagnostik bestätigt diesen (RKI 2000).
- **Direkter Erregernachweis:** reverse Transkriptase-Polymerasekettenreaktion (RT-PCR) aus Rachenabstrich oder Urin.

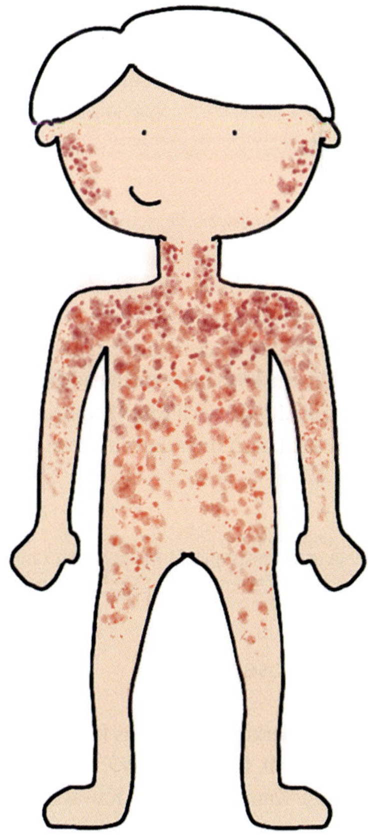

Abb. 12.1 Masern [M1580, M1581]

Tab. 12.1 Typische Differenzialdiagnosen bei Exanthem im Kindesalter

Erkrankung	Hauterscheinung	Weitere Merkmale
Masern	Großfleckig, makulopapulös, teils konfluierend	Reduzierter AZ, Beginn im Gesichtsbereich/retroaurikulär
Scharlach	Makulopapulös, feinfleckig, konfluierend (insbes. Hautfalten), periorale Blässe mit Wangenrötung	Beginn im Brustbereich, Tonsillopharyngitis, Erdbeerzunge, grippale Symptome
Röteln	Hellrot, makulös, eher nicht konfluierend	Beginn im Gesichtsbereich/retroauriklär, grippale Symptome, 50% asymptomatisch
Ringelröteln	Großflächige Wangenrötung, makulopapulös, konfluierend, dann girlandenförmig	Grippale Beschwerden, stamm- u. extremitätenbetont, Begleitarthritis o. -arthralgie, Anämie
Dreitagefieber	Blassrot makulös, feinfleckig, flüchtig	Stammbetont u. im Nacken, zuvor Fieber über 3(–6) d, eher guter AZ, Fieberkrämpfe
Kawasaki-Syndrom	Polymorph (Hautfalten)	Fieber > 5 d, Konjunktivitis, Lacklippen, Erdbeerzunge, palmoplantares Erythem, **cave:** Koronaraneurysmen
PIMS	Polymorph (Hautfalten)	Z.n. SARS-CoV-2-Infektion, Fieber > 2 d, Konjunktivitis, Lacklippen, Erdbeerzunge, pamoplantares Erythem
EBV-Infektion	Morbilliform konfluierend	Tonsillitis, Lymphadenitis, Hepatosplenomegalie, atypische Monozyten
Arzneimittelexanthem	Morbilliform konfluierend	Evtl Juckreiz, guter AZ, positive Arzneimittelanamnese
Windpocken	Polymorph, disseminiert, „Sternenhimmel" mit Vesikel, Erosionen, Papeln	Quälender Juckreiz, Superinfektionen
Herpes zoster	Vesikel auf gerötetem Grund, dermatombezogen, i.d.R. halbseitig	Dysästhesien, starkes Brennen/Juckreiz, Post-Zoster-Neuralgie
Herpes simplex	Gruppierte Bläschen	Häufig Herpes labialis, typisch auf an Finger o. im Augenbereich
Skabies	Längliche Papeln mit Umgebungsrötung, leicht schuppend	Dermatoskop: Milben u. Milbengänge, quälender Juckreiz, Prädilektionsstellen: Hände, Axilla, Genitalbereich, Mamillen; bei Säuglingen palmoplantare Pusteln typisch
Hand-Fuß-Mund-Erkrankung	Makulopapulös mit Bläschen, Pusteln, Erosionen, Enanthem	Prädilektionsstellen: Handinnenfläche, Fußsohle, Mundbereich, oft Enteritis
Impetigo contagiosa	Pusteln, gelbe Krusten, teils bullös	Oft Eintrittspforte, oft ***S. aureus*** o. ***S. pyogenes***
Akute Urtikaria	Quaddeln mit randbetontem Erythem	Juckreiz, evtl. Angioödem, oft Reaktion auf Allergen o. Infektion

- Bei positivem Erregernachweis Verschicken der positiven Probe an ein spezialisiertes Labor (z. B. das Nationale Referenzzentrum für Masern, Mumps, Röteln des RKI [NRZ MMR Berlin]) zur Genotypisierung und Nachverfolgung von Infektionsketten.
- **Serologie:** Masern-IgM-AK werden meist ab Exanthembeginn positiv und sind bis zu 4 Wo.n, vereinzelt auch länger, nachweisbar. IgG-AK sind ab d 7–10 nach Exanthembeginn nachweisbar und persistieren auch nach Impfung ein Leben lang.

INFO

Der Nachweis der virusspezifischen IgM-AK im Serum kann bei bis zu 30 % der Erkrankten 1–3 d nach Auftreten des Exanthems noch negativ sein.

Differenzialdiagnosen

- Klassische Exanthemerkrankungen des Kindesalters wie Röteln, Scharlach, Ringelröteln, Dreitagefieber
- Weitere pädatrische Krankheitsbilder: Kawasaki-Syndrom, PIMS, IgA-Vaskulitis (ehemals Purpura Schoenlein-Henoch), Mykoplasmen-Infektion, EBV-Infektion (Infektiöse Mononukleose)
- Arzneimittelexanthem
- Graft-versus-Host-Reaktion
- Lues-Exanthem

12.1.4 Therapie

Eine spezifische antivirale Therapie existiert nicht, die Behandlung erfolgt symptomatisch.

Prävention: Die Lebendimpfung mit abgeschwächten Masernviren (Kombinationsimpfung gegen Masern, Mumps, Röteln sowie Varizellen, MMR[V]) wird von der STIKO im Kindesalter empfohlen und ist mittlerweile für den Besuch einer Gemeinschaftseinrichtung oder die Arbeit in einer Gesundheitseinrichtung obligat. Die erste Impfung sollte im Alter von 11–14 Mon. erfolgen, die Zweitimpfung im 15.–23. Lebensmonat. Ein Mindestabstand von 4 Wo. ist einzuhalten. In begründeten Fällen kann ab dem 9. Lebensmonat sowie im Rahmen eines Ausbruchs off-label auch ab dem 6. Lebensmonat geimpft werden.

Für Erwachsene wird eine einmalige MMR-Impfung bei unklarem, unvollständigem oder nicht vorhandenem Impfstatus ab dem Geburtsjahrgang 1970 empfohlen.

Eine 2-malige MMR-Impfempfehlung der STIKO besteht für nach 1970 geborene Erwachsene in folgenden beruflichen Beschäftigungsfeldern: medizinische und heilberufliche Einrichtungen, Pflegeeinrichtungen, Gemeinschaftseinrichtungen, Einrichtungen zur Unterbringung von Geflüchteten, Fach-, Berufs- und Hochschulen sowie Tätigkeiten mit Kontakt zu potenziell infektiösem Material.

12.1.5 Prognose und Verlauf

Bei unkomplizierten Verläufen ist die Prognose gut. Die Erkrankung sollte auch aufgrund der passageren Immunschwäche, die über Monate bis Jahre andauern kann, nicht als harmlose Kinderkrankheit angesehen werden. Häufig kommt es zu bakteriellen Superinfektionen u. a. mit Otitis media, Bronchitis und Pneumonie. Schwere, atypische Verläufe mit Einschlusskörperchen-Enzephalitis oder Riesenzellpneumonie wurden bei Personen mit primärer oder sekundärer Immundefizienz berichtet.

Eine schwerwiegende Komplikation ist die postinfektiöse Enzephalitis (ca. 1/1000 Fälle). 4–7 d nach Beginn des Exanthems kommt es dabei zu Kopfschmerzen, Fieber und Bewusstseinsstörung bis zum Koma. Die Komplikation ist in etwas 10–20 % letal, in 20–30 % muss mit residualen ZNS-Schäden gerechnet werden.

Eine sehr seltene Spätkomplikation ist die subakut sklerosierende Panenzephalitis (SSPE), die v. a. bei früh erkrankten Kindern auftritt (durchschnittliche Inzidenz 4–11 SSPE-Fälle/100.000 Masernerkrankungen). Merkmale sind Rückschritte in der Entwicklung mit neurologischen Störungen bis hin zum obligat infausten Verlust aller zerebralen Funktionen. Die Letalität einer Maserninfektion (± SSPE) liegt in Deutschland bei 0,01–0,1 %, entsprechend 3–7 masernassoziieren Todesfällen/J.

Abgeschwächte Masernverläufe („mitigierte Masern") kommen bei Neugeborenen mit mütterlichen Antikörpern oder Menschen mit transfundierten Antikörpern sowie bei sekundärem Impfversagen mit nicht vollständig ausgebildeter Immunität nach Impfung vor. Die schwache Ausbildung des Exanthems durch die verminderte Virämie erschwert die klinische Diagnosestellung. Eine Übertragung des Virus durch eine mitigierte Maserninfektion ist selten, aber möglich.

Das Risiko eines komplikativen Verlaufs ist bei Kleinkindern und bei Erwachsenen ≥ 20. Lj. erhöht.

12.2 Scharlach

12.2.1 Definition und Basisinformation

Scharlach wird durch Exotoxine einiger Stämme der β-hämolysierenden Streptokokken der Gruppe A (GAS, *Streptococcus [S.] pyogenes*) ausgelöst. Nicht jeder Streptokokken-Stamm bildet auch Toxine aus. Scharlach wird über Tröpfchen bei einer Streptokokken-Tonsillitis übertragen, seltener auch als Schmierinfektion bei Haut- und Gewebebeteiligung. Die Inkubationszeit beträgt 1–3 d. Ohne Behandlung beträgt die Kontagiosität 21 d, mit antibiotischer Therapie ist die Erkrankung nach 24 h nicht mehr ansteckend. Seit 2022 werden europaweit vermehrt invasive GAS-Infektionen mit teils komplizierten Krankheitsverläufen, insbesondere bei Kindern, registriert; diese Entwicklung rührt her von einer Phase niedriger Infektionszahlen im Rahmen der COVID-19-Pandemie (RKI 2024).

MERKE
Streptokokken-Tonsillitis ≠ Scharlach.

12.2.2 Symptomatik und klinisches Bild

Scharlach beginnt abrupt mit hohem Fieber. Im Prodromalstadium beklagen Betroffene Kopf- und Bauchschmerzen, Übelkeit, Abgeschlagenheit, eine Tonsillopharyngitis mit Foetor ex ore und initial weiß belegter Zunge („weiße Erdbeer- oder Himbeerzunge"). Innerhalb von 48 h folgt das Exanthemstadium mir charakteristischer Wangenrötung und perioraler Blässe (Facies scarlatinosa) und dazu ein blassrotes makulopapulöses feinfleckiges Exanthem mit samt- bzw. sandpapierartiger Hautoberfläche. Es breitet sich vom Brustbereich auf den Kopf-Hals-Bereich und den restlichen Körper mit Betonung der Leisten und anderer Gelenkbeugen aus. Nach 1–2 d folgt die scharlachrote Verfärbung und das Konfluieren des Exanthems mit roter Erdbeer- oder Himbeerzunge (➤ Abb. 12.2).

Das Exanthemstadium dauert 4–7 d an. Nach 2–4 Wo. zeigt sich eine kleieförmige, teils grob-lammeläre Schuppung der Haut. Im weiteren Verlauf kann es mit einer Latenz von ca. 6–8 Wo. zur Ausdünnung des Haarwuchses und zu Querfurchen der Nägel kommen.

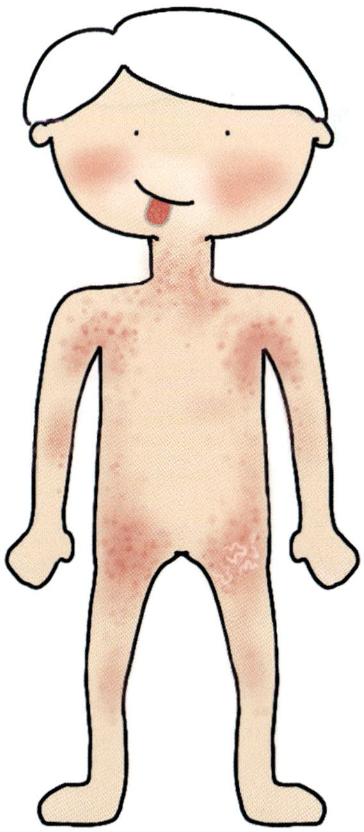

Abb. 12.2 Scharlach [M1580, M1581]

Die mittlerweile häufig vorkommende milde Verlaufsform von Scharlach wird als „Scarlatinella“ bezeichnet.

Im Erwachsenenalter können Haut- und Schleimhautmanifestationen geringer ausgeprägt sein oder gänzlich fehlen. Es dominieren Symptome eines grippalen Infekts mit Kopf, Hals- und Gelenkschmerzen sowie Abgeschlagenheit und Fieber. Aufgrund des unspezifischen Bildes kann es zur Verzögerung der Diagnose kommen.

MERKE

Bei Kindern mit hohem Fieber über 5 d sollte immer an ein Kawasaki-Syndrom oder PIMS gedacht werden.

INFO

Differenzialdiagnose: Kawasaki-Syndrom (> Abb. 12.3)

- Schwerwiegende Systemerkrankung mit Vaskulitis
- Altersgipfel: Kinder < 5 J.
- Vermutlich Immunantwort auf ein Antigen bei genetischer Prädisposition
- Klinik: Fieber > 5 d, bilaterale Konjunktivitis, Lacklippen, Enanthem mit roter Erdbeerzunge, polymorphes Exanthem (Hautfalten), palmoplantares Erythem, Lymphadenopathie (DGPK 2021)
- Komplikation: Myo- oder Perikarditis, Konorararterien-Aneurysmen (unbehandelt bei 20–25 %)
- Therapie: i. v. Immunglobuline, Azetylsalizylsäure

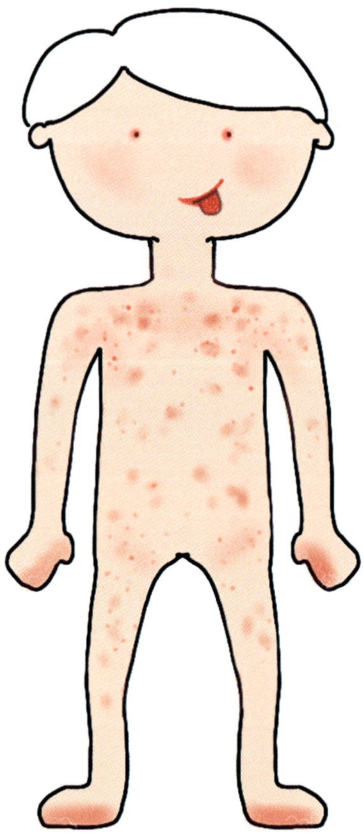

Abb. 12.3 Kawasaki-Syndrom [M1580, M1581]

INFO

Differenzialdiagnose: PIMS (Pediatric Inflammatory Multisystem Syndrome)

- Hyperinflammatorische Immunreaktion auf eine abgelaufene SARS-CoV-2-Infektion
- Klinik: Fieber > 48 h, mukokutane Symptome mit bilateraler Konjunktivitis, Enanthem, Lacklippen, polymorphes Exanthem, arterielle Hypotension oder Schock, gastrointestinale Beschwerden, Koagulopathie
- Komplikation: myokardiale Dysfunktion, Perikarditis, Valvulitis oder Koronarpathologien
- Therapie: i. v. Immunglobuline, Azetylsalizylsäure

12.2.3 Diagnostik und Differenzialdiagnose (> Tab. 12.1)

Diagnostik

Scharlach ist meist eine Blickdiagnose.

Mit Auftreten des typischen Scharlach-Exanthems als sog. Red-Flag sind klinische Scoring-Systeme zur Einschätzung der Wahrscheinlichkeit einer vorliegenden GAS-Streptokokken-Erkrankung (McIsaac-Score, Centor-Score) nicht mehr validiert und somit nicht anwendbar. Die Diagnosesicherung erfolgt somit nach individueller Abwägung (DEGAM 2021).

- **Direkter Erregernachweis:** Streptokokken-Schnelltest aus Rachenabstrich. Die Testverfahren sind spezifisch, allerdings mäßig sensitiv. Das Anlegen einer Erregerkultur kann zusätzlich sinnvoll sein.
- **Serologie**: Bestimmung der Antistreptolysin-A- und -DNA-se-B-Titer, ggf. auch Anti-Hyaluronidase. Als Verlaufsdiagnostik bzw. bei Hinweisen auf eine Folgeerkrankung.

Differenzialdiagnosen

- Klassische Exanthemerkrankungen des Kindesalters: Masern, Röteln, Ringelröteln, Dreitagefieber, Windpocken
- Im Kindesalter außerdem: Staphylokokken-Scharlach (diffuses Erythem ohne Himbeerzunge durch *S.-aureus*-Toxine), Kawasaki-Syndrom, PIMS, (Streptococcal) Toxic-Shock-Syndrom, EBV-Infektion (infektiöse Mononukleose) und weitere virale Tonsillopharyngitiden mit Exanthem
- Im Erwachsenenalter auch: obere Atemwegsinfektionen wie Influenza, COVID-19 oder RSV, grippaler Infekt
- Bakterielle Tonsillitiden
- Unspezifisches Virusexanthem
- Arzneimittelexanthem
- Urtikaria

12.2.4 Therapie

Bei Kindern wird die antibiotische Behandlung mit Penicillin V über 7 d empfohlen (DGPI 2019); das RKI empfiehlt allgemeinhin die Behandlung mit Penicillin V für 10 d. Alternativ kann bei Penicillin-Allergie die Therapie mit p. o. Cephalosporinen der 1. Generation oder mit Makroliden erfolgen. Ziel ist die Verkürzung der Infektiosität. 25 h nach Beginn der antibiotischen Therapie besteht keine Ansteckungsgefahr mehr, sodass z. B. Gemeinschaftseinrichtungen wieder besucht werden können.

Bei klinisch milden Verlaufsformen kann im Einzelfall nach sorgfältiger Abwägung und Aufklärung der Patienten auf eine antibiotische Therapie verzichtet werden.

Ein Impfstoff steht nicht zur Verfügung, Präventionsmaßnahmen umfassen daher Hygiene und Expositionsschutz.

12.2.5 Prognose und Verlauf

Durch den konsequenten Einsatz der Penicillin-Therapie treten Komplikationen und Folgeerkrankungen seltener auf.

Fulminante Scharlach-Infektionen (toxisches Scharlach) mit Myokarditis, interstitieller Nephritis, ZNS-Beteiligung, Schleimhautblutung und Innenohrschädigung sind heute rar. Toxinvermittelte Komplikationen sind das Streptococcal Toxic Shock Syndrom, das mit Multiorganversagen einhergeht und intensivmedizinischer Betreuung bedarf. Als bakterielle Komplikation können Peritonsillar-, Retropharyngeal- oder Hirnabszesse, Otitis media, Mastoiditis, Sinusitis, Meningitis oder Sepsis sowie zerebrale Thrombosen auftreten.

Bekannte immunvermittelte Poststreptokokken-Erkrankung ist das rheumatische Fieber 2–3 Wo. nach GAS-Infektion. Die Diagnose wird anhand der Jones-Kriterien gestellt, Hauptmerkmale sind subkutane Knoten, Polyarthritis, Erythema anulare, Chorea und Karditis. Die Poststreptokokken-Glomerulonephritis kann 1–2 Wo. nach einer Pharyngitis bzw. 3–6 Wo. nach Hautinfektion auftreten.

Eine erneute Scharlacherkrankung durch ein anderes Exotoxin von *S. pyogenes* ist möglich.

12.3 Röteln

12.3.1 Definition und Basisinformation

Röteln werden vom Rubella-Virus, ein RNA-Virus der Familie der Togaviridae verursacht. Sie sind moderat infektiös und werden über Tröpfchen übertragen, auch eine diaplazentare Übertragung während der Schwangerschaft ist möglich und gefürchtet. Die Inkubationszeit beträgt 14–21 d. Röteln sind 7 d vor bis 7 d nach Exanthembeginn ansteckend.

Seit 2013 besteht bundesweite Meldepflicht für jegliche Rötelninfektion nach § 6 IfSG. Die globale Elimination der Röteln einschließlich Rötelnembryopathie ist Ziel der WHO. Seit Dezember 2020 traten in Deutschland Röteln nicht mehr endemisch, sondern nur noch in Einzelfällen auf. Das Ziel einer Immunität von mindestens 95 % in allen Altersgruppen ist jedoch noch nicht erreicht (RKI 2023).

12.3.2 Symptomatik und klinisches Bild

Im milden Prodromalstadium kommt es zu Kopfschmerzen, nuchaler und retroaurikulärer Lymphadenopathie, mäßigem Fieber, Konjunktivitis und Erkältungssymptomatik. Insbesondere junge Frauen haben oft eine begleitende (Poly-)Arthritis oder Arthralgien.

Das Rötelnexanthem imponiert dann als hellrotes makulöses bis makulopapulöses Exanthem mit mittelgroßen Makulä, die eher nicht konfluieren. Das Exanthem beginnt im Gesicht und/oder retroaurikulär und breitet sich dann von dort über den gesamten Körper aus. Es bildet sich meist bereits innerhalb von 1–3 d zurück (➤ Abb. 12.4).

Bei Erwachsenen kann der Hautausschlag gänzlich fehlen. Bei zunehmendem Erkrankungsalter werden Komplikationen wie Bronchitis, Otitis media, Perikarditis, Myokarditis, Enzephalitis oder Thrombozytopenie häufiger.

MERKE
Etwa 50 % aller Erkrankungen verlaufen asymptomatisch.

Konnatale Rötelnembryofetopathie (Congenital Rubella Syndrome, CRS): Das CRS ist die über die Plazenta der Mutter übertragene Rötelninfektion des Fetus, die zu schweren Schäden führt. Der

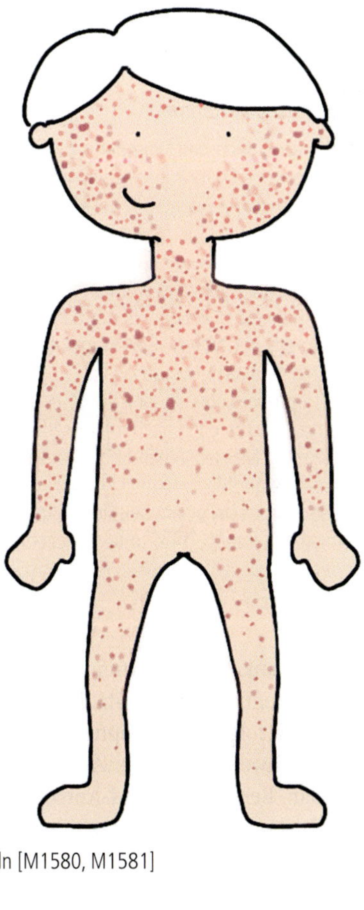

Abb. 12.4 Röteln [M1580, M1581]

Schweregrad der Infektion ist abhängig vom Infektionszeitpunkt während der Schwangerschaft. Insbesondere bei Infektion in den ersten 1–4 Mon. ist mit schweren Schäden des Fötus zur rechnen. Klinisch zeigt sich die klassische Gregg-Trias bestehend aus offenem Ductus arteriosus, Katarakt und Innenohrtaubheit. Weitere mögliche Folgen sind ein geringes Geburtsgewicht, Frühgeburtlichkeit, Mikrozephalie, Hepatosplenomegalie, Enzephalitis, Hepatitis, Myokarditis oder eine thrombozytopenische Purpura.

12.3.3 Diagnostik und Differenzialdiagnose (➢ Tab. 12.1)

Diagnostik

Die Rötelninfektion ist aufgrund des typischen Erscheinungsbildes eine klinische Verdachtsdiagnose. Röteln gelten in Deutschland als eliminiert, die Diagnose wird daher nur sehr selten gestellt. Jeder Verdachtsfall sollte weiter abgeklärt werden.

- **Direkter Erregernachweis:** RT-PCR aus Rachenabstrich und/oder Urin. Optimalerweise wird die Diagnostik unmittelbar nach Auftreten des Exanthems, spätestens am 5. d nach Auftreten des Exanthems durchgeführt.
- Bei positivem PCR-Nachweis weitere Genotypisierung durch ein spezialisiertes Labor (z. B. das NRZ MMR am RKI).
- **Serologie:** ggf. ergänzend Nachweis von spezifischen Röteln-IgM- und -IgG-Antikörpern im Serum.

INFO

Interpretation der Rötelnserologie

- IgM-Antikörper sind ab Beginn des Exanthems bzw ab dem 5. Erkrankungstag bis ca. 6 Wo. nach Erkrankungsbeginn nachweisbar.
- Bei positivem IgM-Antikörper-Nachweis sollte eine Serumprobe zu ergänzenden Untersuchungen (z. B. IgM-Antikörper-Nachweis im Capture-EIA, Bestimmung der IgG-Avidität, IgG-Immunoblot) an das NRZ MMR zur Diagnosesicherung gesendet werden.
- Falsch positive IgM-Antikörper können durch persistierende IgM-Antikörper, Rheumafaktoren, polyklonale IgM-Stimulation oder Kreuzreaktion mit anderen Viren verursacht werden.
- Bei initial negativer IgM-Serologie ist eine akute Infektion nicht auszuschließen, eine Kontrolle sollte dann nach 14 d wiederholt werden.
- Etwa 20 % der infizierten Neugeborenen haben im ersten Lebensmonat kein nachweisbares Röteln-IgM.
- Eine Rötelninfektion ist auch bei einem deutlichen Anstieg (> 4-fach) der IgG-Antikörper innerhalb von 10–14 d unter gleichen Testbedingungen nachgewiesen.

- **Diagnostik bei Schwangeren:** Die Immunitätsbestimmung erfolgt via Impfbuchkontrolle. Immunität ist anzunehmen, wenn der Nachweis über 2 erfolgte Rötelnimpfungen vorliegt oder bei dokumentiertem Nachweis spezifischer Antikörper vor Eintritt der Schwangerschaft. Bei positiven IgM-Antikörpern sollte zunächst weitere Diagnostik in Form von Rötelnvirus-PCR aus Rachenabstrich, Urin und Blut, Bestimmung der Avidität der rötelnvirusspezifischen IgG-Antikörper und Antikörpernachweis gegen die Strukturproteine des Rötelnvirus im Immunoblot erfolgen (NRZ MMR; GfV 2014).
- **Pränatale Diagnostik:** kann bei fraglicher oder gesicherter Rötelninfektion in der Schwangerschaft mittels PCR aus Chorionzotten-Biopsiematerial oder Amnionflüssigkeit (pränatale Frühdiagnostik) durchgeführt werden. Ab der 22. SSW ist dies auch nach strenger Indikationsstellung mit der Untersuchung von Fetalblut mit Röteln-IgM-Nachweis oder -PCR möglich.
- **Diagnostik bei V. a. CRS:** Röteln-RT-PCR aus Rachenabstrich, Urin, Liquor, Konjunktivalabstrich oder Plazenta (Methode der Wahl) mit Nachweis der spezifischen IgM-Antikörper im Serum. Im 1. Lebensmonat kann es allerdings zu falsch negativen Befunden der Röteln-IgM kommen.

Differenzialdiagnosen

- Im Kindesalter: klassische Exanthemerkankungen wie Masern, Scharlach, Ringelröteln, Dreitagefieber, Windpocken.
- Im Kindesalter außerdem: EBV-Infektion (infektiöse Mononukleose), Adenovirus-, Enteroviren-, EBV-Infektion oder Arzneimittelexanthem.
- Im Erwachsenenalter: Die eindeutige Zuordnung der teils unspezifischen Symptome und der Seltenheit der Erkrankung fällt häufig schwer.

12.3.4 Therapie

Die Therapie erfolgt rein symptomatisch.

Die Infektiosität besteht 7 d vor bis 7 d nach Exanthembeginn. Patienten mit bestätigter akuter Rötelnerkrankung sollten daher bis zum 7. d nach Ausbruch des Exanthems Kontakte zu Personen mit ungeklärtem Impfstatus vermeiden und bis zum Abklingen der Symptome zu Hause bleiben. Bei jedem Kontakt mit einem Rötelnverdachts- oder Erkrankungsfall in diesem Zeitraum sollte der Impfstatus der Kontaktperson ermittelt werden. Als ansteckungsverdächtige Person gilt jede Person mit unzureichender oder unklarer Immunität. Hier sollten eine Nachholimpfung mit einem MMR(V)-Impfstoff angeboten und Isolationsmaßnahmen bestenfalls bis 21 d (max. Inkubationszeit) eingehalten werden (RKI 2018).

Prävention: Zur Verfügung steht die aktive Impfung mit einem attenuierten Kombinationslebendimpfstoff gegen Masern, Mumps, Röteln und ggf. Varizellen (MMR[V]). Es wird von einer lebenslangen Immunität nach 2-maliger Impfung ausgegangen. Die STIKO empfiehlt die erste Impfung im Alter von 11–14 Mon. und die zweite im Alter von 15–23 Mon. Die Impfungen können frühestens im Abstand von 4 Wo. erfolgen. Bei Besuch einer Gemeinschaftseinrichtung kann die erste MMR + V-Impfung bereits ab dem 9. Lebensmonat erfolgen, die 2. Impfdosis MMRV sollte dann zu Beginn des 2. Lj. verabreicht werden.

Ziel der Präventions- und Isolationsmaßnahmen bleibt die Verhinderung der Infektion von ungeschützten Schwangeren und somit der fetalen Rötelnembryopathie des Fötus.

12.3.5 Prognose und Verlauf

Eine Infektion im ersten Trimenon (ersten 12 SSW, Phase der Organogenese) birgt ein hohes Risiko für eine konnatale Rötelnembyrofetopathie; in bis zu 90 % der Fälle treten chronische Schäden auf. Außerdem kommt es vermehrt zu Spontanaborten. Das Risiko für eine CRS sinkt mit der fortschreitenden Schwangerschaft, bei Infektionen ab der 20. SSW liegen Schädigungen des Kindes nur noch in Ausnahmefällen vor. Die Gesamtletalität der CRS beträgt 15–20 %.

Kinder mit CRS können das Rötelnvirus aus dem Respirationstrakt und über den Urin bis zu einem Alter von 1 J. in hohen Mengen ausscheiden und sind deshalb als infektiös zu betrachten, bis 2 Proben im Abstand von einem Monat negativ sind.

Ein positiver Röteln-IgM-Nachweis in der Schwangerschaft sollte aufgrund von möglichen falsch positiven Befunden nicht zu einem Schwangerschaftsabbruch führen, sondern zunächst weitere Diagnostik nach sich ziehen.

12.4 Ringelröteln

12.4.1 Definition und Basisinformation

Erreger der Ringelröteln (Erythema infectiosum) ist das Parvovirus B19. Ringelröteln sind eine häufige Erkrankung und beeinträchtigen Patienten i. d. R. nur wenig. Das typische Exanthem ist in 15–20 % der Fälle sichtbar, oft verläuft die Infektion asymptomatisch. Die Infektion erfolgt über Tröpfchen- oder Schmierinfektion sowie diaplazentar. Die Inkubationszeit beträgt 4–14 d, die Erkrankung ist bis zum Exanthembeginn ansteckend. Es zeigt sich eine saisonale Häufung der Ringelröteln im Frühjahr und im Sommer.

MERKE
Mit Einsetzen des Exanthems besteht nahezu keine Infektiosität mehr.

12.4.2 Symptomatik und klinisches Bild

Initial besteht unspezifisches Krankheitsgefühl mit Fieber, Kopfschmerzen und Schüttelfrost über 2–3 d. Nach einem einwöchigen beschwerdefreien Intervall entwickelt sich das Exanthemstadium mit begleitenden grippalen Symptomen, Schwellung der Lymphknoten und insbesondere im Erwachsenenalter mit einer Arthritis oder Arthralgie, wobei Frauen häufiger betroffen sind. Da sich die Viren in Erythroblasten vermehren und diese zerstören, liegt oft eine Anämie vor. Zunächst sieht man eine charakteristische großfleckige Wangenrötung (Slapped Cheek), nach 1–3 d kommt es zum makulopapulösen, zunächst konfluierenden Exanthem insbesondere am Stamm und den proximalen Extremitäten. Im Verlauf wandeln sich die Effloreszenzen und wirken girlanden- oder netzartig. Begleitend besteht milder Juckreiz. Nach 5–8 d blasst das Exanthem ab (➤ Abb. 12.5).
Ein Rekurrieren des Exanthems über Monate ist möglich. Trigger sind hier insbesondere Stress, Hautirritationen und Wärme. Der Hautausschlag heilt meist innerhalb von 1–6 Wo. vollständig ab.

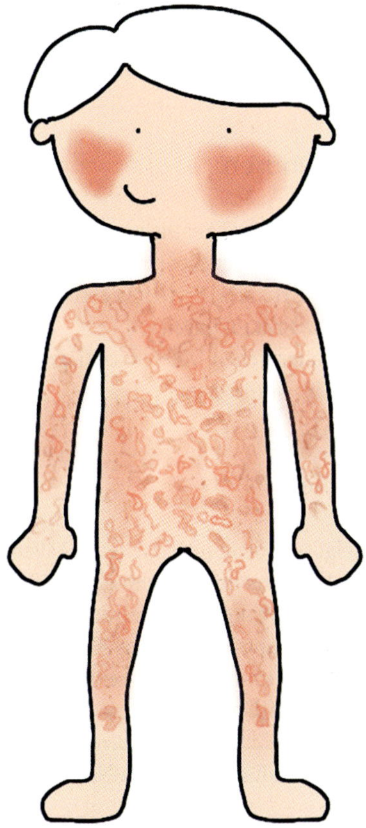

Abb. 12.5 Ringelröteln [M1580, M1581]

12.4.3 Diagnostik und Differenzialdiagnose (➤ Tab. 12.1)

Diagnostik

Die Ringelrötelninfektion wird meist bereits aufgrund des typischen girlandenförmigen Exanthems erkannt, dass jedoch gänzlich fehlen kann. Die Diagnose der akuten Parvovirus-B19-Infektion wird mittels molekularbiologischer und/oder serologischer Methoden gestellt.

- **Direkter Erregernachweis:** Parvovirus-B19-DANN-Nachweis in der PCR aus EDTA-Blut-, Serum- oder Plasmaprobe, ggf. auch aus Speichel/Rachenspülwasser (z. B. bei Kindern).
- **Serologie:** Nachweis von Parvovirus-B19-IgM-Antikörpern im Serum. Auch eine IgG-Serokonversion für Parvovirus B19 aus 2 Blut- bzw. Serumproben im zeitlichen Abstand von etwa 3 Wo. ist beweisend für die Infektion.
- **Immunitätsstatus:** Nachweis von Parvovirus-B19-IgG-Antikörpern im Serum. Eine Überprüfung des Immunstatus wird bei Schwangeren mit beruflichen Kontakten zu Kindern < 6 J. oder immunsupprimierten Patienten empfohlen. Bei positivem IgG-Wert wird eine Immunität angenommen. Bei spezifischen Fragestellungen (z. B. Expositionsverdacht in der Frühschwangerschaft) kann die Bestimmung von Parvovirus-B19-IgM

und -DNA zusätzliche Informationen liefern. Etwa 30–40 % aller Schwangeren haben keinen sicheren Immunschutz (DGPK 2021).

Differenzialdiagnosen

- Im Kindesalter: klassische Exanthemerkankungen wie Masern, Scharlach, Röteln, Dreitagefieber sowie Arzneimittelexanthem, Livedo vascularis, Urtikaria, Erythema exsudativum multiforme oder rheumatische Erkrankungen.
- Im Erwachsenenalter stehen Differenzialdiagnosen von Arthritis und Arthralgien im Vordergrund.

12.4.4 Therapie

Die Therapie erfolgt supportiv. In den seltenen Fällen einer schweren Anämie bei einer Infektion mit Ringelröteln mit Begleiterkrankung kann eine Bluttransfusion notwendig werden.

Bei einer Rötelninfektion in den ersten 20 SSW ist bis zur 28. SSW ein engmaschiges Monitoring mit wöchentlichen Ultraschall- und dopplersonographischen Untersuchungen empfohlen. Bei Anämie und als Folge der Entwicklung eines Hydrops fetalis besteht ggf. die Indikation zur Bluttransfusion über die Nabelschnurvene (Cordozentese).

Prävention: Schwangere mit unzureichendem Immunschutz bis zur 20. SSW sollten Gemeinschaftseinrichtungen für Kleinkinder, in denen eine Infektion mit Ringelröteln aufgetreten ist, meiden.

12.4.5 Prognose und Verlauf

Die Erkrankung verläuft i. d. R. harmlos. Eine Infektion führt zur lebenslangen Immunität.

Komplikationen sind selten, das Komplikationsrisiko steigt leicht mit zunehmendem Alter. Bei Menschen mit einer Abwehrschwäche oder mit bestimmten erworbenen oder vererbten Krankheiten des Blutsystems wie Thalassämie oder Sichelzellanämie kann die Erkrankung zu bedrohlicher transfusionspflichtiger Blutarmut (aplastische Krise) führen. Bei gesunden Menschen normalisiert sich eine Anämie durch Störung der Erythropoese innerhalb von 10–14 d.

Ebenfalls gefährdet sind ringelrötelnnaive Schwangere mit unzureichendem Immunschutz. Während der Schwangerschaft, besonders bis einschließlich der 20. SSW, können die Viren auf das ungeborene Kind übertragen werden. Die Blutbildung des Ungeborenen kann dabei lebensgefährlich geschädigt werden. Fehl- oder Totgeburt, Anämie, Hydrops fetalis, Thrombozytopenie und selten Myokarditis können die Folge sein.

Persistierende Infektionen sind bei Patienten mit Immunsuppression, bei akuten Infektionen während der Schwangerschaft sowie bei Kindern, die durch intrauterine Infektionen schwer erkrankt sind, möglich.

12

12.5 Dreitagefieber

12.5.1 Definition und Basisinformation

Ursächlich für das Dreitagefieber (auch: Exanthema subitum, roseola infantum) ist eine Infektion mit dem humanen Herpesvirus Typ 6 (HHV6A und HHV6B), seltener auch dem humanen Herpesvirus Typ 7 (HHV7). Es handelt sich meist um eine harmlose Erkrankung des Säuglings- und Kindesalters. Namensgebend ist die charakteristisch kurze Dauer des Fieberstadiums, auf das nach plötzlichem Abklingen ein flüchtiges Exanthem folgt. Es besteht eine hohe Durchseuchungsrate; mit abgeschlossenem 3. Lj. besteht fast vollständige Seropositivität in der Bevölkerung. Die Infektion wird per Tröpfchen mit einer Inkubationszeit von 5–15 d übertragen. Die Herpesviren können lebenslang im Organismus persistieren und bei Immunsuppression reaktivieren, was zu unterschiedlichen klinischen Manifestationen wie z. B. Hepatitis oder Enzephalitis führen kann.

12.5.2 Symptomatik und klinisches Bild

Das Dreitagefieber hat einen zweiphasigen Krankheitsverlauf mit initial plötzlichem Temperaturanstieg und hohem Fieber über 3(–6) d mit dabei gutem Allgemeinbefinden. Es kann in der Zeit vermehrt zu Fieberkrämpfen kommen. Weitere unspezifische Begleitsymptome sind Husten, Rhinitis, Bauchschmerzen, Lidödeme und zervikale Lymphadenopathie. Nach grippeartigen Symptomen folgt auf abrupten Temperaturabfall das Exanthemstadium mit blassrotem makulösem, feinfleckigem Exanthem. Es tritt häufig stammbetont und besonders im Nacken auf, i. d. R. besteht kein Juckreiz. Es kommt zur raschen Ausbreitung und zu flüchtigem Auftreten, die Symptome sind oft nur wenige Stunden bis max. 3 d sichtbar. Gelegentlich ist auch ein papulöses Enanthem im Bereich der Uvula und des weichen Gaumens (Nagayama-Spots) sichtbar (➤ Abb. 12.6).

12.5.3 Diagnostik und Differenzialdiagnose (➤ Tab. 12.1)

Diagnostik

Meist wird die Verdachtsdiagnose des Dreitagefiebers erst mit Abklingen der Erkrankung durch das Auftreten des Exanthems nach kurzer Fieberphase gestellt. Eine weiterführende Diagnostik ist aufgrund der Harmlosigkeit der Erkrankung im Kindesalter meist nicht erforderlich.

Dennoch können unterschiedliche Erkrankungsstadien mittels molekularer und serologischer Untersuchungsmethoden wie folgt differenziert werden:

- **Akute Infektion:** serologische Diagnostik aus EDTA-Blut mit Nachweis von HHV6-/HHV7-IgM-Antikörpern und -IgG-Antikörpern (jedoch unzuverlässig bei Diagnose einer Reaktivierung).
- **Reaktivierung:** erneutes Auftreten spezifischer IgM-Antikörper im Rahmen der Virämie, zusätzlich zu vorhandenen IgG-Antikörpern. Spezifisch ist der Nachweis von HHV6-DNA mittels PCR aus EDTA-Blut, Liquor.

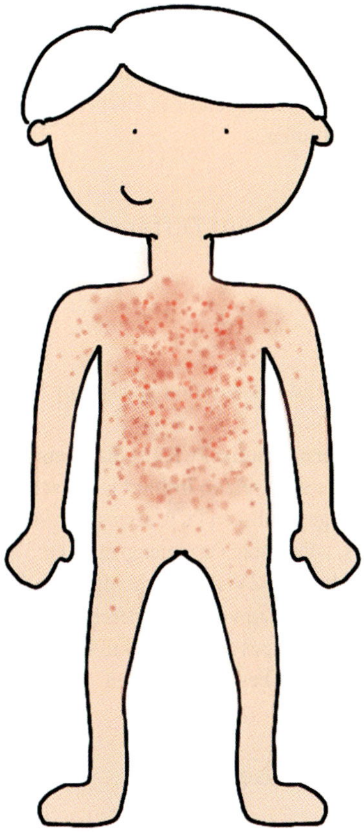

Abb. 12.6 Dreitagefieber [M1580, M1581]

- **Chromosomale Integration:** PCR aus Haaren oder Nägeln, die die kontinuierlich erhöhte Kopienzahl an HHV6-DNA durch chromosomalen Einbau des Virusgenoms nachweisen.

Differenzialdiagnosen

- Klassische Exanthemerkankungen des Kindesalters: Masern, Scharlach, Röteln, Ringelröteln.
- Arzneimittelexanthem.
- Unspezifisches Virusexanthem.
- Infektionen mit Enteroviren.
- EBV-Infektion (infektiöse Mononukleose).
- Bei Fieberkrampf: bakterielle oder virale Meningitis.
- Im Erwachsenenalter ist eine Primärinfektion nahezu ausgeschlossen.

12.5.4 Therapie

Die Behandlung erfolgt supportiv. Bei komplizierten Fieberkrämpfen sollte eine antikonvulsive Therapie mit Benzodiazepinen erfolgen.

Einzelfälle von antiviraler Behandlung mit Foscarnet, Ganciclovir und Cidofovir bei besonders schwerem Verlauf z. B. mit Enzephalopathie sind beschrieben.

12.5.5 Prognose und Verlauf

Meist handelt es sich bei dem Dreitagefieber um eine harmlose Erkrankung. Nach Primärinfektion besteht i. d. R. fortan Immunität. Wie für Herpesviren typisch, persistiert der Erreger lebenslang im Organismus.

Im Rahmen der Infektion steigt allerdings das Risiko für einen Fieberkrampf; HHV6 gilt als die häufigste Ursache für kindliche Fieberkrämpfe.

Im Rahmen einer Immunsuppression, meist im Erwachsenenalter, kann es zu einer Sekundärinfektion (Reaktivierung) mit schwerem Krankheitsverlauf und Komplikationen wie z. B. Hepatitis und Enzephalitis kommen.

Bei ca. 1 % der Bevölkerung erfolgt ein chromosomaler Einbau der HHV6-DNA in das eigene Genom, sie ist somit in allen Zellen vorhanden. Das virale Genom kann dann sowohl vertikal durch Keimzellen als auch durch Gewebe- oder Organtransplantationen übertragen werden.

12.6 Windpocken

12.6.1 Definition und Basisinformation

Das Varizella-Zoster-Virus (VZV, auch humanes Herpesvirus Typ 3) aus der Familie der Herpesviridae löst zwei Krankheitsbilder aus: Windpocken bei Erstinfektion und Herpes zoster (Gürtelrose) bzw. Zoster generalisatus bei endogener Reaktivierung. Windpocken sind eine hochansteckende Erkrankung mit einem Kontagionsindex von nahezu 1,0, die aerogen oder als Schmierinfektion aus Bläscheninhalt und Konjunktivalsekret übertragen werden. Selten kommt es zur diaplazentaren Übertragung durch Erstinfektion in der Schwangerschaft mit fetalem Varizellensyndrom. Die Inkubationszeit der Windpocken beträgt meist 2 Wo. (8–21 d). Eine Ansteckung kann 1–2 d vor bis 5–7 d nach Auftreten des Exanthems, bis zum vollständigen Verkrusten aller Bläschen, erfolgen. Nach Infektion und Lebendimpfung kommt es zur lebenslangen Persistenz in den Spinalganglien, wodurch sich die Möglichkeit der Reaktivierung erklärt. Windpocken sind meldepflichtig.

12.6.2 Symptomatik und klinisches Bild

Im Prodromalstadium bestehen leichte unspezifische Krankheitssymptome wie Abgeschlagenheit, Fieber und Arthralgien bei insgesamt gutem Allgemeinbefinden. Nach 1–2 d entwickeln sich disseminierte Vesikel auf gerötetem Grund. Mit der Zeit kommt es zum Eintrüben des Blaseninhalts und krustenschorfbedeckten Erosionen. Pathognomonisch ist ein polymorphes Bild mit gleichzeitigem Vorliegen unterschiedlicher Effloreszenzen (Papeln, Vesikel, Erosionen), auch „Heubner-Sternenkarte“ oder „Sternenhimmel“ genannt. Das Exanthem beginnt an der Haargrenze, typischerweise mit Beteiligung der behaarten Kopfhaut und der Mundschleimhaut, und breitet sich von dort über den gesamten Körper aus. Hand- und Fußflächen bleiben meist ausgespart. Begleitend besteht quälender

Juckreiz. Bei Kindern mit Thrombozytopenien ist ein hämorragisches Exanthem typisch (➤ Abb. 12.7).

Eine Erstinfektion im Erwachsenenalter verläuft häufig schwerer als die kindlichen Infektionen. Insbesondere begünstigt durch den starken Juckreiz kann es zu bakteriellen Superinfektionen von Kratzexkoriationen kommen.

Schwere Verläufe können auch bei Neugeborenen mit konnataler Varizelleninfektion und Immunsupprimierten auftreten. Eine vertikale Übertragung in der Schwangerschaft (ca. 1–2 %) kann zum fetalen Varizellensyndrom mit potenziell schweren Schäden des Kindes führen.

Durchbruchvarizellen mit Wildtyp-Infektion bei geimpften Personen und Impfvarizellen nach Impfung sind möglich und gehen i. d. R. mit einem milderen Verlauf und reduzierter Kontagiosität einher.

Herpes zoster: Bei der Reaktivierung des VZV kommt es zu streng dermatombezogenen Rötung mit Papeln, Papulovesikel und Bläschen. Gelegentlich geht der Erkrankung ein Prodromalstadium von 2–5 d mit unspezifischen Krankheitszeichen (Fieber, Kopfschmerzen, Lymphknotenschwellung) und Schmerzen oder Parästhesien im betroffenen Hautnervensegment voraus. Oft liegen starker Juckreiz und Brennen vor. Eine häufige Komplikation sind starke neuralgische Schmerzen in dem Bereich, die auch über die akute Erkrankung hinaus persistieren (Post-Zoster-Neuralgie) und insbesondere Erwachsene betreffen.

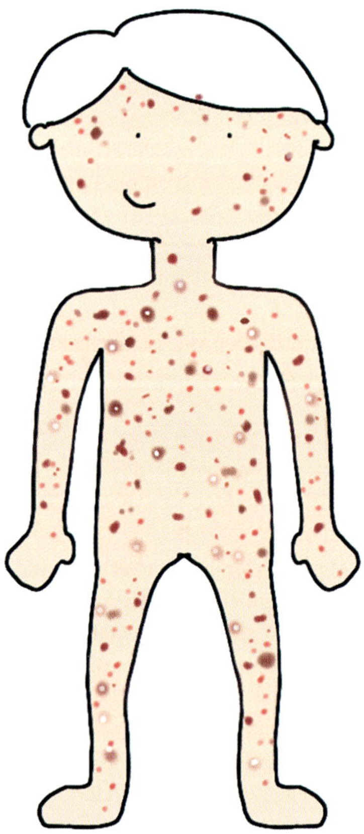

Abb. 12.7 Windpocken [M1580, M1581]

Zoster generalisatus: Insbesondere bei Immundefizienz kann es zur sekundären Generalisierung des Herpes zoster mit varizellenähnlichem Bild kommen.

12.6.3 Diagnostik und Differenzialdiagnose (➤ Tab. 12.1)

Diagnostik

Die typische klinische Präsentation genügt zur Diagnose (DEGAM 2021).

- **Direkter Erregernachweis:** PCR aus Bläscheninhalt oder Antigennachweis im direkten Immunfluoreszenztest; nur bei bestimmten Fragestellungen (z. B. atypischer Verlauf, vollständiger Impfstatus, vulnerable Patientengruppe etc.) zu erwägen.
- **Serologie:** Nachweis VZV-spezifischer IgM- und IgG-Antikörper aus dem Serum oder Liquor. Zur Differenzierung zwischen Windpocken und Herpes zoster (Reaktivierung) kann zusätzlich die VZV-IgG-Avidität bestimmt werden.

Differenzialdiagnosen

- Unterscheidung Windpocken/Herpes zoster: strenge Halbseitensymptomatik beim Herpes zoster und zeitgleiches Eintrüben der Bläschen im Gegensatz zum polymorphen Bild der Windpocken
- Rezidivierende Herpes-simplex-Infektionen
- Bullöses Erysipel
- Toxisches Kontaktekzem
- Fotodermatitis
- Im Kindesalter zusätzlich: typische Exanthem-Erkrankungen im Kindesalter (Masern ➤ Kap. 12.1) einschließlich Enterovirus-Infektionen, Eczema herpeticatum (HSV-Infektion), (bullöse) Impetigo contagiosa, (kongenitale) Langerhanszell-Histiozytose

12.6.4 Therapie

Die Therapie der Windpocken erfolgt symptomatisch. Bei starkem Juckreiz können Gerbstoffe oder Polidocanol-haltige Externa die Symptome lindern, ggf. auch als Zinkschüttelmixtur mit zusätzlich austrocknender Wirkung. Eine antivirale Therapie mit Aciclovir ist Risikopatienten (z. B. Immusupprimierten) und Patienten mit schweren Verläufen vorbehalten. Eine bakterielle Superinfektion sollte antibiotisch behandelt werden.

Bei Herpes zoster sollte immer eine antivirale Systemtherapie mit Aciclovir (z. B. 10 mg/kg KG i. v. 3 ×/d bzw. 800 mg p. o. 5 ×/d für 7–10 d) erwogen werden. Alternative Virustatika sind Famciclovir, Valaciclovir und Brivudin. Lokal kann mit Gerbstoffen und antiseptischen Maßnahmen behandelt werden. Eine

Schmerztherapie mit NSAR und ggf Opioiden (z. B. Tramadol) nach WHO-Stufenschema sollte ergänzt werden. Bei neuropathischen Schmerzen kann die Behandlung mit Antikonvulsiva (Gabapentin, Pregabalin) oder trizyklischen Antidepressiva erwogen werden.

Bei Komplikationen des Herpes zoster (Zoster ophthalmicus, Zoster generalisatus bzw Befall mehrerer Segmente, Zoster-Enzephalitis) sollte Aciclovir immer i. v. appliziert werden.

Prävention: Seit 2004 steht ein Varizellen-Lebendimpfstoff zur Verfügung und wird nach STIKO-Empfehlung als Kombinationsimpfstoff in 2 Dosen verabreicht, üblicherweise im Alter von 12–15 Mon. (MMR + V) und erneut im Alter von 15–23 Mon. (MMRV). Auch für seronegative Frauen mit Kinderwunsch wird die VZV-Impfung empfohlen.

Eine Zoster-Impfung mit einem Totimpfstoff ist im Allgemeinen für Patienten ≥ 60 J. und bei Risikopatienten (z. B. Immunsuppression, HIV-Infektion) ≥ 50 J. zum Schutz vor einer VZV-Reaktivierung (Herpes zoster) von der STIKO mit 2 Impfungen im Abstand von 2–6 Mon. empfohlen.

INFO

Postexpositionsprophylaxe

Bei Windpockenexposition einer ungeimpften Personen mit negativer Varizellen-Anamnese sollte eine aktive Immunisierung mittels Lebensimpfstoff innerhalb 5 d nach Exposition oder 3 d nach Beginn des Exanthems der Indexperson angeboten werden. Bei Exposition einer Risikoperson (empfängliche Schwangere, immundefiziente Patienten mit unsicherer oder fehlender Varizellen-Immunität, Neu- und Frühgeborene) ist eine passive Immunisierung mittels Varizella-Zoster-Immunglobulinen (25 IE/kg KG i. v., bei wiederholter Exposition ggf. höhere Dosen) innerhalb von 96 h nach Exposition empfohlen.

Kontaktpersonen sollten von Gemeinschaftseinrichtungen ausgeschlossen werden, bis die Immunität durch 2-malige Impfung oder durchgemachte Infektion gesichert, die mittlere Inkubationszeit von 16 d überschritten oder eine Erkrankung durchgestanden ist.

12.6.5 Prognose und Verlauf

Bei immunkompetenten Personen handelt es sich i. d. R. um eine harmlose Erkrankung.

Durch Kratzexkoriationen oder bakterielle Superinfektion kommt es häufig zur narbigen Abheilung der Läsionen. Schwere Verläufe können bei Neugeborenen mit konnataler Varizellen-Infektion, Immunsupprimierten und älteren Menschen auftreten. Komplikationen beinhalten die Varizellen-Pneumonie und ZNS-Manifestationen, selten auch eine Myokarditis, Nephritis, Arthritis, Blutungsneigung, Hepatitis und Reye-Syndrom.

Eine gefürchtete Komplikation während der Schwangerschaft ist die Erstinfektion mit Windpocken im 1. und 2. Trimenon, die in 1–2 % per diaplazentarer Übertragung zum fetalen Varizellen-Syndrom führt. Klinisch beinhaltet dies segmentale Hautveränderungen, neurologische Erkrankungen und Fehlbildungen, Augenschäden und Skelettanomalien. Auch eine Windpockeninfektion der Mutter um die Geburt (5 d vor bis 2 d nach Entbindung) führen zu schwer verlaufenden konnatalen Windpocken beim Kind mit erhöhter Letalität von 30 %.

Eine Reaktivierung des VZV bei passagerer Immunsuppression, Stress oder im Alter in Form des Herpes zoster (Gürtelrose) ist sehr häufig. Sonderformen sind hier der Zoster ophthalmicus (Augenbeteiligung und Mitbeteiligung des N. ophthalmicus), der Zoster oticus (Ohrbeteiligung und Beteiligung des N. vestibulocochlearis und/oder N. facialis) oder der N. genitalis sowie der Zoster generalisatus. Letzterer kann als kutanes paraneoplastisches Symptom auftreten – eine Malignomsuche wird daher empfohlen. Eine häufige Komplikation sind starke neuralgische Schmerzen, die auch über die akute Erkrankung hinaus persistieren (Post-Zoster-Neuralgie) und insbesondere ältere Patienten betreffen.

12.7 Hand-Fuß-Mund-Erkrankung

12.7.1 Definition und Basisinformation

Die Hand-Fuß-Mund-Erkrankung wird durch verschiedene Serotypen des Coxsackie-A-Virus oder anderen Enteroviren ausgelöst. Die Erkrankung wird als Schmier- oder Tröpfcheninfektion übertragen und ist insbesondere in der ersten Woche und beim Auftreten ulzerierender Bläschen hochansteckend. Die Inkubationszeit beträgt 3–10 d. Häufig treten endemische Ausbrüche in Kindergärten oder Schulen bei Kindern < 10 J. auf, Erkrankungen sind jedoch in jedem Alter möglich. Eine saisonale Häufung wird im Sommer und Herbst beobachtet. Die Prädilektionsstellen für die typischen Vesikel sind Handinnenflächen, Fußsohlen und Mund. Über 80 % der Infektionen, gehäuft im Erwachsenenalter, verlaufen allerdings asymptomatisch, Betroffene können den Erreger dennoch verbreiten.

12.7.2 Symptomatik und klinisches Bild

Die Erkrankung beginnt mit Fieber, Appetitlosigkeit und Halsschmerzen. Nach 1–2 d entwickelt sich das Enanthemstadium zunächst mit Ausbildung von Makulä an Zunge, Mundschleimhaut und Zahnfleisch, die sich zu Vesikel ausbilden und schmerzhafte Erosionen hinterlassen. Im Exanthemstadium nach weiteren 1–2 d kommt es zu makulösen oder makulopapulösen Effloreszenzen, gräuliche Bläschen auf gerötetem Grund und vereinzelt sekundärer Pustelbildung. Die Effloreszenzen treten betont akral, insbesondere palmoplantar, und perioral auf, betroffen ist aber auch der Genitalbereich, die Knie und die Ellenbogen. Juckreiz besteht i. d. R. nicht, ein Brennen ist möglich (> Abb. 12.8).

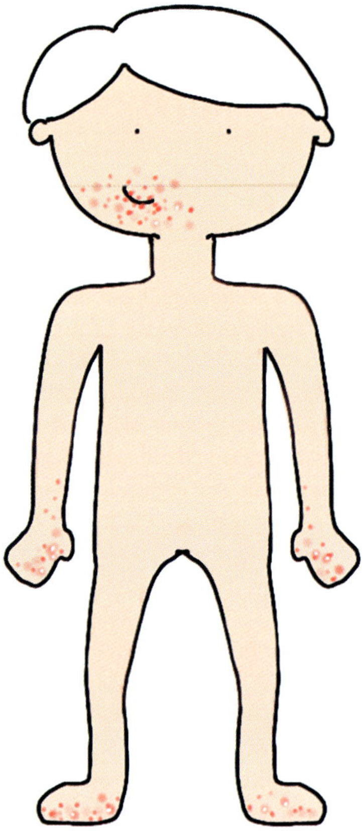

Abb. 12.8 Hand-Fuß-Mund-Erkrankung [M1580, M1581]

12.7.3 Diagnostik und Differenzialdiagnose (➤ Tab. 12.1)

Diagnostik

Bei mildem Verlauf ist meist keine weitere Diagnostik notwendig, die typische Präsentation ist meist wegweisend. Zur Differenzialdiagnostik und bei Komplikationen kann das Coxsackie-A-Virus oder verwandte Enteroviren aus Bläscheninhalt, Rachenabstrich oder Stuhlprobe mittels RT-PCR nachgewiesen werden. Eine weiterführende molekulare Typisierung (PCR mit anschließender Sequenzierung) ist in einem Referenzlabor bei spezialisierter Fragestellung möglich. Bei ZNS-Manifestation sollte eine Liquoruntersuchung erfolgen.

Differenzialdiagnosen

- Infektion mit Varizellen (Windpocken, Herpes zoster, Zoster generalisatus)
- Herpangina
- Herpes-simplex-Infektion
- Skabies (bei Kleinkindern mit infantiler Akropustulose einhergehend)
- Impetigo contagiosa

12.7.4 Therapie

Die Behandlung erfolgt symptomatisch. Während der Erkrankung bis zur Abheilung aller Vesikel sollten keine Gemeinschaftseinrichtungen besucht werden, um die Verbreitung zu minimieren.

12.7.5 Prognose und Verlauf

Die Erkrankung ist meist harmlos und selbstlimitierend, die Hauteffloreszenzen blassen i. d. R. innerhalb von 5–7 d ab. Selten gibt es generalisierte Verläufe.

Gelegentlich berichten Betroffene vom Verlust von Finger- und Zehennägeln einige Wochen nach durchgemachter Erkrankung. An weiteren Komplikationen kann eine Enterovirus-Infektion zu einer aseptischen Meningitis oder Enzephalitis führen, auch polioartige Paresen können sich entwickeln. Coxsackie-Viren sind zudem die häufigsten Erreger der Myokarditis.

Der Virus kann im Anschluss an eine Erkrankung noch wochenlang im Stuhl ausgeschieden werden, Patienten können so den Erreger weiterverbreiten.

LEITLINIEN

DEGAM: DGfAuF. S3-Leitlinie Halsschmerzen. Berlin (2021).
DGPI: DGfPI. Antibiotische Therapie in der ambulanten Pädiatrie. Berlin (2019).
DGPK: DGfPKuAH. S2k-Leitlinie für das Kawasaki-Syndrom. Berlin (2021).
GfvV: S2k-Leitlinie Labordiagnostik schwangerschaftsrelevanter Virusinfektionen. (2014).

LITERATUR

Hospach T, Neudorf U, Lilienthal E, Jakob A: Aktualisierte Handlungsempfehlung nach der S2k-Leitlinie Kawasaki-Syndrom. Monatsschrift Kinderheilkunde. 170(12) (2022) 1122–1124.
Matysiak-Klose D, Mankertz A: Epidemiologie der Masern in Deutschland und Bewertung der Situation, März 2024. Epidemiologisches Bulletin (15) (2024) 3–7.
Robert Koch-Institut (RKI): Epidemiologisches Bulletin 46/2000. In: Robert Koch-Institut, Epidemiologie und Gesundheitsberichterstattung (2000).
Robert Koch-Institut (RKI): Invasive Gruppe-A-Streptokokken-Infektionen. www.rki.de/DE/Content/InfAZ/S/Scharlach/invasive_Gruppe-A-Streptokokken-Infektionen.html.
Robert Koch-Institut (RKI): RKI-Ratgeber Röteln. Epidemiologisches Bulletin (40) (2018) 429–437.
Robert Koch-Institut (RKI): RKI-Ratgeber: Masern. 2023; www.rki.de/DE/Content/Infekt/EpidBull/Merkblaetter/Ratgeber_Masern.html.

KAPITEL

13

Miriam S. Stegemann

Infektionen bei Immunsuppression

13.1 Immunsuppression – Definition und Basisinformationen

Der Begriff Immunsuppression umschreibt unspezifisch verschiedenste Immunschwächen, die mit einer erhöhten Anfälligkeit für bestimmte Infektionserkrankungen durch übliche, aber auch opportunistische Krankheitserreger einhergehen. Zu den Immundefekten zählen klassischerweise primäre, angeborene Immundefekte sowie erworbene Immundefekte. Typische primäre, meist angeborene Immundefekte sind kombinierte Immundefekte der zellvermittelten und humoralen Immunabwehr, Antikörpermangelerkrankungen, Phagozytendefekte und Komplementdefekte. Erworbene Immundefekte treten in Zusammenhang mit Leukämien, Lymphomen, Tumorerkrankungen und Therapien bei verschiedenen Erkrankungen auf. Dazu zählen zytotoxische Chemotherapien, immunsuppressive Therapien bei rheumatologischen, autoimmunen, hämatologischen und onkologischen Erkrankungen sowie Stammzell- und Organtransplantationen, deren Erfolg abhängig von einer effektiven Unterdrückung der Abstoßungsreaktion durch immunsuppressive Medikamente ist. Zu nennen sind außerdem die HIV-Infektion, die zu einem Immundefekt führt (➤ Kap. 17), und die Hypo- bzw. Asplenie, die mit einem erhöhten Risiko für Infektionen durch bekapselte Bakterien wie Pneumokokken, Meningokokken und *Haemophilus influenzae* einhergehen. Auch Patienten auf Intensivstationen mit schwerem Erkrankungsgrad können z. B. aufgrund ihrer Grunderkrankung, Sepsis, Traumata oder größeren Operationen abwehrgeschwächt sein. Die unterschiedlichen Ursachen der Immunsuppression können in Abhängigkeit des Immundefekts zu einer Vielzahl von Infektionserkrankungen führen. Ist der Anteil des Immunsystems, der durch den Immundefekt betroffen ist, bekannt, lassen sich die infrage kommenden Erreger einer Infektion besser eingrenzen. Auch die Dauer des Immundefekts sowie das Vorliegen von Barrierestörungen im Bereich von Haut und Schleimhaut sowie die Exposition gegenüber bestimmten Erregern beeinflussen das Auftreten bestimmter Infektionen.

Infektionen bei immungeschwächten Menschen nehmen im Klinikalltag immer mehr an Bedeutung zu. Neben Glukokortikosteroiden werden zunehmend neue antikörperbasierte Substanzen zur Blockade proinflammatorischer Zytokine zur Behandlung rheumatologischer, autoimmuner oder anderer Erkrankungen eingesetzt. In Deutschland wurden im Jahr 2023 z. B. fast 3000 Organe nach postmortaler Organspende und insgesamt fast 4000 solide Organe transplantiert (DSO 2024a). Bei Tumorpatienten zählen Infektionen zu den häufigsten Komplikationen und tragen weiterhin wesentlich zu Morbidität und Sterblichkeit bei (Rieg et al. 2020). Die Inzidenz krankenhauspflichtiger Infektionen beträgt laut einer prospektiven Kohortenstudie aus Deutschland 97/1000 Patientenjahre, die Postsplenektomiesepsis (PSS)-Sterblichkeit liegt bei bis zu 50 % (Engelhardt et al. 2020).

Dieses Kapitel gibt einen Überblick über Infektionen bei Neutropenie und Mukositis, Infektionen nach Organtransplantation und Infektionen nach hämatopoetischer Stammzelltransplantation, die als Komplikationen modernster Therapieoptionen bei Tumorerkrankungen, Autoimmunerkrankungen und im Rahmen immunsupprimierender Behandlung zur Verhinderung einer Abstoßungsreaktion auftreten können. Im Zuge des Fortschritts der modernen Medizin werden diese Entitäten im Alltag wichtiger, was auch durch die Entwicklung von Handlungsempfehlungen und Leitlinien zu diesen Themen durch die entsprechenden Fachgesellschaften erkennbar ist. Die Infektionserkrankungen, die in diesem Kapitel erwähnt werden, treten selbstverständlich nicht exklusiv im Rahmen der hier gewählten Einteilung auf, sondern können je nach zugrunde liegendem Immundefekt auch in anderem Kontext auftreten.

13.2 Infektionen bei Neutropenie und Mukositis

13.2.1 Definition und Basisinformation

Bei Patienten nach myelosuppressiver Chemotherapie sind Infektionen v. a. in der Neutropenie häufig. Ein einzelner Grenzwert für die neutrophilen Granulozyten (= Neutrophilen) bei neutropenischen Patienten, der eindeutig mit einem erhöhten Infektionsrisiko bzw. einer erhöhten Mortalität einhergeht, existiert nicht. Meistens ist die Neutropenie folgendermaßen definiert:

- Neutrophile Granulozyten (stab- und segmentkernige) < 500/μl oder
- neutrophile Granulozyten (stab- und segmentkernige) < 1000/μl mit einem vorhersehbaren Abfall < 500/μl innerhalb der nächsten 2 d (Heinz et al. 2018).

Häufig tritt neben einer Neutropenie auch eine Mukositis auf, in deren Folge eine Barrierestörung mit nachfolgender Translokation von Bakterien aus dem Mund und dem Gastrointestinaltrakt auftreten kann. Aufgrund fehlender neutrophiler Zellen fällt ein wichtiger Abwehrmechanismus weg, der normalerweise vor einer Infektion bei Translokation schützt. Eine Neutropenie prädisponiert zusammengefasst besonders für Infektion durch Erreger der endogenen

Bakterienflora und für Candidämien, insbesondere bei Mukositis und intravenösen Dauerkathetern.

Neben dem Schweregrad der Neutropenie ist die Dauer der Neutropenie ein wichtiger Risikofaktor für das Auftreten einer Infektion. Bei einer Neutrophilenzahl < 200/µl bzw. einer Dauer > 8 d ist das Infektionsrisiko deutlich erhöht. Neutropenische Patienten werden in die zwei Gruppen (Standardrisiko- und Hochrisikopatienten) unterteilt. Das Risiko kann auf Grundlage individueller Faktoren nach dem MASCC-Score (Multinational Association of Supportive Care in Cancer) erhoben werden, wobei ein Score < 21 ein erhöhtes und ≥ 21 das Standardrisiko definiert (➤ Tab. 13.1).

13.2.2 Symptomatik und klinisches Bild

Zu Beginn einer Infektion kann Fieber das einzige klinische Symptom bei neutropenischen Tumorpatienten während oder nach myelosuppressiver Chemotherapie sein.

Fieber wird folgendermaßen definiert (Heinz et al. 2018):
- Temperatur > 38,3 °C (1 × oral gemessen) oder
- Temperatur > 38,0 °C, mit Dauer über mind. 1 h oder 2 × innerhalb von 12 h gemessen.

Die klinische Symptomatik kann helfen, die wahrscheinlichsten Erreger einzugrenzen (➤ Tab. 13.2).

Lungeninfektionen sind eine häufige Komplikation bei Patienten mit schwerer und prolongierter Neutropenie. Dabei können Symptome einer Infektion der unteren Luftwege auftreten.

Sepsis und septischer Schock gehören zu den führenden Todesursachen bei Patienten mit chemotherapieinduzierter Neutropenie. Entscheidend sind die Wahrnehmung der charakteristischen Symptome und rasches Handeln. Definitionsgemäß liegt eine Sepsis bei neutropenischen Patienten beim Vorliegen einer Neutropenie, von Fieber und Infektionszeichen sowie einem quick Sepsis-related Organ Failure Assessment (qSOFA)-Score ≥ 2 und einer Organdysfunktion vor (Kochanek et al. 2019).

Tab. 13.1 MASCC-Score bei febriler Neutropenie [F774-016]

Charakteristikum	Punkte[2]
Belastung durch febrile Neutropenie ohne o. mit geringer Symptomatik	5
Keine Hypotonie (systolischer Blutdruck > 90 mmHg)	5
Keine chronisch-obstruktive Lungenerkrankung	4
Solider Tumor o. hämatologische Neoplasie ohne vorhergehende Pilzinfektion	4
Keine Dehydration, keine Indikation zur parenteralen Substitution von Flüssigkeit	3
Belastung durch febrile Neutropenie mit moderater Symptomatik[1]	3
Ambulanter Patient	3
Alter < 60 J.	2

[1]Die beiden Charakteristika zu „Belastung durch febrile Neutropenie" sind nicht kumulativ.
[2]Der maximale Punkte-Score liegt bei 26.

Tab. 13.2 Fieber – klinische Symptomatik

Klinisches Bild	Häufige Erreger
Erythem u./o. Schmerzen am venösen Zugang	Koagulasenegative Staphylokokken
Schleimhautulzera	Streptokokken, *Candida* spp.
Einzelne punktförmige Hautläsionen	Grampositive Kokken, *Candida* spp.
Nekrotisierende Hautläsionen	*Pseudomonas aeruginosa*, Fadenpilze
Diarrhö, Meteorismus	*Clostridioides difficile*
Enterokolitis, perianale Läsionen	Multiple Erreger, einschl. Anaerobier
Lungeninfiltrate ± Sinusitis	Fadenpilze, *Pneumocystis jirovecii*
Retina-Infiltrate	Candidämie

Neutropenie-Patienten können auch oligo- oder asymptomatisch sein. Bei Hochrisiko ist daher ein Monitoring auf Pilzinfektionen auch bei asymptomatischen Patienten empfohlen (Heinz et al. 2018).

13.2.3 Diagnostik und Differenzialdiagnose

Vor Beginn der neutropenieinduzierenden Chemotherapie ist ein Baseline-Assessment empfohlen, um infektiöse Komplikationen im Verlauf frühzeitig erkennen und Differenzialdiagnosen eingrenzen zu können.

Die **Diagnostik vor Beginn der neutropenieinduzierenden Chemotherapie** umfasst:
- Erhebung vorheriger und prävalenter Infektionen, die während einer therapieinduzierten Neutropenie klinisch relevant werden können.
- Körperliche Untersuchung mit besonderem Augenmerk auf Infektionen der Haut, Schleimhaut, Punktionsstellen, ZVK-Einstichstellen, Stirn- und Kieferhöhlen, Lungen, Abdomen und Perianalregion.
- Reevaluation einer anamnestisch angegebenen Penicillin-Allergie, wenn möglich Delabeling, ggf. Hautallergie-Test.
- Basislabor: Blutbild, Leberenzyme (SGPT, SGOT, γ-GT), Gesamtbilirubin, alkalische Phosphatase, LDH, Kreatinin, Harnstoff, Gerinnung (INR, aPTT), C-reaktives Protein (CRP), Urin-Analyse.
- Röntgen-Thorax (evtl. CT Thorax bei Hochrisikopatienten) als Ausgangsbefund, sofern keine Bildgebung der Lunge (z. B. im Rahmen des Staging) vorliegt.

Beim Monitoring neutropenischer Patienten spielt die Temperaturmessung eine zentrale Rolle, um bei erhöhter Temperatur rasch diagnostische Maßnahmen einzuleiten.

Bei Fieber in der Neutropenie sind diagnostische Maßnahmen indiziert, um nichtinfektiöse Ursachen des Fiebers auszuschließen, einen Infektionsfokus sowie die kausalen Pathogene zu identifizieren und die Schwere des entzündlichen Prozesses zu bewerten und um Patienten mit Bedarf an intensivmedizinischer Behandlung zu identifizieren.

Fieber kann durch den Einsatz von antipyretisch wirksamen Arzneimitteln zur Schmerztherapie wie Prednison, nichtsteroidalen Antiphlogistika (NSAID) oder Metamizol verschleiert werden.

Das **Erregerspektrum** für Infektionen in der Neutropenie setzt sich größtenteils aus Kommensalen der Mundhöhle und des Gastrointestinaltrakts sowie Erregern aus der Umwelt zusammen (➤ Tab. 13.3).

Grampositive Erreger haben am ehesten infolge des erhöhten Einsatzes von Langzeit-Gefäßkathetern und erhöhtem Fluorchinoloneinsatz an Bedeutung zugenommen (Holland et al. 2014).

Bei respiratorischen Infektionen spielen *Pseudomonas aeruginosa, Stenotrophomonas maltophilia, Enterobacterales, Streptococcus mitis, Staphylococcus aureus, Nocardia* spp., *Aspergillus* und die anderen Schimmelpilze Scedosporium und Fusarium, hefeartige Pilze Trichosporon, *Mucorales* spp. und dimorphe Pilze eine Rolle.

Das Risiko für Pilzinfektionen nimmt mit zunehmender Dauer einer Breitbandantibiotika-Einnahme (ca. > 7 d) zu. Zu den häufigen Erregern zählen die Hefepilze *Candida* spp. (u. a. *albicans, tropicalis, krusei, glabrata*) und die Fadenpilze *Aspergillus* spp., bestimmte Pilze wie *Mucor* spp. können bei neutropenischen Patienten auch gefunden werden, wenn auch seltener.

Die Diagnostik beim Auftreten von Fieber in Neutropenie umfasst folgende Grundsätze:

- Diagnostische Maßnahmen dürfen den Beginn einer angemessenen Antiinfektiva-Therapie nicht verzögern.
- Bei klinisch instabilen Patienten ist der unmittelbare Beginn einer Antiinfektiva-Therapie erforderlich.
- Die sorgfältige klinische Untersuchung mit besonderem Augenmerk auf Haut, Schleimhaut, Punktionsstellen, ZVK-Einstichstellen, Stirn- und Kieferhöhlen, Lungen, Abdomen und Perianalregion soll bei hospitalisierten, febrilen Patienten täglich wiederholt werden.
- Mindestens 2 getrennte Paare (aerob, anaerob) Blutkulturen sollen vor Beginn der Antiinfektiva-Therapie abgenommen werden. Bei liegendem zentralvenösem Katheter (ZVK) soll ein Paar aus der peripheren Vene und ein Paar aus dem ZVK entnommen werden.
- Die Erregernachweisrate aus Blutkulturen kann durch Entnahme von 3 Blutkulturpaaren gesteigert werden.
- Multiplex-PCR-basierte Methoden sind kein Ersatz für Standardverfahren der Mikrobiologie. In Einzelfällen können sie in Kombination mit einer infektiologischen Beratung zur Einordnung des Untersuchungsbefunds zum Einsatz kommen.
- Nur im Falle einer respiratorischen Symptomatik wird bereits beim Auftreten von Fieber eine CT Thorax empfohlen.
- Konventionelle Röntgenaufnahmen des Thorax werden nicht empfohlen.
- Verstopfte Nase und Symptome einer Sinusitis sollten Anlass für eine CT der Nasennebenhöhlen sein.
- Gastrointestinale Symptome oder Laborauffälligkeiten sollten Anlass für eine Sonographie des Abdomens sein.
- Eine CT Abdomen ist eine Alternative bei V. a. auf eine neutropenische Enterokolitis.
- Bei Hautläsionen kann eine Hautbiopsie zur mikrobiologischen und pathologischen Untersuchung indiziert sein.
- Persistierendes Fieber, fortschreitende oder neu auftretende Lungeninfiltrate und/oder Entzündungsparameter nach 7 d der antiinfektiven Therapie stellen eine Indikation für die Wiederholung der mikrobiologischen Diagnostik und eine Anpassung der Antiinfektiva-Therapie dar.

Bei Fieber in der Neutropenie muss von einer infektiösen Komplikation der Neutropenie ausgegangen werden. Differenzialdiagnostisch kommen nichtinfektiöse Ursachen wie z. B. eine fieberhafte Reaktion auf Zytokine, auf Zytostatika, wie Cytarabin oder Bleomycin, oder auf eine Transfusion mit Blutprodukten infrage.

Bei neutropenischen Hochrisikopatienten und langdauernder Neutropenie ist auch bei fehlenden Symptomen ein Monitoring auf Pilzinfektionen empfohlen (Heinz et al. 2018). Dieses Monitoring besteht aus

- regelmäßiger Wiederholung des Basislabors, z. B. 2 ×/Wo.,
- regelmäßigem Monitoring (mind. 2 ×/Wo.) mittels Serum-*Aspergillus*-Galactomannan-Antigen bei Hochrisikopatienten, die keine antimykotische Prophylaxe oder Therapie mit Aktivität gegen *Aspergillus* spp. erhalten sowie
- regelmäßigem Monitoring (mind. 2 ×/Wo.) mittels *Aspergillus*-PCR im Blut bei Hochrisikopatienten.

Tab. 13.3 Häufige Quellen und bakterielle Erreger für Infektionen in der Neutropenie

Haut	Mundhöhle	Gastrointenstinaltrakts
Koagulase-negative Staphylokokken	*Streptococcus viridans*	*Escherichia coli*
Staphylococcus aureus, Corynebacterium	Orale Anaerobier	Klebsiella spp. Enterobacter spp. Andere enterische Bakterien inkl. Anaerobier Enterokokken *Pseudomonas aeruginosa*

MERKE

Ein Monitoring mit nicht kulturbasierten Methoden ist kein Ersatz für eine klinische, bildgebende, endoskopische oder andere mikrobiologische Diagnostik.

13.2.4 Therapie

Zur Therapieentscheidung bei Patienten mit febriler Neutropenie zählt die Stratifikation in Standard- und Hochrisiko. Bei Patienten mit Standardrisiko kann eine ambulante Therapie erwogen werden. Für eine primär ambulante Therapie bei neutropenischem Fieber wurden individuelle Kriterien festgelegt (➤ Tab. 13.4).

13

Tab. 13.4 Kriterien für eine primär ambulante Therapie bei neutropenischem Fieber

Kategorie	Kriterium
Allgemein	• Keine Symptome einer Infektion des Zentralnervensystems (ZNS), einer schweren Pneumonie o. einer Infektion eines zentralvenösen Katheters (ZVK) • Keine Symptome von Sepsis o. Schock • Keines der folgenden Symptome/Krankheitsbilder: – Infektassoziiertes Organversagen – Abdominelle Schmerzen + Diarrhö – Dehydratation – Wiederholtes Erbrechen – Bedarf an intravenöser Therapie – Notwendigkeit permanenter o. enger Überwachung, z. B. metabolische Dekompensation, Hyperkalzämie – Keine neue schwere Organbeeinträchtigung
Orale Antibiotika	• Keine Fluorochinolon-Prophylaxe o. -Therapie in den letzten 7 d • Orale Therapie möglich • Gute Compliance bei oraler Therapie erwartet
Ambulante Betreuung	• Medizinische Versorgung gewährleistet. • Patient lebt nicht allein; Patient/Umfeld haben Telefon; Patient kann eine Klinik mit Erfahrung in der Betreuung neutropenischer Patienten innerhalb von 1 h erreichen. • Patienten ist bei Bewusstsein, kennt und versteht die Risiken.

Für antibakterielle Arzneimittel für die empirische Erstlinientherapie bei **Hochrisikopatienten** wird empfohlen:

- Erfassung gramnegativer Enterobakterien, *Pseudomonas aeruginosa, Staphylococcus aureus* und Streptokokken.
- Beginn der Behandlung umgehend (innerhalb von 2 h) nach Beginn des Fiebers.
- Keine Fortführung der oralen Prophylaxe mit Fluorochinolonen.
- Geeignete Antibiotika: Piperacillin/Tazobactam, Imipenem, Meropenem, Cefepim und Ceftazidim.
- Eine Alternative bei Hypersensitivität vom Soforttyp ist Aztreonam; wegen der fehlenden Aktivität gegen grampositive Bakterien kann eine Kombination mit Vancomycin oder Teicoplanin erwogen werden.
- Es gibt keine Evidenz für die Überlegenheit von Kombinationstherapien gegenüber einer Monotherapie.
- Bei der Behandlung einer Infektion durch multiresistente Bakterien kann eine Kombinationstherapie indiziert sein.
- Eine empirische Kombination mit Vancomycin oder Teicoplanin soll nicht eingesetzt werden.
- Eine empirische Kombination mit Linezolid soll nicht eingesetzt werden.
- Bei klinisch dokumentierter Infektion wie schwerer Mukositis, Haut- oder Weichteilinfektionen kann eine Kombination mit Vancomycin, Teicoplanin oder Linezolid erwogen werden.

Für antibakterielle Arzneimittel für die empirische Erstlinientherapie bei **Standardrisikopatienten** mit einer voraussichtlichen Neutropenie ≤ 7 d, die typischerweise keine Prophylaxe mit Fluorochinolonen erhalten, wird empfohlen:

- Bei Standardrisikopatienten ohne Einschränkungen wird eine ambulante orale Antibiotika-Therapie empfohlen.
- Alternative ist eine stationäre Behandlung über 2 d, mit Wechsel zur ambulanten Betreuung bei Abklingen des Fiebers und Stabilisierung.
- Geeignete Arzneimittel für die orale, empirische Erstlinientherapie stellen in Abhängigkeit der lokalen Resistenzsituation dar:
  - Amoxicillin/Clavulansäure, in Kombination mit Ciprofloxacin
  - Moxifloxacin
- Geeignete Arzneimittel für die intravenöse, empirische Erstlinientherapie sind in Abhängigkeit der lokalen Resistenzsituation Ceftazidim, Cefepim oder Piperacillin/Tazobactam.
- Bei einer lokal erhöhten Rate multiresistenter gramnegativer Bakterien kann eine Kombinationstherapie aus einem Dritt- oder Viertlinien-Cephalosporin mit einem Aminoglykosid indiziert sein.
- Bei persistierender Neutropenie kann eine empirische Therapie beendet werden, aber nicht früher als 7 d nach stabiler Entfieberung (ohne Einsatz von Antipyretika).
- Bei hämatopoetischer Erholung mit Neutrophilen > 500/µl kann eine empirische antibakterielle Therapie 2 d nach stabiler Entfieberung beendet werden.

Nach Start der Therapie sind ein **Monitoring** und eine **Re-Evaluation** empfohlen:

- Laborparameter wie der Anstieg von CRP, Procalcitonin oder Interleukin-6 können bei der Identifikation von Patienten mit schwerem Verlauf helfen. Sie sollen nicht als alleinige Basis klinischer Entscheidungen dienen.
- Nach ≥ 96 h persistierenden oder rezidivierenden Fiebers trotz angemessener Antiinfektiva-Therapie soll eine Mehrschicht-CT der Lunge durchgeführt werden, nach Möglichkeit innerhalb von 24 h. Die Indikation zur Mehrschicht-CT ist unabhängig von Symptomen einer Atemwegserkrankung. Weitere bildgebende Untersuchungen sollen in Abhängigkeit von klinischen Symptomen oder lokalen Infektionszeichen durchgeführt werden.
- Blutkulturen aus peripheren Venen und zentralvenösen Kathetern sollten wiederholt werden. Bei der Identifikation kausaler Erreger soll von der empirischen zu einer gezielten Therapie gewechselt werden.
- Bei persistierendem oder rezidivierendem Fieber ≥ 96 h kann ein Wechsel der empirischen Therapie erwogen werden. Ein genereller Wechsel der Antiinfektiva-Therapie wird nicht empfohlen.
- Ein Wechsel der Antiinfektiva-Therapie wird jedoch bei persistierendem Fieber in Kombination mit klinischer Verschlechterung, Instabilität oder Zeichen einer progredienten Infektion empfohlen.

- Bei schwerer Sepsis und/oder Hinweisen auf ein kritisches Organversagen ist eine Modifikation der Antiinfektiva-Therapie zusammen mit intensiver supportiver Therapie erforderlich.
- Beim Wechsel der empirischen Antiinfektiva-Therapie ist die lokale Prävalenz von Erregern mit besonderem Resistenzprofil wie Vancomycin-resistenten Enterokokken, Methicillin-resistentem *Staphylococcus aureus,* Betalactamase-produzierenden gramnegativen Bakterien und Piperacillin-/Tazobactam-resistenten *Escherichia coli* zu berücksichtigen.
- Bei Standardrisikopatienten, die primär mit Cephalosporin + Aminoglykosid behandelt wurden, wird ein Wechsel zu Piperacillin/Tazobactam, Meropenem oder Imipenem in Abhängigkeit der lokalen Resistenzsituation und des individuellen Risikoprofils empfohlen.

Eine empirische **antimykotische** Therapie bei Standardrisikopatienten ist nicht empfohlen. Bei Hochrisikopatienten ohne vorherige antimykotische Prophylaxe wird die Einleitung einer empirischen antimykotischen Therapie empfohlen, wenn das Fieber trotz angemessener antiinfektiver Therapie >96 h persistiert oder rezidiviert. Diese Empfehlung gilt auch für Patienten mit vorheriger Itraconazol-Therapie, bei denen keine ausreichenden Serum- oder Plasma-Spiegel erreicht wurden, und bei Patienten, die mit einem schimmelpilzunwirksamen Arzneimittel, z. B. Fluconazol, vorbehandelt wurden.

Für die empirische antimykotische Therapie stehen liposomales Amphotericin B, Echinocandine, Itraconazol und Voriconazol bzw. Posaconazol und Isavuconazol als parenterale Therapieoptionen zur Verfügung. Bei Patienten mit erhöhtem Risiko für eine Pilzinfektion mit einem Non-Aspergillus-Schimmelpilz (z. B. *Penicillium, Mucor*) wird eine Therapie mit liposomalem Amphotericin B empfohlen. *Scedosporium apiospermum* hingegen weist eine intrinsische Amphotericin-Resistenz auf.

Bei klinischer Verschlechterung unter oraler Prophylaxe mit Posaconazol oder Voriconazol wird ein Wechsel auf eine intravenöse antimykotische Applikation empfohlen.

Eine empirische **antivirale** Therapie wird bei Patienten ohne typische Symptome einer Virusinfektion nicht empfohlen.

13.2.5 Prävention

Die Risikostratifikation mit der Einteilung in Standard – und Hochrisikopatienten unterstützt bei der Indikationsstellung bestimmter Screening- und Monitoringmaßnahmen.

13.3 Infektionen nach Organtransplantation

13.3.1 Definition und Basisinformation

Die Weiterentwicklung der immunsuppressiven Therapien trägt maßgeblich zum Fortschritt in der Transplantationsmedizin bei. Gleichzeitig erhöht sich durch die effektive und teilweise sehr intensive Immunsuppression die Anfälligkeit gegenüber bakteriellen, viralen und fungalen Krankheitserregern. Bei Infektionen nach Organtransplantation können mit dem Transplantat übertragbare Infektionen von frühen postoperativen, chirurgischen Infektionen und Infektionen, die im späteren Verlauf auftreten, abgegrenzt werden.

Das Infektionsrisiko bei Patienten nach Organtransplantation wird im Wesentlichen von zwei Faktoren bestimmt: der epidemiologischen Exposition und dem Grad der Immunsuppression. Das Erkennen und die Modifikation der Risikofaktoren sind für die Prävention und Behandlung von Infektionen von wesentlicher Bedeutung.

Ebenfalls muss eine potenziell erhöhte Infektanfälligkeit durch die vorbestehende Erkrankung, die zur Transplantation führte, beachtet werden. Am häufigsten werden Nieren, gefolgt von Leber, Lunge, Herz, Bauchspeicheldrüse und Dünndarm transplantiert (DSO 2024b), wobei die intensivste Immunsuppression in absteigender Reihenfolge bei Dünndarm-, Herz-, Lungen-, Pankreas- und Nierentransplantationen gegenüber der insgesamt niedrigsten Immunsuppression bei Patienten nach Lebertransplantation erforderlich ist.

Die meisten Infektionen treten innerhalb der Frühphase nach Transplantation auf und sind in diesem Zeitraum die häufigste Todesursache.

13.3.2 Symptomatik und klinisches Bild

Bei organtransplantierten Patienten können übliche laborchemische Infektzeichen wie Leukozytose fehlen oder das klinische Bild abgeschwächt oder untypisch sein. Daher ist ein besonderes Monitoring erforderlich, um frühzeitig schwere, behandlungsbedürftige Infektionen trotzdem zu erkennen und zu therapieren.

Tritt eine Infektion im ersten Monat nach Transplantation auf, handelt es sich häufig um eine typische nosokomiale Infektion infolge der Operation. Dazu zählen chirurgische Komplikationen, Wundinfektionen, Pneumonien sowie Gefäßkatheter- und Harnwegsinfektionen, die durch nosokomiale Erreger oder durch Erreger, die präoperativ schon vorhanden waren bzw. durch Erreger, die mit dem Organ übertragen wurden, verursacht sind.

Im ersten halben Jahr nach Transplantation ist die Abwehrschwäche aufgrund der meist sehr intensiven immunsuppressiven Therapie oft sehr ausgeprägt. In diesem Zeitraum muss mit dem Auftreten opportunistischer Infektionen gerechnet werden. Dazu zählen CMV-Infektionen, die Fieber, Leukopenie und grippeartige Symptome oder schwerere Erkrankungen mit Beteiligung des transplantierten Organs und des Darms, der Lunge, der Augen oder des ZNS auslösen können. Daneben kann durch die CMV-Infektion selbst die Abwehrschwäche aggraviert werden. Auch andere virale Erkrankungen können in diesem Zeitraum auftreten (EBV, *Varizella zoster* etc.). Listeriosen, Nokardiosen, Salmonellosen und Mykobakteriosen zählen ebenfalls zu den opportunistischen Infektionserkrankungen, die in dieser Phase neben den Pilzerkrankungen aufgrund des zellulären Immundefekts auftreten können.

Liegt die Transplantation über ein halbes Jahr zurück, liegt das Risiko für Infektionen bei organtransplantierten Patienten, die eine gute Transplantatfunktion haben und eine normale Erhaltungsimmunsuppression erhalten, auf dem gleichen Niveau wie bei anderen Patienten. In dieser Phase treten ambulant erworbene Infektionen, einschließlich Lungenentzündungen aufgrund von viralen Atemwegsinfektionserregern, Pneumokokken, Legionellen oder anderen häufigen Krankheitserregern, auf.

13.3.3 Diagnostik und Differenzialdiagnose

Vor einer Transplantation beim Empfänger werden infektiologische Untersuchungen durchgeführt, um das postoperative Risiko für bestimmte Infektionserkrankungen einzuschätzen.

Hierzu zählen die Anamnese und die körperliche Untersuchung, um Vorerkrankungen und latente Infektionsherde zu erfassen. Die apparative Diagnostik besteht aus einer Thorax-Bildgebung (in aller Regel Röntgen in 2 Ebenen) und mikrobiologischen Untersuchungen auf darmpathogen Erreger, Erreger der Harnwege, Besiedlung der Haut mit multiresistenten Erregern. Serologisch sollen der CMV-, HSV-, VZV-, EBV-, HIV-, Hepatitis-Virus-, *Treponema pallidum*- und *Toxoplasma gondii*-Status erhoben sowie mittels Bluttests eine latente Tuberkuloseinfektion überprüft werden. Bei Aufenthalt in den Tropen muss die Diagnostik entsprechend erweitert werden. Impfungen zählen zweifelsfrei zu den effektivsten präventiven Maßnahmen. Den Impfstatus zu kennen, hilft bei der Eingrenzung der wahrscheinlichsten Diagnosen.

Auch potenzielle Organspender werden vor Transplantation auf das Vorliegen relevanter Erreger untersucht.

Die Diagnostik nach Organtransplantation richtet sich nach der Phase nach Transplantation, der Schwere der Immunsuppression sowie potenziellen Symptomen.

Prinzipiell gilt, dass die Indikation zur Diagnostik mit Bildgebung und symptombezogenen mikrobiologischen Analyse (Blutkulturen, Urinkulturen, Trachealsekret, ggf. Aszites) großzügig gestellt und weitere Diagnostik in Abhängigkeit des Risikoprofils in die Wege geleitet werden soll. Serologische Untersuchungen nach Organtransplantation haben eine sehr eingeschränkte Aussagekraft und sind daher nur wenig bis nicht nützlich. Aufgrund der häufig unspezifischeren klinischen Manifestation einer Infektion und oft nur verminderter oder fehlender typischer Veränderungen im konventionellen Röntgenbild sind sensitivere bildgebende Verfahren wie Computertomographie, Magnetresonanztomographie oder Positronenemissionstomographie häufiger erforderlich.

Differenzialdiagnose ➤ Abb. 13.1 (Jay, Fishman 2007).

13.3.4 Therapie

Das Management von Infektionserkrankungen bei immunsupprimierten Patienten nach Organtransplantation ist komplex. Es erfolgt unter Berücksichtigung des individuellen Grads der Immunsuppression, des individuellen Erregerprofils mit Besiedlungsstatus, von vorangegangenen Erkrankungen, von Antiinfektiva-Vortherapien sowie unter Berücksichtigung der lokalen Erreger- und Resistenzstatistik.

Prinzipiell besteht bei immunsupprimierten Patienten meist die Indikation zur raschen Identifikation des Infektionsfokus und unmittelbaren antiinfektiven Therapieeinleitung. Die frühe Fokussanierung nach Diagnosestellung trägt maßgeblich zur Prognoseverbesserung bei, besonders bei postoperativen Infektionen und fremdkörper- und gefäßkatheterassoziierten Infektionen. Bei Infektionen mit Flüssigkeitsansammlungen, Blut oder Abszessen ist eine antiinfektive Therapie allein meist nicht ausreichend. Ein frühzeitiges und gründliches chirurgisches Débridement ist für eine erfolgreiche Infektfokussanierung unerlässlich.

MERKE
Es sollte immer geprüft werden, ob die Immunsuppression reduziert werden kann.

13.3.5 Nachsorge

Die Gabe prophylaktischer Antiinfektiva reduziert das Risiko für bestimmte Infektionen durch Erreger wie *Pneumocystis carinii* und CMV. Die Strategie für die Prophylaxe richtet sich nach dem Expositionsrisiko, dem Serostatus und der epidemiologischen Vorgeschichte der Organtransplantierten.

13.4 Infektionen nach hämatopoetischer Stammzelltransplantation

13.4.1 Definition und Basisinformation

Bei der hämatopoetischen Stammzelltransplantation werden Blutstammzellen von einem Spender auf einen Empfänger übertragen, wobei es sich bei Spender und Empfänger um dieselbe Person **(autologe Transplantation)** oder um zwei verschiedene Personen **(allogene Transplantation)** handeln kann. Vor der allogenen Transplantation erfolgt meist eine Chemotherapie bzw. Bestrahlung als myeloablative Therapie, womit eine ausgeprägte Immunsuppression im Rahmen der Konditionierungsphase entsteht.

Empfänger von hämatopoetischen Zelltransplantaten (HCT), insbesondere solche, die allogene Transplantate erhalten, sind in Abhängigkeit vom Grad der Immunschwäche, der Exposition gegenüber Krankheitserregern und der seit der Transplantation verstrichenen Zeit einem erheblichen Risiko für eine Vielzahl von Infektionen ausgesetzt. HCT-Patienten haben ein Risiko für Infektionskrankheiten, die durch Bakterien, Pilze, Viren und/oder Parasiten verursacht werden. Alle Infektionen sind mit einer höheren Morbidität und Mortalität als bei immunkompetenten Personen verbunden.

13.4.2 Symptomatik und klinisches Bild

Das Erregerspektrum und die Krankheitsbilder variieren in den verschiedenen Phasen nach einer HCT. Das Infektionsrisiko ist nach einer allogenen HCT höher als nach einer autologen HCT. Im weiteren Verlauf wird eine immunsuppressive Therapie verabreicht, um eine Graft-versus-Host-Disease (GvHD) zu verhindern.

Während der Konditionierungsphase entsteht eine schwere Neutropenie (Engraftment), die normalerweise bis zu 4 Wo. anhält. In der Phase bis zum Ende der Neutropenie besteht vorrangig ein Risiko für bakterielle sowie invasive Pilzinfektionen und Herpes-simplex-Reaktivierungen. Ferner kommen Papovavirus-Reaktivierungen und respiratorische Virusinfektionen vor. Insgesamt kann man sich für das Management an den Strategien bei Fieber in der Neutropenie bei Nicht-HCT-Patienten orientieren (➤ Kap. 13.2.4).

Durchfall wird häufig durch *Clostridioides (C.) difficile* oder durch eine neutropenische Enterokolitis verursacht, kann aber auch auf nichtinfektiöse Ursachen wie Schleimhautverletzungen aufgrund der Konditionierung oder der Wirkung von Medikamenten zurückzuführen sein.

Diffuse Lungeninfiltrate, die vor der Transplantation auftreten, sind meist auf nichtinfektiöse Ursachen zurückzuführen, wie z. B. Lungenödeme oder Lungenschäden infolge der Konditionierung. Allerdings können auch respiratorische Virusinfektionen auftreten. Noduläre Infiltrate sind eher infektiöser Natur und werden am häufigsten durch grampositive oder gramnegative Bakterien verursacht, gelegentlich auch durch *Aspergillus* spp.

In der frühen Posttransplantationsphase treten Lungenentzündungen infolge nichtinfektiöser Ursachen wie der Toxizität des Konditionierungsschemas und infolge infektiöser Ursachen auf. Zu den häufigsten infektiösen Ursachen zählen das Zytomegalievirus (CMV), Atemwegsviren und *Pneumocystis (P.) jirovecii.* Noduläre Infiltrate sind auch hier meist auf Infektionserreger wie grampositive und gramnegative Bakterien sowie auf *Aspergillus* spp. bzw. seltener auf andere Schimmelpilze zurückzuführen.

Durchfall kann auf Medikamente, eine GvHD, *C. difficile* oder CMV zurückzuführen sein.

Leberwertveränderungen können infolge von Medikamentenwirkungen, GvHD oder einer Reaktivierung einer Hepatitis bei Patienten mit einer früheren Hepatitis sowie als Manifestation einer CMV-Infektion auftreten.

Neurologische Symptome können auf eine Enzephalitis durch auch Arzneimittelwirkung oder verschiedene virale Erreger, z. B. humanes Herpesvirus 6, CMV, Varizella-Zoster-Virus (VZV), Herpes-simplex-Virus, JC-Polyomavirus, West-Nil-Virus oder Epstein-Barr-Virus zurückgeführt werden.

Nach HCT kann eine hämorrhagische Zystitis, die durch das BK-Polyomavirus verursacht wird, auftreten. Seltener sind Adenoviren die Ursache. Noch seltener sind andere infektiöse Erreger wie CMV und JC-Polyomavirus, hämatologische Ursachen wie Blutungsstörungen, Thrombozytopenie und ggf. GvHD sowie unerwünschte Wirkungen der Konditionierung.

Später treten sinopulmonale Infektionen, insbesondere bei Patienten mit chronischer GvHD, auf, die häufig durch bekapselte Bakterien verursacht werden.

Lungenentzündungen treten dann als nichtinfektiöse Erkrankungen wie die kryptogen organisierende Pneumonie und als infektiöse Pneumonien durch CMV, respiratorische Viren und *P. jirovecii* auf. Auch hier können noduläre Infiltrate durch Infektionen mit grampositiven oder gramnegativen Bakterien, *Aspergillus* spp. oder anderen Schimmelpilze oder *Nocardia* auftreten.

Auch VZV-Infektionen können spät nach einer HCT auftreten.

13.4.3 Diagnostik und Differenzialdiagnose

Diagnostik und Therapie (➤ Kap. 13.4.4) richten sich nach den Symptomen und der Phase der Behandlung.

Empfehlungen zur allgemeinen und spezifischen Diagnostik bei Fieber oder Infektion bei Hochdosistherapie und autologer Stammzelltransplantation sind in ➤ Tab. 13.5 zusammengefasst.

Tab. 13.5 Diagnostik bei Fieber und/oder Infektion bei HDT und ASZT (Christopeit et al. 2021) [W318-019]

Population	Intention	Intervention	SoR	QoE
Fieber	Diagnose einer Bakteriämie	Abnahme zweier separater venöser Blutkulturen (2 × aerob/2 × anaerob)	A	II_u
Fieber mit ZVK	Diagnose einer Bakteriämie	Abnahme zweier separater venöser Blutkulturen (2 × aerob/2 × anaerob), eine davon aus dem ZVK (Volumen 40 ml)	A	II_u
Fieber mit ZVK	Erhöhung der diagnostischen Qualität	Blutkultur aus jedem Schenkel des ZVK	B	II_u
Fieber mit ZVK	Erhöhung der diagnostischen Qualität	Abnahme einer dritten Blutkultur	B	II_{tu}
Fieber	Diagnose einer Pneumonie	Röntgen-Thorax in 2 Ebenen	D	II_{tu}
Respiratorische Symptome	Diagnose einer Pneumonie	CT Thorax ohne Kontrastmittel	A	II_u
Antibiotika-refraktäres Fieber > 96 h	Diagnose einer Pneumonie	CT Thorax ohne Kontrastmittel	A	II_u
Febrile Neutropenie mit Lungeninfiltration	Diagnose eines Erregers , z. B. P. *jirovecii,* gramnegative Bakterien, Pneumokokken, *Nocardia* spp., *M. tuberculosis, Aspergillus* spp., *Mucorales* spp., respiratorische Viren inkl. SARS-CoV-2	Bronchoskopie, bronchiale o. bronchoalveoläre Lavage (Histologie, Zytologie, Kulturen, Antigentest, PCR)	A	III

13.4.4 Therapie

Empfehlungen zur empirischen antiinfektiven Therapie bei HDT/ASZT sind in ➢ Tab. 13.6 zusammengefasst (Christopeit et al. 2021).

13.4.5 Prävention

Die Empfehlungen zur antiinfektiven Prophylaxe bei Hochdosistherapie und autologer Stammzelltransplantation sind in ➢ Tab. 13.7 zusammengefasst (Christopeit et al. 2021).

Tab. 13.6 Empfehlungen zur empirischen antiinfektiven Therapie bei HDT/ASZT (Christopeit et al. 2021) [W318-019]

Population	Intention	Intervention	SoR	QoE
Patienten mit erstmaligem Fieber	Behandlung einer wahrscheinlichen Infektion	Breitspektrum-Antibiotika (Piperacillin/Tazobactam, Ceftazidim, Cefepim, Meropenem, Imipenem/Cilastatin)	A	I
Patienten mit Fieber, klinisch stabil	Behandlung einer wahrscheinlichen Infektion	Ergänzung mit Aminoglykosid	D	I
Patienten mit Fieber in Klinik mit hoher Rate an multiresistenten Keimen	Behandlung einer wahrscheinlichen Infektion	Ergänzung mit komplementären Antibiotika (z. B. eine Kombination aus Cephalosporinen u. Betalactamase-Inhibitoren, siderophore Cephalosporine, Tigecyclin)	A	I
Patienten mit Fieber	Behandlung einer wahrscheinlichen Infektion	Ergänzung mit Glykopeptid o. Oxazolidinonen (z. B. Linezolid)	D	I
Patienten mit Fieber >96 h, klinisch stabil	Behandlung einer wahrscheinlichen Infektion	Fortsetzung der Erstlinientherapie	A	I
Patienten mit erstmaligem Fieber	Behandlung einer wahrscheinlichen Infektion	Antimykotikum	D	II_t
Patienten mit Fieber >96 h, klinisch stabil	Behandlung einer wahrscheinlichen Infektion	Ergänzung um liposomales Amphotericin B o. Caspofungin	C	II_t

Tab. 13.7 Empfehlungen zur antiinfektiven Prophylaxe bei Hochdosistherapie und autologer Stammzelltransplantation (Christopeit et al. 2021) [W318-019]

Population	Intention	Intervention	SoR	QoE
Alle	Prävention von Infektion	Fluoroquinolone	A	I
Alle	Reduktion von Mortalität	Fluoroquinolone	C	I
Alle	Prävention einer invasiven Pilzerkrankung	Primäre antimykotische Prophylaxe	D	II
Alle	Prävention einer invasiven Candidiasis	Primäre Prophylaxe mit Fluconazol 400 mg/d	D	I
Patienten mit Anamnese einer IFD	Prävention eines Rezidivs einer invasiven Pilzerkrankung	Sekundäre antimykotische Prophylaxe	A	II_t
Alle	Prävention einer invasiven Pilzerkrankung	Unterbringung in Räumen mit HEPA-Filter	C	II_u
Alle	Prävention einer Infektion mit *P. jirovecii*	Cotrimoxazol	B	II_r
Alle	Prävention einer HSV-Reaktivierung	Aciclovir/Valaciclovir	A	II_t
CD34-angereichertes Transplantat	Prävention einer HSV-Reaktivierung	Aciclovir/Valaciclovir	A	II_u
VZV +	Prävention einer VZV-Reaktivierung	Impfung	A	I
Alle	Prävention einer VZV-Reaktivierung	Aciclovir	A	II_u
CD34-angereichertes Transplantat	Prävention einer VZV-Reaktivierung	Aciclovir	A	II_u
Alle	Reduktion von CMV-Erkrankung u. Mortalität	CMV-Prophylaxe (z. B. mit Foscamet o. Aciclovir)	D	II_u
HBs Ag+ u./o. Anti-HBc-Ak	Prävention einer Hepatitis-B-Reaktivierung	Tenofovir o. Entacavir	A	II_u

13.5 Zusammenfassung

MERKE

- Immunsupprimierte Patienten werden zunehmend von multiresistenten Organismen besiedelt und infiziert, für die nur begrenzte antiinfektive Behandlungsmöglichkeiten zur Verfügung stehen. Der rationale Einsatz der Antiinfektivatherapie nach den Grundsätzen des Antimicrobial Stewardship ist entscheidend, um die weitere Entwicklung und die Verbreitung von Resistenzen einzudämmen.
- Für die Behandlung von Infektionen bei Immunsuppression ist immer eine intensive interdisziplinäre Zusammenarbeit notwendig, da häufig spezielle diagnostische und therapeutische Verfahren durch die jeweilige Fachdisziplin erforderlich sind. Infektionen bei Organtransplantierten sind typische Beispiele, bei denen eine spezielle infektiologische Kompetenz hilfreich ist. Auch bei komplizierten Infektionen mit resistenten oder multiresistenten Erregern sollte die Infektiologie regelhaft in die Behandlung miteinbezogen werden.

INFO

Infektionen bei Patienten mit hämatologischen und onkologischen Erkrankungen sind eine häufige Komplikation. Sie führen zu einer erhöhten Krankheitslast und können die Durchführung der Therapie der Grunderkrankung verzögern oder gefährden. Das Erkennen von Risikofaktoren reduziert Morbidität und Mortalität. Die Behandlung der Infektionen erfordert häufig spezielle Kompetenzen in der Diagnostik sowie der Therapie, aber auch entsprechende Kenntnisse in der Pathophysiologie der Infektionserkrankungen.

PRAXISTIPP

Die Umsetzung von Antimicrobial-Stewardship-Strategien bei immunsupprimierten Patienten ist eine Herausforderung, es gibt jedoch zahlreiche Möglichkeiten, die Auswahl, Dosierung und Wirkdauer der Antiinfektiva-Therapie zu verbessern.

LEITLINIEN

Deutsche Gesellschaft für Gastroenterologie, Verdauungs- und Stoffwechselkrankheiten e. V. (DGVS) et al. Lebertransplantation. Stand 19.12.2023. Version 1.1. AWMF-Reg.-Nr. 021-029. (2023). https://register.awmf.org/de/leitlinien/detail/021-029.

Deutsche Gesellschaft für Pädiatrische Kardiologie und Angeborene Herzfehler e. V. (DGPK) et al. Herztransplantation im Kindes-, Jugend-, und jungen Erwachsenenalter (EMAH). Stand 27.11.2019. Version 1.0. AWMF-Reg.-Nr. 023-046. (2019).

Gesellschaft für Virologie e. V. (GfV). Virusinfektionen bei Organ- und allogen Stammzell-Transplantierten: Diagnostik, Prävention und Therapie. Stand 31.05.2019. Version 1.0. AWMF-Reg.-Nr. 093-002. (2019). https://register.awmf.org/de/leitlinien/detail/093-002.

LITERATUR

Charlton M, Levitsky J, Aqel Bashar et al. International Liver Transplantation Society Consensus Statement on Immunosuppression in Liver Transplant Recipients. Transplantation 102(5) (2018) 727–743. DOI: https://doi.org/10.1097/TP.0000000000002147.

Christopeit M, Schmidt-Hieber M, Sprute R et al. Infektiöse Komplikationen nach Hochdosistherapie und autologer Stammzelltransplantantation. Onkopedia (2021). www.onkopedia.com/de/onkopedia/guidelines/infektioese-komplikationen-nach-hochdosistherapie-und-autologer-stammzelltransplantantation/@@guideline/html/index.html#ID0EPDAE.

Costanzo M-R et al. The International Society of Heart and Lung Transplantation Guidelines for the care of heart transplant recipients. The Journal of Heart and Lung Transplantation Vol. 29, Iss.8 (2010) 914–956.

Deutsche Stiftung Organtransplantation (DSO). Jahresbericht Organspende und Transplantation in Deutschland 2023. (2024a). https://dso.de/SiteCollectionDocuments/DSO-Jahresbericht%202023.pdf.

Deutsche Stiftung Organtransplantation (DSO). Statistiken zur Organspende im Überblick. (2024b). https://dso.de/organspende/statistiken-berichte/organspende.

Engelhardt M, Eber S, Germing U etal. Asplenie und Hyposplenismus (früher: Prävention von Infektionen und Thrombosen nach Splenektomie oder funktioneller Asplenie). Onkopedia (2020). www.onkopedia.com/de/onkopedia/guidelines/asplenie-und-hyposplenismus-frueher-praevention-von-infektionen-und-thrombosen-nach-splenektomie-oder-funktioneller-asplenie/@@guideline/html/index.html#litID0ECXBG.

Fishman JA. Infection in solid-organ transplant recipients. N Engl J Med. Dec 20;357(25) (2007) 2601–2614. doi: https://doi.org/10.1056/NEJMra064928. PMID: 18094380.

Heinz W, Buchheidt D, Christopeit M et al., Fieber unbekannter Genese (FUO) bei neutropenischen Patienten. Onkopedia (2018). www.onkopedia.com/de/onkopedia/guidelines/fieber-unbekannter-genese-fuo-bei-neutropenischen-patienten/@@guideline/html/index.html.

Holland T, Fowler VG Jr, Shelburne SA 3rd. Invasive gram-positive bacterial infection in cancer patients. Clin Infect Dis. Nov 15;59 Suppl 5(Suppl 5) (2014) S331–334. doi: https://doi.org/10.1093/cid/ciu598. PMID: 25352626; PMCID: PMC4303051.

Jay A, Fishman N. Infection in Solid-Organ Transplant Recipients. Engl J Med 357 No. 25 (2007) 2601–2614. DOI: https://doi.org/10.1056/NEJMra064928.

Klastersky J, de Naurois J, Rolston K et al.; ESMO Guidelines Committee. Management of febrile neutropaenia: ESMO Clinical Practice Guidelines. Ann Oncol. Sep;27(suppl 5) (2016) v111–v118. doi: https://doi.org/10.1093/annonc/mdw325. PMID: 27664247.

Kochanek M, Schalk E, von Bergwelt-Balidon M et al. Sepsis bei neutropenischen Patienten. Onkopedia (2019). www.onkopedia.com/de/onkopedia/guidelines/sepsis-bei-neutropenischen-patienten/@@guideline/html/index.html.

National Institute for Health and Care Excellene (NICE). Neutropenic sepsis: prevention and management in people with cancer. Clinical guideline [CG151] (2012).

Rieg S, Bechet L, Naujoks K et al. A Single-Center Prospective Cohort Study on Postsplenectomy Sepsis and its Prevention. Open Forum Infect Dis;7 (2020) ofaa050. eCollection. DOI:https://doi.org/10.1093/ofid/ofaa050.

Taplitz RA, Kennedy EB, Bow EJ et al. Outpatient Management of Fever and Neutropenia in Adults Treated for Malignancy: American Society of Clinical Oncology and Infectious Diseases Society of America Clinical Practice Guideline Update. J Clin Oncol. May 10;36(14) (2018) 1443–1453. doi: https://doi.org/10.1200/JCO.2017.77.6211. Epub 2018 Feb 20. PMID: 29461916.

KAPITEL

14 Pilzinfektionen

Oliver A. Cornely

14.1 Definition und Basisinformation

Eine invasive Mykose liegt vor, wenn ein Pilz aus physiologisch sterilem Material histologisch oder kulturell nachgewiesen wurde (Paltauf 1885; Virchow 1856). Die häufigsten Erreger sind Hefen der Gattung *Candida* und Fadenpilze der Gattung *Aspergillus.* Die Inzidenz der Candidämie beträgt ca. 4/10.000 zentralvenöse Kathetertage (Trick et al. 2002). Die Inzidenz der Aspergillose ist weitgehend unbekannt. Alle anderen Mykosen sind deutlich seltener als die beiden vorgenannten (Cornely et al. 2003). Alle invasiven Mykosen erfüllen die Definition der seltenen Erkrankungen (< 1 : 2000).

Zu den insbesondere bei HIV/AIDS, aber auch bei iatrogen immunsupprimierten Patienten vorkommenden Krankheitsbildern *Pneumocystis jirovecii*-Pneumonie und Kryptokokkose ➤ Kap. 17.

14.2 Symptomatik und klinisches Bild

Die Symptome und klinischen Befunde gehen meist über allgemeine Infektionszeichen nicht hinaus. Verdacht auf eine invasive Mykose besteht bei therapierefraktärem Fieber bei einem immunsupprimierten Risikopatienten (Donnelly et al. 2020).

Risikofaktoren für die Candidämie sind Intensivaufenthalt, zentralvenöse Katheter, Dialyse, multifokale Kolonisation, Antibiotikatherapie und Neutropenie (Roden et al. 2005), für die pulmonale Aspergillose und die Mukormykose (früher: Zygomykose) der Lunge oder der Nasennebenhöhlen (NNH) sind es die Neutropenie und ein langjährig schlecht eingestellter Diabetes mellitus (Rüping et al. 2008).

14.3 Diagnostik und Differenzialdiagnose

Die Diagnose der **Candidämie** erfolgt mittels Blutkultur (Donnelly et al. 2020). Ein Nachweis aus der Blutkultur ist beweisend für die therapiebedürftige Infektion (Cornely et al. 2012). In Einzelfällen ist möglicherweise keine Therapie erforderlich. Diese Patienten können jedoch nicht sicher identifiziert werden. Bei positiver Blutkultur sind weitere tägliche Blutkulturen erforderlich, um das Ende der Candidämie zu definieren, da dies für die Therapiedauer entscheidend ist (Cornely et al. 2012). Patienten mit > 5 d persistierender Candidämie oder peripheren Emboliezeichen sollten eine transösophageale Echokardiographie erhalten. Eine Augenbeteiligung ist eine weitere schwerwiegende Komplikation. Die Ophthalmoskopie muss bei symptomatischen Patienten rasch erfolgen. Eine Organbeteiligung verlängert die Therapiedauer (Cornely et al. 2012).

MERKE

Eine einzige *Candida*-positive Blutkulturflasche definiert einen Notfall, der sofortiger Therapie bedarf.

Differenzialdiagnostisch kann eine Hefepilz-Fungämie durch *Trichosporon* spp. oder *Geotrichum (Saprochaete)* spp. verursacht sein (Chen et al. 2021). Eine enge Zusammenarbeit mit der Mikrobiologie ist dann prognostisch ausschlaggebend.

Die invasive – meist pulmonale – **Aspergillose** betrifft hauptsächlich Patienten mit Neutropenie, aber auch Patienten nach Lungentransplantation (➤ Abb. 14.1; Cornely et al. 2007). Diagnostische Verfahren sind der Nachweis von Galactomannan im Blut oder in der bronchoalveolären Lavageflüssigkeit (BAL; Donnelly et al. 2020). Heute ist auch die PCR aus der BAL-Flüssigkeit ein Standard. Bei jedem Leukämiepatienten mit Lungeninfiltrat soll eine BAL durchgeführt werden (Rüping et al. 2008). Die Form des Lungeninfiltrats kann einen Hinweis auf eine Aspergillose geben, v. a. wenn es sich um ein noduläres Infiltrat mit umgebendem Halo oder ein sog. Luftsichelzeichen handelt (Ruhnke et al. 2020). Die Aspergillose ist schwierig zu diagnostizieren, sodass für Hochrisikopatienten die Prophylaxe die Strategie der Wahl ist (Ullmann et al. 2018; Stemler et al. 2023).

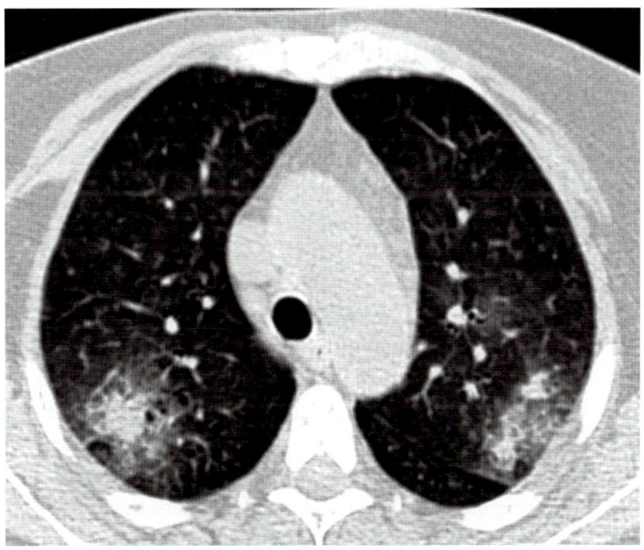

Abb. 14.1 Invasive pulmonale Aspergillose. Typisch ist das rechtsseitige noduläre Infiltrat mir umgebendem Halo [P190-004]

INFO

Wegen Influenza oder COVID-19 intensivpflichtige Patienten haben ein hohes Risiko für eine Aspergillose oder Mukormykose der unteren Atemwege.

Die **Mukormykose** betrifft bei Patienten mit hämatologischer Grunderkrankung überwiegend die Lunge, bei Patienten mit unkontrolliertem Diabetes mellitus überwiegend die Nasennebenhöhlen (Roden et al. 2005). Eine plötzliche einseitige Amaurose eines Diabetikers muss an eine invasive Fadenpilzmykose denken lassen (Cornely et al. 2014).

14.4 Therapie

Therapieziel bei der **Candidämie** ist die Sterilisierung des Bluts (Cornely et al. 2007). Bei jeder Fungämie sollten zentralvenöse Katheter innerhalb von max. 48 h entfernt werden (Cornely et al. 2007). Das Gleiche gilt für andere Fremdmaterialien und Implantate mit Gefäßbezug (Cornely et al. 2012). Die medikamentöse Erstlinientherapie beruht regelhaft auf dem mikroskopischen Befund und erfolgt mit einem Echinocandin, alternativ mit liposomalem Amphotericin B (3 mg/kg/d; Kuse et al. 2007; Mora-Duarte et al. 2002; Pappas et al. 2007; Reboli et al. 2007; Thompson et al. 2023). Ergibt die Erregerdifferenzierung *C. parapsilosis*, werden mit Fluconazol (400 mg/d) gleichwertige Therapieergebnisse erzielt (Cornely et al. 2012). Die Wahl des initialen Antimykotikums muss immer anhand der Resistenztestung überprüft werden. Insbesondere bei *C. glabrata* steigen die Resistenzraten gegenüber Azolen und Echinocandinen. *C. auris* wird zunehmend in Deutschland nachgewiesen und hat erste nosokomiale Übertragungen und Ausbrüche verursacht.

Die Therapiedauer der Candidämie sollte 14 d ab Negativierung der Blutkulturbefunde nicht unterschreiten (Cornely et al. 2012), um Organbeteiligungen zu vermeiden. Im Fall einer Organbeteiligung gilt eine mind. 12-wöchige Therapie als Standard (Cornely et al. 2012). Gegebenenfalls müssen Infektionsherde chirurgisch saniert werden. Dies ist u. a. bei der Endophthalmitis, der Endokarditis und bei Gelenk- und Knocheninfektionen der Fall (Cornely et al. 2012).

INFO

Seit 2024 stehen für die Erstlinientherapie 4 Echinocandine zur Verfügung: Anidulafungin, Caspofungin, Micafungin, Rezafungin.

Therapieziele sind bei der invasiven **Aspergillose** die Eradikation des Erregers und bei Patienten mit maligner hämatologischer Grunderkrankung die baldmögliche Fortführung der zytostatischen Therapie. Die Erstlinientherapie besteht aus der 14-tägigen i. v. Gabe von Voriconazol (2 × 6 mg/kg an d 1, gefolgt von 2 × 4 mg/kg/d) oder dem besser verträglichen Isavuconazol (2 × 200 mg an d 1 und d 2, gefolgt von 1 × 200 mg/d). Anschließend kann auf p. o. Gabe umgestellt werden (Herbrecht et al. 2002). Bei Voriconazol muss dann unbedingt die gewichtsbezogene Dosierung beibehalten werden (Ullman et al. 2018). Die Therapie mit Voriconazol erfordert regelmäßige Kontrollen der Plasmakonzentration (Pascual et al. 2008). Alternativ kann liposomales Amphotericin B (3 mg/kg/d) gegeben werden (Cornely et al. 2007). Die Therapiedauer richtet sich nach der Entwicklung der Lungeninfiltrate. Eine Lungenteilresektion kann zur Erreichung der Therapieziele beitragen (Nebiker et al. 2012).

Therapieziel bei der **Mukormykose** ist die Eradikation des Erregers. Es ist immer eine chirurgische Sanierung anzustreben (Cornely et al. 2014). Prinzipiell kommen derzeit nur drei Antimykotika infrage. Liposomales Amphotericin B (5–10 mg/kg/d) oder Isavuconazol i. v. in o. g. Dosierung bis zur Erreichung einer Stabilisierung. Frühestens dann kann auf Posaconazol-Tabletten (2 × 300 mg an d 1, gefolgt von 1 × 300 mg/d) oder auf Isavuconazol p. o. gewechselt werden (Greenberg et al. 2006; van Burik et al. 2006). In beiden Fällen müssen wöchentlich die Plasmakonzentrationen gemessen werden. Die Behebung der Risikofaktoren ist ein weiterer Baustein im therapeutischen Gesamtkonzept (Pagano et al. 2009). Die Therapiedauer kann nicht im Vorhinein festgelegt werden, sie beträgt Monate bis Jahre (Cornely et al. 2014).

Für alle invasiven Mykosen liegen aktuelle Leitlinien vor (Cornely et al. 2012; Hoenigl et al. 2021; Thompson et al. 2021; Koehler et al. 2021). Deren möglichst enge Befolgung führt zu höheren Überlebensraten (Hoenigl et al. 2023). Die mikrobiologische Diagnostik kann das Nationale Referenzzentrum für invasive Pilzinfektionen (NRZMyk) einbeziehen, das klinische Management kann mit den Exzellenzzentren der European Confederation of Medical Mycology (ECMM.eu), z. B. in Köln, beraten werden.

LEITLINIEN

Chen SC, Perfect J, Colombo AL et al.: Global guideline for the diagnosis and management of rare yeast infections: an initiative of the ECMM in cooperation with ISHAM and ASM. Lancet Infect Dis. (12) (2021) e375–e386.

Cornely OA, Arikan-Akdagli S, Dannaoui E et al.: ESCMID and ECMM joint clinical guidelines for the diagnosis and management of mucormycosis 2013. Clin Microbiol Infect 20 (S3) (2014) 5–26.

Cornely OA, Bassetti M, Calandra T et al.: European Society for Clinical Microbiology and Infectious Diseases (ESCMID) Diagnosis and Management Guideline 2012 of Invasive Candidiasis in Intensive Care Unit Patients. Clin Microbiol Infect 18 (S7) (2012) 19–37.

Hoenigl M, Salmanton-García J et al.: Global guideline for the diagnosis and management of rare mould infections: an initiative of the European Confederation of Medical Mycology in cooperation with the International Society for Human and Animal Mycology and the American Society for Microbiology. Lancet Infect Dis. (8) (2021) e246–e257.

Koehler P, Bassetti M, Chakrabarti A et al.: European Confederation of Medical Mycology; International Society for Human Animal Mycology; Asia Fungal Working Group; INFOCUS LATAM/ISHAM Working Group; ISHAM Pan Africa Mycology Working Group; European Society for Clinical Microbiology; Infectious Diseases Fungal Infection Study Group; ESCMID Study Group for Infections in Critically Ill Patients; Interregional Association of Clinical Microbiology and Antimicrobial Chemotherapy; Medical Mycology Society of Nigeria; Medical Mycology Society of China Medicine Education Association; Infectious Diseases Working Party of the German Society for Haematology and Medical Oncology; Association of Medical Microbiology; Infectious Disease Canada. Defining and managing COVID-19-associated pulmonary aspergillosis: the 2020 ECMM/ISHAM consensus criteria for research and clinical guidance. Lancet Infect Dis. (6) (2021) e149–e162.

Ruhnke M, Cornely OA, Schmidt-Hieber M et al.: Treatment of invasive fungal diseases in cancer patients-Revised 2019 Recommendations of the Infectious Diseases Working Party (AGIHO) of the German Society of Hematology and Oncology (DGHO). Mycoses. 63(7) (2020) 653–682.

Stemler J, Mellinghoff SC, Khodamoradi Y et al.: Primary prophylaxis of invasive fungal diseases in patients with haematological malignancies: 2022 update of the recommendations of the Infectious Diseases Working Party (AGIHO) of the German Society for Haematology and Medical Oncology (DGHO). J Antimicrob Chemother. 78(8) (2023) 1813–1826.

Thompson GR 3rd, Le T, Chindamporn A et al.: Global guideline for the diagnosis and management of the endemic mycoses: an initiative of the European Confederation of Medical Mycology in cooperation with the International Society for Human and Animal Mycology. Lancet Infect Dis. Dec;21(12) (2021) e364–e374.

Ullmann AJ, Aguado JM, Arikan-Akdagli S et al.: Diagnosis and management of Aspergillus diseases: executive summary of the 2017 ESCMID-ECMM-ERS guideline. Clin Microbiol Infect 24 (2018) e1–38.

LITERATUR

Cornely OA, Maertens J, Bresnik M et al.: Liposomal amphotericin B as initial therapy for invasive mold infection: a randomized trial comparing a high-loading dose regimen with standard dosing (AmBiLoad trial). Clin Infect Dis 44(10) (2007a) 1289–1297.

Cornely OA, Maertens J, Winston DJ et al.: Posaconazole vs. fluconazole or itraconazole prophylaxis in patients with neutropenia. N Engl J Med 356(4) (2007b) 348–359.

Cornely OA, Ullmann AJ, Karthaus M: Evidence-based assessment of primary antifungal prophylaxis in patients with hematologic malignancies. Blood 101(9) (2003) 3365–3372.

Donnelly JP, Chen SC, Kauffman CA et al.: Revision and Update of the Consensus Definitions of Invasive Fungal Disease from the European Organization for Research and Treatment of Cancer and the Mycoses Study Group Education and Research Consortium. Clin Infect Dis. 71(6) (2020) 1367–1376.

Greenberg RN, Mullane K, van Burik JA et al.: Posaconazole as salvage therapy for zygomycosis. Antimicrob Agents Chemother 50(1) (2006) 126–133.

Herbrecht R, Denning DW, Patterson TF et al.: Voriconazole versus amphotericin B for primary therapy of invasive aspergillosis. N Engl J Med 347(6) (2002) 408–415.

Hoenigl M, Salmanton-García J, Egger M et al.: ECMM Candida III Study Group. Guideline adherence and survival of patients with candidaemia in Europe: results from the ECMM Candida III multinational European observational cohort study. Lancet Infect Dis. 23(6) (2023) 751–761.

Kuse ER, Chetchotisakd P, da Cunha CA et al.: Micafungin versus liposomal amphotericin B for candidaemia and invasive candidosis: a phase III randomised double-blind trial. Lancet 369(9572) (2007) 1519–1527.

Mora-Duarte J, Betts R, Rotstein C et al.: Comparison of caspofungin and amphotericin B for invasive candidiasis. N Engl J Med 347(25) (2002) 2020–2029.

Nebiker CA, Lardinois D, Junker L et al.: Lung Resection in Hematologic Patients with Pulmonary Invasive Fungal Disease. Chest 143(4) (2012) 988–995.

Pagano L, Valentini CG, Fianchi L et al.: The role of neutrophils in the development and outcome of zygomycosis in haematological patients. Clin Microbiol Infect 15 Suppl 5 (2009) 33–36.

Paltauf A: Mycosis mucorina. Ein Beitrag zur Kenntniss der menschlichen Fadenpilzerkrankungen (sic!). Archiv für pathologische Anatomie 102(25) (1885) 543–564.

Pappas PG, Rotstein CM, Betts RF et al.: Micafungin versus caspofungin for treatment of candidemia and other forms of invasive candidiasis. Clin Infect Dis 45(7) (2007) 883–893.

Pascual A, Calandra T, Bolay S et al.: Voriconazole therapeutic drug monitoring in patients with invasive mycoses improves efficacy and safety outcomes. Clin Infect Dis 46(2) (2008) 201–211.

Reboli A, Rotstein C, Pappas P et al.: Anidulafungin versus fluconazole for invasive candidiasis. N Engl J Med 356 (2007) 2472–2482.

Thompson GR 3rd, Soriano A, Honore PM et al.: Efficacy and safety of rezafungin and caspofungin in candidaemia and invasive candidiasis: pooled data from two prospective randomised controlled trials. Lancet Infect Dis. (2023) S1473–3099(23)00551-0.

Roden MM, Zaoutis TE, Buchanan WL et al.: Epidemiology and outcome of zygomycosis: a review of 929 reported cases. Clin Infect Dis 41(5) (2005) 634–653.

Rüping MJ, Vehreschild JJ, Cornely OA: Patients at high risk of invasive fungal infections: when and how to treat. Drugs 68(14) (2008) 1941–1962.

Trick WE, Fridkin SK, Edwards JR et al.: Secular trend of hospital-acquired candidemia among intensive care unit patients in the United States during 1989–1999. Clin Infect Dis 35(5) (2002) 627–630.

van Burik JA, Hare RS, Solomon HF et al.: Posaconazole is effective as salvage therapy in zygomycosis: a retrospective summary of 91 cases. Clin Infect Dis 42(7) (2006) e61–65.

Virchow R: Beiträge zur Lehre von den beim Menschen vorkommenden pflanzlichen Parasiten. Archiv für pathologische Anatomie 9(4) (1856) 557–593.

KAPITEL

15

Thomas Cronen

Nosokomiale Infektionen

Nosokomiale Infektionen (NI) treten in einem zeitlichen Zusammenhang mit einem Aufenthalt in einer medizinischen Einrichtung auf. Im engeren Sinne werden hierzu stationäre Aufenthalte in einem Krankenhaus gezählt, wohingegen Tageskliniken, Ambulanzen oder Pflegeeinrichtungen keine Berücksichtigung finden. In Deutschland erhebt das Nationale Referenzzentrum für Surveillance von nosokomialen Infektionen über das **Krankenhaus-Infektions-Surveillance-System** (KISS) Daten zu NI und gibt Definitionen für die einzelnen NI vor. Um eine Infektion als nosokomial definieren zu können, muss der Zeitraum zwischen Aufnahme in ein Krankenhaus und Auftreten der ersten Symptome mind. 48 h betragen (NRZ 2017). Wie lange eine Infektion nach Entlassung aus dem Krankenhaus noch als nosokomiale Genese zu betrachten ist, ist weniger eindeutig definiert. Je nach Entität reicht der Zeitraum von wenigen Tagen bis zu mehreren Monaten. Die US-amerikanischen Centers for Disease Control and Prevention (CDC) haben im Jahr 1988 Definitionen von NI veröffentlicht, die international großen Anklang fanden und weiterhin sehr gebräuchlich sind (Garner et al. 1988). In weiten Teilen entsprechen die KISS-Definitionen denen der CDC. Die Differenzierung zwischen ambulanter und nosokomialer Genese einer Infektion ist aufgrund des unterschiedlichen Erregerspektrums von Bedeutung. Neben multiresistenten gramnegativen Erregern (MRGN) sind Methicillin-resistente *Staphylococcus aureus* (MRSA) und Vancomycin-resistente Enterokokken (VRE) von Bedeutung. Im Bereich der MRGN wurden durch die Kommission für Krankenhaushygiene und Infektionsprävention (KRINKO) beim Robert Koch-Institut eigene Definitionen der Multiresistenz erstellt: Multiresistente gramnegative Stäbchen mit Resistenzen gegen 3 (3MRGN) oder 4 (4MRGN) von 4 Antibiotikagruppen (Acylureidopenicilline = Piperacillin, 3./4. Generations-Cephalosporine, Carbapeneme, Fluorchinolone; ➤ Kap. 23; KRINKO 2012).

Die fünf häufigsten NI (Punkt-Prävalenzerhebung, Anteil an allen NI) sind (Aghdassi et al. 2024):

- Postoperative Wundinfektionen (23,5 %)
- Infektionen der unteren Atemwege (21,6 %)
- Harnwegsinfektionen (19 %)
- Primäre Blutstrominfektionen (6,7 %)
- SARS-CoV-2-Infektionen (4,8 %)

Zum Zeitpunkt der Punkt-Prävalenzerhebung im Jahr 2022 war die Inzidenz von SARS-CoV-2-Infektionen, ambulant wie auch nosokomial erworben, insgesamt sehr hoch. Im Rahmen der in den Folgejahren rückläufigen Inzidenz werden zukünftig womöglich auch deutlich weniger nosokomiale SARS-CoV-2-Infektionen zu verzeichnen sein. Vor Auftreten von SARS-CoV-2 waren *Clostridioides-difficile*-Infektionen die fünfhäufigste Entität. Neben den genannten NI können je nach Fachbereich eine Vielzahl weiterer Infektionen nosokomialer Genese auftreten: ZNS-Infektionen (➤ Kap. 1), Knochen- und Gelenkinfektionen (➤ Kap. 7), Endokarditiden (➤ Kap. 5.3) sowie Haut- und Weichteilinfektionen (➤ Kap. 8; NRZ 2017). Im Folgenden werden vier relevante nosokomiale Infektionen vorgestellt.

15.1 Postoperative Wundinfektionen

15.1.1 Definition und Basisinformation

Die Inzidenz postoperativer Wundinfektionen (WI; ➤ Tab. 15.1; ➤ Abb. 15.1) variiert je nach erfolgter Operation (OP). Sie sind beispielsweise häufiger nach herzchirurgischen oder kolorektalen Eingriffen als nach Thorax- oder Dünndarm-OP anzutreffen. Typische Risikofaktoren sind neben der Art der OP, eine bestehende Immunsuppression und eine Adipositas (BMI ≥ 30 kg/m^2; Eckmann et al. 2022).

Tab. 15.1 Klassifikation postoperativer Wundinfektionen (modifiziert nach NRZ 2017)

	Zeitraum[1]	Ausdehnung	Klinik
Oberflächliche Wundinfektion	≤ 30 d	Haut u./o. Subkutangewebe	Schmerzen o. Berührungsempfindlichkeit im Bereich der Inzision Lokalisierte Schwellung Rötung o. Überwärmung
Tiefe Wundinfektion	≤ 30 o: ≤ 90 d	Tiefes Weichgewebe (Faszien, Muskulatur)	Fieber Lokale Schmerzen u. Berührungsempfindlichkeit
Infektionen von Organen o. Körperhöhlen im OP-Gebiet	≤ 30 o. ≤ 90 d	Tieferes Kompartiment als Faszie/Muskulatur, das während der OP eröffnet o. manipuliert wurde	Klinischer Befund entsprechend dem betroffenen Organ bzw. der betroffenen Körperhöhle

[1] OP-Tag entspricht d 1. Das Zeitintervall bei tiefen Wundinfektionen o. Infektionen von Organen/Körperhöhlen (30 o. 90 d) richtet sich nach der entsprechenden Zuordnung in der KISS-OP-Liste; für Herzoperationen, Hüftendoprothesen o. Spondylodesen gilt z. B. ein Intervall von 90 d (www.nrz-hygiene.de/KISS-Modul/KISS/Indikator-OP; NRZ 2024a).

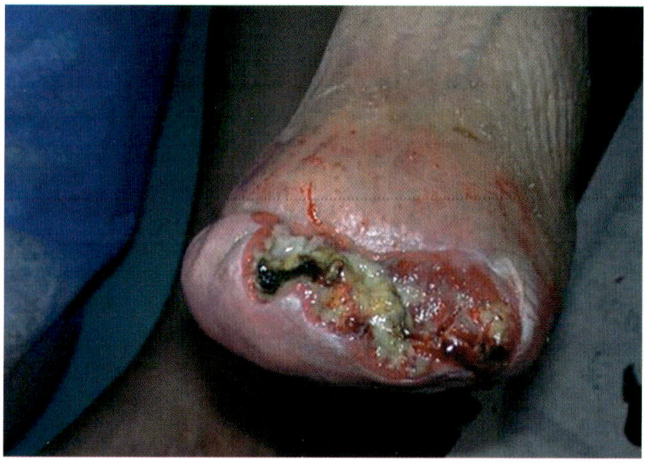

Abb. 15.1 Postoperative Wundinfektion nach Vorfußamputation bei diabetischem Fußsyndrom. Neben Nekrosen und Fibrinbelägen zeigen sich deutliche Entzündungszeichen mit Wunddehiszenz. [M845]

Für Surveillance-Zwecke bestehen Diagnosekriterien für jede Kategorie postoperativer WI, die jedoch im klinischen Alltag nicht von Relevanz sind (NRZ 2017).

15.1.2 Erregerspektrum

Das Erregerspektrum variiert je nach Lokalisation der postoperativen WI bzw. chirurgischem Eingriff. Über alle chirurgischen Disziplinen hinweg sind grampositive Erreger mit 52 % häufiger anzutreffen als gramnegative mit 32 %. Gramnegative Erreger sind nur in der Abdominalchirurgie häufiger ursächlich (47,7 % vs. 38,2 %; NRZ 2024c).

- *Staphylococcus aureus* (15,9 %, davon MRSA 1 %)
- *Enterococcus* spp. (15,8 %, davon *E. faecalis* 9,1 %, Vancomycin-resistente Enterokokken 1 %)
- *Escherichia coli* (15,5 %)
- *Staphylococcus epidermidis* (11 %)
- Multiresistente-gramnegative Erreger: 3MRGN 2 %, 4MRGN 0,1 %

15.1.3 Symptomatik und klinisches Bild

Die Symptomatik variiert je nach Lokalisation, Ausdehnung und Schweregrad der postoperativen WI. Oberflächliche und tiefe WI führen i. d. R. zu lokalen Symptomen wie Schmerzen, Schwellung und weiteren Inflammationszeichen. Auch können die Wunden spontan Eiter drainieren. Sind Organe oder Körperhöhlen betroffen, so wird das klinische Bild von der jeweiligen Lokalisation bestimmt und es treten Allgemeinsymptome wie Fieber oder Abgeschlagenheit auf. Postoperative WI treten innerhalb der ersten 48 h nach einer OP äußerst selten auf, sodass Fieber in diesem Zeitraum vorwiegend nicht auf eine postoperative WI zurückzuführen ist. Bis zu d 4 nach OP ist eine postoperative WI zunehmend häufiger für ein neu auftretendes Fieber verantwortlich. Nach 4 d nimmt die Häufigkeit postoperativer WI dann wieder deutlich ab, wobei hier Ausnahmen v. a. im Bereich der Implantatchirurgie bestehen, was längere Beobachtungszeiträume in der Surveillance bedingt (Stevens et al. 2014; NRZ 2024a).

15.1.4 Diagnostik und Differenzialdiagnose

Oberfläche WI werden über die Inspektion diagnostiziert. Sofern der V. a. eine Beteiligung tieferer Gewebeschichten oder Organe besteht, sollte eine entsprechende Bildgebung (je nach Lokalisation z. B. Sonographie oder Computertomographie, CT) erfolgen.

Wenn eine WI spontan eröffnet ist oder chirurgisch exploriert wird, sollten Proben zur mikrobiologischen Diagnostik (Grampräparat und Kultur) entnommen werden. Eine primär negative kulturelle Diagnostik sollte den V. a. atypische Erreger wie Mykobakterien oder Pilze lenken, insbesondere wenn hierfür spezifische Risikofaktoren wie z. B. eine Immunsuppression vorliegen. Sofern systemische Infektionszeichen bestehen, sollten auch Blutkulturen abgenommen werden (Stevens et al. 2014).

Bei V. a. oberflächliche WI muss differenzialdiagnostisch an eine lokale allergische oder Hypersensitivitätsreaktion z. B. gegenüber Verband- oder Nahtmaterialien gedacht werden. Bei tieferen Prozessen kommen auch Hämatome oder Serome in Betracht.

15.1.5 Therapie

Die wichtigste Therapie bei einer postoperativen WI besteht darin, die Naht bzw. Inzision zu eröffnen, Eiter und infiziertes Material zu entfernen und mit Verbandwechseln fortzufahren, bis die Wunde sekundär verheilt ist (**Empfehlungsgrad A;** Stevens et al. 2014). Die Vakuumtherapie (Negative Pressure Wound Therapy, NWPT) stellt eine weitere Therapieoption dar. Bei tieferen WI, insbesondere von Organen oder Körperhöhlen, muss haufig eine operative Sanierung erfolgen. Auch können Drainagen sonographisch- oder CT-gestützt in Verhalte eingebracht werden.

Eine begleitende systemische antibiotische Therapie ist bei oberflächlichen WI nicht routinemäßig empfohlen. Sie kann in Verbindung mit der chirurgischen Therapie von Vorteil sein, sofern eine signifikante systemische Reaktion besteht (Temperatur > 38,5 °C, Sepsis oder ausgedehnte/s Induration/Erythem > 5 cm; **Empfehlungsgrad B;** Stevens et al. 2014). Bei Infektionen von Organen oder Körperhöhlen im OP-Gebiet ist eine antiinfektive Therapie regelhaft indiziert.

Kalkulierte antiinfektive Therapie (➤ Tab. 15.4):

- Oberflächliche WI: Cefazolin, bei bekannter MRSA-Besiedlung Vancomycin (**Empfehlungsgrad A;** Stevens et al. 2014)
- Tiefe WI und/oder schwere Erkrankung und/oder Eingriff mit erhöhtem Risiko für gramnegative Erreger oder Anaerobier (z. B. abdominelle oder urogenitale OP): Piperacillin/Tazobactam oder Ceftriaxon in Kombination mit Metronidazol (**Empfehlungsgrad A;** Stevens et al. 2014)

Sobald valide mikrobiologische Befunde vorliegen, sollte die antibiotische Therapie entsprechend adaptiert werden.

Therapiedauer:

- Keine einheitlichen Empfehlungen

- Oberflächliche WI: zumeist 5 d ausreichend, sofern Zeichen der lokalen und systemischen Infektion signifikant regredient sind (**Empfehlungsgrad A;** Stevens et al. 2014)
- Intraabdominelle Infektion: 4 d nach erfolgreicher Fokussanierung (Sawyer et al. 2015)
- Längerfristige und u. U. biofilmwirksame antibiotische Therapie bei komplizierten tiefen oder organbezogenen postoperativen WI mit implantiertem Fremdmaterial, das nicht entfernt werden kann (z. B. periprothetischen Infektionen; ➤ Kap. 7.2)

15.1.6 Prävention

Zentrale Empfehlungen (**Empfehlungsgrad A;** Berrios-Torres et al. 2017; Allegranzi et al. 2016; KRINKO 2018):

- Präoperative Dekolonisation nasaler *Staphylococcus-aureus*-Träger vor Operationen mit hohem Anteil postoperativer WI durch *Staphylococcus aureus* (z. B. orthopädische und herzchirurgische Eingriffe mit Fremdmaterialimplantation).
- Gabe einer perioperativen parenteralen Antibiotikaprophylaxe (PAP) nur dann, wenn dies auf Grundlage ausreichender Evidenz bzw. veröffentlichter Leitlinien für die spezifische OP angezeigt ist. Der Applikationszeitpunkt muss so gewählt sein, dass eine bakterizide Konzentration des Antibiotikums in Blut und Gewebe erreicht wird, wenn der Hautschnitt erfolgt.
- Keine über den OP-Tag hinausgehende PAP.
- Sicherstellung einer perioperativen Normothermie, Optimierung der Sauerstoffversorgung des Gewebes und Vermeidung einer Hyperglykämie (> 200 mg/dl).

MERKE

Eine begleitende systemische antibiotische Therapie ist bei oberflächlichen WI nicht routinemäßig empfohlen.

INFO

Postoperative WI treten innerhalb der ersten 48 h nach einer OP äußerst selten auf, sodass Fieber in diesem Zeitraum vorwiegend nicht auf eine postoperative WI zurückzuführen ist. Bis zum 4. d nach OP ist eine postoperative WI zunehmend häufiger für ein neu auftretendes Fieber verantwortlich. Hiernach nimmt die Häufigkeit postoperativer WI dann wieder deutlich ab (Ausnahme: Implantatchirurgie).

PRAXISTIPP

Ausführliche Informationen zur Prävention postoperativer WI hat die KRINKO beim Robert Koch-Institut veröffentlicht (KRINKO 2018): www.rki.de/DE/Content/Infekt/Krankenhaushygiene/Kommission/Tabelle_Wundinf.html.

15.2 Nosokomiale Pneumonie

Die nosokomiale Pneumonie (Hospital-acquired Pneumonia, HAP) ist eine Pneumonie, die > 48 h nach Aufnahme in ein Krankenhaus auftritt (➤ Kap. 3).

15.2.1 Ventilatorassoziierte Pneumonie

Definition und Basisinformation

Die **ventilatorassoziierte Pneumonie** (VAP) ist eine Subgruppe der HAP, die während einer invasiven Beatmung auftritt, die mind. 3 d zuvor eingeleitet wurde (➤ Abb. 15.2; MNRZ 2017; DGP 2024).

Erregerspektrum

Die häufigsten Erreger der VAP sind gramnegative Bakterien (67,2 %; NRZ 2024b):

- *Klebsiella* spp. (19,1 %, davon 1 % 3MRGN, 0,2 % 4MRGN)
- *Escherichia coli* (13,6 %, davon 1,1 % 3MRGN, 0,04 % 4MRGN)
- *Pseudomonas aeruginosa* (13,1 %, davon 1,6 % 3MRGN, 0,85 % 4MRGN)
- *Enterobacter* spp. (9,8 %, davon 0,26 % 3MRGN, 0,1 % 4MRGN)

Als häufigster singulärer Erreger ist wiederum *Staphylococcus aureus* mit 16,7 % (davon 1,7 % MRSA) anzutreffen (NRZ 2024b).

Beim Vorliegen bestimmter Risikofaktoren steigt das Risiko für eine Infektion mit multiresistenten Erregern (MRE) und *Pseudomonas aeruginosa,* was wiederum für die kalkulierte Initialtherapie von Relevanz ist. Neben monobakteriellen Infektionen kommen in ca. 15–25 % aller Fälle auch polymikrobielle, zumeist von zwei Erregern verursachte Infektionen vor (Ferrer et al. 2015; Luyt et al. 2018). Viren und Pilze (v. a. *Aspergillus* spp.) sind seltene Erreger der VAP, wobei NI mit Influenza und SARS-CoV-2 saisonal mitunter eine relevante Rolle spielen. *Candida* spp. werden unter antibiotischer Therapie selektiert und daher häufig aus respiratorischen Unter-

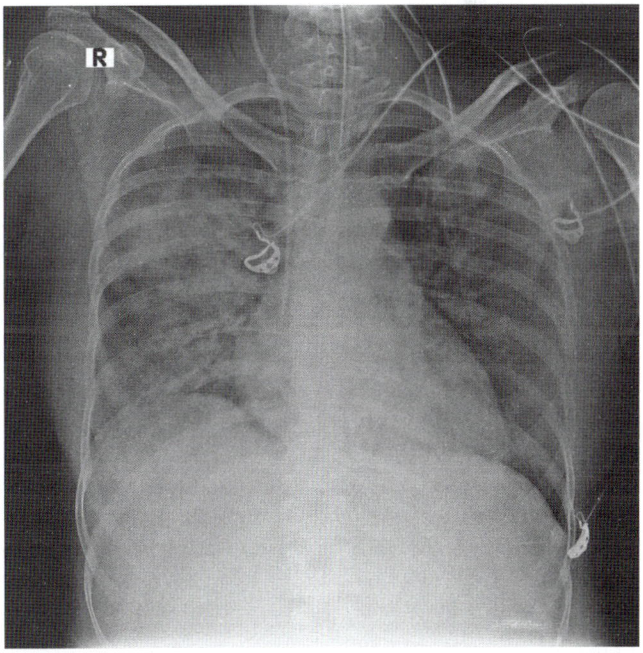

Abb. 15.2 Röntgen-Thorax-Aufnahme (a.p.) bei VAP mit ausgedehnten rechtsseitigen pneumonischen Infiltraten. [G1320-002]

15

suchungsmaterialien bei intubierten Patienten nachgewiesen, als Pneumonieerreger kommen sie allerdings nicht infrage (DGP 2024).

Symptomatik und klinisches Bild

Bei der VAP bestimmen neben Fieber auch die Zunahme der bronchialen Sekretlast bzw. das Auftreten purulenten Tracheobronchialsekrets das klinische Bild. Die genannten Symptome weisen eine geringe Sensitivität und Spezifität auf (DGP 2024).

Diagnostik und Differenzialdiagnose

Diagnosekriterien und Bildgebung ➤ Tab. 15.2 und ➤ Kap. 3.

Was die Art der Materialgewinnung anbelangt, besteht keine Überlegenheit einer bronchoskopischen gegenüber einer nichtbronchoskopischen Diagnostik bei der VAP (Berton et al. 2014).

Therapie

Die Therapie der VAP entspricht den Leitlinienempfehlungen zur HAP (➤ Kap. 3). Sofern eine als relevant eingeschätzte Besiedlung mit MRE besteht, sollte das Therapieschema entsprechend dem bekannten Resistenzprofil angepasst werden (➤ Kap. 23).

48–72 h nach Therapiebeginn soll eine Re-Evaluation erfolgen, die auch eine Überprüfung der initialen Diagnose beinhaltet (**Empfehlungsgrad A;** DGP 2024).

Ergeben die mikrobiologischen Befunde einen plausiblen Erregernachweis, soll die antibiotische Therapie entsprechend fokussiert werden. Sofern ein Therapieansprechen belegt ist, soll die Therapie auch ohne Erregernachweis deeskaliert werden (**Empfehlungsgrad A;** DGP 2024). Bei VAP wie auch bei Blutstrominfektion (BSI) mit Nachweis von *Pseudomonas aeruginosa* ist eine Monotherapie sicher und einer Kombinationstherapie nicht unterlegen (Deconinck et al. 2017; Peña et al. 2013).

Abgesehen von Einzelfällen (z. B. *Staphylococcus-aureus*-BSI, Pleuraempyem oder Abszedierung) sollte die Therapiedauer 7–8 d betragen (**Empfehlungsgrad B**; DGP 2024; Daghmouri et al. 2023). Möglicherweise sind auch kürzere Therapiedauern von beispielsweise 5 d ausreichend. Einige Daten mit einem Procalcitonin-gestützten Algorithmus zur Verkürzung der Behandlungsdauer weisen in diese Richtung (DGP 2024; De Jong et al. 2016).

Tab. 15.2 Mikrobiologische Diagnostik der VAP (DGP 2024)

Bakteriologisch	• 2–3 Paare Blutkulturen (aerob/anaerob)[1] • Mind. semiquantitative Kulturen aus qualitativ hochwertigen unteren Atemwegsmaterialien wie tracheobronchialem Aspirat o. bronchoalveolärer Lavage[2] • Ausstrichdiagnostik der Atemwegsmaterialen zur Validierung der Probe[3] • Kein regelhafter Einsatz bakterieller Multiplex-PCR-Systeme[4]
Mykologisch	Bei Risikofaktoren für invasive pulmonale Aspergillose: Antigentest auf Galactomannan (Grenzwert ≥ 1,0 ODI) aus bronchoalveolärer Lavage u. ggf. ergänzende mykologische Verfahren[5]
Virologisch	• In Abhängigkeit von der epidemiologischen Situation mind. molekulargenetische Untersuchung auf Influenza A u. B, SARS-CoV-2 o. RSV[6] • Keine regelhafte Diagnostik auf andere respiratorische Viren[7]

[1] **Empfehlungsgrad A.**
[2] **Empfehlungsgrad A.**
[3] **Empfehlungsgrad B.** Ein negatives Grampräparat bei Patienten ohne antibiotische Vorbehandlung hat einen hohen negativen prädiktiven Wert.
[4] **Empfehlungsgrad offen.** Die vorliegende Evidenz zeigt keinen Einfluss auf die Letalität bei HAP durch den Einsatz molekularbiologischer Methoden, ihr Einfluss auf Therapiedauer o. Zeit bis zur Deeskalation der antibiotischen Therapie ist bisher unklar.
[5] **Empfehlungsgrad A.** Molekularbiologische u. kulturelle Verfahren können ergänzend durchgeführt werden.
[6] **Empfehlungsgrad A.**
[7] **Empfehlungsgrad B.**

Prävention

Zentrale Präventionsstrategien der VAP sind (Klompas et al. 2022):

- Sofern möglich, Einsatz von nichtinvasiver Beatmung (inkl. High-flow-Sauerstofftherapie), um einer Intubation vorzubeugen.
- Falls Intubation erfolgt ist, frühzeitige Extubation anstreben.
- Tiefe Analgosedierung vermeiden.
- Physiotherapie (inkl. Atemtherapie) konsequent anwenden.
- Enterale anstelle von parenteraler Ernährung, sofern möglich.
- 30–45°-Oberkörperhochlagerung.

MERKE

Candida spp. werden unter antibiotischer Therapie selektiert und daher häufig aus respiratorischen Untersuchungsmaterialien bei intubierten Patienten nachgewiesen, als Pneumonieerreger spielen sie keine Rolle (DGP 2024).

INFO

Die häufigsten Erreger der VAP sind gramnegative Bakterien (in 67,2 % der Fälle), v. a. *Klebsiella* spp., *Escherichia coli, Pseudomonas aeruginosa* und *Enterobacter* spp. Als häufigster singulärer Erreger ist wiederum *Staphylococcus aureus* (in 16,7 % der Fälle) nachzuweisen.

PRAXISTIPP

Unter Federführung der US-amerikanischen Society for Healthcare Epidemiology (SHEA) sind im Jahr 2022 die aktuellsten Empfehlungen zur Prävention der VAP erschienen (Klompas et al. 2022): www.ncbi.nlm.nih.gov/pmc/articles/PMC10903147/pdf/nihms-1969916.pdf.

15.3 Katheterassoziierte Harnwegsinfektionen

15.3.1 Definition und Basisinformation

Die Infectious Diseases Society of America (IDSA) definiert in ihrer Leitlinie katheterassoziierte Harnwegsinfektionen (HWI) wie folgt (**Empfehlungsgrad A;** Hooton et al. 2010):

- Einliegender transurethraler oder suprapubischer Blasenkatheter oder intermittierende Katheterisierung.
- Symptome oder klinische Zeichen, die mit einer HWI vereinbar sind (s. u.), ohne dass ein alternativer Infektfokus identifiziert werden kann.
- $\geq 10^3$ koloniebildende Einheiten (KBE)/ml (≥ 1 Bakterienspezies) in einer Katheterurinprobe oder im Mittelstrahlurin von Patienten, deren Blasenkatheter innerhalb der letzten 48 h entfernt wurde.

Eine spezifische Definition für **katheterassoziierte Harnwegsinfektionen** (HWI) als häufigste nosokomiale Entität der HWI besteht im deutschsprachigen Raum nicht. Die KISS-Definition einer nosokomialen symptomatischen HWI, die nicht spezifisch auf katheterassoziierte HWI eingeht, fordert neben einer bestehenden Symptomatik einer Harnwegsinfektion – abweichend von der IDSA – den kulturellen Erregernachweis von $\geq 10^5$ KBE/ml (≤ 2 Bakterienspezies; NRZ 2017). Letztlich sollte bedacht werden, dass bei der Mehrheit aller Patienten mit katheterassoziierten HWI $\geq 10^5$ KBE/ml Bakterien nachgewiesen werden. Beim Nachweis von weniger Bakterien und zudem mehrerer Spezies steigt die Wahrscheinlichkeit für eine alternative Diagnose, insbesondere, wenn unspezifische Symptome vorliegen (Patel et al. 2023).

Unbedingt abzugrenzen von der katheterassoziierten HWI ist die **katheterassoziierte asymptomatische Bakteriurie,** die folgendermaßen definiert ist: Nachweis von $\geq 10^5$ KBE/ml (≥ 1 Bakterienspezies) bei Patienten ohne Symptome, passend zu einer HWI (Hooton et al. 2010). Je länger ein Katheter einliegt, desto höher ist die Wahrscheinlichkeit für das Auftreten einer Bakteriurie. Nach > 30 d Liegezeit eines urethralen Katheters ist sie in nahezu 100 % der Fälle anzutreffen (Warren et al. 1982). Die Abgrenzung sollte daher sorgsam erfolgen, um unnötige antibiotische Therapien mit entsprechenden möglichen Nebenwirkungen und Mehrkosten zu vermeiden.

15.3.2 Erregerspektrum

In 81 % aller Fälle von katheterassoziierten HWI auf deutschen Intensivstationen werden gramnegative Bakterien nachgewiesen. Die häufigsten Erreger sind (NRZ 2024b):

- *Escherichia coli* (35 %, davon 2,6 % 3MRGN)
- *Pseudomonas aeruginosa* (16,5 %, davon 0,8 % 3MRGN)
- *Klebsiella* spp. (15 %, davon 0,8 % 3MRGN)

15.3.3 Symptomatik und klinisches Bild

- Fieber, Schüttelfrost, Vigilanzminderung oder Lethargie ohne andere erkennbare Ursache
- Flankenschmerzen, Schmerzen im Bereich des kostovertebralen Winkels
- Unspezifische Unterbauchbeschwerden
- Hämaturie

Patienten, die nach Entfernung eines Blasenkatheters eine HWI entwickeln, präsentieren häufig spezifischere Symptome wie Dysurie, Pollakisurie oder suprapubische Schmerzen. Bei analgosedierten, vigilanzgeminderten oder schwer dementen Patienten können die meisten spezifischeren Symptome nicht auftreten oder nicht eruiert werden. Hier ist die Diagnosestellung deutlich erschwert und es muss umso gründlicher eine differenzialdiagnostische Abklärung erfolgen. Bei Patienten mit Querschnittssyndrom können eine Zunahme spastischer Paresen, eine autonome Dysreflexie oder allgemeines Unwohlsein an eine HWI als mögliche Ursache denken lassen (Hooton et al. 2010).

Relevante Komplikationen: Bakteriämie, Sepsis und aszendierende Infektionen.

15.3.4 Diagnostik und Differenzialdiagnose

Beim Vorliegen von Symptomen, die mit einer katheterassoziierten HWI vereinbar sind, muss eine Urinprobe für die mikrobiologische Kulturdiagnostik gewonnen werden. Hierzu sollte der einliegende Blasenkatheter entfernt und eine Probe des Mittelstrahlurins gewonnen werden. Ist dies nicht möglich, so sollte die Urinprobe über den neugelegten Blasenkatheter entnommen werden (**Empfehlungsgrad A;** Hooton et al. 2010). In seltenen Fällen, in denen dies ebenfalls nicht möglich ist, muss der Urin aus dem Portsystem des Katheterschlauchs nach Desinfektion gewonnen werden.

Eine laborchemische Urindiagnostik (Urinstatus) ist bei der Diagnostik von katheterassoziierten HWI aufgrund mangelhafter Sensitivität und Spezifität nicht empfohlen. Aussehen und Geruch des Urins sollten aufgrund ihres unspezifischen Charakters nicht in die klinische Entscheidungsfindung miteinbezogen werden. Eine Pyurie kann nicht zur Differenzierung zwischen einer katheterassoziierten HWI und einer asymptomatischen Bakteriurie beitragen, andererseits macht die Abwesenheit einer Pyurie bei symptomatischen Patienten eine alternative Diagnose wahrscheinlicher (**Empfehlungsgrad A;** Hooton et al. 2010).

Insbesondere beim Vorliegen unspezifischer Symptome (s. o.) müssen differenzialdiagnostisch andere nosokomiale Infektionen ausgeschlossen werden (v. a. gefäßkatheterassoziierte Blutstrominfektionen und Pneumonie).

15.3.5 Therapie

Die kalkulierte antibiotische Therapie richtet sich primär nach der Erkrankungsschwere, Risikofaktoren für resistente Erreger und bekannter Besiedlung mit resistenten Erregern. Die Substanzauswahl folgt den Empfehlungen zu komplizierten HWI (➤ Kap. 9).

Entscheidend ist die Abnahme einer Urinkultur vor Einleitung einer antibiotischen Therapie, sodass im kurzfristigen Verlauf eine Therapieanpassung erfolgen kann (**Empfehlungsgrad A;** Hooton et al. 2010). Bei Zeichen der systemischen Infektion sollte außerdem eine Blutkulturdiagnostik (mind. 2 Paare) durchgeführt werden.

Die Therapiedauer beträgt i. d. R. 7 d, bei verzögertem Therapieansprechen bis zu 10–14 d (**Empfehlungsgrad A;** Hooton et al. 2010). Bei unkomplizierten Verläufen sind 3–5 d ausreichend (**Empfehlungsgrad B;** Hooton et al. 2010).

Sofern der Blasenkatheter nicht im Rahmen der Urindiagnostik gewechselt oder entfernt wurde, sollte dies nach Diagnosestellung unbedingt erfolgen. Einliegende Harnleiterschienen sollten möglichst zeitnah entfernt werden, sobald ein Therapieansprechen dokumentiert ist. Beim Vorliegen einer schweren Infektion (Sepsis, septischer Schock) oder Dislokation mit Obstruktion der Harnwege sollte die Entfernung der Harnleiterschiene(n) zur Fokussanierung möglichst rasch erfolgen. Diese Empfehlungen zum Umgang mit einliegenden Harnleiterschienen bei HWI spiegeln die klinische Praxis wider, dezidierte Leitlinienempfehlungen, basierend auf ausreichender Evidenz für dieses Vorgehen, liegen nicht vor.

15.3.6 Prävention

Die wichtigsten präventive Maßnahmen sind (Patel et al. 2023):
- Vermeidung unnötiger Katheterisierung
- Anlage der Katheter unter sterilen Kautelen
- Entfernung des Katheters so früh wie möglich (regelmäßige Überprüfung der Indikation)

MERKE

Um unnötige antibiotische Therapien zu vermeiden, muss unbedingt zwischen einer katheterassoziierten HWI und einer nicht behandlungsbedürftigen Bakteriurie unterschieden werden. Je länger ein Katheter einliegt, desto höher ist die Wahrscheinlichkeit für das Auftreten einer Bakteriurie (nach > 30 d Liegezeit eines urethralen Katheters nahezu 100 %; Warren et al. 1982).

INFO

Relevante Risikofaktoren für katheterassoziierte HWI sind (Patel et al. 2023):
- Dauer der Katheterisierung (am relevantesten)
- Weibliches Geschlecht
- Höheres Alter
- Diabetes mellitus
- Fehler bei der Katheterpflege

PRAXISTIPP

Um eine Urinprobe für die mikrobiologische Kulturdiagnostik zu gewinnen, sollte der einliegende Blasenkatheter entfernt und eine Probe des Mittelstrahlurins gewonnen werden. Ist dies nicht möglich, so sollte die Urinprobe über den neu gelegten Blasenkatheter entnommen werden.

15.4 Gefäßkatheterassoziierte Infektionen

15.4.1 Definition und Basisinformation

Gefäßkatheterassoziierte Infektionen gehen von arteriellen Gefäßkathetern, peripheren (PVK) oder zentralen Venenkathetern (ZVK) aus. Hierzu zählen nicht getunnelte und getunnelte ZVK (Hickman oder Broviac; ➤ Abb. 15.3), peripher eingeführte ZVK (Peripherally Inserted Central Venous Catheter, PICC) und subkutan implantierte Portsysteme. Sie umfassen Lokalinfektionen an der Kathetereintrittsstelle, Infektionen des Kathetertunnels sowie katheterassoziierte Blutstrominfektionen (BSI; Mermel et al. 2009). Infektionen von PVK führen in den meisten Fällen zu Phlebitiden bzw. Thrombophlebitiden und lokalen Haut- und Weichteilinfektionen. In seltenen Fällen können PVK auch Eintrittspforten für BSI sein (KRINKO 2017b; Mermel 2017). Arterielle Gefäßkatheter führen ebenfalls häufiger zu Lokalinfektionen, wobei das Risiko von BSI aufgrund mangelnder Daten nicht sicher angegeben werden kann, insgesamt jedoch möglicherweise unterschätzt wird (KRINKO 2017b; O'Horo et al. 201428). Bei einliegenden ZVK kommt es sowohl zu Lokalinfektionen als auch BSI (Central Line-associated Bloodstream Infections, CLABSI). Mit Abstand am häufigsten treten unter den genannten Infektionen CLABSI auf (Marschall et al. 2014; NRZ 2024b).

Gefäßkatheterassoziierte BSI werden nach IDSA-Leitlinie als unkompliziert definiert, wenn (Mermel et al. 2009)
- 72 h nach Therapiebeginn keine positiven Blutkulturen mehr vorliegen und kein Fieber mehr auftritt,
- kein intravaskuläres Fremdmaterial implantiert ist und
- kein Anhalt für metastatische Komplikationen (Endokarditis, Osteomyelitis/Spondylodiszitis, septische Embolien) oder eine Thrombophlebitis besteht.

Falls *Staphylococcus aureus* nachgewiesen wurde, darf zudem keine maligne Grunderkrankung oder Immunsuppression bestehen, um die BSI als unkompliziert zu klassifizieren (➤ Kap. 11; Mermel et al. 2009).

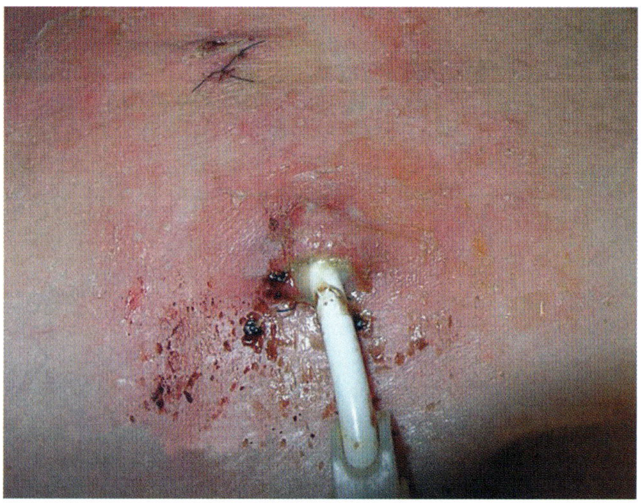

Abb. 15.3 Getunnelter Dialysekatheter mit ausgedehnter Lokalinfektion im Bereich der Kathetereintrittsstelle sowie im getunnelten Katheterverlauf (courtesy Dr. I. M. Leidig, University Hospital Erlangen, Germany) [G516-003]

15.4.2 Erregerspektrum

Die häufigsten Erreger sind (NRZ 2024b):
- *Staphylococcus epidermidis* (26,3 %)
- *Enterococcus* spp. (25 %, davon 18,5 % *Enterococcus faecium,* 4,5 % VRE)
- *Staphylococcus aureus* (9,8 %, davon 1,3 % MRSA)
- *Candida* spp. (7,8 %)
- *Klebsiella* spp. (6,9 %)
- *Escherichia coli* (5,3 %)

Wenngleich Staphylokokken und Enterokokken mit Abstand am häufigsten ursächlich sind, sind gramnegative Erreger insgesamt für 24,4 % aller Infektionen verantwortlich (NRZ 2024b). Das Erregerspektrum variiert je nach prädisponierenden Faktoren wie Besiedlungsstatus der Patienten, Immunsuppression, parenterale Ernährung, antibiotische Vortherapien oder Art der Station (Novosad et al. 2020).

15.4.3 Symptomatik und klinisches Bild

Die häufigsten, wenngleich unspezifischen Symptome sind Fieber und Schüttelfrost (O'Grady et al. 2023). Lokalinfektionen gehen mit Induration, Rötung, Überwärmung, Druckschmerzhaftigkeit oder eitriger Sekretion im Bereich der Kathetereintrittsstelle einher. Lokale Infektionszeichen können bei einer ZVK-assoziierten BSI vorliegen, sind aber nicht obligatorisch (Buetti et al. 2020). Systemische Infektionszeichen bei einliegendem Gefäßkatheter und fehlendem Hinweis auf einen klaren sonstigen Infektfokus sollten zum Diagnoseverdacht führen.

15.4.4 Diagnostik und Differenzialdiagnose

Bei ausgedehnteren Lokalinfektionen kann neben der klinischen Untersuchung die Sonographie bei der Identifikation einer septischen Thrombose oder möglicher Abszessformationen helfen. Eitriges Sekret im Bereich der Kathetereintrittsstelle sollte mikrobiologisch untersucht werden (**Empfehlungsgrad A;** Mermel et al. 2009). Zentral für die Diagnosestellung einer katheterassoziierten BSI ist die mikrobiologische Diagnostik (Mermel et al. 2009):

1. Semiquantative/quantitative Kultur von der Katheterspitze und Blutkulturdiagnostik: Nachweis des gleichen Erregers in einer peripheren Blutkultur und mit signifikanter Keimzahl (semiquantitativ in Ausrolltechnik nach Maki > 15 KBE oder quantitativ > 10^2 KBE in Flüssigkultur) an der Katheterspitze.
2. Differential Time to Positivity (DTP): mind. 2 h früheres Wachstum des gleichen Erregers in mit gleichem Volumen befüllten Blutkulturen aus dem Gefäßkatheter und in den gleichzeitig abgenommenen peripheren Blutkulturen.

Während für die erste Nachweismethode der Katheter entfernt werden muss, kann die DTP bei einliegendem Katheter erfolgen und bietet sich daher v. a. zur Diagnostik bei getunnelten oder chirurgisch implantierten Kathetern an.

15.4.5 Therapie

Lokalinfektionen:
- Nicht getunnelte Gefäßkatheter: entfernen (**Empfehlungsgrad B;** Mermel et al. 2009).
- Getunnelte Gefäßkatheter: Lokaltherapie unter Belassung des Katheters bei unkomplizierter Lokalinfektion ist möglich (d. h. fehlende Allgemeinsymptome, keine ausgedehnte Haut-/Weichteilinfektion i. S. Erysipel, Phlegmone oder Abszess), ansonsten entfernen (**Empfehlungsgrad B;** Mermel et al. 2009).
- Systemische antibiotische Therapie bei ausgedehntem Lokalbefund oder beim Vorliegen von Allgemeinsymptomen (z. B. Fieber, Schüttelfrost; ➤ Kap. 8).

V. a. gefäßkatheterassoziierte BSI:
- Stabile Patienten (keine Hypotension oder Organdysfunktion): Gefäßkatheter belassen, Abnahme von Blutkulturen (peripher und aus einliegendem Katheter zwecks Bestimmung der DTP), Ergebnisse der mikrobiologischen Diagnostik können abgewartet werden (**Empfehlungsgrad B;** Mermel et al. 2009).
- Instabile, septische Patienten: Gefäßkatheter umgehend entfernen, Beginn kalkulierter antibiotischer Therapie nach Abnahme von Blutkulturen (**Empfehlungsgrad A;** Evans et al. 2021).

Die Hauptsäule der kalkulierten Initialtherapie ist angesichts des Erregerspektrums Vancomycin (➤ Tab. 15.4). Ob eine zusätzliche Abdeckung im gramnegativen Bereich erfolgen sollte, hängt vom lokalen Erreger- und Resistenzprofil der versorgenden Einrichtung, dem Besiedlungsstatus und der Schwere der Erkrankung ab. Infrage kommen hier Piperacillin/Tazobactam, Ceftazidim oder Meropenem (**Empfehlungsgrad A;** Mermel et al. 2009; ➤ Tab. 15.4). Die Hinzunahme eines Echinocandins zur kalkulierten Therapie von *Candida* spp. sollte bei septischen Patienten mit entsprechenden Risikofaktoren erfolgen (➤ Kap. 11; **Empfehlungsgrad B;** Mermel et al. 2009).

Im Falle einer BSI mit komplizierenden Faktoren muss der Gefäßkatheter entfernt und zumeist prolongiert systemisch antiinfektiv therapiert werden (z. B. bei Endokarditis [➤ Kap. 5.3] oder Osteomyelitis [➤ Kap. 7.1]).

Zur Therapie unkomplizierter BSI bei getunnelten ZVK und Portsystemen ➤ Tab. 15.3. Die Therapie bei nicht getunnelten ZVK und arteriellen Gefäßkathetern entspricht jenen Empfehlungen mit dem Unterschied, dass die Katheter grundsätzlich entfernt werden sollten. Nur beim Nachweis von koagulasenegativen Staphylokokken (KNS) kann in Einzelfällen eine „Katheter-Salvage"-Therapie erwogen werden (**Empfehlungsgrad B;** Mermel et al. 2009).

15.4.6 Prävention

Die Prävention gefäßkatheterassoziierter Infektionen spielt eine zentrale Rolle. Insbesondere präventive Maßnahmen vor, während und nach der Anlage von ZVK sind von großer Bedeutung (Buetti et al. 2022; KRINKO 2017a):
- Regelmäßige Schulungen aller Mitarbeiter in Anlage von und im Umgang mit ZVK.
- Maximale Barrieremaßnahmen und Hautantiseptik bei Anlage eines ZVK.

Tab. 15.3 Therapie unkomplizierter BSI bei getunnelten ZVK und Portsystemen (Mermel et al. 2009)

Erreger	Therapieempfehlung
Koagulasenegative Staphylokokken (KNS)[1]	Sanierungsversuch mit Belassen des Katheters/Ports kann unternommen werden: systemische antibiotische Therapie[2] in Kombination mit antibiotischer „Lock"-Therapie[3] für 10–14 d; Entfernung des Katheters/Ports bei klinischer Verschlechterung u./o. persistierender o. rezidivierender Bakteriämie.
Staphylococcus aureus	Katheter/Port entfernen, systemische antibiotische Therapie für mind. 14 d nach erster negativer Blutkultur.[4]
Enterococcus spp.	Sanierungsversuch mit Belassen des Katheters/Ports kann unternommen werden: systemische antibiotische Therapie in Kombination mit antibiotischer „Lock"-Therapie für 7–14 d; Entfernung des Katheters/Ports bei klinischer Verschlechterung u./o. persistierender o. rezidivierender Bakteriämie.[5]
Gramnegative Bakterien	Katheter/Port entfernen, systemische antibiotische Therapie für 7–14 d; falls Katheter/Port belassen wird („Salvage"-Therapie), systemische antibiotische Therapie in Kombination mit antibiotischer „Lock"-Therapie für 10–14 d; Entfernung des Katheters/Ports bei klinischer Verschlechterung u./o. persistierender o. rezidivierender Bakteriämie.[6]
Candida spp.	Katheter/Port entfernen, systemische antimykotische Therapie für mind. 14 d nach erster negativer Blutkultur.[7]

[1] Ausnahme: *Staphylococcus lugdunensis,* hier aufgrund hoher Pathogenität Vorgehen wie bei *Staphylococcus aureus* **(Empfehlungsgrad B).**
[2] **Empfehlungsgrad B.** Auswahl des Antibiotikums je nach Antibiogramm, z. B. Flucloxacillin, Cefazolin o. Vancomycin (➤ Tab. 15.4).
[3] „Lock"-Therapie: Katheterlumen wird mit konzentrierter Antibiotika-Lösung geblockt, die alle 24–48 h gewechselt werden sollte (Justo, Bookstaver 2014). Am häufigsten i. R. KNS-Nachweis mit Vancomycin (5 mg/ml). Weitere für die „Lock"-Therapie geeignete Wirkstoffe: Ampicillin, Ceftazidim, Cefazolin, Ciprofloxacin und Gentamicin. Unbedingt Abnahme von Folgeblutkulturen sowie klinische Verlaufskontrollen, um ein Therapieversagen frühzeitig zu detektieren **(Empfehlungsgrad B).** Im Falle eines Therapieversagens Diagnostik hinsichtlich komplizierender Faktoren (d. h. metastatischer Komplikationen) anschließen.
[4] **Empfehlungsgrad A (➤** Kap. 11**).**
[5] **Empfehlungsgrad B.** Kürzere Therapiedauer (7 d) erscheint möglich und sicher, es fehlen hier jedoch belastbare Daten, insbesondere im Rahmen einer „Katheter-Salvage"-Therapie. Auswahl des Antibiotikums je nach Erreger und Antibiogramm, z. B. Ampicillin, Vancomycin oder Daptomycin (Rosselli et al. 2021; ➤ Tab. 15.4). Beim Nachweis von *Pseudomonas aeruginosa* ist keine „Katheter-Salvage"-Therapie empfohlen.
[6] **Empfehlungsgrad C.** Zunehmend Evidenz für Nichtunterlegenheit einer 7-tägigen Therapiedauer bei unkomplizierten BSI mit gramnegativen Erregern (Hell et al. 2021). Auswahl des Antibiotikums je nach Erreger und Antibiogramm.
[7] **Empfehlungsgrad A (➤** Kap. 11**).**

- Anlageort des ZVK kritisch prüfen (z. B. bei Patienten mit Tracheostoma nach Möglichkeit Jugularvenen meiden).
- Indikation für Multilumenkatheter streng überprüfen.
- Strikte Antisepsis beim Verbandwechsel.
- Kein routinemäßiger Wechsel von ZVK nach einer definierten Liegedauer.
- Unter Notfallbedingungen ohne maximale Barrieremaßnahmen gelegte ZVK sollten innerhalb von 24 h entfernt werden (Neuanlage an anderer Stelle).

MERKE

Lokale Infektionszeichen können Hinweis auf eine gefäßkatheterassoziierte BSI sein. Ihr Fehlen schließt diese jedoch nicht aus.

INFO

Relevante **patientenbezogene Risikofaktoren** für das Auftreten von gefäßkatheterassoziierten BSI:
- Immunsuppression (insb. Neutropenie)
- Malnutrition
- Totale parenterale Ernährung
- Schwere der Erkrankung (intensivmedizinische Therapie)
- Verlust der Barrierefunktion der Haut (z. B. Brandverletzungen)

Relevante **katheterbezogene Risikofaktoren:**
- Liegedauer
- Art des Katheters (z. B. getunnelt vs. nicht getunnelt)
- Kritische Anlagebedingungen (z. B. in Notfallsituation)
- Fehlende/mangelhafte Haut-/Katheterpflege

(Buetti et al. 2022; Lafuente Cabrero et al. 2023)

PRAXISTIPP

Neben der Prävention ZVK-assoziierter Infektionen hat die KRINKO beim Robert Koch-Institut auch Empfehlungen zur Prävention von Infektionen, die von PVK und arteriellen Kathetern ausgehen, veröffentlicht (KRINKO 2017b): www.rki.de/DE/Content/Infekt/Krankenhaushygiene/Kommission/Downloads/Gefaesskath_Inf_Teil2.pdf?__blob=publicationFile (KRINKO 2017b).

15.5 Antiinfektiva – Dosierungen

➤ Tab. 15.4.

Tab. 15.4 Dosierungen Antiinfektiva[1]

Antiinfektivum	Dosierung
Ampicillin	2 g i. v. q4h (bei Enterokokken-Infektionen)
Cefazolin	2 g i. v. q8h
Ceftriaxon	2 g i. v. q24h (bei Enterokokken-Endokarditis o. ZNS-Infektionen q12h)
Ceftazidim	2 g i. v. q8h
Ciprofloxacin	400 mg i. v. q8h (p. o. 500–750 mg q8h, je nach Indikation)
Daptomycin	8–12 mg/kg i. v. q24h (je nach Indikation)
Flucloxacillin	2 g i. v. q4h
Meropenem	1–2 g i. v. q8h
Metronidazol	500 mg i. v. q8h
Piperacillin/Tazobactam	4 + 0,5 g i. v. q6h
Vancomycin	Initialdosis 15–20 mg/kg i. v. (bei sehr schweren Infektionen 25–30 mg/kg i. v., max. 3000 mg) Erhaltungsdosis 15–20 mg/kg i. v. q8–12h; weitere Dosierung nach Spiegelbestimmung (➤ Kap. 29)

[1] Dosisangaben beziehen sich auf eine normale Nierenfunktion. Bitte entsprechende Fachinformationen für potenziell notwendige Dosisanpassungen bei eingeschränkter Nierenfunktion beachten. Hilfreiches Online-Tool: www.dosing.de.

LEITLINIEN

Berríos-Torres SI, Umscheid CA, Bratzler DW et al.: Centers for Disease Control and Prevention Guideline for the Prevention of Surgical Site Infection, 2017. JAMA Surg. Aug 1;152(8) (2017) 784–791.

Deutsche Gesellschaft für Pneumologie und Beatmungsmedizin e. V. (DGP): Update der S3-Leitlinie: Epidemiologie, Diagnostik und Therapie erwachsener Patienten mit nosokomialer Pneumonie. Langversion 3.0 – Januar 2024, AWMF-Reg.Nr. 020-013. https://register.awmf.org/assets/guidelines/020-013l_S3_Epidemiologie-Diagnostik-Therapie-erwachsener-Patienten-nosokomiale-Pneumonie__2024-03.pdf.

Evans L, Rhodes A, Alhazzani W et al.: Surviving sepsis campaign: international guidelines for management of sepsis and septic shock 2021. Intensive Care Med. Nov;47(11) (2021) 1181–1247.

Hooton TM, Bradley SF, Cardenas DD et al.: Diagnosis, prevention, and treatment of catheter-associated urinary tract infection in adults: 2009 International Clinical Practice Guidelines from the Infectious Diseases Society of America. Clin Infect Dis. Mar 1;50(5) (2010) 625–663.

Mermel LA, Allon M, Bouza E et al.: Clinical practice guidelines for the diagnosis and management of intravascular catheter-related infection: 2009 Update by the Infectious Diseases Society of America. Clin Infect Dis. 49(1) (2009) 1.

O'Grady NP, Alexander E, Alhazzani W et al.: Society of Critical Care Medicine and the Infectious Diseases Society of America Guidelines for Evaluating New Fever in Adult Patients in the ICU. Crit Care Med. Nov 1;51(11) (2023) 1570–1586.

Stevens DL, Bisno AL, Chambers HF et al.: Practice guidelines for the diagnosis and management of skin and soft tissue infections: 2014 update by the Infectious Diseases Society of America. Clin Infect Dis. Jul 15;59(2) (2014) e10–52.

LITERATUR

Aghdassi SJS, Hansen S, Peña D et al.: Nosokomiale Infektionen und die Anwendung von Antibiotika in deutschen Krankenhäusern. Ergebnisse der Punktprävalenzerhebung 2022 und Vergleich mit früheren Daten. Deutsches Ärzteblatt International 121 (2024) 277–283.

Allegranzi B, Zayed B, Bischoff P et al.: New WHO recommendations on intraoperative and postoperative measures for surgical site infection prevention: an evidence-based global perspective. Lancet Infect Dis. Dec;16(12) (2016) e288–e303.

Berton DC, Kalil AC, Teixeira PJ: Quantitative versus qualitative cultures of respiratory secretions for clinical outcomes in patients with ventilator-associated pneumonia. Cochrane Database Syst Rev. Oct 30;2014(10) (2014) CD006482.

Buetti N, Marschall J, Drees M et al.: Strategies to prevent central line-associated bloodstream infections in acute-care hospitals: 2022 Update. Infection Control & Hospital Epidemiology 43 (2022) 553–569.

Buetti N, Ruckly S, Lucet JC et al.: Local signs at insertion site and catheter-related bloodstream infections: an observational post hoc analysis using individual data of four RCTs. Crit Care. Dec 14;24(1) (2020) 694.

Daghmouri MA, Dudoignon E, Chaouch MA et al.: Comparison of a short versus long-course antibiotic therapy for ventilator-associated pneumonia: a systematic review and meta-analysis of randomized controlled trials. EClinicalMedicine. April;58 (2023) 101880.

Deconinck L, Meybeck A, Patoz P et al.: Impact of combination therapy and early de-escalation on outcome of ventilator-associated pneumonia caused by Pseudomonas aeruginosa. Infect Dis Lond Engl. Mai;49(5) (2017) 396–404.

De Jong E, Van Oers JA, Beishuizen A et al.: Efficacy and safety of procalcitonin guidance in reducing the duration of antibiotic treatment in critically ill patients: a randomised, controlled, open-label trial. Lancet Infect Dis. Juli;16(7) (2016) 819–827.

Eckmann C, Kramer A, Assadian O et al.: Clinical and economic burden of surgical site infections in inpatient care in Germany: A retrospective, cross-sectional analysis from 79 hospitals. PLoS One. Dec 28;17(12) (2022) e0275970.

Ferrer M, Difrancesco LF, Liapikou A et al.: Polymicrobial intensive care unit-acquired pneumonia: prevalence, microbiology and outcome. Crit Care. Dec 23;19 (2015) 450.

Garner JS, Jarvis WR, Emori TG et al.: CDC definitions for nosocomial infections, 1988. Am J Infect Control. Jun;16(3) (1988) 128–140.

Heil EL, Bork JT, Abbo LM et al.: Optimizing the Management of Uncomplicated Gramnegative Bloodstream Infections: Consensus Guidance Using a Modified Delphi Process. Open Forum Infect Dis. Oct 11;8(10) (2021) ofab434.

Justo JA, Bookstaver PB: Antibiotic lock therapy: review of technique and logistical challenges. Infect Drug Resist. 2014 Dec 12;7:343–63.

Klompas M, Branson R, Cawcutt K et al.: Strategies to prevent ventilator-associated pneumonia, ventilator-associated events, and nonventilator hospital-acquired pneumonia in acute-care hospitals: 2022 Update. Infection Control & Hospital Epidemiology. 43(6) (2022) 687–713.

Kommission für Krankenhaushygiene und Infektionsprävention (KRINKO) beim Robert Koch-Institut: Hygienemaßnahmen bei Infektionen oder Besiedlung mit multiresistenten gramnegativen Stäbchen. Bundesgesundheitsblatt 2012. 55 (2012) 1311–1354.

Kommission für Krankenhaushygiene und Infektionsprävention (KRINKO) beim Robert Koch-Institut: Prävention postoperativer WI. Bundesgesundheitsblatt 2018. 61(4) (2018) 448–473.

Kommission für Krankenhaushygiene und Infektionsprävention (KRINKO) beim Robert Koch-Institut: Prävention von Infektionen, die von Gefäßkathetern ausgehen. Teil 1 – Nichtgetunnelte zentralvenöse Katheter. Bundesgesundheitsblatt 2017. 60 (2017a) 171–206.

Kommission für Krankenhaushygiene und Infektionsprävention (KRINKO) beim Robert Koch-Institut: Prävention von Infektionen, die von Gefäßkathetern ausgehen. Teil 2 – Periphervenöse Verweilkanülen und arterielle Katheter. Bundesgesundheitsblatt 2017. 60 (2017b) 207–215.

Lafuente Cabrero E, Terradas Robledo R, Civit Cuñado A et al.: Risk factors of catheter-associated bloodstream infection: Systematic review and meta-analysis. PLoS One. Mar 23;18(3) (2023) e0282290.

Luyt CE, Hékimian G, Koulenti D et al.: Microbial cause of ICU-acquired pneumonia: hospital-acquired pneumonia versus ventilator-associated pneumonia. Curr Opin Crit Care. Oct;24(5) (2018) 332–338.

Marschall J, Mermel LA, Fakih M et al.: Strategies to Prevent Central Line-Associated Bloodstream Infections in Acute Care Hospitals: 2014 Update. Infect Control Hosp Epidemiol. Jul;35(7) (2014) 753–771.

Mermel LA: Short-term Peripheral Venous Catheter-Related Bloodstream Infections: A Systematic Review. Clin Infect Dis. 65(10) (2017) 1757.

Nationales Referenzzentrum für Surveillance von nosokomialen Infektionen: Definitionen nosokomialer Infektionen für die Surveillance im Krankenhaus-Infektions-Surveillance-System (KISS-Definitionen), Berlin (2017).

Nationales Referenzzentrum für Surveillance von nosokomialen Infektionen: KISS Krankenhaus-Infektions-Surveillance-System. Modul OP-KISS OP-Liste – Indikator-OP. (2024a). www.nrz-hygiene.de/KISS-Modul/KISS/Indikator-OP.

Nationales Referenzzentrum für Surveillance von nosokomialen Infektionen: KISS Krankenhaus-Infektions-Surveillance-System. Infektionssurveillance im Modul ITS-KISS Referenzdaten Berechnungszeitraum: Januar 2019 bis Dezember 2023. Erstellungsdatum: 6. März 2024. (2024b). www.nrz-hygiene.de/files/Referenzdaten/ITS/Infektionen/201901_202312_ALLE_ITS-Ref.pdf.

Nationales Referenzzentrum für Surveillance von nosokomialen Infektionen: KISS Krankenhaus-Infektions-Surveillance-System. Infektionssurveillance im Modul OP-KISS Referenzdaten Berechnungszeitraum: Januar 2019 bis Dezember 2023. Erstellungsdatum: 28. Mai 2024. (2024c) www.nrz-hygiene.de/files/Referenzdaten/OP/201901_202312_OPRef.pdf.

Novosad SA, Fike L, Dudeck MA et al.: Pathogens causing central-line-associated bloodstream infections in acute-care hospitals-United States, 2011–2017. Infect Control Hosp Epidemiol. Mar;41(3) (2020) 313–319.

O'Horo JC, Maki DG, Krupp AE et al.: Arterial catheters as a source of bloodstream infection: a systematic review and meta-analysis. Crit Care Med June;42(6) (2014) 1334–1339.

Patel PK, Advani SD, Kofman AD et al.: Strategies to prevent catheter-associated urinary tract infections in acute-care hospitals: 2022 Update. Infect Control Hosp Epidemiol. Aug;44(8) (2023) 1209–1231.

Peña C, Suarez C, Ocampo-Sosa A et al.: Effect of adequate single-drug vs combination antimicrobial therapy on mortality in Pseudomonas aeruginosa bloodstream infections: a post Hoc analysis of a prospective cohort. Clin Infect Dis Off Publ Infect Dis Soc Am. Juli;57(2) (2013) 208–216.

Rosselli Del Turco E, Bartoletti M, Dahl A et al.: How do I manage a patient with enterococcal bacteraemia? Clin Microbiol Infect. Mar;27(3) (2021) 364–371.

Sawyer RG, Claridge JA, Nathens AB et al.: Trial of short-course antimicrobial therapy for intraabdominal infection. N Engl J Med. May 21;372(21) (2015) 1996–2005.

Warren JW, Tenney JH, Hoopes JM et al.: A prospective microbiologic study of bacteriuria in patients with chronic indwelling urethral catheters. J Infect Dis. 146(6) (1982) 719–723.

KAPITEL 16

Stefan Esser[1]

Sexuell übertragbare Erkrankungen

16.1 Grundlagen

Fast alle Menschen infizieren sich im Laufe ihres sexuell aktiven Lebens mit sexuell übertragbaren Infektionen (**Sexual Transmitted Infections,** STIs). Die WHO schätzt die Zahl der Neuinfektionen bei Erwachsenen weltweit im Jahr 2021 allein nur für die durch Behandlung heilbaren, nicht viralen STI-Erreger *Tichomonas vaginalis* (TV), *Chlamydia trachomatis* (CT), *Neisseria gonorrhoeae* (NG) und *Treponema pallidum* (TP) auf über 376 Mio. Die weltweit häufigsten Neuinfektionen machen die Trichomoniasis und die Chlamydien-Infektionen aus. Die am häufigsten nachweisbaren STIs sind aufgrund der langen Persistenz Infektionen durch humane Papilloma-Viren (HPV). Regional gibt es Unterschiede in der Inzidenz und Prävalenz von STI.

INFO

Täglich infizieren sich laut WHO weltweit > 1 Mio. Menschen mit einer durch Behandlung heilbaren, nicht viralen sexuell übertragbaren Infektion.

STIs verlaufen häufig asymptomatisch. Einige STIs können auch ohne Behandlung wieder eradiziert werden (z. B. orale *Neisseria-gonorrhoeae*-Infektionen), andere persistieren, werden durch unser Immunsystem kontrolliert und sind oft nur vorübergehend symptomatisch (z. B. humane Herpes-Viren), wieder andere können zu schwerwiegenden, mitunter tödlichen Erkrankungen führen (z. B. Neurosyphilis, Karzinome durch HPV, AIDS durch HIV). Sexuell übertragbare Erkrankungen (**Sexual Transmitted Diseases**, STDs) werden durch STIs mit Bakterien, Pilze, Viren, Protozoen oder Ektoparasiten verursacht (➤ Tab. 16.1).

Die **Infektiösität** von STIs ist unterschiedlich. Während eine Übertragung der HIV-Infektion z. B. im Mittel auf 300–1000 ungeschützte Sexualkontakte zwischen unbehandelten HIV-positiven und HIV-negativen Personen kommt, wird die Übertragung einer Syphilis auf etwa 1–3 ungeschützte Kontakte zurückgeführt. Das Vorhandensein einer STI erhöht oft die Empfänglichkeit gegenüber weiteren STIs. So wird die Wahrscheinlichkeit der Übertragung einer HIV-Infektion größer, wenn zusätzlich eine weitere STI vorliegt oder eine vorbestehende HSV-1-Infektion erleichtert die Übertragung von HSV-2.

Hauptrisikofaktoren für die Übertragungen aller STIs sind häufiger ungeschützter Sex mit wechselnden Partnerinnen und Partnern und bereits durchgemachte STDs. Somit sollte, wenn eine STI diagnostiziert wurde, nach weiteren gesucht werden, da in vielen Fällen

Tab. 16.1 Erreger von STDs

Erregergruppe	Erreger	Erkrankung
Bakterien	*Treponema pallidum* *Neisseria gonorrhoeae* *Chlamydia trachomatis* D–K *Chlamydia trachomatis* L1–3 *Mycoplasma genitalium*, *Ureaplasma urealyticum* *Klebsiella granulomatis* *Haemophilus ducreyi*	Syphilis (Lues) Gonorrhö (Tripper) Urethritis Lymphogranuloma venereum Nichtgonorrhoische Urethritis Granuloma inguinale (Donovanose) Ulcus molle (Chancroid)
Pilze	z. B. *Candida albicans*	Candidiasis, Candidose
Protozoen	*Trichomonas vaginalis*	Trichomoniasis
Viren	Herpes-simplex-Virus (HSV) 1 u. 2 HPV (> 100 Typen) Hepatitis-B-, -C-Virus HIV 1, HIV 2 Molluscum-contagiosum-Virus	Herpes-simplex-Infektion Condylomata acuminata, bowenoide Papulose Hepatitis B, Hepatitis C HIV-Infektion/AIDS Mollusca contagiosa (Dellwarzen)
Ektoparasiten	*Phthirus pubis* (Filzläuse) *Sarcoptes scabiei* (Krätzmilben)	Pediculosis pubis Skabies

mehrere STIs gleichzeitig vorliegen. Hierzu gehören Untersuchungen aus allen Körperöffnungen (Urin und Abstriche auf bakterielle STI und ggf. TV) und Blutuntersuchungen (HIV-, Hepatitis- und Syphilis-Serologie).

MERKE

Eine sexuell übertragbare Erkrankung kommt selten allein: Eine STI finden bedeutet weitere Suchen.

Bei der Behandlung von STIs ist daran zu denken, dass auch die Sexualpartner und -partnerinnen der gesichert infizierten Person informiert, untersucht und ggf. behandelt werden. Nach der Behandlung einer STI sollte in einem angemessenen Zeitabstand eine Überprüfung der Genesung erfolgen.

Einige STIs können auch bei asymptomatischen Infektionen bzw. in der asymptomatischen Phase übertragen werden. Insbesondere gilt dies für Herpes-simplex-Infektionen. Etwa 50 % der HSV-In-

[1] Autor der Vorauflage: Prof. Dr. Andreas Plettenberg, Hamburg

fektionen werden in der asymptomatischen Phase übertragen. Bei HSV-2-Trägern kommt es an etwa 2 % aller Fälle zur asymptomatischen Virusausscheidung (Shedding), bei Frauen häufiger als bei Männern.

Nicht erkannte und somit nicht behandelte STIs können v. a. bei Frauen zur Infertilität führen, was insbesondere für die Gonorrhö und Chlamydien-Infektionen gilt. Dies ist einer der Gründe dafür, dass Frauen seit 2008 in Deutschland bis zum 25. Lj. einen Anspruch auf ein jährliches Chlamydien-Screening haben.

Eine **Meldepflicht** gibt es in Deutschland für Syphilis, HIV, Hepatitis B und C. Basierend auf dem Infektionsschutzgesetz (IfSG) sind die Labore verpflichtet, Syphilis und HIV nicht namentlich an das Robert Koch-Institut und Hepatitis B/C namentlich an das regionale Gesundheitsamt zu melden. Während bis 2022 nur der Nachweis von *Neisseria gonorrhoeae* mit verminderter Empfindlichkeit gegenüber Azithromycin, Cefixim und Ceftriaxon an das Robert Koch-Institut gemeldet werden musste, gilt seit der Änderung des IfSG eine Meldepflicht für alle Nachweise von *Neisseria gonorrhoeae* ab der Umsetzung eines elektronischen Meldeverfahrens, welches sich noch in Bearbeitung befindet.

16

Gegen einige der häufigsten STIs stehen bereits Impfungen zur Verfügung (HBV, HPV, Mpox), während weitere derzeit in Studien untersucht werden (HSV-2, *Neisseria gonorrhoeae*). Menschen mit hohem Risiko für eine Ansteckung mit HIV wird eine medikamentöse Präexpositionsprophylaxe empfohlen. Trotz der Gefahr der Resistenzentwicklung und zu erwartenden Veränderungen des Mikrobioms empfehlen die Leitlinien der Europäischen AIDS-Gesellschaft (EACS) sexuell hoch aktiven Personen mit häufig wechselnden Partnern und/oder Partnerinnen erstmals eine Postexpositionsprophylaxe mit Doxycyclin 200 mg bis zu 72 h nach kondomlosem Sex. Der Gebrauch von Kondomen kann die Häufigkeit von Übertagungen fast aller STI deutlich senken (ca. 60 %).

16.2 Syphilis

16.2.1 Definition und Basisinformation

Die Syphilis, auch Lues genannt, ist eine weltweit vorkommende Infektionserkrankung, die durch die Spirochäte *Treponema pallidum* verursacht wird. Häufigster Infektionsweg ist Sexualverkehr, seltener kommt es zu diaplazentaren Infektionen. Die primäre Syphilis ist hoch kontagiös; für den Sexualverkehr wird ein Infektionsrisiko von 40–60 % angenommen.

16.2.2 Epidemiologie

Weltweit infizieren sich laut WHO jährlich ca. 6,3 Mio. Menschen mit *Treponema pallidum*. In Deutschland stieg laut Robert Koch-Institut seit 2001 die Zahl der gemeldeten Syphilis-Neuinfektionen auf zuletzt 8305 Fälle im Jahr 2022 (Männer > Frauen). Betroffen sind v. a. Männer, die Sex mit Männern haben (MSM). Häufig sind Co-Infektionen mit anderen STIs, v. a. HIV.

16.2.3 Symptomatik

Natürlicher Verlauf

Unbehandelt kann die Syphilis nach Abheilung des Primärstadiums spontan ausheilen oder sich zu einer stadienhaft chronisch verlaufenden Systemerkrankung mit verschiedenen Organmanifestationen und klinischen Symptomen sowie asymptomatischen Latenzphasen entwickeln, die sich unbehandelt über Jahre hinziehen und zum Tode führen kann.

Stadieneinteilung

Ein Charakteristikum der Syphilis ist das Durchlaufen verschiedener Stadien. Unterschieden wird zwischen Früh- und Spätsyphilis sowie die Stadien I–IV (➤ Abb. 16.1).

Frühsyphilis

Mit dem Begriff Frühsyphilis werden das erregerreiche Primär- und das Sekundärstadium sowie die **frühe Latenzphase** bezeichnet. Der Zeitraum umfasst typischerweise das erste Jahr nach Infektion.

- **Primärstadium:** Nach einer Inkubationszeit von durchschnittlich 3 Wo. (3 d–3 Mon.) kommt es zum Auftreten des Primäraffekts, auch harter Schanker genannt (➤ Abb. 16.2a). Aus einer an der Eintrittspforte lokalisierten derben Papel entwickelt sich ein schmerzloses Ulkus mit regionalen, ebenfalls schmerzlosen Lymphknotenschwellungen. Nach 3–6 Wo. heilt das Ulkus spontan ab; die Lymphknotenschwellung persistiert oft länger.
- **Sekundärstadium:** Das Sekundärstadium, das 2–8 Wo. nach Auftreten des Primäraffekts beginnt, ist Folge der Dissemination der Spirochäten und der damit verbundenen Immunantwort. Das klinische Bild ist vielgestaltig. In 80–95 % der Fälle treten makulopapulöse oder anuläre, seltener noduläre oder pustuläre Exantheme auf, die Syphilide genannt werden. Typisch sind die hyperkeratotischen palmoplantaren Syphilide (➤ Abb. 16.2b). Weitere Manifestationen der Haut sind Corona veneris, luische Paronychien, Leukoderma specificum, Condylomata lata (➤ Abb. 16.2d) oder Alopecia specifica, Manifestationen der Mundschleimhaut (➤ Abb. 16.2c), Angina syphilitica specifica und Plaques muqueuses der Zunge. Uncharakteristische Symptome sind Schwäche, subfebrile Temperaturen, generalisierte Lymphadenopathie, Muskel- oder Knochen- und Kopfschmerzen. Selten sind Glomerulonephritis oder Hepatitis. Die genannten Manifestationen können nach einmaligem Auftreten abheilen oder aber rezidivieren. Auch im Falle von Rezidiven, die im Verlauf meist schwächer werden, endet das Sekundärstadium und damit die Frühsyphilis nach 2–3 J. in einer späten Latenzphase.
- Eine schwere Verlaufsform im Sekundärstadium ist die **Syphilis maligna,** die v. a. bei immunsupprimierten Personen auftritt und durch Fieber oder Gewichtsverlust in Kombination mit Hautulzerationen, die von einer dicken Borke belegt sind (Rupia syphilitica), gekennzeichnet ist.

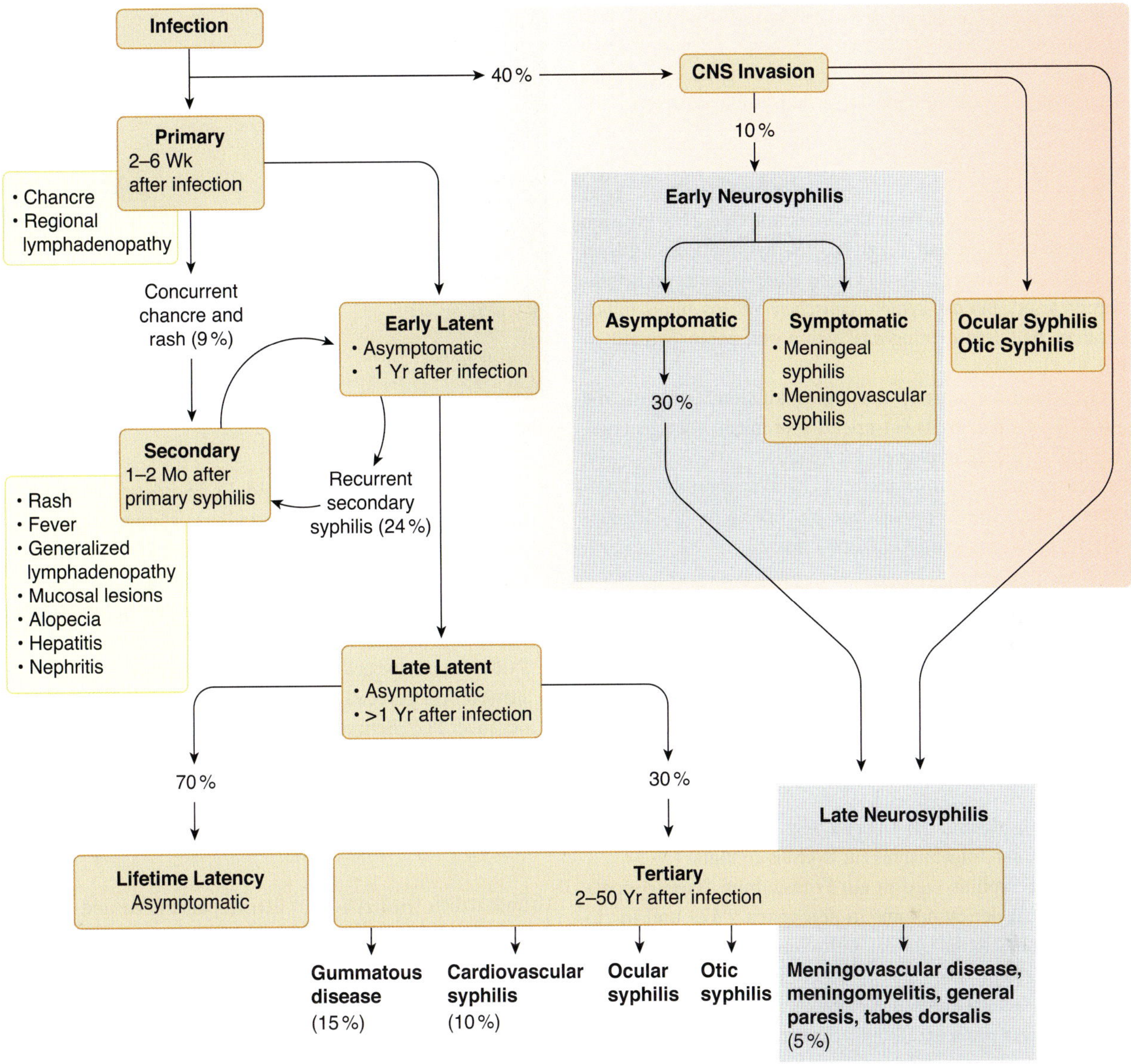

Abb. 16.1 Natürlicher Verlauf einer unbehandelten Syphilis (modifiziert nach: Ghanem et al. 2020) [L231]

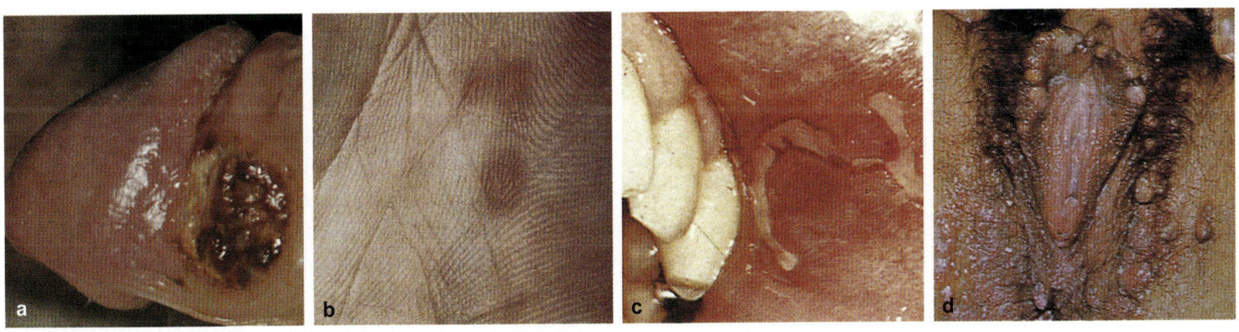

Abb. 16.2 **a** Ulcus durum; **b** Palmares Syphilid; **c** Plaques muqueuses; **d** Condylomata lata a, c, d: [E288]; b: [E1451]

Spätsyphilis

Nach Ende der Frühsyphilis können Rezidivexantheme aufflammen oder es folgt eine mehrjährige asymptomatische **späte Latenzphase,** nach der die Manifestationen **(tertiäre Syphilis)** der erregerarmen Spätsyphilis auftreten können. Diese ist ätiologisch durch eine Endarteriitis gekennzeichnet und kann sich als neurologische, kardiovaskuläre, tuberöse oder gummöse Form manifestieren. Typisch für die kardiovaskuläre Spätsyphilis ist ein Aneurysma der Aorta ascendens, das nicht selten mit Aortenklappeninsuffizienz und Abgangsstenosen der Koronararterien einhergeht. Heute nur noch sehr selten sind Gummata, monozytäre destruierende Granulome, die v. a. an Haut, Schleimhaut und am Skelettsystem auftreten.

Neurosyphilis

In ca. 40 % der Fälle findet nach der Infektion eine ZNS-Invasion mit *Treponema pallidum* statt, die zu einer symptomatischen frühen und/oder späten Neurosyphilis sowie zu einer Hirnnervenbeteiligung führen kann. Bei der symptomatischen Neurosyphilis unterscheidet man zwischen meningovaskulären und parenchymatösen Formen.

Typische Manifestationen der meningovaskulären Meningitis, die einer Endarteriitis obliterans entspricht, sind fokale oder generalisierte Krampfanfälle, Hemiplegie oder Aphasie.

Die parenchymatöse Neurosyphilis ist charakterisiert durch Paresen, Tabes dorsalis sowie verschiedene psychiatrische Auffälligkeiten. Ein Hydrozephalus kann zusätzlich auftreten.

MERKE

Zum Ausschluss einer Neurosyphilis sollten anamnestisch aktiv neurologische Symptome abgefragt werden, besonders Hinweise auf eine Hirnnervenbeteiligung wie Gesichtsfeldausfälle, Hörminderung, Tinnitus und Schwindel.

Syphilis connata

Folgen einer transplazentaren Übertragung von *Treponema pallidum* reichen von der Totgeburt bis zur Syphilis connata.

Die konnatale Syphilis wird in ein Frühstadium (Lues connata praecox, Auftreten der Symptome in den ersten 2 Lj.) und in ein Spätstadium (Lues connata tarda, Auftreten der Symptome nach dem 2. Lj.) eingeteilt. Etwa 50–70 % der Kinder mit konnataler Syphilis sind bei Geburt klinisch unauffällig.

- **Syphilis connata praecox:** Rhinitis (Coryza syphilitica), Pemphigus syphiliticus, Hepatosplenomegalie, Neurosyphilis, Osteochondritis/Perichondritis mit Pseudoparalyse/-paresen und pathologischen Frakturen, Destruktionen im Bereich der medialen metaphysären Tibia (Wimberger Zeichen)
- **Syphilis connata tarda:** Hutchinson Trias: interstitielle Keratitis, Tonnenzähne, Innenohrschwerhörigkeit sowie maulbeerförmige Molaren, Veränderungen an Gaumen und Stirn, Sattelnase, rezidivierende Arthropathien mit Kniegelenkergüssen, Säbelscheidentibia, Verdickung des medialen Schlüsselbeinbereichs (➤ Abb. 16.3).

16.2.4 Diagnostik

Für die Syphilis gibt es eine serologische Stufendiagnostik (➤ Abb. 16.4). Daneben gibt es verschiedene Methoden des direkten Erregernachweises, die jedoch wenig etabliert sind und selten angewandt werden.

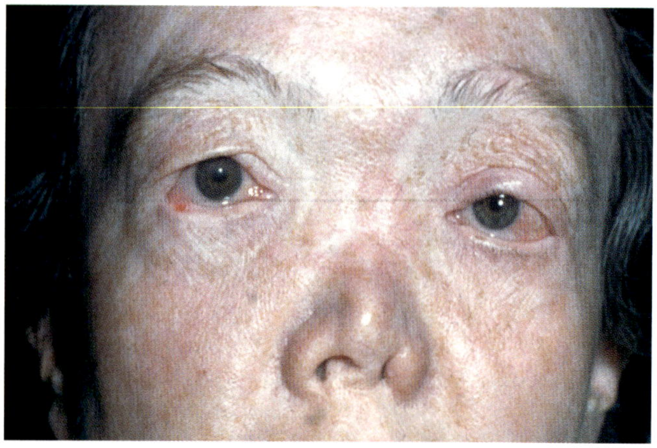

Abb. 16.3 Kongenitale Syphilis [G1003-002]

- **Direktnachweis im Dunkelfeld:** Im Exsudat des Primäraffekts und in Läsionen des Sekundärstadiums können Treponemen mikroskopisch nachgewiesen werden. Der Direktnachweis im Dunkelfeld wird nur noch selten durchgeführt.
- **Kultur:** *Treponema pallidum* lässt sich weder auf künstlichen Nährböden noch auf Zellkulturen gut anzüchten.
- **PCR:** Nur bei speziellen Fragestellungen erforderlich. Die Sensitivität liegt bei etwa 40–80 %, die Spezifität bei 80–100 %. Ein negativer PCR-Befund schließt eine aktive Treponemeninfektion nicht aus.

Serologie

Grundsätzlich wird zwischen den treponemalen und den weniger spezifischen nicht treponemalen Seroreaktionen unterschieden.

- **Suchtests:** Dies sind der TPHA-Test (Treponema-pallidum-Hämagglutinationstest), der TPPA-Test oder der ELISA, die etwa 3–4 Wo. nach der Infektion positiv werden und dies über Jahrzehnte bleiben können. Die Titerhöhe sagt wenig über Aktivitätsgrad oder Behandlungsbedürftigkeit aus. Sofern ein Suchtest negativ und die diagnostische Lücke des seronegativen Frühstadiums ausgeschlossen ist, kann davon ausgegangen werden, dass keine Syphilis vorliegt.
- **Bestätigungstests:** Nach positivem Suchtest werden Bestätigungstests durchgeführt. Dies sind der FTA-ABS-Test (Fluoreszenz-Treponema-Antikörper-Absorptionstest), der IgG-FTA-ABS-Test, der IgG-Western-Blot oder der IgG-ELISA. Der FTA-ABS-Test wird ab etwa der 4. Wo. positiv und bleibt es unabhängig von der Therapie über viele Jahre. Verschiedene Autoimmunerkrankungen, z. B. systemischer Lupus erythematodes, können falsch positive Reaktionen auslösen. Sind Suchreaktion und/oder Bestätigungstest positiv, erfolgen quantitative Lipoidantikörpertiter (Veneral Disease Research Laboratories, VDRL), Rapid Plasma Reagin Card [RPR] oder Cardiolipin-Komplementbindungsreaktion) und Treponema-pallidum-spezifische IgM-Anitikörperbestimmungen zur

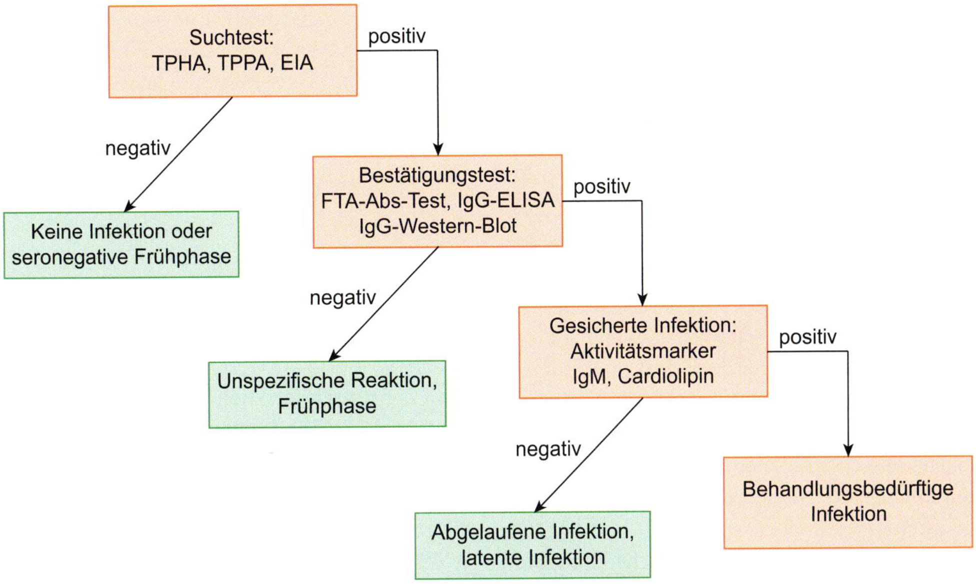

Abb. 16.4 Stufendiagnostik bei Syphilis [G1426]

Beurteilung der Krankheitsaktivität, der Behandlungsbedürftigkeit und des Therapieerfolgs. Mit den treponemalen Verfahren werden spezifische IgM-Antikörper nachgewiesen. Angewandt werden dafür treponemale Verfahren wie der IgM-FTA-ABS-Test und der 19S-IgM-FTA-ABS-Test. Für die IgM-FTA-ABS-Tests ist bekannt, dass ihn hoch positive IgG-Antikörper kompetitiv hemmen können (Prozonen-Phänomen), sodass dieser falsch negativ ausfällt. Beim 19S-IgM-FTA-ABS-Test, bei dem die hochmolekulare 19S-IgM-Antikörperfraktion chromatographisch von der niedermolekularen 7S-IgG-Antikörperfraktion abgetrennt und dann weiterverarbeitet wird, kommt es nicht zu einer derartigen Hemmung.

MERKE

Serologisch liegt bei bisher noch nicht therapierten Personen eine aktive, behandlungsbedürftige Syphilis vor, wenn der TPHA positiv ist sowie der VDRL-Titer > 1 : 4 liegt und/oder der 19S-IgM-FTA-ABS-Test positiv ist.

- **Verlaufskontrollen:** Nach erfolgter Therapie der Syphilis sind Verlaufskontrollen erforderlich. Da treponemale Antikörper selbst bei erfolgreicher Therapie lange positiv bleiben können, dienen Titerbestimmungen v. a. nicht treponemaler Seroreaktionen wie die Cardiolipin-KBR oder der VDRL der Kontrolle des Behandlungserfolgs. Die nicht treponemalen Seroreaktionen beruhen auf dem Nachweis von Phospholipidantikörpern (Cardiolipin-KBR oder VDRL-Test) als Aktivitätsmarker. Bei ihnen sind falsch reaktive Befunde aufgrund von Erkrankungen mit Gewebszerfall und nachfolgender Phospholipid-Antikörper-Bildung oder bei erhöhten Immunglobulin-Konzentrationen, z. B. bei Mononukleose, HIV-Infektion, Scharlach, Malaria, Lepra, Tuberkulose, Pneumonien, den tropischen Treponematosen Frambösie und Pinta, Karzinomen und verschiedenen Autoimmunerkrankungen, in den letzten Monaten der Gravidität möglich. Nach erfolgter Therapie sollte nach 3, 6, 9 und 12 Mon. eine serologische Verlaufsuntersuchung erfolgen. Von einem **Therapieerfolg** ist auszugehen, wenn die Cardiolipinantikörpertiter innerhalb eines Jahres um zwei Stufen (Faktor 4) abfallen. Einschränkend ist zu sagen, dass die Titerverläufe individuell unterschiedlich sein können und in Studien bei etwa 15 % der Patienten nach erfolgter Therapie kein Titerabfall um zwei Stufen zu verzeichnen ist. Je größer das Intervall zwischen Infektion und Therapie ist, desto langsamer fallen die Titer nach der Therapie ab.

Serologie bei Reaktivierung oder Re-Infektion

Eine sichere Abgrenzung zwischen Re-Infektion und Reaktivierung ist serologisch nicht möglich. Re-Infektionen sind häufiger als Reaktivierungen. Ein erneuter Anstieg des Cardiolipins um mehr als zwei Titerstufen nach vorheriger Therapie spricht für eine Re-Infektion oder Reaktivierung. Ein Anstieg der IgM-Antikörper kann ausbleiben.

Liquordiagnostik

Bei V. a. auf Neurosyphilis sollte neben den serologischen Tests (TPHA-, FTA-ABS-, IgM-FTA-ABS-Test), die auch aus dem Liquor durchgeführt werden, eine komplette Liquordiagnostik mit Bestimmung von Zellzahl, Proteinkonzentrationen, oligoklonalen Banden, autochthoner Immunglobulinproduktion sowie erregerspezifischen Liquor-Serumantikörper-Quotienten erfolgen. Der sog. ITpA-Index wird nach der Formel (TPHA im Liquor × IgG im Serum) ÷ (TPHA-Titer im Serum × IgG im Liquor) berechnet und gilt bei einem Wert > 3,0 als positiv und damit als Hinweis für eine intrathekale Treponemenantikörpersynthese.

16.2.5 Therapie

Mittel der Wahl ist Penicillin. Aufgrund der langsamen Replikation von *Treponema pallidum* (alle 32 h) müssen, abhängig von den Stadien der Syphilis, über definierte Zeiträume kontinuierlich ausreichend hohe Blut- und Gewebekonzentrationen sichergestellt werden. Das ist der Grund für den Einsatz von Depotsubstanzen bzw. der z. T. langen Therapiedauer. Auch kurze Therapieunterbrechungen können spätere Rezidive begründen. Aufgrund zunehmender Resistenzen werden Makrolide nicht mehr für die Behandlung der Syphilis empfohlen.

Bei Therapiebeginn ist besonders im Sekundärstadium die Möglichkeit einer Jarisch-Herxheimer-Reaktion zu bedenken. Hierunter versteht man eine febrile, oft mit Kreislaufdepression und Schüttelfrost einhergehende Allgemeinreaktion als Folge des plötzlich einsetzenden Treponemenzerfalls bei initialer antibiotischer Therapie. Um das Risiko zu minimieren, wird kurz vor der ersten Antibiotikagabe ein Glukokortikosteroid verabreicht.

Bezüglich genauerer Angaben zur stadiengerechten antibiotischen Therapie ➤ Tab. 16.2. Nähere Informationen sind der AMWF-Leitlinie „Diagnostik und Therapie der Syphilis" zu entnehmen (AWMF 2021).

16.3 Gonorrhö

16.3.1 Definition und Basisinformation

Die Gonorrhö, auch Tripper genannt, wird durch *Neisseria (N.) gonorrhoeae* verursacht, obligat aerob wachsende gramnegative Diplokokken.

Tab. 16.2 Stadiengerechte antibiotische Therapie der Syphilis

Therapie			Frühsyphilis[1]	Spätsyphilis[2]
Standard		Benzathin-Penicillin (Pendysin®, Tardocillin®) 2,4 Mio. IE i.m. (gluteal links u. rechts je 1,2 Mio. IE)	d 1	d 1, 8, 15
Alternative		Ceftriaxon (Rocephin®): 1 × 1 g/d i.v. als Kurzinfusion	10 d	14 d
Penicillinallergie	Standard	Doxycyclin[3] 2 × 100 mg/d p.o.	14 d	28 d
Neurosyphilis	Standard	Penicillin G kristalloide Lösung 4 × 6, 5 × 5 **oder** 3 × 10 Mio. IE/d i.v.	14 d	
	Alternativ	Ceftriaxon (Rocephin®): 1 × 2 g/d i.v. (d 1: 4 g)	14 d	
	Therapie 2. Wahl	Doxycyclin[3] 2 × 100 mg/d p.o.	28 d	

Cave: 2–8 h nach Therapiebeginn Jarisch-Herxheimer-Reaktion möglich; zur Vermeidung 1 h vor Therapiebeginn 1 mg/kg KG Prednison verabreichen.

[1]Frühsyphilis: Stadien I u. II, Lues latens seropositiva (bis 1 J. p. i.)
[2]Spätsyphilis: Stadien III u. IV, Lues latens seronegativa
[3]Kontraindikation bei Kindern < 8 J., in Schwangerschaft u. Stillzeit

Sie tritt an den Schleimhäuten des Urogenitaltrakts, im Analbereich, im Rachen und an den Konjunktiven auf. Laut WHO handelt es sich mit etwa 86,9 Mio. neuen Fällen pro Jahr 2021 weltweit um die dritthäufigste sexuell übertragbare, nicht virale Erkrankung. Die zunehmende Resistenzentwicklung von *N. gonorrhoeae* gegen eine wachsende Zahl von Antibiotikaklassen birgt das Risiko der Unbehandelbarkeit.

16.3.2 Symptomatik

Gonorrhoische Urethritis des Mannes

Etwa 2–5 d nach Infektion treten eitriger Ausfluss und Dysurie auf (➤ Abb. 16.5). Die Symptome können auch gering sein. Bei etwa 25 % der Patienten ist nur morgens vor der ersten Miktion ein Eitertropfen zu exprimieren (Bonjourtropfen). Bei etwa 10 % ist die Gonorrhö asymptomatisch. Komplikationen bei aufsteigender Gonorrhö sind Prostatitis, Abszesse oder Epididymitis.

Rektale Gonorrhö

Das Rektum ist bei Männern, die Sex mit Männern haben (**Men Having Sex With Men,** MSM) in mehr als 40 % der Fälle und bei Frauen in etwa 5 % der Fälle Ort des gonorrhoischen Primärinfekts. Oft ist die rektale Gonorrhö asymptomatisch. Symptome sind perianaler Pruritus, Schmerzen, Tenesmen oder Ausfluss.

Pharyngeale Gonorrhö

In den letzten Jahren wird vermehrt darauf hingewiesen, dass die Gonorrhö des Pharynx eine keineswegs seltene Manifestation ist.

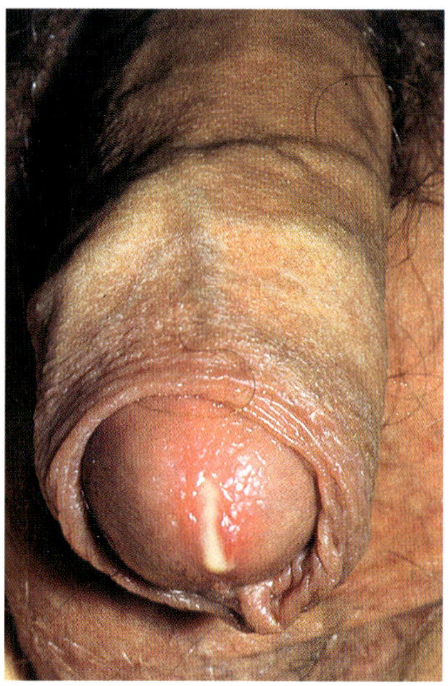

Abb. 16.5 Urethritis *(Neisseria gonorrhoeae)* [M174]

Das Robert Koch-Institut stellte in einer Studie zum STD-Screening fest, dass bei einer Population von 2203 homosexuellen Männern in 5,5 % der Fälle Gonokokken im Pharynx nachgewiesen wurden.

Gonorrhö bei Frauen

Auch bei Frauen können grundsätzlich die Genitalorgane, Pharynx und Rektum betroffen sein. Häufigster Infektionsort ist die Cervix uteri. In 70–90 % der Fälle liegt eine begleitende Urethritis vor. Bis zu 50 % der Frauen registrieren keine Symptome. Wenn Symptome wahrgenommen werden, ist dies v. a. Ausfluss. Weitere Symptome sind Dysurie, Menorrhagie, Zwischenblutungen oder Tenesmen. Es besteht das Risiko aufsteigender Infektionen mit Salpingitis, Adnexitis oder Entzündung des kleinen Beckens. Nach der Chlamydien-Infektion ist die Gonorrhö die zweithäufigste infektiologische Ursache für Infertilität bei Frauen.

Seltene Lokalisationen und Manifestationen

In etwa 5 % der Fälle ist der Rachen der einzige Infektionsort. Ist eine gravide Frau an Gonorrhö erkrankt, beträgt das Risiko des Neugeborenen für eine intrapartal erworbene Infektion etwa 30–50 %. Typische Manifestation ist die Gonokokkenkonjunktivitis des Neugeborenen, deren Symptome wie Lidschwellung bzw. eitriges Sekret einige Tage nach der Geburt auftreten.

Disseminierte Gonokokkeninfektionen treten bei Frauen häufiger als bei Männern auf. In etwa 5–15 % der Fälle ist ein Komplementdefekt (C5–C9) nachweisbar. Symptome sind Fieberschübe, Polyarthritis und Hauterscheinungen in Form von akral oder in Gelenknähe lokalisierten Papeln oder Pusteln, die zentral nekrotisch werden.

Gonokokken sind die häufigsten Erreger einer eitrigen Monarthritis in der Gruppe der 15- bis 40-Jährigen.

Die Blennorrhoea gonorrhoica neonatorum (➤ Abb. 16.6), eine durch *N. gonorrhoeae* verursachte eitrige Bindehautentzündung von Neugeborenen, entwickelt sich i. d. R. als Folge einer Infektion unter der Geburt. Mit Einführung prophylaktischer Maßnahmen und der Möglichkeit zur antibiotischen Therapie der zugrunde liegenden Erkrankung ist sie in den entwickelten Ländern sehr selten geworden.

16.3.3 Diagnostik

Die Gonorrhö wird durch den Nachweis von Erregern in Sekreten des Genitaltrakts, des Rektums, des Pharynx oder im Urin (Erststrahlurin) gesichert. Der Erregernachweis wird mittels Mikroskopie gefärbter Abstrichpräparate, mittels Kultur oder Nukleinsäure-Amplifikationstests (NATs) geführt.

- **Mikroskopischer Nachweis:** Mit dem Abstrichmaterial wird ein Ausstrichpräparat erstellt und nach Gram oder mittels Methylenblau gefärbt. Charakteristischer Befund sind die intraleukozytär in paarweiser Anordnung gelegenen bohnenförmigen Bakterien (➤ Abb. 16.7). Die Sensitivität liegt bei symptomatischer Urethritis des Mannes bei 95 %, bei asymptomatischen Männern bzw. bei rektalen oder zervikalen Abstrichen bei 40–70 %.

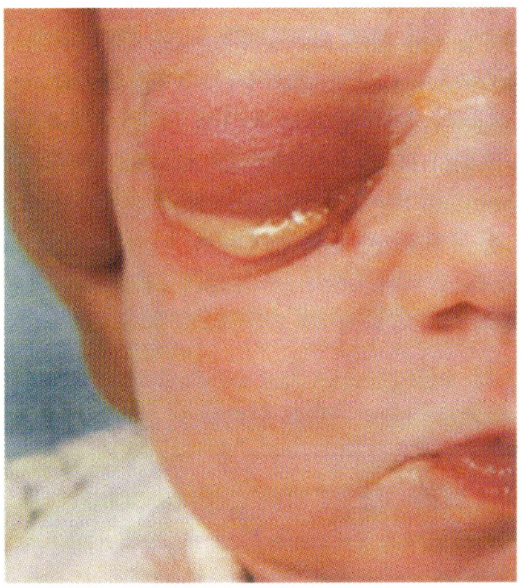

Abb. 16.6 Blennorrhoea gonorrhoica neonatorum [G195]

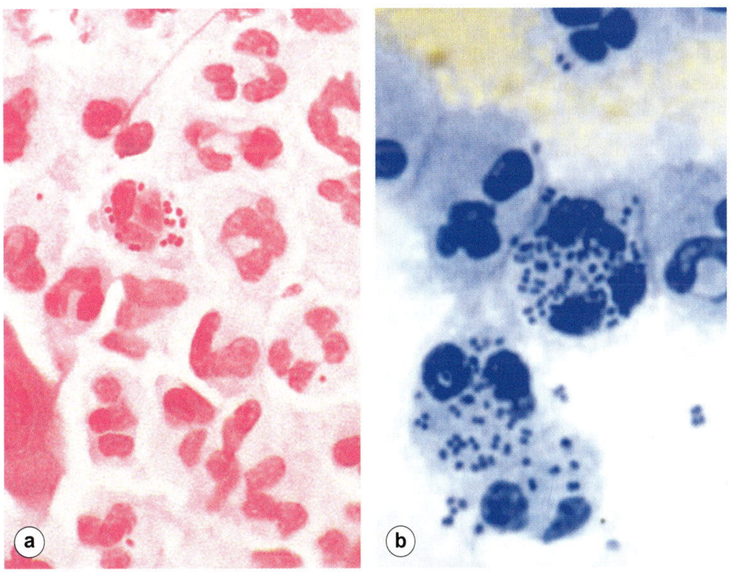

Abb. 16.7 Mikroskopischer Nachweis von gramnegativen Diplokokken (**a** Gram-Färbung; **b** Methylenblau-Färbung [b: courtesy Harald Moi, MD]) [E434-005]

- **Kultur:** Die Kultur hat eine höhere Sensitivität und Spezifität als das mikroskopische Ausstrichpräparat, kann auch andere Erreger nachweisen und ermöglicht eine Antibiotikaresistenztestung. Gonokokken sind sehr empfindlich gegen Austrocknung, sodass das Kulturmedium sofort nach Abstrichentnahme beimpft oder ein kommerziell erhältliches Transportmedium verwendet werden sollte, in dem Gonokokken 24 h überleben.
- **NATs** haben eine höhere Empfindlichkeit als Kultur und Mikroskopie. Die Anwendung von NATs wird für Abstrichmaterial und für Erststrahlurin empfohlen.

16.3.4 Resistenzentwicklung bei Gonorrhö

Seit Jahren nehmen weltweit mit regionalen Unterschieden die Resistenzen von *N. gonorrhoeae* gegen verschiedene Antibiotika zu. In Deutschland lagen die Resistenzraten 2021 gegen Tertrazykline bei > 90 %, gegen Ciprofloxacin bei > 60 % und gegen Penicillin bei > 10 %. Die Resistenz von *N. gonorrhoeae* gegenüber Azithromycin ist in den letzten Jahren in Deutschland deutlich auf zuletzt > 20 % angestiegen. In Deutschland sind Resistenzen von *N. gonorrhoeae* gegen Cefixim selten und nur wenige Einzelfälle von Resistenzen gegen Ceftriaxon wurden in den letzten Jahren beschrieben, während in Südostasien und in den USA deutlich häufiger Resistenzen gegen Cephalosporine auftraten. Ein wesentlicher Grund hierfür sind wahrscheinlich die dort eingesetzten geringeren Dosierungen gegenüber den in Europa und in Deutschland empfohlenen hohen Ceftriaxon-Dosierungen.

MERKE

Vor Einleitung der Antibiotikatherapie sollte besonders bei Infektionen mit *N. gonorrhoeae*, die in Regionen mit häufigem Therapieversagen und verbreiteten Resistenzen erworben wurden, ergänzend zur hochsensitiven PCR/NAAT Kulturen auf Selektivmedien zur Resistenzbestimmung angelegt werden.

16.3.5 Therapie

Bei zu erwartender Patienten-Adhärenz ist Ceftriaxon 1–2 g (i. m. oder i. v.) als Einmaldosis, idealerweise als i. v. Kurzinfusion die Therapie der Wahl. Bei nicht gegebener Patienten-Adhärenz wird zusätzlich die Einnahme von Doxycyclin 2 × 100 mg/d für 7 d empfohlen.

Unkomplizierte Infektionen: Ceftriaxon 1 × 1–2 g/d i. m. oder i. v. bei unklarem Resistenz- und Co-Infektionsstatus, kombiniert mit Doxycyclin 2 × 100 mg/d für 7 d p. o.

Gonoblenorrhö: Neugeborene: topische Lavage mit NaCl 0,9 %, 1 % Silbernitrat (Credé-Prophylaxe) oder antibiotikahaltigen Augentropfen oder PVP-Jodlösung; zusätzlich gewichtsadaptiert Ceftriaxon i. v.

Disseminierte Infektion: Ceftriaxon 1–2 g/d i. v. für mind. 7 d.

Antibiotikatherapie bei Therapieversagen nach Resistogramm anpassen.

16.4 Chlamydien

Bei Infektionen mit *Chlamydia trachomatis* unterscheidet man zwischen den häufig vorkommenden Serotypen D–K und dem in Europa seltenen Lymphogranuloma venereum, ausgelöst durch die Serotypen L1–L3.

16.4.1 Allgemeines und Symptomatik

Chlamydia trachomatis Serotypen D–K

STIs mit *Chlamydia trachomatis* (unterschiedliche Serotypen) reichen klinisch von der Konjunktivitis über die Urethritis (➤ Abb. 16.8a–c) und Proktitis bis zur reaktiven Arthritis. Die Chlamydien-Urethritis ist die am häufigsten vorkommende bakterielle STI. Typische Symptome sind Brennen beim Urinieren und Ausfluss. In vielen Fällen – bei Frauen noch häufiger als bei Männern – ist die Chlamydien-Infektion asymptomatisch. Die Chlamydien-Urethritis ist bei Frauen die häufigste infektiologische Ursache für Kinderlosigkeit. Dies ist der wesentliche Grund dafür, dass seit dem 1.1.2008 in Deutschland gesetzlich versicherte Frauen bis zum vollendeten 25. Lj. einen Anspruch auf ein einmal jährliches Screening auf eine Chlamydien-Infektion haben. Zudem haben alle Frauen vor einem geplanten Schwangerschaftsabbruch einen Anspruch auf eine Chlamydien-Diagnostik.

Lymphogranuloma venereum (LGV)

Bis zum Jahr 2002 wurde dieses Krankheitsbild in Deutschland so gut wie nie beobachtet. Dies änderte sich, als es 2002/2003 in Rotterdam zu einem Ausbruch bei MSM kam und diese STD nachfolgend über Europa verbreitet wurde. Der erste Bericht aus Deutschland stammt aus dem Jahr 2004. Leitsymptom sind peri- oder intraanal gelegene Ulzerationen (➤ Abb. 16.9). Die Diagnosesicherung erfolgt mittels PCR aus dem Abstrich, wobei die Methodik in Deutschland wenigen Speziallaboren vorbehalten ist. Sofern V. a. ein LGV besteht, ist dies dem Labor mitzuteilen.

MERKE

Bei einer Arthritis, Synovitis, Tendovaginitis, Konjunktivitis oder Uveitis unklarer Genese mit oder ohne gleichzeitige Urethritis sollte eine chronische Infektion mit Chlamydien ausgeschlossen werden.

16.4.2 Therapie

Chlamydien-Urethritis

Die Chlamydien-Urethritis wird mit Doxycyclin 2 × 100 mg/d p. o. über 7 d oder mit Azithromycin 1 × 1,5 g p. o. behandelt. Sowohl bei der Therapie anorektaler Chlamydien-Infektionen als auch bei der Behandlung von Chlamydien-Infektionen bei Frauen war Doxycyclin 2 × 100 mg/d p. o. über 7 d der Einmaldosis von Azithromycin

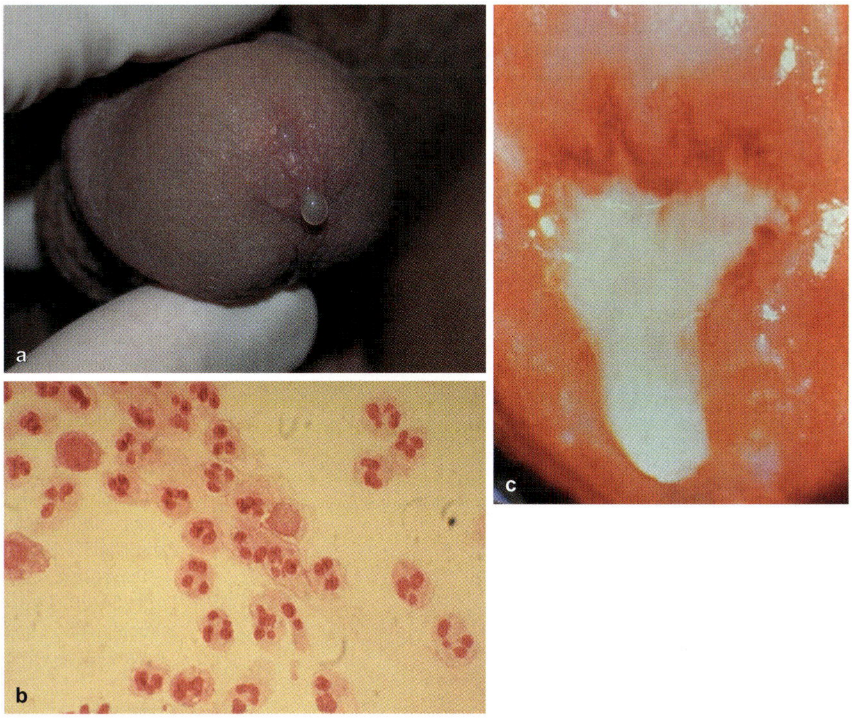

Abb. 16.8 **a** Urethritis (Chlamydia trachomatis), **b** Urethralabstrich ohne Nachweis intrazellulärer Diplokokken (Gram-Färbung), **c** mukopurulente Zervizitis [E355-027]

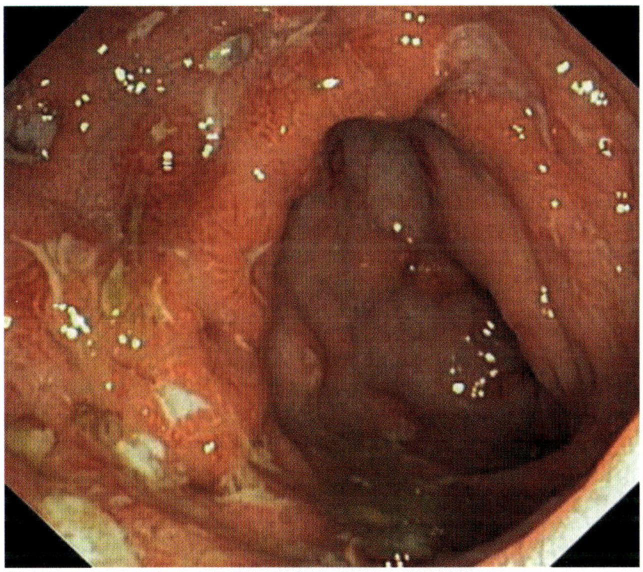

Abb. 16.9 Lymphgranuloma-venereum-Proktitis [F284-003]

1,5 g p. o. überlegen. **Cave bei Doxycyclin:** Kontraindikation bei Kindern < 8 J., in Schwangerschaft und Stillzeit.

Wichtig sind eine Partnerdiagnostik und -therapie sowie eine Kontrolldiagnostik nach erfolgter Therapie.

Lymphogranuloma venereum

Das LGV wird behandelt mit Doxycyclin 2 × 100 mg/d p. o. oder alternativ Erythromycin 4 × 500 mg/d p. o. jeweils über mind. 21 d.

Eine weitere Alternative ist die Therapie mit Azithromycin 1,5 g p. o. initial sowie jeweils nach 1 und 2 Wo. (WHO 2021; Chen et al. 2021; Spornraft-Ragaller, Esser 2020).

Cave bei Doxycyclin: Kontraindikation bei Kindern < 8 J., in Schwangerschaft und Stillzeit.

16.5 Sonstige STDs

Weitere STDs und deren Standardtherapie sind in ➤ Tab. 16.3 dargestellt.

Tab. 16.3 Weitere STDs und deren Standardtherapie

STD (Erreger)	Therapie bei unkompliziertem Verlauf	
Mycoplasma-genitalium-Infektion (Resistenztestung empfohlen)	Standard	• Azithromycin 1000 mg p. o. d 1, 500 mg p. o. d 2–4 (AWMF) **oder** • Doxycyclin 100 mg 2 ×/d über 7 d + anschließend (CDC) • Azithromycin 1000 mg p. o. d 1, 500 mg p. o. d 2–4 (CDC)
	Alternative	Moxifloxacin 1 × 400 mg/d p. o. über 5 d (DSTIG)
Granuloma inguinale *(Klebsiella granulomatis)*	Standard	Co-trimoxazol 2 × 960 mg/d p. o. über 21 d
	Alternative	Doxycyclin[1] 2 × 100 mg/d p. o. über 21 d
Ulcus molle *(Haemophilus ducreyi)*	Standard	Azithromycin 1 × 1,5–2 g p. o.
	Alternative	Ceftriaxon 1 × 500 mg/d i. m.

Tab. 16.3 Weitere STDs und deren Standardtherapie *(Forts.)*

STD (Erreger)	Therapie bei unkompliziertem Verlauf	
Trichomoniasis *(Trichomonas vaginalis)*	Standard	• Metronidazol 1 × 2 g p. o. **oder** • Metronidazol 2 × 500 mg/d über 7 d
	Bei Therapieresistenz	Metronidazol 4 g/d p. o. über 3–7 d
HSV-2-Infektion	Episodische Suppressionstherapie über mehrere Monate	• Aciclovir 3 × 400 mg/d p. o. über 7–10 d **oder** • Valaciclovir 2 × 500 mg/d p. o. über 7–10 d **oder** • Famciclovir 3 × 250 mg/d p. o. über 7–10 d Bei mehr als 6 schmerzhaften Rezidiven/J. individuelle Dosisanpassung: • Aciclovir 2 × 800 mg/d p. o. (evtl. weiter reduzierbar) **oder** • Valaciclovir 1 × 500–1000 mg/d p. o. **oder** • Famciclovir 2 × 250 mg/d p. o.
Condylomata acuminata (HPV)	Standard	• Podophyllotoxin 0,5 %-Lösung oder -Creme/Gel 2 ×/d an 3 d, dann 4 d Pause; 4 Zyklen • Imiquimod-Creme 3 ×/Wo., max. 16 Wo. • Grünteeblätterextrakt 3 ×/d, max. 16 Wo. • Trichloressigsäure 80–90 % • Exzision, Kürettage, Kryotherapie, Elektrokauter, Laser
Mollusca contagiosa (Molluscum contagiosum-Virus)	Standard	• Aufgrund hoher Selbstheilungsraten: abwarten • Kürettage nach Applikation lokalanästhetischer Creme
	Alternative	Lasertherapie, Podophyllotoxin, Vitamin-A-Säure
Mpox	Schwere Verläufe	• Tecovirimat 2 × 600 mg/d über 14 d **oder** • Cidofovir o. Brincidofovir
Pediculosis *(P. pubis)*	Standard	• Dimecticon (10–20 min Einwirkzeit) • Permethrin-Creme 5 % (10 min Einwirkzeit) • Permethrin-Lösung (anschließend Auskämmen der Nissen)
Skabies	Standard	• 1 × Permethrin Creme 5 % (InfectoScab®) für 8–12 h, Wiederholung nach 2 Wo. **und/oder** • Ivermectin 200 µg/kg KG (off label, nicht bei Schwangerschaft) einmalig oder Wiederholung nach 8 d

[1]Kontraindikation bei Kindern < 8 J., in Schwangerschaft u. Stillzeit

LEITLINIEN UND LEITFÄDEN

AWMF: S3-Leitlinie „Management der Urethritis bei männlichen Jugendlichen und Erwachsenen (Akronym: S3-MUM)". Reg.-Nr. 013/099. (2024). https://register.awmf.org/de/leitlinien/detail/013-099.

AWMF: S2k-Leitlinie „Diagnostik und Therapie der Syphilis". Version 1.1. Reg.-Nr. 059/002. (2021). https://register.awmf.org/assets/guidelines/059-002l_S2k_Diagnostik_Therapie_Syphilis_2021_06.pdf.

AWMF: S2k-Leitlinie „Diagnostik und Therapie der Gonorrhoe". Version 2.0. Reg.-Nr. 059–004. (2018). https://register.awmf.org/assets/guidelines/059-004l_S2k_Gonorrhoe-Diagnostik-Therapie_2019-03.pdf.

AWMF: S2k-Leitilinie „Infektionen mit Chlamydia trachomtis". Version 1.0. Reg.-Nr. 059-005. (2016). https://register.awmf.org/assets/guidelines/059-005l_S2k_Chlamydia-trachomatis_Infektionen_2016-12-abgelaufen.pdf.

Center for Disease Control and Prevention (CDC): Chlamydial Infections. STI Treatment Guidelines. (2021a). www.cdc.gov/std/treatment-guidelines/chlamydia.htm.

Center for Disease Control and Prevention (CDC): Mycoplasma genitalium. STI Treatment Guidelines. (2021b). www.cdc.gov/std/treatment-guidelines/mycoplasmagenitalium.htm.

Deutsche STI-Gesellschaft (DSTIG): Leitfaden STI-Therapie, -Diagnostik und -Prävention. 4. A. (2023/2024). www.dstig.de/DSTIG-Leitfaden_Auflage_04_2023-2024.pdf.

European AIDS Clinical Society (EACS): Guidelines 12.0 2023 Oct (2023). www.eacsociety.org/media/guidelines-12.0.pdf.

LITERATUR

Buder S, Schöfer H, Meyer T et al.: Bacterial sexually transmitted infections. J Dtsch Dermatol Ges. Mar; 17(3) (2019) 287–315. doi: https://doi.org/10.1111/ddg.13804. PMID: 30920748.

Chen LF, Wang TC, Chen FL et al.: Efficacy of doxycycline versus azithromycin for the treatment of rectal chlamydia: a systematic review and meta-analysis. J Antimicrob Chemother. Nov 12;76(12) (2021) 3103–3110. doi: https://doi.org/10.1093/jac/dkab335. PMID: 34529798.

European Centre for Disease Prevention and Control (ECDC). (2024). www.ecdc.europa.eu/en/news-events/sti-cases-rise-across-europe.

Gonorrhea. Annual epidemiological Report for 2019. (2023). www.ecdc.europa.eu/sites/default/files/documents/GONO_AER_2022_Report%20FINAL.pdf.

Ghanem KG, Ram S, Rice PA: The Modern Epidemic of Syphilis. N Engl J Med. Feb 27;382(9) (2020) 845–854. doi: https://doi.org/10.1056/NEJMra1901593. PMID: 32101666.

Hoffmann C, Jessen H, Wyen C et al.: Clinical characteristics of monkeypox virus infections among men with and without HIV: A large outbreak cohort in Germany. HIV Med. Apr;24(4) (2023) 389–397. doi: https://doi.org/10.1111/hiv.13378. Epub 2022 Sep 4. PMID: 36059149.

Jensen JS, Cusini M, Gomberg M et al.: 2021 European guideline on the management of Mycoplasma genitalium infections. J Eur Acad Dermatol Venereol. May;36(5) (2022) 641–650. doi: https://doi.org/10.1111/jdv.17972. Epub 2022 Feb 19. PMID: 35182080.

Mitjà O, Suñer C, Giacani L et al.: Treatment of bacterial sexually transmitted infections in Europe: gonorrhoea, Mycoplasma genitalium, and syphilis. Lancet Reg Health Eur. Oct 26 (2023) 34:100737. doi: https://doi.org/10.1016/j.lanepe.2023.100737. PMID: 37927440; PMCID: PMC10625009.

Peuchant O, Lhomme E, Martinet P et al.; CHLAZIDOXY Study Group: Doxycycline versus azithromycin for the treatment of anorectal Chlamydia trachomatis infection in women concurrent with vaginal infection (CHLAZIDOXY study): a multicentre, open-label, randomised, controlled, superiority trial. Lancet Infect Dis. Aug;22(8) (2022) 1221–1230. doi: https://doi.org/10.1016/S1473–3099(22)00148-7. Epub 2022 May 9. PMID.

16

Robert Koch-Institut (RKI): Gonokokken-Resistenzsurveillance (Go-Surv-AMR). www.rki.de/DE/Content/InfAZ/G/Gonorrhoe/GORENET/GORENET_inhalt.html.

Robert Koch-Institut (RKI): Syphilis in Deutschland 2020–2022 – Neuer Höchststand von Infektionen nach Rückgang während COVID-19-Pandemie. Epidemiologisches Bulletin. 7/2024. (2024). www.rki.de/DE/Content/Infekt/EpidBull/Archiv/2024/Ausgaben/07_24.pdf?__blob=publicationFile.

Spornraft-Ragaller P, Esser S: Klassische sexuell übertragbare Infektionen im Analbereich [Classical sexually transmitted diseases in the anorectal region]. Hautarzt. Apr;71(4) (2020) 275–283. German. doi: https://doi.org/10.1007/s00105-020-04547-w. PMID: 32025745.

WHO: Global progress report on HIV, viral hepatitis and sexually transmitted infections. (2021). https://iris.who.int/bitstream/handle/10665/341412/9789240027077-eng.pdf.

KAPITEL 17

Clara Lehmann

HIV-Infektion und AIDS[1]

17.1 HIV-Infektion

17.1.1 Epidemiologie und Übertragung

Das humane Immundefizienzvirus (HIV) ist ein Retrovirus aus der Familie der Lentiviren. Die zwei HIV-Typen (HIV-1, HIV-2) weisen hinsichtlich Inzidenz, klinischem Verlauf und geographischer Verteilung deutliche Unterschiede auf. Dabei ist der größte Teil der ca. 35 Mio. weltweit infizierten Menschen von einem oder mehreren Subtypen des HIV Typ 1 (HIV-1-Subtypen A bis O) betroffen. Als Verursacher eines Immundefekts führt eine HIV-Infektion ohne Behandlung im Regelfall zum Ausbruch von AIDS (Acquired Immunodeficiency Syndrome). In Westeuropa und den USA ist aufgrund der verbesserten therapeutischen Möglichkeiten die Zahl der AIDS-Erstmanifestationen zurückgegangen. Im Gegensatz dazu ist jedoch die Zahl der Neuinfektionen in Deutschland pro Jahr zwischen 2001 und 2014 von ca. 1500 auf etwa 3500 gestiegen. Im Jahr 2022 lebten etwa 90.000 HIV-infizierte Personen in Deutschland. Für das Jahr 2022 ging das Robert Koch-Institut (RKI) unter Berücksichtigung der Untererfassung für Deutschland von einer Zahl von etwa 3233 neu diagnostizierten HIV-Infektionen aus. 2020 verstarben etwa 380 Menschen an den Folgen von HIV und AIDS.

Die horizontale Übertragung erfolgt über Geschlechtsverkehr, Blut (i. v. Drogengebrauch) oder Blutprodukte. Bei der vertikalen Transmission scheinen neben dem Immunstatus der Mutter auch verschiedene Faktoren während der Geburt (z. B. Zeitpunkt des Blasensprungs) von Bedeutung zu sein.

17.1.2 Klassifikation

Die Stadieneinteilung erfolgt nach der Klassifikation der Centers for Disease Control and Prevention (CDC) von 1993. Sie korreliert die eigentlich veralteten klinischen Kategorien A, B und C mit der absoluten CD4$^+$-T-Lymphozytenzahl (➤ Tab. 17.1). Es wird keine Rückstufung bei Verbesserung der immunologischen Parameter durch eine antiretrovirale Therapie vorgenommen:

MERKE

Das CDC-Stadium wird bei Fortschreiten der Erkrankung erhöht, aber nicht zurückgestuft, selbst bei Verbesserung des Gesundheitszustands. Daher liefert das Stadium, besonders nach Therapie, keine genaue Information über aktuelle Symptome oder Kontrolle der HIV-Infektion!

Tab. 17.1 CDC-Klassifikation: Subgruppen A1–C3

CD4-Zellen/µl	Klinische Kategorie		
	A (asymptomatisch)	B (Symptome, kein AIDS)	C (Symptome, AIDS[1])
1: > 500	A1	B1	C1
2: 200–499	A2	B2	C2
3: < 200	A3	B3	C3

[1] AIDS: umfasst Erkrankungen nach der CDC-Klassifikation von 1993

A	Asymptomatisch, akute HIV-Erkrankung oder Lymphadenopathie-Syndrom
B	Zervikale Dysplasie, periphere Neuropathie, orale und vulvovaginale Candidiasis, orale Haarleukoplakie, multisegmentaler oder rezidivierender Herpes zoster, idiopathische thrombozytopenische Purpura, Listeriose, bazilläre Angiomatose sowie weitere nicht zu Kategorie A oder C gehörende Erkrankungen
C	AIDS-definierende Erkrankungen (***Pneumocystis-jirovecii***-Pneumonie, zerebrale Toxoplasmose, ***CMV***-Erkrankung, atypische Mykobakteriose, progrediente multifokale Leukenzephalopathie [PML], extrapulmonale Kryptokokkose, Kaposi-Sarkom, maligne Lymphome, invasives Zervixkarzinom, Tuberkulose, Wasting-Syndrom u. a.).

17.1.3 Pathogenese und klinischer Verlauf

Nach Eintritt durch Schleimhautbarrieren infiziert das HIV zunächst die regionalen Makrophagen und follikulär-dendritischen Zellen und gelangt über die Blutbahn in weitere Kompartimente (ZNS, lymphatische Zellen im Darm). Zusätzlich zu dem CD4-Rezeptor sind Chemokin-Co-Rezeptoren (CCR) notwendig, um eine Fusion des Virus mit der Wirtszelle zu ermöglichen. Entsprechend ist eine HIV-Infektion bei Individuen mit genetischen Varianten im Bereich des CCR-5-Rezeptorgens (32-Basen-Deletion) selten.

[1] Das Kapitel basiert auf einem Beitrag, der von U. Seybold (DGI), München; B. Salzberger (DGI, DAIG), Regensburg; F.-D. Goebel (DGI), München verfasst wurde.

Infizierte Zellen exprimieren an der Oberfläche Peptide des HIV und können dadurch von spezifischen zytotoxischen T-Zellen erkannt und eliminiert werden. Nach einer initialen Phase mit ausgeprägter Virämie und kurzfristigem Abfall der $CD4^+$-T-Lymphozyten kommt es zu einem Steady State. Die Plasmavirämie erreicht in dieser Phase einen individuellen Set-Point, der mit der Virusreplikation im Körper korreliert und prognostisch für den weiteren Verlauf der Erkrankung ist. Die Länge der Latenzphase hängt von der Virulenz des Erregers, der HIV-spezifischen Immunantwort und genetischen Faktoren des Infizierten ab. Die Reduktion und die Funktionsalteration der $CD4^+$-T-Lymphozyten führt ohne antiretrovirale Therapie schließlich mit wenigen Ausnahmen zu einem Versagen der zellvermittelten Immunität und ermöglicht das Auftreten opportunistischer Infektionen (➤ Abb. 17.1).

Mit erfolgreicher und zunehmend nebenwirkungsarmer Therapie der HIV-Infektion hat sich die durchschnittliche Lebenserwartung HIV-positiver Menschen immer weiter derjenigen der allgemeinen Bevölkerung angenähert (Wandeler et al. 2016). Man geht heute davon aus, dass in Bezug auf sonstige Risikofaktoren wie Rauchen oder Alkoholkonsum bereinigt keine relevanten Unterschiede hinsichtlich der durchschnittlichen Lebenserwartung zwischen HIV-positiven und HIV-negativen Menschen bestehen.

17

17.1.4 Diagnostik

Ein Zweistufentest zur HIV-Diagnose besteht aus einem Screening-Test und einem Bestätigungstest. Der Screening-Test zielt auf eine hohe Sensitivität ab, um infizierte Personen sicher zu identifizieren. Ein geeigneter Test für diesen Zweck ist der ELISA, ein kombinierter Antikörper/p24-Antigen-Test. Der Bestätigungstest dient dazu, falsch positive Ergebnisse des Screening-Tests zu identifizieren und zeichnet sich durch hohe Spezifität aus. Für diesen Zweck können HIV-PCR (Polymerase Chain Reaction) und/oder ein Antikörpertest mittels Immunoblot (z. B. Western- oder Lineblot) verwendet werden. Die beiden Stufen des Tests ergänzen sich, um sowohl eine zuverlässige Identifikation von HIV-Infektionen als auch eine präzise Bestätigung der Ergebnisse zu gewährleisten.

Diese Verfahren weisen ein diagnostisches Fenster vom Beginn der Virusreplikation bis zur Antikörperantwort von 2–6 Wo., in seltenen Fällen auch länger, auf. Vor der Serokonversion gelingt der direkte Virusnachweis mittels quantitativer RNA-PCR (➤ Abb. 17.2).

MERKE

Bei V. a. eine akute HIV-Infektion sollte eine HIV-PCR durchgeführt werden!

Surrogatmarker zur Verlaufsbeurteilung

Surrogatmarker sind Laborwerte, die indirekt Aufschlüsse über den Krankheitsverlauf ermöglichen. Neben der absoluten Zahl der $CD4^+$-T-Lymphozyten sind der prozentuale Anteil der CD4-Zellen an der Gesamtzahl der Leukozyten sowie das Verhältnis von $CD4^+$- zu $CD8^+$-Zellen für die Einschätzung des aktuellen Immunstatus geeignet.

Zusätzlich wird die HI-Viruslast im Plasma als Parameter für das Ausmaß der Virusreplikation mittels verschiedener Methoden quantitativ erfasst. Die Nachweisgrenzen variieren je nach Test und liegen bei Routinetests zurzeit bei ca. 20–40 Viruskopien/ml Plasma. Die $CD4^+$-Zellzahl, die HI-Viruslast sowie die verschiedenen Aktivierungsmarker der T-Lymphozyten sind unterschiedliche Prognosemarker für den Verlauf.

17.1.5 Therapie

Die Behandlungsmöglichkeiten haben sich seit der Einführung der sog. antiretroviralen Therapie (ART) deutlich verbessert (➤ Tab. 17.2). Durch den kombinierten Einsatz von ≥ 2 antiretroviralen Substanzen gelingt die Hemmung der Virusreplikation mit

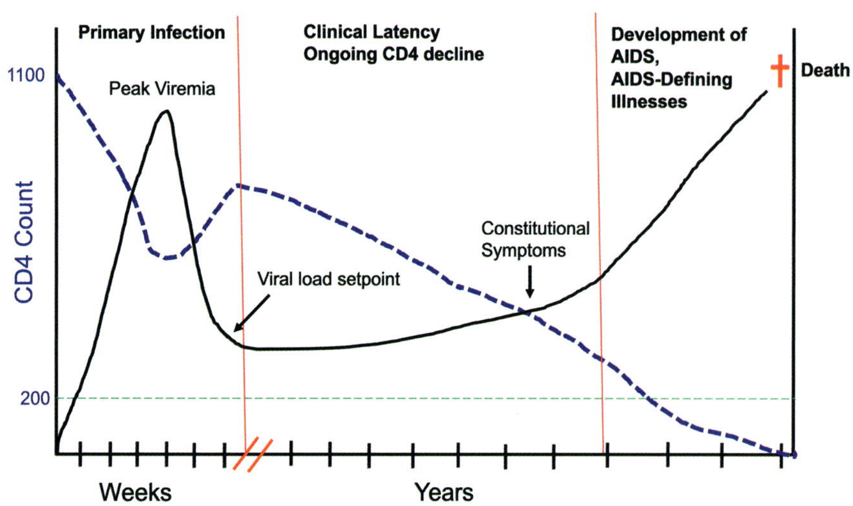

Abb. 17.1 Diagramm des Verlaufs einer unbehandelten HIV-Infektion. Die akute retrovirale Infektion tritt zu Beginn (Zeitpunkt 0) auf, wobei die primäre Infektion durch einen hohen Gipfel der Virämie (durchgehende schwarze Linie) gekennzeichnet ist. Nach der akuten Infektion sinkt die Viruslast zunächst ab und erreicht einen Setpoint, der über Jahre hinweg relativ stabil bleibt oder allmählich ansteigt. Während dieser Phase ist die Person weitgehend asymptomatisch, obwohl es zu einer Schädigung des Immunsystems kommt, die durch den schrittweisen Rückgang der CD4+-T-Zellen (gestrichelte Linie) markiert ist. Diese Phase wird als klinische Latenz bezeichnet, obwohl die Virusreplikation weiterhin intensiv stattfindet. Der Rückgang der CD4+-T-Zellen erreicht schließlich einen kritischen Punkt, an dem die Betroffenen symptomatisch werden, mit Fortschreiten zu AIDS-definierenden opportunistischen Infektionen, Kachexie, neurologischen Funktionsstörungen und letztlich dem Tod (rechter Teil der Darstellung). [E1452]

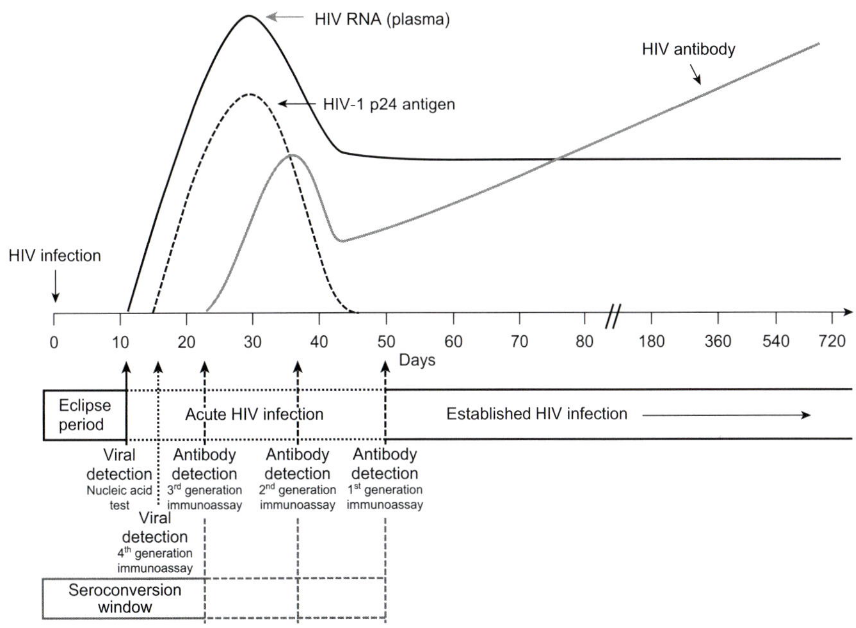

Abb. 17.2 Abfolge des Auftretens von Laborparametern bei einer Infektion mit dem humanen Immundefizienz-Virus Typ 1 (HIV-1) [F1222-001]

17

Tab. 17.2 Empfohlene Erstlinienkombinationen für therapienaive Patienten; Auswahl einer NRTI-Kombination (Kombinationspartner 1) plus ein weiteres Medikament (Kombinationspartner 2; modifiziert nach EACS 2023)

Kombination	Dosierung	Bemerkung	Nahrungsmittelabhängige Einnahme
NRTI + INSTI			
TAF/FTC/BIC	25/200/50 mg		Nein
ABC/3TC/DTG TDF/FTC + DTG **oder** TAF/FTC + DTG	600/300/50 mg/d 245/200 mg + 50 mg/d 25/200 mg + 50 mg/d	Nicht zusammen mit aluminium-, kalzium- o. magnesiumhaltigen Arzneimitteln	Nein
TDF/FTC + RAL[1] **oder** TAF/FTC + RAL[1] **oder** TDF + 3TC + RAL[1]	245/200 mg + 2 × 400 25/200 mg + 245 + 300 mg		Nein
3TC + DTG	300 + 50 mg	HBsAg-neg.	Nein
NNRTI-basierte ART			
TAF/FTC + DOR TDF/FTC + DOR TDF/3TC/DOR	25/200 mg + 100 mg 245/200 + 100 mg 245/300/100 mg		Ja
TAF/FTC/RPV TDF/FTC/RPV	25/200/25 mg 300/200/25 mg	Nur bei CD4+ > 200/µl u. HIV-RNA < 100.000 Kopien/ml	Ja
PI-basierte ART			
TAF/FTC/DRV/cobi	10/200/800/150 mg	Vorsicht bei Sulfonamidallergie	Ja
TDF/FTC + DRV/r	300/200 mg + 800 mg + 100 mg		Ja

[1] RAL 2 × 400 mg/d o. 1 × 1200 mg/d; ABC = Abacavir, 3TC = Lamivudin, BIC = Bictegravir, cobi = Cobicistat (Boostersubstanz), DOR = Doravirin, DTG = Dolutegravir, DRV = Darunavir, FTC = Emtricitabin, TAF = Tenofoviralafenamid, TDF = Tenofovirdisoproxil-Fumarat, RAL = Raltegravir, RPV = Rilpivirin, r = Ritonavir (Boostersubstanz)

konsekutiver Verzögerung der Krankheitsprogression sowie klinisch relevanter Immunrekonstitution. Trotz mehrjähriger Reduktion der Plasmavirämie unter die Nachweisgrenze der empfindlichsten Testverfahren gelingt jedoch die Viruseradikation nicht.

Die Leitlinien zur Indikation für den Beginn einer ART wurden nach Publikation einer wichtigen randomisierten Studie zum optimalen Therapiebeginn grundlegend geändert. Zuvor waren die Klinik und die Höhe der $CD4^+$-Zellzahl entscheidend für den Therapiebeginn. Es wird nun eine Therapie (ART) für jeden Patienten mit einer HIV-Infektion empfohlen und dies unabhängig von der Höhe der $CD4^+$-Zellzahl (Evidenzgrad A; DAIG 2021). Ein früher Beginn der ART innerhalb von 14 d wird bei opportunistischen

Erkrankungen empfohlen. Hingegen sollte der ART-Beginn bei Kryptokokken-Meningitis erst nach 4 Wo. erfolgen, da ein früherer Start möglicherweise mit einer erhöhten Sterblichkeit verbunden sein kann.

MERKE

- Die ART wird unabhängig von der $CD4^+$-T-Zellzahl durchgeführt.
- Bei opportunistischen Erkrankungen ist ein Therapiebeginn innerhalb von 14 d ratsam.
- Bei Kryptokokken-Meningitis sollte die ART erst nach 4 Wo. gestartet werden, um mögliche erhöhte Sterblichkeitsraten bei frühzeitigem Beginn zu vermeiden.

Es ist wichtig zu betonen, dass die Patienten jedoch bereit sein sollten, eine Therapie zu beginnen sowie den langfristigen klinischen Benefit einer ART nachzuvollziehen, um die Adhärenz zu verbessern. Unter bestimmten Umständen (klinische oder psychosoziale Faktoren) kann jedoch der Therapiebeginn hinausgezögert werden (EACS 2023).

Ziel der Behandlung ist die weitestmögliche Virussuppression und als Konsequenz die Verhinderung der Krankheitsprogression bzw. bei bereits eingetretener Immundefizienz die Immunrekonstitution. Die erfolgreich durchgeführte ART hat einen weiteren positiven Effekt: Bei Kontrolle der Virusreplikation in den therapeutischen Zielbereich von < 50 Kopien/ml ist eine Übertragung der Infektion im Alltag (inklusive ungeschütztem homosexuellem oder heterosexuellem Geschlechtsverkehr) nicht möglich.

Allgemeine Therapieprinzipien

Eine Reduktion von Morbidität und Mortalität kann wahrscheinlich bereits durch eine Senkung der Plasmaviruslast um 1–2 log_{10}-Stufen auf Werte < 5000–10.000 HIV-1-RNA-Kopien/ml erzielt werden. Da aber eine persistierende Virusreplikation unter Therapie ein hohes Risiko der Selektion resistenter HIV-Stämme mit dann raschem Verlust einer solchen teilweisen Hemmung der Replikation bedeutet, ist das Therapieziel die möglichst vollständige Suppression der Virusvermehrung im Körper. Die dafür notwendige antivirale Potenz wird durch Kombination von ≥ 2 antiretroviralen Substanzen angestrebt. Bei einer Vielzahl zur Verfügung stehender Substanzen sind nur bestimmte Kombinationen für einzelne Einsatzbereiche sinnvoll und erprobt (EACS 2023). Durch eine frühzeitige und effektive HIV-Therapie wird gleichzeitig die Wahrscheinlichkeit einer Übertragung („Schutz durch Therapie") wirksam verringert.

Initialtherapie

Die Auswahl der initialen Kombinationstherapie muss besonders sorgfältig erfolgen, da sie i. d. R. die beste Wirksamkeit aufweist (➤ Tab. 17.2) und die langfristige Therapierbarkeit der Infektion beeinflusst. Grundlage der Therapie ist eine Kombination von 2 nukleosidischen Rerverse-Transkriptase-Inhibitoren (NRTI) mit einem nichtnukleosidischen Reverse-Transkriptase-Inhibitor (NNRTI), einem Protease-Inhibitor (PI) oder einem Integrase-Inhibitor (INI). Weitere verfügbare Medikamentenklassen wie Entry- oder Maturations-Inhibitoren sind nicht zur Primärtherapie empfohlen. Die Therapie gilt als erfolgreich, wenn die Plasmavirämie spätestens nach 6 Mon. < 50 HIV-1-RNA-Kopien/ml Plasma, gesenkt wird (EACS 2023).

MERKE

Die definierten Ziele beinhalten die Reduzierung der HIV-RNA auf < 50 Kopien/ml innerhalb von 6 Mon. sowie die immunologische Erholung mit Normalisierung der $CD4^+$-Helferzellen.

Als neue Therapiekonzepte stehen die duale Therapie mit Dolutegravir und Lamivudin (DTG/3TC) sowie die langwirksame Kombination aus Cabotegravir und Rilpivirin zur Verfügung.

DTG/3TC kann als initiale duale Therapie eingesetzt werden, allerdings stehen nur begrenzt Daten zur Robustheit der Therapie bei Patienten mit einer anfänglichen HIV-RNA-Konzentration von > 500.000 Kopien/ml zur Verfügung. Voraussetzung für die Therapie ist, dass weder eine Hepatitis-B-Co-Infektion noch eine Lamivudin-Resistenz vorliegen. Eine schnelle ART-Initiierung mit DTG/3TC ohne verfügbare Resistenztestung des Virus sollte vermieden werden

Die langwirksame Kombination aus Cabotegravir und Rilpivirin, die alle 8 Wo. i.m. verabreicht werden, wird für den initialen Einsatz in der ART nicht empfohlen. Personen, die aus Gründen der Privatsphäre, des Stigmas oder der Bequemlichkeit nichtorale Optionen bevorzugen, zeigen i. d. R. eine höhere Zufriedenheit mit einer Injektionstherapie im Vergleich zur fortgesetzten oralen ART. Die Injektionen von Cabotegravir plus Rilpivirin können nach einer oralen Einführung zur Sicherstellung der Verträglichkeit oder alternativ ohne eine orale Einführung nach Patientenpräferenz begonnen werden. Da das Regime vom medizinischen Personal verabreicht wird, erfordert Cabotegravir plus Rilpivirin mehr Personalressourcen als orale ART. Das Personal muss in den richtigen Verabreichungstechniken geschult sein. Zudem muss der verschreibende Arzt sicherstellen, dass Apotheken-, Versicherungs- und Terminlogistik vorhanden sind, bevor diese Therapie angeboten wird. Darüber hinaus müssen die Patienten zu den Verabreichungsorten reisen, was für einige Patienten eine Hürde darstellen kann.

Alternative Initialregime sind selbstverständlich möglich, wenn die empfohlenen Erstlinientherapien nicht eingesetzt werden können (wenn Medikamente nicht zur Verfügung stehen, bei Wechselwirkungen, Resistenzen etc.). Kombinationen aus 3 Nukleosidanaloga sind in der Initialtherapie den anderen Kombinationen unterlegen, v. a. bei hoher Viruslast.

Aufgrund der möglichen Übertragung von resistenten Viren sollte möglichst schnell nach der Serokonversion eine initiale Resistenztestung bzw. die Asservierung einer Plasmaprobe erfolgen (Empfehlungsgrad A).

Um eine optimale antivirale Wirksamkeit zu erreichen, muss die Tabletteneinnahme mit hoher Zuverlässigkeit (notwendige Adhärenz > 90 %), z. T. auch unter Beachtung diätetischer Vorschriften, erfolgen. Eine intensive, detaillierte Aufklärung des Patienten verbessert die Adhärenz.

Therapiewechsel

Gründe für einen Wechsel der antiviralen Therapie können verschiedene Toxizitäten der antiviralen Substanzen wie Lipodystrophie, ZNS- und GIT-Nebenwirkungen sowie die Prävention von Langzeittoxizitäten wie kardiovaskuläre, ossäre oder renale Langzeitfolgen sein. Auch das Vermeiden klinisch relevanter Wechselwirkungen ist entscheidend, um unerwünschte Reaktionen zu minimieren. In Situationen wie Schwangerschaft, Stillzeit, Alter oder Komorbidität kann eine Anpassung der Therapie erforderlich sein.

Die Vereinfachung der Therapie zur Förderung der Adhärenz ist ein weiterer Grund für einen Wechsel. Ein Therapiewechsel kann auch bei virologischem Versagen notwendig sein, das durch eine HIV-RNA > 200 Kopien/ml 6 Mon. nach Therapieeinleitung oder einen viralen Rebound mit bestätigter HIV-RNA > 50 Kopien/ml nach zuvor nicht nachweisbarer HIV-RNA definiert ist.

Allgemeine Maßnahmen bei einem Therapiewechsel umfassen die Adhärenzprüfung, ggf. mit Arzneimittelspiegelbestimmung, sowie die Überprüfung der Wirksamkeit des bestehenden Therapieregimes. Es ist wichtig, potenzielle Wechselwirkungen sowie nahrungsmittelabhängige und psychosoziale Faktoren auszuschließen. Eine genotypische Resistenzbestimmung, üblicherweise erfolgreich ab einer HIV-RNA > 350–500 Kopien/ml, sollte durchgeführt werden.

Das Management richtet sich nach der Höhe der HIV-RNA. Bei Werten > 50 und < 500 Kopien/ml wird die Adhärenz überprüft. Die HIV-RNA-Messung wird 1–2 Mon. später wiederholt, unter Berücksichtigung möglicher historischer Resistenzen. Bei Werten > 500 Kopien/ml sollte das Therapieregime auf Basis der genotypischen Resistenzbestimmung so schnell wie möglich geändert werden. Bei fehlendem Nachweis von Resistenzen wird erneut die Adhärenz überprüft und ggf. Arzneimittelspiegel bestimmt, mit dem Ziel, eine Reduktion der HIV-RNA auf < 50 Kopien/ml innerhalb von 6 Mon. zu erreichen.

Nebenwirkungen der antiretroviralen Therapie

Aufgrund der verbesserten Prognose durch die HIV-Therapie gewinnen Nebenwirkungen, aber auch Komorbiditäten, eine größere Bedeutung und müssen bei der Therapieauswahl mitberücksichtigt werden. Neben den bekannten unerwünschten Wirkungen der einzelnen Bestandteile der ART erlangen metabolische Veränderungen eine zunehmende Bedeutung in der Klinik. Sowohl die HIV-Infektion als auch die ART und individuelle genetische Faktoren spielen hier eine Rolle.

Neue Beobachtungsstudien lassen inzwischen unterschiedliche Auswirkungen der einzelnen Medikamentenklassen auf den Glukose- und Lipidstoffwechsel sowie das kardiovaskuläre System erkennen. So steigt das Risiko kardiovaskulärer Ereignisse neben den klassischen Risikofaktoren durch die ART (insbesondere durch Protease-Inhibitoren), aber auch durch die HIV-Infektion allein.

Weiterhin steigt die Zahl der Nierenerkrankungen. Die Nephropathie kann sowohl durch die HIV-Infektion selbst, durch Begleiterkrankungen, z. B. Diabetes mellitus oder arterielle Hypertonie, als auch durch antiretrovirale Medikamente ausgelöst werden. Nierenkomplikationen treten v. a. bei Therapie mit Tenofovir auf.

Des Weiteren zeigen HIV-Patienten im Vergleich zur Allgemeinbevölkerung eine erhöhte Häufigkeit ossärer Komplikationen. Die häufigsten Krankheitsbilder sind Osteoporose, Osteomalazie und Osteonekrose. Die genauen Ursachen sind bisher nicht geklärt, doch scheint neben der ART auch HIV selbst den Knochenstoffwechsel zu beeinflussen.

In der Betreuung von HIV-Patientinnen und -Patienten ist daher neben der klinischen Beobachtung, der symptomorientierten Untersuchung und der Beurteilung von Immunstatus und Replikationsaktivität v. a. die engmaschige Kontrolle der metabolischen Laborparameter (z. B. kleines Blutbild, Leber- und Nierenretentionsparameter, Elektrolyte, Nüchternblutfette und -glukose, Urinsediment und -Stix) von Bedeutung, um möglichst frühzeitig Nebenwirkungen und Toxizitäten zu erkennen und Organschäden zu verhindern (EACS 2023).

Kriterien zur Bewertung des Therapieerfolgs und des Therapieversagens

Ein **Therapieerfolg** kann frühestens nach 4 Wo., besser erst nach 3 Mon. beurteilt werden. Die Reduktion der Plasmavirämie < 50 Kopien/ml ist als Therapieerfolg zu werten. Möglicherweise ist darüber hinaus eine dauerhafte Reduktion der Virämie unter die Nachweisgrenze der empfindlichsten Testverfahren aufgrund der weiter reduzierten Immunaktivierung vorteilhaft für den langfristigen Verlauf. Ein Abfall der Viruslast um weniger als eine log_{10}-Stufe nach 4 Wo. oder das Ausbleiben der Viruslastreduktion < 50 Kopien/ml innerhalb von 6 Mon. ist als Zeichen eines ungenügenden Therapieerfolgs **(primäres Therapieversagen)** zu werten. Dies muss Anlass für eine erneute Evaluation der Therapie mit Erwägung möglicher alternativer Kombinationspartner sein. Eine relevante Einbuße der Wirksamkeit ist anzunehmen, wenn die Viruslast > 0,7 log_{10} über den erzielten Viruslast-Nadir ansteigt **(sekundäres Therapieversagen).** Hinweise auf eine ungenügende Wirksamkeit können ferner ein signifikanter Abfall der $CD4^+$-T-Lymphozyten und eine klinische Progression sein. Trotz virologisch erfolgreicher Therapie können bei schwerer Schädigung des Immunsystems aber noch opportunistische Erkrankungen auftreten.

Die häufigste Ursache für ein **Versagen der ART** ist die Selektion resistenter Virusmutanten. Weitere Ursachen sind unzureichende Medikamentenwirkspiegel (schlechte Adhärenz, unzureichende Bioverfügbarkeit, Medikamenteninteraktionen u. a.) oder präexistierende Virusresistenzen. Eine Optimierung der Behandlung durch Drug-Monitoring und Resistenzbestimmungen (genotypisch, evtl. phänotypisch oder – bei niedriger Viruskonzentration im Plasma – aus proviraler DNA) kann in diesen Fällen hilfreich sein (EACS 2023).

Veränderungen des Krankheitsbildes durch ART

Die antiretrovirale Therapie hat in den letzten Jahren das Bild der HIV-Infektion drastisch verändert. Besonders deutlich reduzierte sich die Inzidenz aller opportunistischen Erkrankungen. Im Gegensatz dazu steigt v. a. die Häufigkeit von Stoffwechselstörungen, die in Zusammenhang mit den Langzeitnebenwirkungen der antiretroviralen Substanzen zu sehen sind (s. o.). Die verlängerte Überlebenszeit geht auch mit einer Abnahme der stationären Behandlungsepisoden einher.

Unter dem Begriff „Immunrekonstitutionssyndrom“ (**Immune Reconstitution Inflammatory Syndrome,** IRIS) werden Erkrankungen wie die CMV-Vitritis, Reaktivierungen chronischer viraler Hepatitiden (Hepatitis B oder C), das Auftreten von Zoster, die Aggravierung einer PML oder einer fokalen Lymphadenitis, meist mit atypischen Mykobakterien, zusammengefasst, die in den Monaten nach Beginn einer ART auftreten können. Pathophysiologisch sind diese Krankheitsbilder wahrscheinlich auf eine Dysregulation (Überreaktion) der $CD4^+$-Zellen und eine Dysbalance der Zytokinantworten gegenüber vorhandenen Antigenen zurückzuführen (EACS 2023).

17

17.2 Frühe klinische Manifestationen der HIV-Infektion

- **Akut:** 10 d bis mehrere Wochen nach Infektion weisen 40–90 % der Infizierten grippeähnliche Symptome mit Fieber, Lymphadenopathie, Pharyngitis und einem Exanthem auf. Seltener treten auch neurologische Symptome wie Radikulitis, Meningitis oder Guillain-Barré-Syndrom auf. Meist kommt es innerhalb weniger Tage bis Wochen zur Spontanremission. Das Auftreten einer akuten HIV-Krankheit verschlechtert möglicherweise die Langzeitprognose im Sinne einer beschleunigten Progression. Die Wirksamkeit einer kombinierten ART ist in diesem Stadium nicht sicher erwiesen. Einige Studien zeigten jedoch, dass durch eine ART mit einer Kombination aus 2 Reverse-Transkriptase-Inhibitoren und einem Protease-Inhibitor die HI-Viruslast über 24 Mon. unter die Nachweisgrenze gesenkt sowie teilweise eine Serokonversion verhindert werden konnten. Ein Erhalt der HIV-spezifischen Immunabwehr gelingt nur in dieser frühen Phase. Zuverlässige Langzeitdaten fehlen zurzeit noch.
- **Zoster:** Reaktivierung des in den Rr. dorsales persistierenden Varizella-Zoster-Virus. Pustulöses, (multi)dermatomal begrenztes Exanthem mit akuten und postzosterischen Neuralgien. Therapie: Aciclovir (➤ Abb. 17.3).
- **Adnexitis/Pelvic Inflammatory Disease (PID):** Entzündungen mit tuboovariellem Abszess; Fieber, Unterleibschmerzen, Dyspareunie; Therapie in Abhängigkeit vom Erreger.
- **Orale Haarleukoplakie:** assoziiert mit Epstein-Barr-Virus (EBV); diskrete, weißliche Hyperplakie am lateralen Zungenrand; keine Therapie notwendig, verschwindet bei erfolgreicher Therapie der HIV-Infektion.
- **Candidiasis (oral oder vulvovaginal):** Durch Hefepilze (meist Candida albicans) verursachte erythematöse oder pseudomembranöse Schleimhautläsionen (➤ Abb. 17.4); Diagnostik und Therapie ➤ Kap. 17.3.4.

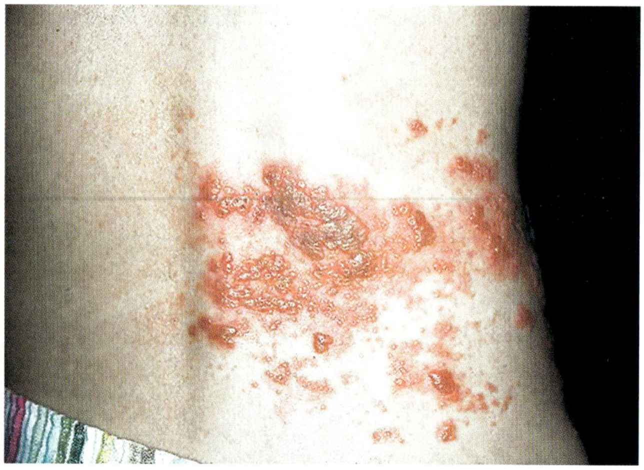

Abb. 17.3 Herpes zoster mit Befall des lumbalen Dermatoms [E541]

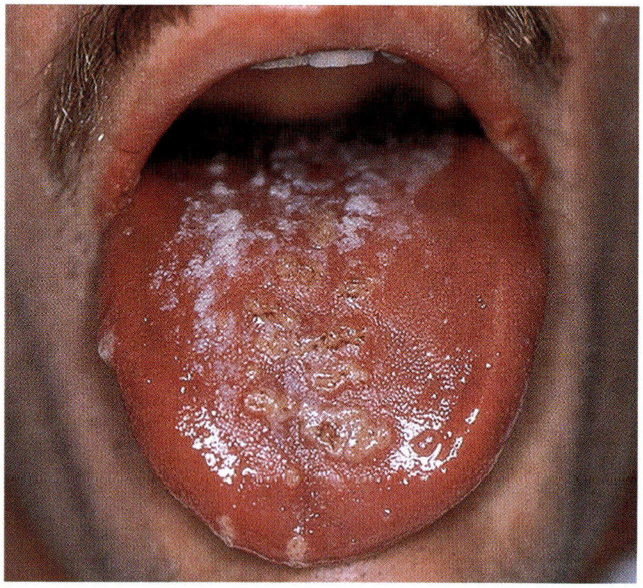

Abb. 17.4 Orale Infektion mit Herpes-simplex-Virus und orale Candidiasis. Diese kombinierte Infektion trat bei einem ansonsten gesunden jungen Mann auf, bei dem eine HIV-Positivität diagnostiziert wurde. [E434-005]

17.3 Opportunistische Infektionen

Opportunistische Infektionen treten bei zunehmender Immundefizienz (< 200 CD4-Zellen/µl) auf und gelten meist als AIDS-definierend (Kategorie C nach CDC-Klassifikation 1993).

Es wird empfohlen bei Vorliegen einer opportunistischen Infektion die ART innerhalb von 2 Wo. nach Beginn der Behandlung der opportunistischen Infektion zu starten. Abweichungen sind möglich, wenn es Hinweise auf ein erhöhtes Risikos für Morbidität oder Mortalität durch ein IRIS geben sollte, aufgrund dessen die Einleitung der ART verzögert werden sollte.

17.3.1 *Pneumocystis-jirovecii* (früher: *carinii*)-Pneumonie

Die Pneumocystis-Pneumonie (PjP) bleibt weiterhin die Infektion, die am häufigsten zur Definition des Vollbilds AIDS führt. Der Erreger konnte durch Genomanalysen als Pilz klassifiziert werden.

Symptomatik

Trias aus trockenem Husten, Fieber und Belastungsdyspnoe. Auskultatorisch keine pathologischen Geräusche. Der Krankheitsverlauf kann sowohl schleichend als auch foudroyant sein. Komplikationen: beatmungspflichtige respiratorische Insuffizienz, Pneumothorax (2 %), Dissemination.

Diagnostik und Differenzialdiagnose

Diagnostik:

- Anamnese: Immunstatus, Einnahme von Primärprophylaktika, ART
- Röntgen-Thorax: bilaterale, interstitielle Infiltrate
- Arterielle Blutgasanalyse: pathologischer alveolär-arterieller Sauerstoffgradient (AaDO2)
- Labor: CRP, LDH (erhöht)

Die Sicherung der Diagnose sowie der Nachweis möglicher bakterieller Begleiterreger erfolgen am zuverlässigsten mittels Bronchoskopie und bronchoalveolärer Lavage (BAL). Durch wiederholte Untersuchung eines provozierten Sputums gelingt der Erregernachweis in 60 % der Fälle.

Differenzialdiagnose: (atypische) bakterielle Pneumonie, CMV-Pneumonitis (bei HIV-Infektion sehr selten), akute Histoplasmose.

Therapie

Standardtherapie ist die Behandlung mit Co-trimoxazol über mind. 14–21 d (bei mittelschweren oder schweren Verläufen 15–20 mg/kg Trimethoprim-Anteil i. v., aufgeteilt auf 3 Dosen/d), alternativ mit Primaquin/Clindamycin oder Pentamidin-Isethionat i. v. Die adjuvante Behandlung mit Kortikosteroiden (Prednisolon, Start mit 2 × 20–40 mg/d) über 15 d in absteigender Dosierung führt zum rascheren Rückgang der klinischen Symptome, verhindert eine Ateminsuffizienz und erhöht die Überlebensrate. Die Steroidgabe ist bei mittelschweren und schweren Formen ($AaDO_2$ > 30; paO_2 < 70 mmHg) obligat.

Die prophylaktische Einnahme von Co-trimoxazol (1 × 480 mg/d oder 3 × 960 mg/Wo., bei Allergie: Inhalation von Pentamidin-Isethionat) empfiehlt sich bei HIV-Infizierten mit einer CD4-Zellzahl < 200/µl. Wenn durch eine antiretrovirale Kombinationstherapie die CD4-Helferzellen wieder stabil > 200/µl bzw. relativ > 14 % der Gesamtleukozyten angestiegen sind, kann eine Primärprophylaxe nach 3–6 Mon. abgesetzt werden (Empfehlungsgrad A).

Bei einer Immunrekonstitution unter ART kann die Sekundärprophylaxe abgesetzt werden, wenn die CD4-Zellen über mind. 3 Mon. deutlich > 200/µl liegen.

17.3.2 Zerebrale Toxoplasmose

Der Erreger *Toxoplasma gondii* ist ein Protozoon, das durch die Aufnahme umweltresistenter Zysten (Sandkasten, Gemüse) oder den Genuss von rohem, infiziertem Fleisch auf den Menschen übertragen wird. Die zerebrale Toxoplasmose ist in Europa die häufigste opportunistische Infektion des zentralen Nervensystems (ZNS) bei HIV-Infizierten mit einer $CD4^+$-Zellzahl < 100/µl (➤ Abb. 17.5).

Symptomatik

Kopfschmerzen, Fieber und je nach Lokalisation der Entzündungsherde sehr variable neurologische Störungen (Wesensveränderungen, Vigilanz- und kognitive Störungen, extrapyramidal-motorische Störungen, Ataxie, Krampfanfälle). Generalisierte Verläufe im Sinne einer Sepsis kommen vor.

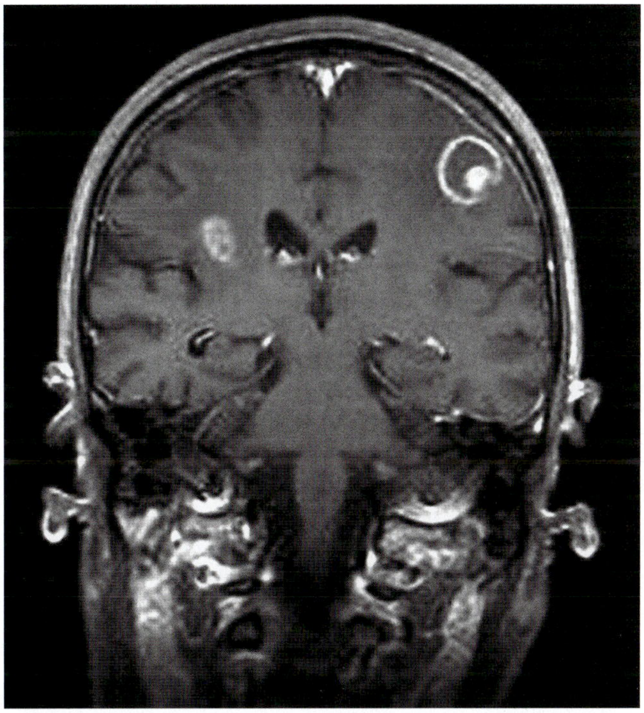

Abb. 17.5 Zerebrale Toxoplasmose-Manifestation bei einem Patienten mit AIDS. In der koronaren MRT (T1-gewichtet) findet sich nach KM-Gabe ein rundlicher, KM-aufnehmender ringförmiger Herd im linken Parietallappen, darum ein hypointenses Ödem. Die knopfförmige Auftreibung im Ring (etwa 5 Uhr) ist typisch für Toxoplasmose. Im rechten Temporallappen kleinere hyperintense Läsion. [E595]

Diagnostik und Differenzialdiagnose

Diagnostik: Die zerebrale CT (nativ und mit KM-Spätaufnahmen) und MRT zeigen in typischen Fällen multifokale, ringförmig kontrastmittelanreichernde Strukturen mit einem perifokalen Ödem. Die IgG-Antikörper-Bestimmung ist aufgrund der hohen Seroprävalenz diagnostisch kaum verwertbar. Aufgrund der Immundefizienz ist der Ausschluss der Diagnose durch IgM-Titer nicht möglich. Der direkte DNA-Nachweis mittels PCR aus Liquor wird empfohlen. Der Test ist spezifisch, jedoch mit einer mäßigen Sensitivität belastet (60 %).

Differenzialdiagnose: Bei unifokalen, selten bei multifokalen Läsionen ist das primäre zerebrale Non-Hodgkin-Lymphom die erste Differenzialdiagnose. Mit der PET ist eine neuroradiologische Abgrenzung zur zerebralen Toxoplasmose zuverlässiger möglich als mit CT oder MRT.

Therapie

Akuttherapie

Verschiedene Behandlungsschemata stehen zur Verfügung:
- Standardtherapie: Sulfadiazin 4 × 1000–1500 mg/d + Pyrimethamin 2 × 50 mg/d (nach 3 d Dosis halbieren) + Folinsäure 3 × 15 mg/d
- Alternativ: Clindamycin 3 × 600 mg/d i. v. oder p. o. + Pyrimethamin und Folinsäure (s. o.)

Die Behandlung wird über 4(–6) Wo. bzw. bis zur Rückbildung der zerebralen Entzündungsherde fortgeführt und häufig durch das Auftreten von Medikamentenallergien bzw. Toxizität kompliziert.

Prophylaxe

Primärprophylaxe

Eine Primärprophylaxe sollte bei Toxoplasmose-IgG-positiven HIV-Infizierten ab CD4-Zellen < 200/µl erfolgen. Mittel der Wahl ist Co-trimoxazol. Alternativ kann Dapson + Pyrimethamin + Folinsäure oder Atovaquone eingesetzt werden.

Sekundärprophylaxe

Nach einer zerebralen Toxoplasmose ist eine Sekundärprophylaxe mit den Medikamenten der Akutbehandlung in reduzierter Dosierung obligat, da es sonst gehäuft zu Rezidiven kommt (Empfehlungsgrad B). Die Primär- wie die Sekundärprophylaxe der zerebralen Toxoplasmose kann bei guter Wirksamkeit der ART und Immunrekonstitution (CD4-Zellen > 200/µl für 6 Mon.) beendet werden (Empfehlungsgrad B).

17.3.3 Zytomegalievirus-Erkrankung

Das Zytomegalievirus (CMV) gehört in die Familie der Herpesviren. Die Seroprävalenz in der gesunden Bevölkerung beträgt bis zu 70 %.

CMV führt bei erworbener oder induzierter Immunsuppression zu schweren Krankheitsverläufen mit Virämie und Organsyndromen. Vor Einführung der antiretroviralen Kombinationstherapie waren bis zu 25 % der Patienten mit AIDS von einer CMV-induzierten Retinitis, Ösophagitis oder Kolitis (Manifestationsgipfel bei deutlich < 100 $CD4^+$-Zellen/µl) betroffen. Seltener kommt es bei HIV-Infizierten zu einer CMV-Pneumonitis oder zu einer klinisch apparenten Enzephalitis.

Symptomatik

Je nach Lokalisation variierend:
- Sehstörungen, Gesichtsfeldausfälle bei Retinitis
- Dysphagie und retrosternale Schmerzen bei Ösophagitis
- Diarrhö und abdominelle Schmerzen bei Kolitis
- Dyspnoe, Fieber und unproduktiver Husten bei Pneumonitis
- Neurologische Defizite und mnestische Störungen bei Enzephalitis

Diagnostik und Differenzialdiagnose

Diagnostik:
- Erregernachweis: Ein direkter DNA-Nachweis mittels PCR (qualitativ und quantitativ) aus Serum und Liquor ist mit guter Sensitivität und Spezifität möglich. Der Antigennachweis mittels Immunfluoreszenz (pp65-Antigennachweis) erlaubt ebenfalls quantitative Aussagen. Immunhistochemische Nachweise aus Biopsiematerial sichern die Diagnose.
- Funduskopie: Am Augenhintergrund sind peripher gelegene, weißliche Exsudationen und Blutungen sichtbar. Unbehandelt werden diese Herde größer und können auch die Makula erfassen. Retinablutungen und Ablatio retinae können zur Erblindung führen.
- Endoskopische Verfahren (Koloskopie, Gastroskopie): makroskopischer Aspekt der Schleimhaut (Ulzera), Entnahme von Biopsien.

Differenzialdiagnose: Herpes-simplex-Virus Typ 1 und Typ 2; bei Retinitis zusätzlich Varizella-Zoster-Virus und Toxoplasmose.

Therapie

Als Therapeutika für die Akuttherapie stehen Ganciclovir (2 × 5 mg/kg i. v./d), Valganciclovir (2 × 900 mg p. o./d), Foscarnet und Cidofovir zur Verfügung.

Primär- und Sekundärprophylaxe

Eine längere Suppressionstherapie (z. B. mit Valganciclovir 2 × 450 mg p. o./d) ist nach CMV-Retinitis obligat. Eine intravitreale Implantation eines Ganciclovir-Depots ist möglich, kann aber zum Schutz des nicht erkrankten Auges mit einer systemischen Therapie kombiniert werden. Regelmäßige funduskopische Kontrollen sollen Rezidive, die trotz konsequenter Sekundärprophylaxe auftreten, frühzeitig erfassen. Bei Patienten, die bisher keine ART eingenommen haben, kommt dieser ein hoher Stellenwert bei der Verhinderung von Rezidiven zu. Bei stabiler immunologischer Verbesserung mit einem Anstieg > 100–150 $CD4^+$-Zellen/µl für > 3 Mon. kann unter ophthalmologischer Kontrolle die Sekundärprophylaxe abgesetzt werden.

Aufgrund der hohen Toxizität der Substanzen kann eine Primärprophylaxe nicht generell empfohlen werden. In prospektiven Studien konnte die klinische Wirksamkeit einer Pre-emptive Therapy bei hoher CMV-Viruslast bzw. positivem pp65-Antigen im Blut nachgewiesen werden.

17.3.4 Candidiasis

Erreger sind Hefepilze, meist *Candida (C.) albicans*, seltener *C. krusei (Issatchenkia orientalis), C. glabrata (Nakaseomyces glabrata).* Schon bei mäßiger Erniedrigung der Helferzellen kann es zu oraler Candidiasis (Soor) kommen. Die Soorösophagitis als AIDS-definierende Erkrankung tritt meist erst bei einer $CD4^+$-Zellzahl < 100/µl auf.

Symptomatik

- Geschmacksstörungen und Brennen im Mund bei oraler Manifestation
- Dysphagie, retrosternale Schmerzen, Appetitlosigkeit bei Ösophagitis

Diagnostik

- Untersuchung: Inspektion des Mund-Rachen-Bereichs ergibt weiße, abstreifbare Beläge.
- Endoskopische Verfahren (Gastroskopie): makroskopisch Soor im Ösophagus.
- Erregernachweis: kulturelle Anzucht auf üblichen Nährmedien.

Therapie

Die Behandlung erfolgt interventionell-intermittierend. Bei Erstmanifestation und bei leichten Verläufen sind lokale Antimykotika oft erfolgreich (z. B. Amphotericin-B-Suspension, Nystatin). Bei häufigen Rezidiven, insbesondere in fortgeschrittenen Stadien, sowie bei der Soorösophagitis ist eine systemische Therapie notwendig. Hierbei kommen Fluconazol (200–800 mg/d) und Itraconazol (insbesondere in der Flüssigzubereitung) zur Anwendung.

Primär- und Sekundärprophylaxe

Eine Primärprophylaxe wird wegen der zunehmenden Resistenzbildung nicht mehr empfohlen.

17.3.5 Tuberkulose

Beim Vorliegen einer HIV-Infektion unterscheidet sich die Auswahl und Dauer der Tuberkulosetherapie nicht von der bei ausschließlich vorhandener Tuberkulose (➤ Kap. 18). Es ist jedoch wichtig, auf den Zeitpunkt des Therapiestarts und potenzielle Wechselwirkungen zu achten.

Mit der Verfügbarkeit von INIs und der Anwendung von begleitender Kortikosteroidtherapie wurden frühere Empfehlungen zur Verzögerung der Behandlung von *Mycobacterium tuberculosis* überarbeitet. Bei Personen mit aktiver Tuberkulose sollte die Einleitung der ART innerhalb von 2 Wo. nach Beginn der Tuberkulosebehandlung erfolgen, insbesondere wenn die $CD4^+$-Zellzahl < 50/µl beträgt. Bei Patienten mit tuberkulöser Meningitis wird die Verwendung von Hochdosissteroiden in Kombination mit der Tuberkulosetherapie empfohlen, gefolgt von der Einleitung der ART innerhalb von 2 Wo.

Diagnostik und Differenzialdiagnose

➤ Kap. 18.

Therapie

Medikamentenwechselwirkungen müssen bei allen Patientinnen und Patienten in Betracht gezogen werden, insbesondere jedoch bei Personen mit der Diagnose HIV und Tuberkulose. Die einzigen Regime, die sicher in Kombination mit Rifampicin verwendet werden können, sind Dolutegravir (50 mg 2 ×/d), Efavirenz (600 mg 1×/d) oder Raltegravir (800 mg 2 ×/d), jeweils zusammen mit TDF/FTC.

17.3.6 Nichttuberkulöse Mykobakteriosen

Meist handelt es sich um Infektionen durch den *Mycobacterium-avium-intracellulare*-Komplex (MAC). Selten werden andere nichttuberkulöse Mykobakterien nachgewiesen. Sogenannte atypische Mykobakteriosen treten vermehrt bei $CD4^+$-Zellzahlen < 100/µl auf.

Symptomatik

Schwäche, Fieber, Nachtschweiß, Anämie. Eine Erhöhung der alkalischen Phosphatase kommt vor.

Diagnostik und Differenzialdiagnose

Diagnostik:

- Erregernachweis: direkter Nachweis aus Blut mittels Flüssigkultur (ca. 10 d) oder konventioneller Kultur (bis zu 6 Wo.). Mikroskopisch positive Proben sollten mittels PCR weiteruntersucht werden (frühe Speziesbestimmung).

- Endoskopische Verfahren (Gastroskopie): Nachweis nichttuberkulöser Mykobakterien in der Duodenalschleimhaut.
- Bildgebende Verfahren (Röntgen-Thorax, Sonographie Abdomen/Thorax-CT): Nachweis von vergrößerten Lymphknoten; diese können ggf. diagnostisch punktiert werden.

Differenzialdiagnose: Non-Hodgkin-Lymphom.

Therapie

Eine Behandlungsindikation ergibt sich aus den klinischen Symptomen und dem Nachweis von Mykobakterien aus sterilen Materialien (Blutkultur, Biopsien). Die therapeutischen Möglichkeiten sind durch Substanzen wie Rifabutin und moderne Makrolide verbessert worden. Die Behandlung wird mit einer Kombination aus mind. 3 Medikamenten (Rifabutin, Clarithromycin, Ethambutol, Prothionamid, Amikacin) durchgeführt. Auf mögliche Interaktionen der HIV-Medikamente mit den Tuberkulostatika ist zu achten; ggf. ist die Bestimmung von Medikamentenwirkspiegeln notwendig.

Primär- und Sekundärprophylaxe

Für eine Sekundärprophylaxe werden Clarithromycin (alternativ Azithromycin) und Ethambutol ± Rifabutin empfohlen. Die Sekundärprophylaxe kann nach einer 1-jährigen MAC-Behandlung und bei Anstieg der CD4-Zellen auf > 100/µl über 6 Mon. abgesetzt werden (Empfehlungsgrad B).

Eine generelle Empfehlung für eine Primärprophylaxe besteht in Deutschland aufgrund der niedrigen Inzidenz der MAC-Infektionen nicht.

17.3.7 Seltenere Infektionen

Progressive multifokale Leukenzephalopathie (PML)

Erreger dieser demyelinisierenden Erkrankung des ZNS ist das JC-Virus aus der Familie der Papovaviren. Je nach Studie beträgt die Häufigkeit zwischen 5 und 10 % der AIDS-Patienten.

Symptomatik

Ataxie, motorische und sensorische Ausfälle, mnestische und sprachliche Störungen.

Diagnostik und Differenzialdiagnose

Diagnostik:

- Erregernachweis: direkter DNA-Nachweis mittels PCR aus Liquor mit mäßiger Sensitivität und guter Spezifität
- Bildgebende Verfahren: Im CCT und MRT zeigen sich multifokale, asymmetrische, nicht kontrastmittelanreichernde Läsionen ohne Raumforderung, die auf das Marklager beschränkt bleiben
- **Differenzialdiagnose:** HIV-Enzephalopathie, CMV-Enzephalitis

Therapie

Eine ursächliche Therapie ist nicht bekannt. Bei therapienaiven Patienten empfiehlt sich die Einleitung einer antiretroviralen Therapie.

Kryptokokken-Meningitis

Die Infektion mit *Cryptococcus neoformans* erfolgt aerogen durch Erreger aus Vogelkot. Die pulmonale Manifestation verläuft meist inapparent. Erst durch Dissemination kommt es zur Meningoenzephalitis.

Symptomatik

Kopfschmerzen, Fieber, (wenig ausgeprägter!) Meningismus, Wesensveränderungen, Somnolenz, Koma.

Diagnostik

- Kryptokokken-Antigennachweis aus Blut und Liquor
- Mikroskopischer Nachweis von Kryptokokken im Liquor mittels Tuschepräparat und kulturell auf Spezialnährböden

Therapie

Kombinierte Behandlung mit Amphotericin B, Flucytosin und Fluconazol i. v. über 6 Wo.

Primär- und Sekundärprophylaxe

Eine Suppressionstherapie mit Fluconazol ist lebenslang durchzuführen, wenn nicht unter der ART die CD4-Zellen auf > 100–200/µl über >6 Mon. ansteigen (Empfehlungsgrad B). Die Durchführung einer Primärprophylaxe wird nicht empfohlen. Die breite Anwendung von Fluconazol sowie die ART haben die Häufigkeit von Kryptokokken-Meningitiden in Europa deutlich gesenkt.

Bei Kryptokokken-Meningitis sollte die Einleitung der ART erst nach 4 Wo. erfolgen, da ein früherer Start mit einer erhöhten Sterblichkeit verbunden sein kann.

17.4 HIV-assoziierte Neoplasien

17.4.1 HIV und Krebs

Menschen, die mit HIV leben haben ein erhöhtes Krebsrisiko, das sowohl auf nichtinfektiöse Faktoren wie Rauchen und Alkoholkonsum als auch auf den Rückgang der Gesamtmortalität und das Älterwerden von HIV-infizierten Kohorten zurückzuführen ist. Dies hat zu einem Anstieg der Gesamtkrebsinzidenz in dieser Bevölkerungsgruppe beigetragen. Betroffene Personen sind besonders anfällig für nicht AIDS-definierende Malignome (NADMs). Bemerkenswerterweise macht Krebs mittlerweile etwa 20 % aller HIV-bezogenen Todesfälle aus (Trickey et al. 2024).

Die Behandlung der HIV-Infektion bei Patientinnen und Patienten, die sich einer Chemotherapie gegen Krebs unterziehen, birgt einzigartige Herausforderungen. Erwartete Arzneimittelwechselwirkungen (DDIs) zwischen antiretroviralen Medikamenten und verschiedenen Krebstherapeutika, zusammen mit überlappenden toxischen Effekten zwischen antiretroviralen Medikamenten, Chemotherapie, Immuntherapie und anderen häufig verschriebenen Arzneimitteln für Krebspatienten (z. B. Antimykotika, antivirale Medikamente und Immunsuppressiva) erschweren zusätzlich das Management dieser Patientinnen und Patienten. Eine gründliche Überprüfung von Datenbanken auf potenzielle Wechselwirkungen und die Bewertung der Verträglichkeit von Chemo- und Immuntherapie sind entscheidend, um die Behandlungsergebnisse für diese komplexe Patientenpopulation zu optimieren.

Zur Interaktionskontrolle sind leicht zugänglichen evidenzbasierten Ressourcen wie z. B. die frei verfügbare Datenbank der University of Liverpool (www.hiv-druginteractions.org/checker) sowie des Toronto General Hospital (https://hivclinic.ca/app/#drugInt) äußerst nützlich.

17.4.2 Kaposi-Sarkom

Das Kaposi-Sarkom (KS) ist ein spindelzelliges Sarkom mit Gefäßneubildungen, das sich primär an der Haut in Form von lividen bis braunen, papulösen oder nodulären Effloreszenzen manifestiert (➤ Abb. 17.6). Es kann aber auch zu einem Befall der Lymphknoten mit Lymphödem sowie zu einer Dissemination im Gastrointestinaltrakt und in den Bronchien kommen. Bei der Entstehung und Progression des HIV-assoziierten KS werden neben dem humanen Herpesvirus Typ 8 (HHV-8) auch hormonelle Faktoren sowie die bestehende zelluläre Immundefizienz ursächlich in Betracht gezogen. Es sind hauptsächlich Männer von dieser Erkrankung betroffen. Bei HIV-Infizierten treten KS-Läsionen auch bei Helferzellzahlen > 200/µl auf.

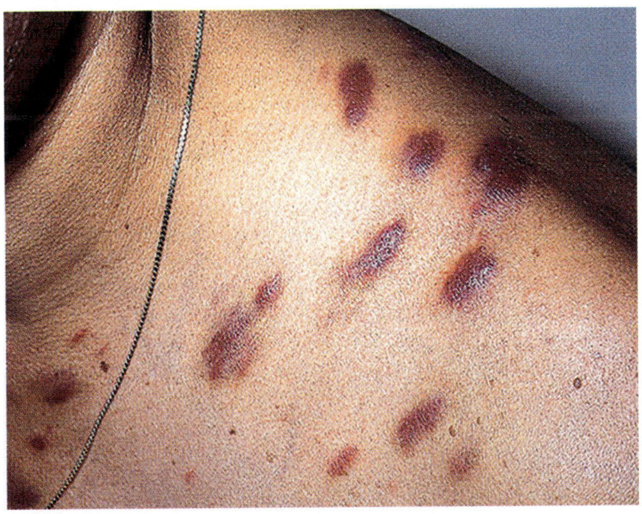

Abb. 17.6 Mehrere Kaposi-Sarkome eines AIDS-Patienten [E323]

Diagnostik

- Klinisch: Blickdiagnose
- Hautbiopsie: Histologie
- Bronchoskopie, Gastroskopie: makroskopischer und histologischer Nachweis

Therapie

Eine antiretrovirale Kombinationstherapie führt häufig zu einer Stabilisierung bzw. Rückbildung der Läsionen. Eine weitergehende Therapie ist zusätzlich meist nicht notwendig; nur bei hohem Risiko (weit fortgeschrittene AIDS-Erkrankung, systemischer Befall, hohes Alter), sehr ausgeprägtem Hautbefall (> 20 Läsionen), ausgeprägtem oralem Befall, symptomatischer pulmonaler oder gastrointestinaler Manifestation oder rascher Progredienz, z. B. im Rahmen eines Immunrekonstitutionssyndroms. In Deutschland zugelassene Therapie der 1. Wahl ist liposomales Doxorubicin. Alternativ stehen Paclitaxel, Docetaxel, ggf. auch Vincristin oder Bleomycin, zur Verfügung. Eine lokale Behandlung mit Kryotherapie, Lasertherapie oder Bestrahlung ist möglich. Bei gutem Immunstatus kann evtl. ein Therapieversuch mit Interferon-α in Betracht gezogen werden.

17.4.3 Non-Hodgkin-Lymphome

Bei HIV-Infizierten ist die Inzidenz hochmaligner Non-Hodgkin-Lymphome (NHL) vom B-Zell-Typ im Vergleich zur Allgemeinbevölkerung deutlich erhöht (standardisierte Inzidenz-Ratio [SIR]: ca. 15–100 je nach Vorliegen weiterer Risikofaktoren). Oft besteht ein fortgeschrittenes Stadium mit extranodaler Manifestation. Systemische NHL, meist diffus-großzellige B-NHL, seltener Burkitt-Lymphome, kommen auch bei intaktem Immunsystem vor. Primäre ZNS-Lymphome entstehen v. a. bei $CD4^+$-Zellzahlen < 50/µl.

Symptomatik

B-Symptomatik mit Gewichtsverlust und Fieber. In Abhängigkeit von der Tumorlokalisation können Schmerzen und neurologische Ausfälle auftreten.

Diagnostik

- Labor: LDH, Blutbild
- Bildgebende Verfahren: Sonographie, CT, MRT
- Endoskopische Verfahren (Gastroskopie): Biopsie aus verdächtigen Läsionen
- Weitere Staging-Untersuchungen: Knochenmarkbiopsie/-stanze, Lumbalpunktion, Leberpunktion

Therapie

Die Behandlung und die Betreuung der immunkompromittierten Patienten erfolgen grundsätzlich nicht anders als bei HIV-negativen Patienten. Eine erfolgreiche ART ist die Basis der Lymphomtherapie und verbessert signifikant die Prognose. Auf eine additive Toxizität der eingesetzten Substanzen ist zu achten (Polyneuropathie, Myelotoxizität [Zidovudin; Ritonavir durch mögliche Hemmung des Metabolismus der Chemotherapeutika]). Daher bedarf die komplexe Chemotherapie einer engen Kooperation zwischen HIV-Medizinern und Hämatoonkologen.

17.4.4 Zervixkarzinom

Zervixdysplasien und invasive Zervixkarzinome weisen bei HIV-infizierten Frauen eine ca. 10-fach höhere Inzidenz auf (SIR 8–17). Eine gynäkologische Vorsorgeuntersuchung sollte alle 6 Mon. erfolgen.

Diagnostik

- Gynäkologische Untersuchung: PAP-Abstrich.
- Nachweis von humanen Papillomaviren (HPV) Typ 16 und 18 in Zervixabstrichen.

Therapie

Abhängig vom Tumorstadium wie bei nicht HIV-infizierten Frauen.

17.5 Impfprophylaxe bei HIV-Infektion

Gemäß aktuell gültigen Empfehlungen der Ständigen Impfkommission (STIKO) gelten neben den allgemeinen Impfempfehlungen einige Empfehlungen für altersunabhängige Indikationsimpfungen, wie z. B. Hepatitis B, Pneumokokken, jährliche Influenza- und COVID-19-Impfung. Eine entsprechende Übersicht ist ➤ Kap. 26 zu entnehmen.

17.6 Verhalten bei Nadelstichverletzungen – Postexpositionsprophylaxe (PEP)

Nach einer akzidentiellen Nadelstichverletzung wird die Wunde vorsichtig durch Druck zum Bluten gebracht und mit 85-prozentiger Alkohollösung desinfiziert. Ersatzweise kann Seifenlösung mit schlechterer Desinfektionswirkung verwendet werden. Chirurgische Manipulationen wie Erweiterungen des Stichkanals sollten unterbleiben. Nach einer Risikoabschätzung (Menge des Bluts, HIV-Serostatus, AIDS-Erkrankung, Höhe der HIV-Last, ART) sollte bei gegebener Indikation die Postexpositionsprophylaxe (PEP) **so schnell wie möglich** begonnen werden.

Es wird empfohlen, eine **Dreifach-ART** über einen Zeitraum von 28 d so rasch wie möglich, jedoch innerhalb von 72 d nach perkutaner, Schleimhaut- oder sexueller Exposition gegenüber bekanntem oder vermutetem HIV-positivem Blut, genitalen Sekreten oder sichtbar blutigen Ausscheidungen zu verabreichen. Die empfohlene Therapie umfasst TDF (oder TAF)/FTC in Kombination mit Dolutegravir oder Bictegravir. Die Einleitung einer PEP wird auch dann empfohlen, wenn die Ergebnisse des HIV-Tests der Quellperson noch ausstehen. Im Falle von Bedenken bezüglich eines HIV mit Arzneimittelresistenz oder in Verbindung mit Schwangerschaft oder Stillzeit wird eine Expertenkonsultation dringend empfohlen. (➤ Tab. 17.2).

LEITLINIEN

Deutsche AIDS-Gesellschaft (DAIG): Deutsch-Österreichische Leitlinien zur antiretroviralen Therapie der HIV-Infektion. Version 8.0. AWMF-Reg.-Nr. 055-001 (2020).

Deutsche AIDS-Gesellschaft (DAIG): Deutsch-Österreichische Leitlinien zur Postexpositionellen Prophylaxe der HIV-Infektion (Aktualisierung 2021).

European AIDS Clinical Society (EACS): Guidelines for the clinical management and treatment of HIV-infected adults. Version 12.0 (October 2023a). www.eacsociety.org/media/guidelines-12.0.pdf.

European AIDS Clinical Society (EACS): Guidelines on the prevention and management of metabolic diseases in HIV. Version 12.0 (October 2023b). www.eacsociety.org/files/2015_eacsguidelines_8.0-english_revised-20151104.pdf.

National Comprehensive Cancer Network (NCCN): Cancer in People Living With HIV, Version 1.2018, NCCN Clinical Practice Guidelines in Oncology (2018). https://jnccn.org/view/journals/jnccn/16/8/article-p986.xml.

Panel on Antiretroviral Guidelines for Adults and Adolescents: Guidelines for the use of antiretroviral agents in HIV-1-infected adults and adolescents. Department of Health and Human Services (2024). https://clinicalinfo.hiv.gov/en/guidelines/adult-and-adolescent-arv.

Gandhi RT, Landovitz RJ, Sax PE et al.: Antiretroviral Drugs for Treatment and Prevention of HIV in Adults: 2024 Recommendations of the International Antiviral Society-USA Panel. JAMA. Dec 1. (2024). doi: https://doi.org/10.1001/jama.2024.24543. Online ahead of print.PMID: 39616604

LITERATUR

Desai S, Croxford S, Brown AE et al.: An overview of the HIV epidemic among men who have sex with men in the United Kingdom 1999–2013. Euro Surveill 20(14) (2015) pii=21086.

INSIGHT START Study Group: Initiation of Antiretroviral Therapy in Early Asymptomatic HIV Infection. N Engl J Med Aug 27;373(9) (2015) 795–807.

Joint United Nations Programme on HIV/AIDS (UNAIDS): Global AIDS Respone and AIDS Reporting 2015. (2015) 1–219. www.unaids.org/sites/default/files/media_asset/JC2702_GARPR2015guidelines_en.pdf.

Robert Koch-Institut (RKI): Epidemiologisches Bulletin: HIV-Diagnosen und AIDS-Erkrankungen in Deutschland, Bericht zur Entwicklung im Jahr 2014 aus dem Robert Koch-Institut. Nr. 6. Juli 2015.

Trickey A, McGinnis K, Gill MJ et al.: Longitudinal trends in causes of death among adults with HIV on antiretroviral therapy in Europe and North America from 1996 to 2020: a collaboration of cohort studies. Lancet HIV. Mar;11(3) (2024) e176–e185. doi: https://doi.org/10.1016/S2352–3018(23)00272-2. Epub 2024 Jan 24. PMID: 38280393.

Wandeler G, Johnson LF, Egger M: Trends in life expectancy of HIV-positive adults on antiretroviral therapy across the globe: comparisons with general population. Curr Opin HIV AIDS. May 31 (2016).

KAPITEL

18

Sophie Schneitler, Inna Friesen, Barbara Kalsdorf, Martin Kuhns, Ulrike Oesterlee und Martina Sester

Tuberkulose und nichttuberkulöse Mykobakteriosen

18.1 Definition und Basisinformation

Die Mykobakterien des *Mycobacterium-tuberculosis*-Komplexes (MTBK) sind die Erreger der Tuberkulose (TB), einer Erkrankung, die uns seit der Menschheitsgeschichte begleitet, weltweit vorkommt und nicht nur in der Humanmedizin eine Relevanz besitzt. In Abhängigkeit von Risikofaktoren und Genetik können zwischen Infektion und Ausbruch der Erkrankung, die alle Organsysteme betreffen kann, Monate bis Jahre oder auch Jahrzehnte liegen. Die TB ist global gesehen eine der relevantesten Infektionskrankheiten mit hoher Letalität und Morbidität (GTR 2022). Wenngleich die Tuberkulose in Deutschland zu den selteneren Erkrankungen gehört, ist das Wissen um diese Erkrankung aufgrund von Migration, zunehmendem Risiko durch Immunsuppression, aber auch von diagnostischen Fallstricken und potenziellen Folgen einer Fehldiagnose von hoher Relevanz (RKI 2022).

Die sog. nichttuberkulösen Mykobakterien (NTM) kommen ubiquitär in der Umwelt vor, z. B. im Boden und im Wasser. Diese führen bei einem Immungesunden nur sehr selten zu einer Erkrankung. Aufgrund der Zunahme medikamentöser Immunsuppression wird diesen Erkrankungen eine zunehmend größere Relevanz zugesprochen. Eine aktuelle Surveillance-NTM-Studie über 5 J. in Deutschland ergab eine stabile Inzidenz mit < 5/100.000 (Corbett et al. 2023).

18.2 Epidemiologie

Global nimmt die TB eine führende Rolle in der Infektionsmedizin ein, da ein Viertel der Weltbevölkerung als infiziert mit MTBK gilt und es sich bei der TB global um die führende bakterielle Todesursache eines Einzelerregers handelt. Die COVID-19-Pandemie hatte aufgrund der in einigen Ländern nicht aufrechtzuerhaltenden TB-Programme einen maßgeblichen negativen Einfluss auf Detektion, Therapie und Letalität der TB (GTR 2022). Nachdem im Jahr 2021 die TB-Inzidenz angestiegen war, betrug sie im Jahr 2022 134 (124–144)/100.000 (WHO 2024). Am meisten betroffen ist dabei die WHO-Region Südostasien mit 45 % der TB-Fälle (GTR 2023). Anders stellt sich die Situation in Deutschland dar: Die TB gehört mit einer Inzidenz von 5,3/100.000 im Jahr 2023 zu den seltenen Infektionskrankheiten (RKI 2024). Ein weiterer relevanter Unterschied besteht beim Durchschnittsalter, das in Deutschland einen zweigipfligen Verlauf aufzeigt: 61 Jahre bei deutschen Staatsbürgern (Inzidenz 1,5) und einem zweiten Peak bei 31-Jährigen mit Migrationshintergrund (Inzidenz 25,1; RKI 2023).

Die pulmonale TB ist mit 76,1 % die häufigste klinische Manifestationsform, die in 84,4 % als „offen", d. h. infektiös, eingestuft wurde und in 51,2 % der Fälle mikroskopisch positiv war, d. h. säurefeste Stäbchen im respiratorischen Material nachweisbar waren (RKI 2023). In ca. 10 % der Fälle lag dabei eine resistente TB vor, die sich in 6,3 % der Fälle als multiresistente TB bestätigte (RKI 2023). Es wurde in etwa 97 % der Fälle *M. tuberculosis* als Erreger identifiziert, gefolgt von *M. africanum* und *M. bovis* (RKI 2024).

18.3 Pathogenese

Alle Erreger des MTBK besitzen das Potenzial, beim Menschen eine Tuberkulose zu verursachen. Der Infektionsweg erfolgt i. d. R. über Aerosole, die alveolengängige Tröpfchen (Durchmesser > 5 µm) enthalten und v. a. beim Husten und Niesen entstehen. Die Ansteckungsfähigkeit der TB ist grundsätzlich geringer als bei anderen aerosolübertragenen Infektionskrankheiten wie z. B. Masern oder COVID-19 (Lange et al. 2019). Viele Faktoren beeinflussen die Infektionswahrscheinlichkeit, u. a. Menge und Virulenz der eingeatmeten Erreger, die Empfänglichkeit der exponierten Person und Häufigkeit, Enge und Dauer des Kontakts. In der Regel bedarf es einer kumulativ mehrstündigen Exposition > 8 h vorwiegend in geschlossenen Räumen und zu einer Person, die an mikroskopisch offener Lungentuberkulose erkrankt ist, um von einer relevanten Infektionsgefährdung auszugehen. Kommt es zu einer tuberkulösen Primärinfektion, entwickelt sich nur selten (in ca. 1 % der Fälle) eine aktive Tuberkulose, in > 90 % der Fälle verläuft die Primärinfektion klinisch inapparent und ohne nachweisbaren Organbefund. Relevant ist hier die Erregeraufnahme in Makrophagen mit nachfolgend spezifischer T-Zell-Aktivierung. In der Folge entsteht der sog. Primärkomplex (pulmona = Ghon-Primärkomplex), ein sich häufig verkalkt präsentierender Primäraffekt mit granulomatöser Gewebereaktion und Vergrößerung eines regionalen Lymphknotens. Bei Immungesunden entwickelt sich eine Immunität vom zellulären Reaktionstyp. In Abhängigkeit von der Risikogruppe kommt es bei einer geringen Prozentzahl (etwa 3–7 %) an Personen in den nachfolgenden Jahren bis Jahrzehnten zu einer klinisch apparenten Postprimärtuberkulose (Lange et al. 2019). Das höchste Progressionsrisiko zur manifesten Erkrankung besteht in den ersten beiden Jahren nach Infektion.

Neben der aerosolgebundenen Übertragung ist sehr selten eine enterale Übertragung durch *M. bovis* mit Entwicklung einer Darmtuberkulose möglich. Relevant können hier v. a. Milchprodukte aus unpasteurisierter Milch sein. Theoretisch ist als weiterer Übertragungsweg die Inokulation möglich, diese spielt in Deutschland jedoch eine nachrangige Rolle. Eine TB kann nach zunächst erfolgreicher Therapie erneut reaktivieren. Der Nachweis einer TB, die Therapieeinleitung, der Therapieabbruch sowie der Tod an einer TB sind nach Infektionsschutzgesetz meldepflichtig.

18.4 Latente Infektion mit *Mycobacterium tuberculosis* (LTBI)

Die Infektion mit MTBK induziert eine Immunantwort, die i. d. R. zu einer wirksamen Kontrolle der Erregervermehrung führt. Der klinisch asymptomatische Zustand wird als latente Infektion mit *M. tuberculosis* (LTBI) bezeichnet (Mack et al. 2009) und ist durch den Nachweis einer spezifischen Abwehrreaktion gegen Mykobakterien des MTBK bei fehlender Symptomatik definiert. Inwieweit Personen mit LTBI die Mykobakterien komplett eliminieren oder noch vermehrungsfähige Bakterien im Organismus vorhanden sind, ist individuell nicht zu differenzieren. Es ist jedoch davon auszugehen, dass LTBI ein breites Spektrum von Personen, die den Erreger vollständig beseitigt haben, bis hin zu Personen, die noch vermehrungsfähige Bakterien tragen, umfasst (Barry et al. 2009). Es entwickeln lediglich ca. 5–10 % aller Infizierten eine aktive Tuberkulose (Barry et al. 2009). Risikofaktoren für die Entwicklung zu einer aktiven Tuberkulose sind ein kurz zurückliegender Kontakt und das Vorliegen einer Immunsuppression. Die Diagnose einer LTBI bei Kontaktpersonen im Rahmen von Umgebungsuntersuchungen und bei Risikopatienten ist daher essenzieller Bestandteil der Indikationsstellung einer präventiven Chemotherapie (Mack et al. 2009).

18.4.1 Interferon-γ Release Assay (IGRA) und Tuberkulin-Hauttest

Eine LTBI kann lediglich indirekt über den Nachweis einer zellulären Immunität gegen Mykobakterien des MBTK diagnostiziert werden. Dieser erfolgt entweder durch einen Tuberkulin-Hauttest (THT) oder über einen blutbasierten IGRA (Mack et al. 2009). Kommerzielle IGRA-Verfahren basieren auf einer Induktion der Sekretion von Interferon-γ (IFN-γ) durch spezifische Stimulation von Vollblut oder mononukleären Zellen des peripheren Bluts (PBMC). Die induzierte IFN-γ-Sekretion wird entweder über einen ELISA-Test oder über einen ELISPOT-Assay nachgewiesen. Beide Verfahren erlauben eine quantitative Analyse der Immunität. Durch Negativ- und Positivkontrolle ist eine Aussage zur Validität der Testergebnisse möglich. Trotz geringfügiger Unterschiede in der Sensitivität sind beide Verfahren zur Diagnose einer LTBI geeignet. Sie sind nur mit wenigen nichttuberkulösen Mykobakterien (u. a. *M. szulgai, M. kansasii, M. marinum*), nicht aber mit *M. bovis* BCG-kreuzreaktiv und daher spezifischer im Vergleich zum THT. Mit Ausnahme der Diagnose einer LTBI bei Kindern < 5 J. wird der THT aufgrund der eingeschränkten Sensitivität und Spezifität in Deutschland nur in Einzelfällen empfohlen.

Auf Basis etablierter Grenzwerte resultiert ein positives Testergebnis bei Kontaktpersonen und Risikopatienten in der Indikation zu einer präventiven Chemotherapie. Zu diesen Risikogruppen zählen Personen, die enge Kontakte zu Patienten mit einer offenen Lungentuberkulose, Migranten aus Hochinzidenzländern, HIV-infizierten Personen mit unkontrollierter HIV-Replikation sowie Patienten vor Gabe von TNF-Antagonisten haben (➤ Tab. 18.1). Die Indikation zur LTBI-Testung weiterer Risikogruppen, z. B. Patienten nach Organ- oder Stammzelltransplantation oder Patienten mit Niereninsuffizienz, sollte individuell und unter Berücksichtigung weiterer Risikofaktoren getroffen werden.

Da sich die Immunantwort nach Kontakt erst aufbauen muss, sollte die IGRA-Testung bei Kontaktpersonen frühestens 6–8 Wo. nach stattgehabtem Kontakt durchgeführt werden. Das Risiko der Entwicklung einer TB bei immunsupprimierten Patienten richtet sich nach der Art und Höhe der Immunsuppression. Hier sollte die

Tab. 18.1 Empfehlung zur Durchführung eines IGRA-Tests in Niedriginzidenzländern (nach Schaberg et al. 2022)

IGRA-Testung	Personengruppe	NNT
Testung empfohlen	Enge Kontaktpersonen von Patienten mit offener Tuberkulose	< 50
	HIV-Infizierte, besonders mit nachweisbarer HIV-Replikation	< 50
	Migranten aus Hochinzidenzländern	< 50
	Patienten vor Gabe von TNF-Antagonisten	> 100, aber gerechtfertigt durch Schwere der TB
Testung erwägen[1]	Organtransplantatempfänger	> 100
	Stammzelltransplantatempfänger	> 100
	Patienten mit dialysepflichtiger Niereninsuffizienz	> 100
	Patienten mit anderen Immundefizienzen	> 100
	Patienten mit Silikose	> 100
Testung nicht empfohlen (außer bei Vorliegen weiterer Risikofaktoren, s. o.)	Mitarbeitende im Gesundheitssystem	>> 100
	Alkohol- u./o. Drogenabhängige	Nicht bekannt
	Obdachlose	Nicht bekannt
	Insassen von Justizvollzugsanstalten	Nicht bekannt
	Patienten mit Diabetes mellitus	Nicht bekannt
	Untergewichtige Personen (BMI < 18 kg/m^2)	Nicht bekannt
	Raucher	Nicht bekannt

NNT (Number Needed to Treat) = Anzahl von Personen, die bei positivem Testergebnis behandelt werden müssen, um einen Fall einer Tuberkulose zu verhindern

[1] Mindestens ein weiterer Risikofaktor sollte vorliegen

Notwendigkeit einer präventiven Chemotherapie nach Möglichkeit vor Beginn der Immunsuppression abgeklärt werden. Insbesondere bei Patienten mit Immunsuppression muss jedoch beachtet werden, dass ein negatives Testergebnis aufgrund der Möglichkeit der Interferenz mit dem Test das Vorliegen einer LTBI nicht ausschließt, sodass stets auch zusätzliche Risikofaktoren in die Entscheidung zur Chemoprophylaxe mit einbezogen werden sollten. Auf Basis von individuellen Patientenmetadaten wurde ein hilfreiches Online-Tool entwickelt, das anhand des IGRA-Testergebnisses sowie weiterer Risikofaktoren eine Abschätzung des individuellen Risikos der Entwicklung einer TB erlaubt (www.periskope.org; Gupta et al. 2020). Der Algorithmus errechnet auch die Anzahl von Personen, die bei positivem Testergebnis behandelt werden muss, um einen TB-Fall zu verhindern (Number Needed to Treat, NNT).

IGRA differenzieren nicht zwischen latenter, aktiver oder früher einmal durchgemachter TB. Daher sollten IGRA nicht zur Diagnose einer aktiven TB angewandt werden. Es existieren jedoch vielversprechende experimentelle Ansätze zur Unterscheidung einer latenten von einer aktiven Infektion, die auf einer veränderten Zytokin- oder Transkript-Expression spezifischer T-Zellen oder einer Anreicherung von spezifischem Blut in extrasanguinen Körperkompartimenten (z. B. BAL) beruhen (Zak et al. 2016; Jafari et al. 2018; Sester et al. 2011).

MERKE

Ein negativer IGRA oder Tuberkulin Hauttest schließt eine klinisch aktive Tuberkulose nicht aus.

18.4.2 Präventive Therapie

Für die präventive Chemotherapie der LTBI stehen verschiedene Kombinationen aus Isoniazid und/oder Rifampicin zur Verfügung (➤ Tab. 18.2). Bei ähnlicher Wirksamkeit sind kürzere Therapieschemata zu bevorzugen. Kombinationstherapien aus Isoniazid und Rifapentin sind ebenfalls wirksam, wobei Rifapentin derzeit in Deutschland nicht erhältlich ist. Vor Einleitung einer präventiven Therapie sollte zur Therapieentscheidung nach Möglichkeit das Resistogramm des Erregers der Indexperson mit einbezogen werden. Insbesondere bei Prävention von Kontaktpersonen zu Patienten mit multiresistenter (MDR-)TB sollte die Resistenzlage des Indexpatienten berücksichtigt werden und Rücksprache mit einem spezialisierten TB-Behandlungszentrum erfolgen (➤ Kap. 18.7).

Mögliche Medikamenteninteraktionen zwischen den TB-Medikamenten und Immunsuppressiva (z. B. Mycophenolat mofetil und Rifampicin) bzw. antiviraler Medikation (s. u.) müssen beachtet werden, um ggf. eine Anpassung der Medikation oder der Dosis nach Spiegelkontrollen vorzunehmen.

Tab. 18.2 Medikamente zur präventiven Therapie der LTBI (modifiziert nach Schaberg et al. 2022)

Wirkstoff	Dosierung	Dauer
Isoniazid	5 mg/kg KG, max. 1 × 300 mg/d	(6–)9 Mon.
Rifampicin	1 × 600 mg/d	4 Mon.
Isoniazid + Rifampicin	Je 300 mg u. 600 mg 1 ×/d	3–4 Mon.
Isoniazid + Rifapentin[1]	Je 1 × 900 mg/Wo.	3 Mon.

[1] Derzeit in Deutschland nicht erhältlich

18.5 Aktive Tuberkulose

18.5.1 Symptomatik

Klinische Symptome der TB zeichnen sich v. a. durch unspezifische Allgemeinsymptome aus: Fieber, Gewichtsverlust, Nachtschweiß, Allgemeinzustandsreduktion. Diese Symptome werden ergänzt um Beschwerden in Abhängigkeit des infizierten Organsystems und der Immunlage des Patienten.

Pulmonale Tuberkulose

Leitsymptom der Lungentuberkulose ist mehrwöchiger oder sogar mehrmonatiger Husten, meist ohne Auswurf. Selten, aber typisch ist Bluthusten. Bei akuter Luftnot und/oder stechenden thorakalen Schmerzen muss auch bei TB an einen Spontanpneumothorax gedacht werden (➤ Abb. 18.1).

Extrapulmonale Tuberkulose

Eine TB kann potenziell alle Organsysteme betreffen. Sobald Manifestationen außerhalb der Lunge vorliegen, liegt eine extrapulmonale TB (EPTB) vor. Bei mindestens zwei betroffenen Organsystemen unabhängig von der Lokalisation spricht man von einer disseminierten Form. Die Manifestationen werden dabei mitbestimmt durch den genetischen Hintergrund, den Immunstatus und das Alter des Betroffenen. Aufgrund der möglichen klinischen Vielfalt beschränken sich die folgenden Manifestationen auf klinisch besonders relevante Organmanifestationen.

In ca. 60 % der Fälle handelt es sich bei der EPTB des Erwachsenen um Manifestationen in den extra- und intrathorakalen Lymphknoten oder eine Pleuritis tuberculosa (RKI 2022). EPTB wird bei Betroffenen mit Migrationshintergrund oder auch bei Patienten mit Immunsuppression deutlich häufiger diagnostiziert. Ist bei Auftreten einer EPTB keine Immunsuppression bekannt, sollte diese ausgeschlossen und z. B. ein HIV-Test durchgeführt werden.

- **Lymphknoten-TB:** Am häufigsten liegt eine schmerzlose, einseitige oder auch beidseitige zervikale Lymphadenitis vor, es kann jedoch auch jede andere Lymphknotenregion betroffen sein. Im Verlauf kann es zur spontanen Ruptur eines Lymphknotens kommen. Differenzialdiagnostisch ist neben einer TB an ein malignes Geschehen oder eine Infektion mit NTM mit ähnlicher Präsentation zu denken (➤ Abb. 18.2).
- **Pleuritis tuberculosa:** Die Pleuritis tuberculosa zeichnet sich als akute klinische Erkrankung mit trockenem Husten, pleuritischen Schmerzen und Fieber aus. Im Regelfall liegt ein unilateraler, meist großvolumiger Pleuraerguss (häufig bei jungen Erwachsenen) vor (Zhai et al. 2016).

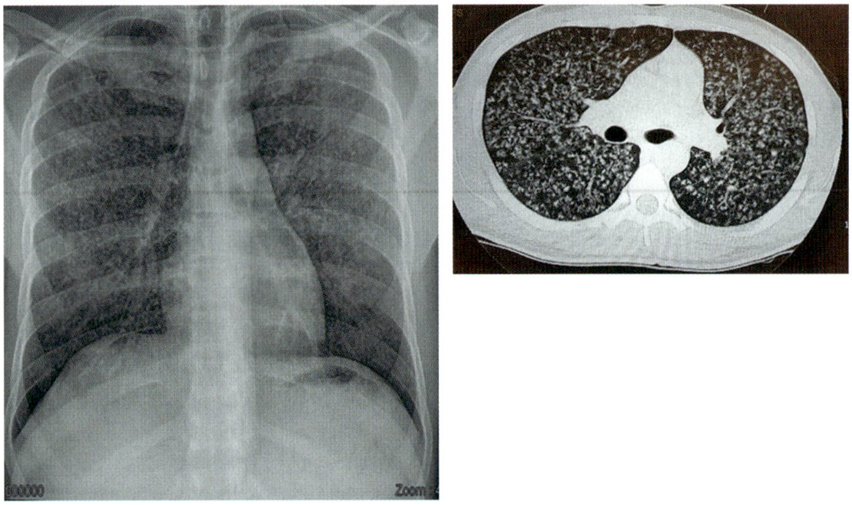

Abb. 18.1 Miliar-TBC im konventionellen Röntgen und CT: Röntgen-Thorax p. a.: bipulmonale, ubiquitäre kleinfleckige Transparenzminderungen; CT-Thorax: ubiquitäre miliare Veränderungen bipulmonal im Sinne eines Tree-in-Bud-Musters bei Nachweis einer Miliar-TBC [M1558]

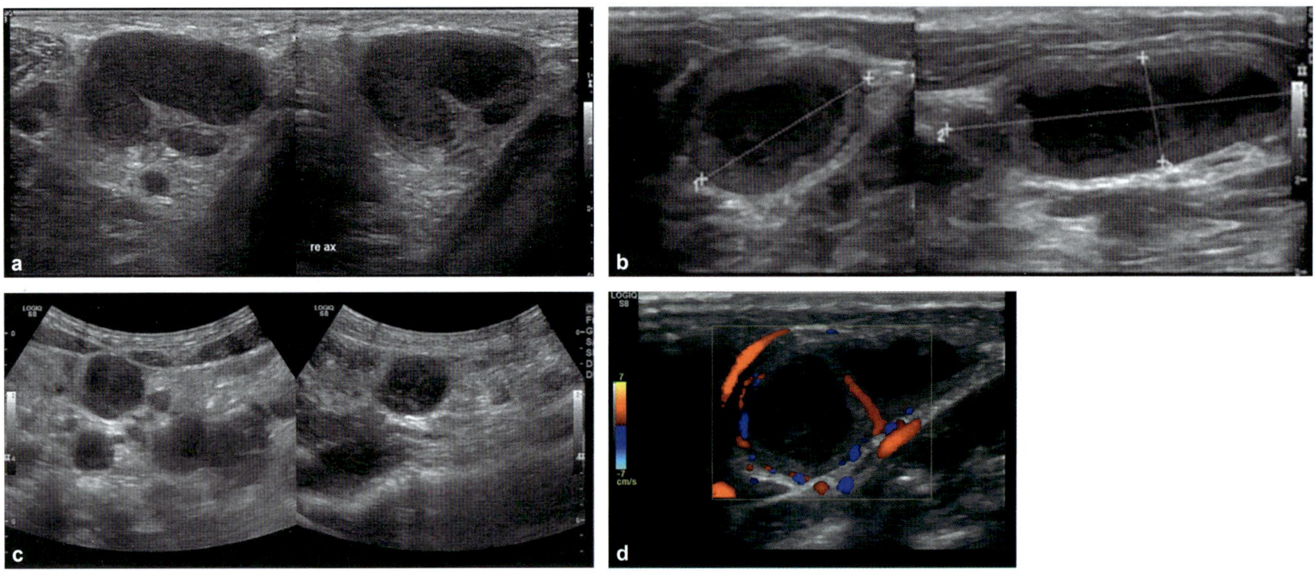

Abb. 18.2 Teilbilder unterschiedlicher Lymphknoten-TB-Stadien: „Buntes Bild" der Lymphknotentuberkulose in der Sonographie. Diese klinischen Zeichen werden häufig auch bei malignen Prozessen beschrieben und sollten differenzialdiagnostisch erwogen werden. **a** vergrößerte Lymphknoten, **b** vergrößerte Lymphknoten mit zentraler Nekrose, **c** Lymphknoten mit formalen Zeichen der Malignität (Abrundung, Verlust des Hilusfettzeichen), **d** intranodale Abszessbildung mit Verlagerung des Hilus nach peripher [M1558]

- **Tuberkulöse Meningitis:** Dieses Krankheitsbild geht mit einer hohen Morbidität und Mortalität einher und ist daher als Notfall anzusehen. Typischerweise zeigt sich klinisch und bildmorphologisch das Bild einer basalen Meningitis (Rodriguez-Takeuchi et al. 2019). Begleitende zerebrale Infarkte sind möglich. Sowohl primär als auch sekundär nach Therapie können die Patienten einen Hydrozephalus ausprägen.
- **Miliar-TB:** Hierbei handelt es sich um eine systemisch vorliegende (generalisierte) TB mit hämatogener Aussaat in mindestens zwei Organsystemen. Pathognomonisch und namensgebend ist hierbei die bis zu 2 mm große „körnerartige" Aussaat, ähnlich Hirsekörnern (➤ Abb. 18.1; Mert et al. 2017). Die Klinik hängt von den betroffenen Organen ab. Die Miliar-TB wird v. a. bei immunsupprimierten Patienten diagnostiziert, kann aber auch beim Immunkompetenten vorkommen. Die pulmonale Miliartuberkulose ist oft paucibazillär und daher schwierig zu diagnostizieren.
- **Ossäre TB:** Die ossäre EBTB ist insgesamt selten und manifestiert sich meist als tuberkulöse Spondylodiszitis, die alle Bereiche der Wirbelsäule betreffen kann und auch unter dem Namen Morbus Pott bekannt ist (Miller, Spicer 2021). Es handelt sich i. d. R. um ein langsam progredientes Krankheitsbild mit im Vordergrund stehenden Schmerzen. Differenzialdiagnostisch muss eine allgemeine bakterielle Spondylodiszitis in Betracht gezogen werden, wobei die tuberkulöse Form im Regelfall die Bandscheiben ausspart, da Mykobakterien des MTBK keine proteolytischen Enzyme besitzen (Rodriguez-Takeuchi et al. 2019). Zudem kommt es i. d. R. zu einem Befall des vorderen und zentralen Wirbelkörpers, pathognomonisch mit Nachweis von mehreren befallenen Wirbelkörpern sowie Ausbildung von Abszessen, sog. kalten Abszessen, als Senkungsabszesse im M. psoas (Rodriguez-Takeuchi et al. 2019).

18.5.2 Diagnostik

Bei der TB-Diagnostik sind drei Punkte besonders relevant:
- Bereits bei Entnahme der Probe (häufig Biopsie bei V. a. EPTB erforderlich) an die TB-Diagnostik denken, da eine Wiederholung der Probenentnahme häufig nur mit Einschränkungen möglich ist.
- Explizite Anforderung einer mikrobiologischen Untersuchung auf Mykobakterien, da ein Nachweis im Regelfall mit angewandten mikrobiologischen Routinetests nicht gelingt.
- Eine negative mikroskopische oder PCR-Diagnostik schließt eine TB nie aus. Die mikrobiologische Diagnostik ist entscheidend abhängig von der Güte des Untersuchungsmaterials; der Goldstandard ist die Kultur.

Im Allgemeinen ist die zu wählende TB-Diagnostik abhängig von der Organmanifestation und dem Immunstatus des Patienten (➤ Tab. 18.3). Die Diagnose der TB setzt sich im Regelfall aus verschiedenen Bausteinen zusammen, die Klinik, Mikrobiologie, Laborchemie und Bildgebung umfassen.

Wichtige Hinweise sollten der Anamnese entnommen werden. Folgendes sollte standardisiert thematisiert werden: Tuberkulosekontakt (auch Jahrzehnte zurückliegend), Tuberkulosevorerkrankung/-behandlung, Immunsuppression und Sozialanamnese (u. a. geographische Herkunft der Familie, Alkohol- oder Drogenkrankheit, Beruf, Auslandsaufenthalte). Darüber hinaus ist in Bezug auf die pulmonale TB ein Röntgen-Thorax in zwei Ebenen (oder bevorzugt ein CT des Thorax) durchzuführen. Für die EPTB können in Abhängigkeit der Manifestation eine Sonographie oder eine CT-/MRT-Untersuchung erfolgen. Bedacht werden sollte, dass bei Nachweis einer Landouzy-Sepsis bzw. einer Miliartuberkulose zum Ausschluss einer zerebralen Beteiligung eine cMRT auch bei fehlender neurologischer Symptomatik erfolgen sollte (Katrak 2021; Schaller et al. 2019).

Mikrobiologische Diagnostik

Für die Diagnose einer Tuberkulose ist der mikrobiologische Nachweis eines Erregers des MTBK beweisend. Der Erregernachweis wird durch eine Kombination von mikroskopischen, kulturellen und molekularbiologischen Verfahren aus nativen Untersuchungsmaterialien geführt. Abstriche oder Proben in Formalin sind ungeeignet (s. a. ➤ Tab. 18.3).

Mikroskopischer Nachweis

Das schnellste und kostengünstigste Verfahren in der Tuberkulosediagnostik ist der mikroskopische Nachweis „säurefester Stäbchen" mit klassischen lichtmikroskopischen Verfahren in der Ziehl-Neelsen-Färbung oder moderneren, sensitiveren fluoreszenzmikroskopischen Färbemethoden (➤ Abb. 18.3). Die untere Nachweisgrenze der mikroskopischen Verfahren liegt bei etwa 10^4 Erregern/ml. Der mikroskopische Nachweis gelingt folglich nur bei einer hinreichend hohen Erregerdichte im Untersuchungsmaterial (Richter et al. 2019). Die mikroskopische Nachweisrate ist am höchsten bei Patienten mit kavernöser Lungentuberkulose. Extrapulmonale Untersuchungsmaterialien weisen häufig deutlich geringere Erregerdichten und damit eine niedrigere mikroskopische Nachweisrate auf.

Die Infektiosität eines Patienten korreliert mit der Erregerdichte und daher mit dem Ergebnis des mikroskopischen Nachweises aus dem Sputum. Deswegen orientieren sich die Maßnahmen zur Isolation des Patienten bzw. der Umfang der Umgebungsuntersuchung am Mikroskopieergebnis. Eine Unterscheidung von Erregern von MTBK und NTM ist mit den mikroskopischen Verfahren nicht möglich. Auch können gelegentlich partiell säurefeste Erreger wie Vertreter der Gattungen *Tsukamurella, Gordonia, Rhodococcus* oder *Nocardia* mit den Färbemethoden angefärbt werden.

Direktnachweis mittels Nukleinsäure-Amplifikationstest (NAT)

Die modernen molekularbiologischen Methoden zum Direktnachweis von DNA des MTBK besitzen eine höhere Sensitivität und Spezifität als die Mikroskopie. Entscheidender Faktor für die Sensitivität der NAT-basierten Verfahren ist ebenfalls die Erregerdichte im Untersuchungsmaterial, was gerade bei Punktaten (z. B. Pleura, Aszites, Liquor) zu Einschränkungen der Sensitivität führen kann. Bei Nachweis von säurefesten Stäbchen im mikroskopischen Präparat liegen Sensitivität und Spezifität nahezu bei 100 % (Richter et al. 2019). Ein negatives Ergebnis eines NAT-basierten Verfahrens bei mikroskopischem Nachweis säurefester Stäbchen weist so auf das Vorhandensein von NTM hin und es wird eine schnelle Abgrenzung einer mikroskopisch offenen TB von einer atypischen Mykobakteriose, also einer Infektion durch NTM, ermöglicht. Bei negativer Mikroskopie ist die Sensitivität mit etwa 70–90 % im Vergleich zur Kultur geringer (Schaberg et al. 2022). Ein negatives Ergebnis des NAT schließt bei negativer Mikroskopie eine TB nicht aus. Durch Untersuchung mehrerer Untersuchungsmaterialien wird die Sensitivität des Direktnachweises erhöht.

Kultureller Nachweis

Goldstandard der Tuberkulosediagnostik ist die kulturelle Anzucht. Die kulturellen Verfahren besitzen die höchste Sensitivität; unter optimalen Bedingungen liegt die untere Nachweisgrenze bei 10–100 Erregern/ml (Richter et al. 2019). Ein kultureller Nachweis eines Erregers des MTBK ist beweisend für das Vorhandensein von vitalen, vermehrungsfähigen Erregern und damit für den definitiven Nachweis einer Tuberkulose. Aufgrund der langen Generationszeit der Mykobakterien von etwa 20–24 h benötigt der kulturelle Nachweis i. d. R. 1–3 Wo. (➤ Abb. 18.4). Ein negatives Kulturergebnis übermittelt das Labor i. d. R. nach einer Bebrütungsdauer von 8 Wo. Bei Wachstum von Mykobakterien in der Kultur erfolgt eine Differenzierung zwischen Erregern des MTBK und NTM bzw. eine exakte Identifizierung des Erregers auf Speziesebene. Für jeden TB-Fall sollte eine phänotypische Empfindlichkeitstestung angestrebt werden. Typischerweise wird diese in Flüssigkultursystemen durchgeführt (➤ Abb. 18.5). Die typische Inkubationsdauer bei Testung im Flüssigkultursystem beträgt 7–10 d. Zur Beschleunigung der Diagnostik sollte parallel eine genotypische Resistenztestung für Rifampicin und Isoniazid durchgeführt werden.

Tab. 18.3 Übersicht über Anforderung und Gewinnung von möglichen Proben zur Untersuchung auf Mykobakterien (modifiziert nach Richter et al. 2019)

Unsterile Proben	Volumen	Hinweise zu Gewinnung und Zusätzen
Sputum u. Post-Bronchoskopie-Sputum[1]	2(–5) ml	• Möglichst Morgensputum ohne vorherige Mundpflege, Abhusten aus den tiefen Atemwegen • Kontamination durch Speichel vermeiden • Kein Sammelsputum (nicht länger als 1 h sammeln) • Wenn kein Sputum abgehustet werden kann: – Ggf. Sputuminduktion durch Inhalation von 3–6-prozentiger NaCl-Lösung – Bronchoskopie (bei Erwachsenen) – Magennüchternsekret/-spülwasser bei Kindern (s. Magennüchternsekret)
Bronchialsekret[1]	2–5 ml	• Bronchoskopisch zu gewinnen! • Bei Anwendung von lokal wirksamen Anästhetika: Wegen der möglichen bakteriziden Wirksamkeit kann das Untersuchungsergebnis verfälscht werden
Bronchiallavage[1]	20–30 ml	• Möglichst gezielt das betroffene Segment lavagieren u. mit wenig Flüssigkeit anspülen (Reduktion Verdünnungseffekt) • Recovery-Flüssigkeit ohne weitere Behandlung auffangen
Geschützte Bürste		Wegen der Gefahr der Austrocknung etwa 0,5 ml sterile physiologische Kochsalzlösung zusetzen
Magennüchternsekret und -spülwasser[1]	2–5 ml Magennüchternsekret, 20–30 ml Magenspülwasser	• Bei kleinen Kindern: Magennüchternsekret o. -spülwasser entnehmen, bei älteren Kindern u. Erwachsenen Sputum o. bronchoskopisch gewonnene Proben vorziehen • Proben durch den Zusatz von Phosphatpuffer neutralisieren; ggf. Zusendung präparierter Röhrchen durch das entsprechende Labor erfragen
Urin	Mind. 30 ml	• Vorzugsweise Morgenurin nach Einschränkung der Flüssigkeitszufuhr am Vorabend („Konzentrationsharn") • Kein Mittelstrahl- o. Sammelurin, nicht aus Urinauffangbeuteln (Ausnahme: Säuglinge u. Kleinkinder: Einmalklebebeutel) • Entnahme unter Vermeidung von mikrobiellen Verunreinigungen
Menstrualblut/Lochien	Möglichst ≥ 2 ml	• Gynäkologisch zu gewinnen • Etwa zu gleichen Teilen mit sterilem Wasser o. physiologischer Kochsalzlösung versetzen
Sperma, Prostatasekret	Möglichst ≥ 2 ml	In sterilen Behältnissen auffangen und ohne Zusatz versenden
Stuhl	Etwa 1–2 g bzw. Stuhlröhrchen zu etwa ¼ gefüllt	• Native Stuhlproben ohne Zusätze • Untersuchung nur bei Patienten mit zellulärem Immundefekt sinnvoll • Bei V. a. eine Darmtuberkulose sind endoskopisch gewonnene Biopsien der infektverdächtigen Lokalisation vorzuziehen
Abstrichtupfer	Ungeeignet	• Abstrichtupfer sind im Regelfall **nicht geeignet** • Biopsien, Aspirate, Punktate, Geschabsel sind überlegen u. vorzuziehen
Sterile Proben	**Volumen**	**Hinweise zu Gewinnung und Zusätzen**
Blut	Mind. 5 ml	• Vollblut • Direkte Inokulation in spezielle Blutkulturflaschen • Bei Inokulation der Blutkulturflaschen im Labor mit Antikoagulanzienzusatz (Citrat, **kein** EDTA) unbedingt erforderlich
Knochenmarkbiopsate und -aspirate	Mind. 5 ml	Wie Blutproben zu behandeln
Gewebe, Biopsien	Möglichst große Volumina	Durch sterile, physiologische Kochsalzlösung gegen Austrocknung schützen; **keine Zugabe von Formalin**
Eiter, Abszessaspirat	Möglichst > 1 ml	Mit steriler Nadel u. Spritze aus Abszess aspirieren u. in steriles Röhrchen ohne Zusätze überführen
Körperflüssigkeiten	3–10 ml	• Liquor (je nach Umfang der Untersuchungsanforderungen ggf. mehr)
	30–50 ml	• Pleura-, Perikard-, Peritonealflüssigkeit o. -dialysat; Synovialflüssigkeit • Große Probenmengen wegen geringer Erregerdichte erforderlich
Abstrichtupfer	Ggf. mehrere Tupfer	• Im Regelfall wegen der geringen Materialmenge nicht geeignet; Biopsien, Aspirate, Exsudate, Geschabsel sind vorzuziehen • Wenn unvermeidbar, mit mehreren sterilen Tupfern Material aufnehmen u. in steriles Röhrchen mit 1–2 ml physiologischer Kochsalzlösung geben, nicht in agarhaltiges Transportmedium

[1] **Cave:** Infektionsgefahr für das Personal durch potenzielle Aerosolbildung

18

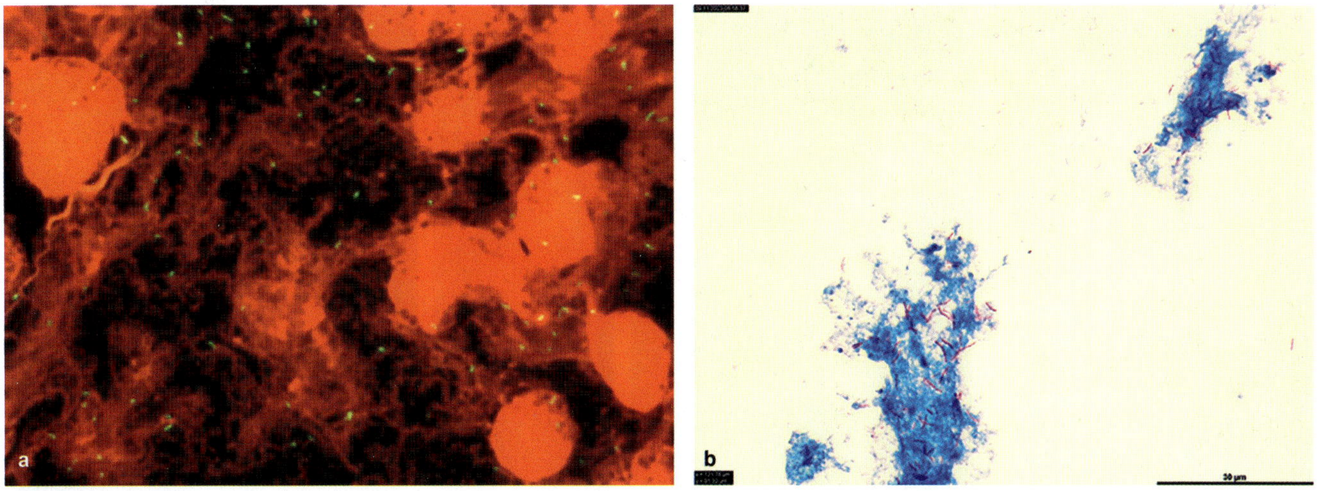

Abb. 18.3 Vergleich Auramin- mit Ziehl-Neelsen-Färbung: **a** Nachweis von säurefesten Stäbchen in einer Auramin-Färbung. **b** Nachweis von säurefesten Stäbchen in einer Ziehl-Neelsen Färbung [M1559]

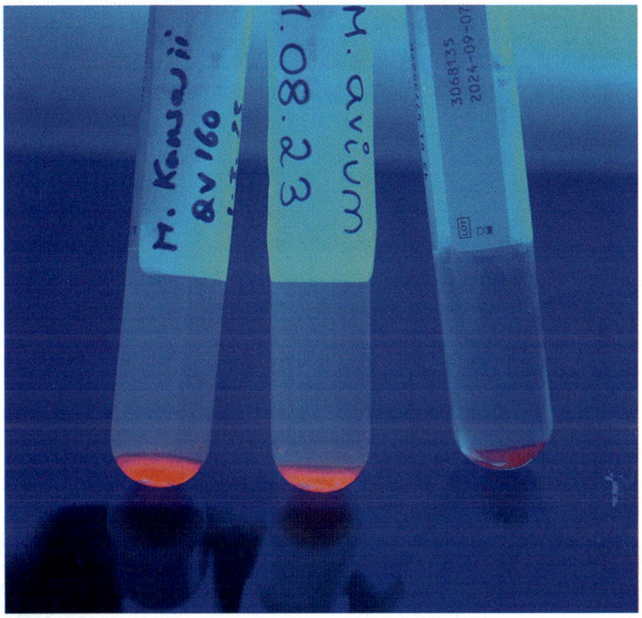

Abb. 18.4 Nachweis von positiven Flüssigkulturen (MGIT) für *M. kansasii*, *M. avium* und Negativkontrolle (v. l. n. r.). [M1558]

IGRA aus bronchoalveolärer Lavage (BAL)

Sollten bei V. a. eine pulmonale TB in drei Sputen an aufeinanderfolgenden Tagen mikroskopisch keine säurefesten Stäbchen und keine MTBK-DNA nachweisbar sein, sollte eine Bronchoskopie mit bronchoalveolärer Lavage (BAL) im auffälligen Areal durchgeführt werden. Alternativ zur BAL können Proben mittels Katheter oder Biopsiezange gezielt aus den verdächtigen Lungensegmenten gewonnen werden. Zusätzlich zur mykobakteriologischen Diagnostik können einige Labore mittels IGRA aus BAL die zelluläre Immunantwort gegen MTBK messen. Im Vergleich zu einem IGRA aus dem peripheren Blut hat der Nachweis MTBK-spezifischer T-Zellen in der BAL in Kombination mit dem Nachweis von MTBK-DNA aus der BAL eine sehr hohe Sensitivität und Spezifität von > 97 % (Jafari et al. 2018).

Genotypische Resistenztestung

Zusätzlich zum Direktnachweis von MTBK-DNA erlauben moderne NAT-basierte Verfahren gleichzeitig einen genotypischen Resistenznachweis. Diese Nachweisverfahren ermöglichen die Detektion der häufigsten resistenzvermittelnden Mutationen im *rpoB*-Gen für Rifampicin und für Isoniazid im *katG*-Gen und der Promotorregion des *fabG1-inhA*-Operons. Patienten mit resistenter TB können so sehr schnell erkannt, die Therapie kann dann angepasst werden. Außerdem ermöglicht die genotypische Resistenzbestimmung für Rifampicin die Detektion sog. Borderline-Mutationen, die nur zu einer geringen Erhöhung der minimalen Hemmkonzentration unterhalb der sog. kritischen Testkonzentration führen und im Rahmen der phänotypischen Resistenztestung nicht erkannt werden könnten (TR 2023). Diese molekularbiologischen Verfahren können jedoch nicht sämtliche Resistenzen vorhersagen, u. a. da diese Verfahren nicht alle möglichen Mutationen abdecken. Für Isoniazid liegt die Sensitivität des Resistenznachweises mit 70–90 % geringer als die für Rifampicin (ca. 98 %; Schaberg et al. 2022).

Beim Nachweis einer Resistenz gegenüber Rifampicin und/oder Isoniazid sollten weitere Untersuchungen angestrebt werden: spezielle NAT-basierte Tests oder Streifenhybridisierungstests erlauben die Untersuchung auf resistenzassoziierte Mutationen für Fluorchinolone (*gyrA*- und *gyrB*-Gen) und Amikacin (*rrs*-Gen). Ein genotypischer Resistenznachweis für die Fluorchinolone ist ein Hinweis auf Vorliegen einer prä-XDR. Mithilfe der derzeit modernsten Technologie, dem targeted Next Generation Sequencing (tSEQ), können genotypische Resistenzbestimmungen für eine Vielzahl von Antibiotika einschließlich der Medikamente Bedaquilin und Linezolid direkt aus dem Untersuchungsmaterial durchgeführt werden. Die Sensitivität des Verfahrens korreliert mit der Erregerlast und ist daher bei Patienten mit mikroskopisch offener TB höher. Innerhalb von 7–10 d kann unter Einsatz von tSEQ auch für rifampicinresistente oder multi- oder extensiv resistente Tuberkulosefälle eine rationale Therapieentscheidung gemäß den aktuellen Leitlinien getroffen werden (Feuerriegel et al. 2021). Eine erste Studie konnte zeigen, dass der Einsatz von tSEQ auch aus Stuhlproben möglich ist

18

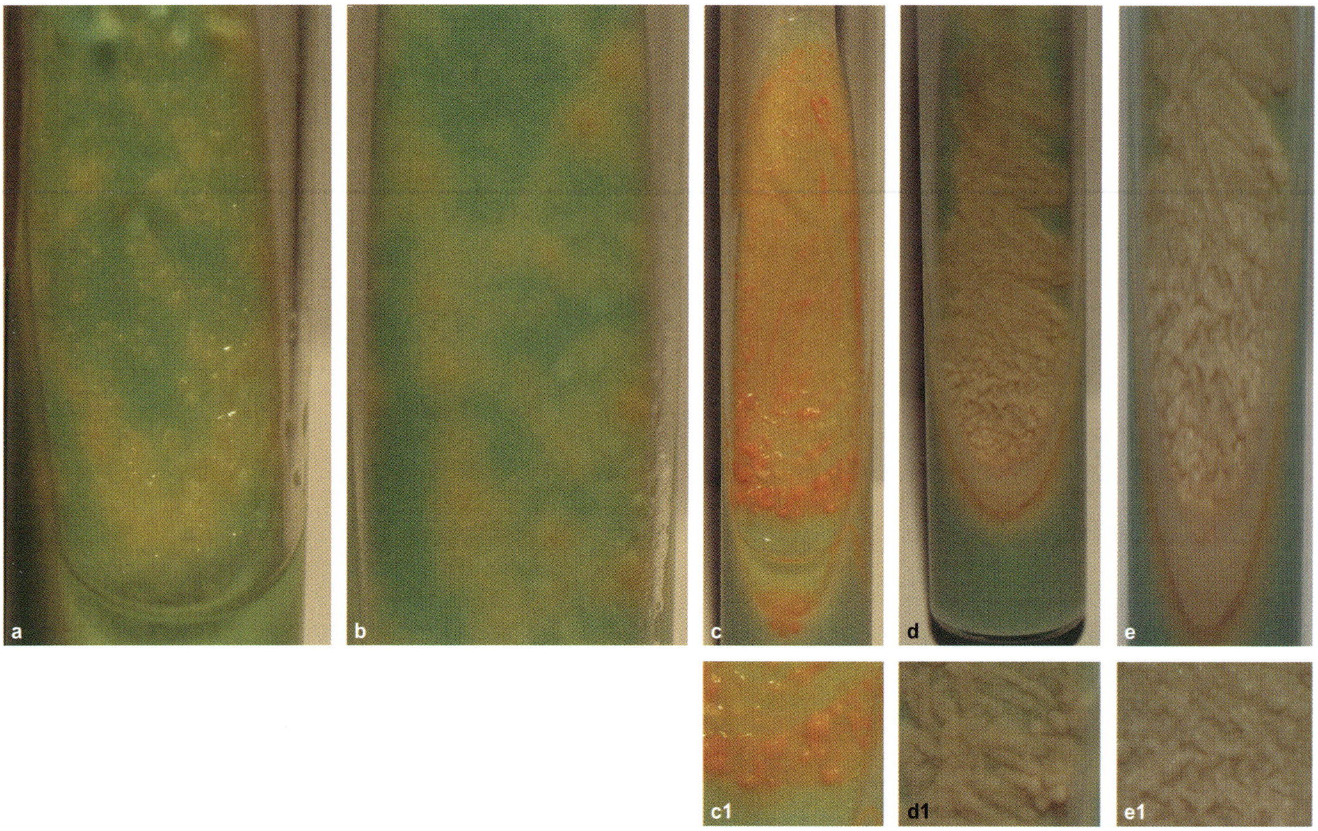

Abb. 18.5 Mykobakterienkulturen auf Löwenstein-Jensen-Medium [M1558] **a** kleine, raue *M.-tuberculosis*-Kulturen, **b** kleine, unscharf auslaufende *M.-tuberculosis*-Kolonien, **c** *M. gordonae,* **c1** Einzelkolonien *M. gordonae,* **d** *M. kansasii,* **d1** Einzelkolonien *M. kansasii,* **e** *M. fortuitum,* **e1** Einzelkolonien *M. fortuitum*

und so die diagnostischen Möglichkeiten für Patientenkollektive wie Kinder oder HIV-Patienten, für welche eine TB-Diagnostik aus Sputumproben nur schwer möglich ist, verbessert werden könnten (Sibandze et al. 2022).

Für die meisten zur Therapie einer TB eingesetzten Antibiotika sind resistenzvermittelnde Mutationen bekannt. Deshalb kann die Gesamtgenom-Sequenzierung (Whole Genome Sequencing, WGS) eine umfassendere genotypische Resistenzbestimmung liefern, die insbesondere bei besonders resistenten Erregern oder Diskrepanzen zwischen phäno- und genotypischen Testverfahren hilfreich ist. Darüber hinaus lassen sich durch WGS-Untersuchungen epidemiologische Zusammenhänge aufklären. Dieses Verfahren wird zunehmend zur Transmissions-Surveillance im Rahmen einer integrierten molekularen Surveillance eingesetzt.

Besonderheiten bei der Diagnostik der extrapulmonalen TB

Bei der EPTB liegen häufig erregerarme Infektionen in den betroffenen Geweben vor, wodurch die mikrobiologische Diagnostik deutlich erschwert sein kann. Im Regelfall sollte immer auch eine sorgsame differenzialdiagnostische Abklärung, z. B. mit histologischer Abklärung, erfolgen, um andere relevante Erkrankungen wie maligne Geschehen nicht zu übersehen. Bei jeder primär vorliegenden EPTB-Manifestation sollte zudem standardisiert eine pulmonale Beteiligung ausgeschlossen werden.

Für die Entscheidung des zu erfolgenden Diagnostikalgorithmus ist die Erfassung aller Organmanifestationen der TB relevant, da darüber auch die Verlaufsdiagnostik mitbestimmt wird. Hier nimmt die Sonographie einen besonderen Stellenwert ein, da sie neben der primären Ausbreitungsdiagnostik eine strahlenarme Möglichkeit zur Verlaufskontrolle unter Therapie bietet. Bei der relativ häufigen Lymphknotentuberkulose bietet sich die Technik auch zur Gewinnung diagnostischer Proben im Rahmen einer Feinnadelaspiration bzw. -biopsie an. Typischerweise zeigt sich im Bereich betroffener Lymphknoten ein „buntes sonographisches Bild“ mit zeitgleichem Vorliegen aller histologischen TB-Stadien (Chou et al. 2014). Hier können neben eher malignen sonographischen Aspekten wie rundlicher Form, deutlicher Vergrößerung, Hypervaskularisation oder Nekrosen auch Verschmelzungen mehrerer Lymphknoten zu „Paketen“ sowie spontane Lymphknotenrupturen nachgewiesen werden (Chou et al. 2014).

Der Nachweis von MTBK im Pleurapunktat bzw. Aszites ist wegen der meist geringen Erregerdichte deutlich erschwert, sodass bei der Fragestellung einer Pleuritis tuberculosa oder einer Peritoneal-TB häufig nur per Gewebeprobe im Rahmen einer Thorakoskopie bzw. Mini-Laparotomie der sichere Nachweis gelingt. Hingewiesen werden muss darauf, dass es v. a. nach größerer operativer Probengewinnung fistulierende Wunden geben kann, die im Rahmen der

TB-Therapie i. d. R. verheilen. Bei Lymphknotenpunktion wird deshalb empfohlen, den Stichkanal von kranial nach kaudal zu wählen (Schaberg et al. 2022).

Alternativ zur Standarddiagnostik kann der Versuch eines IGRA aus flüssigen Materialien gemacht werden, wobei dies häufig im Labor nicht standardisiert angeboten wird (Zhai et al. 2016; Kim et al. 2016; Bian et al. 2016). Hinweisend für eine Mykobakterienerkrankung kann auch der Nachweis einer hohen Lymphozytenzahl in einem Erguss sein. In den Harnwegen kann der Nachweis einer sterilen Leukozyturie hinweisend für eine Mykobakterienerkrankung sein, er sollte bei entsprechendem Verdacht eine mikrobiologische Diagnostik auf Mykobakterien nach sich ziehen.

Besonderes Augenmerk liegt in der Diagnostik der Miliar-TB. Hier können gehäuft asymptomatische intrazerebrale Tuberkulome vorliegen. Da jedoch die zerebrale Beteiligung für die Therapie mitgestaltend ist, sollte unabhängig von der Klinik immer eine entsprechende Bildgebung per cMRT erfolgen (Rodriguez-Takeuchi et al. 2019; Leonard 2017). Weiter ist in diesem Fall die Diagnostik mittels respiratorischer Materialien häufig nicht zielführend, da die Miliar-TB eine hämatogene Streuung darstellt und somit kein Erregernachweis aus respiratorischem Material gelingt. Zielführender sind z. B. eine pulmonale Biopsie oder Urindiagnostik.

MERKE

Mykobakteriendiagnostik muss immer gesondert angefordert werden. Eine mikrobiologische Standardkultur ist i. d. R. nicht zielführend.

18.5.3 Therapie

Umfelddiagnostik und Maßnahmen vor Therapieeinleitung

Vor Einleitung einer Therapie sollten folgende Basisparameter standardisiert erhoben worden sein: Körpergewicht, vollständiger Untersuchungsbefund hinsichtlich Organmanifestationen, Standardlabor mit Blutbild, Nieren-, Leber und Entzündungswerten (z. B. CRP, BSG, ggf. Ferritin). Zum Ausschluss gehäuft vorkommender Co-Infektionen sollen eine HIV- und Hepatitis-B/C-Serologie erfolgen. Vor Einleitung einer Therapie mit Ethambutol sollte eine augenärztliche Vorstellung erfolgen. Wenn diese erst verzögert möglich ist, kann eine Farbsehstörung mittels Farbtafeln (z. B. Ishihara-Tafeln) zum Therapiebeginn ausgeschlossen werden.

Darüber hinaus sollte eine ausführliche Aufklärung des Patienten und ggf. Angehöriger über Diagnose und geplante Therapie erfolgen, da die Adhärenz eine entscheidende Rolle für den Therapierfolg spielt. Bei vorliegender Sprachbarriere kann neben Sprachmittlern auch das Aufklärungsmaterial des DZK e. V. bzw. von ExplainTB (www.explaintb.org/site/en) genutzt werden, die Informationsmaterialien in Schriftform, aber auch zum Hören bzw. kurze Videos in unterschiedlichen Sprachen vorhalten.

Zur Therapieplanung sollten potenziell einschränkende Bedingungen mitberücksichtigt werden: bekannte Resistenzen des TB-Stamms, Begleiterkrankungen, Wechselwirkungen bestehender Therapien sowie potenzielle Nebenwirkungen. Da bei Therapieeinleitung i. d. R. nur genotypische Daten für den TB-Stamm vorliegen, sollte die Anamnese zu Vortherapien und geographischer Herkunft bzw. potenzieller Ansteckung berücksichtigt werden. Ergeben sich Hinweise auf mögliche vorliegende Resistenzen, z. B. eine Herkunft aus Ländern der ehemaligen Sowjetunion, TB-Therapie in der Vorgeschichte von >4 Wo., Kontakt zu Indexperson mit resistenten MBTK-Stämmen, muss dies bei der Planung der Therapie berücksichtigt werden.

Standardtherapie

Die Initialtherapie besteht aus Isoniazid (INH), Rifampicin (RMP), Ethambutol (EMB) und Pyrazinamid (PZA) über 2 Mon. Die WHO plant die Möglichkeit zur Verkürzung der Therapiedauer bei suszeptibler TB auf 4 Mon. mit Rifapentin (WHO 2022; Dorman et al. 2021). Rifapentin ist aber bisher (Stand 1/2024) in Deutschland nicht zugelassen, sodass dieses Regime noch keine Therapiealternative darstellt.

Nach dieser initialen intensiven Vierfachtherapie schließt sich eine Kontinuitätsphase über 4 Mon. mit INH und RMP an, sodass die Standardtherapie i. d. R. 6 Mon. umfasst (Barry et al. 2009). Die Medikamente werden dabei unter Berücksichtigung des Körpergewichts und der Nieren- und Leberwerte dosiert und nüchtern morgens verabreicht (➤ Tab. 18.4). Bei einem komplizierten Verlauf können Medikamentenspiegel von INH und/oder RMP hilfreich eingesetzt werden. Additiv wird Vitamin B_6/Pyridoxin präventiv zur Vermeidung einer durch Isoniazid ausgelösten Polyneuropathie verabreicht.

Nebenwirkungen und Unverträglichkeiten unter der Standardtherapie können z. B. in Form einer medikamentös-toxischen Hepatitis auftreten und in Abhängigkeit der Schwere eine Anpassung der Therapie erforderlich machen. Bei einer Notwendigkeit zur Anpassung der Therapie ist vorzugehen wie bei einer Monoresistenz gegenüber der jeweiligen Substanz. Die zum Anfang der Therapie häufig auftretenden Leberwerterhöhungen sind mit einer Therapiepause bis zur Normalisierung der Leberwerte und einer einschleichenden Re-Initiierung der Einzelsubstanzen häufig beherrschbar und erfordern darüber hinaus keine Anpassung der Standardtherapie.

Eine Verlängerung der TB-Therapie auf insgesamt 9 Mon. ist in Einzelfällen sinnvoll bei sehr kavernöser Form sowie einer verzögerten mikroskopischen Clearance (protrahierter Nachweis von säurefesten Stäbchen über 2 Mon. im Sputum). Eine Therapieverlängerung ist für die EPTB im Regelfall nicht notwendig. Nur bei anzunehmender eingeschränkter Medikamentenpenetration in das Zielkompartiment wie z. B. bei zerebraler oder ossärer TB wird eine Verlängerung auf 12 Mon. durchgeführt. Aufgrund der geringen Penetration von EMB in das ZNS wird für die Therapie der zerebralen TB häufig eine Anpassung des Standardschemas mit Austausch von EMB gegen Streptomycin oder Moxifloxacin empfohlen.

Der Einsatz von Glukokortikoiden ist standardisiert nur für die zerebrale TB empfohlen (niederschwellig Beratung einholen bei einem Expertenteam, ➤ Kap. 18.7), für die perikardiale TB wird der Einsatz

Tab. 18.4 Standardtherapie bei TB (modifiziert nach RKI 2023; Barry et al. 2009; Adjemian et al. 2012; Schönfeld et al. 2013; Fachinformationen der jeweiligen Medikation; die Liste liegt den Autoren vor)

Substanz	Abkürzung	Wirkweise[1]	Applikationsart	Dosis [mg/kg KG; Dosisbereich]	Minimaldosis [mg]	Maximaldosis pro Gabe [mg/d]	Gabe [ED/d]	Anwendung für		Kontrollen
								TB (WHO-Gruppe)	NTM	
Amikacin	Am	Z	i.v.	15	750	1500	1	C	X	Ohr
Amikacin liposomal		Z	inh			590	1		X	Ohr
Azithromycin		S	p.o.		250	500	1		X	EKG
Bedaquilin	Bdq	Z	p.o.			Wo. 1 + 2: 400	1	A		EKG + E
						Ab 3. Wo.: 200	3 × /Wo.			
Cefoxitin		Z	i.v./i.m.	(2–3 g)		(12 g/d)	2–3		X	
Clarithromycin		S	p.o./i.v.		250	500	1 (2–0–0)		X	Ohr, EKG
Clofazimin	Cfz	S/(Z)	p.o.		100	200	1	B	X	EKG + E
Cycloserin[2]	Cs	S						B		
Delamanid[3]	Dlm	Z	p.o.			100 für 6 Mon.	2 (1–0–1)	C		EKG + E
Doxycyclin		S	p.o.		100	200	1		X	
Ethambutol	EMB, E	S	p.o.	15	800	1600	1	X/C	X	Auge
Ethionamid[4]	Eto	S						C		
Imipenem-Cilastatin[5,6]	Imp-Cln	Z	i.v.	15	500	1000	3	C	X	Leber/Niere
Isoniazid[7]	INH, H	Z	p.o./i.v.	5	200	300	1	X	X	Leber
Levofloxacin[8]	Lfx	Z	p.o./i.v.	15	750 (KG: < 45 kg)	1000 (KG: > 45 kg)	1 (2–0–0)	A	X	EKG
Linezolid[9]	Lzd	S	p.o./i.v.		300	600	1	A	X	BB/PNP + Auge
Meropenem[6, 10]	Mpm	Z	i.v.		1000	2000	3	C	X	Leber/Niere
Moxifloxacin[8, 11]	Mfx	Z	p.o./i.v.		400	400	1	A	X	EKG + E
Paraaminosalicylsäure (PAS)	PAS, S		p.o.	60	4000	12 g	3	C		Schilddrüse
			i.v.	180		15 g[12]	1			
Pretomanid	P		Z p.o.			200	1	X	X	–
Protionamid[13]	Pto	S	p.o.	15		1000	1 (3–0–0)	C	X	BZ
Pyrazinamid	PZA, Z	Z	p.o./i.v.	25	1500	2500	1	X/C		Leber
Rifabutin[14]	Rfb	Z	p.o.		150	300	1	X	X	Leber
Rifampicin[15]	RMP, R, RIF	Z	p.o./i.v.	10	450	600[16]	1	X	X	Leber + OAK
Sulfamethoxazol/Trimethoprim	TMP/SMZ	S/Z	p.o.			800/160	2 (1–0–1)		X	

Tab. 18.4 Standardtherapie bei TB (modifiziert nach RKI 2023; Barry et al. 2009; Adjemian et al. 2012; Schönfeld et al. 2013; Fachinformationen der jeweiligen Medikation; die Liste liegt den Autoren vor) *(Forts.)*

Substanz	Abkürzung	Wirkweise[1]	Applikationsart	Dosis [mg/kg KG; Dosisbereich]	Minimaldosis [mg]	Maximaldosis pro Gabe [mg/d]	Gabe [ED/d]	Anwendung für		Kontrollen
								TB (WHO-Gruppe)	NTM	
Streptomycin [17, 18]	SM, S	Z	i.v.	15		1000	1	C	X	Niere, Ohr
Terizidon/Cycloserin[19]	Trd	S	p.o.		750	1000	1 (3–0–0)	B		
Tigecyclin	TC	S	i.v.			25 (50)	2 (1–0–1)		X	Leber

Wo. = Woche, EKG = EKG (QT-Zeit), Leber = Leberwerte, Niere = Nierenwerte, Ohr = Audiometrie, E = Elektrolytwerte, Auge = augenärztliche Kontrollen, BZ = Blutzucker, h = Stunden, inh = inhalativ, BB = Blutbild, PNP = Polyneuropathie, OAK = orale Antikoagulation/Blutgerinnung, KG = Körpergewicht, Mon. = Monat

[1] Z: bakterizid, S: bakteriostatisch
[2] siehe Terizidon
[3] mit Nahrung zu sich nehmen
[4] siehe Protionamid
[5] bevorzugt sollte Meropenem eingesetzt werden, immer in Kombination mit Clavulansäure, außer bei M. abscessus
[6] = 100 mg Clavulansäure, in Deutschland nur erhältlich als Amoxicillin/Clavulansäure 500/125 mg jeweils 3 ×/d 30 min vorher, gilt für alle TB und NTM, außer *M. abscessus*
[7] additiv wird Vitamin B_6/Pyridoxin präventiv zur Vermeidung einer Polyneuropathie verabreicht
[8] Abstand von 2 h zu Milchprodukten bzw. Nahrung
[9] keine Therapie mit Monoaminooxidase Hemmern o. Serotonin-Wiederaufnahmehemmern
[10] nur in Kombination wegen des Clavulansäureanteils mit Meropenem o. Imipenem, 30 min vor Carbapenem Infusion
[11] Aufgrund von vielen Wechselwirkungen großzügige Indikation zur Spiegelmessung
[12] Infusionsdauer über 4 h
[13] Hypoglykämien u. psychiatrische Erkrankungen möglich. In Kombination mit INH 7,5 mg/kg KG u. eine Maximaldosis von 500 mg
[14] in Kombination mit antiretroviraler Therapie, Dosierung in Abhängigkeit der HIV-Therapie, bei Einsatz NTM in Kombination mit INH max. 150 mg/d
[15] Rotfärbung von Körperflüssigkeiten, viele Medikamentenwechselwirkungen, engmaschige Kontrolle der Medikamentenspiegel
[16] Spiegelbestimmung, Ziel > 10 µg/ml, in Ausnahmefällen in Rücksprache mit Experten Dosis erhöhen
[17] aktuell in Deutschland nicht erhältlich
[18] nur, wenn Amikacin nicht anwendbar, aktuell in Deutschland nur über internationale Apotheken erhältlich, Dosis gewichts- u. altersabhängig
[19] **cave:** da Entwicklung von Psychosen möglich, gleichzeitige Therapie mit Vitamin B_6 empfohlen, Messung der Serumspiegel bei Niereninsuffizienz empfohlen

kontrovers diskutiert (Schaberg et al. 2022). Im Fall eines Immune Reconstitution Inflammatory Syndrome (IRIS) bei HIV-Co-Infektion kann die TB-Therapie für ein paar Wochen um Steroide ergänzt werden (Meintjes et al. 2019). Auch bei der paradoxen Immunreaktion der Lymphknoten-TB können Glukokortikoide bei fehlender Besserung eingesetzt werden. Aufgrund von Wechselwirkungen mit RMP können verminderte Wirkspiegel vorliegen; daher sollte eine entsprechende Anpassung der Glukokortikoid-Dosierung erfolgen (EREMFAT® 2021).

PRAXISTIPP

Der Dosierungsrechner für Erwachsene und Kinder des DZK (DZK-Kalkulator für Erwachsene, www.dzk-tuberkulose.de) kann genutzt werden, um die Standarddosierung zu überprüfen.

Isoniazid-Resistenz

Je nach vorliegender Mutation liegen High- oder Low-level-Resistenzen vor, sodass ggf. eine Hochdosis-INH-Therapie möglich sein könnte. In diesem Fall sollte additiv eine Bestimmung der minimalen Hemmkonzentrationsmethode erfolgen, um den möglichen therapeutischen Benefit besser beurteilen zu können. Sollte sich eine INH-Resistenz bestätigt haben, wird eine Vierfachtherapie mit Levofloxacin oder Moxifloxacin anstelle des INH empfohlen. Die INH-Resistenz stellt eine Marker-Resistenz für eine mögliche multiresistente Tuberkulose (Multidrug-resistant Tuberculosis, MDR-TB) dar. Es sollten also in jedem Fall, v. a. nach genotypischer Resistenztestung, weitere Resistenzanalysen folgen und beachtet werden.

18

Rifampicin-Resistenz

Gemäß WHO ist eine RMP-Monoresistenz de facto einer MDR-TB gleichzusetzen, da die als am potentesten antimykobakteriell wirksam einzustufende Substanz nicht mehr eingesetzt werden kann. Daher muss eine Verlängerung der Therapie auf insgesamt 12–20 Mon. erfolgen. In der Initialphase erfolgt die Therapie für 2 Mon. mit einer Kombination aus INH, EMB, PZA und einem Fluorchinolon (Moxifloxacin oder Levofloxacin), gefolgt von 10–18 Mon. Kontinuitätsphase mit INH, RMP und einem Fluorchinolon. Auch die RMP-Resistenz gilt als Marker-Resistenz für eine MDR-TB. Daher sollte eine Therapie entsprechend den WHO-Leitlinien bzw. der deutschen Leitlinien zur MDR-Therapie in Erwägung gezogen werden.

Multidrug-resistant Tuberculosis (MDR-TB)

Bei der medikamentenresistenten TB ist die MDR-TB besonders bedeutsam. Hierbei liegt eine Resistenz gegen mindestens Rifampicin und Isoniazid vor, den beiden wichtigsten Medikamenten der Standardtherapie.

Seit 2019 werden MDR-TB-Medikamente in die Gruppen A, B und C eingeteilt (➤ Tab. 18.4). Eine Prä-XDR-TB (Extensively Drug-resistent Tuberculosis, XDR-TB) ist nach WHO-Definition (2021) eine MDR-Tuberkulose mit zusätzlicher Resistenz gegen ein Fluorchinolon. Bei der XDR-TB besteht zusätzlich noch eine Resistenz gegen ein Medikament der WHO-Gruppe A.

Je nach vorliegendem Resistenzmuster werden die Substanzen zur Therapie der MDR-TB zusammengestellt, optimalerweise unter Nutzung aller Medikamente der WHO-Gruppe A und eines Medikaments der WHO-Gruppe B. Sollte dies nicht möglich sein, werden entsprechend der Situation weitere Medikamente der Gruppe B bzw. ggf. aus der Gruppe C genutzt. Da die Therapie einer MDR-TB auf eine Therapiedauer von 18–20 Mon. ausgelegt ist und teils mit hohen Kosten und potenziellen Neben- und Wechselwirkungen verbunden ist, wird vor Einleitung einer entsprechenden Therapie immer die Einholung eines Expertenrats aus einem spezialisierten Behandlungszentrum (➤ Kap. 18.7) empfohlen. Insgesamt gibt es nur wenige Fälle von MDR- oder XDR-TB in Deutschland.

Mit den im Dezember 2022 veröffentlichten neuen WHO-Behandlungsempfehlungen für die antibiotikaresistente TB sind nun neue, kürzere Behandlungsoptionen (z. B. mit Pretomanid) vorhanden (WHO 2022). Es sei aber darauf verwiesen, dass Pretomanid aktuell (Stand 2/2024) nur nach Kostenzusage der Krankenkasse und nur über die internationale Apotheke zur Verfügung steht. Es wird dringend empfohlen, eine MDR/XDR-Therapie nur unter Kenntnis der gesamten Resistenzlage gegen Isoniazid, Rifampicin, Fluorchinolone, Ethambutol und Pyrazinamid und erst nach Rücksprache mit Fachkollegen mit entsprechender Fachexpertise (➤ Kap. 18.7) einzuleiten.

Nebenwirkungen

Tuberkulosemedikamente zeichnen sich durch das Potenzial zu einer additiv auftretenden Nebenwirkungsproblematik aus. Hier sind bei der Standardtherapie v. a. hepatische Nebenwirkungen zu benennen (➤ Tab. 18.5). Relevant in Bezug auf Wechselwirkungen ist v. a. RMP als potenter Induktor der CYP3A4 zu berücksichtigen, das beispielhaft auch relevante Wechselwirkungen mit Moxifloxacin aufweist. Entsprechend können Dosisanpassungen, Änderungen der Therapie oder das Monitoring von Medikamentenspiegeln erforderlich sein. Vor Einsatz der einzelnen Medikamente sollte geprüft werden, ob eine Audiometrie oder Farbsehprüfung empfohlen ist, um Verlaufsbeurteilungen durchführen zu können (➤ Tab. 18.4).

Therapiemonitoring

Das Monitoring basiert optimalerweise auf klinischen, mikrobiologischen, laborchemischen und radiologischen Verlaufskontrollen (➤ Abb. 18.6). Verlaufsuntersuchungen mittels NAT sind i. d. R. nicht sinnvoll. Ziele des Monitorings sind der Nachweis des regelhaften therapeutischen Ansprechens (z. B. durch negative Sputumkulturen bei pulmonaler TB im Verlauf der Therapie) und der Ausschluss relevanter Nebenwirkungen wie z. B. Hepatotoxizität.

Das Therapiemonitoring beinhaltet auch das Erfassen noch ausstehender abschließender Befunde, da das i. d. R. erst nach Wochen

Tab. 18.5 Nebenwirkungen der Antituberkulotika (modifiziert nach RKI 2023; Barry et al. 2009; Adjemian et al. 2012; Schönfeld et al. 2013; Fachinformationen der jeweiligen Medikation; die Liste liegt den Autoren vor)

Substanz	Nebenwirkungen (Berücksichtigung fanden sehr häufige bis häufige Nebenwirkungen)								Anpassung Niereninsuffizienz
	Niere	Leber	Pulmo	GI	Infektion	Psyche	Haut	Sonstiges	
Amikacin	x			x				Ototoxisch, bevorzugt i. v. bei systemischer Gabe	D/I
Amikacin liposomal	x		x	x	x	x	x	Ototoxisch	
Azithromycin				x		x	x	Differenzialblutbildveränderungen, Anorexie, Sehverschlechterung, ototoxisch, Arthralgie, Ermüdung	
Bedaquilin		x		x		x		QT-Verlängerung, Arthralgie, Myalgie	
Cefoxitin	x	x					x	Differenzialblutbildveränderungen, Venenwandreizung, Indurations-schmerz	D/I
Ciprofloxacin				x				QT-Verlängerung	D/I
Clarithromycin		x		x		x	x	Geschmacksstörung, bei i. v. Gabe Vasodilatation, Schmerzen an Injektionsstelle, QT-Verlängerung	D/I
Clofazimin				x				Rötlich bräunliche Verfärbung der Schleimhaut/Haut u. Körpersekrete	
Delamanid				x		x		Appetitminderung	
Doxycyclin				x					
Ethambutol						x		Optikusneuritis, erhöhte Harnsäurewerte, Juckreiz, Exanthem	D/I
Imipenem-Cilastatin				x			x	Eosinophilie, Thrombophlebitis, erhöhte Leberwerte	D/I
Isoniazid		x						Langsam-/Schnellacetylierer beachten bei Leberwerten	
Levofloxacin		x		x		x		Bei i. v. Applikation Lokalreaktionen	D/I
Linezolid		x		x	x	x		Blutbildveränderungen, Hypertonie, Erhöhung der Nierenwerte, Fieber, PNP	
Meropenem		x		x		x	x	Blutbildveränderungen, lokaler Schmerz	D/I
Moxifloxacin		x		x		x		QT-Verlängerung	
Paraaminosalicylsäure	x			x		x	x	Hypothyreoidismus, Übelkeit (deshalb bevorzugt i. v.)	
Protionamid		x		x				Metallische Geschmacksstörung	D
Pyrazinamid	x	x		x			x	Häufig erhöhte Harnsäurewerte, i. d. R. nicht therapiebedürftig	D/I
Rifabutin				x			x	Myalgie, Pyrexie, erhöhte Leberwerte, Interaktion mit Antikoagulation, Rotfärbung des Urins, selten Blutbildveränderungen, selten DRESS und Exanthem	D/I
Rifampicin		x		x			x		D
Sulfamethoxazol/Trimethoprim				x			x		D/I
Streptomycin	x					x		Ototoxisch, bevorzugt i. v. bei systemischer Gabe	D/I
Terizidon/Cycloserin						x			D/I
Tigecyclin		x		x	x		x	Gerinnungsveränderungen; Hypoglykämie/-proteinämie, Reaktionen an der Injektionsstelle, erhöhte Harnstoff-/Amylase Werte, keine Loading Dose	

D/I = Dosisreduktion oder Intervallverlängerung, D = Dosisreduktion, GI = Gastrointestinaltrakt, Psyche= Psyche und Nervensystem; PNP=Polyneuropathie

vorliegende Ergebnis einer phänotypischen Resistenzbestimmung ggf. eine Änderung der Therapie erfordern könnte.

Mikrobiologische Verlaufskontrollen erfolgen mittels Mikroskopie und Kultur. NAT eignen sich nicht, da die PCR-Technik auch DNA toter Bakterien nachweist und somit noch lange nach ausgeheilter TB „falsch" positiv bleiben kann, obwohl ein Therapieerfolg besteht.

Sollte die Therapieadhärenz unsicher sein, muss eine direkt überwachte Therapie (Directly Observed Therapy, DOT) initiiert werden (im stationären Setting durch Anwesenheit des Pflegepersonals während der Tabletteneinnahme, im ambulanten Setting wird dies z. B. durch die Gesundheitsämter durchgeführt oder delegiert). Therapieunterbrechungen von über 2 Wo., auch bedingt durch Nebenwirkungen, bedürfen eines Neustarts der Therapie mit Evaluation des Medikamenteneinsatzes und einer Meldung an das Gesundheitsamt.

Das Risiko eines Relapses ist nach erfolgreichem Therapieabschluss selten. Jedoch ist das Risiko im ersten Jahr am höchsten, sodass eine Kontrolle nach 6 und 12 Mon. erfolgen soll (Schaberg et al. 2022).

18.5.4 Tuberkulose und HIV

Bei HIV-Infizierten kommt TB mit erheblich höherer Wahrscheinlichkeit zum Ausbruch als bei HIV-negativen Personen. Über alle Stadien der HIV-Infektion hinweg ist das Risiko, an TB zu erkranken etwa 26-fach erhöht (Bunjun et al. 2017). Die Co-Infektion hat ohne sachgemäße Therapie beider Infektionen eine hohe Letalität (GFR 2022).

Während AIDS-definierende pulmonale Erkrankungen wie z. B. die *Pneumocystis-jirovecii*-Pneumonie mit fortgeschrittener Immundefizienz assoziiert sind, ist dies für TB bei HIV-infizierten Personen nicht der Fall. Es handelt sich bei der TB um eine AIDS-definierende Erkrankung.

Durch atypische klinische Präsentation bei Co-Infektion mit HIV kann die Diagnose einer manifesten TB erschwert sein. Bei niedriger CD4-Zellzahl treten Husten und Hämoptysen seltener auf, Fieber und Gewichtsverlust sind häufiger (Bunjun et al. 2017). Mit fortschreitender Immundefizienz finden sich häufiger eine miliare Aussaat, häufiger eine EPTB und eine weniger ausgeprägte Kavernenbildung sowie paucibazilläre Situationen.

Bei Co-Infektion ohne ZNS-Beteiligung der TB sollte bei > 50 CD4-Zellen/µl eine antiretrovirale Therapie (ART) innerhalb von 8 Wo. begonnen werden. Bei TB und HIV-Infektion mit < 50 CD4-Zellen/µl soll möglichst innerhalb von 2 Wo. nach Beginn der TB-Therapie eine ART begonnen werden, mit Ausnahme der TB-ZNS-Beteiligung (Schaberg et al. 2022). Der zeitverschobene Therapiebeginn lässt ein mögliches IRIS milder ausfallen.

Bezüglich Medikamenteninteraktionen ist v. a. die Gefahr einer Interaktion zwischen RMP und Protease- oder Integrase-Inhibitoren zu nennen. Die RMP-vermittelte CYP3A4-Induktion bedingt eine Wirkungsabschwächung vieler Medikamente teils in erheblichem Ausmaß, sodass einige antivirale Substanzen nicht gegeben werden sollten.

PRAXISTIPP

Medikamenteninteraktionen zwischen HIV- und Tuberkulosemedikamenten lassen sich mit der webbasierten Applikation HIV Liverpool Interaction Checker (www.hiv-druginteractions.org/) prüfen.

Die Therapie eines HIV/TB-co-infizierten Patienten sollte immer mit Fachkollegen mit entsprechender Fachexpertise besprochen werden (Schaberg et al. 2022).

18.5.5 Bacillus-Calmette-Guérin-Impfung

Da Deutschland ein Niedriginzidenzland für TB ist, wird die Bacillus-Calmette-Guérin (BCG)-Impfung nicht mehr durchgeführt. Weltweit wird die BCG-Impfung jedoch noch in vielen Hochinzidenzländern eingesetzt, um v. a. Kinder vor einem schweren Verlauf wie der TB-Meningitis oder der Miliartuberkulose zu schützen. Die BCG-Impfung schützt nicht befriedigend vor pulmonaler TB (WHO 2018).

Klinisch wird der BCG-Stamm in Deutschland nur in Einzelfällen, z. B. nach einer Installation in die Harnblase bei Harnblasenkarzinom, nachgewiesen und entspricht dann nicht einer TB.

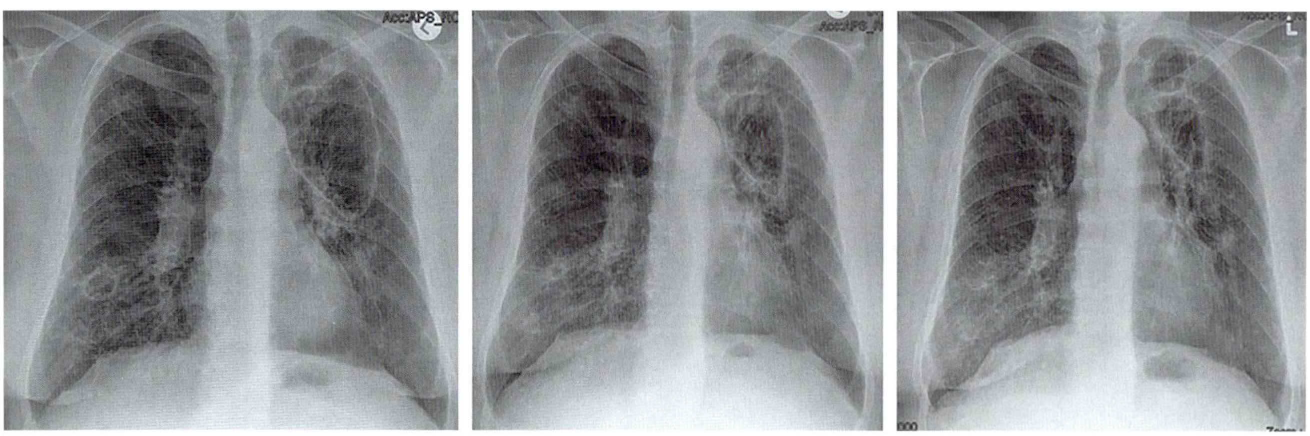

Abb. 18.6 Röntgen-Thorax Verlaufskontrollen einer bipulmonalen kavernösen Tuberkulose im Abstand von einem und zwei Monaten unter Standardtherapie [T1523]

18.6 Nichttuberkulöse Mykobakterien

18.6.1 Pathogenese

Die nichttuberkulösen Mykobakterien (NTM) umfassen > 190 Spezies und Subspezies und kommen in unterschiedlicher geographischer Verteilung in der Umwelt vor (Hoefsloot et al. 2013; Cowman et al. 2019; Tortoli 2014). Nach bisherigem Verständnis und epidemiologischen Daten werden sie nicht direkt von Mensch zu Mensch übertragen (Tortoli 2014; van Tonder et al. 2022). Es besteht keine Meldepflicht für den Nachweis und keine Isolationspflicht für den Patienten (Gross et al. 2022). Je nach Spezies reicht die Bandbreite der Pathogenität von apathogen über fakultativ humanpathogen, z. B. bei Immunsuppression, bis zu oft pathogenen Erregern (➤ Tab. 18.6) und es kann sowohl zu pulmonalen als auch extrapulmonalen Erkrankungen kommen (Johansen et al. 2022).

Eine andere wichtige Einteilung der NTM richtet sich nach ihrer Wachstumsgeschwindigkeit, sodass man zwischen sog. schnell wachsenden (Teilungsrate ca. alle 6 h, Rapid Growing Mycobacteria, RGM) und langsam wachsenden Mykobakterien (Teilungsrate ca. 20–24 h, Slow Growing Mycobacteria, SGM) unterscheidet und darüber auch Konsequenzen für unterschiedliche medikamentöse Therapien und Therapiedauer definiert (Runyon 1965).

Die Inzidenz der NTM ist aufgrund der fehlenden Meldepflicht nur erschwert erfassbar, ein Anstieg der NTM-Inzidenz wird kritisch diskutiert, eine aktuelle Surveillance-Studie aus Deutschland zeigt eine stabile Inzidenz mit 4,5–4,9/100.000 zwischen 2016 und 2020 (Piersimoni et al. 2009 Lai et al. 2010; Runyon 1965; Corbett et al. 2023).

Zu den häufigeren NTM-Erregern zählen *M.-avium*-Komplex (*M. avium, M. chimaera, M. intracellulare*), *M. kansasii, M. xenopi* und das schnell-wachsende *M. abscessus* (Adjemian et al. 2012; Daley et al. 2020; Corbett et al. 2023).

Risikofaktoren für Infektionen durch NTM sind strukturelle Lungenveränderungen wie Bronchiektasen/zystische Fibrose, chronisch obstruktive Lungenerkrankung (COPD) und interstitielle Lungenerkrankungen sowie eine medikamentös induzierte (z. B. durch TNF-α-Inhibitoren oder orale und inhalative Steroide) oder erworbene Immunsuppression (z. B. bei HIV-Infektion; Cowman et al. 2019). Personen mit angeborenen Defekten der IFN-γ-/Interleukin-12-Immunantwort erkranken meist schon im Kindesalter an disseminierten NTM-Erkrankungen (van de Vosse et al. 2009).

18.6.2 Klinische Befunde

Das klinische Bild ist unspezifisch und variiert je nach Lokalisation und Ausprägung der Erkrankung. In ca. 90 % der Fälle ist die Lunge betroffen, seltener liegen eine zervikale Lymphadenitis (vorwiegend bei Kindern), Haut-, Weichteil- und Knocheninfektionen vor und noch seltener sind ZNS-Infektionen, Keratitis, Otitis media oder Mastoiditis (Piersimoni, Scarparo 2009)

Bei der pulmonalen NTM-Infektion lassen sich in der Bildgebung (vorzugsweise mittels CT) zwei verschiedene Typen unterscheiden, die aber auch parallel auftreten können (Cowman et al. 2019; Dettmer et al. 2021):

- **Fibro-kavitärer Typ:** tuberkuloseähnliche Form mit Nachweis nodulärer und/oder kavitärer Veränderungen der Lunge, häufig Oberlappen-betont und bei COPD (➤ Abb. 18.7)
- **Nodulär-bronchiektatischer Typ:** multifokale Bronchiektasen, Bronchiolitis (Tree-in-Bud) und multiple Noduli unterschiedlicher Größe, meist Mittellappen und Lingula betreffend, oft bei schlanken, postmenopausalen Frauen mit Skelettdeformitäten (Skoliose, Pectus excavatum; Lady-Windermere-Syndrom ; Van Braeckel et al. 2022) und Mitralklappenprolaps

18

18.6.3 Diagnostik

Zur Diagnose einer NTM-Infektion müssen vereinbare Symptome vorliegen und eine alternative Diagnose ausgeschlossen sein. Neben klinischen Symptomen (je nach Erreger lokal, z. B. pulmonal, und/oder systemisch) bedarf es des Nachweises von Veränderungen in der Bildgebung und eines mikrobiologischen Erregernachweises in einem primär sterilen Untersuchungsmaterial (z. B. Abszesspunktat, transbronchiale Biopsie) oder mindestens zwei nicht primär sterilen Untersuchungsmaterialien (z. B. Sputum). Bei einem kulturellen Nachweis aus „schwierig zugänglichem" Material sollte die Histologie entsprechend eine granulomatöse Entzündung und/

Tab. 18.6 Pathogenität

	Nichttuberkulöse Mykobakterien		MTBK/*M. leprae*
Wachstumsverhalten	Schnell wachsende Mykobakterien	Langsam wachsende Mykobakterien	
Obligat pathogen		*M. marinum* *M. ulcerans*	*M.-tuberculosis*-Komplex *M. leprae*
Opportunistisch pathogen	*M. abscessus* • *M. abs. subsp. abscessus* • *M. abs. subsp. bolletii* • *M. abs. subsp. massiliense* *M. chelonae* *M. fortuitum*	*M.-avium*-Komplex • *M. avium* • *M. chimaera* • *M. intracellulare* *M. haemophilum* *M. kansasii* *M. xenopi* *M. simiae*	
Selten pathogen	*M. smegmatis* *M. vaccae*	*M. gordonae* *M.-terrae*-Komplex	

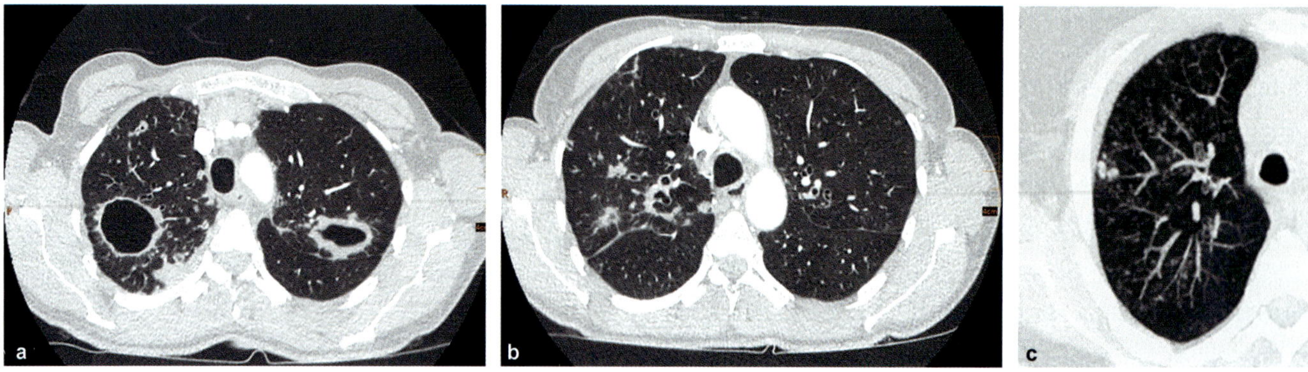

Abb. 18.7 CT-Thorax Bilder eines fibro-kavitären **(a)** und nodulären Typs **(b)** sowie einer Tree-in-Bud-Darstellung bei NTM-Infektion **(c)** [M1583]

oder den Nachweis säurefester Stäbchen zeigen. Alternativ muss bei Nachweis von NTM die Möglichkeit einer Kontamination bedacht werden. Neben entsprechenden klinischen Beschwerden sollten zur Diagnose einer NTM-Infektion passende Veränderungen in der Bildgebung vorliegen. Grundsätzlich sollten Diagnosekriterien aktueller Leitlinien beachtet werden (➤ Tab. 18.7). Die meisten NTM können auch in der Umwelt, z. B. im Wasser oder im Erdboden, vorkommen. Der alleinige Nachweis in nicht primär sterilen Untersuchungsmaterialen ist kein ausreichender Beweis für eine vorliegende Infektion.

Ebenfalls ist das unterschiedlich stark ausgeprägte pathogene Potenzial verschiedener NTM bei der klinischen Bewertung der mikrobiologischen Befunde zu berücksichtigen. So ist der Nachweis von *M. gordonae* nur äußerst selten klinisch relevant, während der Nachweis von *M. kansasii* i. d.R als pathogen anzusehen ist. Zum Dritten spielt der Ort der Infektion eine Rolle: So ist *M. chelonae* in der Lunge wahrscheinlich eine Kontamination, als Erreger einer Weichteilverletzung nach stumpfem Trauma wäre *M. chelonae* aber relevant.

Nicht alle NTM besitzen ein Wachstumsoptimum in Kultur bei 37 °C. *M. marinum* und die schnell wachsenden Mykobakterien wie *M. abscessus, M. chelonae* und *M. fortuitum* wachsen bevorzugt bei 30 °C, weshalb bei entsprechendem V. a. diese Erreger Kulturmedien bei 30 °C anzulegen sind.

Für die Materialentnahme gelten dieselben Voraussetzungen wie für *M. tuberculosis* (➤ Tab. 18.3). Der Mikroskopie mit Nachweis säurefester Stäbchen folgt im „normalen" diagnostischen Algorithmus bei V. a. eine Mykobakteriose eine MTBK-PCR. Diese wäre bei NTM-Infektion negativ. Es sei deswegen erwähnt, dass bei mikroskopischem Nachweis von säurefesten Stäbchen und negativer MTBK-PCR mit 99 % eine NTM zugrunde liegt. Verfahren zum Direktnachweis von NTM mittels NAT erfassen i. d. R. nicht alle Vertreter der NTM gleichermaßen und sind aufgrund des ubiquitären Vorkommens von NTM besonders anfällig für Kreuzkontaminationen. Je nach Wachstumsgeschwindigkeit und Keimlast dauern Kultur und Resistenzbestimmung 1–8 Wo. (➤ Abb. 18.4).

Bei NTM-Infektion würde ein Mendel-Mantoux-Test (s. o.) i. d. R. positiv ausfallen, die TB-Testung mit einem IGRA ist dagegen eher negativ (Hermansen et al. 2014). Ausnahmen sind z. B. *M. kansasii, M. marinum, M. flavescens* und *M. szulgai* (Andersen et al. 2000). Wurde die entnommene Probe in Formalin fixiert und in Paraffin konserviert und wird erst aufgrund des histologischen Befunds der V. a. eine Mykobakteriose gestellt, kann das Material nachträglich für eine

Tab. 18.7 Diagnosekriterien für pulmonale NTM-Infektionen (nach Daley et al. 2020) [H165-004]

Klinik	**Pulmonale Symptome**
Bildgebung	Noduläre o. kavitäre Verschattungen im Röntgen-Thorax **oder** multifokale Bronchiektasien mit multiplen kleinen Knötchen o. kavernösen Veränderungen im HR-CT
und	Adäquater Ausschluss anderer Diagnosen
Mikrobiologische Kriterien	Positive Kultur von mind. 2 Sputumproben **oder** mind. eine positive Kultur einer bronchialen Waschung o. BAL **oder** transbronchiale o. andere Lungenbiopsie mit histopathologischen Hinweisen (granulomatöse Entzündung o. Nachweis von säurefesten Stäbchen) u. eine positive Kultur für NTM in der Biopsie o einem respiratorischen Sekret

PCR aufgearbeitet werden. Dabei ist zu bedenken, dass sowohl die Sensitivität als auch die Spezifität nach entsprechender Vorbehandlung der Probe eingeschränkt sind und daher sowohl falsch negative als auch falsch positive Befunde auftreten können (Stellmacher et al. 2021).

Zur Abgrenzung einer klinisch relevanten NTM-Lungenerkrankung von einem NTM-Nachweis ohne Krankheitswert entwickelte Emanuel Wolinsky bereits 1981 einen Katalog aus fünf Kriterien (Wolinsky et al. 1981):

1. **Erregerlast im Sputum bzw. der BAL:** Für eine klinisch relevante Lungenerkrankung ist ein moderates bis reichliches Erregerwachstum in der kulturellen Untersuchung typisch. Dies geht i. d. R. mit einem mikroskopischen Nachweis des Erregers im Direktpräparat und einer kurzen Inkubationszeit bis zum kulturellen Nachweis (Time to Positivity) einher.
2. **Mehrfachnachweis:** Ein wiederholter Nachweis derselben Spezies spricht für eine klinisch relevante Lungenerkrankung, ein einmaliger Nachweis (bei mehreren untersuchten Proben) für einen Eintrag aus der Umwelt.
3. **Untersuchungsmaterial:** Der Nachweis aus primär sterilem Material wie Geweben oder Punktaten ist grundsätzlich als klinisch relevant zu betrachten.

4. **Nachgewiesene NTM-Spezies:** Für jede individuelle Mykobakterienspezies muss in Abhängigkeit vom Ort der Infektion, den Risikofaktoren des Patienten und bei Mehrfachnachweis differenziert werden, ob der Erreger für den individuellen Patienten relevant ist.
5. **Risikofaktoren des Patienten:** Vorliegen von prädisponierenden Faktoren wie z. B. einer vorbestehenden Lungenerkrankung machen eine klinisch relevante Lungeninfektion wahrscheinlicher.

Die Wolinsky-Kriterien mit Virulenz des Erregers, Material, Mehrfachnachweis, Keimlast und Prädisposition helfen dabei, mit dem Patienten gemeinsam eine Entscheidung für eine umfangreiche und langwierige Therapie zu treffen oder sich bei Zweifeln, niedrigem Leidensdruck etc. für ein Vorgehen mit observierendem Zuwarten zu entscheiden.

18.6.4 Empfindlichkeitstestung

Die phänotypische Empfindlichkeitstestung von NTM erfolgt als Bestimmung der minimalen Hemmkonzentration, die aufgrund des hohen Aufwands i. d. R. nur von spezialisierten Laboren durchgeführt wird. Insbesondere für die Vertreter des *M.-avium*-Komplexes und schnell wachsende Mykobakterien wie *M. abscessus* sind die Verfahren für Substanzen wie Makrolide und Amikacin gut standardisiert. Für andere Substanzen bzw. Erreger ist die Aussagekraft aufgrund fehlender klinischer Belege oft eingeschränkt (Richter et al. 2019). Dies ist zum einen auf den Mangel an Studien, die niedrigen Patientenzahlen, das Fehlen von Diagnosekriterien und Standardtherapien zurückzuführen, andererseits scheitert es am Fehlen der Epidemiological Cut-off Values (ECOFFs) für viele NTM-Spezies, an der Schwierigkeit der Ablesbarkeit und Substanzstabilität. Für den *M.-avium*-Komplex zeigen Studien für Rifampicin und Ethambutol trotz belegtem klinischem Nutzen eine fehlende Korrelation von klinischem Behandlungserfolg und gemessener minimaler Hemmkonzentration. Deswegen werden Rifampicin und Ethambutol bei *M.-avium*-Komplex nicht getestet, aber in der Erstlinientherapie eingesetzt.

18.6.5 NTM-Infektionen bei Immundefekt und Immunsuppression

Die HIV-assoziierte NTM-Erkrankung ist zwar seltener geworden, kann aber weiterhin lebensbedrohlich sein. Häufig sind es die Erreger des *M.-avium*-Komplexes (MAC), die bei ausgeprägter CD4-Depletion ($CD4^+$-T-Zellen meist < 50/µl) über die Eintrittspforte Lunge oder Magen-Darm-Trakt eine lokale (meist Lymphknotenabszesse) oder disseminierte Erkrankung auslösen (Horsburgh 1999). Bei V. a. disseminierte NTM-Infektion sollten immer Blutkulturen (Heparin-Blut) an ein Referenzlabor geschickt werden (z. B. Nationales Referenzzentrum für Mykobakterien, www.fz-borstel.de). Bei Zytopenie (insbesondere Anämie) ist ggf. eine Knochenmarkaspiration erforderlich. Auch bei Personen mit HIV-Erkrankung kann bei Nachweis eines NTM bei fehlender Symptomatik auf eine Therapie verzichtet werden (Horsburgh 1999). Die antimykobakterielle und die antiretrovirale Therapie müssen bezüglich Kontraindikationen und Dosisanpassungen aufeinander abgestimmt werden (Hoffmann, Rockstroh 2022). Es kann im Rahmen der Immunrekonstitution zu einem IRIS kommen (Phillips et al. 2005). Steroide können hilfreich sein, es gibt für NTM-IRIS aber keine Studiendaten (Meintjes et al. 2019; Lemoine et al. 2015).

Bisher gab es keine ausreichende Evidenz für eine aerogene Transmission von NTM. Einige neue Fallberichte erregen Besorgnis über eine indirekte Übertragung und führen nun insbesondere in zystische Fibrose (CF)-Ambulanzen zu besonderen Vorsorgemaßnahmen und räumlicher Trennung der CF-Patienten mit NTM (van Tonder et al. 2022; Gross et al. 2022; Martiniano et al. 2022).

18.6.6 Therapie

Die Heilungsraten bei NTM-Erkrankungen variieren von 40 bis 80 % und sind insgesamt schlechter als die Erfolgsquote bei der TB-Therapie. Dies liegt zum einen an der Resistenz, wahrscheinlich aber auch an den zugrunde liegenden Erkrankungen, seien sie strukturell (Bronchiektasien, CF, COPD) oder einer genetischen oder erworbenen Immunsuppression geschuldet.

Die Auswahl der geeigneten Therapie hat immer individuell zu erfolgen. Je mehr Resistenzen bei einem Erreger vorliegen und je größer das Ausmaß der Erkrankung ist, desto dringender sollten die Ergebnisse der phänotypischen Empfindlichkeitstestung mit einem Experten besprochen und gemeinsam ein individuelles Therapieregime erarbeitet werden. Wie in der aktuellen Leitlinie der ATS/ERS/ESCMID/IDSA erfolgt hier eine Fokussierung auf die gängigen NTM bei meist pulmonaler Erkrankung (Adjemian et al. 2012). Die selteneren NTM-Erreger und ihre Therapie sollten in jedem Fall mit einem Team aus Infektiologen und Mykobakteriologen erörtert werden (Lange et al. 2022).

- ***Mycobacterium-avium*-Komplex (MAC):**
  - Zum *M.-avium*-Komplex gehören u. a. die drei wichtigsten Vertreter *M. avium, M. intracellulare* und *M. chimaera* (Cowman et al. 2019). Beim Nachweis von *M. chimaera* sollte man einen möglichen Zusammenhang mit einer Herzoperation erfragen (Sax et al. 2015).
  - Generell wird die MAC-Infektion mit einer Dreierkombination aus Makrolid, Ethambutol und meistens einem Rifamycin therapiert. Azithromycin sollte bei guter Gewebegängigkeit und besserer Verträglichkeit dem Clarithromycin vorgezogen werden. Als Rifamycin wird bevorzugt Rifampicin (RMP) eingesetzt (seltener Rifabutin). Aufgrund des günstigeren Interaktionsprofils wird bei HIV-Infizierten häufig Rifabutin bevorzugt. Für Ethambutol und RMP erfolgt bei MAC-Infektionen keine Resistenztestung (s. o.).
  - Alternative zu den Rifamycinen ist Clofazimin, für das in Deutschland jedoch als Off-Label-Medikament erst eine Kostenübernahme der Krankenkasse erforderlich ist (Jarand et al. 2016; Field, Cowie 2003; Martiniano et al. 2017). Im Fall größerer Kavernen, wenn ein weit fortgeschrittener nodulär-bronchiektatischer Typ oder einer Makrolid-Resistenz

vorliegen, sollte zusätzlich Amikacin (oder Streptomycin) eingesetzt werden. Diesbezüglich ist für Erwachsene mit begrenzten Behandlungsoptionen (Ausnahme: keine CF-Patienten!) inhalativ liposomal suspendiertes Amikacin zugelassen (➤ Tab. 18.4), dieses kann aber aktuell nur über Importe bezogen werden (Stand 11/24; Griffith et al. 2018; Griffith et al. 2021). Um eine Eradikation zu erzielen, sollte die Therapie für 12 Mon. ab dem Zeitpunkt der Kulturkonversion durchgeführt werden.

- ***M. kansasii:*** Das klinische Bild einer *M.-kansasii*-Erkrankung kann eine TB imitieren (➤ Abb. 18.8). So findet man gehäuft Kavernen mit konsekutiver Hämoptoe. Die Erfolgsquote der Therapie ist hoch, die Therapieindikation kann niedrigschwellig gestellt werden. Eine Therapie kann nach Resistenztestung mit Isoniazid, Rifampicin und Ethambutol oder mit einem Makrolid, Rifampicin und Ethambutol durchgeführt werden. Im Gegensatz zur TB ist eine Therapiedauer von 12 Mon. nach Kulturkonversion zu empfehlen.
- ***M. xenopi:*** Infektionen mit *M. xenopi* treten in Frankreich häufiger auf als in Deutschland. Die Therapie sollte für 12 Mon. nach Kulturkonversion mit Rifampicin, Ethambutol und Makrolid oder Rifampicin, Ethambutol und Moxifloxacin durchgeführt werden. Bei schwerer Erkrankung kann die Therapie mit i. v. Amikacin ergänzt werden (Hoefsloot et al. 2013). Eine Antibiotikaempfindlichkeitstestung ist nicht notwendig.
- ***M. abscessus:***
  - *M. abscessus* umfasst drei Subspezies mit einem unterschiedlichen Resistenzprofil gegenüber Makroliden: Bei *M. abscessus abscessus* und *M. abscessus bolletii* tritt häufig eine Mutation im *erm*-Gen auf, die eine induzierbare Makrolid-Resistenz vermittelt. Bei der dritten bekannten Subspezies, *M. abscessus massiliense,* liegt ein inaktives *erm*-Gen vor, sodass initial keine induzierbare Makrolid-Resistenz beobachtet wird. Im Verlauf einer insuffizienten Therapie kann sich eine konstitutionelle Resistenz entwickeln. Vor jeder Therapie sollte eine Empfindlichkeitstestung erfolgen, die mindestens die Makrolide und Amikacin (intravenös und inhalativ) umfasst.
  - Das Therapieregime sollte mindestens drei wirksame Medikamente basierend auf dem Ergebnis der Empfindlichkeitstestung beinhalten. Bei einem Makrolid-empfindlichen Erreger wird ein Makrolid mit zwei weiteren Medikamenten kombiniert. Bei einer Makrolid-induzierbaren Resistenz *(M. abs. subsp. abscessus, M. abs. subsp. boletii)* wird das Makrolid zusätzlich als Immunmodulator eingesetzt, plus mindestens drei „aktive" Medikamente (Griffith et al. 2021; Zweijpfenning et al. 2022). Für liposomal suspendiertes Amikacin inhalativ muss ein Kostenübernahmeantrag bei der Krankenkasse als Off-Label-Use gestellt werden (➤ Tab. 18.4). Das Medikament kann aber aktuell nur über Importe bezogen werden (Stand 1/23; Zweijpfenning et al. 2022). Das Antibiogramm sollte niedrigschwellig mit einem Mykobakterien-Experten besprochen werden (➤ Kap. 18.7).
  - Die optimale Therapiedauer ist unklar, sollte aber wahrscheinlich mind. 3 Mon. länger erfolgen, als die Läsionen nachweisbar waren.
- ***M. marinum:*** Besitzt ein Patient mit Haut- und Weichteilinfektion (Erythem und Knötchenbildung) ein Aquarium, sollte unbedingt eine Diagnostik auf *M. marinum* durchgeführt werden. Bei der Einsendung der Biopsie muss das Labor über den V. a. *M. marinum* informiert werden, damit eine gesonderte Kultur bei speziellen Wachstumsbedingungen bei 30 °C angelegt wird. Die Therapie ist nicht standardisiert und sollte mit einem Experten abgesprochen werden. Sie beinhaltet eine Kombinationstherapie mit mindestens Rifampicin und einem Makrolid, ggf. ergänzt durch Ethambutol, sowie möglicherweise eine chirurgische Intervention (Schönfeld et al. 2013). Die Therapie

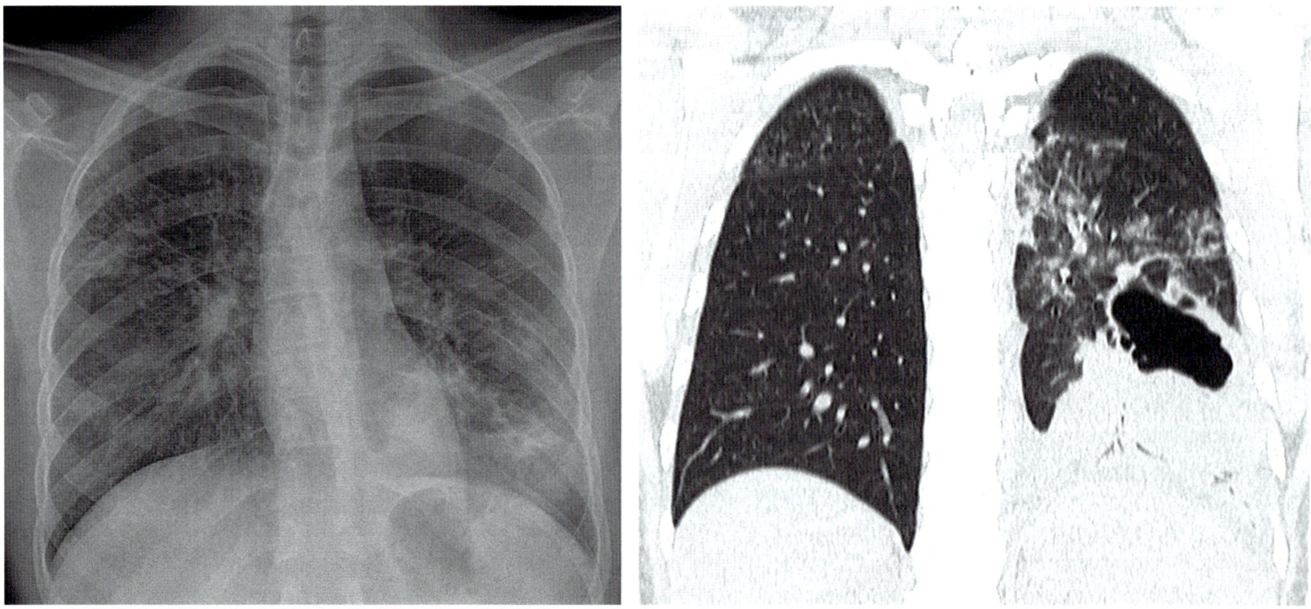

Abb. 18.8 Röntgen-Thorax p. a. mit feinfleckiger Transparenzminderung und Kavernenformation links basal und Abbildung im CT-Thorax mit ausgedehnter Konsolidierung im linken Lungenunterlappen mit Kavernenbildungen im apikalen Anteil bei einer Infektion mit *M. kansasii* [T1523]

sollte 2 Mon. länger verabreicht werden, als die Veränderungen nachweisbar sind.

Während der NTM-Therapie sollten die Patienten regelmäßig klinisch, mit Bildgebung und – soweit möglich – mit mykobakteriologischen Proben verlaufskontrolliert werden. Es bedarf eines Vertrauensverhältnisses und einer guten Compliance des Patienten. Wichtige Frage der NTM-Therapie bleibt der korrekte Zeitpunkt für das Therapieende, ohne die Therapie unnötig zu verlängern bzw. ohne ein Reaktivierungsrisiko einzugehen (Schönfeld et al. 2013).

Da es sich bei NTM um eine seltene Lungenerkrankung handelt, empfehlen wir eine frühe Involvierung von infektiologischer/mykobakteriologischer Expertise (➤ Kap. 18.7).

18.7 Beratungsmöglichkeit

Beratungsdienst des Nationalen Referenzzentrums für Mykobakterien und der klinischen Tuberkuloseeinheit des Deutschen Zentrums für Infektionsforschung (DZIF) am Forschungszentrum Borstel („TBinfo" Hotline: 04537/188–2110)

INFO

Detallierte Therapie- und Diagnostikhinweise finden sich zum Nachlesen hier: Treatment of Nontuberculous Mycobacterial Pulmonary Disease: An Official ATS/ERS/ESCMID/IDSA Clinical Practice Guideline (idsociety.org).

LITERATUR

Adjemian J, Olivier KN, Seitz AE et al.: Prevalence of Nontuberculous Mycobacterial Lung Disease in U. S. Medicare Beneficiaries. https://doi.org/101164/rccm201111-2016OC. 185(8) (2012) 881–886. www.atsjournals.org.

Andersen P, Munk ME, Pollock JM, Doherty TM: Specific immune-based diagnosis of tuberculosis. Lancet 356(9235) (2000) 1099–1104. www.thelancet.com/article/S0140673600027422/fulltext.

Barry CE, Boshoff HI, Dartois V et al.: The spectrum of latent tuberculosis: rethinking the biology and intervention strategies. Nat Rev Microbiol 7(12) (2009) 845–855. www.nature.com/articles/nrmicro2236.

Bian S, Zhang Y, Zhang L et al.: Diagnostic Value of Interferon-γ Release Assays on Pericardial Effusion for Diagnosis of Tuberculous Pericarditis. PLoS One 11(10) (2016) e0165008. https://journals.plos.org/plosone/article?id=10.1371/journal.pone.0165008.

Bunjun R, Riou C, Soares AP et al.: Effect of HIV on the Frequency and Number of Mycobacterium tuberculosis–Specific CD4+ T Cells in Blood and Airways During Latent M. tuberculosis Infection. J Infect Dis 216(12) (2017) 1550.

Canetti D, Riccardi N, Antonello RM et al.: Mycobacterium marinum: A brief update for clinical purposes. Eur J Intern Med. 1. November 105 (2022) 15–19.

Chou CH, Yang TL, Wang CP: Ultrasonographic Features of Tuberculous Cervical Lymphadenitis. J Med Ultrasound 22(3) (2014) 158–163.

Corbett C, Finger P, Heiß-Neumann M et al.; EpiNTM-Group: Development of prevalence and incidence of non-tuberculous mycobacteria in German laboratories from 2016 to 2020. Emerg Microbes Infect. Dec;12(2) (2023) 2276342. doi: https://doi.org/10.1080/22221751.2023.2276342. Epub 2023 Dec 6. PMID: 37883336; PMCID: PMC10769520.

Cowman S, Van Ingen J, Griffith DE, Loebinger MR: Non-tuberculous mycobacterial pulmonary disease. Eur Respir J 54(1) (2019) 1900250. https://erj.ersjournals.com/content/54/1/1900250.

Daley CL, Iaccarino JM, Lange C et al.: Treatment of Nontuberculous Mycobacterial Pulmonary Disease: An Official ATS/ERS/ESCMID/IDSA Clinical Practice Guideline. Clin Infect Dis 71(4) (2020) e1–e36. https://academic.oup.com/cid/article/71/4/e1/5867961.

Dettmer S, Ringshausen FC, Fuge J et al.: Computed Tomography in Adults with Bronchiectasis and Nontuberculous Mycobacterial Pulmonary Disease: Typical Imaging Findings. J Clin Med 10(12) (2021) 2736. www.mdpi.com/2077-0383/10/12/2736/htm.

EREMFAT® 300 mg (2021).

Feuerriegel S, Kohl TA, Utpatel C et al.: Rapid genomic first- and second-line drug resistance prediction from clinical Mycobacterium tuberculosis specimens using Deeplex-MycTB. Eur Respir J 57(1) (2021) 2001796.

Field SK, Cowie RL: Treatment of Mycobacterium avium-intracellulare complex Lung Disease with a Macrolide ethambutol, and Clofazimine. Chest 124(4) (2003) 1482–1486. http://journal.chestnet.org/article/S0012369216486964/fulltext.

Global tuberculosis report (GFR) 2022 [Internet]. https://www.who.int/publications/i/item/9789240061729.

Griffith DE, Eagle G, Thomson R et al.: Amikacin liposome inhalation suspension for treatment-refractory lung disease caused by Mycobacterium avium complex (CONVERT) a prospective, open-label, randomized study. Am J Respir Crit Care Med 198(12) (2018) 1559–1569. www.clinicaltrials.gov.

Griffith DE, Thomson R, Flume PA et al.: Amikacin Liposome Inhalation Suspension for Refractory Mycobacterium avium Complex Lung Disease: Sustainability and Durability of Culture Conversion and Safety of Long-term Exposure. Chest;160(3) (2021) 831–842. http://journal.chestnet.org/article/S0012369221007030/fulltext.

Gross JE, Caceres S, Poch K et al.: Investigating Nontuberculous Mycobacteria Transmission at the Colorado Adult Cystic Fibrosis Program. Am J Respir Crit Care Med 205(9) (2022) 1064–1074. www.clinicaltrials.gov.

Gupta RK, Calderwood CJ, Yavlinsky A et al.: Discovery and validation of a personalized risk predictor for incident tuberculosis in low transmission settings. Nat Med 26(12) (2020) 1941–1949.

Hermansen TS, Thomsen VØ, Lillebaek T, Ravn P: Non-Tuberculous Mycobacteria and the Performance of Interferon Gamma Release Assays in Denmark. PLoS One 9(4) (2014) e93986. https://journals.plos.org/plosone/article?id=10.1371/journal.pone.0093986.

Hoefsloot W, Van Ingen J, Andrejak C et al.: The geographic diversity of nontuberculous mycobacteria isolated from pulmonary samples: an NTM-NET collaborative study. Eur Respir J 42(6) (2013) 1604–1613. https://erj.ersjournals.com/content/42/6/1604.

Hoffmann C, Rockstroh JK (Hrsg.): HIV 2022/2023. Medizin Fokus Verlag (2022).

Horsburgh CR: The Pathophysiology of Disseminated Mycobacterium avium Complex Disease in AIDS. J Infect Dis 179(Supplement_3) (1999) S461–S465. https://academic.oup.com/jid/article/179/Supplement_3/S461/2191157.

Jafari C, Olaru ID, Daduna F et al.: Rapid diagnosis of pulmonary tuberculosis by combined molecular and immunological methods. Eur Respir J 51(5) (2018) 1702189. https://erj.ersjournals.com/content/early/2018/03/15/13993003.02189-2017.

Jarand J, Paul Davis J, Cowie RL et al.: Long-term follow-up of mycobacterium avium complex lung disease in patients treated with regimens including clofazimine and/or rifampin. Chest 149(5) (2016) 1285–1293. http://journal.chestnet.org/article/S0012369215000926/fulltext.

Johansen MD, Herrmann JL, Kremer L: Non-tuberculous mycobacteria and the rise of Mycobacterium abscessus. Nat Rev Microbiol 18(7) (2020) 392–407.

Katrak SM: Central nervous system tuberculosis. J Neurol Sci 421 (2021) 117278.

Kerbiriou L, Ustianowski A, Johnson MA, Gillespie SH, Miller RF, Lipman MCI: Human Immunodeficiency Virus Type 1-Related Pulmonary Mycobacterium xenopi Infection: A Need to Treat? Clin Infect Dis 37(9) (2003) 1250–1254. https://academic.oup.com/cid/article/37/9/1250/522038.

Kim MC, Kim SM, Lee SO et al.: A diagnostic algorithm for tuberculous pleurisy using the ELISPOT assay on peripheral blood and pleural effusion. Infect Dis (London, England) 48(9) (2016) 688–694.

Lai CC, Tan CK, Chou CH et al.: Increasing Incidence of Nontuberculous Mycobacteria, Taiwan, 2000–2008. Emerg Infect Dis 16(2) (2010) 294–296. https://wwwnc.cdc.gov/eid/article/16/2/09-0675_article.

Lange C, Böttger EC, Cambau E et al.: Consensus management recommendations for less common non-tuberculous mycobacterial pulmonary diseases. Lancet Infect Dis 22(7) (2022) e178–e190. www.thelancet.com/article/S1473309921005867/fulltext.

Lange C, Kalsdorf B, Maurer FP, Heyckendorf J. Tuberkulose [Tuberculosis]. Internist (Berl). Nov;60(11) (2019) 1155–1175. German. doi: https://doi.org/10.1007/s00108-019-00685-z. PMID: 31641790.

Lange C, Mandalakas AM, Kalsdorf B et al.: Clinical Application of Interferon-γ Release Assays for the Prevention of Tuberculosis in Countries with Low Incidence. Pathog Immun 1(2) (2016) 308.

Lemoine M, Laurent C, Hanoy M et al.: Immune reconstitution inflammatory syndrome secondary to Mycobacterium kansasii infection in a kidney transplant recipient. Am J Transplant 15(12) (2015) 3255–3258. www.amjtransplant.org/article/S1600613522004919/fulltext.

Leonard JM: Central Nervous System Tuberculosis. Microbiol Spectr 5(2) (2017).

Mack U, Migliori GB, Sester M et al.; TBNET: LTBI: latent tuberculosis infection or lasting immune responses to M. tuberculosis? A TBNET consensus statement. Eur Respir J. May;33(5) (2009) 956973. doi: https://doi.org/10.1183/09031936.00120908. PMID: 19407047.

Martiniano SL, Nick JA, Daley CL: Nontuberculous Mycobacterial Infections in Cystic Fibrosis. Clin Chest Med 43(4) (2022) 697–716.

Martiniano SL, Wagner BD, Levin A et al.: Safety and Effectiveness of Clofazimine for Primary and Refractory Nontuberculous Mycobacterial Infection. Chest 152(4) (2017) 800–809. http://journal.chestnet.org/article/S0012369217308188/fulltext.

Meintjes G, Brust JCM, Nuttall J, Maartens G: Management of active tuberculosis in adults with HIV. Lancet HIV 6(7) (2019) e463–474. www.thelancet.com/article/S2352301819301547/fulltext.

Mert A, Arslan F, Kuyucu T et al.: Miliary tuberculosis: Epidemiologicaland clinical analysis of large-case series from moderate to low tuberculosis endemic Country. Medicine (Baltimore) 96(5) (2017) e5875.

Miller AG, Spicer PJ: Extrapulmonary tuberculosis: a case report involving the spine and soft tissues. Radiol case reports 16(8) (2021) 2236–2239.

Phillips P, Bonner S, Gataric N et al.: Nontuberculous mycobacterial immune reconstitution syndrome in HIV-infected patients: Spectrum of disease and long-term folow-up. Clin Infect Dis 41(10) (2005) 1483–1497. https://academic.oup.com/cid/article/41/10/1483/347035.

Piersimoni C, Scarparo C: Extrapulmonary Infections Associated with Nontuberculous Mycobacteria in Immunocompetent Persons. September 2009. Emerg Infect Dis 15(9) (2009) 1351–1358. https://wwwnc.cdc.gov/eid/article/15/9/08-1259_article.

Richter E, Andres S. DR et al. MIQ 05: Tuberkulose Mykobakteriose Qualitätsstandards in der mikrobiologisch-infektiologischen Diagnostik. 3. A., Elsevier Urban & Fischer, München (2019).

Robert Koch-Institut (RKI): Epidemiologisches Bulletin 11/2024 (2024). www.rki.de/DE/Aktuelles/Publikationen/Epidemiologisches-Bulletin/2024/11_24.pdf?__blob=publicationFile&v=1.

Robert Koch-Institut (RKI): Epidemiologisches Bulletin 11/2022 (2022). www.rki.de/epidbull.

Robert Koch-Institut (RKI): Ratgeber Tuberkulose @ www.rki.de. www.rki.de/DE/Content/Infekt/EpidBull/Merkblaetter/Ratgeber_Tuberkulose.html.

Robert-Koch-Institut (RKI): Bericht zur Epidemiologie der Tuberkulose in Deutschland für 2022. Berlin (2023). www.rki.de/DE/Content/InfAZ/T/Tuberkulose/Download/TB2022.pdf?__blob=publicationFile.

Rodriguez-Takeuchi SY, Renjifo ME, Medina FJ: Extrapulmonary Tuberculosis: Pathophysiology and Imaging Findings. Radiographics 39(7) (2019) 2023–2037.

Runyon EH: Typical Myobacteria: Their Classification. Am Rev Respir Dis 91 (1965) 288–289.

Sax H, Bloemberg G, Hasse B et al.: Prolonged Outbreak of Mycobacterium chimaera Infection After Open-Chest Heart Surgery. Clin Infect Dis 61(1) (2015) 67–75. https://academic.oup.com/cid/article/61/1/67/340014.

Schaberg T, Brinkmann F, Feiterna-Sperling C et al.: [Tuberculosis in adulthood – The Sk2-Guideline of the German Central Committee against Tuberculosis (DZK) and the German Respiratory Society (DGP) for the diagnosis and treatment of adult tuberculosis patients]. Pneumologie 76(11) (2022) 727–819.

Schaller MA, Wicke F, Foerch C, Weidauer S: Central Nervous System Tuberculosis: Etiology, Clinical Manifestations and Neuroradiological Features. Clin Neuroradiol 29(1) (2019) 3–18.

Schönfeld AN, Haas W, Richter E et al.: Empfehlungen zur Diagnostik und Therapie nichttuberkulöser Mykobakteriosen des Deutschen Zentralkomitees zur Bekämpfung der Tuberkulose (DZK) und der Deutschen Gesellschaft für Pneumologie und Beatmungsmedizin (DGP) Recommendations for Diagnosis and Treatment of Nontuberculous Mycobacterioses of the German Central Committee against Tuberculosis and the German Respiratory Society Empfehlungen 605 1 Einleitung. (2013). www.dzk-tuberkulose.de/wp-content/uploads/2021/11/Empfehlungen-zur-Diagnostik-und-Therapie-nichttuberkuloeser-Mykobakteriosen.pdf.

Sester U, Fousse M, Dirks J et al.: Whole-blood flow-cytometric analysis of antigen-specific CD4 T-cell cytokine profiles distinguishes active tuberculosis from non-active states. PLoS One [Internet]. 6(3) (2011).

Sibandze DB, Kay A, Dreyer V et al.: Rapid molecular diagnostics of tuberculosis resistance by targeted stool sequencing. Genome Med 14(1) (2022) 52.

Stellmacher F, Kirfel J, Kalsdorf B et al.: Molecular pathology of tuberculosis: Status, methodology, and limits. Pathologe 2(1) (2021) 78–82. https://link.springer.com/article/10.1007/s00292-021-00911-2.

Technical Report (TR) on critical concentrations for drug susceptibility testing of isoniazid and the rifamycins (rifampicin, rifabutin and rifapentine) [Internet]. www.who.int/publications/i/item/9789240017283.

Tortoli E: Microbiological features and clinical relevance of new species of the genus Mycobacterium. Clin Microbiol Rev 27(4) (2014) 727–752. https://journals.asm.org/doi/10.1128/CMR.00035-14.

Van Braeckel E, Page I, Davidsen JR, et al.; CPAnet. Treatment outcome definitions in chronic pulmonary aspergillosis: a CPAnet consensus statement. Eur Respir J. Jun 9;59(6) (2022) 2102950. doi: https://doi.org/10.1183/13993003.02950-2021. PMID: 35236726.

van de Vosse E, van Dissel JT, Ottenhoff TH: Genetic deficiencies of innate immune signalling in human infectious disease. Lancet Infect Dis 9(11) (2009) 688–698. www.thelancet.com/article/S1473309909702555/fulltext.

van Tonder AJ, Ellis HC, Churchward C p et al.: Mycobacterium avium complex (MAC) genomics and transmission in a London hospital. Eur Respir J [2201237] (2022). https://erj.ersjournals.com/content/early/2022/10/27/13993003.01237-2022.

Wolinsky E. When is an infection disease? Rev Infect Dis [Internet]. 3(5) (1981) 1025–1027.

World Health Organization (WHO): BCG vaccine: WHO position paper, February 2018 – Recommendations. Vaccine 36(24) (2018) 3408–3410.

World Health Organization (WHO): Global tuberculosis report 2024. Geneva. (2024). Licence: CC BY-NC-SA 3.0 IGO.

World Health Organization (WHO): TB-Report 2023. www.who.int/teams/global-tuberculosis-programme/tb-reports/global-tuberculosis-report-2023.

World Health Organization (WHO): WHO Consolidated Guidelines on Tuberculosis. Module 4: Treatment – Drug-Resistant Tuberculosis Treatment, 2022 Update [Internet]. WHO Press (2022) 1–112. www.who.int/publications/i/item/9789240063129.

World Health Organization (WHO): WHO consolidated guidelines on drug-resistant tuberculosis treatment. https://apps.who.int/iris/handle/10665/311389?locale-attribute=ar&sho=.

Zak DE, Penn-Nicholson A, Scriba TJ et al.: A blood RNA signature for tuberculosis disease risk: a prospective cohort study. Lancet (London, England) [Internet]. 387(10035) (2016) 2312–2322.

Zhai K, Lu Y, Shi HZ: Tuberculous pleural effusion. J Thorac Dis 8(7) (2016) E486–494.

Zweijpfenning SMH, Chiron R, Essink S et al.: Safety and Outcomes of Amikacin Liposome Inhalation Suspension for Mycobacterium abscessus Pulmonary Disease: A NTM-NET study. Chest [Internet]. 1. Juli 2022 [zitiert 1. April 2023];162(1):76–81. http://journal.chestnet.org/article/S0012369222000514/fulltext.

KAPITEL

19 Seltenere einheimische systemische Infektionskrankheiten

André Fuchs und Nils Kellner

In der Europäischen Union wird eine Erkrankung als selten definiert, wenn ≤ 5 Fälle/10.000 Einwohner betroffen sind. Bei den vielen dieser Gruppe zuzuordnenden Infektionskrankheiten besteht Meldepflicht nach § 7 (Meldung des Erregernachweis durch das Labor) und gelegentlich auch nach § 6 (namentliche Meldung von Verdacht und Diagnose einer Erkrankung oder Tod an einer Erkrankung) des Infektionsschutzgesetzes (IfSG). Nach Meldedaten kann nur eingeschränkt zwischen reiseassoziierter oder in Deutschland erworbener Infektion unterschieden werden; viele der Infektionen werden im Ausland erworben. Zur Diagnostik seltener Infektionskrankheiten ist teilweise eine Untersuchung in Spezial- bzw. Referenzlaboren erforderlich. Hinweise zu besonderen diagnostischen Anforderungen und Referenzlaboren finden sich zusammengefasst z. B. auf der Homepage des RKI (www.rki.de).

In diesem Kapitel sind klinisch relevantere unter den selteneren Infektionskrankrankheiten in alphabetischer Reihenfolge zusammengefasst. Häufig existieren für Diagnostik und Therapie keine (deutschsprachigen) Leitlinien, sodass hier wiedergegebene Empfehlungen teilweise auf Expertenmeinungen beruhen, die nicht im Rahmen eines klassischen Leitlinienprozesses abgestimmt sind.

19.1 Aktinomykose

André Fuchs

19.1.1 Definition und Basisinformation

Die Erreger der Aktinomykose, *Actinomyces (A.)* spp. wie z. B. A. *israelii, A. meyeri* oder *A. odontolyticus,* sind anaerobe oder mikroaerophile grampositive längliche und verzweigt wachsende Bakterien, die natürlich in der Mundhöhle, den Konjunktiven und der Dickdarm- und Genitalschleimhaut des Menschen vorkommen. Meist unter begünstigenden Bedingungen wie Karies, Bisswunden, mangelnde Blutversorgung oder Gewebeschädigung durch andere Bakterien kann es zur endogenen Infektion kommen. Prophylaktische Maßnahmen wie gute Zahn- und Zahnfleischpflege helfen, Infektionen zu verhindern. Weitere Risikofaktoren sind Rauchen und Alkoholismus.

19.1.2 Symptomatik und klinisches Bild

Aufgrund des endogenen Charakters der Infektion kann eine Inkubationszeit nicht definiert werden. Die Symptomatik kann akut oder langsam progredient einsetzen.

Man unterscheidet vier wesentliche klinische Verlaufsformen:

- **Zervikofasziale Aktinomykose (> Abb. 19.1):** häufigste klinische Manifestation (ca. 60 % der Fälle) mit odontogener Infektion, die zur Kieferschwellung mit multiplen einschmelzenden Abszessen und ggf. Osteomyelitis im Bereich der Kieferknochen führt; Fistelbildung oder Perforation ist möglich; häufig liegen Mischinfektionen mit Mund- und Rachenflora vor.
- **Aktinomykose der Atemwege:** chronische Erkrankung der Atemwege mit pulmonaler Raumforderung oder kavernösen Formationen, die umgeben von fibrotischen Umbauprozessen zur Infiltration von umgebenden Geweben führen kann. Die wichtigsten Differenzialdiagnosen sind neoplastische pulmonale Erkrankungen.
- **Abdominelle Aktinomykose:** gelegentlich als Folge abdomineller Traumata oder Operationen, meist im Bereich der Appendix, des Zökums oder des Kolons. Intraabdominelle Raumforderung mit oder ohne Fisteln, die als mögliche Neoplasie imponieren kann.
- **Aktinomykose des Beckens:** tuboovarieller Abszess als gelegentliche Komplikation eines Intrauterinpessars.

Durch hämatogene Aussaat der Erreger können auch andere Organsysteme betroffen sein.

INFO

Eine durch *Actinomyces* ausgelöste Raumforderung wird häufig als mögliche Neoplasie verkannt und daher teils spät diagnostiziert. Bei unklaren entzündlichen Tumoren sollte die Aktinomykose als mögliche Differenzialdiagnose in Betracht gezogen werden.

19.1.3 Diagnostik und Differenzialdiagnose

Der bakteriologische Nachweis von *Actinomyces* aus primär sterilem Material ist beweisend für eine Infektion. Die kulturelle Erregerisolation ist allerdings unzuverlässig und gelingt nur in einer Minderheit der Fälle. Die Rate falsch negativer Kulturbefunde ist aufgrund unterschiedlicher Einflussfaktoren wie z. B. einer vorausgegangenen Antibiotikatherapie, der Hemmung des *Actinomyces*-Wachstums durch andere Mikroorganismen, ungeeignete Kulturbedingungen (strikt anaerobe Verarbeitung erforderlich, schneller Transport zum Labor und/oder Transport in einem anaeroben Transportmedium) und zu kurze Bebrütungszeit hoch (Valour et al. 2014). Der klinische V. a. eine Aktinomykose sollte dem mikrobiologischen Labor mitgeteilt werden, um sicherzustellen, dass optimale Kulturbedingungen gewählt werden. Der Nachweis von *Actinomyces* in Schleimhäuten,

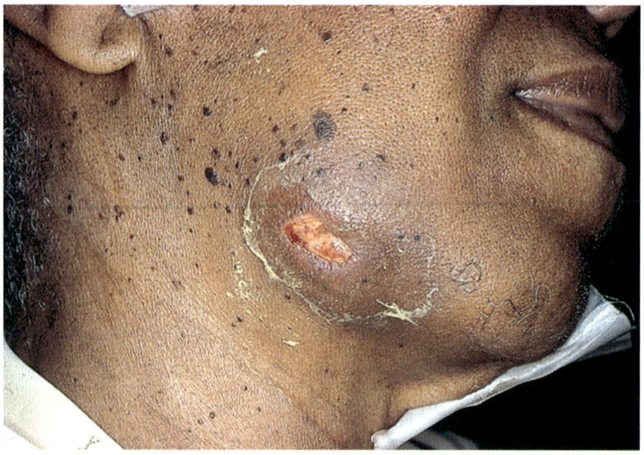

Abb. 19.1 Zervikofasziale Aktinomykose mit derber Schwellung im Bereich des Unterkiefers [G187-001]

in denen die Bakterien als Bestandteil der normalen Standortflora vorkommen, ist meist wenig aussagekräftig. Jedoch kann bereits die Gramfärbung betroffener Gewebe aufgrund der typischen Form und Anordnung der Erreger bereits entscheidende Hinweise liefern.

Zusätzlich ist eine Erregeridentifikation durch PCR mit spezifischen Primern oder 16S-rRNA-Sequenzierung möglich. Auch hier sollte der Nachweis i. d. R. nur aus primär sterilen Materialien erfolgen, um den meist irrelevanten Nachweis der Bakterien als Kommensalen zu vermeiden.

19.1.4 Therapie

Erste Wahl (**Empfehlungsgrad B;** Valour et al. 2014):

- Hoch dosiert Ampicillin (z. B. 6 × 2 g/d i. v.) für 14 d (zervikofaszial) bis 6 Wo. (alle anderen Formen), meist gefolgt von oraler Anschlussbehandlung
- Penicillin G 20 Mio Einheiten i. v. in 4–6 Dosen/d für 14 d (zervikofaszial) bis 6 Wo. (alle anderen Formen), meist gefolgt von oraler Anschlussbehandlung
- Amoxicillin 2 × 2 g/d p. o. für 6–12 Mon.

Alternativen:

- Ceftriaxon 1 × 2 g/d i. v. für 2–6 Wo., gefolgt von einer oralen Anschlusstherapie
- Doxycyclin 2 × 100 mg/d p. o. für 6–12 Mon.
- Clindamycin 3 × 600–900 mg/d i. v. für 2–3 Wo., gefolgt von 3 × 300 mg/d p. o. für 6–12 Mon.

Bei der Auswahl der antibiotischen Therapie ist auf mögliche Mischinfektionen zu achten.

Die Kombination einer antibiotischen Therapie mit chirurgischen Sanierungsmaßnahmen kann erforderlich sein.

19.2 Brucellose

André Fuchs

19.2.1 Definition und Basisinformation

Zur Gattung der *Brucella (Br.),* langsam wachsenden gramnegativen aeroben kokkoiden Stäbchen, gehören verschiedene humanpathogene Spezies wie *Br. abortus, Br. melitensis, Br. suis* und *Br. canis,* die als Zoonosen unterschiedliche Erkrankungen wie Morbus Bang oder Mittelmeerfieber auslösen können.

- *Brucella abortus* kommt nahezu weltweit vor und zirkuliert v. a. in Rindern.
- *Brucella melitensis,* Auslöser des Malta- oder Mittelmeerfiebers, hat sein Verbreitungsgebiet v. a. bei Ziegen und Schafen im Mittelmeerraum.
- *Brucella suis* ist v. a. bei Schweinen in Nordamerika verbreitet, befällt aber auch Hasen oder Nager.
- *Brucella canis* führt nur selten zu Infektionen beim Menschen. Hauptwirte sind Hunde.

Die Infektion erfolgt durch Kontakt mit oder Verzehr von infizierten Tieren und deren Ausscheidungen oder Produkten (z. B. unpasteurisierte Milch). Haustiere in Mitteleuropa sind meist frei von Brucellen. Eine Mensch-zu-Mensch-Übertragung ist möglich, aber sehr selten (z. B. Stillen, Geschlechtsverkehr, Transfusion).

Die meisten Fälle der in Deutschland seltenen Brucellose werden importiert (v. a. Naher oder Mittlerer Osten, Türkei, weitere Länder des Mittelmeerraums). Im Jahr 2020 wurden 19 Fälle gemeldet (RKI 2021).

19.2.2 Symptomatik und klinisches Bild

Über 90 % der Infektionen verlaufen subklinisch oder unspezifisch. Der klinische Verlauf ist sehr variabel. Nach einer Inkubationszeit von um die 2(–8) Wo. kommt es zunächst zu unspezifischen Symptomen (Müdigkeit, Temperaturerhöhung, Kopf- und Gliederschmerzen), gefolgt von einem kurzen asymptomatischen Intervall (➤ Abb. 19.2).

In der anschließenden Erkrankungsphase resultieren:

- Rascher Temperaturanstieg und hohes Fieber (≥ 40 °C), undulierender Fieberverlauf mit fieberfreien Intervallen
- Lymphadenopathie, Hepato- und Splenomegalie
- Blutdruckabfall mit relativer Bradykardie
- Flüchtiges Exanthem
- Polyserositis

Die Erkrankung kann spontan ausheilen oder einen chronischen Verlauf (< 10 % der Fälle) nehmen. Unbehandelt verläuft die Erkrankung in ca. 2 % der Fälle letal.

Organmanifestationen umfassen:

- ZNS (Meningoenezpahlitis)
- Leber (Hepatitis)
- Osteomyelitis, Arthritis, Myositis
- (Kulturnegative) Endokarditis

Morbus Bang und Mittelmeer- oder Maltafieber nehmen ähnliche Verläufe, i. d. R. verläuft der Morbus Bang jedoch milder.

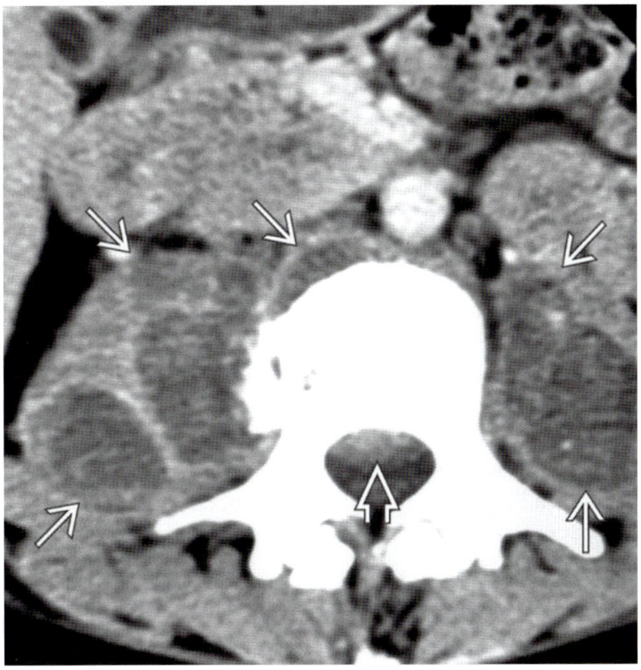

Abb. 19.2 Sagittaler Schnitt, T1-gewichtetes MRT mit Nachweis einer heterogenen Weichteilanreicherung im ventralen Epiduralraum als Korrelat eines Epiduralabszesses bei Brucellose [G1438]

19.2.3 Diagnostik und Differenzialdiagnose

Die kulturelle Anzucht der Erreger aus Blutkulturen oder anderen Materialien (Liquor, Urin, Gewebeproben etc.) ist möglich. Aufgrund der langsamen Generationszeit von *Brucella* spp. sollte eine prolongierte Bebrütung (bis 14 d) erfolgen. Das mikrobiologische Labor sollte entsprechend über einen Verdachtsfall informiert werden.

Zum Erregerdirektnachweis kann auch eine PCR aus Blut, sonstigen Körperflüssigkeiten oder Gewebeproben erfolgen, die i. d. R. nur Speziallaboren möglich ist. Falls verfügbar, handelt es sich um das sensitivste Nachweisverfahren (Pappas et al. 2005; Guven et al. 2013).

Die Serologie (meist ELISA) kann zum Nachweis älterer (chronischer) Infektionen oder zur Therapiekontrolle eingesetzt werden. Eine negative Serologie schließt eine Erkrankung v. a. in frühen Stadien nicht aus.

Differenzialdiagnosen sind vielfältig und umfassen z. B. grippale Infekte, Influenza, Q-Fieber, Tularämie, Tuberkulose oder Typhus abdominalis.

INFO

Zur Erhöhung der Sensitivität des kulturellen Brucellen-Nachweises ist eine prolongierte Bebrütung erforderlich.

19.2.4 Therapie

Es existieren keine einheitlichen Therapieempfehlungen. Zum Einsatz kommen Kombinationstherapien, i. d. R. aus mind. 2 Substanzen:

- Doxycyclin (2 × 100 mg/d)
- Rifampicin (1 × 600–900 mg/d)
- Aminoglykoside (z. B. 1 × Gentamicin 5 mg/kg/d)
- Ciprofloxacin (2 × 750 mg/d)
- Co-trimoxazol (Trimethoprim-Anteil 10 mg/kg aufgeteilt auf 2 Dosen/d, max. 320 mg/)

Bei Neurobrucellose wird auch Ceftriaxon (2 × 2 g/d) eingesetzt.

Je nach betroffenem Organsystem können Therapiedauern von 6 Wo. (ohne Organmanifestation) bis zu 3 (Arthritis, Osteomyelitis) oder 6 Mon. (Endokarditis) erforderlich sein. Im Fall der Neurobrucellose wird eine Therapie bis zur Normalisierung des Liquors empfohlen (**Empfehlungsgrad B;** Vrioni et al. 2014; Yagupsky et al. 2019). Der Einsatz von Aminoglykosiden wird i. d. R. auf max. 14 d beschränkt. Die meisten Autoren raten zur Kombinationstherapie aus Doxycyclin und Rifampicin als erste Wahl (**Empfehlungsgrad C**, unterschiedliche Quellen). In einer Observationsstudie wurde eine schnellere Erreger-Clearence durch Einsatz einer Dreifachkombination aus Doxycyclin, Rifmapicin und einem Aminoglykosid (Streptomycin oder Getamicin) dokumentiert (Yagupsky et al. 2019).

Eine Postexpositionsprophylaxe kann nach wahrscheinlicher Erregerexposition (z. B. Kontakt zu Fruchtwasser oder Nachgeburt) erwogen werden.

19.3 Hantavirus-Infektion

André Fuchs[1]

19.3.1 Definition und Basisinformation

Hantaviren sind RNA-Viren aus der Ordnung der *Bunyavirales* mit Nagern als primärem Wirt. Zwei verschiedene Formen sind beschrieben: in Europa und Asien Erkrankungen mit renaler Beteiligung sowie in Nord- und Südamerika Infektionen mit pulmonaler Beteiligung. Die häufigsten prävalenten humanpathogenen Virustypen in Europa sind Puumalavirus (PUUV) und Dobrava-Belgrad-Virus (DOBV). Infektionen mit diesen Viren führen i. d. R. zu leichten bis mittelschweren Verläufen (Nephropathia epidemica). Das Hantaanvirus ist ausschließlich in Asien endemisch und kann schwere hämorrhagische Fieber auslösen (hämorrhagisches Fieber mit renalem Syndrom, HFRS). Zu den für die pulmonale Form verantwortlichen amerikanischen Virenstämmen gehört Sin Nombre.

19.3.2 Epidemiologie

Weltweit werden jährlich 150.000–200.000 Fälle von Hantavirus-Infektionen mit renaler Beteiligung geschätzt. Die kumulative Zahl mit pulmonaler Beteiligung liegt bei wenigen Hundert Fällen. Die Fallzahlen in Deutschland schwanken von Jahr zu Jahr sehr stark, zuletzt in 2019 wurden dem RKI 229 Fälle gemeldet, im Vorjahr

[1] Dieser Beitrag ist eine Überarbeitung einer früheren Version, die von Jan Rybniker (Köln) erstellt wurde.

19

waren es 1535 Fälle (RKI 2021). Im 2. und 3. Quartal des Jahres werden i. d. R. mehr Fälle gemeldet. Die höchste Inzidenz wurde im Meldejahr 2019 in Baden-Württemberg (0,9 Erkrankungen/100.000 Einwohner) und Mecklenburg-Vorpommern (0,6 Erkrankungen/100.000 Einwohner) registriert. Immer wieder kommt es zu epidemischen Zunahmen durch Puumalavirus-Infektionen, v. a. auf der Schwäbischen Alb, im Spessart, im Bayerischen und Teutoburger Wald sowie in Hessen. Zwei Drittel der Erkrankten sind Männer, ein Altersgipfel besteht zwischen dem 30. und 49. Lj.

Natürliche Reservoire der Hantaviren sind kleine Säugetiere, in Europa v. a. echte Mäuse und Wühlmäuse. Gelegentlich werden auch in Europa neue Reservoirtiere und Hantavirus-Spezies entdeckt, deren Bedeutung als humanpathogener Erreger aber größtenteils noch unklar ist. Die Übertragung findet durch Kontakt mit Aerosolen von Nagetierexkrementen oder -urin statt, aber es kann auch zu Übertragungen durch Kontakt von verletzten Hautarealen mit erregerbelastetem Staub oder erregerbelasteten Böden, oder auch durch Tierbisse kommen. Eine Mensch-zu-Mensch-Übertragung ist bei in Europa und Asien zirkulierenden Virusspezies nicht beschrieben.

INFO

Die Übertragung von Hantaviren erfolgt durch erregerbelastete Tierausscheidungen häufig aerogen (Staub) oder durch direkten Tierkontakt (Bisswunden). Eine Mensch-zu-Mensch-Übertragung kommt in Europa nicht vor.

19.3.3 Symptomatik und klinisches Bild

Die Inkubationszeit beträgt meist 2–4 (max. bis 9) Wo. Ein Großteil der Infektionen verläuft asymptomatisch. Im klinischen Verlauf werden zwei wesentliche Formen unterschieden.

Europäische und asiatische Form (hämorrhagisches Fieber mit renalem Syndrom, HFRS):

- Beginn der Erkrankung in der 1. Phase abrupt mit Allgemeinsymptomen, Kopfschmerzen, Schüttelfrost und Fieber.
- Nach wenigen Tagen kommt es in der 2. Erkrankungsphase zu abdominellen Beschwerden mit Durchfällen und Erbrechen. Bei Entwicklung von Schleimhautblutungen und Petechien kann es zum Blutdruckabfall bis zum irreversiblen Schock kommen.
- In der 3. Phase (nach ca. 10 d) entwickeln sich Oligurie sowie ein akutes Nierenversagen (tubulointerstitielle Nephritis) mit Proteinurie und/oder Hämaturie. Die Schwere der Thrombozytopenie hat prognostische Bedeutung.

Durch in Europa zirkulierende Hantaviren kommt es meist zu milderen Verlaufsformen; die Letalität liegt deutlich < 1 %. Die Erkrankung heilt nach einer meist transienten polyurischen Phase folgenlos aus.

Amerikanische Form (hantavirusinduziertes [kardio-]pulmonales Syndrom, HPS/HCPS):

- Meist abrupter Beginn mit Fieber, Husten, abdominellen Schmerzen und Allgemeinsymptomen.
- Nach 4–10 d kommt es zur kardiopulmonalen Dekompensation mit Lungenödem und ARDS.

Die Letalität beträgt bis zu 40 %.

19.3.4 Diagnostik und Differenzialdiagnose

Abzugrenzen sind hämolytisch-urämisches Syndrom (HUS), thrombotisch-thrombozytopenische Purpura (TTP), Leptospirose sowie andere mit Thrombozytopenie einhergehende Infektionen. Bei passender Reiseanamnese sollte an Malaria, Dengue- und Gelbfieber gedacht werden.

Die Diagnose wird i. d. R. serologisch durch Nachweis von Hantavirus-IgG- und -IgM-Antikörper (ELISA oder indirekter Immunfluoreszenztest) gestellt. IgM-Antikörper können bis zu 2 J. persistieren. In Endemiegebieten ist gelegentlich der Nachweis eines IgG-Titeranstiegs zur Diagnose der Infektion erforderlich. Es sind spezifische serologische Tests auf die unterschiedlichen zirkulierenden Hantavirus-Spezies (in Deutschland PUUV und DOBV) erforderlich. Ein Nachweis mittels PCR (Blut, Urin, Trachealsekret) ist in der frühen Phase der Erkrankung möglich, ein negatives Ergebnis schließt wegen der kurzen Virämiedauer eine Infektion aber nicht aus.

19.3.5 Therapie

Die Therapie ist supportiv, z. B. durch intensivmedizinische Therapie inklusive Nierenersatzverfahren oder ARDS-Therapie. Bezüglich einer möglichen Wirksamkeit von Ribavirin in frühen Erkrankungsphasen besteht Uneinigkeit. Eine Metaanalyse von 2014 hatte keine Mortalitätsreduktion nachweisen können (**Empfehlungsgrad C,** Morelli et al. 2014).

19.4 Katzenkratzkrankheit (Bartonellose durch *Bartonella henselae*)

André Fuchs

19.4.1 Definition und Basisinformation

Bartonella (B.) henselae sind gramnegative fakultativ intrazelluläre Stäbchenbakterien. Die Erreger können beim Menschen eine als Katzenkratzkrankheit bezeichnete Zoonose auslösen, die weltweit vorkommen kann. Kinder und Adoleszente sind häufiger betroffen. Bei Immunsuppression können komplikative Verläufe resultieren, die als bazilläre Angiomatose und Peliosis hepatis bezeichnet werden.

Auch weitere Spezies von *Bartonella* können Infektionen in Menschen hervorrufen. Dazu gehören z. B. *B. quintana* und *B. bacilliformis.* In Deutschland nur noch sehr selten vorkommende Kleiderläuse können *B. quintana* übertragen und dadurch zu Ausbrüchen des sog. Wolhynischen Fiebers oder Schützengrabenfiebers führen. Zudem sind *B. quintana* gelegentlich Erreger einer kulturnegativen Endokarditis. Die als Carrión-Krankheit bezeichnete Infektionen durch *B. bacilliformis* kommt nur in Südamerika vor.

Die Übertragung von *B. henselae* auf den Menschen erfolgt häufig durch Bisse oder Kratzer junger streunender Katzen, die über lange Zeiträume asymptomatisch infiziert sein können. Auch durch Hunde oder Flöhe ist eine Übertragung möglich. Die Übertragung der Bakterien zwischen Katzen erfolgt durch Katzenflöhe.

19.4.2 Symptomatik und klinisches Bild

Nach einer Inkubationszeit von 3–14 d kann es an der Eintrittsstelle der Erreger zu einer bis zu 1 cm messenden schmerzlosen Papel oder Pustel und mildem Fieber kommen. Zwischen 1 und 6 Wo. nach Auftreten der Primärläsion resultiert eine schmerzhafte, meist lokoregionär (z. B. Axilla) begrenzte Lymphadenopathie mit begleitendem allgemeinem Krankheitsgefühl, Appetitlosigkeit und leichtem Fieber. Gelegentlich sind weitere Lymphknotenregionen betroffen und/oder es bilden sich in 10–15 % der Fälle eitrige Absonderungen (> Abb. 19.3).

Atypische Verläufe kommen in ca. 10–15 % der Fälle vor. Seltene Manifestationen umfassen z. B.:

- Okuloglanduläres Parinaud-Syndrom: nicht eitrige Konjunktivitis und Lymphadenitis
- Neurologische Manifestationen: Enzephalitis, Neuroretinitis oder Hirnnervenparesen
- Kulturnegative Endokarditis
- Myalgie, Arthritis, Arthralgie, Tendinitis
- Osteomyelitis
- Pneumonitis, Pleuraerguss
- Glomerulonephritis
- Dissemination mit Leberabszessen oder pulmonalen Granulomen

Insbesondere bei Immunsuppression (z. B. HIV-Infektion) kann es zur Entwicklung einer bazillären Angiomatose (hervortretende rötliche beerenartige Hautläsion) oder Peliosis hepatis (multiple blutgefüllte zystische Leberläsionen) kommen.

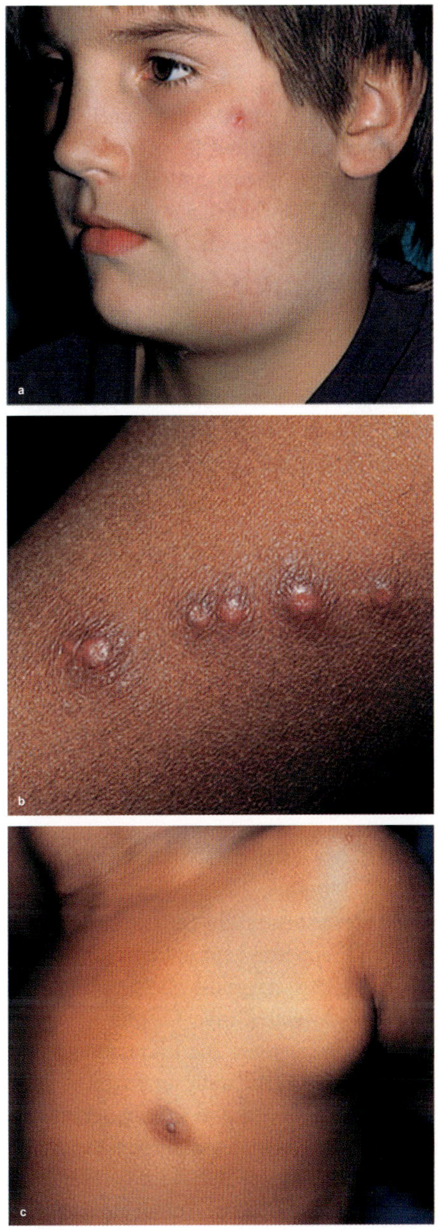

Abb. 19.3 Klinische Manifestation der Katzenkratzkrankheit. **a** Ulzerierte Papel an der Wange, verursacht durch einen Katzenkratzer 2 Wo. zuvor und Vergrößerung der submandibulären Lymphknoten. **b** In Reihe angeordnete Papeln am Unterarm eines anderen Patienten an der Stelle eines Katzenkratzers. **c** Deutliche Vergrößerung der ipsilateralen axillären Lymphknoten. [E480] Courtesy B.J. Zitelli and H.W. Davis.

19.4.3 Diagnostik und Differenzialdiagnose

Eine Erregeranzucht ist nur auf Spezialnährböden möglich und daher Speziallaboren vorbehalten. Weit verbreitet ist der serologische Nachweis spezifischer Antikörper z. B. per Immunfluoreszenztest; die Serokonversion ist allerdings erst nach Wochen im Verlauf der Erkrankung zu erwarten und muss daher ggf. wiederholt werden. Der direkte Erregernachweis z. B. aus Lymphknotenbiopsien kann per PCR erfolgen.

Differenzialdiagnostisch sind andere Ursachen für Lymphadenopathie und Lymphadenitis wie z. B. infektiöse Mononukleose, Mykobakteriosen, Brucellose, Toxoplasmose, Syphilis, Tularämie, Histoplasmose oder auch Lymphome zu bedenken.

19.4.4 Therapie

Die Lymphadenopathie bildet sich ohne Therapie i. d. R. spontan innerhalb von 2–4 Mon. zurück. Bei ausgeprägter Lymphadenitis kann eine Therapie mit einem Makrolid (Azithromycin 500 mg/d für 4 d) erfolgen, die zur schnelleren Ausheilung der Lymphadenopathie führt (**Empfehlungsgrad A**; Bass et al. 1998; Angelakis und Raoult 2014). Alternativ können z. B. Rifampcin, Co-trimoxazol oder Ciprofloxacin eingesetzt werden (**Empfehlungsgrad B**; Angelakis und Raoult 2014).

Bei disseminierter Infektion wird eine Kombinationstherapie aus Rifampcin (600 mg/d) und Azithromycin (500 mg/d) für 10–14 d empfohlen (**Empfehlungsgrad B**; Angelakis und Raoult 2014). Alternativ kann eine Kombinationstherapie aus Rifampicin und Gentamicin (2–3 mg/kg KG/d) erfolgen.

Bei neurologischer oder okulärer Beteiligung kann eine Kombinationstherapie aus Doxycyclin (100 mg/d) und Rifampicin

19

(600 mg/d) für 4–6 Wo. erfolgen (**Empfehlungsgrad B**; Angelakis und Raoult 2014).

Weitere Alternativen sind Kombinationstherapien aus Rifampicin + Azithromycin (s. o.) oder Rifampicin + Co-trimoxazol (2 × 960 mg/d; **Empfehlungsgrad B**; Angelakis und Raoult 2014). Zusätzlich wird eine Steroidtherapie mit Prednisolon (1 mg/kg KG/d für 2 Wo., dann Ausschleichen über weitere 4 Wo.) empfohlen (**Empfehlungsgrad A**; Angelakis und Raoult 2014).

19.4.5 Nachsorge

Bei bazillärer Angiomatose und Immunsuppression kann es nach Absetzen der Therapie zu Rückfällen kommen. Als Nachsorge bieten sich klinische Verlaufskontrollen an.

INFO

Auch ohne antiinfektive Therapie heilt bei Immungesunden eine durch die Katzenkratzkrankheit ausgelöste Lymphadenopathie nach Monaten i. d. R. folgenlos aus.

19.5 Leptospirose

André Fuchs[2]

19.5.1 Definition und Basisinformation

Leptospiren sind aerobe bewegliche Schraubenbakterien (Spirochäten); die Zoonoanthroponose-Leptospirose wird durch *Leptospira interrogans* (➤ Abb. 19.4) ausgelöst, die sowohl durch Haus- und Nutztiere (Hunde, Schweine, Rinder) als auch Nagetiere (Ratten, Feldmäuse) übertragen werden. Die Erkrankung kommt weltweit vor, mit überwiegender Verbreitung in feuchtwarmen Regionen. Obwohl die höchsten Inzidenzen in subtropischen und tropischen Regionen zu finden sind, werden auch in gemäßigten Regionen stabile Fallzahlen beobachtet. Seit 2001 wird bei stark schwankenden Zahlen zwischen einzelnen Jahren eine tendenzielle Zunahme der Fälle beobachtet. Im Jahr 2020 wurden dem RKI 118 Fälle gemeldet; etwa ⁴⁄₅ der gemeldeten Erkrankungen wurden in Deutschland erworben, die meisten davon im Sommer und Spätsommer (RKI 2021).

Die Leptospiren werden mit dem Urin von Reservoirtieren ausgeschieden und dringen über kleine Hautverletzungen, Schleimhäute oder Konjunktiven in den Menschen ein. Hierbei spielt v. a. verunreinigtes Wasser eine Rolle. Kleinere Ausbrüche werden z. B. nach Starkregen und Überschwemmungen beobachtet (Kiehl 2011). Erkrankung und Tod sind meldepflichtig.

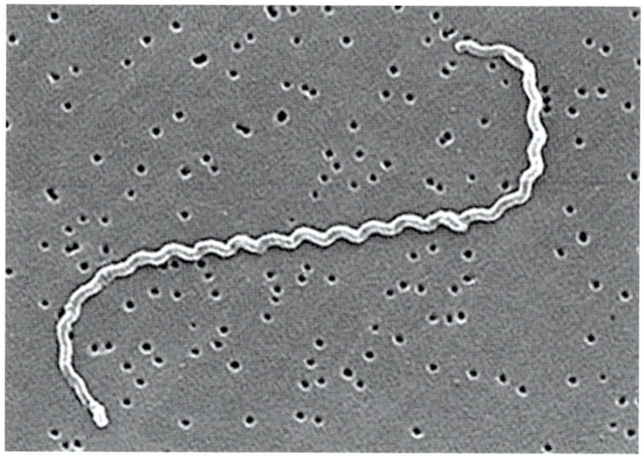

Abb. 19.4 Rasterelektronenmikroskopische Aufnahme von *Leptospira interrogans* mit spiralförmiger Morphologie und hakenförmigen Enden [E355-027]

19.5.2 Symptomatik und klinisches Bild

Die Leptospirose zeigt ein variables klinisches Bild von leichten, grippeähnlichen Symptomen bis zu fulminant verlaufenden septischen Verläufen, bei denen alle Organsysteme betroffen sein können. Die Erkrankung kann biphasisch verlaufen. Die WHO unterteilt die Erkrankung in vier klinische Kategorien (Kiehl 2011):

- Grippeähnliche Symptome
- Morbus Weil (s. u.)
- Meningitis/Meningoenzephalitis
- Pulmonale Hämorrhagie

Die Mehrzahl (85–90 %) der Infektionen verläuft milde und unspezifisch oder inapparent. Die Inkubationszeit ist kurz (7–14 d). Nach einer initialen bakteriämischen Phase über 3–8 d folgt bei schweren Formen eine immunreaktive Phase mit Organmanifestationen. Die grippeähnliche Symptomatik beginnt schlagartig mit hohem Fieber, Kopfschmerzen und Myalgien. Ein morbiliformes Exanthem kann in dieser Phase beobachtet werden. Bei schwererem Verlauf tritt die als Morbus Weil bezeichnete Trias aus Nephritis, Hepatitis mit Ikterus und Splenomegalie auf. Weitere Organmanifestationen führen zu Myokarditis, aseptischer Meningitis/Meningoenzephalitis oder pulmonalen Hämorrhagien. Die schweren Erkrankungsformen erreichen eine Letalität von bis zu 10 %. Zu beachten ist, dass meningitische oder pulmonale Verlaufsformen auch ohne Leber- und Nierenbeteiligung auftreten können, sodass die im Allgemeinen als „typisch" betrachteten Symptome der Leptospirose fehlen können.

Komplikationen sind schwere Sepsis mit Verbrauchskoagulopathie und akutes Nierenversagen.

MERKE

Die Trias aus Nephritis, Hepatitis/Hyperbilirubinämie und Splenomegalie definiert den Morbus Weil. Bei anderen schweren Verlaufsformen kann diese Symptomatik jedoch gänzlich fehlen.

[2] Dieser Beitrag ist eine Überarbeitung einer früheren Version, die von Jan Rybniker (Köln) erstellt wurde.

19.5.3 Diagnostik und Differenzialdiagnose

Innerhalb der ersten Krankheitswoche können die Leptospiren mikroskopisch (Dunkelfeld, wenig sensitiv und spezifisch) und kulturell (Spezialmedien, spezifisch, aber nicht sehr sensitiv, wegen langer Generationszeit von ca. 8 h langwierig) in Blut und Liquor nachgewiesen werden, ab der 2. Wo. im Urin. Der Nachweis von Leptospiren-DNA in Blut, Liquor, Gewebe und Urin mittels PCR ist in den ersten 10 d sehr sensitiv. Ab d 6 finden sich Antikörper (Mikroagglutinationstest oder IgM/IgG-ELISA).

Die Differenzialdiagnose ist breit, sie umfasst z. B. Virusgrippe, Meningitis und Hepatitiden. Vor allem bei reiseassoziierten Infektionen muss Differenzialdiagnostisch an Malaria, Rickettsiose, Typhus oder an schwer verlaufende virale Infektionskrankheiten gedacht werden. Die unspezifische Symptomatik und die Seltenheit des Krankheitsbildes bringen es mit sich, dass in der frühen Phase selten an die Leptospirose gedacht wird. Die Erhebung anamnestischer Informationen zu einer möglichen Risikoexposition (in Deutschland z. B. Feldarbeit) kann zur Eingrenzung hilfreich sein.

19.5.4 Therapie

Es existiert keine einheitliche Leitlinie für die Therapie der Leptospirose. Die Evidenz für eine antiinfektive Therapie bleibt aufgrund der Seltenheit der Erkrankung auch in einem wiederholten Cochrane-Review (zuletzt 2012) beschränkt (WHO 2003).

Leptospiren sind empfindlich gegenüber einer ganzen Reihe von Antibiotika. Vor allem in der frühen Phase der Erkrankung wird bei leichten Krankheitsverläufen die Gabe von Doxycyclin (2 × 100 mg/d) für 7 d empfohlen (*Empfehlungsgrad B;* Brett-Major und Coldren 2012). Die CDC empfiehlt als orale Alternativen Amoxicillin oder Azithromycin (**Empfehlungsgrad B;** CDC 2023). Schwere Verläufe können mit parenteralen Betalaktamen (Penicillin G 6–8 Mio. Einheiten/d in 6-stündigem Dosierungsintervall, alternativ Ceftriaxon 1 × 1–2 g/d oder Cefotaxim 3 × 2 g/d) für 7 d behandelt werden (**Empfehlungsgrad B;** CDC 2023; Suputtamongkol et al. 2004; Bharti et al. 2003). Der Nutzen einer antibiotischen Therapie in der immunreaktiven Phase konnte bisher nicht eindeutig belegt werden (CDC 2023) und wird nur bei Patienten mit schwerer Sepsis oder septischem Schock empfohlen. Die supportive Therapie ist bei Organbefall von großer Bedeutung. Bei akutem Nierenversagen sollte frühzeitig eine Dialysetherapie durchgeführt werden.

Eine Antibiotikaprophylaxe mit Doxycyclin (200 mg 1 ×/Wo. ab 2–3 d vor Exposition für die Dauer der Exposition) kann bei geplantem Kontakt zu potenziell kontaminierten Gewässern empfohlen werden (**Empfehlungsgrad B;** Chusri et al. 2014).

PRAXISTIPP

Bei verzögerten oder eingeschränkten diagnostischen Möglichkeiten kann bei entsprechendem klinischem V. a. eine reiseassoziierte Leptospirose eine empirisiche orale Therapie mit Doxycyclin erwogen werden, durch die auch eine Behandlung der wichtigen Differenzialdiagnose Rickettsiose erfolgen würde.

19.6 Listeriose

André Fuchs

19.6.1 Definition und Basisinformation

Die grampositiven fakultativ anaeroben Stäbchenbakterien der Spezies *Listeria (L.) monocytogenes* können unterschiedliche Erkrankungen v. a. bei Immunsupprimierten, Schwangeren und Neugeborenen auslösen. Die Übertragung auf den Menschen erfolgt aus kontaminierten tierischen Lebensmitteln wie Fleisch, Fisch, Geflügel, Milch oder Milchprodukten und seltener auch von pflanzlichen Lebensmitteln wie Salaten. Eine Infektion in der Schwangerschaft kann durch Übertragung auf das Kind zu Fehl- oder Frühgeburten führen.

Im Jahr 2020 wurden in Deutschland 575 Fälle von Listeriosen übermittelt (RKI 2021), wobei die Fallzahlen bis 2017 kontinuierlich steigend waren. Es gibt keine klare Saisonalität, aber im Jahr 2020 wurde ein bundeslandübergreifender und für mehrere Jahre andauernder Listerienausbruch detektiert, der mutmaßlich auf ein industriell hergestelltes Fischprodukt zurückzuführen ist (Kiehl 2011).

19.6.2 Symptomatik und klinisches Bild

Erste gastrointestinale Symptome einer Listeriose können bereits wenige Stunden nach Aufnahme erregerhaltiger Speisen auftreten. Bis zur Ausbildung septischer oder neuroinvasiver Manifestationen vergehen bis zu 12 bzw. 14 d. Milde Erkrankungen verlaufen mit grippeartigen Beschwerden. Auch bei Schwangeren sind die Beschwerden häufig mild und unspezifisch, es können jedoch Schwangerschaftskomplikationen und durch Übertragung auf das Kind eine neonatale Listeriose ausgelöst werden.

Insbesondere bei immunsupprimierten Personen, aber auch im höheren Alter oder seltener sporadisch kann es zu septischen Verläufen, Endokarditis und ZNS-Manifestationen (Meningitis, Meningoenzephalitis, Enzephalitis [häufig Manifestation als Rhombenzephalitis], selten zerebrale Abszesse) kommen. Grundsätzlich kann jedes Organ betroffen sein.

19.6.3 Diagnostik und Differenzialdiagnose

Der kulturelle Nachweis von *L. monocytogenes* gelingt mit zufriedenstellender Sensitivität aus Blut, Liquor oder anderen Proben mit kulturellen Standardverfahren. Insbesondere aus Liquor oder bei antibiotisch vorbehandelten Pateinten kann eine PCR zur rascheren Diagnose hilfreich sein – die Listerien-PCR ist häufig in entsprechende Panel-Untersuchungen integriert.

Eine lymphozytenreiche Pleozytose des Liquors kann bei entsprechender Symptomatik als Hinweis auf eine mögliche zerebrale Listeriose gewertet werden und sollte eine entsprechende Diagnostik nach sich ziehen.

Differenzialdiagnostisch kommen unterschiedliche Sepsis- bzw. Meningitis- oder Enzephalitiserreger in Betracht. Auch nichtinfektiöse inflammatorische Krankheitsbilder sollten in Betracht gezogen werden.

19.6.4 Therapie

Die Erstlinientherapie bei ZNS-Erkrankung, Sepsis oder Endokarditis besteht aus Ampicillin (6 × 2 g/d) für 3 (Meningtis)–6 (Endokarditis, zerebraler Abszess) Wo. (**Empfehlungsgrad A;** Van de Beek et al. 2016). Zur Zweitlinientherapie können Co-trimoxazol (Trimethoprim-Komponente 20 mg/kg/d, aufgeteilt auf 2–3 Dosen), Meropenem (3 × 2 g/d) oder Linezolid (2 × 600 mg/d) eingesetzt werden (**Empfehlungsgrad B;** Van de Beek et al. 2016). Aufgrund diskrepanter Ergebnisse für die Therapie mit Meropenem sollte diese Substanz nur zum Einsatz kommen, wenn andere Therapieoptionen ausscheiden (Manfredi et al. 2006).

Die historisch häufig eingesetzte Kombination aus Ampicillin und Gentamicin ist aufgrund fehlender Evidenz für einen Benefit bei gleichzeitig bestehender Aminoglykosid-Toxizität nicht zu empfehlen.

19.7 Lyme-Borreliose/Lyme-Arthritis

Nils Kellner[3]

19.7.1 Definition und Basisinformation

Die Lyme-Borreliose (LB) ist eine infektiöse Systemerkrankung mit vorwiegendem Befall von Haut, Nervensystem, Herz und Bewegungsapparat. Erreger ist die Spirochäte *Borrelia (B.) burgdorferi* sensu lato. Mindestens fünf humanpathogene Spezies sind bekannt: *B. burgdorferi sensu stricto, B garinii, B. afzeli, B. spielmanii* und *B. bavariensis* (Margos et al. 2009). Krankheitsüberträger sind verschiedene Zeckenarten der Gattung Ixodes (Familie Ixodidae, Schildzecken), in Mitteleuropa Ixodes ricinus (Holzbock). Die jährliche Inzidenz der Lyme-Borreliose ist regional stark unterschiedlich und kann z. B. > 100/100.000 liegen (Enkelmann et al. 2018).

19.7.2 Symptomatik und klinisches Bild

Viele *B. burgdorferi*-Infektionen verlaufen klinisch inapparent. Die verschiedenen Krankheitserscheinungen der LB können entsprechend unterschiedlichen Latenzzeiten in Früh- und Spätmanifestationen unterteilt werden (Stanek et al. 2011; Steere 2001). Individuell kommt es zu unterschiedlichen Manifestationen. Am häufigsten sind das Erythema migrans (➤ Abb. 19.5), die Neuroborreliose und die Lyme-Arthritis (➤ Tab. 19.1).

MERKE

Häufigste Manifestationen der Lyme-Borreliose sind das Erythema migrans, die Neuroborreliose und die Lyme-Arthritis.

[3] Dieser Beitrag ist eine Überarbeitung einer früheren Version, die von Peter Herzer (München) und Andreas Krause (Berlin) erstellt wurde.

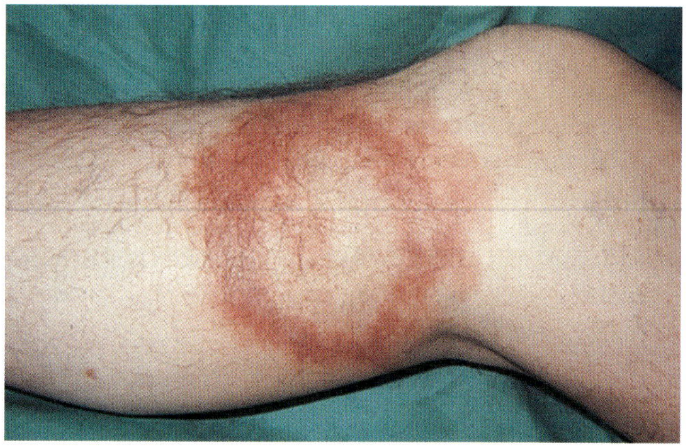

Abb. 19.5 Deutliche Zeichen eines Erythema migrans [G1439] From Swartz, 2010.

In der frühen Infektionsphase kann es auch zu einer Vielzahl unspezifischer Allgemeinsymptome kommen, ähnlich einem grippalen Infekt mit meist schnell wechselnder Symptomatik. In seltenen Fällen wurden entzündliche Augenaffektionen (Uveitis, Keratitis) beobachtet.

Nach antibiotischer Therapie oder teils auch spontan heilt die LB meist folgenlos ab. Therapieresistente chronische Fälle sind sehr selten. Bei Patienten mit persistierenden muskuloskelettalen Schmerzen, neurokognitiven Symptomen und insbesondere einer chronischen Müdigkeit (Post-Lyme-Syndrom) bleibt die Kausalität einer Borrelien-Infektion i. d. R. fragwürdig (Feder et al. 2007).

19.7.3 Diagnostik und Differenzialdiagnose

Die Diagnose einer LB muss in erster Linie durch die klinische Symptomatik begründet sein. Laborbefunde können nur zur Untermauerung der klinischen Diagnose herangezogen werden. Die Hauptmanifestationen sind oft schon klinisch eindeutig zu erkennen. Ansonsten sind die einzelnen Manifestationen der LB isoliert betrachtet vieldeutig und erfordern auf jeden Fall (auch ungeachtet spezieller serologischer Befunde) eine entsprechende Differenzialdiagnostik (➤ Tab. 19.2).

Kultur: Der kulturelle Nachweis von *B. burgdorferi* ist nur aus Hautbiopsien ausreichend sensitiv möglich und somit für die allgemeine klinische Diagnostik ungeeignet.

Nukleinsäureamplifikation: Zum Direktnachweis des Erregers wird eher die Polymerasekettenreaktion (PCR) eingesetzt. Mit dieser Methode lässt sich Borrelien-DNA mit hoher Sensitivität in Hautbiopsien, Synovia und Synovialis nachweisen, während der Nachweis in Liquor weniger häufig gelingt. Falsch positive Befunde bei der PCR-Diagnostik sind selten, sodass dem Test eine hohe Spezifität beizumessen ist. Zu bedenken ist, dass mit der PCR keine lebenden Erreger, sondern nur Erreger-DNA nachgewiesen wird.

Serologie: Häufigste Labormethode in der Routinediagnostik ist die Serologie, also der Nachweis spezifischer Antikörper gegen *B. burgdorferi* (Wilske et al. 2007). In der Regel wird ein sensitiver Immunoassay (EIA) als Suchtest eingesetzt. Positive Befunde werden mit dem Immunoblot bestätigt, um unspezifische Signale

Tab. 19.1 Klinische Manifestationen der Lyme-Borreliose

Krankheitsphase	Manifestation	Kommentar
Haut		
Früh	Erythema migrans	Zentrifugal sich ausbreitendes Erythem, allmähliche zentrale Abblassung, mit Ausbildung der typischen Ringform; zu diesem Zeitpunkt ist die Serologie meist noch negativ
	Lymphozytom	Selten, v. a. bei Kindern an Ohrläppchen o. Skrotum, bei Erwachsenen bevorzugt (Peri-)Mamillarregion
Spät (chronisch)	Acrodermatitis chronica atrophicans (ACA)	Erst ödematöse Schwellung u. allmähliche livide Verfärbung, später Hautatrophie; ggf. Polyneuropathie u. Gelenkdeformierungen im Bereich der befallenen Haut
Nervensystem		
Früh	Meningoradikulitis (Bannwarth-Syndrom)	Radikuläre Schmerzen, v. a. nachts (fluktuierend, bohrend, brennend), Hirnnervenparesen (insbes. Fazialisparese); meningitische Symptomatik bei Kindern
Spät (chronisch)	Enzephalomyelitis, periphere Neuropathie	Sehr selten, para- o. tetraspastische Syndrome mit spastisch-ataktischem Gangbild u. Blasenentleerungsstörung, Polyneuropathie (PNP) bei ACA, keine isolierte PNP
Herz		
Früh	Reizleitungsstörung, Perimyokarditis	Relativ selten, typisch AV-Block wechselnden Grades, i. d. R. Restitutio ad integrum
Chronisch	Dilatative Kardiomyopathie	Fraglich, allenfalls Einzelfälle
Bewegungsapparat		
Früh	Arthralgien	Selten flüchtige Arthritis
Spät	Arthritis	Intermittierende, selten chronisch-persistierende Arthritis, bevorzugt exsudative Synovitis der Kniegelenke; selten Myositis

Tab. 19.2 Differenzialdiagnostik der Lyme-Borreliose (wichtigste Beispiele)

Manifestation	Wichtige Differenzialdiagnosen
Erythema migrans	Unspezifische Stichreaktionen, Erysipel, Tinea, Erythema anulare centrifugum
Lyme-Karditis	Andere (insbes. virale) Infektionen, koronare Herzerkrankung, nichtinfektiöse Systemerkrankungen
Neuroborreliose	Virale Infektionen (z. B. auch FSME), Zoster praeeruptione, Bandscheibenprolaps, Plexusneuritis, Periarthropathia humeroscapularis, Schulter-Arm-Syndrom, „entzündlicher Rückenschmerz" bei Spondyloarthritiden, neoplastische Infiltrationen, Guillain-Barré-Syndrom, multiple Sklerose
Lyme-Arthritis	Gicht, Pseudogicht, septische Arthritis, Löfgren-Syndrom, virale Arthritiden, Arthritis psoriatica, reaktive Arthritiden, enteropathische Arthritiden, rheumatoide Arthritis, systemischer Lupus erythematodes

oder Kreuzreaktionen auszuschließen. In der frühen Phase der Lyme-Borreliose kann die Serologie oft noch negativ ausfallen. In der Regel kommt es ca. 4 Wo. nach Infektion zu einem Anstieg spezifischer IgM-Antikörper, wenig später dann zu einer lang anhaltenden Produktion von IgG-Antikörpern. Bei Spätmanifestationen finden sich i. d. R. signifikant erhöhte IgG-Antikörpertiter und nur noch selten spezifische IgM-Antikörper. Ein ausschließlich positiver IgM-Befund ist bei Patienten mit Erkrankungen, die schon 2 Mon. oder länger andauern, als falsch positiv anzusehen. Bei Unsicherheit kann das Dokumentieren der fehlenden Serokonversion nach 4 Wo. in diesen Fällen hilfreich sein. Ein negativer IgG-Befund schließt eine Spätmanifestation einer LB mit großer Sicherheit aus.

INFO

Ein isoliert positives Anti-Borrelien-IgM passt nicht zu länger anhaltenden Beschwerden oder Spätmanifestationen. Hier kann eine Verlaufsuntersuchung sinnvoll sein, um bei ausbleibender IgG-Serokonversion eine frühe Infektion sicher von einer unspezifischen Reaktion z. B. im Sinne einer Kreuzreaktion zu unterscheiden.

Liquordiagnostik: Bei einer Neuroborreliose ist die Diagnose durch den Nachweis autochthoner Antikörper gegen *B. burgdorferi* im Liquor zu sichern (Van de Beek et al. 2016). Weiterhin sind bei einer Neuroborreliose eine Eiweißerhöhung und v. a. eine lymphozytäre Pleozytose im Liquor nachzuweisen.

Anmerkungen zur Diagnostik der Lyme-Borreliose:

- Zur Ausheilungskontrolle nach erfolgter antibiotischer Therapie einer LB sind serologische Verlaufskontrollen i. d. R. ungeeignet. Der Erfolg der Therapie ist nur klinisch zu erkennen. Weder die Persistenz von IgM-Antikörpern noch unveränderte IgG-Titer, die meist auch nach erfolgreicher Therapie der Spätmanifestationen langfristig nachweisbar sind, weisen auf ein Therapieversagen hin oder begründen weitere therapeutische Maßnahmen.
- Nicht geeignet – und daher nicht zu empfehlen – für die Diagnostik sind die PCR aus Blut/Serum oder Urin, der Lymphozytentransformationstest, die Bestimmung der CD3–/CD57+-Lymphozytensubpopulation oder gar der sog. Visual-Contrast-Sensitivity-Test (VCS-Test, Graustufen-Sehtest). Die Spezifität dieser Methoden ist entweder unzulänglich oder nicht adäquat evaluiert (Auwarter et al. 2011).

19.7.4 Therapie

Eine antibiotische Therapie führt i. d. R. zur Ausheilung der Erkrankung und verhindert auch die Entwicklung weiterer Manifestationen (➤ Tab. 19.3).

PRAXISTIPP

Die Serologie ist nicht geeignet zur Therapiekontrolle. IgG und IgM können auch nach erfolgreicher Therapie lange persistieren.

In der frühen Phase führt ein Behandlungszyklus praktisch immer zur Ausheilung der Erkrankung und verhindert spätere Krankheitsmanifestationen. Nach antibiotischer Therapie von Spätmanifestationen kommt es oft erst im Verlauf mehrerer Wochen und Monate zu einer allmählichen Remission. Die Behandlung der Lyme-Arthritis und neurologischer Spätmanifestationen kann aber auch ineffektiv bleiben. In solchen Fällen kann der Versuch eines zweiten Therapiezyklus mit parenteraler Applikation der Antibiotika angebracht sein. Zusätzlich sollte aber in solchen Fällen stets auch eine erneute Differenzialdiagnostik erwogen werden. Weitere Therapiezyklen oder Langzeittherapien über Monate, Pulstherapien oder antibiotische Kombinationstherapien haben sich als ineffektiv erwiesen. Bei therapieresistenter bzw. chronisch persistierender Lyme-Arthritis kann allerdings in seltenen Fällen eine Synovialektomie erforderlich werden.

Bei Fällen mit einem vermuteten Post-Lyme-Syndrom haben sich Antibiotika als ineffektiv erwiesen.

19.7.5 Prävention

Ein Impfstoff, der eine Immunität gegen alle in Europa vorkommenden humanpathogenen Spezies vermittelt, steht bisher nicht zur Verfügung. Eine routinemäßige Antibiotikaprophylaxe nach einem Zeckenstich kann nicht empfohlen werden. Wichtig sind die Prävention von Zeckenstichen z. B. durch adäquate Kleidung und frühzeitige Entfernung von Zecken nach einem Stich, womit die Wahrscheinlichkeit einer Infektion vermindert wird.

19.8 Morbus Whipple

André Fuchs

19.8.1 Definition und Basisinformation

Tropheryma (T.) whipplei, die Erreger des Morbus Whipple, gehören zur Gruppe der Aktinomyzeten (➤ Kap. 19.1). Es handelt sich um grampositive, aerobe Stäbchenbakterien, die in der Umwelt weit verbreitet sind. Etwa 2–4 % der Bevölkerung gelten als asymptomatisch infiziert.

Morbus Whipple wurde 1907 durch den US-Amerikanischen Pathologen George H. Whipple zuerst beschrieben. Männer sind je nach Studie in einem Verhältnis von 3–8 : 1 häufiger als Frauen betroffen. HLA-B27-positive Individuen gelten als prädisponiert. Bei ca. 2–4 % der Bevölkerung liegt eine asymptomatische Besiedelung des Darms vor.

Tab. 19.3 Therapie der Lyme-Borreliose mit Empfehlungsgraden nach EBM

Manifestation	Präparat	Dosierung/d	Dauer [d]	Empfehlungsgrad
Erythema migrans	Doxycyclin[1]	1 × 200 mg oder 2 × 100 mg p.o.	10	A (Hofmann et al. 2016; Nadelman et al. 1992; Lantos et al. 2020)
	Amoxicillin	3 × 500–1000 mg p.o.	14	
	Cefuroxim[2]	2 × 500 mg p.o.	14	
	Azithromycin[2]	1 × 500 mg p.o.	7–10	
Akute Neuroborreliose[3]	Doxycyclin[1]	1 × 200 mg oder 2 × 100 mg p.o.	14	A (Rauer et al. 2018; Lantos et al. 2020)
	Ceftriaxon	1 × 2 g i.v.	14	
	Cefotaxim	3 × 2 g i.v.	14	
	Penicillin G	4 × 5 Mio. U i.v.	14	
Karditis[4]	Ceftriaxon	1 × 2 g i.v.	14–21	B (Lantos et al. 2020)
	Cefotaxim	3 × 2 g i.v.	14–21	
	Penicillin G	4 × 5 Mio. U i.v.	14–21	
Arthritis, Akrodermatitis[5]	Doxycyclin	1 × 200 mg oder 2 × 100 mg p.o.	28	B (Rauer et al. 2018; Dattwyler et al. 1988; Lantos et al. 2020)
	Amoxicillin	3 × 500–1000 mg p.o.	28	

[1] **Cave:** Resorption von Doxycyclin durch 2- o. 3-wertige Kationen wie Aluminium, Kalzium (Milch, Milchprodukte u. kalziumhaltige Fruchtsäfte) u. Magnesium (Antazida) o. durch Eisenpräparate ggf. beeinträchtigt; zeitlicher Abstand von 2–3 h empfohlen
[2] Nur bei Allergien o. anderen Kontraindikationen gegen Doxycyclin u. Amoxicillin
[3] Bei später Neuroborreliose i. v. Therapie für 14–21 d
[4] Bei Patienten mit AV-Block 1. Grades ist die p. o. Therapie für 14–21 d ausreichend; bei klinischer Besserung kann die i. v. begonnene Therapie p. o. komplettiert werden
[5] I. v. Therapie ggf. bei zusätzlichen peripheren neurologischen Symptomen für 14–21 d

19.8.2 Symptomatik und klinisches Bild

Das klassische Bild des Morbus Whipple ist gezeichnet durch die Trias aus
- Gewichtsverlust,
- Chronische Diarrhö und
- (seronegative) Arthritis.

Zeichen der ZNS-Beteiligung (wie z. B. Blicklähmung und Myoklonus) und systemische Erkrankungszeichen wie periphere, abdominelle oder thorakale Lymphadenopathie oder Kachexie sind häufig. Die Manifestation als kulturnegative Endokarditis ist möglich.

Weitere (seltenere) Symptome sind:
- Chronisch-rezidivierende Bauchschmerzen
- Rekurrentes Fieber (z. B. Fieber unklarer Genese, FUO)
- Polyserositis, Tendosynovitis
- Myalgie
- Chronischer Husten
- Hypalbuminämie, periphere Ödeme
- Anämie
- Hepato- und/oder Splenomegalie
- Ataxie
- Gedächtnisstörungen
- Psychiatrische Symptome/Veränderungen

Hautveränderungen (z. B. Hyperpigmentation), Uveitis oder rezidivierende gastrointestinale Blutungen/okkulter intestinaler Blutverlust können ebenfalls selten auftreten.

MERKE
Der klassische Morbus Whipple manifestiert sich als Kombination aus chronischer Diarrhö mit Bauchschmerzen, Gewichtsverlust und (Poly-) Arthritis. Bei entsprechender Symptomatik sollte als erste diagnostische Maßnahme eine Duodenoskopie mit Entnahme von Biopsien erfolgen.

19.8.3 Diagnostik und Differenzialdiagnose

Endoskopische Untersuchung und Biopsie

Bei entsprechender Symptomatik bzw. klinischem V. a. einen Morbus Whipple soll als diagnostische Standardmaßnahme eine Ösophago-gastroduodenoskopie (ÖGD) i. d. R. mit Entnahme von mehreren (≥ 5) Duodenalbiopsien aus unterschiedlichen Arealen erfolgen (**Empfehlungsgrad A;** Hagel et al. 2015). Endoskopisch können sich im Duodenum ein abgeflachtes Zottenrelief und weißlich gelbe Mukosaveränderungen zeigen (➤ Abb. 19.6). In der PAS (Periodic-Acid-Schiff)-Färbung zeigen sich als pathognomonisches Zeichen der *T.-whipplei*-Infektion PAS-positive Einschlusskörperchen in Makrophagen (➤ Abb. 19.7). Auch bei fehlenden gastrointestinalen Symptomen eines Morbus Whipple sollten entsprechende Biopsien durchgeführt werden (**Empfehlungsgrad B;** Hagel et al. 2015). Gastrointestinale Symptome und makroskopisch sichtbare Veränderungen können fehlen, obwohl die Diagnose histologisch zu bestätigen ist.

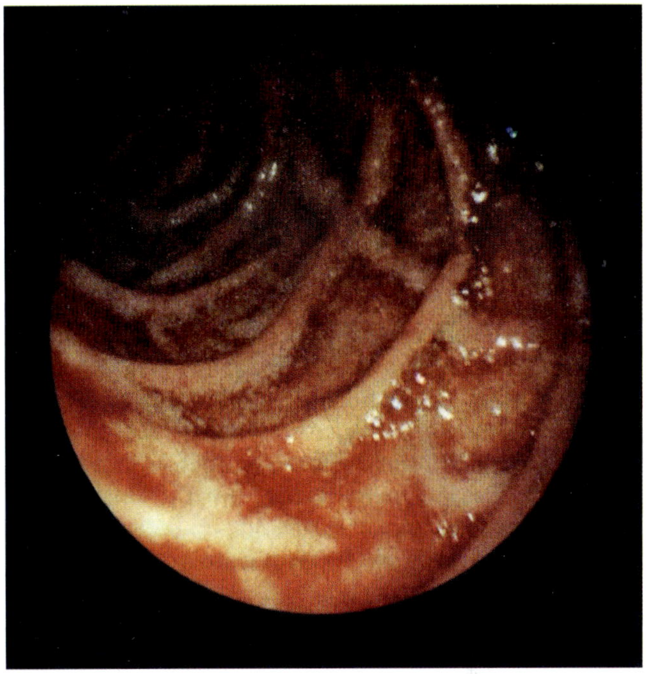

Abb. 19.6 Körnige, konfluierende Veränderungen der Duodenalmukosa und verdickte, mit PAS-positiven Zellen angefüllte Zotten bei Morbus Whipple [R132]

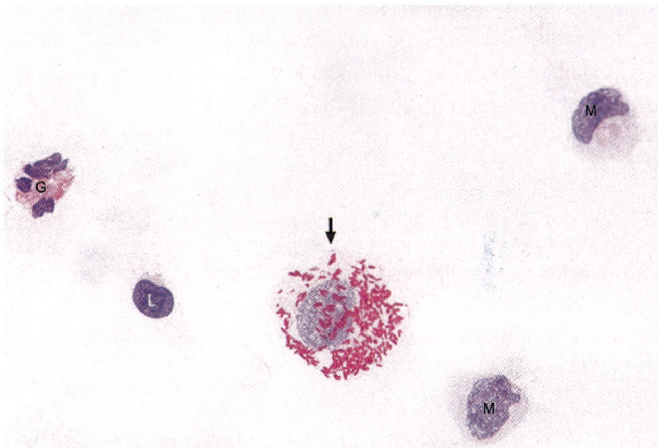

Abb. 19.7 Liquorpunktat mit PAS-positiven (rötlich leuchtenden) Einschlusskörpern in einer Makrophage (Pfeil) [R285]

Mikrobiologische Untersuchungen

Kulturelle Verfahren spielen in der Standarddiagnostik des Morbus Whipple keine Rolle. Per PCR gelingt jedoch der Erregerdirektnachweis aus unterschiedlichen Materialien und Geweben. Die Sensitivität variiert je nach Proben teils erheblich. Da asymptomatische Besiedlungen mit *T. whipplei* vorkommen, ist eine positive PCR aus primär nicht sterilen Proben (z. B. Darmbiopsien, Atemwegssekret) nicht immer beweisend für das Vorliegen eines Morbus Whipple. Bei aufgrund eines histopathologischen Befundes erhobenen V. a. auf Morbus Whipple sollte zur Bestätigung der Diagnose immer eine PCR durchgeführt werden (**Empfehlungsgrad B;** Hagel et al. 2015).

Bei negativer Darmbiopsie aber fortbestehendem klinischem Verdacht sollten weitere Proben (z. B. Darmbiopsien aus anderen Arealen, Gelenkpunktate, Liquor) untersucht werden (**Empfehlungsgrad A,** Hagel et al. 2015).

Vor Start einer antibiotischen Therapie soll bei jedem Patienten mit Morbus Whipple, auch bei fehlenden ZNS-Symptomen, eine PCR aus Liquor erfolgen (**Empfehlungsgrad A;** Hagel et al. 2015).

Differenzialdiagnose

Eine wichtige Differenzialdiagnose ist die intestinale atypische Mykobakteriose. Aus diesem Grund sollte aus Duodenalbiopsien immer auch eine Ziel-Neelsen- oder Kinyoun-Färbung durchgeführt werden, um eine Infektion durch atypische Mykobakterien nicht zu übersehen. Gewebekulturen oder PCR-Untersuchungen können ebenfalls hilfreich zur korrekten Diagnosestellung sein.

19.8.4 Therapie

Zur Therapie des Morbus Whipple wird die Kontaktaufnahme zu einem erfahrenen Zentrum empfohlen (**Empfehlungsgrad B;** Hagel et al. 2015).

Die Erstlinientherapie besteht aus einer parenteralen Therapiephase, gefolgt von einer prolongierten oralen Therapie (**Empfehlungsgrad A;** Hagel et al. 2015):

- Ceftriaxon 1 × 2 g/d für 14 d, gefolgt von
- Co-trimoxazol 2 × 960 mg/d p. o. für 12 Mon.

Erste Alternative:

- Meropenem 3 × 1 g/d für 14 d, gefolgt von
- Co-trimoxazol 2 × 960 mg/d p. o. für 12 Mon.

Eine rein orale Therapie ist ebenfalls möglich:

- Doxycyclin 2 × 100 mg/d für 12 Mon. (oder lebenslang, eingeschränkte Datenlage) und
- Hydroxychloroquin 2 × 200 mg/d für 12 Mon.
- Bei ZNS-Beteiligung zusätzlich: Co-trimoxazol 5 × 960 mg/d bis Liquor-PCR negativ, dann 2 ×/d

Von Monotherapien ist abzuraten. Zerebrospinale Infektionen haben eine ungünstige Prognose, verschiedene alternative Therapien (z. B. Minocyclin + Chloroquin) können erwogen werden.

Für die Therapie einer Endokarditis im Rahmen von Morbus Whipple ist keine Veränderung der Therapie erforderlich. Die Endokarditis kann in Abhängigkeit vom Ausmaß der Klappenschädigung konservativ behandelt werden und ausheilen.

Als Komplikation einer Therapie kann ein Immunrekonstitutions-Inflammationssyndrom (IRIS) auftreten. Ein IRIS manifestiert sich als Wiederauftreten entzündlicher Symptome nach Ansprechen auf eine antibiotische Therapie. Risikofaktoren sind eine vorangegangene Immunsuppression oder ausgeprägte ZNS-Symptome.

19.8.5 Nachsorge

Verlaufskontrollen sollten nach Therapieeinleitung nach 6 und 12 Mon. erfolgen (**Empfehlungsgrad B;** Hagel et al. 2015). Es soll die befundgebende Primärdiagnostik wiederholt werden. Zur Verlaufskontrolle sollte zusätzlich auch die Anzahl PAS-positiver Makropagen in der Duodenalschleimhaut und deren Granularität (Übergang zu den Subtypen 2–4 nach von Herbay als Zeichen einer Remission; von Herbay 2001) beurteilt werden (**Empfehlungsgrad B;** Hagel et al. 2015).

Der Morbus Whipple kann trotz längerer Antibiotikatherapie auch nach Jahren chronisch rezidivierend verlaufen. Vor allem im ZNS sind Rezidive möglich.

PRAXISTIPP

Da insbesondere bei ZNA-Befall auch nach Jahren noch Rezidive eines Morbus whipple möglich sind, sind nach Therapie lebenslange klinische Verlaufsuntersuchungen ratsam.

19.9 Nokardiose

André Fuchs

19.9.1 Definition und Basisinformation

Bakterien der Gattung *Nocardia (N.)* sind weltweit als Umweltkeime z. B. in Staub und Wasser vorkommende, verzweigt wachsende, obligat aerobe grampositive fadenförmige Bakterien. In Deutschland lösen diese Bakterien als meist opportunistische Krankheitserreger nur selten, v. a. bei schweren Vorerkrankungen oder Immunsuppression, Infektionen aus. Die Infektion erfolgt z. B. durch die Inhalation von erregerhaltigem Staub oder durch Eindringen des Erregers durch Hautläsionen.

Über 40 humanpathogene Spezies sind beschrieben. Typische Vertreter sind *N. asteroides, N. farcinica, N. nova, N. brasiliensis* oder *N. caviae.*

19.9.2 Symptomatik und klinisches Bild

Nach Erregerkontakt kann es mit einer Inkubationszeit von mehreren Wochen bis Monaten (v. a. bei kutaner Norkardiose) zur Ausbildung von Erkrankungssymptomen kommen. Es werden drei Verlaufsformen unterschieden:

Pulmonale Nokardiose (➤ Abb. 19.8**):**

- Häufigste Erkrankungsform nach Inhalation von Erregern
- Allgemeinsymptome wie Fieber und Abgeschlagenheit
- Pulmonale Symptomatik: zunächst trockener, im Verlauf putrider Husten, thorakale Schmerzen
- Pulmonales Infiltrat, gelegentlich Lungenabszess, Kavernen oder fulminant verlaufende nekrotisierende Pneumonie

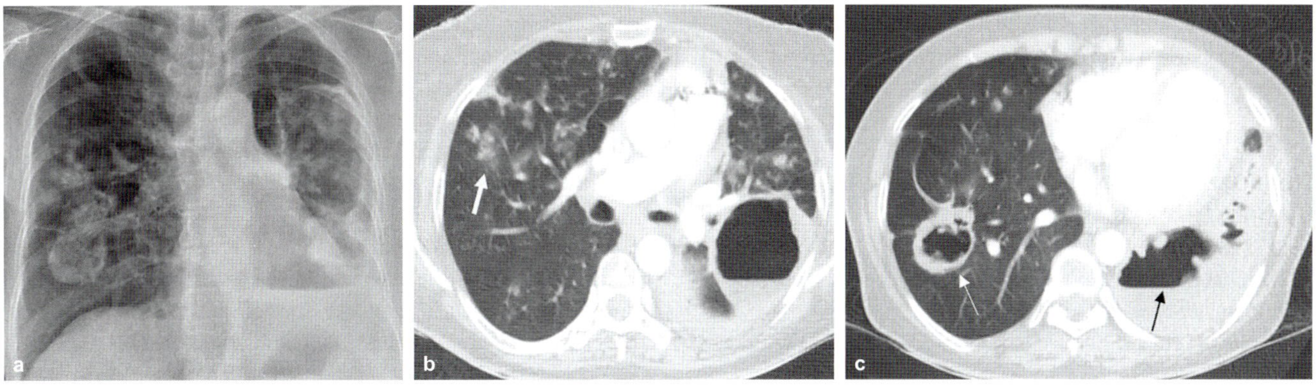

Abb. 19.8 Pulmonale Nokardiose **(a)**. Multifokal verstreute pulmonale Noduli (**b,** dicker weißer Pfeil), dickwandige Hohlräume (**c,** dünner weißer Pfeil) mit Luft-Flüssigkeitsspiegeln (**c,** schwarzer Pfeil) sind häufige Erscheinungsformen. [G1320-002]

Nokardiose des ZNS:

- Nach hämatogener Generalisierung der Infektion
- Fieber und unspezifische neurologische Symptome wie Kopfschmerzen, Lethargie, Verwirrtheit, Krampfanfälle
- Plötzlich auftretendes neurologisches Defizit
- Ausbildung eines Hirnabszesses

Kutane Nokardiose:

- Meist als Folge einer Wundinfektion durch *Nocardia* spp.
- Phlegmonöse Entzündung von Haut und Weichteilen mit möglicher Abszessbildung, v. a. in tropischen Regionen ist die Ausbildung einer tiefer reichenden chronischen Infektion möglich.

19.9.3 Diagnostik und Differenzialdiagnose

Eine Infektion durch Nokardien kann gelegentlich bei mikroskopischen Untersuchungen von Gewebeproben oder Ausstrichen von Sputum, Liquor oder Eiter diagnostiziert werden. Nach einer prolongierten Inkubationszeit von bis zu 14 d sind die Erreger in Routinekulturen anzüchtbar. Der Nachweis von Nokardien in primär sterilen Materialien oder aus granulomatös entzündeten Gewebeproben ist beweisend für eine Infektion.

Ein molekularbiologischer Nachweis von *Nocardia* spp. und die weitere Spezies-Differenzierung per PCR oder 16S-rRNA-Sequenzierung sind möglich. Allerdings muss beim Nachweis von *Nocardia* aus primär nicht sterilen Materialien wie z. B. Atemwegssekreten aufgrund der Möglichkeit einer Kolonisation eine sorgsame Interpretation eines positiven Nachweises erfolgen (von Herbay 2001).

Differenzialdiagnosen umfassen:

- Tuberkulose
- Atypische Mykobakteriose (insbesondere bei Personen mit Immundefizienz)
- Bronchialkarzinom
- Sarkoidose
- Mykosen (z. B. invasive Aspergillose)
- Bei kutaner Nokardiose: Sporotrichiose, Myzetom, andere kutane Mykosen

19.9.4 Therapie

Einige *Nocardiae* haben speziesspezifische Empfindlichkeitsprofile. Eine eingeschränkte Empfindlichkeit gegenüber verschiedenen Antibiotika ist häufig. Aus diesem Grund sollte bei jedem Isolat von klinischer Bedeutung eine antimikrobielle Empfindlichkeitstestung durchgeführt werden.

Gemäß internationalen Empfehlungen erfolgt die Erstlinientherapie der Nokardiose häufig in Kombinationstherapien mit Co-trimoxazol, wobei v. a. bei prolongierter Therapiedauer Nebenwirkungen und Toxizität häufig und mitunter limitierend sind. Bei in Deutschland im Vergleich zu Amerika häufiger vorkommenden *Nocardia* spp. wie z. B. N. *farcinica* zeigt Co-trimoxazol oft keine ausreichende Wirksamkeit, sodass alternative Therapien wie Imipenem-Cilastin, Linezolid, Amikacin, Ceftriaxon oder Cefotaxim (hohe Empfindlichkeitsraten bei *N. nova*), Moxifloxacin (mit limitierter klinischer Erfahrung) oder Minocyclin eingesetzt werden können (von Herbay 2001).

Die Auswahl der Therapie sollte bestenfalls im Abgleich mit der Empfindlichkeitstestung erfolgen. Die Therapiedauer bei pulmonaler, disseminierter oder ZNS-Nokardiose beträgt i. d. R. 6–12 Mon., wobei bei Immunsuppression eher eine 12-montige Therapie bevorzugt wird (**Empfehlungsgrad B;** von Herbay 2001). Bei HIV-Infektion kann eine Langzeit-Suppressionstherapie erforderlich sind. Bei kutaner Manifestation kann eine orale Therapie mit einer Therapiedauer von 1–3 Mon. ausreichend sein.

PRAXISTIPP

Zur Therapie der Nokardiose werden am häufigsten Co-trimoxazol-basierte Regime eingesetzt. Es gibt v. a. in Deutschland allerdings häufiger resistente Spezies, daher sollte immer eine Anpassung der Therapie anhand der Empfindlichkeitsprüfung erfolgen.

Pulmonale Nokardiose

- Therapie der Wahl: Co-trimoxazol 15 mg/kg/d (Trimethoprim-Komponente), aufgeteilt in 2–4 Dosen + Imipenem-Cilastin 3 × 500 mg/d

- Alternative: Imipenem-Cilastin 3 × 500 mg/d + Amikacin 2 × 7,5 mg/kg/d für 3–4 Wo., dann Oralisierung z. B. auf Co-trimoxazol, falls empfindlich

Disseminierte Nokardiose mit ZNS-Beteiligung/ Hirnabszess

- Therapie der Wahl: Co-trimoxazol + Imipenem-Cilastin wie bei pulmonaler Nokardiose
- Alternative: Linezolid 2 × 600 mg/d + Meropenem 3 × 2 g/d

Kutane Nokardiose und Lymphadenitis

- Monotherapie mit Co-trimoxazol 5–10 mg/kg/d (Trimpethoprim-Komponente), aufgeteilt in 2–4 Dosen
- Alternative: Minocyclin 2 × 100–200 mg/d

Die Möglichkeit einer Resektion von Infektionsherden (z. B. pulmonale oder zerebrale Abszesse) sollte als Ergänzung zur Therapie regelhaft überprüft werden (**Empfehlungsgrad B;** Kiehl 2011).

19.9.5 Nachsorge

Insbesondere bei immunsupprimierten Personen sind rezidivierend auftretende Manifestationen auch nach Abschluss prolongierter antiinfektiver Therapien möglich. Entsprechend sind bei ausgeprägten Erkrankungen (Hirnabszess) klinische und ggf. bildgebende Verlaufskontrollen zu empfehlen. Zudem sollte bei neu auftretenden Symptomen einer möglichen Nokardiose auch an bisher nicht von der Erkrankung betroffenen Organen oder Organregionen eine entsprechende Diagnostik erfolgen.

19

19.10 Tularämie

André Fuchs

19.10.1 Definition und Basisinformation

Die Tularämie (oder auch Hasenpest) ist eine in Deutschland selten vorkommende Zoonose, die durch *Franscisella (F.) tularensis,* kleine kokkoide gramnegative Stäbchen mit vier humanpathogenen Subspezies, hervorgerufen wird. Die Erreger sind hochinfektiös. Schon 10–50 Erreger sind ausreichend, um (außerhalb des Magen-Darm-Trakts) eine Infektion auszulösen. Aus diesem Grund und aufgrund der hohen Virulenz sind Bakterien der Subspezies *F. tularensis* ssp. *tularensis* (Vorkommen nur in Nordamerika) gemäß Biostoffverordnung als Erreger der Risikogruppe 3, alle anderen Subspezies als Erreger der Risikogruppe 2 klassifiziert. Es sind vielfältige Infektionswege beschrieben:

- Kontakt von Haut oder Schleimhäuten mit infektiösem tierischem Material (z. B. beim Häuten), sekundär sind Schmierinfektionen z. B. der Augen, durch kontaminierte Hände möglich
- Verzehr von unzureichend gegartem Fleisch (Hase) oder anderen kontaminierten Lebensmitteln (z. B. Rohkost/Salate, kontaminiert durch Mäusekot)
- Aufnahme von kontaminiertem Wasser
- Inhalation von erregerhaltigem Staub oder Aerosolen
- Stiche oder Bisse von infizierten Arthropoden (Zecken, Bremsen, Mücken)

Wirte des Erregers sind v. a. Kleinsäugetiere wie Hasen, Kaninchen und Mäuse, aber auch unterschiedliche Arthropoden, Amphibien und Vögel. Zusätzlich kann der Erreger in der Umwelt (Wasser, Erde) nachgewiesen werden. Kontaminierte Materialien wie z. B. Tierkadaver bleiben insbesondere bei kalten Temperaturen lange infektiös. Das natürliche Reservoir ist ungeklärt.

Im Jahr 2020 wurden in Deutschland 59 Fälle aus 11 Bundesländern gemeldet (RKI 2021), wobei 56 % der Fälle aus Baden-Württemberg und Bayern stammten. Eine hohe Dunkelziffer ist zu erwarten. Personen, die sich viel in der freien Natur aufhalten (Landwirte, Jäger, Waldarbeiter) sind häufiger von der Erkrankung betroffen.

19.10.2 Symptomatik und klinisches Bild

Nach einer Inkubationszeit von 3–5(–14) d resultieren zunächst unspezifische Symptome wie Abgeschlagenheit, Fieber, Schüttelfrost, Lymphknotenschwellung und Kopf- und Gliederschmerzen (➤ Abb. 19.9).

Je nach Eintrittspforte können folgende Verlaufsformen unterschieden werden:

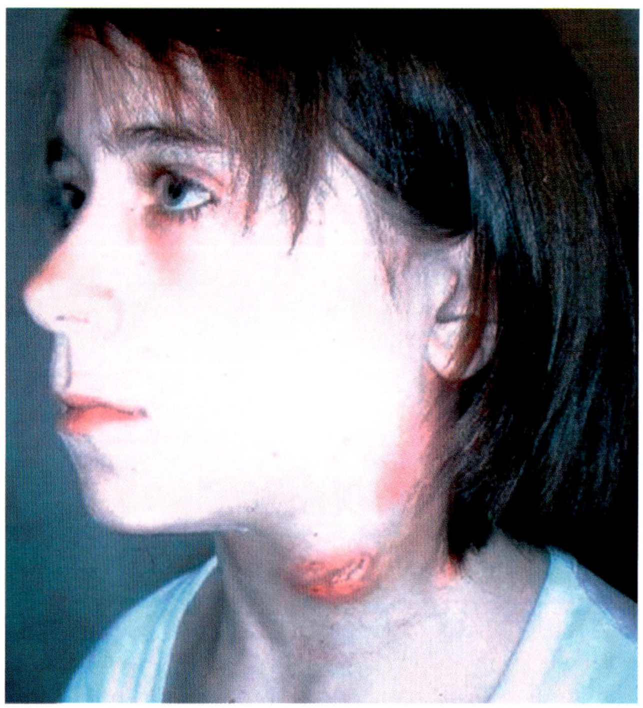

Abb. 19.9 Mädchen mit ulzeroglandulärer Tularämie im Bereich der zervikalen Lymphknoten [F1219-001]

- **Ulzeroglandulär und glandulär:** Ulzeration (wenige Millimeter bis Zentimeter) an der primären Eintrittspforte (ohne Ulzeration: glanduläre Form), regionale Lymphknotenschwellung, die nekrotisierend verlaufen kann.
- **Oculoglandulär:** nach Infektion des Auges, meist unilaterale Konjunktivitis mit Lidödem, Lichtempfindlichkeit und regionaler Lymphknotenschwellung.
- **Oropharyngeal:** nach oraler Erregeraufnahme, häufig unilaterale massive submandibuläre und zervikale Lymphknotenschwellung, Stomatitis, Pharyngitis und/oder Tonsillitis. Bei hohen Erregerdosen ist eine gastrointestinale Beteiligung (Bauchschmerzen, Erbrechen, Durchfall) möglich.
- **Pulmonal:** Nach Erregerinhalation kommt es zur Bronchopneumonie mit Husten, Brustschmerzen, Oxygenierungsstörung und hilärer Lymphknotenschwellung. Eine bildmorphologisch darzustellende Pneumonie kann vorkommen.

Gelegentlich (häufiger bei Infektionen durch *F. tularensis* ssp. *tularensis*) kommt es zur Systemerkrankung mit Septikämie, Endokarditis, Leber- und Nierenversagen und Meningitis. Zusätzlich können Hauterscheinungen wie Erythema nodosum auftreten.

Auch im Falle einer unerkannten Erkrankung sind bei in Europa zirkulierenden Subspezies tödliche Verläufe selten, häufig kommt es zur Spontanheilung.

19.10.3 Diagnostik und Differenzialdiagnose

MERKE

Bei *F. tualrensis* handelt es sich um einen hochinfektiösen Erreger (Biosicherheitsstufe 2–3). Diagnostische Kulturen dürfen daher nur mit großer Vorsicht in entsprechend ausgerüsteten und zertifizierten Laboren verarbeitet werden.

Die kulturelle Erregeranzucht ist aus unterschiedlichen Materialien wie Gewebeproben, Blut oder Abstrichen auf Spezialnährböden wir z. B. Cystein-Herz-Blutagar möglich (Kiehl 2011), Isolate sollten zur Resistenztestung allerdings in Speziallaboren weiteruntersucht werden. Zudem stehen zum Erregernachweis Nukleinsäureamplifikationsmethoden wie die PCR und Antigennachweise (ELISA) zur Verfügung.

Auch ein indirekter Erregernachweis durch serologische Untersuchungen (ELISA, Immunfluoreszenz, Agglutinationstest) ist möglich, wobei ein einmalig hoher Titer oder ein nachweisbarer Titeranstieg als Zeichen für eine zurückliegende Infektion zu werten ist (WHO 2007).

Differenzialdiagnosen umfassen z. B. Legionellose, Katzenkratzkrankheit (➤ Kap. 19.4), Brucellose (➤ Kap. 19.2), Q-Fieber (➤ Kap. 19.11), Mykobakteriosen (➤ Kap. 18), EBV- oder CMV-Infektionen (➤ Kap. 17.3.3) oder nichtinfektiologische Erkrankungen wie Lymphome.

19.10.4 Therapie

Prophylaxe: In Russland ist ein Impfstoff kommerziell verfügbar; auf dem europäischen Markt steht kein Impfstoff zur Verfügung. Eine postexpositionelle Immunisierung ist aufgrund des verzögerten Wirkungseintritts der Impfung nicht sinnvoll.

Postexpositionsprophylaxe: Nach Erregerexposition (z. B. Laborpersonal) kann innerhalb von 24 h eine antibiotische Prophylaxe (Ciprofloxacin 500 mg 2 ×/d oder Doxycyclin 100 mg 2 ×/d, jeweils für 14 d) eingeleitet werden (**Empfehlungsgrad B;** STAKOB 2021).

Therapie: Die Therapie der Tularämie sollte möglichst frühzeitig eingeleitet werden. Penicilline und andere Betalaktam-Antibiotika haben keine Wirksamkeit gegen *F. tularensis.* Die Therapie der ersten Wahl setzt sich aus Aminoglykosiden, Fluorchinolen und Tetrazyklinen zusammen. Bei milden und moderaten Erkrankungen ist i. d. R. eine orale Therapie ausreichend. Bei schweren Erkrankungen ist eine parenterale Initialtherapie zu empfehlen.

Therapie der Wahl (**Empfehlungsgrad B;** STAKOB 2021):

- Milder/moderater Verlauf: Ciprofloxacin 2 × 500 mg/d p. o. für 10–14 d oder Doxycyclin 2 × 100 mgd p. o., für 14–21 d
- Schwerer Verlauf: Gentamicin 2 × 5 mg/kg/d i. v. und Ciprofloxacin 2 × 500 mg/d p. o. oder 400 mg/d i. v. für 10–14 d
- Immunsuppression: Substanzen, Dosierung und Applikation unverändert, Therapiedauer mind. 14 d oder länger (Rezidive)

Weitere aktive Substanzen sind Chloramphenicol und Rifampicin. Spätestens nach unzureichendem Ansprechen auf die Standardtherapie soll Kontakt mit einem in der Behandlung von Tularämie erfahrendem Zentrum aufgenommen werden.

19.11 Q-Fieber

André Fuchs[4]

19.11.1 Definition und Basisinformation

Das Q-Fieber ist eine Zooanthroponose. Der Erreger *Coxiella (C.) burnetii,* ein pleomorpher, intrazellulärer Coccobacillus mit gramnegativer Zellwand, infiziert v. a. Schafe, Ziegen und Rinder. Die Übertragung erfolgt bei Tieren meist über Zecken. Umwelteinflüsse beeinträchtigen den Erreger wenig. Die Überlebenszeit beträgt in trockener Erde bis zu 2 J., in Stallungen ca. 3 Mon. Es existiert eine Sporenform.

Infektionen bei Menschen entstehen meist durch Inhalation erregerhaltiger Stäube (z. B. Exkremente infizierter Tiere, aber auch Wolle, Tierhäute), teilweise über große Distanzen. Landwirte, Tierärzte und Mitarbeiter von Schlachthöfen sind besonders gefährdet. In Deutschland ist eine hohe Anzahl von Tierärzten, die im Nutztierbereich arbeiteen (Kühe, Schafe), seropositiv für *C. burnetii.* Die direkte Übertragung von Mensch zu Mensch ist möglich, wenn auch

[4] Dieser Beitrag ist eine Überarbeitung einer früheren Version, die von Jan Rybniker (Köln) erstellt wurde.

sehr selten. Beim Menschen ist die Übertragung durch Zecken nur in Einzelfällen beschrieben.

In Deutschland wurden in den letzten 20 Jahren mit starken Schwankungen bis etwa 400 Fälle/J. gemeldet. Immer wieder kommt es zu Ausbrüchen. Im Jahr 2020 wurden insgesamt 55 Fälle aus allen Bundesländern mit Ausnahme des Saarlands und von Sachsen gemeldet (RKI 2021).

19.11.2 Symptomatik und klinisches Bild

Die Inkubationszeit beträgt 12–30 d. Inapparente oder selbstlimitierende milde und unspezifisch symptomatische Infektionen sind häufig.

Der klinische Verlauf apparenter Infektionen kann nach akuten und sekundär chronifizierten Infektionen (< 5 % der Fälle) differenziert werden.

Bei der **akuten Infektion** sind folgende Symptome typisch:

- Schüttelfrost.
- Starke Schmerzen in Thorax, großen Extremitäten und teils heftiger stirnbetonter Kopfschmerz, der nicht selten den Beginn einer Meningitis vortäuscht.
- Sehr heftiger, aber unproduktiver Reizhusten mit röntgenologischer Nachweismöglichkeit einer atypischen Pneumonie nach 2–3 d. Die häufig multiplen Infiltrate sind unscharf begrenzt und zeigen eine ausgeprägte Hilusbeteiligung. Typischerweise besteht kein pathologischer Auskultationsbefund.
- Fiebertyp: 4- bis 5-tägige Kontinua, dann Übergang in einen intermittierenden Fiebertyp. In den meisten Fällen besteht dabei eine relative Bradykardie.
- Die Leukozyten bleiben meist im Normalbereich, zeigen aber z. T. eine erhebliche Linksverschiebung bis 40 % stabkerniger Granulozyten. Die Transaminasen sind leicht erhöht, es kann eine relevante Hepatitis oder eine Hyperbilirubinämie auftreten.
- Als **Komplikationen** der akuten Infektion sind beschrieben: Meningoenzephalitis, Orchitis, Epididymitis, Perikarditis oder Myokarditis.
- Bei schwangeren Frauen kann Q-Fieber zu Fehlgeburten, Frühgeburten oder Wachstumsverzögerungen führen.

Das **chronische Q-Fieber** kann Monate bis Jahre nach der akuten Infektion auftreten und ist durch folgende klinische Manifestationen gekennzeichnet:

- Unspezifische Allgemeinsymptome wie Leistungsminderung, Nachtschweiß, Gewichtsverlust, Fieber und Hepatosplenomegalie.
- Endokarditis (insbesondere bei Kunstklappen), die sich häufig durch neu aufgetretene Zeichen einer Herzklappeninsuffizienz manifestiert.
- Infektionen von Aneurysmen oder Gefäßprothesen.
- Granulomatöse Hepatitis.
- Vor allem bei Kindern chronische Osteomyelitis.
- Autoimmunologische Phänomene (positiver Coombs-Test, positiver Rheumafaktor, Exantheme).

Reaktivierungen z. B. bei Schwangerschaft oder Immunsuppression aufgrund von Erregerpersistenz in Makrophagen sind möglich.

Ein **Post-Q-Fieber Fatigue Syndrom,** dass in ca. 20 % der Fälle nach einem akuten Q-Fieber auftritt, ist beschrieben (Anderson et al. 2013).

19.11.3 Diagnostik und Differenzialdiagnose

Bei der Diagnostik ist zunächst eine Risikoeinschätzung durch eine gezielte Anamnese hinsichtlich möglicher Exposition (erhöhtes Risiko beim Umgang mit Paarhufern [Schafe, Ziegen, Rinder], insbesondere bei Kontakt mit Gebärmutter oder Mammae) zielführend.

Als diagnostische Tests stehen die Serologie und in Speziallaboratorien die PCR zur Verfügung (Anderson et al. 2013).

Als serologische Verfahren kommen indirekte Immunfluoreszenz und ELISA zur Anwendung. Serokonversion und/oder signifikante Titeranstiege können 2–4 Wo. nach Beginn der Erkrankung erwartet werden. Positive Serologien persistieren auch nach erfolgreicher Therapie eines akuten Q-Fiebers jahrelang.

Die PCR kann aus Blut, Serum oder Gewebeproben (z. B. Herzklappen) erfolgen und ist früh in der akuten Erkrankung positiv; nach Serokonversion und/oder antibiotischer Therapie wird die PCR häufig negativ.

Zwei unterschiedliche Immunantworten werden nachgewiesen:

- Phase-II-Antikörper dominieren bei einer akuten und selbstlimitierenden Erkrankung.
- Phase-I-Antikörper herrschen bei Patienten mit einer chronischen Erkrankung vor.

Bei aufgrund einer klinischen Symptomatik bestehendem V. a. chronisches Q-Fieber ist eine (quantitative) Untersuchung auf spezifische Phase-I-Antikörper notwendig. Beim Nachweis von Antikörpertitern ≥ 1 : 1024 kann die Diagnose gestellt werden. Der alleinige Nachweis erhöhter Phase-I-Antikörpertiter ohne entsprechende Symptomatik erlaubt die Diagnose eines chronischen Q-Fiebers nicht.

Die wichtigsten Differenzialdiagnosen bei akuter Erkrankung sind atypische Pneumonien anderer Ursache, Bakteriämien und (virale) Meningoenzephalitis. Bei kulturnegativer Endokarditis, aber auch bei systemischen Erkrankungen unklarer Genese sollte ein chronisches Q-Fieber in Betracht gezogen werden.

MERKE

Chronisches Q-Fieber sollte bei klinisch unspezifisch Systemerkrankungen oder bei kulturnegativer Endokarditis in Betracht gezogen werden. Zur Diagnose ist eine quantitative Bestimmung der Phase-I-Antikörper erforderlich.

19.11.4 Therapie

Die Mehrzahl der Fälle von akutem Q-Fieber heilt ohne antibiotische Therapie nach einigen Wochen aus. Bei hochgradigen klinischen Verdachtsfällen auf ein akutes Q-Fieber oder bestätigen Erkrankungen sollte eine antiinfektive Therapie mit Doxycyclin

(1 × 200 mg/d oder 2 × 100 mg/d, 14–21 d) erfolgen (**Empfehlungsgrad A;** Anderson et al. 2013). Darüber hinaus wirksam gegen *C. burnetii* sind Rifampicin, Fluorochinolone, Co-trimoxazol (1. Wahl bei Schwangerschaft), neuere Makrolide oder Chloramphenicol (**Empfehlungsgrad B;** Anderson et al. 2013). Betalaktame sind unwirksam.

Bei chronischem Q-Fieber, insbesondere bei der Q-Fieber-Endokarditis ist eine Langzeitkombinationstherapie, häufig für mehrere Jahre nötig. In jedem Fall sollte die Mitbehandlung durch Infektiologen angestrebt werden. Manche Autoren empfehlen bei häufig zu beobachtenden Rezidiven eine lebenslange Prophylaxe. Gute Ergebnisse wurden mit der Kombination aus Doxycyclin (1 × 200 mg/d oder 2 × 100 mg/d) und Hydroxychloroquin (3 × 200 mg/d) für mind. 12–18 Mon. erreicht (**Empfehlungsgrad C;** Anderson et al. 2013). Zum Therapiemonitoring empfiehlt die CDC monatliche Kontrollen der Phase-I- und Phase-II-Antikörpertiter und eine klinische Verlaufsbeurteilung (**Empfehlungsgrad C;** Anderson et al. 2013). Bei ausbleibender klinischer Besserung soll eine Kontrolle der Doxycyclin- und Hydroxychloroquin-Plasmaspiegel erfolgen. Es herrscht Uneinigkeit über die Definition einer Heilung bei chronischem Q-Fieber. Manche Autoren empfehlen die Fortführung der Therapie bis zu einem Phase-I-Titerabfall auf < 1 : 200 (oder < 1 : 800), wobei unklar bleibt ob nach ausreichend langer (z. B. 18-monatiger) Therapie und klinischer Beschwerdefreiheit auch bei persistierend hohen Phase-I-Titern eine Fortführung der antiinfektiven Therapie vorteilhaft ist. Bei Q-Fieber-Endokarditis ist oft ein operativer Herzklappenersatz notwendig.

PRAXISTIPP

Die Therapie eines chronischen Q-Fiebers sollte durch erfahrenes Fachpersonal erfolgen. Engmaschige klinische und serologische Kontrollen sind zur Beurteilung des Ansprechens erforderlich.

19.11.5 Nachsorge

Sechs Monate nach Diagnose und/oder Behandlung eines akuten Q-Fiebers soll eine klinische und serologische Untersuchung (Phase-I- und Phase-II-Antikörpertiter) auf Zeichen einer Chronifizierung der Erkrankung erfolgen. Bei Schwangerschaft zum Zeitpunkt der akuten Erkrankung oder sonstigem erhöhtem Risiko für einen chronischen Erkrankungsverlauf (Herzklappenfehler, Gefäßprothesen oder Aneurysmen) sollten die Untersuchungen nach 3, 6, 12, 18 und 24 Mon. erfolgen.

LEITLINIEN

Anderson A, Bijlmer H, Fournier P et al.: Diagnosis and Management of Q Fever: Recommendations from CDC and the Q Fever Working Group. Centers for Disease Control and Prevention 62(RR03) (2013) 1–23.

Hagel S, Epple HJ, Feurle GE et al.: S2k-Leitlinie gastrointestinale Infektionen und Morbus Whipple. Z Gastroenterol 53(05) (2015) 418–459.

Hofmann H et al.: S2 K-Leitlinie Kutane Lyme Borreliose. Leitlinie der Deutschen Dermatologischen Gesellschaft e. V. (DDG) (2016) (derzeit in Überarbeitung).

Lantos PM, Rumbaugh J, Bockenstedt LK et al.: Clinical Practice Guidelines by the Infectious Diseases Society of America (IDSA), American Academy of Neurology (AAN), and American College of Rheumatology (ACR): 2020 Guidelines for the Prevention, Diagnosis and Treatment of Lyme Disease. Clin Infect Dis72(1) (2021) 1–8.

Rauer S, Kastenbauer S et al.: Neuroborreliose., S3-Leitlinie. In: Deutsche Gesellschaft für Neurologie (Hrsg.): Leitlinien für Diagnostik und Therapie in der Neurologie (2018).

Ständiger Arbeitskreis der Kompetenz- und Behandlungszentren für Krankheiten durch hochpathogene Erreger (STAKOB): Hinweise zur Therapie der Tularämie. RKI/STAKOB-Stellungnahmen (2021).

Van de Beek D, Cabellos C, Dzupova O et al.: ESCMID guideline: diagnosis and treatment of acute bacterial meningitis. Clin Microbiol Infect 22 Suppl. 3 (2016) 37–62.

LITERATUR

Angelakis E, Raoult D: Pathogenicity and treatment of Bartonella infections. Int J Antimicrob Agents 44(1) (2014), 16–25.

Auwarter PG, Bakken JS, Dattwyler RS et al.: Antiscience and ethical concerns associated with advocacy of Lyme disease. Lancet Infect Dis 11 (2011) 713–719.

Bass JW, Freitas BC, Freitas AS et al.: Prospective randomized double blind placebo-controlled evaluation of azithromycin for treatment of cat scratch disease. Pediatr Infect Dis 17(6) (1998) 447–452.

Bharti AR, Nally JE, Ricaldi JN et al.: Leptospirosis: a zoonotic disease of global importance. Lancet Infect Dis 3(12) (2003) 757–771.

Brett-Major D, Coldren R: Antibiotics for leptospirosis. Cochrane Database Syst Rev. (2) (2012) CD008264.

Centers for Diseases Control and Prevention (CDC) Yellow Book 2024: Leptospirosis (2023).

Chusri S, McNeil EB, Hortiwakul T et al.: Single dosage of doxycycline for prophylaxis against leptospiral infection and leptospirosis during urban flooding in southern Thailand: a non-randomized controlled trial. J Infect Chemother 20(11) (2014) 709–715.

Dattwyler RJ, Halperin JJ, Volkman DJ, Luft BJ: Treatment of late Lyme borreliosis – randomised comparison of ceftriaxone and penicillin. Lancet 1(8596) (1988) 1191–1194.

Enkelmann J, Böhmer M, Fingerle V et al.: Incidence of notified Lyme borreliosis in Germany 2013–2017. Sci Rep 8 (2018) 14976.

Feder HM, Johnson BJB, O'Connell S et al. and the Ad Hoc International Lyme Disease Group: A critical appraisal of „Chronic Lyme Disease". N Engl J Med 357 (2007) 1422–1430.

Guven T, Ugurlu K, Ergonul O et al.: Neurobrucellosis: clinical and diagnostic features. Clin Infect Dis 56(10) (2013) 1407–1412.

Kiehl W (Redakteur): Steckbriefe seltener importierter Infektionskrankheiten. RKI (2011).

Manfredi R, Sabbatani S, Marinacci G et al.: Listeria monocytogenes meningitis and multipal brain abscesses in an immunocompetent host: Favorable response to combination linezolid-meropenem treatment. J Chemother 18(3) (2006) 331–333.

Margos G, Vollmer SA, Cornet M et al.: A new Borrelia species defined by multilocus sequence analysis of housekeeping genes. Appl Environ Microbiol 75 (2009) 5410–5416.

Moreli ML, Marques-Silva AC, Pimentel VA et al.: Effectiveness of the ribavirin in treatment of hantavirus infection in the Americas and Eurasia: a meta-analysis. Virusdisease 25(3) (2014) 385–389.

Nadelman RB, Luger SW, Frank E et al.: Comparison of cefuroxime axetil and doxycycline in the treatment of early Lyme disease. Ann Intern Med 117 (1992) 273–280.

Pappas G, Akritidis N, Bosilkovski M et al.: Brucellosis. N Engl J Med 352 (2005) 2325–2336.

Robert Koch-Institut (RKI): Infektionsepidemiologisches Jahrbuch meldepflichtiger Krankheiten für 2020. Robert Koch-Institut (2021).

Rouzaud C, Rodriguez-Nava V, Catherinot E et al.: Clinical Assessment of a Nocardia PCR-based assay for diagnosis of Nocardiosis. J Clin Microbiol 56(6) (2018) e00002–18.
Stanek G, Fingerle V, Hunfeld KP et al.: Lyme borreliosis: Clinical case definitions for diagnosis and management in Europe. Clin Microbiol Infect 17 (2011) 69–79.
Steere AC: Lyme disease. N Engl J Med 345 (2001) 115–124.
Suputtamongkol Y, Niwattayakul K, Suttinont C et al.: An open, randomized, controlled trial of penicillin, doxycycline, and cefotaxime for patients with severe leptospirosis. Clin Infect Dis 39(10) (2004) 1417–1424.
Valour F, Sénéchal A, Dupieux C: Actinomycosis: etiology, clinical features, diagnosis, treatment, and management. Infect Drug Resist 7 (2014) 183–197.
von Herbay A: Whipple's disease. Histologic diagnosis after the discovery of Tropheryma whipplei. Pathologe 22(1) (2001) 82–88.
Vrioni G, Bourdakis A, Pappas G et al.: Administration of a triple versus a standard double antimicrobial regimen for human brucellosis more efficiently eliminates bacterial DNA load. Antimicrob Agents Chemother 58(12) (2014) 7541–7544.
Wilske B, Fingerle V, Schulte-Spechtel U: Microbiological and serological diagnosis of Lyme borreliosis. FEMS Immunol Med Microbiol 49 (2007) 13–21.
Word Health Organization (WHO): Human Leptospirosis: Guidance for diagnosis, surveillance and control (2003).
World Health Organization (WHO): Centers for Disease Control and Prevention: WHO Guidelines on Tularaemia. WHO (2007).
Yagupsky P, Morata P, Colmenero JD: Laboratory diagnosis of human brucellosis. Clin Microbiol Rev 33(1) (2019) e00073–19.

KAPITEL

20 Einheimische parasitäre Erkrankungen

Beate Grüner und Benno Kreuels

20.1 Echinokokkosen

Beate Grüner

20.1.1 Einführung – alveoläre und zystische Echinokokkose

Echinokokkosen sind Zoonosen durch Larvenstadien der Gattung *Echinococcus* (Eckert, Deplazes 2004). Für den Lebenszyklus von *Echinococcus (E.) spp.* ist ein Wirtswechsel obligat. Endwirte sind Karnivoren, in deren Darm die 3–7 mm langen Bandwürmer parasitieren und infektiöse Eier mit dem Kot ausscheiden. Der Mensch infiziert sich über die orale Aufnahme der Eier aus der Umwelt und fungiert als Fehlzwischenwirt, wenn sich Larvengewebe in inneren Organen etabliert (Eckert, Deplazes 2004).

Humanmedizinisch relevant für Europa bzw. Deutschland sind die zystische Echinokokkose (CE) verursacht durch *Echinococcus granulosus* sensu lato (Hundebandwurmerkrankung) und die alveoläre Echinokokkose (AE) durch *Echinococcus multilocularis* (Fuchsbandwurmerkrankung; Kern et al. 2017; Deplazes et al. 2017; Vuitton et al. 2020).

Bedingt durch die intestinale Eintrittspforte stellt die Leber das wichtigste Zielorgan für beide Erkrankungen dar: für die AE mit > 98 % der Fälle nahezu exklusiv, für die CE in etwa 60–70 % der Fälle, gefolgt von ca. 30 % pulmonalem Befall. Die sekundäre Ausbreitung in andere Organe erfolgt bei der AE durch infiltratives Wachstum und Metastasierung, bei der CE durch Zystenleckage mit Freisetzung infektiöser Protoscolices (Eckert, Deplazes 2004).

Sowohl alveoläre als auch zystische Echinokokkose werden häufig „zufällig“ im Rahmen von Bildgebungen aus diversen Gründen detektiert. Typische Frühsymptome gibt es bei beiden Erkrankungen nicht, Beschwerden treten meist bei Komplikationen auf (Grüner et al. 2017)

Die AE soll in die Differenzialdiagnose fokaler Leberläsionen von eher tumorartigem Charakter, die CE bei Zysten mit umschriebener Zystenwand und evtl. Nachweis pathognomonischer Binnenstrukturen entsprechend der WHO-CE-Klassifikation, immer im Kontext mit der Epidemiologie, also Herkunft/Expositionsanamnese der Patienten, einbezogen werden (Brunetti et al. 2010).

Echinococcus multilocularis und *Echinococcus granulosus s. l.* unterscheiden sich hinsichtlich Biologie und Wachstumsverhalten im Menschen, woraus mit CE und AE zwei verschiedene Erkrankungen resultieren (Eckert, Deplazes 2004).

Das klinische Management, sollte sich an den Empfehlungen der WHO-IWGE (World Health Organisation-Informal Working Group on Echinococcosis) orientieren (Brunetti et al. 2010)

Beide Erkrankungen sind in Deutschland seit 2001 nach Infektionsschutzgesetz (IfSG) § 7 Abs. 3 nicht namentlich an das Robert Koch-Institut (RKI) meldepflichtig.

20.1.2 Alveoläre Echinokokkose (AE)

Epidemiologie

Echinococcus multilocularis kommt nur auf der Nordhalbkugel vor und ist in Zentraleuropa historisch endemisch. Für die AE ist ein Anstieg der Fallzahlen sowie eine zunehmende geographische Ausbreitung berichtet (Deplazes et al. 2017). Dennoch bleibt die AE in Deutschland mit jährlich etwa 50 an das RKI gemeldeten Neuerkrankungen sehr selten. In Europa stellt der Rotfuchs *(Vulpes vulpes)* den wichtigsten Endwirt dar, während Hunde und Katzen nur eine untergeordnete Rolle spielen. Die adulten Würmer von *E. multilocularis* leben im Dünndarm des Fuchses, die mit dem Fuchskot ausgeschiedenen Endglieder enthalten 200–1000 reife Eier. Die Eier bleiben in der Umwelt, v. a. im gemäßigten feuchten Klima für Monate infektionstüchtig. Werden sie von Nagetieren, den natürlichen Zwischenwirten, bei der Futtersuche aufgenommen, schlüpft die Hakenlarve (Onkosphäre) aus dem Ei, penetriert die Dünndarmmukosa und gelangt über den Blutweg zum Zielort, wo sich das Larvenstadium etabliert. Diese Metazestode wächst durch exogenes Knospen von Vesikeln, wodurch ein multivesikuläres tumorartiges Gewebe entsteht. Die Nagetiere werden so zur leichten Beute oder sterben an der Infektion. Werden sie wiederum von suszeptiblen Endwirten gefressen, schließt sich der Zyklus (Eckert, Deplazes 2004). Mit zunehmendem Einzug infizierter Füchse in dicht besiedelte Gebiete hat sich auch ein urbaner Zyklus entwickelt (Eckert, Deplazes 2004; Deplazes 2017).

Folgende **Risikofaktoren** für die alveoläre Echinokokkose wurden in europäischen Fallkontrollstudien als relevant identifiziert: das Halten wildernder/frei laufender Hunde, Berufstätigkeit in der Landwirtschaft, Gras kauen, Holz sammeln, berufliche Waldarbeiten, Gemüseanbau/Besitz eines Küchengartens. Jedoch wurden hier der Verzehr von Waldfrüchten oder Pilzen nicht als signifikanter Risikofaktor bestätigt. Tatsächlich waren ca. 65 % der Risikofaktoren assoziiert mit landwirtschaftlicher Tätigkeit. So ist die alveoläre Echinokokkose auch anerkannte Berufserkrankung bei Landwirten in Deutschland (Conraths et al. 2017).

Diagnostik, Falldefinition und Differenzialdiagnosen

Die AE-Diagnose basiert auf dem bildmorphologischen Befund einer langsam wachsenden Organläsion mit entsprechender Anamnese und Epidemiologie sowie einer positiven Echinokokken-Serologie in 2 Tests bzw. mikroskopischem, (immun-)zytologischem bzw. histologischem oder molekularbiologischem Erregernachweis.

Entsprechend ist die Primärdiagnostik eine Bildgebung, kombiniert mit Expositionsanamnese und Serodiagnostik.

Bei der AE ist primär (> 98 %) die Leber befallen, somit ist der häufigste Initialbefund eine Leberläsion in der Bildgebung. Hier stellen sich AE-Herde vielgestaltig dar, jedoch **nicht** als typische glatt begrenzte Zyste. AE-Leberherde werden häufig beschrieben als größere unregelmäßig und unscharf begrenzte Läsionen, im Ultraschall echoreich/echoarm inhomogen mit Nachweis von (scholligen) Verkalkungen und im MRT mit gut erkennbaren vesikulären (mikrozystischen) Strukturen. Durch geringe Vaskularisation kommt es v. a. im Zentrum großer Herde zur Nekrosebildung, was bildgebend als sog. Pseudozyste imponiert. Die Ultraschallklassifikation nach Kratzer et al. (2015) unterscheidet 5 Morphologien: Sturm- und Hagelmuster, Pseudozyste, hämangiomartiges Muster, metastasenartige Herde oder ein Verkalkungsmuster (➤ Abb. 20.1). Diese Morphologien sind nicht AE-spezifisch, sollten jedoch im passenden Kontext die weiterführende Diagnostik triggern.

Die Bestimmung der Echinokokken-Serologie erfolgt stufenweise: initial mittels hochsensitivem Suchtest mit Rohantigenen, nachfolgend ein *E.-multilocularis*-spezifischer Test mit rekombinanten bzw. aufgereinigten Antigenen wie *Em2, Em10* oder *Em18.* Für den Suchtest wird meist Rohantigen von *E. granulosus s. l.* benutzt. Aufgrund der Antigenverwandtschaft werden damit Antikörper gegen *E. multilocularis* sowie *E. granulosus* nachgewiesen, was häufig zu Verwirrung mit Fehlinterpretation führt. Die Differenzierung von AE und CE erfolgt über die spezifische Serologie, die Bandenmuster im Western- bzw. Immunoblot in Verbindung mit den bildgebenden Befunden und Expositionsanamnese (Brunetti et al. 2010).

Bei der AE ist immer eine Schnittbildgebung (CT, MRT) zur Einordnung indiziert. Die CT mit Kontrastmittel stellt die meisten AE-Läsionen und die typischen Verkalkungen gut dar. Im MRT kommen oft typische „traubenförmige" Strukturen zur Darstellung (Kantarci et al. 2012). Durch den Nachweis sog. Mikrozysten bzw.

Muster	Schematische Darstellung	Beispiel	Beschreibung
Sturm- und Hagelmuster	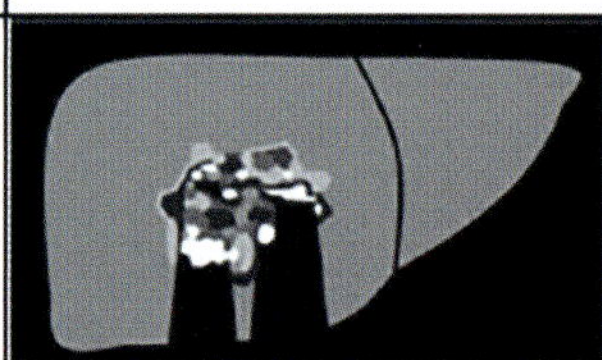	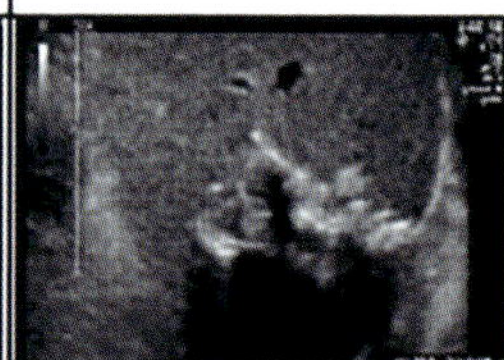	Unklare Abgrenzbarkeit - unregelmäßiger Rand - inhomogenes Muster - echoreiche Textur - mit/ohne Schallschatten.
Pseudozystisches Muster	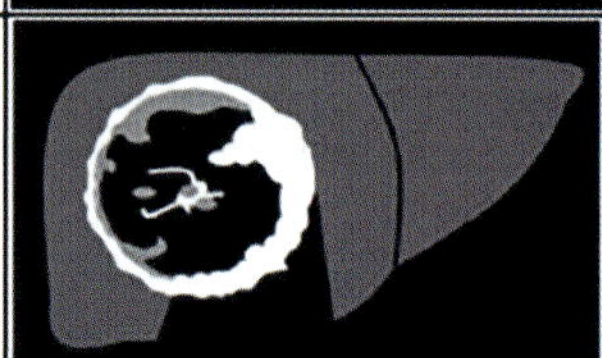	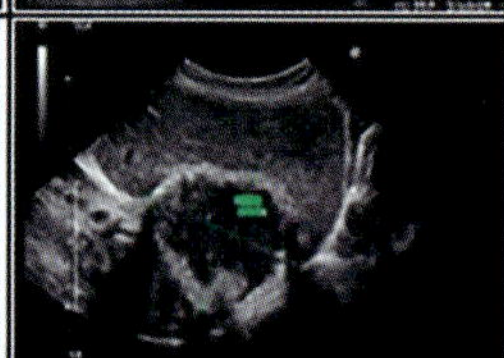	Gut abgrenzbar, inhomogen / irregulär, nicht vaskularisiert, echoreicher Rand - zentral echoarmes, inhomogenes Areal, mit teils echoreichen Signalen - initial oder nach Behandlung mit Benzimidazol.
Hämangiomartiges Muster	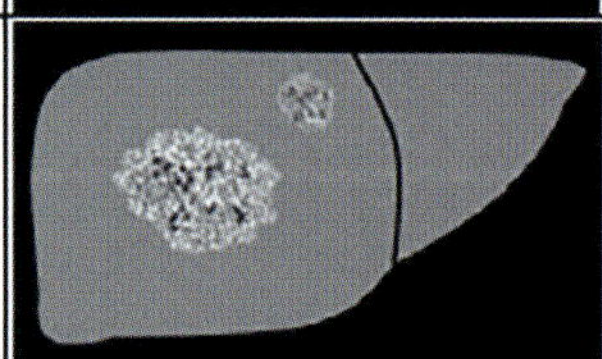	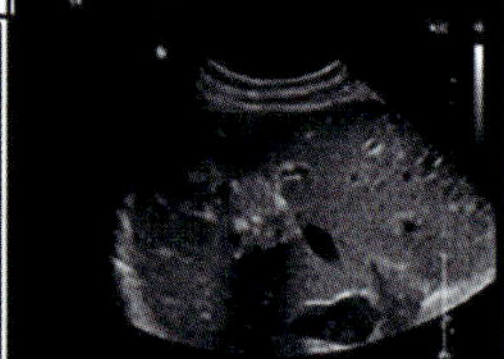	Teils unscharfe Abgrenzbarkeit, inhomogen zum umgebenden Lebergewebe - Anteile unterschiedlicher Echogenität - differenzialdiagnostisch teilthrombosiertes Hämangiom.
Verknöcherungs-muster	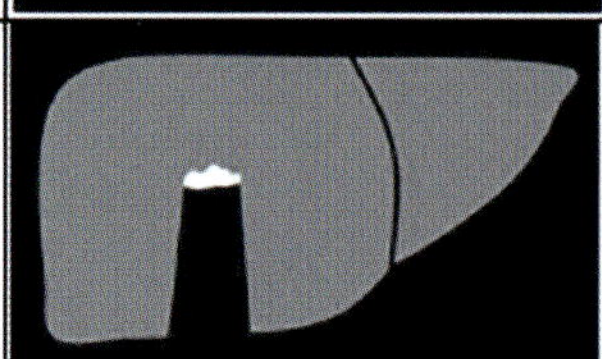	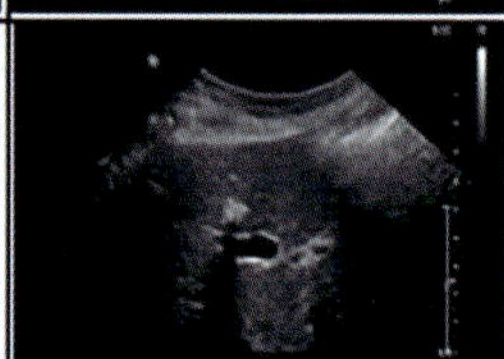	Umschrieben demarkierte Läsion mit dorsalem Schallschatten - unifokales oder multifokales Auftreten möglich - differenzialdiagnostisch: Hepatolithiasis, echoreiche Metastase bei Rektumkarzinom.
Metastasenartiges Muster	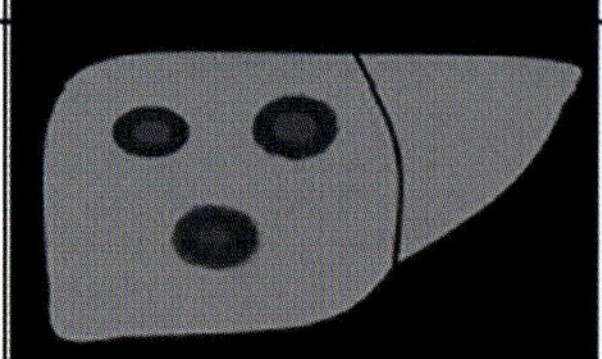	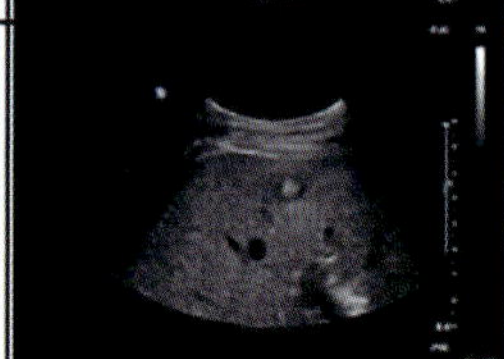	Echoarme Läsion - meist ohne Halo - typisches Zeichen ist eine zentrale echoreiche Struktur - schwierige differenzialdiagnostische Abgrenzbarkeit zu Metastasen unterschiedlicher Primärtumore.

Abb. 20.1 Ultraschallklassifikation der alveolären Echinokokkose (*Echinococcus multilocularis* Ulm Classification; Kratzer et al. 2015) [X221-060] (Lizenz: CC-BY 4.0)

einer Diffusionsrestriktion im MRT können Rückschlüsse auf die parasitäre Aktivität der AE gezogen werden (Kodama et al. 2003). Ergänzend zur abdominellen Bildgebung sind CT-Schädel und -Thorax zum Staging empfohlen (Brunetti et al. 2010). Bei Verfügbarkeit stellt das [F18]-FDG-PET-CT von Kopf bis Leiste die Staging-Methode der Wahl dar (➤ Abb. 20.2). Über den FDG-Metabolismus ist eine Aussage zur parasitären Aktivität möglich (Stumpe et al. 2007)

Lässt sich eine bildgebend vermutete AE-Diagnose serologisch nicht bestätigen, wird die Punktion der Läsion für eine immunhistologische und molekularbiologische Untersuchung empfohlen. Für eine Albendazol-Vorbehandlung vor Punktion gibt es bei der AE zwar keine Evidenz, dennoch ist eine Gabe ca. 24 h vor Punktion plausibel.

- Gemäß WHO-Falldefinition liegt eine **„hochwahrscheinliche/probable" AE** bei Nachweis eines typischen Leberherdes **und** einer positiven Echinokokken-Serologie vor.
- Eine **„bestätigte/confirmed" AE** liegt vor, wenn zusätzlich eine Gewebeprobe mit passendem immun-/histopathologischem Befund bzw. positiver PCR vorliegt.(Brunetti et al. 2010).
- Falls nur eine positive Echinokokken-Serologie oder ein bildgebender Verdacht vorliegen, spricht man von einer **„möglichen/possible" AE.** Dann soll nicht regelhaft therapiert, jedoch längerfristig bildgebend kontrolliert werden. Bei kompletter Verkalkung sind kleine Leberherde als inaktiv einzustufen.

Für Immunsupprimierte wie Transplantierte oder HIV-Infizierte sind kürzere Inkubationszeiten berichtet und die Läsionen können atypisch imponieren. Bei Immunsuppression und B-Zell-Defekten bzw. -Depletion kann die Echinokokken-Serologie falsch negativ sein.

Als Differenzialdiagnosen der AE kommen primär maligne Lebertumoren, oft genannt das cholangiozelluläre Karzinom, aber auch Lebermetastasen und benigne Leberläsionen wie Hämangiome oder das Caroli-Syndrom infrage. Auch primär entzündliche Veränderungen wie Leberabszesse verschiedener Ätiologie imponieren bei grober Betrachtung ähnlich, unterscheiden sich jedoch in der klinischen Präsentation.

Symptomatik und klinisches Bild

Bei der AE ist primär immer (> 98 %) die Leber betroffen. Infiltratives Wachstum und Metastasierungspotenzial der AE-Metazestode führten zur Bezeichnung „maligne Parasitose". Bis zum Auftreten eines Leberherdes wird eine Inkubationszeit von 5–15 J. angenommen, kürzer ist diese bei relevanter Immunsuppression. Für Europa wird ein mittleres Erkrankungsalter von 50–60 J. angegeben bei etwa ausgeglichenem Geschlechterverhältnis (Kern et al. 2017).

Bei etwa der Hälfte der Patienten fallen Leberläsionen im Rahmen einer (abdominellen) Bildgebung auf (Kern et al. 2017).

INFO

Bei „zufälliger" Detektion inhomogener fokaler Leberläsionen von eher tumorartigem Charakter und oft erheblicher Größe, aber ohne schwere Krankheitssymptomatik, sollte die alveoläre Echinokokkose in die engere Differenzialdiagnose einbezogen und eine Echinokokkoken-Serologie bestimmt werden (2-Schritt-Verfahren: sensitiver Suchtest und *E.-multilocularis* -spezifischer Bestätigungstest). Mit dem zunehmenden Einsatz bildgebender Verfahren, werden auch häufiger kleine (< 2 cm), zunächst metastasenartig imponierende parasitäre Leberherde entdeckt, deren differenzialdiagnostische Abklärung oft langwierig ist, da sie serologisch oft

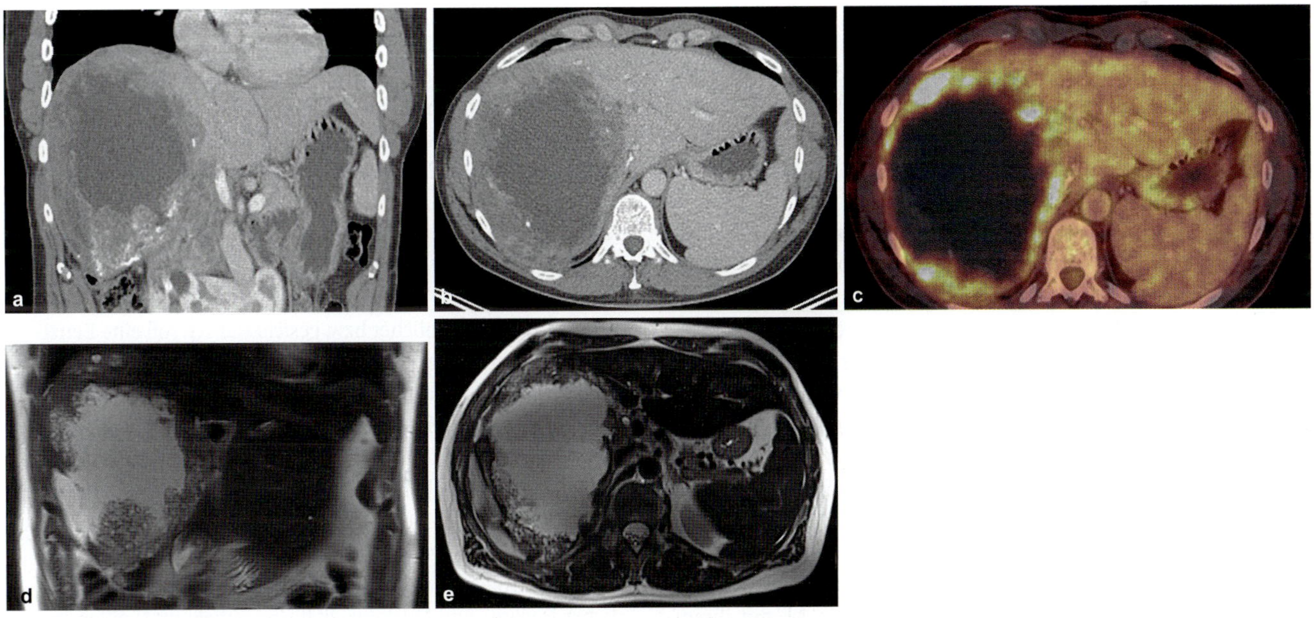

Abb. 20.2 Schnittbildgebung bei alveolärer Echinokokkose (*Echinococcus-multilocularis*-Infektion) der Leber; Stadium P4 N1 M0 [P1584]
a, b Computertomografie (CT) koronar und transversal **c** [F18]-FDG-PET CT transversal **d, e** Magnetresonanztomografie (MRT) koronar und transversal

20

negativ sind. Hier ist die Kontrastmittelsonographie (Contrast-enhanced Ultrasound, CEUS) eine wertvolle Methode zur Abgrenzung von Metastasen. Die auffallende Diskrepanz zwischen nur leichten und unspezifischen Symptomen und oft großer (Ø > 10 cm) maligne imponierender Leberläsionen sollte an eine AE denken lassen.

Die klinische Symptomatik ist abhängig von der Lage der parasitären Herde, insbesondere der Beteiligung von Gefäßen und Gallengängen. Cholestase, Ikterus, Cholangitis bzw. Pfortaderthrombose und portale Hypertension oder auch Thrombose der V. cava inferior bzw. der Lebervenen bis zum Budd-Chiari-Syndrom sind möglich. Etwa 10 % der Erkrankten in Europa präsentieren sich erstmals mit Ikterus, Cholestase- oder Cholangitiszeichen. Unspezifische Symptome wie Müdigkeit, Abgeschlagenheit, Gewichtsverlust oder Oberbauchbeschwerden im Sinne von Schmerzen oder Druckgefühl können bestehen. Bei peripheren Läsionen ist Leberkapselschmerz, häufiger auch mit Perforation in Peritoneal-und Pleurahöhle und entsprechender Symptomatik (Aszites, Pleuraerguss, Entzündungskonstellation) möglich. Nachbarstrukturen wie Zwerchfell, Pleura oder Peritoneum sind in ca. 30 % der Patienten bei Diagnosestellung involviert. Fernmetastasen treten meist pulmonal, seltener zerebral auf. Ein primär extrahepatischer Befall ist selten berichtet, u. a. von Milz, ZNS, Knochen, Retroperitoneum.

MERKE

Ein maligne imponierender, unregelmäßig begrenzter **Leberherd** (mit Verkalkungen) sollte an eine AE denken lassen → Echinokokken-Serologie bestimmen!

Therapie

Bei hochwahrscheinlicher bzw. bestätigter AE besteht aufgrund des malignen Charakters regelhaft eine Therapieindikation. Nach Komplettierung der Staging-Untersuchungen, (Bildgebung Abdomen **plus** Thorax + Schädel) wird das PNM-Stadium festgelegt und interdisziplinär die lokale Resektabilität eingeschätzt (Brunetti et al. 2010; Kern et al. 2017).

Eine medikamentöse Therapie mit Benzimidazolen ist bei allen Patienten indiziert und oft langjährig, mitunter lebenslang, erforderlich, da sie in der Mehrzahl der Patienten nur parasitostatisch wirken. Die komplette Resektion (R0) aller parasitären Herde ist anzustreben, da hierdurch Heilung v. a. in Kombination mit einer 2-jährigen Albendazol (ABZ)-Nachbehandlung erreichbar ist. Eine Nutzen-Risiko-Abschätzung ist v. a. bei Major-Leber-Resektionen bei älteren Patienten bzw. bestehenden Komorbiditäten explizit empfohlen, da die Prognose der AE auch mit alleiniger medikamentöser Therapie gut ist.

PNM-Klassifikation

Von den Experten der WHO-IWGE wurde für die AE mit ihrem malignen Verhalten eine Klassifikation analog dem TNM-System erarbeitet (➤ Tab. 20.1). Die PNM-Klassifikation beruht auf der Schnittbildgebung, berücksichtigt das Wachstumsverhalten des

Tab. 20.1 PNM-Klassifikation der alveolären Echinokokkose (WHO-Klassifikation der AE, Lage des Parasitenherdes in der Leber – Beteiligung von Nachbarorganen – Vorhandensein von Fernmetastasen; nach Kern et al. 2006) [F1220-001]

P	Lokalisation des Parasiten in der Leber
P0	Kein Hinweis auf einen Leberherd
P1	Peripherer Herd ohne Beteiligung proximaler Gallengänge o. Gefäße
P2	Zentraler Herd mit Beteiligung proximaler Gallengänge o Gefäße eines Leberlappens[1]
P3	Zentraler Herd mit Beteiligung hiliärer Gallengänge o. Gefäße beider Leberlappen u./o. Beteiligung beider Lebervenen
P4	Jeder Herd mit Ausbreitung entlang der Gefäße[2] u. der Gallenwege
PX	Keine Beurteilung möglich
N	**Extrahepatische Beteiligung von Nachbarorganen**
N0	Kein Hinweis auf Beteiligung angrenzender Organe o. Gewebe
N1	Beteiligung angrenzender Organe o. Gewebe
NX	Keine Beurteilung möglich
M	**Fernmetastasen**
M0	Kein Hinweis auf Fernmetastasen[3]
M1	Fernmetastasen
MX	Keine Beurteilung möglich

1. Einteilung der Leberlappen durch die Ebene zwischen Gallenblase und V. cava inferior
2. V. cava inferior, V. portae und Leberarterien
3. Rö-Thorax und kraniale CT negativ

Larvengewebes und gibt Hinweise zur Beteilung von Gefäßen und Gallengängen. Hierbei steht

- **P** für die Lokalisation des parasitären Herdes in der Leber,
- **N** für den Befall von Nachbarorganen und
- **M** für das Vorliegen von Fernmetastasen.

Hiermit soll eine standardisierte Beurteilung des Stadiums bei Diagnosestellung und eine stadienadaptierte Therapieplanung ermöglicht werden. So ist bei Beteiligung von Hilusstrukturen bzw. auch der V. cava inferior die primäre komplette Resektion (mit Sicherheitsabstand) nicht sicher möglich.

AE-Therapie

- Bei hochwahrscheinlicher bzw. gesicherter AE soll eine Benzimidazol-Therapie erfolgen.
- Albendazol ist Mittel der Wahl (Zieldosis ca. 10–15 mg/kg/d in 2 geteilten Dosen, Einnahme mit einer fettreichen Mahlzeit).
- Therapiebeginn mit halber Zieldosis, z. B. 2 × 200 mg ABZ/d.
- Entgegen den Angaben in der deutschen Fachinformation wird von der WHO-IWGE die Einnahme kontinuierlich empfohlen (nicht in Zyklen), wenn toleriert.
- Laborkontrollen von Blutbild und Leberwerten wegen möglicher Hepato- und Myelotoxizität sind obligat und sollten im ersten Therapiemonat wöchentlich, dann bei guter Toleranz etwa 2-wöchentlich im 2. und 3. Therapiemonat, dann monatlich im 1. Therapiejahr erfolgen.

- Bei Transaminasenanstieg (GPT/ALT > 5-fach über Norm): sofortige ABZ-Pause und Restart mit halber Dosis nach Normalisierung GPT.
- Die Bestimmung eines ABZ-Spitzenspiegels unter Therapie ist sinnvoll (Blutabnahme 4 h nach Einnahme der Medikation mit einer fetthaltigen Mahlzeit), zumal erhebliche interindividuelle Schwankungen der Resorption in Abhängigkeit vom Fettgehalt der Nahrung belegt sind. Der Zielspiegel für den aktiven Metaboliten Albendazol-Sulfoxid liegt bei 0,5–1,7 mg/l bzw. 1–3 µmol/l.
- Einzig verfügbares Alternativpräparat ist Mebendazol (MBZ), hierfür beträgt die empfohlene Zieldosis 40–50 mg/kg/d, verteilt auf 3 Dosen.
- Kommt MBZ aufgrund von Toxizität als Ersatz für ABZ zum Einsatz, sollte einschleichend begonnen (z. B. mit 2 × 250 mg/d) und die Dosis sehr langsam über mehrere Wochen bis zum Erreichen der Zieldosis gesteigert werden. Hierbei sind engmaschige Laborkontrollen (Blutbild, Leberwerte, v. a. Transaminasen) unbedingt erforderlich; anfangs wöchentlich. Prinzip: Dosissteigerung nur bei stabilen Laborwerten.
- Mittels kompletter Resektion aller parasitären Herde (R0) und anschließender ABZ-Nachbehandlung über 2 J. ist eine Heilung der AE zu erreichen.
- Ein operatives Vorgehen ist bei lokaler Resektabilität anzustreben; i. d. R. für die Stadien P1–P3 N0 zu erreichen; N1 kann noch resektabel sein, z. B. Pleura/Diaphragma.
- Bei der OP-Planung sollten Alter, Komorbiditäten und Patientenwunsch berücksichtigt werden, da eine AE meist auch unter rein medikamentöser Therapie stabilisiert werden kann.
- Auch bei kompletter Resektion sollen AE-Patienten mind. 10 J. lang hinsichtlich eines eventuellen Rezidivs überwacht werden. Dies erfolgt (anfangs) mittels Schnittbildgebung, kombiniert mit der Serologie.
- Palliative Operationen im Sinne einer „Massenreduktion" sind nicht empfohlen, jedoch kann z. B. eine operative Entfernung von symptomatischen Herden in oder außerhalb der Leber im Einzelfall sinnvoll sein. Individuelle Abwägung und klare Definition der Therapieziele unter Aufklärung und Einbeziehung der Patienten sind wichtig, zumal die Benzimidazol-Therapie bei Verbleib aktiver parasitäre Herde weiterhin indiziert ist.
- Die Lebertransplantation (LTx) als Ultima Ratio ist selten z. B. bei fortgeschrittenem Befall mit sekundärer Zirrhose erforderlich. Wichtig ist in diesem Fall die suffiziente Albendazol-Therapie wegen der medikamentösen Immunsuppression nach LTx.

Nachsorge und Prognose

Bei der Mehrzahl der Patienten ist die AE nicht operabel bzw. nicht resektabel und verläuft chronisch mit der Notwendigkeit einer langjährigen ABZ-Therapie. Etwa 25–30 % der Patienten sind mittels kompletter Resektion aller parasitären Herde in Kombination mit einer ABZ-Behandlung heilbar. Die 10-Jahres Überlebensrate liegt bei adäquater Therapie bei ca. 90 % (Grüner et al. 2017).

Auch nach kurativer Operation sind Kontrollen (klinisch, serologisch, bildgebend) bis 10 J. postoperativ empfohlen (Brunetti et al. 2010).

Für die Taktung der Nachsorgeuntersuchungen sollten PNM-Stadium, OP-Situation und insbesondere auch der histopathologische Absetzungsrand (R0 mit > 1 mm) mit ins Kalkül einbezogen werden, kombiniert mit dem Abfall bzw. der Negativkonversion der spezifischen Serologie (Kern et al. 2017).

Sinnvoll sind Sonographie **und** Serologie 3 Mon. postoperativ, danach 6-monatlich. Zusätzlich sollte 2 J. postoperativ eine Kontrolle mit Schnittbildgebung, bei Verfügbarkeit bestenfalls FDG-PET-CT, erfolgen. Dieses Verfahren sollte dann 4 J. postoperativ, entsprechend 2 J. nach Absetzen der 2-jährigen ABZ-Nachbehandlung, wiederholt werden.

Bei Negativkonversion der spezifischen Serologie (recEm18-Elisa) nach einer OP kann auch eine alleinige serologische Verlaufskontrolle erfolgen (Schnittbild 2 und ggf. 4 J. postoperativ anstreben, nachfolgend Serologie jährlich, Abschlusskontrolle nach 10 J. noch einmal mit Schnittbild kombinieren).

Ein Wiederanstieg der Serologie ist hinweisend auf ein mögliches Rezidiv und bedarf der Abklärung.

Für etwa 10–15 % der Patienten ohne Komplikationen und mit gutem Therapieansprechen auf Benzimidazole kommt unter bestimmten Bedingungen (mind. 2 J. Therapie, negatives PET, negative Serologie, keine Immunsuppression) ein Auslassversuch der medikamentösen Therapie infrage, hierunter sind regelmäßige Kontrollen inkl. PET und Serologie obligat.

Prävention

Das Einhalten von Hände- und Nahrungsmittelhygiene sowie der entsprechende Umgang mit Haustieren kann das Ansteckungsrisiko reduzieren. Zudem sollten Hunde und Katzen regelmäßig (alle 6 Wo.) entwurmt werden.

Das fuchssichere Einzäunen von Obst- und Gemüsegärten ist sinnvoll.

Durch Erhitzen > 60 °C über mehrere Minuten werden *E. multilocularis*-Eier abgetötet, jedoch ist Tiefkühlen bis – 20 °C **nicht** ausreichend.

Die Praziquantel-Beköderung von Füchsen hat sich als effektiv erwiesen, ist jedoch aufwendig und kostspielig.

Für Verwandte 1. Grades von AE-Patienten scheint eine Lebersonographie als Screening sinnvoll.

20.1.3 Zystische Echinokokkose (Cystic Echinococcosis, CE)

Epidemiologie und Zyklus

Die CE, verursacht durch verschiedene Stämme von *Echinococcus (E.) granulosus* sensu lato, kommt weltweit vor (Deplazes et al. 2017). Die diversen Stämme von *E. granulosus s. l.* unterscheiden sich nach den beteiligten Zwischenwirten (Pferd, Rind, Schaf, Ziege, Esel, Dromedar, Kamel und Schwein). Humanmedizinisch sind v. a. *E. granulosus sensu strictu (s. s.), E. canadensis* und *E. ortleppi* relevant. Hunde stellen für alle die wichtigsten Endwirte dar, die Infektion erfolgt über den Verzehr infizierter Schlachtabfälle. Nach oraler

Aufnahme der Eier entwickeln sich die Larvenstufen (Onkosphären) im Dünndarm der Zwischenwirte und wandern nach Perforation der Darmwand über die Blut- und Lymphbahn zu den Zielorganen, wo sie zu Metazestoden sprossen. Der Mensch erwirbt die CE fäkal-oral und ist Fehlzwischenwirt im Zyklus. Die Larve kann jedes Organ befallen, am häufigsten sind solitäre Zysten der Leber (in etwa 70 %) oder Lunge (ca. 20 %). Es besteht eine Assoziation mit Viehhaltung und unkontrollierter Heimschlachtung. In Deutschland ist die CE nicht mehr endemisch und wird von den allermeisten Patienten aus deren Herkunftsland „importiert", wo Exposition und Infektion oft Jahrzehnte zurückliegen. In Deutschland sind in den letzten Jahren meist > 100 Neudiagnostizierte mit CE an das RKI gemeldet.

Tab. 20.2 Sonomorphologie der zystischen Echinokokkose (WHO-CE Cystic Echinococcosis Classification) [L231]

CE (Cystic Echinococcosis)-Stadium	Aktivität	Deskription Sonomorphologie	Schematische Darstellung
CE1	Aktiv	Unilokuläre Zyste, liquider Inhalt, pathognomonische „Doppelwand"	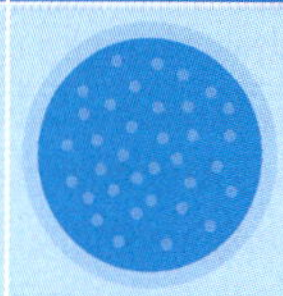
CE2	Aktiv	Multivesikuläre, septierte Zyste (multiple Tochterzysten im Inneren), „Honigwabenmuster"	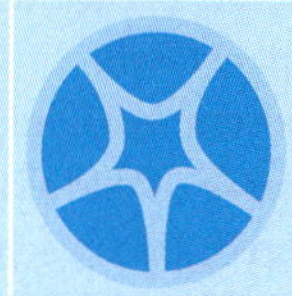 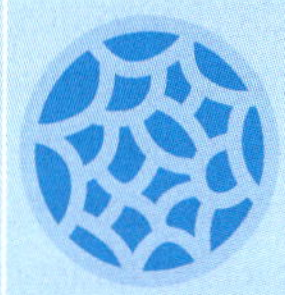
CE3a	Transitional/aktiv	Zyste mit liquidem Inhalt u. abgelöster Endozyste; pathognomonisches „Wasserlilienzeichen"	
CE3b	Transitional/aktiv	Unilokuläre Zyste mit Tochterzysten in muzinöser o. solider Matrix, „Schweizer Käse-Muster"	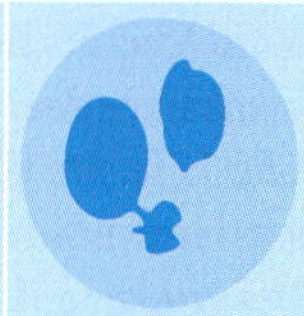
CE4	Inaktiv	Läsion mit heterogenem Inhalt, zunehmend solide; pathognomonische, kanalikuläre Strukturen, „Wollknäuelzeichen"	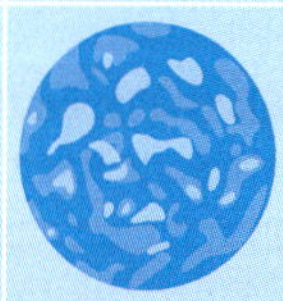
CE5	Inaktiv	Solide Transformation mit dicker, bogenförmig verkalkter Wand, die im US einen kegelförmigen Schallschatten wirft; keine Zyste	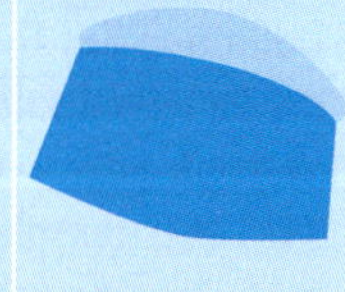

Diagnostik, Falldefinition und Differenzialdiagnosen

Die Diagnose basiert auf dem typischen bildmorphologischen Befund einer langsam wachsenden Organläsion mit entsprechender Anamnese und Epidemiologie sowie einer positiven Echinokokken-Serologie in 2 Tests bzw. mikroskopisch-zytologischem immunhistologischem oder molekularbiologischem Erregernachweis (Reinehr et al. 2020).

Bei der Einordnung von Zysten als CE spielt die mögliche Exposition eine wichtige diagnostische Rolle (Herkunft aus oder Langzeitaufenthalt in einem CE-Endemiegebiet). Die Diagnose der CE wird bei Vorliegen pathognomonischer radiologischer Zeichen primär bildgebend gestellt. Bei intakter Laminarschicht von CE-Zysten tritt kein Antigen aus, entsprechend sind keine Antikörper nachweisbar.

Die auf der Sonomorphologie basierende Klassifikation der WHO-IWGE dient der Stadieneinteilung, unterscheidet zwischen aktiven bzw. inaktiven Läsionen und ist primär für CE-Leberherde einzusetzen Die Charakteristika der CE (Cystic Echinococcosis)-Stadien der WHO-IWGE sind in ➤ Tab. 20.2 aufgeführt und in ➤ Abb. 20.3 dargestellt.

Die serologische Untersuchung dient der Bestätigung des klinischen und bildgebenden Verdachts und erfolgt ebenfalls stufenweise: zuerst ein sensitiver Suchtest (ELISA), nachfolgend spezifischer Immunoblot zur Bestätigung. Eine negative Echinokokken-Serologie schließt eine CE nicht aus. Seronegativ sind v. a. frühe intakte CE1-Zysten und späte, inaktive CE4- und CE5-Läsionen. Bei Ruptur oder Leckage (akzidentell, iatrogen oder unter Therapie) einer CE-Zyste, kommt es mit Verletzung der Laminarschicht zur Antigenfreisetzung und Induktion einer starken Antikörperantwort.

Klinische Kriterien für die CE-Diagnose sind gemäß WHO-IWGE (Brunetti et al. 2010)

- eine langsam wachsende oder stabile zystische Raumforderung in der Bildgebung oder
- eine anaphylaktische Reaktion durch Zystenruptur oder
- passende bildgebende Befunde zufällig bzw. im Rahmen von Screening-Untersuchungen.

Ein „möglicher/possible" CE-Fall liegt bei passender klinischer und epidemiologischer Anamnese und passender Bildgebung **oder** positiver Echinokokken-Serologie vor. Ein „hochwahrscheinlicher/probable" CE-Fall liegt bei der Kombination aus passender klinischer und epidemiologischer Anamnese **und** positiver Bildgebung **und** positiver Serologie für CE vor. Für eine „bestätigte/confirmed" CE kommt zu den o. g. Kriterien außerdem hinzu:

- Der mikroskopische oder molekularbiologische Nachweis von Protoscolices oder deren Komponenten im Zysteninhalt.
- Änderungen der Sonomorphologie, wie Ablösung der Endozyste in einer CE1-Zyste und damit Übergang in ein CE3a-Stadium oder Solidifizierung von CE2- oder CE3b-Läsionen mit Übergang in ein CE4-Stadium spontan oder nach mind. 3-monatiger Albendazol-Therapie.
- Differenzialdiagnostisch kommen Zysten verschiedener Genese in Betracht, wie dysontogenetische Zysten, aber auch zystische Tumoren oder Metastasen.

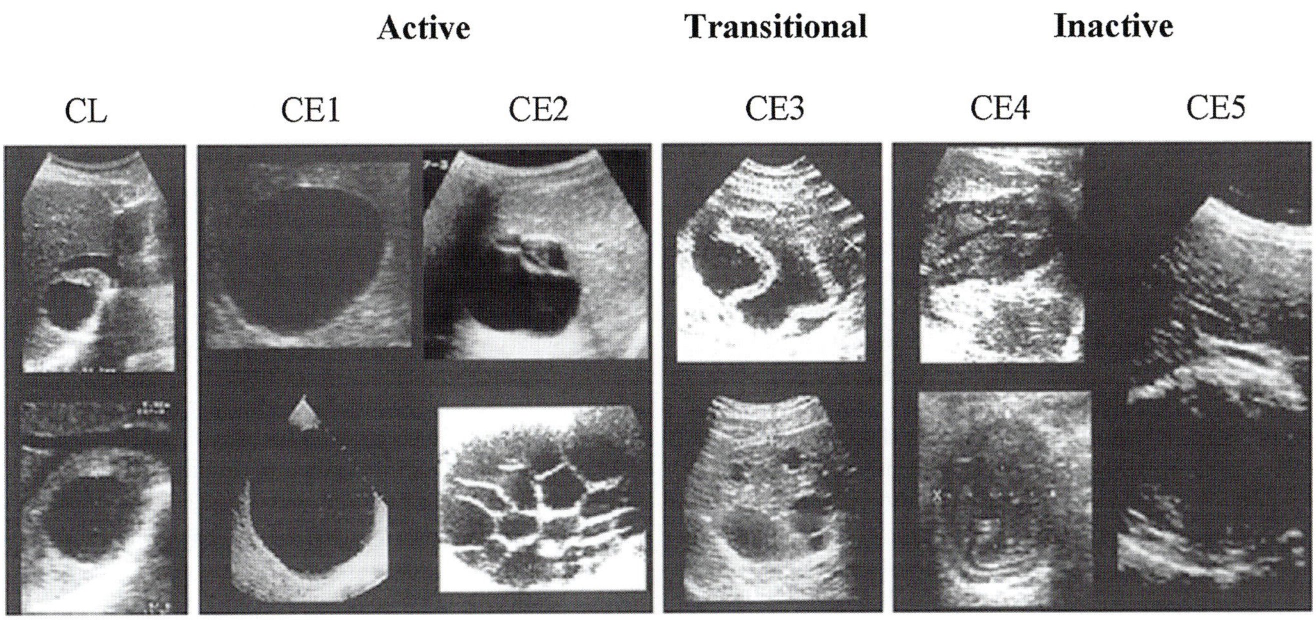

Abb. 20.3 WHO-CE-Klassifikation Sonomorphologie der Läsionen bei zystischer Echinokokkose (CE) gemäß WHO-IWGE-Stadieneinteilung [G852-001]

Symptomatik und klinisches Bild

Die Inkubationszeit der CE wird mit Monaten bis Jahrzehnten angegeben. Alle Altersgruppen können betroffen sein, die Geschlechterverteilung ist gleich. Etwa 60 % der Patienten bleiben asymptomatisch. Am häufigsten sind Leber und Lunge betroffen. Das Vorhandensein mehrerer Zysten in einem oder mehreren Organen ist möglich.

CE-Zysten wachsen verdrängend und können eine erhebliche Größe erreichen, auch Durchmesser bis zu 30 cm sind, v. a. bei abdominellen Zysten, möglich. Klinische Symptome treten mit Größenzunahme der Zysten und konsekutivem „Masseneffekt" auf und führen zu Druckgefühl bzw. Schmerzen meist abdominell oder thorakal. Komplikationen mit Entleerung des Zysteninhalts durch Fistelung zystobiliär oder zystobronchial sind z. B. Koliken mit konsekutiver Cholestase/Cholangitis bzw. Abhusten von Zysteninhalt. Auch Hämoptysen und Dyspnoe sowie die Ausbildung einer Pneumonie bzw. eines Lungenabszesses/Empyems sind möglich. Nach spontaner oder traumatischer Zystenruptur mit Antigenfreisetzung kann es zu immunologischen Reaktionen wie Urtikaria oder allergischem Asthma bis zur schweren Anaphylaxie kommen. Bakterielle Sekundärinfektion bei Fistelungen, aber auch vaskuläre Komplikationen mit Embolisation von Zysteninhalt sind als seltene, aber schwere Folgen beschrieben (Kern et al. 2017, Wen et al. 2019).

Therapie

Auch bei der zystischen Echinokokkose sollte das Erstellen des Therapiekonzepts interdisziplinär nach Staging erfolgen (mindestens abdominelle und thorakale Bildgebung).

Bei symptomloser inaktiver CE (WHO-Stadien CE4 und CE5) soll keine Therapie erfolgen (Watch-and-wait-Strategie).

Die **Therapie der CE** richtet sich nach dem WHO-Zystenstadium, der Zystengröße und Organlokalisation sowie dem Vorliegen von Zystenkomplikationen (z. B. zystobiliäre bzw. -bronchiale Fistelung). Als Therapieoptionen stehen je nach Organbefall und Stadium eine Watch-and-wait-Strategie sowie eine medikamentöse Therapie, allein oder in Kombination mit invasiven Verfahren wie einer perkutanen oder chirurgischen Therapie, zur Verfügung.

Neben Größe und Anzahl der Läsionen, der Zystenaktivität und der Symptomatik hängt die Entscheidung, welche individuelle Therapie für den Patienten zu einem bestimmten Zeitpunkt die beste ist, außerdem vom Alter des Patienten, möglichen Kontraindikationen und eventuellen Grunderkrankungen ab (Brunetti et al. 2010; Rinaldi et al. 2014; Stojkovic et al. 2018).

Die **stadienspezifische Therapie** der unkomplizierten hepatischen bzw. abdominellen CE wird folgendermaßen empfohlen:

- Bei den **„einfachen" Zystenstadien CE1 und CE3a** mit einem Durchmesser ≤ 6 cm kann primär eine medikamentöse Therapie mit ABZ (10–15 mg/kg/d in 2 ED, Einnahme mit einer fettreichen Mahlzeit) erfolgen.
- Die ABZ-Einnahme soll kontinuierlich über (3–)6 Mon. erfolgen, unter regelmäßiger Kontrolle von Blutbild und Leberwerten zum Erfassen medikamentös-toxischer Nebenwirkungen.
- Auch bei den **„komplexen" Zystenstadien CE2 und CE3b** mit einem Durchmesser ≤ 6 cm ohne Komplikationen kann primär eine medikamentöse Therapie mit ABZ (10–15 mg/kg/d in 2 EDn, Einnahme mit einer fettreichen Mahlzeit) für mind. 6 Mon. erfolgen.
- Ein Therapieansprechen auf ABZ mit Konsolidierung des Zysteninhalts und Regression in Richtung der **inaktiven Stadien (CE4 oder CE5)** ist sonographisch meist erst nach 6–12 Mon. erkennbar.
- Die chirurgische Resektion ist Therapie der 1. Wahl bei großen **„komplexen" Zysten (CE2 und CE3b > 5 cm)** mit multiplen

intrazystischen Tochterzysten sowie bei Komplikationen wie zystobiliären Fisteln oder Druck auf Umgebungsorgane sowie bei allen aktiven Zysten mit Durchmesser > 10 cm wegen hoher Komplikationsraten.

- Mögliche **chirurgische Optionen** sind totale oder partiellen Zystektomie (seltener eine Leberteilresektion), immer nach ABZ-Vorbehandlung unter ABZ-Therapie als Spillage-Prophylaxe.
- Präoperativ soll die **ABZ-Behandlung** über mind. 24 h, besser über 1 Wo. erfolgen. Die **Dauer der ABZ-Nachbehandlung** ist abhängig von der Radikalität des angewandten OP-Verfahrens: nach Leberteilresektion bzw. nach Perizystektomie wird 1 Mon. ABZ, nach Endozystektomie wie nach perkutaner Intervention mind. 3 Mon. ABZ empfohlen.
- **Interventionelle Maßnahmen** wie die perkutane Punktion, Aspiration oder Injektion eines Skolizids mit konzentriertem Alkohol und nachfolgender Re-Aspiration (PAIR) des Zysteninhalts sollten nur vom Erfahrenen angewandt werden. Zuvor ist eine Kommunikation mit den Gallenwegen auszuschließen. Bei großen Zysten wird meist auf die Instillation protoskolizider Substanzen verzichtet, wegen möglicher Komplikationen wie einer toxischen Cholangitis.
- Bei **Anwendung des PAIR-Verfahrens** ist die periinterventionelle ABZ-Prophylaxe für mind. 24 h vorher und 3 Mon. danach obligat.
- Für die **komplexen Stadien CE2 und CE3b** kommt in ausgewiesenen Expertenzentren eine perkutane Therapie mittels großkalibriger Kathetertechniken zum Einsatz, mit dem Ziel die (infektiösen) Zystenbinnenstrukturen zu zerstören und zu aspirieren. Hierdurch wird die Effektivität der für mind. 3 Mon. fortgeführten ABZ-Therapie gesteigert und die Regression der Läsion in inaktive Stadien erreicht werden.
- **Inaktive Zysten (WHO-Stadium CE4 und CE5)** bedürfen keiner Therapie, wobei insbesondere CE4-Zysten über Jahre bildgebend beobachtet werden sollten (watch and wait), da sie ein Reaktivierungspotenzial aufweisen.
- **Therapie der pulmonalen CE** (Brunetti et al. 2010; Weber et al. 2023).
- Bei **großen Lungenzysten** wird primär ein thoraxchirurgisches Vorgehen angestrebt und i. d. R. auf eine längere ABZ-Vorbehandlung verzichtet. Etwa 24 h präoperativ soll auch bei Lungenzysten ABZ gegeben werden.
- **Kleine disseminierten pulmonale CE-Zysten** können effektiv mit ABZ therapiert werden, jedoch besteht ein relevantes Komplikationsrisiko. Bei disseminierter CE erfolgt eine wiederholte bzw. langfristige **ABZ-Therapie** (wie bei der AE, ➤ Kap. 20.1.2); bei speziellen Organmanifestationen, wie z. B. ZNS oder Knochen, kann eine Dauerbehandlung mit ABZ erforderlich sein (ohne zeitliche Befristung).
- Eine rein **diagnostische Punktion** ist v. a. bei CE sehr selten indiziert. Die Punktion sollte in Bereitschaft eines Anaphylaxiemanagements nach mind. 24 h ABZ-Therapie und am besten mit Vorabplanung einer direkt nachfolgenden perkutanen Therapie erfolgen (betrifft primär singuläre CE1-Zysten mit 5–10 cm Durchmesser).
- In Falle einer **Aussaat infektiöser Protoscolices** kann additiv zu ABZ die Gabe von Praziquantel als protoskolizoide Substanz erwogen werden. Die Datenlage zu Praziquantel ist heterogen, genannte Dosen sind 25 mg/kg/d für 2 Wo. oder 40 mg/kg/Wo. für 1 Mon.
- Bei **ZNS-, Knochen- und Herzbefall** ist ein primärchirurgisches Vorgehen mit ABZ-Behandlung perioperativ empfohlen.

Nachsorge und Prognose

Die CE hat meist eine gute Prognose. Neben dem Befallsmuster mit Anzahl, Größe und Lokalisation der Zysten und Komplikationen bzw. Sekundärveränderungen sind insbesondere nicht indizierte bzw. inadäquate therapeutische Maßnahmen relevante Mortalitätsfaktoren. Alle Interventionen sollen zur Vermeidung von Antigen-Spillage unter ABZ-Schutz erfolgen!

Eine 10-jährige primär bildgebende Nachsorge mittels Sonographie ist empfohlen:

- ab Erreichen eines stabilen, inaktiven Zystenstadiums nach medikamentöser Therapie bzw.
- nach chirurgischer Intervention.

Zur Dokumentation des postoperativen Status sollte eine Bildgebung etwa 3 Mon. nach chirurgischer Behandlung erfolgen, um z. B. Serome oder Biliome zu dokumentieren und diese im Verlauf von Rezidiven unterscheiden zu können.

Bei pulmonaler CE ist ein Rö- oder CT-Thorax sinnvoll.

Prävention

Für die CE stellen die Einhaltung von Hygieneregeln, die regelmäßige Entwurmung von Hunden mit Praziquantel, die Fleischbeschau und die kontrollierte Viehschlachtung mit sachgerechter Entsorgung der Schlachtabfälle effektive Kontrollmaßnahmen dar. Zudem ist für Nutztiere eine Impfung verfügbar.

MERKE

Echinokokkosen in Deutschland

- **Zystische** (CE) und **alveoläre Echinokokkose** (AE) sind differente Krankheitsbilder (➤ Tab. 20.3), deren Unterscheidung obligat und in Deutschland anhand Epidemiologie und Bildgebung meist gut möglich ist.
- AE und CE werden oft „zufällig“ im Rahmen **bildgebender Verfahren** entdeckt.
- Die **Diagnosestellung** erfolgt mittels Expositionsanamnese, Bildgebung und Serologie/Immundiagnostik
- Bei der **AE als „maligner Parasitose“** besteht immer eine Therapieindikation, zumeist die langfristige Einnahme von ABZ. Das **AE-Staging** erfolgt mittels Schnittbildgebung von Kopf bis Leiste, hiernach **Festlegen des PNM-Stadiums** und der Resektabilität. Mittels kompletter Resektion des Leberherdes und 2 J. ABZ-Nachbehandlung bestehen gute Heilungsaussichten.
- Die spezifische Morphologie der CE-Zysten erlaubt die Diagnose und die Beurteilung der Aktivität der Zyste **(CE-Stadien nach WHO-IWGE).**
- Bei der CE wird **Therapie** nach Aktivität, Größe und Lage der Zysten stratifiziert. Übertherapie vermeiden, bei **inaktiven Zysten CE4/5** „watch and-wait“. Bei **aktiven CE1 und CE3-Zysten** ≤ 6 cm Größe ist meist eine zeitlich befristete ABZ-Therapie möglich. Operative Verfahren sind v. a. bei großen > 10 cm und **komplizierten CE2 und CE3b-Herden** indiziert.

- In der **Bildgebung** aufgefallene Zysten sollten bei anzunehmender CE-Exposition (Herkunft aus Endemiegebiet) auch bei negativer Serologie zunächs wie eine CE behandelt werden.

20.2 Heimische Ektoparasiten (Läuse und Milben)

Benno Kreuels

20.2.1 Einführung

Als Ektoparasiten werden üblicherweise Parasiten bezeichnet, die auf der Haut des Menschen leben. Es handelt sich um eine heterogene Gruppe von Parasiten, die entweder permanent (z. B. Läuse) oder nur kurzzeitig (z. B. Zecken, Blutegel) auf der Haut des Menschen leben.

In Deutschland ist v. a. die Pedikulose (Läusebefall) weiterhin relevant, allerdings hier v. a. der Befall mit Kopfläusen *(Pediculus humanus capitis)*. Der Befall mit Kleiderläusen *(Pediculus humanus corporis)*, der auch für die Übertragung verschiedener Erreger relevant ist (*Rickettsia prowazekii* [epidemisches Fleckfieber], *Bartonella quintana* [Fünftagefieber] und *Borrelia recurrentis* [endemisches Rückfallfieber]), ist mit Armut und mangelnder Hygiene assoziiert und in Deutschland heute selten. Ebenso ist der Befall mit Filzläusen (Phthiriasis) heute in Deutschland selten geworden.

Als weiterer Ektoparasit hat in den letzten Jahren die Bedeutung der Krätze (Skabies) deutlich zugenommen. Daher beschränken sich die folgenden Abschnitte auf die Pedikulose durch *Pediculus humanus capitis* und Skabies.

20.2.2 Pediculosis capitis (Kopflausbefall)

Definition und Einteilung

Die Pediculosis capitis wird hervorgerufen durch den Befall mit Kopfläusen.

Epidemiologie: v. a. bei Kindern in Gemeinschaftseinrichtungen. Prävalenz in Europa bis zu 5 % bei Schulkindern, bei starken zeitlichen und räumlichen Schwankungen.

Übertragung: enger körperlicher Kontakt, Tauschen der Kopfbedeckung.

Symptomatik und klinisches Bild

- Juckreiz, v. a. im Kopfbereich
- Gefühl von Bewegung auf der Haut, Gereiztheit und Schlaflosigkeit

Durch Kratzen kann es zu einer bakteriellen Superinfektion der Stiche kommen. Kopfläuse spielen als Vektoren von Infektionserkrankungen keine Rolle.

Tab. 20.3 Alveoläre und zystische Echinokokkose im Überblick

Merkmal	Zystische Echinokokkose (CE)	Alveoläre Echinokokkose (AE)
Erreger	*E. granulosus s. l.*	*E. multilocularis*
Vorkommen	Weltweit verbreitet, in Deutschland nicht endemisch; typisch in Südosteuropa, dem Balkan u. in Nordafrika	Nördliche Hemisphäre; typisch in Europa (v. a. Süddeutschland, Schweiz, Frankreich, Österreich)
Morphologisches Korrelat	Zyste mit deutlicher Wand u. häufig Binnenstrukturen	In 99 % Leberherd; häufig Malignomverdacht, Verkalkungen, keine Zyste
Diagnostik	Sonographie, MRT, CT, Serologie, evtl. Röntgen	(PET-)CT, Sonographie, MRT u. Serologie
Therapie	Nur bei aktiver symptomatischer CE indiziert, sonst „watch and wait"	Immer indiziert; Benzimidazol-Dauertherapie bei etwa ¾ der Patienten, in ca. 25 % der Fälle resezierbar
Prognose	Mortalität < 5 %, abhängig von der medizinischen Versorgung	10-Jahres-Überlebensrate > 90 % bei adäquater Therapie, nur ca. 25 % Heilungsrate mittels Operation u. Nachbehandlung

Diagnostik und Differenzialdiagnosen

Diagnostik

Die Diagnosestellung erfolgt durch den Nachweis des Läusebefalls auf der behaarten Haut. Dies kann auf unterschiedlichen Wegen erfolgen:

- Systematische Untersuchung des behaarten Kopfs (ggf. mit Lupe) mit Nachweis von lebenden Läusen, Nymphen oder Eiern (Nissen; ➤ Abb. 20.4).
- Untersuchung auf Eier, insbesondere hinter den Ohren, in der Schläfen- und Nackengegend.
- Die Verwendung eines fein gezahnten Läusekamms kann die Identifizierung von lebenden Läusen erleichtern.

Adulte Läuse können dem Nachweis entgehen, wenn sich nur wenige Exemplare auf dem Kopf befinden. Eier werden häufiger gefunden; es muss jedoch zwischen entwicklungsfähigen Eiern (gelblich bis mittelbräunlich) und leeren Eihüllen (weißlich bis perlmuttartig schimmernd) unterschieden werden. Der Nachweis lediglich von leeren Eihüllen kann auf einen alten Befall hinweisen.

Differenzialdiagnosen

Skabies (Krätze) und andere dermatologische Erkrankungen sind bei Juckreiz in Erwägung zu ziehen.

Bei der klinischen Untersuchung können Eier ggf. mit anderen Partikeln im Haar wie Schuppen, Resten von Haarspray und Schmutzpartikeln verwechselt werden. Jedoch haften sie sehr fest am Haar und können nicht abgestreift werden.

Therapie

Eine optimale Therapie besteht in der Kombination chemischer, mechanischer und physikalischer Wirkprinzipien. Da Kopflausmittel nicht zuverlässig alle Eier abtöten, muss innerhalb eines engen Zeitfensters eine Wiederholungsbehandlung durchgeführt werden.

Chemisch-topische Behandlung mit pedikuloziden Substanzen

Hierfür geeignet sind eine Reihe von Substanzen (z. B. Permethrin und Dimeticon). Eine Liste der geprüften Mittel kann auf der Internetseite des Umweltbundesamtes heruntergeladen werden (www.umweltbundesamt.de/dokument/liste-ss-18-infektionsschutzgesetz).

Mögliche Fehler: zu kurze Einwirkzeiten, zu sparsames Ausbringen des Mittels, eine ungleichmäßige Verteilung, eine zu starke Verdünnung des Mittels in triefend nassem Haar.

Mechanisches, nasses Auskämmen

„Nasses" Auskämmen mit Haarpflegespülung und Läusekamm hat nicht nur einen diagnostischen, sondern auch einen therapeutischen Wert. Detaillierte Informationen zu dieser Vorgehensweise finden sich z. B. unter www.pediculosis.de.

Empfohlenes Behandlungsschema bei Kombination beider Verfahren

- Tag 1: mit einem Insektizid behandeln und anschließend nass auskämmen
- Tag 5: nass auskämmen, um früh nachgeschlüpfte Larven zu entfernen
- Tag 8, 9 oder 10: Erneut mit dem Insektizid behandeln
- Tag 13: Kontrolluntersuchung durch nasses Auskämmen
- Tag 17: evtl. letzte Kontrolle durch nasses Auskämmen

Weitere Hinweise zur Therapie

Während Schwangerschaft und Stillzeit, bei Überempfindlichkeit gegen chemische Substanzen oder Chrysanthemenallergie wird empfohlen, Kopfläuse rein mechanisch durch nasses Auskämmen mit dem Läusekamm zu entfernen.

Familienmitglieder und andere Kontakte sollten sorgfältig untersucht werden. Eine Behandlung sollte nur bei nachgewiesenem Befall erfolgen. Eine Reinigung der Umgebung (z. B. Kuscheltiere, Bettwäsche) ist nicht notwendig und wird nicht empfohlen.

Prävention

In Deutschland besteht keine krankheits- oder erregerspezifische Meldepflicht gemäß IfSG. Gemeinschaftseinrichtungen sind verpflichtet, das Gesundheitsamt über einen Kopflausbefall namentlich zu benachrichtigen.

Kontaktpersonen in Gemeinschaftseinrichtungen sollten informiert und zu einer Untersuchung und ggf. Behandlung aufgefordert werden.

INFO

Bei **Pedikulose** sollten enge Kontakte untersucht werden. Eine prophylaktische Therapie wird nicht empfohlen. Umgebungsmaßnahmen sind nicht notwendig.
Bei **Skabies** sollte eine Therapie von engen Kontakten erfolgen (bei Scabies crustosa gilt dies auch für flüchtige Kontakte). Ebenso sind Umgebungsmaßnahmen zur Prävention empfohlen (z. B. Bettwäsche bei > 50 °C waschen).

PRAXISTIPP

Zur Therapie der **Pedikulose** besteht die empfohlene Therapie aus einer Kombination aus mechanischen (Läusekamm) und chemischen (Läuseshampoo) Maßnahmen. Hierbei erfolgt wiederholt eine chemische Therapie mit anschließender Entfernung der Läuse und Kontrolle mit einem Kamm.

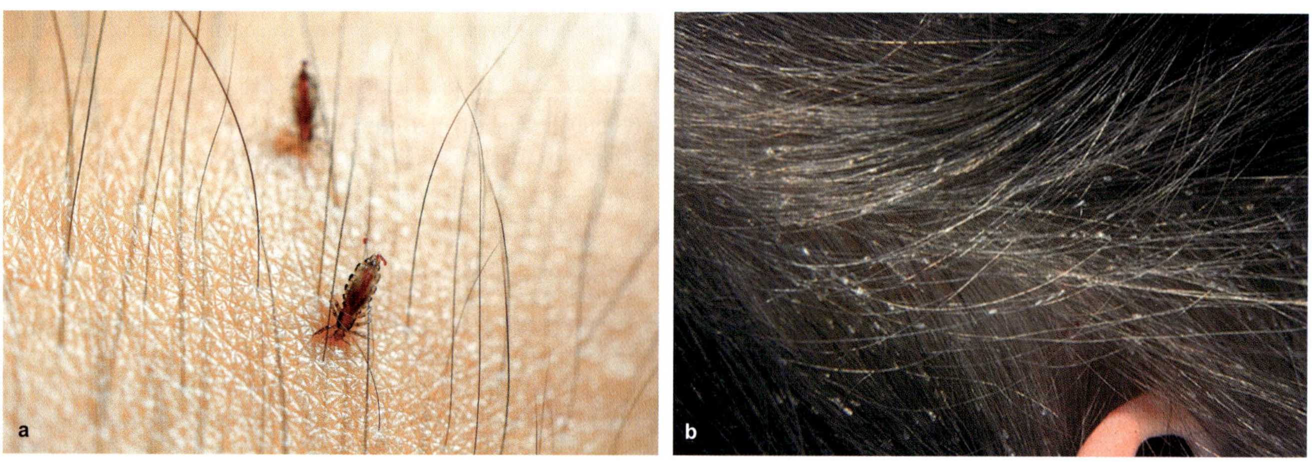

Abb. 20.4 Typischer Nachweis von Kopfläusen im Haar: ausgewachsene Läuse **(a)** [J812-042], Nissen **(b)** [M123]

Therapie der 1. Wahl bei **Skabies** (**cave:** mögliche Ausnahmen) ist eine Lokaltherapie mit Permethrin. Alternativ steht eine systemische Therapie mit Ivermectin zur Verfügung.

INFO

Meldepflicht

Bei Pedikulose und Skabies besteht in Deutschland keine krankheits- oder erregerspezifische Meldepflicht gemäß IfSG.
Gemeinschaftseinrichtungen sind verpflichtet, das Gesundheitsamt über einen Befall (bei Skabies auch Verdacht) namentlich zu benachrichtigen.

20.2.3 Skabies (Krätze)

Definition und Epidemiologie

Skabies wird durch einen Befall mit der Milbe *Sarcoptes scabiei var. hominis* hervorgerufen. Kennzeichnend sind Milbengänge, die einen Hautausschlag sowie quälenden Juckreiz verursachen (scabere, lat. kratzen).

Skabies ist weltweit verbreitet. Die Übertragung erfolgt über direkten Haut-zu-Haut-Kontakt; i. d. R. ist ein direkter Kontakt über 5–10 min erforderlich. In Deutschland kommt es immer wieder zu Ausbrüchen, insbesondere in Einrichtungen, in denen Personen über längere Zeit auf engem Raum zusammenleben (z. B. Altersheime, Wohnheime, Flüchtlingseinrichtungen).

Symptomatik und klinisches Bild

Bei der Erstinfestation treten erste Symptome nach 2–5 Wo. auf, bei Re-Infestationen treten die Symptome bereits nach wenigen Tagen auf.

An den Prädilektionsstellen (Interdigitalbereiche der Hände und Füße, Ellenbogenstreckseiten, Brustwarzenhof, Nabelregion, Perianalregion, Leisten und Penisschaft) finden sich unregelmäßig gewundene, bis 1 cm lange Milbengänge, an deren Ende sich kleine Bläschen ausbilden können (➤ Abb. 20.5).

Durch eine Immunantwort gegen Milbenprodukte tritt eine Ekzemreaktion mit generalisiertem Juckreiz auf.

Durch Kratzartefakte, Verkrustungen und Superinfektionen entwickelt sich ein morphologisch vielfältiges Bild.

Durch eine ungehemmte Vermehrung der Milben kann es bei immungeschwächten Personen zur sog. Scabies crustosa (Hyperkeratosen, Krusten und Borken auf erythematöser Haut mit fein bis mittellamellärer Schuppung) kommen (➤ Abb. 20.5b).

Eine persistierende juckende Hautveränderung kann auch nach erfolgreicher Behandlung auftreten (postskabiöses Ekzem).

Diagnostik und Differenzialdiagnosen

Diagnostik

Die Diagnosestellung erfolgt mittels Dermatoskopie, dem mikroskopischen Nachweis von Milben, Eiern oder Milbenkot aus Hautgeschabsel oder mittels Klebebandtest von verdächtigen Hautläsionen.

Eine rein klinische Diagnose aufgrund typischer Hautläsionen an Prädilektionsstellen weist eine geringere Sensitivität auf.

Differenzialdiagnosen

- Prinzipiell sind (bei fehlendem mikroskopischem Nachweis des Erregers) alle juckenden Hautkrankheiten in die Differenzialdiagnosen einzubeziehen.
- Insbesondere die Scabies crustosa kann auch dem Bild einer Psoriasis bzw. einem hyperkeratotischen Ekzem ähneln.
- Andere Ektoparasitosen wie Tierkrätze, Demodexinfestation, Herbstmilbendermatitis (Erntekrätze) oder Pediculosis corporis sind seltene Differenzialdiagnosen.

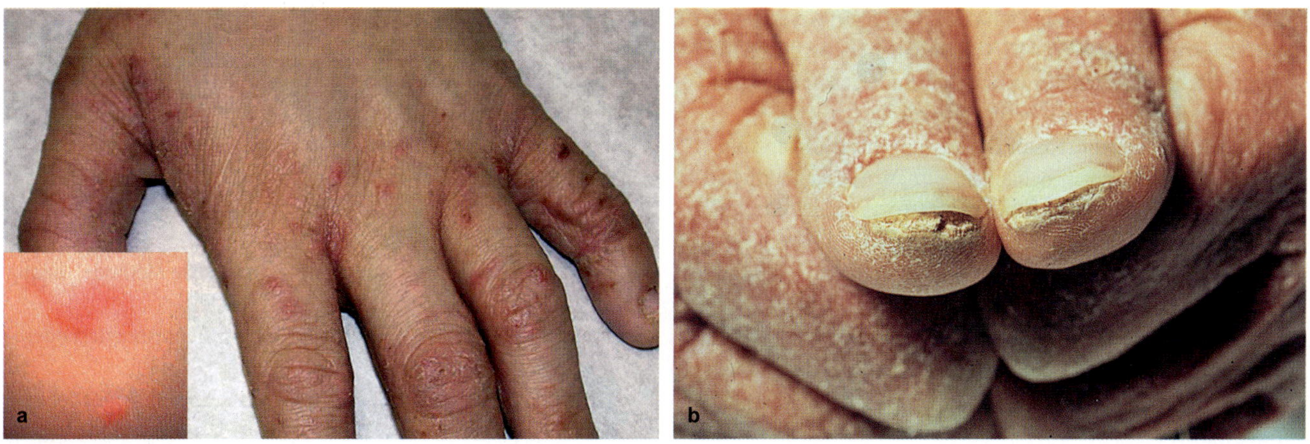

Abb. 20.5 **a** Milbengänge in der Haut [M123], **b** Scabies crustosa [R240]

Therapie

Topische Antiscabiosa:
- Permethrin 5 %-Creme, einmalig für 8–12 h; am besten über Nacht auftragen und dann abwaschen (Mittel der Wahl)
- Benzylbenzoat-Emulsion 25 % (für Kinder 10 %), an 3 aufeinanderfolgenden Tagen auftragen und dann am 4. Tag abwaschen/abduschen
- Crotamiton 10 % (Lösung, Creme, Salbe) bzw. 5 % (Gel) an 3–5 aufeinanderfolgenden Tagen auftragen und dann abwaschen/abduschen

Im Anschluss an die topische Behandlung Einreiben mit blanden Salben oder Cremes, um Austrocknung oder Irritationen der Haut zu vermeiden.

Systemische Therapie: Ivermectin p. o.; einmalig 200 µg/kg KG.

Therapie des postskabiösen Ekzems: topische Kortikosteroide. Grundsätzlich ist eine topische Therapie mit Permethrin die Therapie der 1. Wahl. Sollte dies nicht funktionieren, kann, z. B. bei Zweifeln an der Compliance, ein erneuter Versuch unternommen werden. Bei fehlendem Therapieerfolg sollte dann eine p. o. Therapie mit Ivermectin durchgeführt werden (Ausnahme: Schwangerschaft, Stillzeit, Kinder < 3 J.). In bestimmten Fällen (z. B. ausgedehnte Ekzeme, Immunsuppression, organisatorische Schwierigkeiten) kann auch direkt eine p. o. Therapie erfolgen. Bei Scabies crustosa ist immer eine Kombination aus lokaler und systemischer Therapie empfohlen.

Maßnahmen zur Prävention

- In Deutschland besteht keine krankheits- oder erregerspezifische Meldepflicht gemäß IfSG. Die Leitung von Gemeinschaftseinrichtungen haben bei Auftreten oder Verdachtsfall das zuständige Gesundheitsamt unverzüglich zu benachrichtigen.
- Bei gewöhnlicher Skabies kann i. d. R. weiter am sozialen Leben teilgenommen werden. Abweichende Regelungen gelten für Gemeinschaftseinrichtungen.
- Kleider, Bettwäsche, Handtücher oder andere Gegenstände mit längerem Körperkontakt sollten bei mind. 50 °C für wenigstens 10 min gewaschen werden. Alternativ können die möglicherweise kontaminierten Gegenstände und Textilien in Plastiksäcke eingepackt und für 72 h bei mind. 21 °C gelagert werden. Auch eine Lagerung für 2 h bei –25 °C ist möglich (**cave:** die meisten Gefrierfächer schaffen nur –18 °C, hierfür liegen keine Daten vor). Betten sollten frisch bezogen werden.
- Personen mit Scabies crustosa sollen umgehend isoliert und wenn möglich stationär behandelt werden. Alle Kontaktpersonen dieser Patienten aus den letzten 6 Wo. vor Manifestation der Erkrankung sollen untersucht werden. Das gilt auch für Personen mit nur kurzem Haut-zu-Haut-Kontakt. Zudem gelten weitere Umgebungsmaßnahmen.

Enge Kontaktpersonen (z. B. Familienmitglieder) sollten ebenfalls behandelt werden, auch wenn keine typischen Hautveränderungen vorliegen. Bei Scabies crustosa sollten auch flüchtige Kontakte therapiert werden.

20.3 Intestinale Parasitosen

Benno Kreuels

20.3.1 Intestinale Protozoen

Darminfektionen mit einzelligen Parasiten (Protozoen) sind weltweit verbreitet, kommen in ressourcenarmen Ländern allerdings häufiger vor. Sie können, abhängig vom Erreger und Immunstatus der betroffenen Personen, zu schweren Krankheitsverläufen führen. Die Infektionen werden hauptsächlich aufgrund schlechter Hygiene durch kontaminierte Lebensmittel oder Wasser übertragen. Insgesamt handelt es sich um eine heterogene Gruppe von Erregern, von denen in Deutschland v. a. *Giardia intestinalis* und *Cryptosporidium* spp. eine wichtige Rolle spielen. Als importierte Infektion spielen noch *Entamoeba* spp. eine Rolle (➤ Abb. 20.6).

Giardiasis

Definition und Einteilung

Die Giardiasis (früher: Lambliasis) wird durch den einzelligen Parasiten *Giardia intestinali (Syn.: G. lamblia, G. duodenalis)* hervorgerufen. Im Jahr 2019 gab es in Deutschland 3296 Fälle. Von Fällen mit bekannter Herkunft (2405 Fälle), wurden 51 % im Ausland erworben. Hauptinfektionsland außerhalb Deutschlands ist Indien (222 Fälle). Die höchsten Inzidenzen finden sich bei Kleinkindern und jungen Erwachsenen. Immer wieder kommt es zu Ausbrüchen in Gemeinschaftseinrichtungen. Neben Menschen können auch andere Säugetiere befallen sein (z. B. Hunde, Katzen und Rinder).

Symptomatik und klinisches Bild

Hauptsymptome einer Infektion mit *Giardia intestinalis* sind:
- Voluminöse, weiche Stuhlgänge
- Meteorismus, Völlegefühl und abdominelle Krämpfe
- Akute oder chronische Diarrhö

Diagnostik und Differenzialdiagnosen

Diagnostik

Meist kommt es nicht zu wesentlichen laborchemischen Veränderungen. Gegebenenfalls finden sich leicht erhöhte Entzündungsparameter (z. B. CRP, Leukozyten).

Für die spezifische Diagnostik aus dem Stuhl stehen folgende Methoden zur Verfügung:
- Nukleinsäurenachweis mittels PCR (sensitivste Methode), häufig in Multiplex-Panels enthalten
- Antigennachweis (z. B. als direkter Immunfluoreszenztest oder Enzymimmunoassay)
- Mikroskopie (niedrigste Sensitivität, hohe Spezifität, gut geeignet zur Therapiekontrolle, ➤ Abb. 20.6)

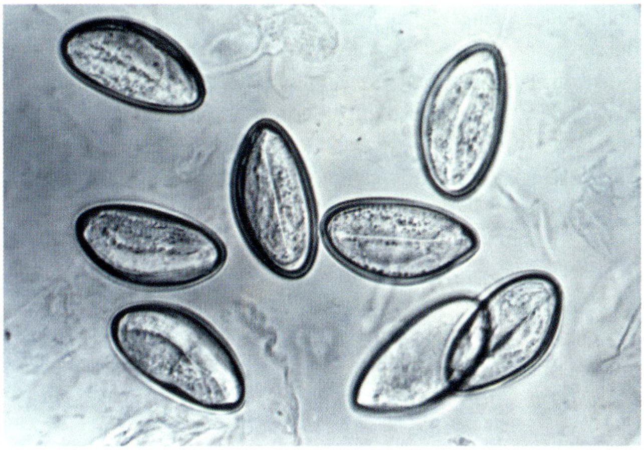

Abb. 20.6 Lichtmikroskopische Aufnahme von Trophozoiten von *Giardia intestinalis* [E1422-001]

Neben der Diagnostik aus dem Stuhl, lässt sich *Giardia intestinalis* auch in Biopsien aus dem Duodenum oder Aspirat von Duodenalsekret nachweisen.

Differenzialdiagnosen
Als Differenzialdiagnosen kommen andere Ursachen einer akuten oder chronischen Diarrhö infrage, u. a.:

- Andere bakterielle oder virale Erreger einer Gastroenteritis (z. B. enterotoxische *Escherichia coli* und *Campylobacter* spp.)
- Andere Protozoen (z. B. *Cryptosporidium* spp., *Dientamoeba fragilis*)
- Laktose-Intoleranz
- Chronisch entzündliche Darmerkrankungen
- Reizdarmsyndrom

Therapie

Die Erstlinientherapie besteht aus einem Imidazol-Präparat. In Deutschland ist nur Metronidazol zugelassen

- Erwachsene: 400–500 mg p. o. 3 ×/d für 7 d
- Kinder:
  - 7–10 J.: 1000 mg 1 ×/d über 3 d
  - 3–7 J.: 600–800 mg 1 ×/d über 3 d
  - 1–3 J.: 500 mg 1 ×/d über 3 d

  Entspricht 15–40 mg/kg KG aufgeteilt auf 2–3 Dosen/d

Bei Therapieversagen ist eine Kombinationstherapie sinnvoll.

- Metronidazol 400–500 mg p. o. 3 ×/d für 7

plus

- Paromomycin 25–35 mg/kg KG/d (3 Dosen) für 7 d oder
- Albendazol 400 mg 1 ×/d für 7 d oder
- Chloroquin 250 mg 2 ×/d für 7 d

Für Kinder gelten ggf. andere Dosierungen.
Insbesondere bei Infektionen aus Indien kommt es zunehmend zur Resistenz gegenüber Metronidazol und somit zum Therapieversagen. Eine erneute Monotherapie mit einem Nitroimidazol-Präparat ist meist erfolglos und auch Kombinationstherapien mit Medikamenten anderer Substanzklassen führen häufig nicht zum Therapieerfolg. Bei Therapieversagen der Zweitlinientherapie kann ein Therapieversuch mit Quinacrine (*Syn.:* Mepacrine, 100 mg 3 ×/d für 7 d) erwogen werden. Hierbei handelt es sich um ein in den 1930er-Jahren entwickeltes Medikament gegen Malaria, welches aktuell in Deutschland nicht zugelassen ist, jedoch über internationale Apotheken bezogen werden kann (**cave:** Aufklärung zu Off-Label-Use erforderlich). Eine aktuelle multizentrische Studie konnte eine Erfolgsrate von bis zu 100 % bei therapierefraktären Infektionen mit *Giardia lamblia* nachweisen.

Kryptosporidiose

Definition und Einteilung

Die Kryptosporidiose beim Menschen wird v. a. durch *Cryptosporidium hominis* und *Cryptosporidium parvum* hervorgerufen. Die Erreger bilden Oozysten, eine Dauerform, die vom Wirt ausgeschieden werden und als infektiöse Form über Trinkwasser oder Nahrung aufgenommen werden. Die Oozysten weisen eine hohe Widerstandsfähigkeit gegenüber der für die Desinfektion von Trinkwasser eingesetzten Chlorung auf. Kryptosporidien sind weltweit verbreitet. In Deutschland werden jährlich ca. 800–1500 Fälle gemeldet.

Symptomatik und klinisches Bild

Von asymptomatischen Infektionen bis zu schweren Krankheitsbildern mit erheblichen wässrigen Durchfällen, Bauchschmerzen, Übelkeit, Fieber und/oder Gewichtsverlust.

Bei immunkompetenten Menschen sistieren die Symptome nach 1–2 Wo.

Bei Säuglingen und immunsupprimierten Patienten, insbesondere bei HIV/AIDS können die Diarrhöen persistieren und zu massiven Flüssigkeits- und Elektrolytverlusten, Gewichtsabnahme und Malabsorption führen.

In seltenen Fällen ist eine Beteiligung des Gallengangsystems mit sekundär sklerosierender Cholangitis möglich.

Diagnostik und Differenzialdiagnosen

Diagnostik
Stuhlmikroskopie: Für den Nachweis ist eine modifizierte Ziehl-Neelsen-Färbung notwendig (➤ Abb. 20.7). Aufgrund intermittierender Ausscheidung sollten drei Proben an verschiedenen Tagen mikroskopisch untersucht werden.

Immunfluoreszenztests und ELISA-Kits: Diese sind zum Nachweis von Antigen im Stuhl erhältlich und erlauben eine Bestimmung auf Gattungsebene.

Molekularbiologische Diagnostik: Wenn verfügbar besitzt eine PCR etwa die gleiche Sensitivität wie drei mikroskopische Untersuchungen.

Differenzialdiagnosen
Als Differenzialdiagnosen kommen alle Ursachen einer akuten oder chronischen Diarrhö infrage. Insbesondere bei Immunsuppression muss auch an eine Infektion mit atypischen Mykobakterien oder anderen Protozoen wie Mikrosporidien oder *Cystosiospora* spp. (ehem. *Isospora* spp.) gedacht werden.

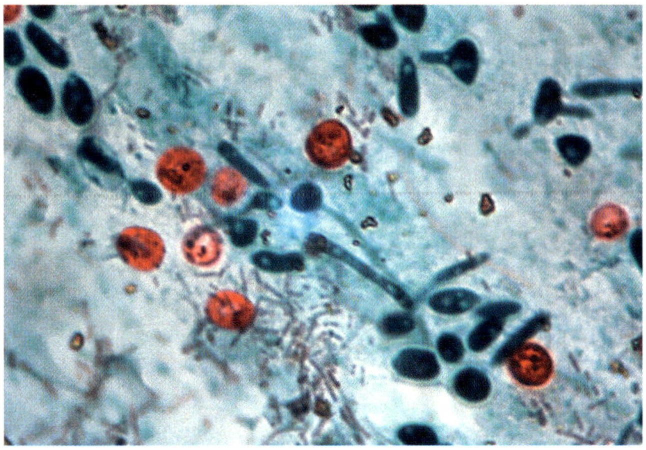

Abb. 20.7 Nachweis von *Cryptosporidium* spp. im Stuhl (Kinyoun-Färbung) [H466-002] Copyright © 2025 Oxford University Press and Dr. Pearl Ma, Dir., Microbiology, St. Vincent's Hospital, New York.

Therapie

In der Regel ist die Erkrankung bei Immunkompetenten nach 10–14 d selbstlimitierend. Eine symptomatische Therapie mit Flüssigkeits- und Elektrolytsubstitution und ggf. die Gabe von Motilitätshemmern ist sinnvoll.

Bei HIV-Patienten besteht die wichtigste Maßnahme in der Einleitung oder Anpassung einer antiretroviralen Therapie. Bei medikamentöser Immunsuppression sollte eine Anpassung der Therapie erwogen werden.

Ein sicherer Nachweis für die Wirksamkeit einer antimikrobiellen Therapie liegt nicht vor.

20

MERKE

Giardia intestinalis verursacht breiige Stuhlgänge und Meteorismus.
Bei chronischen, wässrigen Diarrhöen sollte, insbesondere bei Immunsuppression, an eine Cryptosporidiose gedacht werden.
Der Madenwurm ist die häufigste Wurminfektion in Deutschland. Der Nachweis erfolgt über ein Abklatschpräparat.
Die Strongyloidiasis ist bei Migranten aus Endemiegebieten eine wichtige Ursache chronischer abdomineller Beschwerden.

PRAXISTIPP

- Bei Rezidiven einer Giardiasis ist Quinacrine (Mepacrine) eine therapeutische Alternative.
- Bei anhaltenden Diarrhöen bei Cryptosporidose steht eine Verbesserung der Immunfunktion im Vordergrund.
- Madenwürmer sind häufig auch bei Familienmitgliedern nachzuweisen. Hier sollte eine Therapie aller Haushaltsmitglieder erwogen werden.
- Bei geplanter iatrogener Immunsuppression sollte bei Migranten aus Endemiegebieten ein Screening auf Strongyloidiasis erfolgen.

20.3.2 Intestinale Helminthen

Die intestinalen Helminthen-Infektionen zählen weltweit zu den häufigsten humanen Parasitosen. Die Infektionen treten v. a. in Regionen mit niedrigen Hygienestandards auf und erfolgen entweder durch die orale Aufnahme infektiöser Eier von kontaminiertem Boden oder Gemüse (z. B. Spulwurm *[Ascaris lumbricoides]*) oder durch die perkutane Penetration von Larvenstadien (z. B. Zwergfadenwurm *[Strongyloides stercoralis]*). Madenwürmer *(Enterobius vermicularis)* können auch direkt fäkal-oral von Mensch zu Mensch übertragen werden und sind in Deutschland, mit Ausnahme von sporadischen Spulwurminfektionen, die einzige einheimische Helminthen-Infektion. Daneben spielt *Strongyloides stercoralis* in Migrantenpopulationen eine wichtige Rolle.

Enterobius vermicularis (Madenwurm)

Definition und Epidemiologie

Die symptomatische Madenwurminfektion stellt die häufigste Wurminfektion in Deutschland dar und ist v. a. bei Kindern ein relevantes Problem. Die Prävalenz hat in den letzten Jahrzehnten deutlich abgenommen und liegt, selbst bei Kita-Kindern, nur noch im niedrigen, einstelligen Prozentbereich. Immer wieder kommt es jedoch zu Ausbrüchen, v. a. in Gemeinschaftseinrichtungen.

Symptomatik und klinisches Bild

Weibliche Würmer wandern nachts zur Eiablage in die Perianalregion. Zur (Auto-)Infektion kommt es durch die fäkal-orale Übertragung der infektiösen Eier.

Die Infektion manifestiert sich durch nächtlichen analen Juckreiz, der durch Kratzen zu Ekzemen und bakterieller Superinfektion führen kann.

Zusätzlich kann es zu unspezifischen abdominellen Beschwerden wie Schmerzen, Tenesmen und Diarrhöen kommen.

Bei Mädchen kommt es zudem häufig zu vulvovaginalem Pruritus aufgrund einer Vulvovaginitis.

Selten kommt es zu Komplikationen: Appendizitis, Salpingitis oder Peritonitis.

Diagnostik und Differenzialdiagnosen

Diagnostik

Abklatschpräparat/Klebestreifen-Test: Vor dem Waschen und dem ersten Stuhlgang wird ein Klebestreifen auf die Perianalregion gedrückt, auf einen Objektträger geklebt und mikroskopisch auf das Vorhandensein von Enterobius-Eiern untersucht (➤ Abb. 20.8). Eine Wiederholung erhöht die Sensitivität. Der Nachweis adulter Würmer ist ebenfalls beweisend.

Serologische oder molekulargenetische Untersuchungen sowie die mikroskopische Untersuchung von Stuhlproben spielen keine Rolle.

Gelegentlich kann eine Eosinophilie im peripheren Blutbild auftreten.

Differenzialdiagnosen

- Als Differenzialdiagnosen kommen v. a. weitere Ursachen für analen Juckreiz infrage (z. B. Kontaktdermatitis, Nahrungsmittelunverträglichkeiten). Eine sorgfältige Anamnese und klinische Untersuchung können die Differenzialdiagnose rasch einengen.

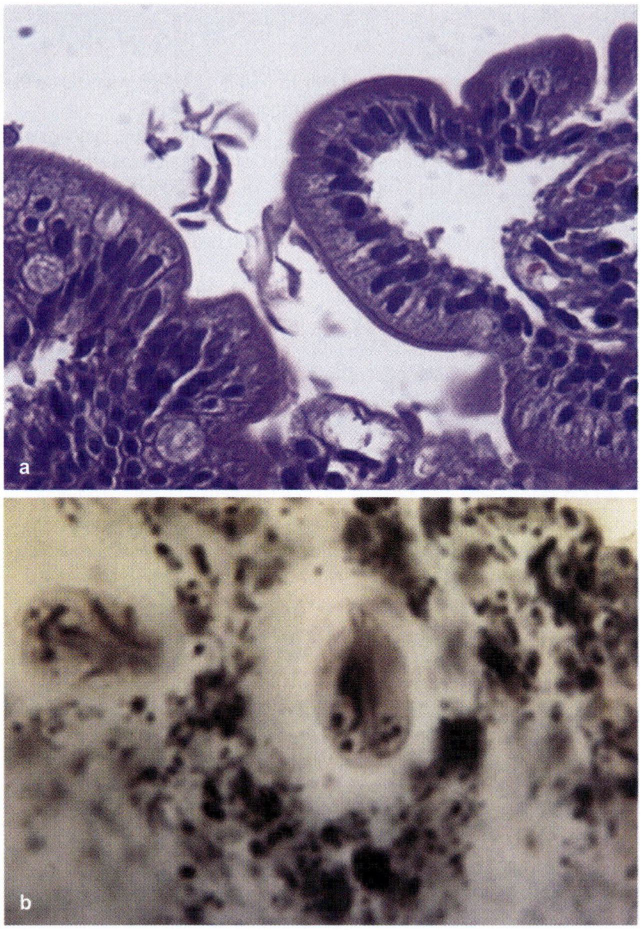

Abb. 20.8 Nachweis von Enterobius-Eiern im Abklatschpräparat [G962] Courtesy Carlo Denegri Foundation, Turin, Italy.

Therapie

Medikamentöse Therapie
Mittel der Wahl in Deutschland ist **Mebendazol** (100 mg 1 ×/d für 3 d). Alternativ können Pyrantel- oder Pyrvinium embonat eingesetzt werden:

- Pyrantel embonat: 10 mg/kg KG (max. 1 g) einmalig
- Pyrvinium embonat: 50 mg/10 kg KG (max. 400 mg)

Um Autoinfektionen und Re-Infektionen zu vermeiden, sollte die Therapie nach 14 und ggf. 28 d wiederholt werden. Medikamentenresistenzen sind nicht beschrieben.

Bei rezidivierenden Infektionen handelt es sich i. d. R. um Re-Infektionen. Um diese zu vermeiden, sollte eine Mitbehandlung aller Haushaltsmitglieder erfolgen.

Für kleinere Kinder stehen Suspensionslösungen zur Verfügung.

Die genannten Anthelminthika sind nicht für die Anwendung in der Schwangerschaft und Stillzeit zugelassen. Eine Therapie sollte nach Nutzen-Risiko-Abwägung erfolgen. Aufgrund der aktuellen Datenlage ist Mebendazol das Mittel der Wahl.

Umgebungsmaßnahmen
Es sollten folgende Hygienemaßnahmen eingehalten werden:

- Händewaschen nach dem Stuhlgang, tägliches Duschen/Reinigen der Perianalregion
- Waschen von Handtüchern, Unter- und Bettwäsche sowie Kuscheltieren bei > 60 °C (in den ersten 7 d täglich)
- Schneiden der Fingernägel, Vermeidung von Staubaufwirbelung beim Bettenmachen

Strongyloidiasis

Definition und Epidemiologie

Strongyloides stercoralis (Zwergfadenwurm) kommt weltweit vor. Wichtige Endemiegebiete sind v. a. in Zentralafrika und in den nördlichen Regionen Südamerikas zu finden. Es wird davon ausgegangen, dass weltweit ca. 80 Mio. Menschen infiziert sind. In Mitteleuropa gibt es nur wenige autochthone Fälle. In Deutschland wird die Strongyloidiasis nicht selten bei Immigranten aus tropischen Ländern diagnostiziert.

Symptomatik und klinisches Bild

Die durch die Haut in den Körper eingedrungenen Larven gelangen hämatogen in die Lunge und wandern anschließend meist durch die Alveolen über das Bronchialsystem in den Pharynx, wo sie verschluckt werden. Im Dünndarm entwickeln sich dann die adulten weiblichen Würmer, welche durch Parthenogenese Eier produzieren. Durch diese Wanderung lässt sich die Symptomatik in unterschiedliche Phasen einteilen:

- **Kutane Phase:** Bei einigen Patienten kann an der Eintrittsstelle der Larve vorübergehend eine juckende papulöse Dermatitis entstehen. Gelegentlich kann ein Larva-migrans-externa-Syndrom beobachtet werden. Im Gegensatz zur Larva migrans durch Tierhakenwürmer, zeigt diese sog. Larva currens eine hohe Migrationsgeschwindigkeit.
- **Pulmonale Phase:** Die Lungenpassage kann bronchitisähnliche Symptome, gelegentlich mit Hämoptoe oder eine akute Pneumonie verursachen.
- **Intestinale Phase:** Gastrointestinale Symptome sind v. a. Übelkeit, Diarrhö, Tenesemen oder Obstipation.

Durch Autoinfektion können Infektionen mit *Strongyloides* über Jahre persistieren. Bei Immunsuppression kann sich ein lebensbedrohliches Hyperinfektionssyndrom entwickeln. In den letzten Jahren wurden mehrere fatale Verläufe nach soliden Organtransplantationen beschrieben.

Diagnostik und Differenzialdiagnosen

Diagnostik
Im Blutbild zeigt sich häufig eine starke Eosinophilie, deren Fehlen allerdings eine Infektion nicht ausschließt. Bei V. a. eine Strongyloidiasis ist eine Kombination aus Stuhluntersuchung und Serologie sinnvoll.

Stuhluntersuchung: Üblicherweise erfolgt der mikroskopische Nachweis der mobilen Larven in frisch abgesetzten Stuhl. Die Sensitivität kann durch Anreicherungsmethoden (z. B. Larvenauswanderungsverfahren nach Baermann ➤ Abb. 20.9) und die

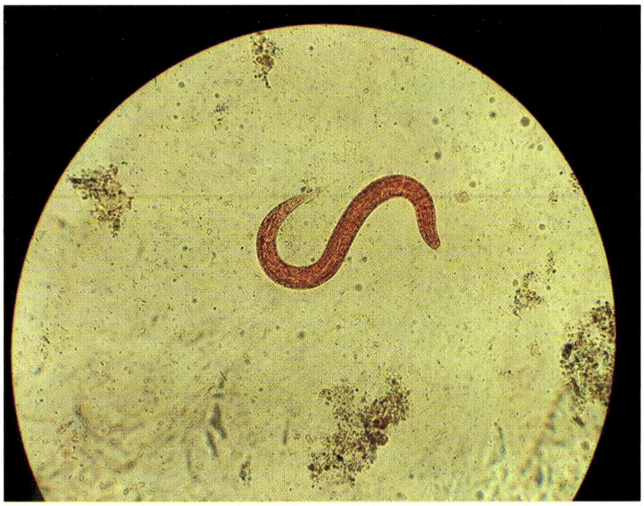

Abb. 20.9 Stuhlanreicherung nach Baermann [F111-011]

Untersuchung mehrerer Proben erhöht werden. Auch der Nachweis mittels PCR aus dem Stuhl ist möglich, wobei die Sensitivität stark schwanken kann.

Serologie: Grundsätzlich sind Serologien für die Untersuchung auf Helminthen-Infektionen aufgrund einer starken Kreuzreaktivität nicht geeignet. Bei Strongyloidiasis kann eine Serologie jedoch sinnvoll sein. Je nach Methode und Hersteller liegt die Sensitivität bei 75–85 %, die Spezifität bei 75–90 %. Bei anamnestischen Hinweisen (Herkunft bzw. längere Aufenthalte in Endemiegebieten) sollten vor iatrogener Immunsuppression und Transplantationen bei Spender und Empfänger serologische Screening-Untersuchungen erfolgen.

Differenzialdiagnosen

- **Askariasis und Hakenwürmer:** Strongyloidiasis, Askariasis, und Hakenwürmer können alle unspezifische gastrointestinale und pulmonale Symptome (z. B. Loeffler-Syndrom) verursachen und sind häufig (auch asymptomatisch) mit einer Eosinophilie vergesellschaftet. Eine Abklärung erfolgt durch die Stuhluntersuchung.
- **Kutane Larva migrans:** Die durch *Strongyloides stercoralis* verursachte Larva currens grenzt sich von der durch Tierhakenwürmer verursachte Larva migrans v. a. durch die schnellere Wanderung ab (5–15 cm7 h vs. 1–2 cm/d).

Therapie

Mittel der Wahl: Ivermectin 200 µg/kg/d.

- Deutlich höhere Wirksamkeit als Albendazol.
- Bei unkomplizierten Infektionen ist eine einmalige Therapie ausreichend.
- Bei Hyperinfektionssyndromen Therapiedauer von mind. 14 d (ggf. in Kombination mit Albendazol).

Alternative: Albendazol 400 mg/d für 3 d.

- In internationalen Empfehlungen 400 mg 2 ×/d für 7 d
- In Deutschland nur in Packungsgröße von 60 Tbl. erhältlich

20

LITERATUR

20.1 Übersichtsarbeiten

Therapie und Parasitenbiologie Epid Bull 15 (2017) 127–132. www.rki.de/DE/Content/Infekt/EpidBull/Archiv/2017/Ausgaben/15_17.pdf.

Brunetti E, Kern P, Vuitton DA; Writing Panel for the WHO-IWGE: Expert consensus for the diagnosis and treatment of cystic and alveolar echinococcosis in humans. Acta Trop 114(1) (2010a) 1–16. https://doi.org/https://doi.org/10.1016/j.actatropica.2009.11.001.

Brehm K: Die Echinokokkose – Eine Übersicht und neue Erkenntnisse in der Diagnostik,

Kratzer W, Schmidberger J, Hillenbrand A et al.: Alveoläre Echinokokkose: Eine Herausforderung für Diagnostik, Therapie und Klinisches Management. Epid Bull 41 (2019a) 423–430. www.rki.de/DE/Content/Infekt/EpidBull/Archiv/2017/Ausgaben/15_17.pdf.

20.1 Literatur

Brehm K: Die Echinokokkose – Eine Übersicht und neue Erkenntnisse in der Diagnostik, Therapie und Parasitenbiologie. Epid Bull 15 (2017) 127–132.

Brunetti E, Kern P, Vuitton D: Writing Panel for the WHO-IWGE. Expert consensus for the diagnosis and treatment of cystic and alveolar echinococcosis in humans. Expert consensus for the diagnosis and treatment of cystic and alveolar echinococcosis in humans. Acta Trop 114(1) (2010b) 1–16.

Conraths FJ, Probst C, Possenti A et al.: Potential risk factors associated with human alveolar echinococcosis: Systematic review and meta-analysis. PLoS Negl Trop Dis. Jul 17;11(7) (2017) e0005801.

Deplazes P, Rinaldi L, Alvarez Rojas CA et al.: Global distribution of alveolar and cystic echinococcosis. Adv Parasitol 95 (2017) 315–493.

Eckert J, Deplazes P: Biological, epidemiological, and clinical aspects of echinococcosis, a zoonosis of increasing concern. Clin Microbiol Rev 17(1) (2004) 107–135.

Grüner B, Kern P, Mayer B et al.: Comprehensive diagnosis and treatment of alveolar echinococcosis: A single-center, long-term observational study of 312 patients in Germany. GMS Infect Dis; 5 Doc01 (2017).

Kantarci M, Bayraktutan U, Karabulut N. et al.: Alveolar echinococcosis: spectrum of findings at cross-sectional imaging. Radiographics. 32(7) (2012) 2053–2070.

Kern P, Menezes da Silva A, Akhan O et al.: The Echinococcoses: Diagnosis, Clinical Management and Burden of Disease. Adv Parasitol. 96 (2017) 259–369.

Kern P, Wen H, Sato N et al.: WHO classification of alveolar echinococcosis: principles and application. Parasitol. Int. 55 Suppl (2006) 283–287.

Kodama Y, Fujita N, Shimizu T et al.: Alveolar echinococcosis: MR findings in the liver. Radiology. 228 (2003) 172–177.

Kratzer W, Gruener B, Kaltenbach TE et al.: Proposal of an ultrasonographic classification for hepatic alveolar echinococcosis: *Echinococcosis multilocularis* Ulm classification-ultrasound. World J Gastroenterol. Nov 21;21(43) (2015) 12392–12402.

Kratzer W, Schmidberger J, Hillenbrand A et al.: Alveoläre Echinokokkose: Eine Herausforderung für Diagnostik, Therapie und Klinisches Management. Epid Bull 41 (2019b) 423–430. https://edoc.rki.de/handle/176904/6321.

Reinehr M, Micheloud C, Grimm F et al.: Pathology of Echinococcosis: A Morphologic and Immunohistochemical Study on 138 Specimens With Focus on the Differential Diagnosis Between Cystic and Alveolar Echinococcosis. Am J Surg Pathol. Jan;44(1) (2020) 43–54.

Rinaldi F, Brunetti E, Neumayr A et al.: Cystic echinococcosis of the liver: A primer for hepatologists. World J Hepatol. May 27;6(5) (2014) 293–305

Stojković M, Weber TF, Junghanss T: Clinical management of cystic echinococcosis: state of the art and perspectives. Curr Opin Infect Dis. 31(5) (2018) 383–392.

Stumpe KD, Renner-Schneiter EC, Kuenzle AK et al.: F-18-fluorodeoxyglucose (FDG) positron-emission tomography of Echinococcus multilocularis liver

lesions: prospective evaluation of its value for diagnosis and follow-up during benzimidazole therapy. Infection. 35 (2007) 11–18.
Vuitton DA, McManus DP, Rogan MT et al.: World Association of Echinococcosis. International consensus on terminology to be used in the field of echinococcoses. Parasite. 27 (2020) 41.
Weber TF, Junghanss T, Stojković M: Pulmonary cystic echinococcosis. Curr Opin Infect Dis. Oct 1;36(5) (2023) 318–325.
Wen H, Vuitton L, Tuxun T et al.: Echinococcosis: Advances in the 21st Century. Clin Microbiol Rev. Feb 13;32(2) (2019) e00075–18.

20.2 Leitlinien und Empfehlungen

Pedikulose:

Empfehlungen der Deutschen Pediculosis Gesellschaft: www.pediculosis-gesellschaft.de/.
Ratgeber des Robert-Koch-Instituts (RKI) zu Kopflausbefall:
www.rki.de/DE/Content/Infekt/EpidBull/Merkblaetter/Ratgeber_Kopflausbefall.html#doc2374556bodyText19.

Skabies:

Ratgeber des Robert-Koch-Instituts (RKI) zu Skabies www.rki.de/DE/Content/Infekt/EpidBull/Merkblaetter/Ratgeber_Skabies.html#doc2374546bodyText24.
Robert Koch-Institut (RKI): Mitteilung aus dem Robert Koch-Institut: Merkblatt „Wiederzulassung in Schulen und sonstigen Gemeinschaftseinrichtungen", Erläuterung zur aktualisierten Fassung vom Mai 2002. Epid Bull 19 (2002) 158–159.
Sunderkotter C, Feldmeier H, Folster-Holst R et al.: S1-Leitlinie zur Diagnostik und Therapie der Skabies – Kurzfassung. J Dtsch Dermatol Ges 14 (2016) 1160–1171. DOI: https://doi.org/10.1111/ddg.13130_g.

20.2 Literatur

Arora P, Rudnicka L, Sar-Pomian M et al.: Scabies: A comprehensive review and current perspectives. Dermatol Ther. Jul;33(4) (2020) e13746.
Currie BJ, McCarthy JS: Permethrin and ivermectin for scabies. N Engl J Med. Feb 25;362(8) (2010) 717–725. doi: https://doi.org/10.1056/NEJMct0910329. PMID: 20181973.
Falagas ME, Matthaiou DK, Rafailidis PI et al.: Worldwide prevalence of head lice. Emerg Infect Dis. Sep 14(9) (2008) 1493–1494.
Feldmeier H: Das macht Kopfläusen den Garaus [Pediculosis capitis – an update]. MMW Fortschr Med. Apr;159(7) (2017) 39–42. German.

20.3 Leitlinien und Empfehlungen

CDC-Empfehlung zu Enterobius: www.cdc.gov/parasites/pinworm/.
CDC-Empfehlung zu Strongyloides: www.cdc.gov/strongyloides/about/?CDC_AAref_Val=https://www.cdc.gov/parasites/strongyloides/.
Leitlinie Gastrointestinale Infektionen: www.dgvs.de/wp-content/uploads/2024/02/Gastrointestinale-Infektionen-v2.0_Leitlinie.pdf.
RKI Ratgeber Kryptosporsidiose
www.rki.de/DE/Content/Infekt/EpidBull/Merkblaetter/Ratgeber_Kryptosporidiose.html.

20.3 Literatur

Gordon CA, Utzinger J, Muhi S et al.: Strongyloidiasis. Nat Rev Dis Primers. Jan 25;10(1) (2024) 6. doi: https://doi.org/10.1038/s41572-023-00490-x. PMID: 38272922.
Neumayr A, Schunk M, Theunissen C et al.: Efficacy and Tolerability of Quinacrine Monotherapy and Albendazole Plus Chloroquine Combination Therapy in Nitroimidazole-Refractory Giardiasis: A TropNet Study. Clin Infect Dis. Oct 20;73(8) (2021) 1517–1523.
Wendt S, Trawinski H, Schubert S et al.: The diagnosis and treatment of pinworm infection. Dtsch Arztebl Int 116 (2019) 213–219. DOI:https://doi.org/10.3238/arztebl.2019.0213.

KAPITEL

21 Wichtige importierte Infektionskrankheiten

Tomas Jelinek und Amrei von Braun

21.1 Malaria

Tomas Jelinek

21.1.1 Definition und Basisinformation

Die Malaria ist eine der wichtigsten Infektionskrankheiten in den Endemiegebieten der Tropen und eine der bedeutendsten importierten Tropenkrankheiten in Europa. Das fieberhafte Krankheitsbild entwickelt sich nach Befall der Erythrozyten durch Protozoen der Gattung *Plasmodium.* Fünf humanpathogene Arten sind von Bedeutung: *Plasmodium (P.) falciparum,* Erreger der häufigen und lebensbedrohlichen Malaria tropica oder Falciparum-Malaria, *P. vivax* und *P. ovale,* Erreger der Malaria tertiana, *P. malariae,* Erreger der Malaria quartana, und *P. knowlesi,* Erreger der neu entdeckten, nur in Südost- und Südasien vorkommenden Knowlesi-Malaria.

- In Afrika ist *P. falciparum* der häufigste Erregertyp, gefolgt von *P. vivax* und *P. ovale.*
- In Nordafrika und im Vorderen Orient findet sich *P. vivax,* ebenso in Pakistan, Indien, Nepal und Sri Lanka.
- In Südostasien und im pazifischen Raum sind *P. falciparum* und *P. knowlesi* die häufigsten Erregertypen (80 % der Malariafälle auf Borneo werden durch *P. knowlesi* verursacht).
- In Südamerika kommen *P. falciparum* und *P. vivax* unterschiedlich häufig vor, in Mittelamerika überwiegend *P. vivax,* in Haiti ausschließlich *P. falciparum.*

Die Malaria ist daher in allen tropischen und in vielen subtropischen Gebieten der Welt mit Ausnahme Australiens verbreitet. Durch klimatisch veränderte Bedingungen kann es jederzeit in nicht betroffenen Regionen zu Neuausbrüchen kommen.

Die zunehmende Verflechtung der Industrieländer mit tropischen Ländern auf wirtschaftlichem Gebiet und durch den Tourismus hat dazu geführt, dass die Malaria auch in Mitteleuropa eine häufiger diagnostizierte Importkrankheit ist. In Deutschland werden derzeit etwa 500–1000 Fälle/J. gemeldet, ca. 70 % davon entfallen auf Malaria tropica. Etwa die Hälfte der Fälle wird bei Migranten registriert. Weltweit rechnet man mit 300–500 Mio. Erkrankungen in Malariaregionen, in denen etwa 2 Mrd. Menschen leben.

21.1.2 Übertragung und Entwicklungszyklus

Plasmodien werden bevorzugt nachts und in der Dämmerung durch blutsaugende weibliche Stechmücken der Gattung *Anopheles* übertragen. Die Erreger gelangen in die Blutbahn und suchen in wenigen Minuten eine Leberzelle auf, in der sie sich vermehren (exoerythrozytäre Phase). Nach Ruptur der Leberzelle haften sich die frei werdenden Plasmodien (Merozoiten) an Erythrozyten an und befallen die Zellen (erythrozytäre Phase). Über Ringstadien wachsen sie zu reifen Blutschizonten heran, die nach erneuter Ruptur weitere Erythrozyten befallen.

Das klinische Bild der Malaria wird durch den Befall bzw. Zerfall der Erythrozyten bestimmt. Einige Merozoiten entwickeln sich zu Geschlechtsformen (bei *P. falciparum* morphologisch in Form einer Sichel imponierend, daher die Namensgebung). Diese werden beim Saugakt von der Mücke aufgenommen. Innerhalb von 9–12 d findet bei *P. falciparum, P. vivax* oder *P. ovale* eine geschlechtliche Vermehrung statt. Danach reichern sich massenhaft Sporozoiten in den Speicheldrüsen der Mücken an, die beim nächsten Stich „verimpft" werden können. Die Entwicklungsdauer der einzelnen Plasmodienarten beim Menschen bis zum Auftreten der Blutformen ist unterschiedlich. Erst dann treten klinische Erscheinungen auf. Die Inkubationszeit beträgt etwa 6–15 d bei *P. falciparum,* 12–20 d bei *P. vivax* oder *P. ovale,* 20–40 d bei *P. malariae* und 7 d bis 3 Mon. und länger bei *P. knowlesi.*

21.1.3 Symptomatik

Das klinische Bild nach Infektion mit Plasmodien hängt wesentlich vom Immunitätsgrad des Infizierten ab. Urlauber aus Europa importieren die Erkrankung aus tropischen oder subtropischen Ländern und erkranken ohne rechtzeitige antiparasitäre Therapie schwer an einer Malaria. Dagegen findet sich unter der Bevölkerung in den Endemiegebieten der Malaria eine sog. Teilimmunität, sodass dort das Krankheitsbild im Vergleich zur importierten Erkrankung andere Charakteristika aufweist.

Für die **unkomplizierte Malaria tropica** bei nichtimmunen Personen sind typisch:

- Massive Abgeschlagenheit
- Plötzlich auftretendes Fieber, meist ohne erkennbaren Rhythmus
- Schüttelfrost und Schweißausbruch
- Starke Kopf- und Kreuzschmerzen
- Schwindel
- Abdominelle Beschwerden, Diarrhö
- Dyspnoe

Die körperliche Untersuchung und bildgebende Verfahren können eine Hepatosplenomegalie zeigen. Diese tritt jedoch u. U. erst nach mehrtägigem Verlauf auf.

Bei **Malaria tertiana** ist die Symptomatik nicht schwächer, jedoch treten Komplikationen nur sehr selten auf. Der Fieberverlauf neigt hier zur Periodizität.

21.1.4 Komplikationen

Komplikationen treten überwiegend bei der nicht oder spät diagnostizierten Malaria tropica und auch bei der Knowlesi-Malaria auf. Eine **komplizierte Malaria tropica** liegt vor, wenn ein oder mehrere der folgenden Symptome/Befunde auftreten:

- Hyperparasitämie: > 5 % der Erythrozyten von Plasmodien befallen *(P. falciparum)* oder > 100.000 Plasmodien/µl *(P. knowlesi)*
- Bewusstseinstrübung bis zum Koma, zerebrale Krampfanfälle, Hirnnervenbeteiligung **(zerebrale Malaria)**
- Schwere Anämie (Hb < 8 g/dl)
- Niereninsuffizienz (Ausscheidung < 400 ml/24 h und/oder Kreatinin > 2,5 mg/dl).
- Respiratorische Insuffizienz (Lungenödem bis ARDS)
- Hypoglykämie (Blutzucker < 40 mg/dl)
- Schock
- Spontanblutungen
- Azidose oder Laktaterhöhung (Bikarbonat < 15 mmol/l, Laktat > 5 mmol/l), Hyperkaliämie (> 5,5 mmol/l)
- Hämoglobinurie

Hinzu kommen Thrombozytopenie, schwere Elektrolytstörungen, Hyperpyrexie. Das Auftreten von Schizonten im peripheren Blut gilt als prognostisch ungünstiges Zeichen.

MERKE

Das klinische Bild der komplizierten Malaria tropica kann sehr variabel sein. Organkomplikationen entstehen wesentlich durch die Sequestration der parasitierten Erythrozyten in den Kapillaren. Hierbei ist es je nach Patient sehr unterschiedlich, welche Organe primär betroffen sind und welche Symptome im Vordergrund stehen.

21.1.5 Diagnostik

Der Nachweis der Plasmodien erfolgt im gefärbten „dicken Tropfen" oder dünnen Blutausstrich. Der „dicke Tropfen" ist eine Anreicherungsmethode mit einer sechs- bis zehnfach höheren Empfindlichkeit im Vergleich zum üblichen gefärbten Blutausstrich. Dicker Tropfen und Ausstrich sollten bei Verdacht unverzüglich angefertigt und bei negativem Befund und weiterbestehendem Verdacht mehrfach wiederholt werden. Findet der Ungeübte bereits nach wenigen Minuten Plasmodien, deutet dies auf eine lebensgefährliche Parasitendichte hin. Rasche Kontaktaufnahme mit einem in der Behandlung der Malaria erfahrenen Zentrum ist erforderlich.

Die Beurteilung der Ausstriche und die Differenzierung nach Plasmodienarten erfordern Erfahrung, die meist nur bei spezialisierten Ärzten und Institutionen vorhanden ist. Die Eileinsendung von getrockneten, unfixierten und ungefärbten dicken Tropfen und dünnen Ausstrichen ist anzuraten. Beigefügt werden sollte EDTA-Blut zur Anfertigung zusätzlicher Ausstriche. Der Nachweis plasmodienspezifischer Antikörper ist für den Akutfall nicht erforderlich; die Bestimmung hat lediglich gutachterlichen Wert.

Seit einigen Jahren haben sich **Malaria-tropica-Schnelltests** etabliert. Es handelt sich dabei um immunchromatographische Schnelltests, bei denen ein Tropfen Blut von der Fingerkapillare auf ein Testfeld gebracht wird. Nach Schließen der Karte kann in wenigen Minuten das Resultat („positiv" oder „negativ") im Testfeld abgelesen werden. Jede Spur einer sichtbaren Bande gilt als „positiv". Vorteile des Tests sind die hohe Sensitivität und Spezifität selbst bei niedriger Parasitenkonzentration und sogar nach erfolgter Behandlung einer Malaria tropica. Nach anfänglichen Schwierigkeiten mit falsch negativen Ergebnissen weisen viele dieser Testkits mittlerweile eine sehr hohe Sensitivität bei Malaria tropica auf, die der reinen Mikroskopie zumindest gleichwertig, oft überlegen ist. Für die Diagnose anderer Malariaformen als der Malaria tropica sind die Schnelltests jedoch bei Weitem nicht so gut geeignet.

Weiterführende Labor- und Differenzialdiagnostik:

- Blutbild und handgezähltes Differenzialblutbild (die Thrombozytenwerte können in elektronischen Zählgeräten fälschlicherweise erhöht gemessen werden)
- Blutglukose
- Retentionswerte
- Transaminasen
- LDH
- Haptoglobin
- Blutkulturen

Weitere Untersuchungen richten sich nach den vorherrschenden klinischen Symptomen.

PRAXISTIPP

Sieht man regelmäßig Reiserückkehrer mit Fieber in der Sprechstunde, kann das Vorhalten von Schnelltests die primäre Malaria-Diagnostik sehr vereinfachen. Diese Tests sind aber immer nur zusätzlich zur Mikroskopie einzusetzen.

21.1.6 Differenzialdiagnose

Alle fieberhaften Erkrankungen, die in tropischen und subtropischen Ländern erworben werden können. Hervorzuheben sind:

- Virale Erkrankungen mit Symptomen eines grippalen Infekts (häufige Fehldiagnose der Malaria!)
- Dengue-Fieber, Chikungunya, Zika
- Typhus abdominalis
- Bakterielle Sepsis
- Pyelonephritis
- Meningoenzephalitis
- Leptospirose
- Rickettsiosen (z. B. Zeckenbissfieber, Tsutsugamushi-Fieber)
- Schwere Hepatitis
- Hitzschlag
- Lues und HIV im Frühstadium
- Akute Schistosomiasis (Katayama-Fieber)

21.1.7 Therapie

Malaria tropica

Antiparasitäre Therapie

Die Malaria tropica ist bei Nichtimmunen ein medizinischer Notfall und erfordert die stationäre Krankenhauseinweisung. Die Diagnostik muss so rasch wie möglich abgeschlossen werden, um mit einer spezifischen antiparasitären Therapie zu beginnen. Durch die zunehmende Resistenz von *P. falciparum* wird die Behandlung erschwert. In fast allen Ländern werden gegenüber Chloroquin und Pyrimethamin-Sulfadoxin resistente *P.-falciparum*-Infektionen übertragen.

Die Behandlung der **unkomplizierten Malaria tropica** erfolgt laut WHO vorzugsweise mit Artemether-Lumefantrin oder Dihydroartemisin/Piperaquin, zweite Wahl ist Atovaquon-Proguanil (**Empfehlungsgrad A;** 1; ➤ Tab. 21.1). Es bilden sich von Südostasien ausgehend bei *P. falciparum* zunehmend Resistenzen gegen Artemisine aus, die mittlerweile weite Teile Asiens und Afrikas erreicht haben. Somit bleibt aktuell häufig nur Atovaquon-Proguanil als Mittel der ersten Wahl zur Therapie der **unkomplizierten Malaria tropica.**

Mefloquin wird nicht mehr zur Therapie der unkomplizierten Malaria tropica empfohlen. Grund dafür ist, dass neben bestehenden Resistenzen neue Kontraindikationen und geänderte Warnhinweise zu schwerwiegenden Nebenwirkungen vorliegen (siehe: BfArM).

Bei einer **komplizierten Malaria tropica** wird zunächst eine parenterale Therapie empfohlen: Artesunat i. v. 2,4 mg/kg, zu 0, 12, 24, 28 und 72 h. Anschließend Atovaquon/Proguanil in üblicher Dosierung. Das gut wasserlösliche Artemisin-Derivat Artesunat ist in Europa seit Herbst 2021 zugelassen und Mittel der ersten Wahl. **Cave:** Resistenzen v. a. in Südostasien, aber zunehmend in vielen anderen Endemiegebieten. Alternative Chinin 30 mg/kg/d i. v., zusätzlich Doxycyclin 200 mg/d. Chinin wirkt deutlich langsamer als Artesunat.

Tab. 21.1 Antiparasitäre Therapie der unkomplizierten Malaria tropica (P. falciparum); nähere Informationen: S1-Leitlinie Diagnostik und Therapie der Malaria 2021

Substanz	Handelsname	Dosierung	Bemerkung
Atovaquone/ Proguanil	Malarone®, diverse Generika	1000/400 mg (= je 4 Tbl.) zu 0, 24, 48 h	
Dihydroartemisin/Piperaquin	Eurartesim®	Je 3 Tbl. (320/40 mg/ Tbl.) zu 0, 24, 48 h	Präparat in Deutschland kaum verfügbar; **cave:** Resistenzen!
Artemether-Lumefantrin	Riamet®	80/480 mg (= je 4 Tbl.) zu 0, 8, 12, 24, 36, 48 h	Präparat in Deutschland kaum verfügbar; **cave:** Resistenzen!

Zusätzlich ist die intensivmedizinische Überwachung von Temperatur, Herz- und Atemfrequenz, Blutdruck, Flüssigkeitsbilanz, zentralem Venendruck sowie neurologischem Status notwendig (**Empfehlungsgrad A;** Jelinek 2023).

MERKE
Entscheidend für den Erfolg bei der Malaria tropica ist der frühe Therapiebeginn. Hier sollte nicht gezögert werden.

Supportive Behandlung

Die parenterale **Flüssigkeitszufuhr** muss genau bilanziert und restriktiv gehandhabt werden. Eine Flüssigkeitszufuhr von 1000 ml/d und ein zentraler Venendruck von 3–5 cmH_2O dürfen nicht überschritten werden. Regelmäßig müssen Blutzuckerkontrollen durchgeführt werden. Die Gefahr der schweren Hypoglykämie besteht v. a. im Kindesalter und bei Schwangeren. Bluttransfusionen sind erforderlich bei deutlichem Hb-Abfall. Die malariaassoziierte Thrombozytopenie erfordert nur in Ausnahmefällen eine Thrombozytentransfusion. Eine Verbrauchskoagulopathie ist selten.

Zur **Fiebersenkung** werden Paracetamol oder Metamizol empfohlen. Kontraindiziert ist die Gabe von Azetylsalizylsäure.

Das **intensivmedizinische Management** der komplizierten Malaria tropica konzentriert sich auf drei Problemkreise: die zerebrale Malaria, das akute Nierenversagen und die respiratorische Insuffizienz. Bei einem Drittel der Fälle von schwerer Malaria kommt es zum akuten Nierenversagen, meist innerhalb von 5 d nach Krankheitsbeginn. Bei weiterem Kreatininanstieg trotz konservativer medikamentöser Therapie wird die Hämodialyse oder die Hämofiltration erforderlich. Das ebenfalls erst später auftretende malariaassoziierte interstitielle Lungenödem wird bei iatrogener Volumenüberlastung begünstigt. Daher ist jede Überwässerung zu vermeiden.

Die Blutaustauschtransfusion wurde früher regelmäßig diskutiert. Die theoretischen Vorteile sind die schnelle Reduktion der Parasitämie und die Elimination toxischer Stoffe – u. a. von Zytokinen – und damit die Besserung der rheologischen Situation. Retrospektive Auswertungen zeigen allerdings keinen signifikanten Effekt, sodass diese Methode nicht empfohlen wird.

Der Einsatz von Kortikosteroiden bei der Malaria tropica ist kontraindiziert.

Malaria tertiana und Malaria quartana

P.-ovale- und *P.-malariae*-Infektionen sind meist Chloroquin-empfindlich. Nur vereinzelt wird eine Resistenz bei *P. vivax* beobachtet. Malaria tertiana und Malaria quartana können daher i. d. R. gut mit Chloroquin und nahezu immer ambulant behandelt werden (➤ Tab. 21.2). Eine Therapie mit Atovaquon-Proguanil, Artemether-Lumefantrin oder Dihydroartemisin/Piperaquin ist in derselben Dosierung wie bei der Malaria tropica ebenso möglich, per Zulassung der Präparate jedoch off label.

Tab. 21.2 Antiparasitäre Therapie der Malaria tertiana oder Malaria quartana auf Chloroquin-Basis

Zeitpunkt	Dosierung
Initial	600 mg (= 4 Tbl. Resochin®)
Nach 6 h	300 mg (= 2 Tbl. Resochin®)
Nach 24 h	300 mg (= 2 Tbl. Resochin®)
Nach 48 h	300 mg (= 2 Tbl. Resochin®)

Alternativ zur Therapie mit Chloroquin kann mit gleicher Effektivität off label eine Therapie mit Atovquon/Proguanil oder einem Artemisin erfolgen (➤ Tab. 21.1). Nach der Therapie der Malaria tertiana wird eine zweiwöchige Einnahme von 15–30 mg Primaquin (Auslandsapotheke) zur Rezidivprophylaxe empfohlen. In den USA wurde 2018 auch die Substanz Tafenoquin zur Therapie der Vivax-Malaria zugelassen (Rajapakse et al. 2015). Hier erübrigt sich die Eradikationstherapie mit Primaquin. Jedoch ist Tafenoquin auf absehbare Zeit nicht in Europa verfügbar.

Knowlesi-Malaria

P.-knowlesi-Infektionen können mit allen gängigen Malariamitteln behandelt werden. Üblicherweise wird dieselbe Therapie wie bei der Malaria tropica empfohlen, da Knowlesi-Malaria aufgrund der schnellen und ungehemmten Vermehrungsrate der Parasiten im Blut schnell zu tödlichen Komplikationen führen kann. Resistenzen sind nicht bekannt.

21.1.8 Prognose

Das Krankheitsbild der komplizierten Malaria tropica kann sich bei Nichtimmunen innerhalb von Stunden dramatisch verschlechtern. Hierfür sind immunpathogenetische Ursachen verantwortlich, die charakteristische Veränderungen an allen Organen auslösen. Wird die Erkrankung überstanden, kommt es bei Erwachsenen nur in seltenen Fällen zu bleibenden neurologischen Ausfällen.

21.2 Dengue-Fieber und ähnliche Erkrankungen

Tomas Jelinek

21.2.1 Definition und Basisinformation

Dengue-Fieber (DF) ist die häufigste tropenspezifische Viruserkrankung, die nach Deutschland importiert wird (Meldezahlen > 1000 Fälle, Schätzung > 5000 Fälle/J.). Infektionen mit Dengue-Viren (vier verschiedene Serotypen, keine Kreuzimmunität) sind in den Tropen und Subtropen weit verbreitet mit endemischem und epidemischem Auftreten. Die Übertragung erfolgt durch tagaktive Aedes-Mücken, die Inkubationszeit beträgt 2–14 d. Verlauf als fieberhafte Allgemeinerkrankung, z. T. mit ausgeprägten Myalgien und Arthralgien (Breakbone Fever). Seltener bei Erstinfektion, meist erst bei erneuter Infektion kann es zu hämorrhagischem Dengue-Fieber (DHF) oder Dengue-Schocksyndrom (DSS) mit massiven Spontanblutungen bzw. Kreislaufzusammenbruch und hoher Letalität kommen (Pathogenese: krankheitsverstärkende Immunmechanismen bei Zweitinfektion mit einem anderen Serotyp). Chikungunya und Zika sind ebenfalls von Aedes übertragene Viren, die ähnliche, aber insgesamt mildere Krankheitsbilder verursachen. Insbesondere tritt das als Komplikation von Dengue typische hämorrhagische Fieber nicht auf. Eine bekannte Komplikation von Zika ist die Mikrozephalie des Neugeborenen bei Manifestation der Infektion im 2. oder 3. Trimenon. Bei Chikungunya werden zunehmend anhaltende, z. T. schwere Arthralgien dokumentiert („Long Chikungunya").

MERKE

Dengue ist mittlerweile die häufigste Fieberursache bei Tropenrückkehrern.

21.2.2 Symptomatik

Akute hoch fieberhafte Erkrankung mit Myalgien, Kopfschmerzen und variablem Exanthem; z. T. ausgeprägte Muskel-, Knochen- und Gelenkschmerzen. Gelegentlich Petechien, Schleimhautblutungen, ZNS-Beteiligung und Myokarditis. Schwere Verläufe (DHF, DSS) sind bei Reisenden sehr selten.

21.2.3 Diagnostik

Die Verdachtsdiagnose ergibt sich aus Anamnese (Aufenthalt im Endemiegebiet), klinischem Bild und hinweisenden Laborparametern (Thrombozytopenie, Neutropenie bei relativer Lymphozytose, wiederholt negativer dicker Tropfen). Bei unkomplizierten Erkrankungen kann mangels Konsequenzen auf eine spezifische Diagnostik verzichtet werden. Bei schweren Erkrankungen, insbesondere bei Verlauf als virales hämorrhagisches Fieber, sind virologische (Virusisolierung mittels Zellkultur, PCR, Nachweis NS1-Antigen) und serologische Untersuchungen unter Berücksichtigung aller differenzialdiagnostisch und epidemiologisch infrage kommenden Erkrankungen erforderlich.

PRAXISTIPP

Zur schnellen Einschätzung des potenziellen Schweregrads eines Dengue-Fiebers eignet sich ein Stauschlauchtest (Rumpel-Leede-Test). Zeigen sich hier Petechien am gestauten Arm, ist mit einer Blutungsneigung zur rechnen. In einem derartigen Fall sollte eine stationäre Überwachung erfolgen.

21.2.4 Differenzialdiagnose

Es gibt zahlreiche weitere Infektionen, darunter überwiegend virale Infektionen, die sich bei Tropenrückkehrern als DF-artige Erkrankung manifestieren.

Dengue-Fieber als fieberhafte Allgemeinerkrankung:

- Malaria
- Chikungunya
- Zika
- West-Nil-Fieber
- Pappataci-Fieber
- Zeckenbissfieber
- Tsutsugamushi-Fieber
- Rifttal-Fieber
- Influenza
- Masern

Dengue-Fieber mit besonders ausgeprägten Arthralgien:

- Ross-River-Virusinfektion
- Chikungunya
- Sindbis-Fieber
- O'nyong-nyong

DHF (Verlauf als virales hämorrhagisches Fieber, VHF):

- Gelbfieber
- Hanta-Virusinfektion
- Lassafieber
- Ebolafieber
- Marburg-Virusinfektion und andere VHF
- Leptospirose
- Malaria tropica
- Sepsis mit disseminierter intravasaler Gerinnung.

21.2.5 Therapie

Eine spezifische Therapie steht bei Dengue-Fieber, anderen Arboviren und anderen viralen hämorrhagischen Fiebern derzeit nicht zur Verfügung (Ausnahme: Ribavirin-Behandlung bei Lassafieber; verschiedene monoklonale Antikörper [Inmazeb® und Ebanga®] bei Ebolafieber).

Bei DHF, DSS und anderen VHF ist eine intensivmedizinische Behandlung erforderlich (Überwachung, Ausgleich von Hypovolämie, Hypoproteinämie und Elektrolytstörungen, ggf. Transfusionen und Substitution von Gerinnungsfaktoren). Monoklonale Antikörper befinden sich in der Zulassung.

Bei V. a. VHF mit hoher Kontagiosität (Lassafieber, Ebolafieber, Marburg-Virusinfektion u. a.) ist die Behandlung des Patienten einschließlich aller Laboruntersuchungen unter besonderen Infektionsschutzmaßnahmen in einem spezialisierten Zentrum erforderlich (Meldepflicht, Umgebungsuntersuchungen, Überwachungs- und Quarantänemaßnahmen; weitere Informationen unter www.rki.de/DE/content/Kommissionen/Stakob/Stakob_node.html).

21.3 Amöbenleberabszess

Tomas Jelinek

21.3.1 Definition und Basisinformation

Es handelt sich um eine fokale Infektion der Leber durch *Entamoeba histolytica,* die – ausgehend von einer Darminfektion – über das Pfortadersystem in die Leber verschleppt wurde und die eine sehr variable Inkubationszeit von 1 Wo. bis zu mehreren Jahren aufweist. Die Erstmanifestation während einer Amöbenkolitis (Amöbenruhr) ist möglich, oft jedoch ohne zeitlichen Zusammenhang oder ohne anamnestisch eruierbare Durchfallerkrankung (asymptomatische Darminfektion).

Verbreitet in warmen Ländern mit niedrigem hygienischem Standard, selten autochthone Infektionen in gemäßigten Zonen.

21.3.2 Symptomatik

Akuter bis schleichender Beginn mit abdominellen Schmerzen, am häufigsten im rechten Oberbauch (Ausstrahlung in Thorax, Rücken und Schulter möglich), und Fieber mit variablem Verlauf, z. T. mit Schüttelfrost.

Komplikationen: Perforation in Bauchhöhle, Pleuraraum oder Perikard, hämatogene Verschleppung in andere Organe (z. B. Gehirn).

MERKE

Patienten mit Amöbenleberabszess berichten typischerweise nicht über Durchfälle.

21.3.3 Diagnostik

Der Diagnoseverdacht ergibt sich aus klinischem Bild und Befund (druckschmerzhafte vergrößerte Leber, oft typischer Erschütterungsschmerz und rechtsseitiger Zwerchfellhochstand).

Die Diagnose beruht auf dem sonographischen Nachweis eines oder mehrerer Leberabszesse und dem gleichzeitigen Nachweis spezifischer Antikörper im Serum (ELISA, IFT, IHA und andere Verfahren). Computer- oder Kernspintomographie sind im Initialstadium (noch geringer Unterschied der Echodichte) und bei sehr kleinen Abszessen empfindlicher.

Die Serologie ist in der ersten Krankheitswoche gelegentlich negativ (kurzfristige Kontrolle innerhalb von Tagen). Eine diagnostische Punktion ist i. d. R. nicht erforderlich; der mikroskopische Nachweis von Amöben im Punktat gelingt häufig nicht. Ein Darmbefall ist in 50 % der Fälle nicht nachweisbar.

Es liegen eine Leukozytose und erhöhte Entzündungsparameter (BSG, CRP) vor. Leberenzyme und Cholestaseparameter sind nur gering- bis mäßiggradig erhöht; ein Ikterus tritt selten auf (prognostisch ernstes Zeichen).

21.3.4 Differenzialdiagnose

- Bakterielle Leberabszesse (*E. coli* und andere Enterobakterien, Streptokokken, Staphylokokken, Anaerobier)
- Sekundär infizierte Echinokokkose der Leber
- Melioidose

21.3.5 Therapie

Mittel der Wahl sind Nitroimidazole, insbesondere Metronidazol 3 × 10 mg/kg/d (max. 3 × 800 mg/d) über 10 d (**Empfehlungsgrad A;** Shirley et al. 2018). Bei ungenügendem Therapieerfolg kann zusätzlich Chloroquin (10 mg/kg KG/d) gegeben werden.

Nur bei drohender Perforation und bei Therapieversagen (z. B. bei bakterieller Sekundärinfektion) ist eine ultraschallgezielte Entlastungspunktion angezeigt (bakteriologische Untersuchung des Punktats). Keine Dauerdrainage, ggf. mehrfache Punktionen. Indikation zur operativen Therapie ist die Perforation.

Auch bei negativer Stuhluntersuchung ist eine anschließende Therapie mit Paromomycin (3 × 500 mg/d über 10 d) oder Diloxanidfuroat (3 × 500 mg/d über 10 d) zur Eliminierung eventuell im Darm vorhandener Amöben angezeigt. Diloxanidfuroat ist in Deutschland nicht zugelassen und muss über internationale Apotheken beschafft werden (Handelsname: Furamide®). Der Patient muss entsprechend aufgeklärt werden.

21.3.6 Verlaufskontrollen

Klinik, Entzündungsparameter, Sonographie (Organisation mit Zunahme der Echodichte und Rückbildung der Abszesse dauert meist Monate). Antikörpertiter fallen langsam ab. Rezidive sind extrem selten.

21.4 Viszerale Leishmaniose (Kala-Azar)

Tomas Jelinek

21.4.1 Definition und Basisinformation

Die viszerale Leishmaniose oder Kala-Azar ist eine durch Einzeller des *Leishmania-donovani*-Komplexes *(Leishmania [L.] infantum, L. donovani, L. chagasi),* selten durch *L. tropica,* ausgelöste Erkrankung. Leishmanien werden durch den Stich von Schmetterlingsmücken (Phlebotomen) übertragen und sind in vielen tropischen und subtropischen Gebieten verbreitet, auch im Mittelmeerraum. Intrazelluläre Vermehrung in Makrophagen und Monozyten; bei viszeraler Leishmaniose in allen Organen (v. a. Milz, Knochenmark, Leber und Lymphknoten).

Häufig sind asymptomatische Infektionen; es gibt Hinweise für lange Latenz (möglicherweise lebenslang). Erkrankungen treten gehäuft bei Kindern und bei Immunsupprimierten (z. B. AIDS) auf. Sehr variable Inkubationszeit (meist 3–6 Mon., Extreme von wenigen Tagen bis zu mehreren Jahren). Meist schleichender Beginn. Hohe Letalität der unbehandelten Erkrankung (> 90 %).

21.4.2 Symptomatik

Variables Fieber (z. T. undulierend), Gewichtsabnahme, abdominelle Schmerzen (Hepatosplenomegalie), z. T. Lymphadenopathie, Husten, Panzytopenie mit Anämie und Blutungsneigung. Im fortgeschrittenen Stadium Kachexie, Durchfälle, Aszites, Ödeme, Depigmentierung (aschfahles Kolorit) und zunehmende Abwehrschwäche mit häufigen Sekundärinfektionen.

Komplikationen und Todesursachen: Sepsis, Pneumonien, Hämorrhagien.

MERKE

Häufig zeigt sich klinisch das Bild einer atypischen Leukämie mit B-Symptomatik, Hepato- und Splenomegalie, Panzytopenie mit unreifen Formen im Differenzialblutbild und massiv erhöhter LDH, das zur Fehldiagnose führen kann. Hier sollte bei der Leber- oder Knochenmarkbiopsie auf die typischen intrazellulären Einschlusskörperchen geachtet werden.

21.4.3 Diagnostik

Der Diagnoseverdacht ergibt sich aus dem klinischen Bild sowie der Anamnese eines Aufenthalts in Endemiegebieten (diese reichen allerdings bis Norditalien!). Beweisend ist der mikroskopische Erregernachweis im Knochenmarkpunktat oder -biopsat (auch in Punktaten von Lymphknoten, Leber oder Milz) oder mittels PCR. Die störanfällige kulturelle Isolierung wird nur noch im Ausnahmefall angewandt. Spezifische Antikörper sind i. d. R. in hoher Konzentration nachweisbar (IFT, ELISA, Immunoblot). Bei Immunkompromittierten (z. B. AIDS) versagt die Immundiagnostik jedoch häufiger. Meist besteht eine Panzytopenie (Anämie, Leuko-, Thrombozytopenie) und eine polyklonale IgG-Vermehrung.

21.4.4 Differenzialdiagnose

Lymphome, Leukämien, Endokarditis, Malaria, Typhus abdominalis, Tuberkulose, Brucellose, Trypanosomiasen, hepatolienale Schistosomiasis und Kollagenosen.

21.4.5 Therapie

Zwei Substanzen haben sich durchgesetzt:

- **Miltefosin** (Impavido®): tägliche Dosis von 1,5–2,5 mg/kg KG p. o. Behandlungsdauer: 28 d. Die Kapseln sollen zu den Mahlzeiten eingenommen werden.
- **Liposomales Amphotericin B:** Die Gesamtdosis beträgt 20–30 mg/kg, verteilt auf mindestens 5 ED von jeweils 3–4 mg/kg über einen Zeitraum von 10–21 d (z. B. 3 mg/kg/d an den

Tagen 0, 1, 2, 3, 4 und 10 bei Immunkompetenten oder 4 mg/kg/d an den Tagen 0, 1, 2, 3, 4, 5, 10, 17, 24, 31 und 38 bei Immunsupprimierten; **Empfehlungsgrad A;** Chakravarty, Sundar 2019).

21.4.6 Verlaufskontrollen

Klinische Symptomatik, Hepatosplenomegalie und Panzytopenie bilden sich bereits während oder innerhalb weniger Wochen nach der Behandlung zurück. Die Antikörperspiegel fallen erst nach mehreren Monaten ab. Bei ungenügendem Therapieerfolg oder V. a. Rezidiv ist eine erneute Knochenmarkuntersuchung angezeigt (hohe Rezidivrate bei Patienten mit AIDS). Vor allem bei Immunsuppression kann die Leishmanien-PCR aus Knochenmark oder Blut längerfristig positiv bleiben, sodass die Interpretation von Verlaufskontrollen schwerfallen kann.

21.5 Schistosomiasis (Bilharziose)

Tomas Jelinek

21.5.1 Definition und Basisinformation

Infektion durch Trematoden (Saugwürmer) der Gattung *Schistosoma,* die in zahlreichen tropischen Ländern verbreitet ist und je nach Erregerart eine Blasenbilharziose (urogenitale Schistosomiasis) oder Darmbilharziose (intestinale Schistosomiasis) verursachen kann.

Die Infektion wird erworben durch Kontakt mit Süßwasser, das mit aus Zwischenwirtschnecken freigesetzten Infektionslarven (Zerkarien) verseucht ist. Diese dringen durch die intakte Haut ein und wandern unter Heranreifung zu erwachsenen Würmern in vesikalen (Blasenbilharziose durch *Schistosoma [S.] haematobium*) oder mesenterialen Venen (Darmbilharziose durch *S. mansoni, S. japonicum,* seltener auch durch *S. intercalatum* und *S. mekongi*). 1–3 (bis 6) Mon. nach Infektion beginnen die Würmer mit der Produktion von Eiern, die im Gewebe der ableitenden Harnwege (z. T. auch der Genitalorgane) bzw. der Darmwand eine chronische granulomatöse Entzündung verursachen. Vor allem bei Darmbilharziose wird ein Teil der Eier auch intravasal in die Leber verschleppt (hepatolienale Schistosomiasis mit periportaler Leberfibrose und konsekutiver portaler Hypertonie); seltener auch in andere Organe (Lunge, ZNS).

21.5.2 Symptomatik

- **Zerkariendermatitis:** juckendes papulöses Exanthem an der Eintrittsstelle der Infektionslarven
- **Akute Schistosomiasis (Katayama-Syndrom):** Fieber, Schüttelfrost, Myalgien, Urtikaria, trockener Husten, Oberbauchschmerzen und Durchfälle (2–8 Wo. nach Infektion).
- **Blasenbilharziose:** Hämaturie, Dysurie, Pollakisurie und Schmerzen im Urogenitalbereich; aszendierende Infektionen, Hydronephrose, gehäuft Blasenkarzinome (Präkanzerose)
- **Darmbilharziose:** Durchfälle (z. T. blutig), abdominelle Schmerzen (Kolitis, Hepatosplenomegalie), Symptome der portalen Hypertonie (Aszites, Anämie, Ösophagusvarizenblutung)
- **Weitere Komplikationen und Spätschäden:** Lungenfibrose (Dyspnoe, Cor pulmonale); ZNS-Beteiligung: Krampfanfälle und andere fokal-neurologische Symptome; transverse Myelitis (besonders bei *S. mansoni*)

21.5.3 Diagnostik

Der Verdacht einer Infektion ergibt sich aus der Anamnese einer Exposition zu potenziell verseuchten Süßgewässern in Endemiegebieten (Schwimmen, Durchwaten, gelegentlich auch durch Trinken) sowie ggf. aus der klinischen Symptomatik.

Die Diagnose einschließlich Artdifferenzierung beruht auf dem Nachweis der Eier in Stuhl oder Urin (Anreicherungsmethoden) oder Gewebe. Am sensitivsten ist der Einachweis aus Darmbiopsien (z. B. Rektumbiopsie mit submukösen Anteilen) bzw. Blasenbiopsien (histologische Serienschnitte; am sensitivsten: mikroskopische Quetschpräparate unfixierter Biopsate). Spezifische Antikörper (ELISA, IFT, Immunoblot) lassen sich in > 90 % der Fälle nachweisen. Die Immundiagnostik wird bei akuter Schistosomiasis und während der Präpatenzzeit (zwischen Infektion und Beginn der Eiablage) den einzigen Hinweis auf die Infektion geben. Die serologische Differenzierung zwischen den einzelnen Schistosomenarten ist nicht zuverlässig. Eine Bluteosinophilie ist bei akuter Schistosomiasis meist ausgeprägt, während sie in den chronischen Stadien oft fehlt.

MERKE

Zum parasitologischen Nachweis der Schistosomiasis müsste die Präpatenz bis zur Entwicklung von Eiern abgewartet werden, die dann im Stuhl oder Urin nachgewiesen werden können. Diese kann Monate betragen. Im Interesse der Patienten sollte die Therapie bereits bei serologischem Nachweis initiiert werden.

Bei der urogenitalen Schistosomiasis können sonographisch Verdickungen der Blasenwand und Stauungen der ableitenden Harnwege darstellbar sein. Periportale Fibrose und die Zeichen der portalen Hypertonie lassen sich ebenfalls sonographisch gut erfassen. Eigranulome in Gehirn oder Rückenmark können kernspintomographisch nachweisbar sein.

21.5.4 Therapie

Mittel der Wahl gegen alle Schistosomenarten und bei allen Krankheitsstadien ist Praziquantel. Die Wirkung gegen juvenile Schistosomen in frühen Erkrankungsstadien (Katayama-Syndrom) ist allerdings eingeschränkt. Reservemittel sind Oxamniquin (nur gegen *S. mansoni*) und Metrifonat (nur gegen *S. haematobium*), beide nur im Ausland verfügbar. Die empfohlene Praziquantel-Dosis bei Infektionen durch *S. haematobium, S. mansoni* oder *S. intercalatum* beträgt 1 × 40 mg/kg KG/d über 3 d. Bei Infektionen mit Nachweis von *S.-mekongi-* oder *S.-japonicum*-Eiern oder mit Nachweis von verschiedenen Spezies beträgt die Dosis 60 mg/kg KG/d über 3 d in jeweils 2 Dosen in 4- bis 6-h-Abstand (**Empfehlungsgrad B;** Lingscheid et al. 2017). Die Therapie sollte nach ca. 4–6 Wo. wiederholt werden. Bei schwer verlaufendem Katayama-Syndrom ist eventuell die Gabe von Kortikosteroiden erforderlich. Obstruktive Veränderungen der ableitenden Harnwege können eine operative Behandlung erfordern.

21.5.5 Verlaufskontrollen

Da die Schistosomenmittel nicht ovizid wirken, sollte frühestens 4 Wo. (maximale Lebensdauer der in den Eiern enthaltenen Larven) nach der Therapie kontrolliert werden, ob noch vitale Eier ausgeschieden werden. Antikörpertiter sind als alleinige Verlaufskontrolle ungenügend verwendbar. Bei persistierender Hämaturie nach Therapie einer Blasenbilharziose sollte stets an ein Blasenkarzinom gedacht werden (Zystoskopie).

21.6 Brucellose

Tomas Jelinek

21.6.1 Definition und Basisinformation

Die Brucellose ist eine Zoonose, die auf die Infektion mit *Brucella (B.) melitensis, B. abortus* oder *B. suis* (gramnegative, strikt aerobe kurze Stäbchen) zurückgeht und als Systemerkrankung einen potenziell chronischen Verlauf aufweist.

21.6.2 Epidemiologie

Weltweit werden jährlich ca. 500.000 Erkrankungsfälle gemeldet, vorwiegend in Asien, Lateinamerika, Afrika und den Mittelmeerländern. In Deutschland ist die Erkrankung selten (2021: 22 gemeldete Fälle, 2022: 52). Zur Infektion kommt es überwiegend durch den Verzehr nicht pasteurisierter Milchprodukte aus Ländern, in denen die Brucellose endemisch ist. Weitere Infektionswege bestehen über Aerosole, Hautverletzungen und die Konjunktiven. Erkrankung und Tod sind meldepflichtig. Die Gefahr der Laborinfektion ist zu berücksichtigen.

21.6.3 Symptomatik

Die wichtigsten klinischen Manifestationen sind das Maltafieber *(B. melitensis)* und der Morbus Bang *(B. abortus)*. Das Maltafieber hat eine Inkubationszeit von 1–3 Wo., der Krankheitsbeginn ist akut. Beim Morbus Bang sind die Inkubationszeit länger und der Krankheitsbeginn schleichend. Die Symptomatik ist unspezifisch: Fieber (teils undulierend) mit Kopfschmerzen, deutliche Abgeschlagenheit, Arthralgien, Myalgien, Nachtschweiß. 20–30 % der Patienten haben eine Hepatosplenomegalie. Das Blutbild zeigt eine Lymphozytose, in schweren Fällen begleitet durch Granulozytopenie, Anämie und Thrombozytopenie.

Bei 5 % der Patienten kommt es zu einem chronischen Verlauf mit Minderung der Leistungsfähigkeit, Fieber und Hepatosplenomegalie. Weiterhin können isolierte Organmanifestationen auftreten, typischerweise eine Spondylodiszitis mit paravertebralem Abszess, Hirn- und Lungenabszesse, eine Endokarditis sowie eine granulomatöse Hepatitis.

21.6.4 Diagnostik

Die Diagnose erfolgt kulturell (Blutkulturen, ggf. Kulturen von Aspiraten) und/oder serologisch. Die Kulturen müssen gelegentlich > 1 Wo. bebrütet werden; eine Mitteilung über den Infektionsverdacht an das Labor ist daher notwendig. Eine negative Blutkultur (häufiger bei subakuten Erkrankungen) schließt die Erkrankung nicht aus. Antikörper lassen sich mittels ELISA, KBR und Agglutination nachweisen. Die Interpretation serologischer Testergebnisse bezüglich chronischer Verläufe ist schwierig.

21.6.5 Therapie

Die Therapie der Wahl ist Doxycyclin (200 mg/d) in Kombination mit einem Aminoglykosid (Streptomycin oder Gentamicin) oder alternativ in Kombination mit Rifampicin (600–900 mg/d) oder einem Fluorochinolon p. o. für 6 Wo. (**Empfehlungsgrad A;** Herrick et al. 2021; Shakir 2021). Trotz guter In-vitro-Empfindlichkeit wird die Kombinationstherapie empfohlen, um die hohe Rezidivrate zu reduzieren. Komplikationen wie Spondylodiszitis, Meningoenzephalitis oder Endokarditis müssen länger, mit zusätzlichen oder alternativen Medikamenten behandelt werden.

21.7 Rickettsiosen

Tomas Jelinek

21.7.1 Definition und Basisinformation

Rickettsien sind gramnegative Bakterien, die durch Arthropoden übertragen werden. Erkrankungen mit Rickettsien sind in Mitteleuropa selten, Bedeutung haben sie als Reiseerkrankungen (➤ Tab. 21.3). Prävalenz und Inzidenzzahlen für Deutschland liegen nicht vor. Nager sind das Reservoir. Übertragungen von Mensch zu Mensch finden nicht statt. Zu den Rickettsiosen im weiteren Sinne zählen auch das Q-Fieber (➤ Kap. 19.11), das Wolhynische Fieber *(Bartonella quintana)* und Infektionen durch *Ehrlichia*.

Tab. 21.3 Rickettsien (R.): Überträger und Vorkommen

Spezies	Überträger	Vorkommen	Erkrankung
R. rickettsii	Zecken	USA	Rocky-Mountain-Fieber
R. africae	Zecken	Afrika, Antillen	Zeckenbissfieber
R. conorii	Zecken	Mittelmeerraum, Afrika	Mittelmeerfieber/ Bouronneuse-Fieber
R. sibirica	Zecken	Nordasien	Nordasienfieber
R. japonica	Zecken	Japan	Nordasienfieber
R. australis	Zecken	Australien	Queensland-Zeckenbiss-Fieber
R. akari	Milbe	USA, Nordasien, Afrika	Rickettsien-Pocken
R. prowazekii	Kleiderlaus	USA, Australien, Osteuropa	Epidemisches Fleckfieber
R. typhi	Rattenfloh	Weltweit (selten)	Muriner Typhus
Orienta tsutsugamushi	Milbe	Südpazifik, Australien, Asien	Tsutsugamushi-Fieber

21.7.2 Symptomatik und klinisches Bild

Den Rickettsiosen gemeinsam ist das Auftreten von Fieber und eines initial makulopapulösen Exanthems mit nachfolgenden Petechien. Allgemein- und neurologische Symptome (Myalgien, Kopfschmerz, Stupor, Ataxie) sind häufig. An der Bissstelle entsteht bei einigen Rickettsiosen eine Papel, die sekundär nekrotisiert und als trockenes schwarzes Ulkus auffällt (Tâche noire, Eschar). Dieses klinische Zeichen tritt bei Zeckenbiss- und Tsutsugamushi-Fieber regelmäßig auf und ist pathognomonisch für die Infektion. Ein makulöses Exanthem breitet sich meist vom Stamm zentrifugal aus. Lediglich beim nordamerikanischen Rocky-Mountain-Fleckfieber (RMSF) beginnt es regelhaft an Händen und Füßen. Bei Rickettsien-Pocken ist das Exanthem bläschenförmig. Vor allem Tsutsugamushi-Fieber und RMSF haben unbehandelt eine sehr ernste Prognose.

21.7.3 Diagnostik und Differenzialdiagnose

Die Diagnose kann klinisch bereits früh durch den Nachweis eines Eschar gestellt werden. Der Labornachweis erfolgt durch serologische Untersuchungen (ab dem 10. Krankheitstag) oder durch Hautbiopsie mit Immunfluoreszenz. Differenzialdiagnostisch müssen Viruserkrankungen mit entsprechenden Allgemeinsymptomen und Exanthem abgegrenzt werden. Rickettsien-Pocken werden am ehesten mit Varizellen verwechselt.

MERKE

Ein Eschar ist pathognomonisch für eine Rickettsiose und somit eine sofortige Therapieindikation. Hier muss keine weitere Diagnostik erfolgen.

21.7.4 Therapie

Therapie der Wahl ist Doxycyclin (200 mg/d) für 10–14 d.

21.8 Erkrankungen durch hochpathogene Erreger

Amrei von Braun

21.8.1 Einleitung

Erkrankungen durch hochpathogene Erreger, die nicht nur für die betroffenen Patientinnen und Patienten potenziell lebensbedrohlich sind, treten in Deutschland sehr selten auf. Um die bestmögliche Behandlung der Betroffenen zu gewährleisten und eine Verbreitung zu verhindern, wurde am Robert Koch-Institut (RKI) der **Ständige Arbeitskreis der Kompetenz- und Behandlungszentren für Krankheiten durch hochpathogene Erreger** (STAKOB) gegründet. Dieses Netzwerk umfasst sieben Behandlungszentren, die fachlich und baulich auf das Management hochkontagiöser Erkrankungen spezialisiert sind. Dabei beraten sie nicht nur hinsichtlich des Vorgehens bei Verdacht sowie der Diagnostik und Therapie, sondern stehen auch in engem Kontakt mit den im STAKOB beteiligten Gesundheitsämtern (sog. Kompetenzzentren) und koordinieren gemeinsam die entsprechenden Infektionsschutzmaßnahmen auf Landesebene. Auf den dazugehörigen Sonderisolierstationen finden regelmäßige Schulungen und Übungen zum Umgang mit persönlicher Schutzausrüstung zur Versorgung von Erkrankten mit hochkontagiösen oder neuartigen Erregern statt.

21.8.2 Definition und Vorgehen bei Verdacht

Unter dem Begriff **hochpathogene, lebensbedrohliche Erkrankung** (HKLE) werden Krankheitsbilder zusammengefasst, die vorwiegend viralen oder bakteriellen Ursprungs sind und im Wesentlichen die folgenden Kriterien erfüllen:

1. Leichte Übertragung von Mensch zu Mensch.
2. Wenige oder keine spezifischen Prophylaxe- oder Behandlungsoptionen.
3. Erkrankungen, die gemäß § 6 des Infektionsschutzgesetzes eine schwerwiegende Gefahr für die Allgemeinheit darstellen sowie besondere Maßnahmen und Vorbereitungen seitens der Gesundheitsbehörden erfordern.

Zur Hilfestellung bei der Abschätzung einer möglichen HKLE als Ursache einer unklaren (meist fieberhaften) Erkrankung nach einer Reise steht ein interaktiver Leitfaden für medizinisches Personal zur Verfügung (https://multimedia.gsb.bund.de/RKI/Flowcharts/HCID-FS/#/). Bei V. a. auf das Vorliegen einer HKLE ist das zuständige Gesundheitsamt und das zuständige STAKOB-Zentrum (www.rki.de/DE/Content/Kommissionen/Stakob) umgehend zu informieren. Stellt sich ein erster Verdacht als begründet heraus, ist das weitere Vorgehen regional eindeutig geregelt und wird eng durch die genannten Stellen koordiniert und begleitet.

21.8.3 Auswahl hochkontagiöser Erkrankungen (➤ Tab. 21.4)

Tab. 21.4 Hochkontagiöse Erkrankungen (Auswahl)

Viren (Virusfamilie)			
	Vorkommen u. Reservoir	**Übertragung u. Klinik**	**Diagnostik u Therapie**
Filoviren (RNA-Viren)			
Ebola 6 Spezies: • Zaire • Sudan • Taï Forest • Bundibugyo • Reston • Bombali	Subsahara-Afrika Reservoir: unbekannt; ggf. Flughunde, Fledermäuse	Kontakt- u. Tröpfchenübertragung; Inkubationszeit: 2–21 d Initial Fieber, Gliederschmerzen, Müdigkeit; nach 3–10 d Übelkeit/Erbrechen, Diarrhö; im späteren Verlauf innere u. äußere Blutungen Nach Genesung Post-Ebola-Syndrom möglich Sterblichkeit 30–90 %	Die Diagnose wird i. d. R. mittels PCR aus Körperflüssigkeiten gesichert. Die Therapie ist symptomatisch. Gegen die Spezies Zaire wurden in den USA monoklonale Antikörper zugelassen (z. B. REGN-EB3, mAB114) mit guter Wirksamkeit. Zur Prophylaxe stehen für Risikopopulationen 2 Impfstoffe zur Verfügung, die jedoch gesicherte Wirksamkeit nur gegen das Zaire-Ebolavirus aufweisen.
Marburg	Subsahara-Afrika Reservoir: Flughunde	Kontakt- u. Tröpfchenübertragung; Inkubationszeit: 2–21 d Initial Fieber, Kopf- u. Muskelschmerzen, Müdigkeit; ab dem 3. d Übelkeit, wässrige Diarrhö; ab dem 5. d innere u. äußere Blutungen Sterblichkeit 24–88 %	Die Diagnose wird i. d. R. mittels PCR aus Körperflüssigkeiten gesichert. Die Therapie ist symptomatisch.
Arenaviren			
Lassa	Westafrika (v. a. Sierra Leone, Guinea, Liberia, Nigeria) Reservoir: Vielzitzenmaus *(Mastomys natalensis)*	Kontakt mit infizierten Nagetieren o. deren Ausscheidungen bzw. kontaminierten Lebensmitteln; Mensch-zu-Mensch Übertragung durch Kontakt mit Körperflüssigkeiten; Inkubationszeit: 6–21 d. Zumeist asymptomatisch bis mild symptomatisch; Fieber, Myalgien, Husten, Übelkeit; ulzerierende Pharyngitis; Schleimhautblutungen: eine Minderheit entwickelt einen schweren Verlauf mit Schock. Sterblichkeit: 1–2 %.	Methode der Wahl ist die PCR aus Blut, Speichel, Urin, Liquor o. anderen Körperflüssigkeiten. Die Therapie ist symptomatisch. Ggf. Ribavirin (Off-Label-Use) u./o. Favipiravir (Off-Label-Use).
Flaviviren			
Gelbfieber	Viele Länder Afrikas südlich der Sahara ca. 15° nördlicher bis 18° südlicher Breite u. einige Länder in Südamerika u. der Karibik, z. B. Bolivien, Brasilien, Ecuador, Kolumbien u. Peru. Silvatischer Zyklus: Das Virus zirkuliert zwischen Mücken der Gattung *Aedes* u. Affen.	Stich einer infizierten Mücke (z. B. *Aedes aegypti)*; Inkubationszeit: 3–6 d 2 Phasen: 1. Fieber, Kopf- u. Gliederschmerzen, relative Bradykardie 2. Schwerer Verlauf mit inneren u. äußeren Blutungen (ca. 15 %) Gesamtsterblichkeit 10–20 %	PCR aus Blut während der ersten 2–5 d; im späteren Krankheitsverlauf eignet sich die Serologie. Die Therapie ist symptomatisch. Zur Prävention steht ein Lebendimpfstoff zur Verfügung.
Bunyaviren			
Krim-Kongo	Südosteuropa, Asien, Naher u. Mittlerer Osten; viele Regionen Afrikas Reservoir/Vektor: Hyalomma-Zecken, Nutz- u. Wildtiere	Stich einer infizierten Zecke, Kontakt mit infizierten Tierprodukten o. Körperflüssigkeiten; Inkubationszeit: 2–9 d Fieber, Kopf- u. Gliederschmerzen, Blutungen Sterblichkeit bis zu 50 %	PCR aus Blut o. anderen Körperflüssigkeiten, im späteren Krankheitsverlauf eignet sich die Serologie. Die Therapie ist symptomatisch. Ggf. Ribavirin (Off-Label-Use)
Rift Valley	Afrika, arabische Halbinsel Nutztiere (Schafe, Ziegen, Kühe, Kamele etc.)	Kontakt mit infizierten Tierprodukten; Stiche durch Mücken der Gattungen *Aedes* u. *Culex;* Inkubationszeit: 3–10 d Fieber, Kopf- u. Gliederschmerzen Etwa 5 % schwerer Verlauf mit hämorrhagischem Fieber, Meningoenzephalitis	PCR aus Blut, im späteren Krankheitsverlauf eignet sich die Serologie. Die Therapie ist symptomatisch. Ggf. Ribavirin (Off-Label-Use).

(Forts.)

Tab. 21.4 Hochkontagiöse Erkrankungen (Auswahl) *(Forts.)*

Viren (Virusfamilie)			
	Vorkommen u. Reservoir	**Übertragung u. Klinik**	**Diagnostik u Therapie**
Paramyxoviren			
Nipah	Süd- u. Südostasien; Nord- u. Ostaustralien; Madagaskar, einzelne Inseln des westlichen Pazifiks Reservoir: Flughunde; Zwischenwirt: Schweine	Kontakt zu durch Flughunde kontaminierten Früchten; Kontakt zu Ausscheidungen der Schweine; Mensch-zu-Mensch durch Kontakt mit infizierten Körperflüssigkeiten Asymptomatisch bis grippeähnliche Symptome; Fieber; Enzephalitis Sterblichkeit 40–70 %	Methode der Wahl ist die PCR z. B. aus Gewebe, Urin, o. Liquor. Die Therapie ist symptomatisch. Ggf. Ribavirin (Off-Label-Use).
Bakterien			
	Mikrobiologie	**Übertragung u. klinische Manifestation**	**Diagnostik u. Therapie**
Milzbrand *(Bacillus anthracis)*	Aerobe, grampositive Stäbchen Sporenbildner Sporen können im Erdboden Jahrzehnte überdauern Exotoxin- u. Kapselbildner	Weltweit verbreitete Zoonose; Infektion durch Kontakt mit o. Verzehr von infizierten Tieren (Land- u. Forstwirtschaft) o. Inhalation Einsatz als Biowaffe Hautmilzbrand Lungenmilzbrand Magen-Darm-Milzbrand Injektionsmilzbrand Milzbrandmeningitis	Mikroskopie, Kultur u. PCR stehen zur Verfügung. Antibiotische (Kombinations-)Therapie. Gängige Optionen sind: Penicillin G, Fluorchinolone, Clindamycin, Doxycyclin, Rifampicin, Vancomycin. Postexpositionsprophylaxe: Doxycyclin o. Fluorchinolon bis zu 60 d.
Pest *(Yersina pestis)*	Fakultativ anaerobe gramnegative Stäbchen Reservoir: Nagetiere; Vektor: infizierte Flöhe	Inhalation, Kontakt u. Injektion; Mensch-zu-Mensch durch Kontakt o. Tröpfchenübertragung (Lungenpest) Inkubationszeit 1–7 d Beulenpest Lungenpest	Mikroskopie, Kultur u. PCR stehen zur Verfügung. Antibiotische Therapie bereits bei Verdacht, Optionen sind z. B. Aminoglykoside, Fluorchinolone, Cotrimoxazol, Doxycyclin. Postexpositionsprophylaxe: Doxycyclin, Fluorchinolon o. Cotrimoxazol für 7 d.

LEITLINIEN

S1 Leitlinie Diagnostik und Therapie der Malaria 2021. https://www.awmf.org/leitlinien/detail/ll/042-001.html.

LITERATUR

Chakravarty J, Sundar S: Current and emerging medications for the treatment of leishmaniasis. Expert Opin Pharmacother 20(10) (2019) 1251–1265.

Herrick JA, Lederman RJ, Sullivan B et al.: Brucella arteritis: clinical manifestations, treatment, and prognosis. Lancet Infect Dis 14(6) (2014) 520–526.

Jelinek T: CRM Handbuch Reisemedizin. Thieme Verlag: Stuttgart (2023).

Lingscheid T, Kurth F, Clerinx J et al.: Schistosomiasis in European Travelers and Migrants: Analysis of 14 Years TropNet Surveillance Data. Am J Trop Med Hyg Aug 2; 97(2) (2017) 567–574.

Rajapakse S, Rodrigo C, Fernando SD: Tafenoquine for preventing relapse in people with Plasmodium vivax malaria. Cochrane Database Syst Rev Apr 29; (4) (2015) 1–55.

Shakir R: Brucellosis. J Neurol Sci 420(15) (2021) 117280.

Shirley DAT, Farr L, Watanabe K, Moonah S: A Review of the Global Burden, New Diagnostics, and Current Therapeutics for Amebiasis. Open Forum Infect Dis Jul; 5(7) (2018) ofy161. Published online 2018 Jul 5. doi:https://doi.org/10.1093/ofid/ofy161.

KAPITEL

22 Emerging Infections

Amrei von Braun

22.1 Einleitung

Unter dem Begriff Emerging Infections sind Infektionskrankheiten zu verstehen, die erstmalig auftreten oder deren Inzidenz oder geographisches Verbreitungsgebiet aktuell zunimmt oder droht in relevantem Ausmaß zuzunehmen.

Emerging Infections können bedingt sein durch:

- Vormals unbekannte Erreger
- Bekannte Erreger, die in neuen Gebieten vorkommen oder neue Populationen betreffen
- Bekannte Erreger, deren Relevanz bei bestimmten Erkrankungen bisher nicht bekannt war
- Bekannte Erreger, deren Erkrankungsinzidenz signifikant abgenommen hatte und aktuell wieder zunimmt (sog. Re-emerging Infections)

Zu den wesentlichen Faktoren, die die Neuentstehung, Verbreitung und das Wiederauftreten begünstigen, gehören die dichte Besiedlung von Ballungsräumen, die Nähe zwischen Mensch und Tier, die enge Verbindung unterschiedlicher Regionen durch Reisen sowie maßgeblich der Klimawandel (NIH 2007). Dieses Kapitel stellt exemplarisch drei Virusinfektionen vor, die derzeit zu den Emerging Infections gehören.

22.2 West-Nil-Virus

22.2.1 Definition und Basisinformation

Das West-Nil-Virus (WNV) gehört zur Familie der Flaviviren und wird in die Subtypen 1 und 2 eingeteilt. Es handelt sich um eine in vielen Teilen der Welt vorkommende Zoonose, welche insbesondere durch Zugvögel aus tropischen und subtropischen Gebieten nach Europa gelangt.

Die Culex-Mücke gilt als Hauptvektor für die Verbreitung des Virus. Sie überträgt WNV zwischen Vögeln sowie auf den Menschen und andere Säugetiere. Menschen sind jedoch Fehlwirte, sodass sie keine Virusquelle für Mücken und damit die weitere Verbreitung darstellen. Während in einigen Regionen Deutschlands eine Häufung der Infektionen im Spätsommer und Herbst zu verzeichnen ist, werden in Südeuropa aufgrund der für die Stechmücke günstigen klimatischen Bedingungen Infektionen bis in den November hinein verzeichnet.

Im Sommer 2019 wurden erstmals in Deutschland durch Mücken übertragene WNV-Infektionen beobachtet (Pietsch et al. 2020). Seither werden jedes Jahr zwischen 5 und 30 autochthone WNV-Infektionen gemeldet (Frank, Lachmann 2024). Aufgrund der sich verändernden klimatischen Bedingungen mit milden Wintern und langen, warmen Sommern ist damit zu rechnen, dass es weiterhin zu einer stetigen Zunahme der WNV-Infektionen kommt.

22.2.2 Symptomatik und klinisches Bild

Eine Infektion mit WNV verläuft in der Mehrzahl der Fälle asymptomatisch.

Nach einer Inkubationszeit von 2–14 d kommt es bei etwa 20 % der Infizierten zu Fieber mit grippeähnlichen Beschwerden, insbesondere Abgeschlagenheit, Kopf- und Gliederschmerzen. Ein stammbetontes makulopapulöses Exanthem kann vorhanden sein. In der Regel heilt die Infektion folgenlos aus.

In seltenen Fällen entwickelt sich im Verlauf die neuroinvasive Form der Erkrankung mit Meningitis und/oder Enzephalitis. Auch Muskelschwäche, schlaffe Lähmungen, und Entzündungen der Hirnnerven sind möglich. In diesen Fällen beträgt die Sterblichkeit ca. 5–10 %. Von schweren Verläufen sind v. a. ältere Menschen sowie Menschen mit Immunsuppression betroffen.

22.2.3 Diagnostik und Differenzialdiagnose

Diagnostik

- Virusdirektnachweis mittels PCR aus Blut, Serum, Urin oder Liquor in den ersten Tagen nach Symptombeginn.
- Antikörpernachweis mittels Serologie im Verlauf.
- Serologische Verlaufskontrolle zur Dokumentation einer Serokonversion oder eines vierfachen Anstiegs der spezifischen Antikörper.
- Eine Kreuzreaktionen mit anderen Flaviviren (Infektionen oder Impfungen) im ELISA ist möglich.

Differenzialdiagnosen

- FSME
- HIV, Syphilis
- Je nach Reiseanamnese: Denguevirus
- Bei neuroinvasiven Verlaufsformen zusätzlich: HSV, CMV, Enteroviren, bakterielle Meningitis, ggf. Mykobakterien

22.2.4 Therapie

Die Therapie des West-Nil-Fiebers ist rein symptomatisch. Eine kausale Behandlung steht nicht zur Verfügung.

22.3 Mpox-Virus

22.3.1 Definition und Basisinformation

Beim Monkeypox-Virus (MPXV) handelt es sich um ein behülltes DNA-Virus der Gattung Orthopoxvirus, welches Mpox auslöst. Kuhpockenviren sowie das humane Pockenvirus (Variola) sind enge Verwandte des Virus. Basierend auf ihrer Genetik werden MPXV in Kladen aufgeteilt, welche jeweils unterschiedliche geographische Verbreitungsmuster zeigen: die zentralafrikanische Klade I und die westafrikanische Klade II. Beide Kladen werden jeweils noch in a und b unterteilt.

Die Übertragung von Mensch-zu-Mensch erfolgt durch direkten Kontakt mit Körperflüssigkeiten oder den Pockenläsionen (Bläscheninhalt oder Schorf) sowie bei infizierten Schwangeren über die Plazenta auf den Fötus.

Während Mpox in vielen Regionen West- und Zentralafrikas seit den 1970er-Jahren bekannt ist, kam es im Jahr 2022 erstmals in vielen Ländern außerhalb Afrikas zu Fällen ohne Reiseanamnese in Endemiegebiete. Es entwickelte sich daraus ein globales Ausbruchsgeschehen durch die Klade IIb (Thornhill et al. 2022). Vor allem Männer, die Sex mit Männern haben (MSM), waren betroffen.

Im Lauf des Jahres 2023 kam es zu einem Anstieg von Infektion durch MPXV-Klade Ia und Ib in der Demokratischen Republik Kongo. Dieses regionale Infektionsgeschehen weitete sich auf die angrenzenden Nachbarländer aus, sodass im Herbst 2024 letztlich 15 Länder Subsahara-Afrikas betroffen waren (Masirika et al. 2024). Bis Ende September 2024 wurden der WHO über 30.000 Fälle, einschließlich >800 Todesfälle gemeldet. Zum Zeitpunkt des Erscheinens dieses Buchs ist der Ausbruch nicht kontrolliert.

22.3.2 Symptomatik und klinisches Bild

Nach einer Inkubationszeit von bis zu 21 d kann es zunächst zu einem Prodromalstadium mit Fieber, Gliederschmerzen, Abgeschlagenheit und schmerzhafter Lymphadenopathie kommen. Typisch für das Krankheitsbild Mpox sind Haut- oder Schleimhauteffloreszenzen, welche an allen Körperregionen auftreten können und verschiedene Stadien durchlaufen: Macula, Papula, Vesicula und Pustula. Die Effloreszenzen heilen schließlich verkrustend ab (➤ Abb. 22.1).

In der Regel verläuft Mpox moderat und nach 2–3 Wo. selbstlimitierend. Bakterielle Superinfektionen, Abszessbildungen und Augenbeteiligung gehören zu möglichen Komplikationen. Während des aktuellen Ausbruchsgeschehens in der Demokratischen Republik Kongo und angrenzenden Regionen wurden Todesfälle durch Dissemination und Organbeteiligung v. a. bei sehr jungen Betroffenen sowie immungeschwächten Menschen beobachtet.

22.3.3 Diagnostik und Differenzialdiagnose

Diagnostik

- Virusdirektnachweis mittels PCR aus trockenem Abstrich von Hautläsionen (Vesikelflüssigkeit) oder Krustenmaterial (Kruste mittels Pinzette in steriles Röhrchen)
- Bei hochgradigem klinischem Verdacht und (noch) fehlenden Effloreszenzen Virusdirektnachweis mittels PCR aus einem Rachenabstrich
- Bestimmung der Klade in Speziallaboren (z. B. Konsiliarlabor für Pockenviren)

Differenzialdiagnosen

- Windpocken, Kuhpocken und andere Pockenviren
- Herpes zoster, Herpes simplex
- Syphilis, Lymphogranuloma venerum

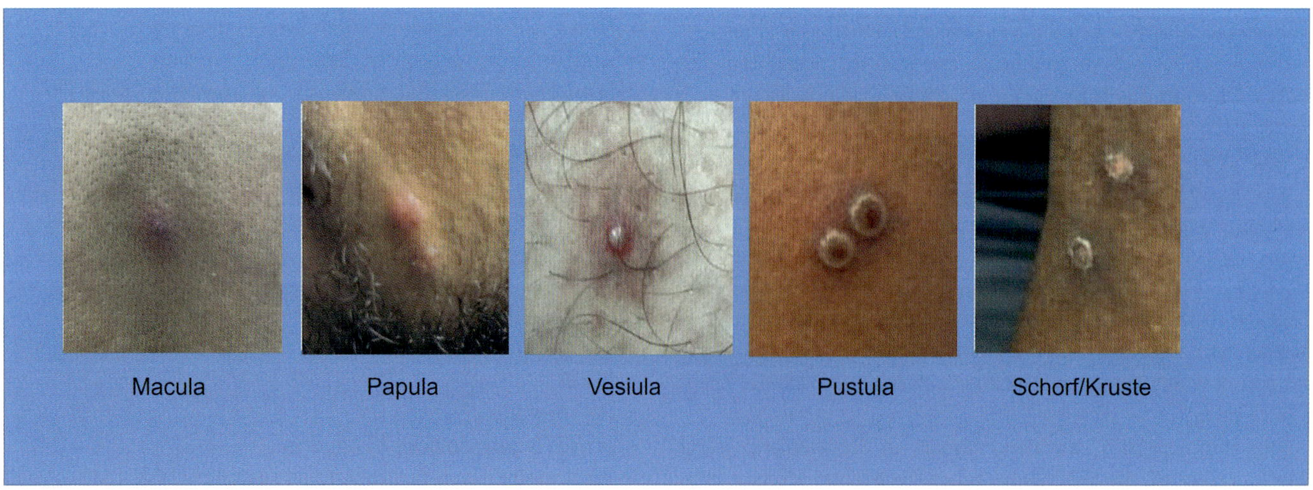

Abb. 22.1 Mpox-Stadien [F858-004]

22.3.4 Therapie

Die Behandlung von Menschen, die an Mpox erkrankt sind, erfolgt in erster Linie symptomatisch.

Seit Januar 2022 ist das Medikament **Tecovirimat** in der EU zur Therapie zugelassen. Es handelt sich dabei um einen antiviralen Wirkstoff, der die Bildung der Virushülle und die Freisetzung von Orthopoxviren über die Hemmung der Aktivität des viralen Proteins p37 unterbindet. Die Einnahme erfolgt p. o. alle 12 h über 14 d in gewichtsadaptierter Dosierung.

Bisher liegen unzureichende Daten zur Wirksamkeit von Tecovirimat vor, sodass die Indikation zur spezifischen Therapie nach Expertenmeinung am ehesten bei relevanter Immundefizienz zu evaluieren ist (RKI 2024).

Impfung

Zum Schutz gegen Mpox steht ein **Lebendimpfstoff** zur Verfügung (Jynneos® oder Imvanex®, modifiziertes Vacciniavirus Ankara), welcher s. c. verabreicht wird. Die Impfung ist in der Europäischen Union für Erwachsene ab einem Alter von 18 J. zugelassen. Die Grundimmunisierung erfolgt mit 2 Impfstoffdosen im Abstand von mind. 28 d (STIKO 2022).

Basierend auf den aktuellen Risiko-Nutzen-Bewertungen der Ständigen Impfkommission (STIKO) wird die Impfung derzeit nur bestimmten Personen empfohlen. Dabei kann die Impfung zur Postexpositionsprophylaxe innerhalb von 14 d nach Mpox-Kontakt bei asymptomatischen Personen sowie als Indikationsimpfung bei erhöhtem Infektionsrisiko eingesetzt werden.

Personen, die in der Vergangenheit gegen Pocken immunisiert wurden und nicht immungeschwächt sind, benötigen nur eine Impfung.

22.4 Oropouche-Virus

22.4.1 Definition und Basisinformation

Das Oropouche-Virus (OROV) ist ein von Gnitzen *(Culicoides paraensis)* und evtl. auch von Stechmücken übertragenes Virus der Familie *Peribunyaviridae*, Gattung *Orthobunyavirus*. Das Virus ist in Teilen Süd- und Mittelamerikas endemisch und führt dort regelmäßig und aktuell vermehrt zu Ausbrüchen.

Im Sommer 2024 wurden dem RKI in Deutschland die ersten Fälle reiseassoziierter Infektionen mit OROV übermittelt (Lachmann et al. 2022). Im September 2024 kam es zu einem gehäuften Auftreten von importierten OROV-Infektionen in Florida (USA). Alle Betroffenen hatten sich in Kuba mit dem Virus infiziert. Ob OROV durch einen europäischen Vektor übertragen werden kann, ist bisher noch unklar.

Im Zuge der aktuell steigenden Fallzahlen insbesondere in Brasilien gilt einer möglichen vertikalen Transmission des Virus besondere Aufmerksamkeit (Schwartz et al. 2024). Aufgrund von ersten Hinweisen auf Fehlbildungen bei Ungeborenen (Mikrozephalie) sowie Fehlgeburten bei Schwangeren mit OROV-Infektion wird die Surveillance von Schwangeren in Süd- und Mittelamerika derzeit ausgebaut.

22.4.2 Symptomatik und klinisches Bild

Das Oropouche-Fieber (OF) ist der Symptomatik einer Denguevirus-Infektion sehr ähnlich. Nach einer Inkubationszeit von 3–10 d kommt es zu Fieber, Muskel- und Gliederschmerzen sowie einem am Stamm beginnenden makulopapulösen Exanthem. Ferner können gastrointestinale Beschwerden wie Diarrhö auftreten. Die meisten symptomatischen Fälle verlaufen mild mit vollständiger Regredienz der Symptome nach ca. 1 Wo. Selten kann es jedoch zu einer aseptischen Meningitis oder Meningoenzephalitis sowie zu hämorrhagischen Verläufen mit Blutungskomplikationen kommen. Auch Todesfälle sind beschrieben (PAHO 2024).

22.4.3 Diagnostik und Differenzialdiagnose

Diagnostik

- Virusdirektnachweis mittels PCR aus dem Serum zu Beginn der symptomatischen Infektion
- Antikörpernachweis mittels Serologie (IgM i. d. R. ab dem 5. d der symptomatischen Infektion nachweisbar, im Verlauf IgG)

Differenzialdiagnosen

- Denguevirus, Zikavirus, Chikungunyavirus
- Malaria und Gelbfieber (je nach Reiseanamnese)

22.4.4 Therapie

Die Therapie des OF ist rein symptomatisch. Eine kausale Behandlung steht nicht zur Verfügung.

MERKE

Emerging Infections können bedingt sein durch:
- Vormals unbekannte Erreger
- Bekannte Erreger, welche in neuen Gebieten vorkommen oder neue Populationen betreffen
- Bekannte Erreger, deren Relevanz bei bestimmten Erkrankungen bisher nicht bekannt war
- Bekannte Erreger, deren Erkrankungsinzidenz signifikant abgenommen hatte und aktuell wieder zunimmt (sog. Re-emerging Infections)

LITERATUR

Frank C, Lachmann R: Saison 2024 stechmückenübertragener Krankheitserreger in Deutschland beginnt. Epid Bull 29 820249 14–16.

Lachmann R, Meincke M, Grünewald T et al.: Erste Oropouche-Fieber-Fälle in Deutschland unter Reiserückkehrenden aus Kuba. Epid Bull 31 (2024) 12–14.

Masirika LM, Udahemuka JC, Schuele L et al.: Ongoing mpox outbreak in Kamituga, South Kivu province, associated with monkeypox virus of a novel Clade I sub-lineage, Democratic Republic of the Congo, 2024. Euro Surveill. Mar;29(11) (2024) 2400106.

National Library of Medicine (NIH): Understanding Emerging and Re-emerging Infectious Diseases. (2007). www.ncbi.nlm.nih.gov/books/NBK20370/.

Pan American Health Organization (PAHO): www.paho.org/en/news/24-7-2024-qa-oropouche-fever.

Pietsch C, Michalski D, Münch J et al.: Autochthonous West Nile virus infection outbreak in humans, Leipzig, Germany, August to September 2020. Euro Surveill. 25(46) (2020) pii = 2001786.

Robert Koch-Institut (RKI): Hinweise zur Therapie von Mpox, Stand 06.09.2024. DOI 10.25646/10113.10. www.rki.de/stakob-handlungshinweise.

Schwartz DA Dashraath P, Baud D. Oropouche Virus (OROV) in Pregnancy: An Emerging Cause of Placental and Fetal Infection Associated with Stillbirth and Microcephaly following Vertical Transmission. Viruses 16 (2024) 1435.

Ständige Impfkommission (STIKO): Beschluss der STIKO für die Empfehlung zur Impfung gegen Affenpocken mit Imvanex (MVA-Impfstoff). Epid Bull 25/26 (2022) 3–4.

Thornhill JP, Barkati S, Walmsley S et al.: Monkeypox Virus Infection in Humans across 16 Countries. April–June 2022. N Engl J Med. Aug 25;387(8) (2022) 679–691.

III Infektionsprophylaxe und Antibiotic Stewardship

23 Multiresistente Erreger ... 283

24 Impfen – Allgemeine Grundlagen ... 291

25 Impfen im Alter ... 295

26 Impfen bei Immundefizienz ... 305

27 Reiseimpfungen ... 311

28 Antibiotic Stewardship (ABS) ... 317

29 Pharmakologische Aspekte ... 323

KAPITEL

23

Christina Bahrs

Multiresistente Erreger

23.1 Definition und Basisinformation

Unter multiresistenten Erregern (MRE) versteht man bakterielle Erreger mit Resistenz gegenüber mehreren Antibiotikaklassen. Resistenzentwicklung ist eine evolutionär optimierte bakterielle Überlebensstrategie (D'Costa et al. 2011). Insbesondere der übermäßige Gebrauch und Missbrauch von Antibiotika in Humanmedizin, Tierzucht oder Landwirtschaft sowie Probleme mit Maßnahmen der Infektionskontrolle haben zur raschen und andauernden Ausbreitung von multiresistenten bakteriellen Erregern geführt (Werner et al. 2023).

Eine rezente systematische Analyse der **Antimicrobial Resistance Collaborators** (ARC) bewertete die weltweite Krankheitslast durch MRE im Jahr 2019 (ARC 2022), wonach 1,27 Mio. Todesfälle direkt auf MRE zurückzuführen waren. Im Februar 2017 hat die Weltgesundheitsorganisation (WHO) erstmals eine globale Prioritätsliste für kritische Antibiotika-resistente Bakterien publiziert, welche 2024 bereits aktualisiert wurde (www.who.int). Die Gruppe mit höchster Priorität inkludiert bestimmte gramnegative bakterielle Erreger und zwar Carbapenem-resistente *Acinetobacter baumannii* sowie Enterobakterien (insbes. *Escherichia coli,* Klebsiellen, Serratien und Proteus) mit Resistenz gegenüber Carbapenemen bzw. 3.-Generations-Cephalosporinen. Im grampositiven Bereich haben Methicillin-resistenter *Staphylococcus aureus* (MRSA) und Vancomycin-resistente Enterokokken (VRE, insbesondere bei *Enterococcus faecium*) die größte klinische Bedeutung. Beide werden von der WHO in Prioritätsstufe 2 (mit hoher Priorität) aufgeführt. Zwar ist MRSA virulenter als VRE, allerdings sind invasive Infektionen durch MRSA weltweit rückläufig bzw. stagnieren. Invasive Infektionen durch VRE bleiben in Deutschland auf stabil hohem Niveau (21,6 % Vancomycin-Resistenz bei *E. faecium* 2021) und damit leicht oberhalb des EU-Durchschnitts (ECDC 2023). Carbapenem-resistente gramnegative Erreger bei invasiven Infektionen sind in Deutschland mit Ausnahme von *Pseudomonas aeruginosa* (Carbapenem-Resistenz 2021: 14,8 %) weiterhin selten (< 1 % bei *E. coli,* 0,8 % bei *K. pneumoniae,* 4,3 % bei *Acinetobacter* spp.). Entsprechend der Resistenzdaten von 2021 zeigte sich in Europa insbesondere für Carbapenem-resistente Klebsiellen und *Acinetobacter* weiterhin ein Nord-Süd- und West-Ost-Gefälle mit hohen Resistenzraten (teilweise > 50 %) im Süden und Osten (ECDC 2023).

Multiresistente gramnegative Erreger werden im deutschen Sprachraum unter dem Begriff MRGN zusammengefasst. Zur Klassifizierung von MRGN hat die Kommission für Krankenhaushygiene und Infektionsprävention am Robert Koch-Institut (KRINKO) 2012 eine Definition auf Basis der phänotypischen Resistenzeigenschaften gegenüber vier Leitantibiotikaklassen veröffentlicht (RKI 2012), welche 2019 aktualisiert wurde (RKI 2019). Als Leitantibiotikaklassen und Leitsubstanzen wurden ausgewählt:

- Acylureidopenicilline (Vertreter: Piperacillin),
- Cephalosporine der 3./4. Generation (Vertreter: Cefotaxim, Ceftazidim),
- Carbapeneme mit Pseudomonas-Wirksamkeit (Vertreter: Imipenem, Meropenem) und
- Fluorchinolone (Vertreter: Ciprofloxacin).

3MRGN sind definitionsmäßig resistent gegen 3 der 4 Antibiotikagruppen und 4MRGN sind gegen alle vier Antibiotikagruppen resistent und schließen die Panresistenz mit ein. Dabei sollen Ciprofloxacin-empfindliche, aber Carbapenem-resistente *Enterobacterales* oder *Acinetobacter spp.* auch als 4MRGN eingestuft werden. Zusätzlich werden gramnegative Erreger beim Nachweis einer Carbapenemase, einem Enzym das Carbapeneme spalten kann, unabhängig von der phänotypischen Resistenztestung ebenfalls als 4MRGN gewertet. Bei Infektionen im Kindesalter können Fluorchinolone bis zum Abschluss der Wachstumsphase nicht verwendet werden. Daher wurde der Begriff der „2MRGN NeoPäd" mit Resistenz gegenüber Acylureidopenicillinen und Cephalosporinen der 3./4. Generation eingeführt.

Carbapenemasen als Ursache für eine Carbapenem-Resistenz sind besonders häufig nachweisbar bei *Acinetobacter baumannii,* gefolgt von den folgenden Enterobacterales *Citrobacter freundii*-Komplex, *E. coli, K. pneumoniae* und *Enterobacter cloacae*-Komplex (Pfennigwerth, Schauer 2022). Carbapenemasen als Untergruppe der Betalaktamasen werden anhand ihrer Aminosäuresequenz in unterschiedliche Gruppen unterteilt und 3 der 4 Klassen nach Ambler (Klasse A, B und D) zugeordnet (➤ Abb. 23.1). Sowohl die klonale Ausbreitung also auch die Plasmid-vermittelte Übertragung tragen zum kontinuierlichen Anstieg der Inzidenz von Carbapenemase-produzierenden Bakterien bei (van Duin, Doi 2017). Zu den weltweit wichtigsten Carbapenemasen zählen die *Klebsiella pneumoniae*-Carbapenemase (KPC), die Verona-Integron-Metallobetalaktamase (VIM), die New-Delhi-Metallobetalaktamase (NDM) und die OXA-48-like-Carbapenemase (OXA-48). KPC ist die häufigste Carbapenemase bei Enterobacterales in den USA. In Europa findet sich die höchste Inzidenz im Mittelmeerraum, v. a. in Griechenland und Italien. Die Hauptlast der Carbapenemasen der MBL-Klasse scheint in Asien zu liegen, insbesondere NDM hat seinen Ursprung auf dem indischen Subkontinent (van Duin, Doi 2017). OXA-48 war auch 2021 weiterhin die häufigste Carbapenemase bei Enterobacterales in Deutschland, gefolgt von der häufigsten Metallobetalaktamase VIM-1. KPC-2 lag an 3. Stelle und NDM-1 an 4. Stelle. Es zeigte sich auch ein Anstieg der Isolate mit mehr als einer Carbapenemase (v. a. NDM-1 und OXA-48). Bei *Acinetobacter baumannii* blieb OXA-23 und bei *Pseudomonas aeruginosa* VIM-2 die häufigste Carbapenemase in Deutschland (Pfennigwerth, Schauer 2022).

Zum 01.01.2019 hat das European Committee on Antimicrobial Susceptibility Testing (EUCAST) die Definition der Kategorie „I" der antimikrobiellen Resistenztestung geändert (www.eucast.org). „I", vormals „intermediär", bedeutet in seiner neuen Definition „sensibel bei erhöhter Exposition" und „S" bedeutet „sensibel bei normaler Exposition". Zur aktuell gültigen Klassifizierung für MRGN bei Anwendung des EUCAST-Systems ➤ Tab. 23.1 (RKI 2019).

23.2 Symptomatik und klinisches Bild

Bei Kolonisation eines Patienten mit MRE (typischer Befund wären z. B. der Nachweis von VRE oder ESBL produzierende *Enterobacterales* im Stuhl bzw. MRSA-Nachweis im Nasenabstrich) besteht keine assoziierte Symptomatik (RKI 2014). Allerdings kann das Vorliegen einer Kolonisation mit MRE Ausgangspunkt für eine spätere schwere Infektion des Respirationstrakts (DGP 2024), der Haut- und Weichgewebe (Liu et al. 2011), des Urogenitaltrakts, der intraabdominellen Organe inklusive des Peritoneums (PEG 2018) oder einer (katheterassoziierten) Bakteriämie bis hin zur Sepsis (DSG 2018; Evans et al. 2021) sein.

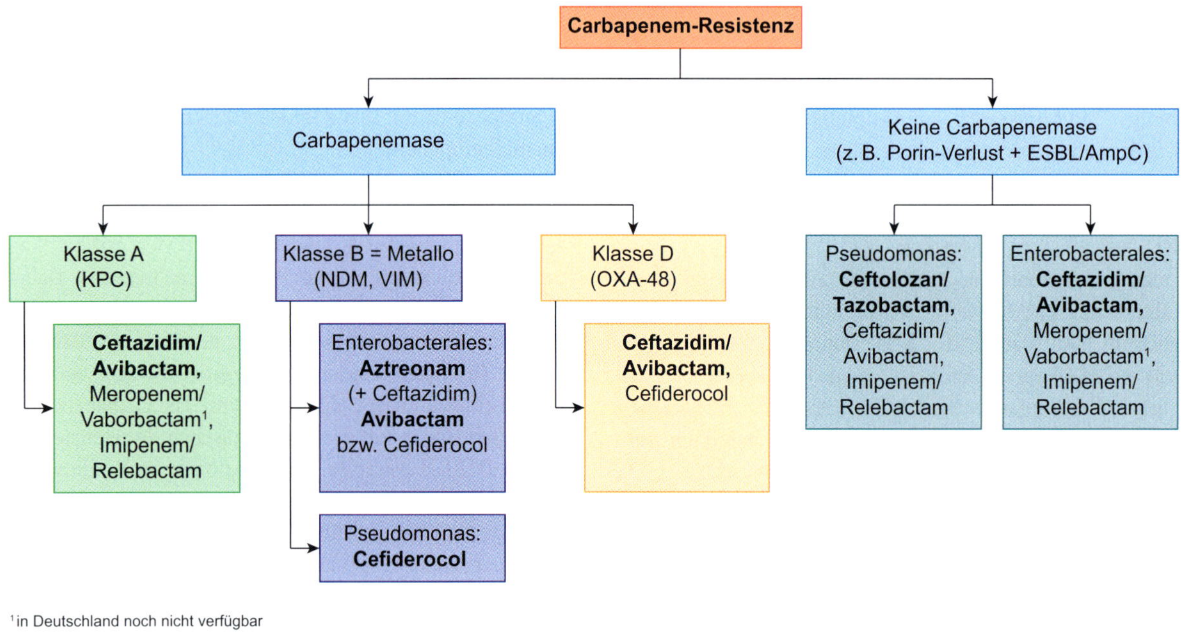

Abb. 23.1 Flussdiagramm zur optimierten Auswahl der neuen Betalaktam-Antibiotika zur Therapie von 4MRGN-Infektionen durch Enterobacterales bzw. *Pseudomonas aeruginosa* (adaptiert nach Tamma et al. 2024) [L231]

Tab. 23.1 Neue Klassifizierung multiresistenter gramnegativer Stäbchen auf der Basis ihrer phänotypischen Resistenzeigenschaften bei Anwendung des EUCAST-Systems (RKI 2019)

Antibiotika-gruppe	Leitsubstanz	*Enterobacterales*	*Pseudomas aeruginosa*			*Acinetobacter baumannii*	
		3MRGN[1]	4MRGN[2]	3MRGN[1]	4MRGN[2]	3MRGN[1]	4MRGN[2]
Acylureidopenicilline	Piperacillin	R	R	Nur eine der 4 Antibiotika-gruppen wirksam (S o. I)	R	R	R
Cephalosporine der 3./4. Generation	Cefotaxim u./o. Ceftazidim	R	R		R	R	R
Carbapeneme	Imipenem u./o. Meropenem	S o. I	R		R	S o. I	R
Fluorchinolone	Ciprofloxacin	R	R o. Nachweis einer Carbapenemase[3]		R o. Nachweis einer Carbapenemase[3]	R	R o. Nachweis einer Carbapenemase[3]

I = sensibel bei erhöhter Dosierung/Exposition; R = resistent; S = sensibel bei normaler Dosierung
[1]3MRGN = multiresistente gramnegative Stäbchen mit Resistenz gegen 3 der 4 Antibiotikagruppen
[2]4MRGN = multiresistente gramnegative Stäbchen mit Resistenz gegen alle 4 Antibiotikagruppen
[3]Unabhängig vom Ergebnis der phänotypischen Resistenzbestimmung für Carbapeneme sowie der anderen 3 Substanzklassen

23

23.3 Diagnostik

Der Nachweis eines MRE erfolgt i. d. R. mittels kultureller Anzucht und anschließender phänotypischer Resistenztestung, wobei die Bestimmung der minimalen Hemmkonzentration (MHK) mit E-Test oder Mikrobouillonverdünnungstest zuverlässigere Ergebnisse liefert, als der weitverbreitete Agardiffusionstest (Witte et al. 2004). Die Testung auf bekannte Resistenzgene mittels Polymerasekettenreaktion (PCR) kann als Schnelltest bei monogenetischen Resistenzen eingesetzt werden. Dazu gehören z. B. der Nachweis des mecA-Gens bei *S. aureus* (MRSA) oder der *vanA*- oder *vanB*-Gene bei *E. faecium* (VRE). Bei Carbapenem-resistenten Erregern (4MRGN) kann durch PCR das Vorhandensein einer Carbapenemase ausgeschlossen oder bestätigt werden, denn eine Carbapenem-Resistenz kann insbesondere bei *Pseudomonas aeruginosa* häufig durch einen Porin-Verlust in Kombination mit einer anderen Betalaktamase (ESBL/AmpC) oder durch die Überexpression von Exporterpumpen bedingt sein. Carbapenemase-Bildner haben aus krankenhaushygienischer Sicht ein höheres Gefahrenpotenzial. Eine molekulare Typisierung (Genotypisierung) multiresistenter Erreger wird im Ausbruchsfall durchgeführt und hat das Ziel, Isolate der gleichen Erregerspezies aufgrund von Unterschieden auf der Nukleinsäureebene zu differenzieren („genetischer Fingerabdruck") und somit einen Ausbruchsstamm (Klon) von anderen Erregern der gleichen Spezies abgrenzen zu können. Die folgenden Verfahren können für eine molekulare Typisierung bei Erregern nosokomialer Infektionen eingesetzt werden: Makrorestriktionsmuster, Multilocus-Sequenz-Typisierung (MLST), Sequenzanalyse von Genen und Genabschnitten, Amplified Fragment Length Polymorphism (AFLP), Ribotyping, PCR-Typisierung Random Amplified Polymorphic DNA (RAPD) oder Variable Number of Tandem Repeats (Witte et al. 2004).

23.4 Sanierung

Eine Sanierung bei Kolonisation mit einem MRE wird nur für MRSA empfohlen. Im Gegensatz zu MRSA kolonisieren MRGN und VRE den Intestinaltrakt. Ein nachhaltig erfolgreiches Sanierungskonzept für MRGN und VRE wurde bislang nicht publiziert.

Die MRSA-Sanierung beinhaltet die Applikation einer antibakteriellen Nasensalbe mit Mupirocin 2–3 ×/d für 5–7 d (Evidenzstärke Ib; RKI 2014) oder die Applikation eines lokalen Antiseptikums wie Octenidin (Evidenzstärke IIb; RKI 2014), z. B. bei Mupirocin-Resistenz, die mehrmals tägliche Anwendung einer antiseptischen Mund-/Rachenspüllösung (Evidenzstärke IIb; RKI 2014) und einmal tägliche Hautwaschungen inklusive Haarwäsche mit antiseptischen Seifen (Evidenzstärke IIb; RKI 2014). Begleitend sind Textilien und Gegenstände, die mit Haut oder Schleimhaut Kontakt haben, zu wechseln (Evidenzstärke IIb; RKI 2014). Seit 2012 ist die Durchführung einer Sanierung im ambulanten Sektor abrechnungsfähig.

Ein systematischer Review ausgewählter Experten des European Committee of Infection Control (EUCIC) der ESCMID spricht sich gegen eine routinemäßige Eradikationstherapie bei Kolonisation durch MRGN aus und fordert die Durchführung neuer prospektiver randomisiert kontrollierter Studien in Hochrisikopopulationen (neutropene Patienten, transplantierte Patienten bzw. Patienten auf der Intensivstation) zur Beurteilung der Wirksamkeit und der Langzeiteffekte entsprechender Maßnahmen bei mit MRGN besiedelten Carriern (Tacconelli et al. 2019).

23.5 Therapie

Der Nachweis einer Infektion durch einen MRE stellt im Regelfall eine Therapieindikation dar. Es sollten eine adäquate antimikrobielle Therapie entsprechend dem Resistogramm sowie – falls möglich – eine frühzeitige chirurgische Fokussanierung bzw. Entfernung von infiziertem Fremdmaterial (z. B. Katheter) durchgeführt werden (**Empfehlungsgrad A;** DSG 2018, Evans et al. 2021).

23.5.1 Therapieoptionen bei Infektionen durch MRSA

Insbesondere für die Therapie von **Infektionen durch MRSA** stehen mittlerweile viele neue Antibiotika zur Verfügung. Des Weiteren ist die Empfindlichkeit gegenüber verschiedenen „alten" Substanzen unverändert hoch (s. u.). Daher sollten zusätzlich zum Resistenzprofil der Infektionsfokus (z. B. kein Daptomycin bei pulmonaler Infektion, kein Cotrimoxazol, Doxycyclin oder Tigecyclin bei Blutstrominfektion) und die Krankheitsschwere berücksichtigt werden (**Empfehlungsgrad A;** Liu et al. 2011). Somit kann keine Empfehlung für eine universelle First-Line-MRSA-Therapie gegeben werden. Neben dem Standard-MRSA-Antibiotikum Vancomycin (**Empfehlungsgrad A;** DGP 2024, Liu et al. 2011) und dem zweiten Glykopeptid-Vertreter Teicoplanin (**Empfehlungsgrad B;** DGP 2017) steht eine größere Auswahl von weiteren wirksamen antimikrobiellen Substanzen zur Verfügung. Bezüglich zugelassener Indikationen sowie Stärken und Schwächen der einzelnen Substanzen ➤ Tab. 23.2.

Vancomycin hat folgende Nachteile: suboptimale Gewebepenetration, langsamere und schwächere Bakterizidie im Vergleich zu Betalaktam-Antibiotika, Nephrotoxizität, Ototoxizität und die Notwendigkeit eines therapeutischen Drugmonitorings. Daher werden für MRSA-Infektionen häufig neuere Antibiotika wie das Oxazolidinon Linezolid (**Empfehlungsgrad A;** DGP 2024; Liu et al. 2011), das zyklische Lipopeptid Daptomycin (**Empfehlungsgrad A;** Liu et al. 2011), das Glycylcyclin Tigecyclin (**Empfehlungsgrad B;** Liu et al. 2011) und das 5.-Generations-Cephalosporin Ceftarolin (**Empfehlungsgrad C;** DGP 2024; **Empfehlungsgrad B;** PEG 2018) eingesetzt. Weitere Antibiotika mit MRSA-Wirksamkeit, die in den letzten 10 J. in den USA bzw. in Europa zugelassen wurden, sind das 5. Generations-Cephalosporin Ceftobiprol, das neuere Oxazolidinon Tedizolid, die Lipoglykopeptide mit langer Halbwertszeit Oritavancin und Dalbavancin (**Empfehlungsgrad B;** PEG 2018) und das neue Fluorchinolon Delafloxacin (**Empfehlungsgrad C;** PEG 2018).

Im Unterschied dazu sind ältere Antibiotika wie Trimethoprim/Sulfamethoxazol, Doxycyclin oder Clindamycin eine valide The-

Tab. 23.2 Vergleichende Darstellung MRSA-wirksamer Antibiotika hinsichtlich der zugelassenen Indikationen sowie Stärken und Schwächen

Wirkstoff	Antibiotika-gruppe	Zugelassene Indikationen	Stärken	Schwächen
Vancomycin	Glykopeptid	Methicillin-resistente Staphylokokkeninfektionen Schwere Infektionen durch andere Vancomycin-sensible Erreger	Preisgünstig	Suboptimale Gewebepenetration Langsame Bakterizidie Nephro-, Ototoxizität Blutspiegelbestimmungen notwendig → Dosierung entsprechend Talzielspiegel 15–20 mg/l **Cave:** Redman-Syndrom bei zu rascher Applikation
Teicoplanin	Glykopeptid	Mittelschwere u. schwere Infektionen durch grampositive empfindliche Erreger	Lange HWZ (100 h), daher ambulante parenterale Therapie möglich Geringeres nephrotoxisches Potenzial im Vergleich zu Vancomycin	Teurer als Vancomycin Blutspiegelbestimmungen notwendig → Talzielspiegel abhängig von Indikation u. Schwere der Erkrankung, jedenfalls > 20 mg/l Ototoxizität, besonders bei eingeschränkter Nierenfunktion
Linezolid	Oxazolidinon	Ambulant erworbene u. nosokomiale Pneumonie Schwere Haut- u. Weichteilinfektionen	Gute Gewebepenetration Hohe orale Bioverfügbarkeit Geringe Nephrotoxizität	Bakteriostatische Wirksamkeit Blutbildkontrollen erforderlich wegen reversibler Myelotoxizität Zulassung nur für Therapiedauer von 28 d wegen Gefahr der Polyneuropathie (Optikusneuropathie) Bei gleichzeitiger Gabe von Monoaminooxidasehemmern serotonerges Syndrom möglich
Daptomycin	Zyklisches Lipopeptid	Komplizierte Haut- u. Weichteilinfektionen *S.-aureus*-Bakteriämie Rechtsherzendokarditis	Rasche Bakterizidie Geringe Nephrotoxizität	Teuer Inaktivierung durch Surfactant → keine Wirksamkeit bei Pneumonie Monitoring der Kreatinphosphokinase u. der Eosinophilen notwendig
Tigecyclin	Glycylcyclin	Komplizierte Haut- u. Weichteilinfektionen Intraabdominelle Infektionen	Breites Spektrum grampositiv u. -negativ (außer Pseudomonas)	Bakteriostatisch Kurze Verweildauer im Blut u. hohes Verteilungsvolumen (kein Einsatz bei Bakteriämie) Erhöhte Mortalität bei Pneumonie, insbesondere VAP[1], u. Dosierung laut Fachinformation
Ceftarolin	Cephalosporin der 5. Generation	Komplizierte Haut- u. Weichteilinfektionen Ambulant erworbene Pneumonie	Bakterizidie	Teuer Keine Studien zur MRSA-Pneumonie
Ceftobiprol	Cephalosporin der 5. Generation	Ambulant erworbene u. nosokomiale Pneumonie (außer VAP[1])	Bakterizidie	Teuer
Tedizolid	Oxazolidinon	Akute bakterielle Haut- u. Weichgewebeinfektionen	Auch wirksam gegen Linezolid-resistente Stämme Längere HWZ u. kürzere Therapiedauer als Linezolid	Teuer
Oritavancin	Lipoglykopeptid	Akute bakterielle Haut- u. Weichgewebeinfektionen	Lange HWZ (16 d) → ED ausreichend Auch wirksam bei VRE	Häufigste Nebenwirkungen, die in klinischen Studien zu einem Abbruch der Behandlung geführt haben, waren Zellulitis u. Osteomyelitis Wenig Erfahrungswerte aus klinischem Einsatz
Dalbavancin	Lipoglykopeptid	Akute bakterielle Haut- u. Weichgewebeinfektionen	Lange HWZ (2 Wo.) → abhängig von der Initialdosis 1 ×-Gabe ausreichend für 7 d (1 g) bzw. 14 d (1,5 g). Bei Off-Label-Einsatz von 1,5 g i.v. an d 1 und 8 ausreichende Blutspiegel für 6–8 Wo. Günstigeres Nebenwirkungsprofil als Vancomycin	Teuer

Tab. 23.2 Vergleichende Darstellung MRSA-wirksamer Antibiotika hinsichtlich der zugelassenen Indikationen sowie Stärken und Schwächen *(Forts.)*

Wirkstoff	Antibiotika-gruppe	Zugelassene Indikationen	Stärken	Schwächen
Delafloxacin	Fluorchinolon	Akute bakterielle Haut- u. Weichgewebeinfektionen	Breites Spektrum gram-positiv/-negativ, anaerob u. atypische Erreger p. o. u. i. v. verfügbar	Wenig Erfahrungswerte aus klinischem Einsatz Nebenwirkungsprofil ähnlich anderer Fluorchinolone (wie irreversible Sehnenschäden, periphere Neuropathien, Aortenaneurysma) kann nicht ausgeschlossen werden
Trimethoprim/Sulfamethoxazol	Diaminopyrimidin-Sulfonamid-Kombination	Infektionen durch empfindliche Erreger	Bakterizidie Hohe Bioverfügbarkeit	Myelodepression Kontraindiziert bei schweren Leberschäden Schwere Hautreaktionen möglich
Doxycyclin	Tetrazyklin	Infektionen durch empfindliche Erreger	Hohe Bioverfügbarkeit	Bakteriostatisch Kontraindiziert bei schweren Leberfunktionsstörungen
Clindamycin	Lincosamid	Infektionen durch empfindliche Erreger	Hohe Bioverfügbarkeit	Bakteriostatisch MRSA häufig resistent
Rifampicin	Rifamycin	Infektionen durch empfindliche Erreger	Gute Biofilmwirksamkeit Hohe Bioverfügbarkeit	Nur als Kombinationstherapie
Fosfomycin	Epoxidantibiotikum	Infektionen durch empfindliche Erreger	Gute Gewebegängigkeit	Nur als Kombinationstherapie

[1]VAP = Ventilator Associated Pneumonia, beatmungsassoziierte Pneumonie

rapiealternative bei noch vorhandener Empfindlichkeit und leichten Infektionen im ambulanten Bereich (**Empfehlungsgrad B;** Liu et al. 2011). In einer randomisiert kontrollierten Studie war eine Kombinationstherapie mit Trimethoprim/Sulfamethoxazol (160 mg/800 mg 3 ×/d) und Rifampicin (1 × 600 mg/d) einer Therapie mit Linezolid (2 × 600 mg/d) bei MRSA-Infektionen nicht unterlegen (klinische Erfolgsrate 78,7 % vs. 74,7 %; Evidenzstärke Ib; Harbarth et al. 2015).

Als Kombinationspartner für fremdkörperassoziierte MRSA-Infektionen, insbesondere bei Prothesenendokarditis oder deviceassoziierten Knochen- und Gelenkinfektionen, steht neben Rifampicin (**Empfehlungsgrad A;** ESC 2023; Osmon et al. 2013) auch Fosfomycin (**Empfehlungsgrad B;** ESC 2023; PEG 2018) im klinischen Einsatz.

In einer randomisiert kontrollierten nicht verblindeten Studie bei Patienten mit MRSA-Bakteriämie (davon hatten 11,6 % eine Endokarditis) erzielte die Kombinationstherapie mit Daptomycin in Hochdosis (10 mg/kg KG) plus Fosfomycin (2 g i. v. alle 6 h) eine um 12 % höhere Therapieansprechrate im Vergleich zu einer Daptomycin-Monotherapie (Evidenzstärke Ib; Pujol et al. 2021). Der Unterschied in der Therapieansprechrate war allerdings statistisch nicht signifikant und in der Gruppe mit Kombinationstherapie traten häufiger Nebenwirkungen auf, die zu einer Therapieunterbrechung führten (17,6 % in der Gruppe mit Kombinationstherapie vs. 4,9 % in der Gruppe mit Monotherapie). Fosfomycin sollte aufgrund der raschen Resistenzentwicklung durch Punktmutationen nicht als Monotherapeutikum verabreicht werden (Ausnahme: untere Harnwegsinfektionen). Auch Rifampicin darf aufgrund rascher Resistenzentwicklung unter Monotherapie nur in Kombination eingesetzt werden.

23.5.2 Therapieoptionen bei Infektionen durch VRE

Im Unterschied zu Infektionen durch MRSA sind die Therapieoptionen bei **VRE-Infektionen** beschränkt. Im Gegensatz zu MRSA und MRGN gilt VRE – wie alle Enterokokken – nicht als Erreger einer Pneumonie (DGP 2024). Die Relevanz eines VRE-Nachweises muss immer überprüft werden und ist nur dann zweifelsfrei, wenn der Nachweis aus primär sterilem Material (Blutkultur, Punktion) erfolgt. Als Antibiotika stehen derzeit in erster Linie Linezolid, Daptomycin und Tigecyclin (dieses nur für abdominellen Fokus) im klinischen Einsatz (Bahrs et al. 2023). Bei VRE mit dem *vanB*-Resistenzgen können außerdem Teicoplanin und Dalbavancin eine Wirkung zeigen.

Weitere zukünftige Therapiealternativen sind das neue Oxazolidinon Tedizolid, das Fluorozyklin Eravazyklin (wie Tigecyclin nur bei abdominellem Fokus) und das Lipoglykopeptid Oritavancin. Prospektive randomisierte klinische Studien für das optimale Management von VRE-Infektionen liegen nicht vor. Ein systematischer Review und eine Metaanalyse bei Patienten mit VRE-Bakteriämie konnten für die mit Daptomycin behandelten Patienten (unabhängig von der Höhe der Daptomycin-Dosierung) im Vergleich zu mit Linezolid behandelten Patienten eine nicht signifikant höhere 30-Tages-Mortalität (OR 1,27, 95 % CI 0,99–1,63) und ein signifikant niedrigeres Risiko für eine Thrombozytopenie zeigen (Evidenzstärke IIa; Shi et al. 2020). In der Subgruppenanalyse von Studien, in denen Daptomycin zumindest in einer Dosierung > 6 mg/kg KG eingesetzt wurde, zeigte sich für die Patienten in der Daptomycin-Gruppe aber eine gleiche Mortalität (OR 0,92) und zumindest ein Trend (p > 0,05) für eine höhere klinische Erfolgsrate (OR 1,61), eine höhere mikrobiologische Eradikationsrate (OR 2,09) und ein niedrigeres Risiko für einen Bakteriämie-Relapse (0,47) im Vergleich zur Linezolid-Gruppe. Da Enterokokken eine höhere Daptomycin-MHK als Staphylokokken aufweisen, sollte Daptomycin hier mit Hochdosis 10–12 mg/kg/d eingesetzt werden. Allerdings muss beim Einsatz von Daptomycin nicht nur die Dosierung, sondern auch die MHK des Erregers berücksichtigt werden. Entsprechend dem EUCAST-Positionspapier von 2020 zeigen PK/PD-Studien, dass auch mit Daptomycin in Hochdosis mit 10–12 mg/kg/d eine sichere Therapie von Blutstrominfektionen und Endokarditis durch Enterokokkenisolate am oberen Ende der Wildtypverteilung (bei *E. faecalis* mit einer MHK von ≥ 4 mg/l, bei *E. faecium* mit einer MHK von ≥ 4–8 mg/l) nicht möglich ist (Turnidge et al. 2020).

Tigecyclin wird aufgrund seiner bakteriostatischen Wirksamkeit und seiner kurzen Verweildauer im Blut zur Therapie einer Bakteriämie nicht empfohlen. Sollte bei Nachweis von VRE Empfindlichkeit gegenüber Ampicillin bestehen (gilt i. d. R. nur für *Enterococcus faecalis*) ist immer das Aminopenicillin das Mittel der ersten Wahl. Die rezente ESC-Leitlinie zum Management der Endokarditis empfiehlt bei VRE eine Kombinationstherapie mit Hochdosis-Daptomycin plus entweder einem Betalaktam-Antibiotikum (Ampicillin, Ertapenem oder Ceftarolin) oder Fosfomycin (**Empfehlungsgrad A;** ESC 2023). Die Empfehlung zur Daptomycin-Kombinationstherapie mit ausgewählten Betalaktam-Antibiotika (s. o.) beruhen in erster Linie auf In-vitro-Daten, bei denen synergistische Wirksamkeit gezeigt werden konnte (Smith et al. 2015). In einer rezent publizierten retrospektiven Kohortenstudie bei Patienten mit VRE-Bakteriämie konnte die Gesamtmortalität in der Gruppe mit Daptomycin und Fosfomycin signifikant im Vergleich zur Gruppe mit Daptomycin-Monotherapie reduziert werden (Gesamtmortalität 77,3 % vs. 47,9 %; Evidenzstärke IIb; Tseng et al. 2023). Klassische Nebenwirkungen von Fosfomycin traten signifikant häufiger in der Gruppe mit Fosfomycin auf: mehr Hypernatriämie (10,4 % vs. 2,8 %) und mehr Hypokaliämie (33,3 % vs. 15,3 %).

23.5.3 Therapieoptionen bei Infektionen durch 3MRGN

Zur Therapie von schweren systemischen **Infektionen durch 3MRGN** ist eine Monotherapie mit einem Carbapenem wie Ertapenem (dieses aber nicht bei kritisch kranken Patienten oder Hypalbuminämie, **cave:** keine Wirksamkeit bei *Pseudomonas aeruginosa*), Meropenem oder Imipenem wirksam (**Empfehlungsgrad A;** ESCMID 2022; Tamma et al. 2024). Nach klinischer Stabilisierung und gutem Ansprechen kann eine Deeskalation vom Carbapenem auf eine weitere sensibel getestete Option wie z. B. Cotrimoxazol erfolgen (**Empfehlungsgrad B;** ESCMID 2022; Tamma et al. 2024). Beim unkomplizierten Harnwegsinfekt werden orale Alternativen wie Nitrofurantoin (5–7 d), Fosfomycin-Trometamol (Einmalgabe), Pivmecillinam (3 d) und Nitroxolin (5 d) empfohlen (**Empfehlungsgrad A;** DGU 2024), wenn sie empfindlich getestet sind. Allerdings scheint es Unterschiede in der Wirksamkeit der unterschiedlichen Regime zu geben. In einer randomisiert kontrollierten Studie bei Patientinnen mit unkomplizierter Zystitis war die Fosfomycin-Einmalgabe (1 × 3 g) einer 5-d-Therapie mit Nitrofurantoin (3 × 100 mg) im klinischen und mikrobiologischen Ansprechen unterlegen (Huttner et al. 2018). Für nicht schwere komplizierte Harnwegsinfektionen durch 3MRGN-Enterobacterales werden bei In-vitro-Empfindlichkeit insbesondere Cotrimoxazol (**Empfehlungsgrad B;** ESCMID 2022; Tamma et al. 2024) oder eine Aminoglykosid-Kurzzeittherapie (**Empfehlungsgrad B;** ESCMID 2022) empfohlen.

Carbapenem-sparende Regime für systemische Infektionen durch 3MRGN wurden in der Literatur in den letzten Jahren kontrovers diskutiert. Allerdings hat eine multinationale randomisiert kontrollierte Studie bei Patienten mit Blutstrominfektionen durch Ceftriaxon-resistente *E. coli* und *Klebsiella pneumoniae* eine signifikant erhöhte 30-Tages-Gesamtmortalität für Patienten, die mit Piperacillin/Tazobactam (4 × 4,5 g/d i. v.) im Vergleich zu Meropenem (3 × 1 g/d i. v.) behandelt wurden (12,3 % in der Piperacillin/Tazobactam-Gruppe vs. 3,7 % in der Meropenem-Gruppe), gezeigt (Evidenzstärke b; Harris et al. 2018). Der Unterschied im Gesamtüberleben hatte sich sogar für die Subgruppe von Patienten, mit dem eigentlich gut zu behandelnden Fokus Harnwege, bestätigt. Allerdings war die Empfindlichkeitsprüfung der lokalen Zentren für Piperacillin/Tazobactam teilweise ungenau. Bei Überprüfung der Resistenztestung aus allen verfügbaren Isolaten zeigte sich, dass ein Teil der Isolate gegenüber Piperacillin/Tazobactam resistent war. Nach Ausschluss der Stämme mit einer Piperacillin/Tazobactam-MHK > 16 mg/l reduzierte sich der absolute Risikoanstieg in der Mortalität von 9 % auf nur mehr 5 % (Henderson et al. 2021). Das Ergebnis dieser RCT-Studie wird von den Leitlinien unterschiedlich interpretiert. Die europäische Leitlinie (ESCMID) empfiehlt weiterhin den Einsatz von Piperacillin/Tazobactam bei leichten Infektionen durch gegenüber 3.-Generations-Cephalosporinen resistente Enterobacterales (**Empfehlungsgrad B;** ESCMID 2022), wohingegen die amerikanischen Empfehlungen (jährlich aktualisierte IDSA Guidance) Piperacillin/Tazobactam nur mehr bei unkomplizierter Zystitis durch ESBL-Enterobacterales mit klinischem Ansprechen vorsieht (Tamma et al. 2024).

23.5.4 Therapieoptionen bei Infektionen durch 4MRGN

Die größte therapeutische Herausforderung stellen allerdings systemische **Infektionen durch 4MRGN** dar. In den letzten Jahren haben die neuen Betalaktam-Betalaktamaseinhibitor-Kombinationen aufgrund besserer Wirksamkeit und geringer Toxizität (v. a. weniger Nephrotoxizität) Colistin-basierte (bzw. auch Aminoglykosid-basierte) Kombinationstherapien aus der Therapie von 4MRGN-Infektionen durch Enterobacterales oder Pseudomonas, mit Ausnahme bei unkomplizierter Zystitis, zunehmend verdrängt (Evidenzstärke IIb; Pogue et al. 2020; Yang et al. 2023). Um aber eine rasche Resistenzentwicklung gegenüber den neuen Antibiotika (Ceftolozan/Tazobactam, Ceftazidim/Avibactam, Meropenem/Vaborbactam, Imipenem/Relebactam und Cefiderocol) zu vermeiden, soll ihr Einsatz auf die Therapie von 4MRGN-Infektionen beschränkt werden (**Empfehlungsgrad B;** ESCMID 2022; Tamma et al. 2024). Für die

23

Therapieauswahl ist hier entscheidend, ob die Carbapenem-Resistenz durch das Vorliegen einer Carbapenemase, bedingt ist, und welche spezielle Carbapenemase/n vorliegt/en (➤ Abb. 23.1).

Für Infektionen durch 4MRGN-Pseudomonas ohne Nachweis einer Carbapenemase ist die Kombination mit einem neuen Cephalosporin und einem alten Betalaktamaseinhibitor Ceftolozan/Tazobactam derzeit das Mittel der Wahl (**Empfehlungsgrad B;** ESCMID 2022; Tamma et al. 2024). Ceftolozan ist ein neues Cephalosporin, das stabil gegen häufige Resistenzmechanismen von Pseudomonas wie Porin-Verlust, chromosomale AmpC oder Mutation von Effluxpumpen ist.

Die neuen Betalaktam/Betalaktamaseinhibitor-Kombinationen Meropenem/Vaborbactam (derzeit noch nicht in Deutschland verfügbar), Imipenem/Relebactam und Ceftazidim/Avibactam sind wirksam gegenüber Klasse-A-Carbapenemasen (wie KPC). Ceftazidim-Avibactam weist aber zusätzlich auch Wirksamkeit gegenüber der Klasse-D-Carbapenemase OXA-48 (häufigste Carbapenemase bei Enterobacterales in Deutschland) auf, und ist daher Mittel der ersten Wahl bei Therapie von Infektionen durch OXA-48-produzierende Enterobacterales (Tamma et al. 2024). Eine alternative Therapie bei entsprechenden Infektionen, aber In-vitro-Resistenz von Ceftazidim-Avibactam wären Tigecyclin oder Eravacyclin (beide nur bei intraabdomineller Infektion) bzw. Cefiderocol (Tamma et al. 2024). Das neue Siderophor-Cephalosporin Cefiderocol zeigt in vitro breite Wirksamkeit gegen Carbapenem-resistente Enterobacterales, *Pseudomonas* spp. und *Acinetobacter* spp. sowie Stenotrophomonas. Es ist Mittel der ersten Wahl für 4MRGN-Infektionen durch Enterobacterales oder Pseudomonas mit Nachweis einer Metallobetalaktamase (NDM, VIM etc.) (**Empfehlungsgrad B;** ESCMID 2022; Tamma et al. 2024). In einer randomisiert kontrollierten Studie (CREDIBLE-CR-Studie) bei schweren Infektionen (Blutstrominfektionen, nosokomiale Pneumonien inkl. VAP oder komplizierte Harnwegsinfektionen) durch Carbapenem-resistente gramnegative bakterielle Erreger, hatte sich allerdings eine erhöhte Sterblichkeit in der Cefiderocol-Gruppe (meist Monotherapie) im Vergleich zur am besten verfügbaren Therapie (meist Colistin-basierte Kombinationstherapie) gezeigt: Gesamtsterblichkeit 33,6 % vs. 18 % (Evidenzstärke Ib; Bassetti et al. 2021). Der Letalitätsunterschied war besonders hoch beim Nachweis von Infektionen durch *Acinetobacter* spp. (Gesamtsterblichkeit 50 % vs. 18 %). Als neue Therapieoption zur Kombinationstherapie für Carbapenem-resistente *Acinetobacter baumanii* wird in Kürze Sulbactam-Durlobactam zur Verfügung stehen (Evidenzstärke Ib, Kaye et al. 2023). Durlobactam ist ein neuer Betalaktamaseinhibitor, der potent Klasse-A-, -C- und -D-Betalaktamasen inhibieren kann und speziell für die Therapie von multiresistenten *Acinetobacter* spp. entwickelt wurde. Die IDSA empfiehlt daher zur Therapie von Infektionen durch Carbapenem-resistente *Acinetobacter baumannii* eine Kombinationstherapie mit Sulbactam entweder Sulbactam-Durlobactam plus ein Carbapenem oder Ampicillin/Sulbactam (in Hochdosis: 9 g Sulbactam-Komponente) und zumindest eine weitere Substanz bis zum klinischen Ansprechen: ein Polymyxin, Hochdosis-Minocyclin, Hochdosis-Tigecyclin oder ggf. auch Cefiderocol (Tamma et al. 2024).

Eine weitere wirksame Therapieoption bei Infektionen durch Metallobetalaktamasen-produzierende Enterobacterales ist das alte Monobactam Aztreonam. Aztreonam ist stabil gegenüber Metallobetalaktamasen, kann aber durch andere Betalaktamasen wie ESBL, AmpC, KPC oder OXA-48 inaktiviert werden. In der Kombination mit Ceftazidim/Avibactam ist Aztreonam eine effektive Therapie bei entsprechenden Infektionen (**Empfehlungsgrad B;** Evans et al. 2021; Evidenzstärke IIb; Falcone et al. 2021; Tamma et al. 2024). Klinische Daten einer Kombinationstherapie von Aztreonam plus Meropenem/Vaborbactam oder Imipenem/Relebactam gibt es kaum. Das Kombinationspräparat Aztreonam plus Avibactam (ohne Ceftazidim) steht bereits als neue Therapieoption zur Behandlung von schweren Infektionen durch Metallobetalaktamase-bildende Enterobacterales zur Verfügung (Carmeli et al. 2024).

LEITLINIEN

Deutsche Gesellschaft für Pneumologie und Beatmungsmedizin e. V. (DGP); Rademacher J, Ewig S, Grabein B et al.: Nationale S3-Leitlinie „Epidemiologie, Diagnostik und Therapie erwachsener Patienten mit nosokomialer Pneumonie – Update 2024". Version 3.0. AWMF-Registernummer 020/013.

Deutsche Gesellschaft für Urologie e. V. (DGU): Nationale Interdisziplinäre S3-Leitlinie: „Epidemiologie, Diagnostik, Therapie, Prävention und Management unkomplizierter, bakterieller, ambulant erworbener Harnwegsinfektionen bei erwachsenen Patienten." Version 3.0, 2024 AWMF-Registernummer: 043/044.

Deutsche Sepsis Gesellschaft e. V. (DSG); Brunkhorst FM, Weigand M, Pletz M et al.: Nationale S3-Leitlinie „Sepsis – Prävention, Diagnose, Therapie und Nachsorge." Version 3.1. AWMF Registernummer: 079-001.

European Society of Cardiology (ESC); Delgado V, Ajmone Marsan N, de Waha S et al.: 2023 ESC Guidelines for the management of endocarditis. Eur Heart J 44 (2023) 3948–4042.

European Society of Clinical Microbiology and Infectious Diseases (ESCMID); Paul M, Carrara E, Retamar P et al.: European Society of Clinical Microbiology and Infectious Diseases (ESCMID) guidelines for the treatment of infections caused by multidrug-resistant Gram-negative bacilli (endorsed by European society of intensive care medicine). Clin Microbiol Infect 28 (2022) 521–547.

Evans S, Rhodes A, Alhazzani W et al.: Surviving Sepsis Campaign: International Guidelines for Management of Sepsis and Septic Shock, 2021. Crit Care Med 49 (2021) e1063–e1143.

Liu C, Bayer A, Cosgrove SE et al.: Clinical Practice Guidelines by the Infectious Diseases Society of America for the Treatment of Methicillin-Resistant Staphylococcus aureus Infections in Adults and Children. Clin Infect Dis 52 (2011) e18–e55.

Osmon DG, Berbari EF, Berendt AR et al.: Diagnosis and Management of Prosthetic Joint Infection: Clinical Practice Guidelines by the Infectious Diseases Society of America. Clin Infect Dis 56 (2013) e1–e25.

Paul-Ehrlich-Gesellschaft für Infektionstherapie e. V. (PEG); Bodmann KF, Grabein B, Kresken M et al.: S2k Leitlinie: „Kalkulierte parenterale Initialtherapie bakterieller Erkrankungen bei Erwachsenen – Update 2018." AWMF-Registernummer 082-006.

LITERATUR

Antimicrobial Resistance Collaborators (ARC): Global burden of bacterial antimicrobial resistance in 2019: a systematic analysis. Lancet 399 (2022) 629–655.

Bahrs C, Rieg S, Hennigs A et al.: Short-course versus long-course antibiotic treatment for uncomplicated vancomycin-resistant enterococcal bacteraemia: a retrospective multicentre cohort study. Clin Microbiol Infect 29 (2023) 200–207.

Bassetti M, Echols R, Matsunaga Y et al.: Efficacy and safety of cefiderocol or best available therapy for the treatment of serious infections caused by carbapenem-resistant Gram-negative bacteria (CREDIBLE-CR): a randomised, open-label, multicentre, pathogen-focused, descriptive, phase 3 trial. Lancet Infect Dis 21 (2021) 226–240.

Carmeli Y, Cisneros JM, Paul M et al.: Aztreonam-avibactam versus meropenem for the treatment of serious infections caused by Gram-negative bacteria (REVISIT): a descriptive, multinational, open-label, phase 3, randomised trial. Lancet Infect Dis 2024 Oct 7 (2024) S1473–3099(24)00499-7.
D'Costa VM, King CE, Kalan L et al.: Antibiotic resistance is ancient. Nature 477 (2011) 457–461.
European Centre for Disease Prevention and Control and World Health Organization (ECDC): Antimicrobial resistance surveillance in Europe 2023–2021 data (2023).
Falcone M, Daikos GL, Tiseo G et al.: Efficacy of Ceftazidime-avibactam Plus Aztreonam in Patients With Bloodstream Infections Caused by Metallo-β-lactamase-Producing Enterobacterales. Clin Infect Dis 72 (2021) 1871–1878.
Harbarth S, van Dach E, Pagani L et al.: Randomized non-inferiority trial to compare trimethoprim/sulfamethoxazole plus rifampicin versus linezolid for the treatment of MRSA infection. J Antimicrob Chemother 70 (2015) 264–272.
Harris PNA, Tambyah PA, Lye DC et al.: Effect of Piperacillin-Tazobactam vs Meropenem on 30-Day Mortality for Patients With E. coli or Klebsiella pneumoniae Bloodstream Infection and Ceftriaxone Resistance: A Randomized Clinical Trial. JAMA 320 (2018) 984–994.
Henderson A, Paterson DL, Chatfield MD et al.: Association Between Minimum Inhibitory Concentration, Beta-lactamase Genes and Mortality for Patients Treated With Piperacillin/Tazobactam or Meropenem From the MERINO Study. Clin Infect Dis 73 (2021) e3842–e3850.
Huttner A, Kowalczyk A, Turjeman A et al.: Effect of 5-Day Nitrofurantoin vs Single-Dose Fosfomycin on Clinical Resolution of Uncomplicated Lower Urinary Tract Infection in Women: A Randomized Clinical Trial. JAMA 319 (2018) 1781–1789.
Kaye KS, Shorr AF, Wunderink RG et al.: Efficacy and safety of sulbactam-durlobactam versus colistin for the treatment of patients with serious infections caused by Acinetobacter baumannii-calcoaceticus complex: a multicentre, randomised, active-controlled, phase 3, non-inferiority clinical trial (ATTACK). Lancet Infect Dis 23 (2023) 1072–1084.
Pfennigwerth N, Schauer J: Bericht des Nationalen Referenzzentrums für gramnegative Krankenhauserreger Zeitraum 1. Januar 2021 bis 31. Dezember 2021. Epidem Bull 19 (2022) 3–9.
Pogue JM, Kaye KS, Veve MP et al.: Ceftolozane/Tazobactam vs Polymyxin or Aminoglycoside-based Regimens for the Treatment of Drug-resistant Pseudomonas aeruginosa. Clin Infect Dis 11 (2020) 304–310.
Pujol M, Miró JM, Shaw E et al.: Daptomycin Plus Fosfomycin Versus Daptomycin Alone for Methicillin-resistant Staphylococcus aureus Bacteremia and Endocarditis: A Randomized Clinical Trial. Clin Infect Dis 72 (2021); 1517–1525.
Robert Koch-Institut (RKI): Hygienemaßnahmen bei Infektionen oder Besiedlung mit multiresistenten gramnegativen Stäbchen. Empfehlungen der Kommission für Krankenhaushygiene und Infektionsprävention (KRINKO) am Robert Koch Institut (RKI). Bundesgesundheitsbl 55 (2012) 1311–1354.
Robert Koch-Institut (RKI): Empfehlungen zur Prävention und Kontrolle von Methicillin-resistenten Staphylococcus aureus-Stämmen (MRSA) in medizinischen und pflegerischen Einrichtungen. Empfehlung der Kommission für Krankenhaushygiene und Infektionsprävention (KRINKO) beim Robert Koch-Institut. Bundesgesundheitsbl 57 (2014) 696–732.
Robert Koch-Institut (RKI): EUCAST definiert die Kategorie „I" der Antibiotika-Resistenzbestimmung neu. Epidemiol Bull 9 (2019) 81–85.
Shi C, Jin W, Xie Y et al.: Efficacy and safety of daptomycin versus linezolid treatment in patients with vancomycin-resistant enterococcal bacteraemia: An updated systematic review and meta-analysis. J Glob Antimicrob Resist 21 (2020) 235–245.
Smith JR, Barber KE, Raut A et al.: β-Lactams enhance daptomycin activity against vancomycin-resistant Enterococcus faecalis and Enterococcus faecium in vitro pharmacokinetic/pharmacodynamic models. Antimicrob Agents Chemother 59 (2015) 2842–2848.
Tacconelli E, Mazzaferri F, de Smet AM et al.: ESCMID-EUCIC clinical guidelines on decolonization of multidrug-resistant Gram-negative bacteria carriers. Clin Microbiol Infect Jan 29 (2019). pii: S1198–743X(19)30025-4.
Tamma PD, Heil EL, Justo JA et al.: Infectious Diseases Society of America 2024 Guidance on the Treatment of Antimicrobial Resistant Gram-Negative Infections. Clin Infect Dis Jul 12 (2024) ciae403.
Tseng TC, Chuang YC, Yang JL et al. The Combination of Daptomycin with Fosfomycin is More Effective than Daptomycin Alone in Reducing Mortality of Vancomycin-Resistant Enterococcal Bloodstream Infections: A Retrospective, Comparative Cohort Study. Infect Dis Ther 12 (2023) 589–606.
Turnidge J, Kahlmeter G, Cantón R et al.: Daptomycin in the treatment of enterococcal bloodstream infections and endocarditis: a EUCAST position paper. Clin Microbiol Infect 26 (2020) 1039–1043.
van Duin D, Doi Y: The global epidemiology of carbapenemase-producing Enterobacteriaceae. Virulence 8 (2017) 460–469.
Werner G, Abu Sin M, Bahrs C et al.: Therapierelevante Antibiotikaresistenzen im One-Health-Kontext. Bundesgesundheitsblatt Gesundheitsforschung Gesundheitsschutz 66 (2023) 628–643.
Witte W, Strommenger B, Klare I et al.: Bakterielle Erreger von Krankenhausinfektionen mit besonderen Resistenzen und Multiresistenzen. Teil I: Diagnostik und Typisierung. Bundesgesundheitsbl – Gesundheitsforsch-Gesundheitsschutz 47 (2004) 352–362.
Yang P, Li Y, Wang X et al.: Efficacy and safety of ceftazidime-avibactam versus polymyxins in the treatment of carbapenem-resistant Enterobacteriaceae infection: a systematic review and meta-analysis. BMJ Open 13 (2023) e070491.

KAPITEL

24

Hans Martin Orth

Impfen – Allgemeine Grundlagen

Bereits in der frühen Neuzeit erkannte man, dass durchgemachte Pockeninfektionen vor einer erneuten Erkrankung schützten. Iatrogene Immunisierung mittels transnasaler Applikation von infektiösem Material wurde in Indien und China möglicherweise bereits vor 1500 praktiziert. Nach entsprechenden Berichten aus Konstantinopel durch Lady Mary Wortley Montagu Anfang des 18. Jahrhunderts wurde die sog. Inokulation zunehmend auch in Europa praktiziert. Dabei wurde Material aus Hautläsionen von an Pocken Erkrankten mittels Kratzen in die Haut von immunologisch Naiven eingebracht. Infolge der Verwendung echter Pockenviren *(Variola vera)* bestand jedoch ein nicht unerhebliches Erkrankungsrisiko, welches erst gegen Ende des 18. Jahrhunderts reduziert wurde, nachdem Edward Jenner die Anwendung von Kuhpockenviren *(Variola bovina)* populär machte, welche bei geringerer Komplikationsrate ebenfalls zuverlässig vor Infektionen durch echte Pocken schützte. Weltweite Impfkampagnen im 20. Jahrhundert führten dazu, dass die Pocken 1980 als erste Infektionskrankheit weltweit für ausgerottet erklärt werden konnten.

Ende des 19. Jahrhunderts entdeckte Louis Pasteur, dass der Erreger der Geflügelcholera *(Pasteurella multocida)* durch längere Kultivierung unter suboptimalen Wachstumsbedingungen an Virulenz verlieren kann und dass eine Exposition von Hühnern mit diesen „attenuierten" Erregern Immunität vor einer Erkrankung durch intakte Bakterienstämme verleihen kann. Basierend u. a. auf diesen Erkenntnissen entwickelte Pasteur einen attenuierten Tollwutimpfstoff mittels sequenzieller Infektion von Kaninchen und anschließender Entnahme und Trocknung des Rückenmarks eines infizierten Tieres. Der daraus gewonnene Impfstoff wurde mehrfach erfolgreich als Postexpositionsprophylaxe nach Tierbissen durch tollwütige Tiere eingesetzt.

Auch heute basieren sämtliche verfügbaren Schutzimpfungen auf dem Wirkprinzip einer Exposition des Immunsystems mit Erregerantigenen, welche jedoch so weit abgewandelt wurden, dass durch die Impfstoffe keine Krankheiten ausgelöst werden können. Der resultierenden Immunität liegen komplexe physiologische Prozesse zugrunde.

24.1 Immunologische Grundlagen

Der grundsätzliche Wirkmechanismus aller derzeit verfügbaren Schutzimpfungen ist gleich. Die Immunreaktion basiert dabei auf einem Kontakt von Immunzellen mit einem oder mehreren Erregerantigenen. Diese können in verschiedener Form vorliegen (➤ Abb. 24.1; ➤ Tab. 24.1).

Nach meist parenteraler, gelegentlich auch oraler oder inhalativer Applikation des Impfstoffs erfolgt eine Aufnahme durch antigenpräsentierende Zellen. Nach intrazellulärer Prozessierung werden Antigene mittels MHC-Molekülen an der Zelloberfläche präsentiert. Diese werden von spezifischen T-Lymphozyten erkannt, welche eine zytokinvermittelte Vermehrung oder Differenzierung spezifischer B- und T-Lymphozyten in Gang setzen. Die stimulierten Zellen bewirken zum Teil eine akute Infektabwehr und teilweise eine Archivierung spezifischer Gedächtniszellen, welche bei späterer Exposition gegenüber den Krankheitserregern eine frühzeitige Infektabwehr gewährleisten und im Idealfall eine symptomatische Infektion verhindern sollen. Einzige Ausnahme stellen Polysaccharidimpfstoffe dar (s. u.).

Historisch wurden anfangs attenuierte vermehrungsfähige Erreger verwendet, das Prinzip wird aber auch heute noch angewandt. Sogenannte **Lebendimpfungen** sind aufgrund der starken Produktion mehrerer Erregerantigene in der Lage, eine starke und nachhaltige Immunantwort zu bewirken. In manchen Fällen genügt eine einmalige Applikation für einen langjährigen, teilweise sogar lebenslangen Schutz. Aufgrund der Erregervermehrung im menschlichen Körper sind diese Impfstoffe jedoch bei Immuninkompetenten kontraindiziert. Durch Inaktivierung von Erregern kann diese Einschränkung unterbunden werden, Nachteile sind jedoch die durch die Inaktivierung teilweise eintretenden strukturellen Änderungen der Erregerantigene und die – aufgrund der fehlenden Erregervermehrung – geringere Antigenexposition. Inaktivierte Impfstoffe bewirken daher oft eine kürzere und schwächer ausgeprägte Immunität und erfordern regelmäßige Auffrisch- oder Boosterimpfungen. Denaturierte Bakterientoxine (Toxoide) können nicht mehr ihre toxische Wirkung entfalten, haben aber ein ausreichendes antigenetisches Potenzial, um eine spezifische Immunreaktion zu vermitteln. Als Impfantigene werden zudem in Zellkultur gewonnene aufgereinigte oder rekombinant hergestellte Erregerproteine oder bakterielle Polysaccharide verwendet. Hierbei handelt es sich i. d. R. um nicht modifizierte Antigene. Dennoch ist die Immunisierung bei diesen Impfstoffen oft weniger effektiv, da die zugrunde liegenden Antigene aus dem strukturellen Verbund der Erregeroberfläche gelöst sind und nur eine begrenzte Anzahl der Erregerantigene – oft nur ein einzelnes Oberflächenantigen – genutzt wird. Sogenannte **Virus-like Particles,** bei denen die Antigene in hoher Dichte und natürlicher Ausrichtung in eine Trägerstruktur, z. B. eine Lipidhülle eingebracht sind, können hier die Immunantwort verbessern.

Bei Impfung mit **bakteriellen Kapsel-Polysacchariden** wurde eine nur sehr eingeschränkte zelluläre Immunantwort beobachtet. Dabei bindet das Polysaccharid an den B-Zell-Rezeptor passender

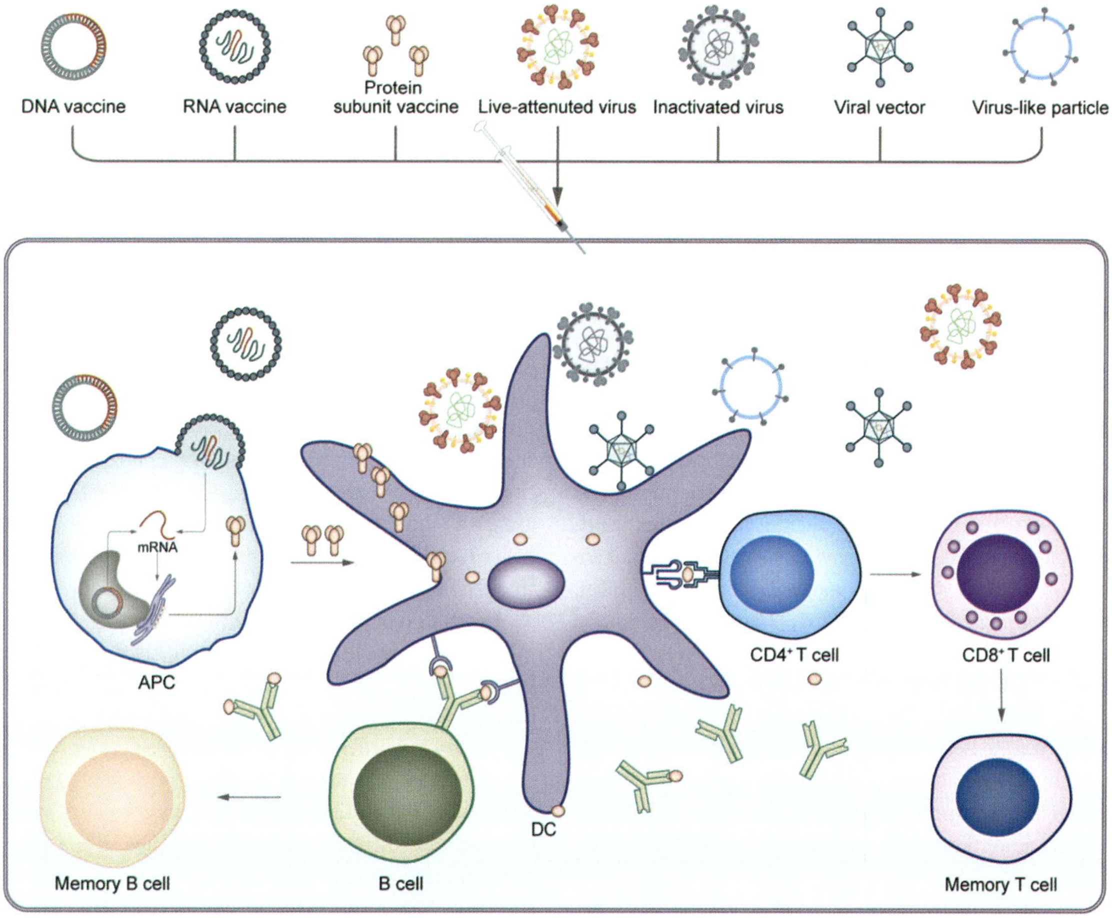

Abb. 24.1 (Vereinfachte) Darstellung der Funktionsweise von Schutzimpfungen [F1223-001]

Tab. 24.1 Verschiedene Impfstofftypen und Beispiele

Impfstoffart	Beispiele
Attenuierte vermehrungsfähige Erreger	MMR, Gelbfieber, Dengue, Rotavirus, Typhus (orale Lebendvakzine)
Inaktivierte ganze Erreger	Hepatitis A, Poliomyelitis
Aufgereinigte o. rekombinante Antigene	Zoster (Subunit-Totimpfstoff)
Bakterielle Kapselpolysaccharide	Typhus
Denaturierte Toxine (Toxoide)	Tetanus, Diphtherie
Polysaccharid-Protein-Konjugate	*N. meningitidis, S. pneumoniae*
Virus-like Particles	HPV, Malaria (rts,s)
DNA-Vektoren	Ebola, SARS-CoV-2
mRNA-Impfstoffe	SARS-CoV-2

B-Zellen, woraus eine Umbildung zu Plasmazellen resultiert, die über einen vergleichsweise kurzen Zeitraum erregerspezifische Immunglobuline bilden. Bei Kindern < 2J. resultiert praktisch gar keine Impfantwort. Eine strukturelle Bindung der Polysaccharide an Proteine (**Konjugatimpfstoffe;** ➤ Abb. 24.2) verbessern die Impfwirkung. Als Konjugat wird dabei häufig das Diphtherie-Toxoid genutzt. Dabei präsentieren die B-Zellen, welche das Polysaccharid aufnehmen, den Peptidanteil, also das Toxoid auf ihrer Oberfläche. Dieses wird von spezifischen T-Zellen detektiert, welche daraufhin mittels Zytokinfreisetzung die B-Zellen zur Umbildung in Plasma- und Memory-B-Zellen und deren Proliferation anregen. Die Memory-B-Zellen wandern ins Knochenmark, wo sie über Jahre ein Ruhestadium einnehmen und bei späterem Antigenkontakt in der Lage sind, kurzfristig wieder Immunglobuline freizusetzen. Konjugatimpfstoffe ersetzen mittlerweile zunehmend ältere Polysaccharid-Vakzinen, z. B. Meningokokken Serotypen A, C, W135 und Y; Pneumokokken; Typhus (Konjugatimpfstoff in Deutschland noch nicht zugelassen).

Eine weitere Möglichkeit zur Verbesserung der Impfantwort ist eine Applikation von **Wirkverstärkern oder Adjuvanzien** zusammen mit dem Impfantigen. Traditionell werden Aluminiumsalze verwendet, die Wirkweise ist dabei nur teilweise verstanden. In den vergangenen Jahren wurden aber auch weitere Adjuvanzien entwickelt, u. a. Wasser-Öl-Emulsionen wie MF59 sowie AS01 und AS04. Diese sind in der Lage den antigenpräsentierenden Zellen einen zusätzlichen Stimulus zu geben und somit die Immunantwort zu verstärken. Dadurch werden Impfstoffe mit geringerem Antigengehalt oder stärkerer oder stabilerer Immunantwort ermöglicht.

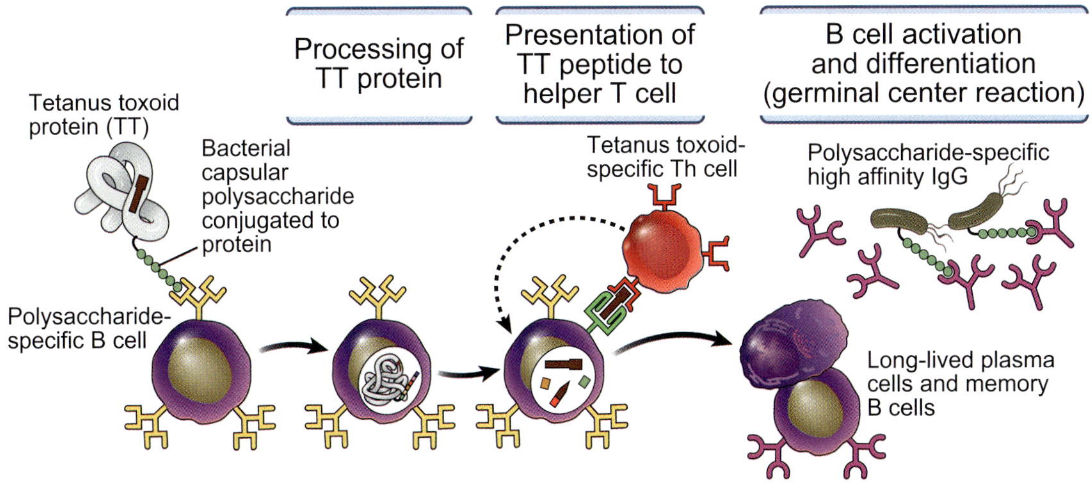

Abb. 24.2 Funktionsprinzip von Konjugatimpfungen [G1440]

Als bisher letzte Impfstofftechnologie sind Vektor- und mRNA-Impfstoffe auf den Markt gekommen. Bei den **Vektorimpfstoffen** handelt es sich um DNA- oder RNA-Virusvektoren von nicht humanpathogenen Viren, in die die Gene hereinkloniert wurden, welche das eigentliche Impfantigen codieren. Infizierte menschliche Zellen synthetisieren dabei das eigentliche Impfantigen, setzen allerdings auch weitere Vektorantigene frei. Die Vektoren können dabei so konzipiert sein, dass sie im menschlichen Körper repliziert werden können. Grundsätzlich finden nur Virusvektoren Anwendung, welche nicht in der Lage sind, genetisches Material in das menschliche Genom zu integrieren.

MRNA-Impfstoffen liegt ein ähnliches Wirkprinzip zugrunde. Hierbei wird mRNA – eingebettet in Lipidnanopartikel – in den Körper eingebracht. Die Lipidvesikel werden von Körperzellen aufgenommen und die intrazellulär freigesetzte mRNA wird zu den codierten Proteinen prozessiert. Auch hier wird also die zelluläre Proteinsynthese zur Herstellung großer Antigenmengen genutzt. MRNA-Impfstoffe können aufgrund ihres Wirkprinzips grundsätzlich nicht repliziert oder ins Genom integriert werden. Der größte Vorteil der nukleinsäurebasierten Impfstoffe ist die große Menge an Impfantigen, welche infolge einer nur geringen Menge eingebrachten genetischen Materials im menschlichen Körper freigesetzt wird. Gleichzeitig ist der Herstellungsaufwand deutlich geringer als bei ganzvirus- oder proteinbasierten Impfstoffen.

In Entwicklung befinden sich aktuell Impfstoffe, bei denen nicht Antigene oder deren Vorstufen, sondern vollständige antigenpräsentierende Zellen oder spezifische T-Zellen injiziert werden. Dies könnte auch bei Immundefekten eine effektive aktive Immunisierung ermöglichen.

MERKE

Sämtlichen Aktivimpfungen liegt eine Exposition des Immunsystems mit Antigenen von Krankheitserregern zugrunde. Die darauffolgenden immunologischen Mechanismen unterscheiden sich aber je nach Impfstofftyp und führen zu unterschiedlich effektiven und stabilen Impfantworten.

24.2 Wiederholungsimpfungen

Trotz einer zunehmenden Verbesserung der Immunantwort durch neuere Impfstofftechnologien ist nach einmaliger Applikation eines Impfstoffs häufig zunächst nur eine unzureichende und/oder kurz anhaltende Wirkung festzustellen. Eine effektive und nachhaltige immunologische Bahnung wird oft erst nach wiederholter Gabe einer Vakzine erreicht. Nach Abschluss der sog. Grundimmunisierung sind teilweise ebenfalls Impfauffrischungen erforderlich, dann jedoch i. d. R. jeweils nur einmalig in längeren Abständen (Details dazu ➤ Kap. 25, ➤ Kap. 26 und ➤ Kap. 27).

24.3 Durchführung und Dokumentation

Wie bei sämtlichen medizinischen Eingriffen besteht auch für Schutzimpfungen eine **Aufklärungspflicht** gemäß §§ 630 a–h BGB, eine Einwilligung ist grundsätzlich schriftlich einzuholen. Die Aufklärung muss sich in individualisierter Form über Risiken, Nutzen und Nebenwirkungen erstrecken, auch die Risiken bei Verzicht auf empfohlene Impfungen sind zu erläutern. Individuelle Kontraindikationen aufgrund von Vorerkrankungen, Unverträglichkeiten, Allergien etc. müssen ebenfalls dokumentiert werden. Die Beweislast über die Aufklärung liegt beim Arzt, Unterlagen müssen für mind. 10 J. ab Volljährigkeit der Geimpften aufbewahrt werden. Durchgeführte Impfungen sind im **Impfbuch** zu dokumentieren. Sollte keines vorhanden sein, muss ein neues Impfbuch ausgestellt werden. Neben Datum, durchgeführter Impfung und Chargennummer zur Rückverfolgbarkeit sind Stempel und Unterschrift des Impfenden (bzw. Verantwortlichen im Falle einer Delegation an Assistenzpersonal) für die vollständige Dokumentation erforderlich.

Wenngleich das Risiko von Wundinfektionen bei Schutzimpfungen gering ist, wird die Einstichstelle vor der Injektion desinfiziert, unter Berücksichtigung der entsprechenden Einwirkzeit. Die Injektion erfolgt i. d. R. in den M. deltoideus. Dabei sind durchaus mehrere aktive Impfungen auf einer Seite möglich, hierbei sollte jedoch möglichst ein Abstand > 2 cm zwischen den einzelnen

Injektionsstellen eingehalten werden. Im Falle gleichzeitiger aktiver und passiver Immunisierung (z. B. bei Tollwutpostexpositionsprophylaxe) dürfen nicht beide Spritzen an einer Seite erfolgen. **Bei Säuglingen** erfolgen Schutzimpfungen i. d. R. in den M. vastus lateralis. Eine Aspiration vor Injektion in den M. deltoideus wird nicht mehr empfohlen. Eine Ausnahme stellt derzeit die Gabe von mRNA-Impfstoffen gegen COVID-19 dar, da hier bei einer akzidentellen Injektion in Blutgefäße ein erhöhtes Risiko einer Myokarditis besteht.

Neben einer i. m. Applikation ist in einzelnen Fällen auch eine s. c. Gabe möglich (z. B. Tetanus, Diphtherie, Poliomyelitis, Hepatitis A, Typhus), falls ein erhöhtes Blutungsrisiko anzunehmen ist (z. B. unter Cumarin-Therapie). Hierbei sollten die entsprechenden Fachinformationen konsultiert werden. Bei manchen Impfstoffen wird aber von einer s. c. Gabe abgeraten, da keine hinreichenden Daten zur Wirksamkeit hierzu vorliegen (z. B. Tollwut). Bei anderen Impfstoffen ist lediglich die s. c. Gabe zugelassen (z. B. Dengue) oder empfohlen (z. B. Gelbfieber).

Während prinzipiell unbegrenzt viele Totimpfstoffe gleichzeitig angewandt werden können, gelten bei Lebendimpfungen abweichende Empfehlungen. Eine Anwendung eines einzelnen Lebendimpfstoffs zusammen mit Totimpfungen ist unkritisch, zwischen zwei Lebendimpfungen (z. B. Gelbfieber, MMR, Dengue) sollten jedoch – wenn möglich – mind. 4-wöchige Abstände eingehalten werden. In zeitkritischen Situationen wie einer anstehenden Fernreise sollten alternativ mehrere Lebendimpfungen besser gleichzeitig appliziert werden als in Abständen < 4 Wo. Wenn mehrere Lebendimpfungen in kurzen Zeitabständen gegeben werden, hat sich teilweise eine schlechtere Wirksamkeit herausgestellt. In Einzelfällen können in entsprechenden Situationen zusätzliche Auffrischimpfungen oder Titerüberprüfungen sinnvoll sein.

Elektive Operationen sollten nicht früher als 3 d nach Tot- und 2 Wo. nach Lebendimpfungen erfolgen. Vor einer Blutspende sind ebenfalls Zeitabstände einzuhalten, bei Totimpfungen i. d. R. 2 d, bei Lebendimpfungen üblicherweise 4 Wo. Nach passiven Immunisierungen sollte üblicherweise 4 Mon. lang keine Blutspende erfolgen. Grund hierfür ist u. a. das Risiko von falsch positiven Screening-Untersuchungen auf Infektionskrankheiten.

MERKE

- Es können mehrere Totimpfungen gleichzeitig verabreicht werden.
- Zwischen mehreren Lebendimpfungen sind Mindestabstände einzuhalten, meist werden 4 Wo. empfohlen.

KAPITEL

25

Anja Kwetkat und Hans J. Heppner

Impfen im Alter

25.1 Definition und Basisinformation

Auch in industriell entwickelten Ländern wie Deutschland verursachen Infektionskrankheiten immer noch 5 % der Todesfälle und stehen auf Platz 5 der Gesamttodesstatistik. Vor dem Hintergrund der demographischen Entwicklung bekommt die zunehmende Infektanfälligkeit älterer Menschen eine besondere Relevanz. Ursächlich ist u. a. die physiologische Alterung des Immunsystems, die Immunseneszenz. Sie begünstigt neben der Infektentstehung auch den Symptomwandel, der die frühzeitige Diagnosestellung durch oligosymptomatische Verläufe erschwert und damit Komplikationen begünstigt. Impfungen stellen daher eine wesentliche, aber nach wie vor unzureichend genutzte Möglichkeit der Prävention verschiedener Infektionen dar.

MERKE

Die **Immunseneszenz** begünstigt atypische und oligosymptomatische Verläufe von Infektionen, was zu einer verzögerten Diagnostik und schwereren Verläufen führen kann.

25.1.1 Grundlegendes zum Impfen

Prinzipiell wird die passive Immunisierung, also die Applikation spezifischer Antikörper gegen bestimmte Erreger, von der aktiven Immunisierung, also der eigentlichen Impfung mit einer aktiven Immunreaktion des Organismus, unterschieden. Bei Letzterer wird eine körpereigene Immunantwort durch die Applikation abgeschwächter (attenuierter) oder abgetöteter Erreger oder Erregerbestandteile induziert. Nach einer Latenz von mehreren Tagen bis Wochen – je nach Impfung – wird der volle Impfschutz erreicht, der meist für Jahre bis Jahrzehnte zur gewünschten Immunität führt. Die Grundregeln zur Kombinierbarkeit und Abfolge von Impfungen sind in > Tab. 25.1 zusammengefasst. Bei Lebendimpfstoffen ist zu berücksichtigen, dass v. a. bei Immunsupprimierten grundsätzlich auch trotz Attenuierung die Möglichkeit einer Infektion mit dem Impfstamm besteht (> Kap. 26).

PRAXISTIPP

Die Anzahl gleichzeitig verabreichter Impfstoffe ist unkritisch. Mehr als 7 Impfungen sollten nicht am gleichen Tag verabreicht werden („Platzprobleme").

Tab. 25.1 Grundregeln für die Kombinierbarkeit und Abfolge von Impfungen

Impfstoffart	Beispiele	Regeln
Totimpfstoffe	Influenza, Pneumokokken, Hepatitis, Pertussis	Sie können ohne zeitliches Intervall gleichzeitig verabreicht werden. Es sind keine Zeitabstände nötig, weder zu Tot- noch zu Lebendimpfstoffen.
Lebendimpfstoffe	Gelbfieber, Mumps, Masern, Röteln, Windpocken	Mehrere Lebendimpfstoffe können im Regelfall gleichzeitig miteinander verabreicht werden. Geschieht dies nicht, muss man einen Abstand von mind. 4 Wo. einhalten. Zu Totimpfstoffen muss kein Abstand eingehalten werden.

25.1.2 Immunseneszenz

Die Immunseneszenz betrifft das angeborene und erworbene Immunsystem. Bei Letzterem ist v. a. die Reduktion naiver B- und T-Zellen von großer Relevanz, die zu einem verringerten Ansprechen des Immunsystems auf neue Antigene führt und eine Einschränkung der Variabilität der humoralen Immunantwort zur Folge hat. Die Immunseneszenz ist als wesentliche Ursache für die Zunahme der Infektanfälligkeit, den Symptomwandel, die Zunahme von Tumor- und Autoimmunerkrankungen, der altersassoziierten Erkrankungen, z. B. der Atherosklerose, und damit auch der Erhöhung von Morbidität und Mortalität im Alter anzusehen.

Ferner bedingt die Immunseneszenz eine Abschwächung der Impfreaktion. Damit ist die Antikörperbildung nach Impfungen mit steigendem Alter geringer als im Vergleich zu jüngeren Altersgruppen. Dies hat zur Entwicklung neuer, immunogenerer Impfstoffe geführt. In verschiedenen Untersuchungen zur Immunantwort auf Impfungen bei Älteren wurde gezeigt, dass neben den Veränderungen im Rahmen des Alterungsprozesses v. a. auch Faktoren wie Multimorbidität, Ernährungsstatus, Gebrechlichkeit (Frailty-Kriterien; > Tab. 25.2) und ein schlechter funktioneller Status die Immunantwort negativ beeinflussen (Fei Tang et al. 2023). Es ist davon auszugehen, dass zur Verbesserung der Immunantwort und der klinischen Wirksamkeit von Impfungen mehr nötig sein wird als die Entwicklung neuer Impfstoffe mit erhöhter Immunogenität, wie sie mit den Konjugat- oder adjuvantierten Impfstoffen heute schon zur Verfügung stehen. Um die alltagsrelevanten Auswirkungen der Immunseneszenz bei Impfungen möglichst gering zu halten,

Tab. 25.2 Kriterien für Frailty nach Fried

Kriterium	Definition
Gewichtsverlust	Unbeabsichtigter Verlust von 10 kg/J. o. 5 kg in 6 Mon.
Schwäche	Handkraft < 20. Perzentile
Antriebslosigkeit	Gefühl der Erschöpfung. Alles wird als Anstrengung empfunden
Langsame Gehgeschwindigkeit	< 20. Perzentile (< 8 m/s)
Geringe Aktivität	Energieverbrauch < 270 kcal/Wo. (Frauen) bzw. < 383 kcal/Wo. (Männer)
Auswertung: Kein positives Kriterium: keine Frailty 1–2 positive Kriterien: Prefrailty ≥ 3 positive Kriterien: Frailty	

erscheint das Konzept des lebenslangen Impfens empfehlenswert (STIKO 2023), da schon in früheren Studien gezeigt wurde, dass regelmäßige Grippeimpfungen oder auch regelmäßige Auffrischimpfungen (z. B. bei Tetanus) zu einer insgesamt verbesserten Immunantwort führen.

25.2 Aktuelle Impfempfehlungen der STIKO für Senioren (Stand 11/2024)

Auch in Deutschland nehmen nach wie vor impfpräventable Erkrankungen wie Influenza und Pneumokokkenerkrankungen Spitzenplätze bei den Infektionen ein. Die Ständige Impfkommission (STIKO) aktualisiert daher mindestens jährlich die Impfempfehlungen für die Gruppe der ≥ 60-Jährigen (➤ Tab. 25.3; STIKO 2024). Zu ergänzen ist die eventuell erforderliche Nachimpfung für Poliomyelitis, falls die Grundimmunisierung bzw. Auffrischimpfung bis zum 60. Lj. noch nicht erfolgt ist.

INFO

Die aktuellen Impfempfehlungen der STIKO sowie weiterführende Informationen rund um das Thema Impfungen stehen über die STIKO-App (kostenlos per Download) oder über die Web-Version der App unter www.STIKO-web-app.de jederzeit zur Verfügung.

Tab. 25.3 Impfempfehlung der STIKO für die ≥ 60- bzw. 75-Jährigen

Impfung	Empfehlung	Auffrischimpfung
Tetanus	Grundimmunisierung, falls nicht vorhanden	Auffrischimpfung alle 10 J. vorzugsweise unter Verwendung des Td-Kombinationsimpfstoffs
Diphtherie	Grundimmunisierung, falls nicht vorhanden	
Pertussis	Einmalige Impfung für alle Erwachsenen bei der nächsten fälligen Td-Impfung als Tdap-Impfung	Derzeit keine Wiederholung empfohlen
Influenza	Impfung mit inaktivierter Hochdosisvakzine o. MF-59-adjuvantierter Influenza-Vakzine	Jährliche Impfung im Herbst mit der von der WHO aktuell empfohlenen Antigenkombination
Pneumokokken	Impfung mit dem 20-valenten Konjugat-Impfstoff (PCV20) Wenn bereits mit dem 23-valenten Polysaccharid Impfstoff (PPSV23) geimpft: nach einem Mindestabstand von 6 J. nach der PPSV23-Impfung eine Impfung mit PCV20	Wiederholungsimpfungen bisher nicht vorgesehen
Herpes zoster	Zweimalige Impfung im Abstand von 2–6 Mon. mit dem adjuvantierten Herpes-zoster-subunit-(HZ/su-)Totimpfstoff	Derzeit keine Auffrischung empfohlen
COVID-19	Basisimmunität aus 3 Antigenkontakten (Impfung o. Infektion, mind. 1 Impfung)	Jährliche Impfung im Herbst mit einem zugelassenen mRNA- o. proteinbasierten COVID-19-Impfstoff mit jeweils von der WHO empfohlener Variantenanpassung
RSV	Für Personen ≥ 75 o. ≥ 60 J. mit schwerer Risikogrunderkrankung Impfung September/Anfang Oktober mit proteinbasiertem Impfstoff	Bisher keine Auffrischimpfung empfohlen

Eine Besonderheit ergibt sich für die Indikation der Gelbfieberimpfung als Reiseimpfung, da ein Alter ≥ 60 J. aufgrund des höheren Risikos für schwere bis möglicherweise letale vakzinassoziierte Erkrankungen als relative Kontraindikation anzusehen ist. Dazu zählen v. a. die als YEL-AND („yellow fever vaccine-associated neurotropic disease") zusammengefassten Erkrankungen des Nervensystems, die von hohem Fieber mit Kopfschmerzen über akute Verwirrtheit oder Lethargie bis hin zu Enzephalitis und Meningitis reichen, sowie YEL-AVD („yellow fever vaccine-associated viscerotropic disease"), verbunden mit einem ähnlich fulminanten Verlauf wie nach Wildvirus-Infektion mit Fieber, Myalgie, Blutdruckabfall bis hin zu Azidose, Muskel- und Leberzytolyse, Lympho-/Thrombozytopenie, Nierenversagen und Atemstillstand. Eine sorgfältige Nutzen-Risiko-Abwägung ist hier somit absolut erforderlich. Die STIKO hat die Notwendigkeit einer Auffrischimpfung neu bewertet und empfiehlt nun eine einmalige Gelbfieber-Auffrischimpfung vor erneuter oder bei fortgesetzter reise- oder berufsbedingter Exposition, sofern ≥ 10 J. seit der Erstimpfung vergangen sind (RKI 2022).

25.3 Tetanus-, Diphtherie- und azelluläre Pertussis-Impfung

25.3.1 Epidemiologie und klinisches Bild

In Deutschland ist nach Angaben des Robert Koch-Instituts (RKI) aufgrund guter Hygiene und Impfungen mittlerweile von weniger als 15 Tetanus-Fällen jährlich auszugehen, die jedoch bevorzugt Ältere mit unzureichendem Impfschutz betreffen. Das klinische Bild entspricht dem in jüngeren Jahren und verläuft trotz intensivmedizinischer Behandlungsmöglichkeiten meist letal.

Auch Fälle von **Rachendiphtherie** treten seit der Infektionswelle Ende der 1990er-Jahre nur noch vereinzelt auf mit 36 Fällen jährlich zwischen 2009 und 2014 (Weinberger 2017). **Pertussis** wird nicht selten als „Kinderkrankheit" betrachtet und bei Erwachsenen häufig fälschlicherweise nicht in die Differenzialdiagnose einbezogen. Da die Immunität gegen Pertussis 4–7 J. nach Impfung oder Erkrankung schwindet, kann es im Erwachsenenalter zum erneuten Auftreten von Pertussis kommen. Bei Erwachsenen, die über 2 Wo. chronisch husten, leiden ca. 25 % der Fälle an einer *Bordetella-pertussis*-Infektion (Surmann et al. 2024). Nach Angaben des RKI betreffen 25 % der Erkrankungsfälle im Erwachsenenalter 60-jährige und ältere Personen. Erwachsene durchlaufen dabei jedoch nicht die typischen konsekutiven Krankheitsstadien, die bei Kindern beobachtet werden können. Die Symptomatik von Pertussis bei Erwachsenen ist v. a. durch lang dauernden, quälenden Husten gekennzeichnet. Bei etwa 25 % der Erwachsenen ist mit Komplikationen, u. a. Gewichtsverlust, Pneumonie, Rippenfrakturen, Leistenbrüche, Inkontinenz, Otitis, aber auch Enzephalopathie, Hirnblutungen und Aortendissektion, zu rechnen; bei Patienten > 60 Jahren bei etwa 40 % der Fälle.

25.3.2 Aktuelle Impfempfehlungen und Durchimpfungsraten

Obwohl die STIKO-Empfehlung zur Auffrischimpfung alle 10 J. altersunabhängig für das gesamte Erwachsenenalter für Tetanus und Diphtherie gilt, nimmt die Impfquote mit zunehmendem Lebensalter für **Tetanus** auf ca. 70 % der 70- bis 79-Jährigen im Vergleich zu gut 75 % der 18- bis 29-Jährigen ab (Poethko-Muller, Schmitz 2013). So weisen ca. 25 % der ≥ 65-Jährigen in Europa subprotektive Antikörpertiter auf (Yen, Thwaites 2019). Das Robert Koch-Institut weist deshalb darauf hin, eine fehlende oder unvollständige Grundimmunisierung in jedem Fall zu komplettieren und die Auffrischungen konsequent durchzuführen (STIKO 2024).

MERKE
Bei unvollständiger Grundimmunisierung gilt die Regel: „Jede Impfung zählt" (STIKO 2024).

Für die **Diphtherie-Impfung** zeigen Studien mit < 40 % eine noch geringere Impfquote in dieser Altersgruppe. Zur Vermeidung dieser Impflücken sollen Auffrischimpfungen vorzugsweise mit dem Kombinationsimpfstoff Tetanus-Diphtherie (Td) erfolgen (STIKO 2024). Dies gilt auch für die Impfung im Rahmen von Bagatellverletzungen, da die ausschließliche Tetanus-Impfung die deutlich niedrigere Diphtherie-Impfquote bedingt. Jedoch werden wegen der geringeren Immunogenität des Diphtherietoxoids im Alter nicht immer protektive Antikörpertiter erreicht (Weinberger 2017).

Für Erwachsene, deren letzte **Pertussis-Impfung** > 10 J. zurückliegt, ist seit 2009 eine einmalige Pertussis-Auffrischimpfung empfohlen. Hintergrund ist eine zunehmende Anzahl an Erkrankungen v. a. im Erwachsenenalter sowie selten auch kleinere Ausbrüche in Seniorenheimen. Darüber hinaus hat die Pertussis-Impfempfehlung für Erwachsene zum Ziel, das Übertragungsrisiko von Pertussis auf ungeschützte junge Säuglinge und Neugeborene, z. B. von den Großeltern auf die Enkelkinder, zu reduzieren, da diese selbst erst ab dem 3. Lebensmonat geimpft werden können. Da in Deutschland der Pertussis-Impfstoff nur als Kombinationsimpfstoff verfügbar ist, kann als Kombination mit Tetanus/Diphtherie/Pertussis Tdap (ggf. plus Poliomyelitis) geimpft werden. Aktuelle Studien zeigen eine gute Immunogenität und Verträglichkeit der Tdap-Vakzine auch in der Gruppe der ≥ 65-Jährigen. Eine fehlende Grundimmunisierung stellt keine Kontraindikation dar, da es sich bei unklarem Impfstatus aufgrund der hohen Durchseuchung mit *Bordetella pertussis* de facto nahezu immer um eine Auffrischimpfung handelt. Die Impfquote der Pertussisimpfung betrug 2021 49,8 % und ist in den vergangenen Jahren deutlich gestiegen, wie die Impfquote von 27,8 % in 2016 eindrucksvoll belegt (Rieck et al. 2022). Für enge Haushaltskontaktpersonen und Betreuende von Neugeborenen empfiehlt die STIKO eine Auffrischungsimpfung, wenn die letzte Impfung > 10 J. zurückliegt (STIKO 2024).

25.4 Influenza-Impfung

25.4.1 Epidemiologie und klinisches Bild

Die influenzatypische Symptomatik ist durch den plötzlichen Erkrankungsbeginn mit Fieber, Husten oder Halsschmerzen sowie Muskel- und/oder Kopf- und Gliederschmerzen gekennzeichnet. Zu berücksichtigen ist jedoch der im Alter oft oligosymptomatische Verlauf, der zu einer verzögerten Diagnostik führen kann. Schwere und damit auch letale Verläufe treffen v. a. ≥ 60-jährige Personen mit chronischen Grunderkrankungen.

Neben der erhöhten Sterblichkeit hat auch die überstandene Infektion für Ältere durchaus Folgen: So leiden sie oft unter einer anhaltenden Verschlechterung der Aktivitäten des täglichen Lebens (Andrew et al. 2021). Auch das Herzinfarktrisiko steigt in der ersten Woche einer Influenzavirus-Infektion auf das bis zu 10-fache (Macias et al. 2021), das Schlaganfallrisiko ist über mehrere Wochen nach der Infektion auf das bis zu 8-fache erhöht (Macias et al. 2021). Neuere Daten weisen auch auf langfristige Effekte hin. So zeigte sich in einer Studie das Risiko für eine Parkinson-Erkrankung in den 10 J. nach Influenza um 75 % erhöht (Cocoros et al. 2021). Impfungen hingegen können das Risiko für das Auftreten kardiovaskulärer Ereignisse und neurodegenerativer Erkrankungen nach jüngeren Studien reduzieren (Clar et al. 2022). Dabei handelt es sich vermutlich um eine pleiotrope Wirkung der Impfung.

25.4.2 Aktuelle Impfempfehlung und Durchimpfungsraten

Die Influenza-Impfung ist für alle ≥ 60-Jährigen jährlich im Herbst mit einem inaktivierten Hochdosis-Influenza-Impfstoff oder ab der Saison 2025/2026 auch mit einem MF-59-adjuvantierten Influenza-Impfstoff mit der jeweils aktuellen, von der WHO empfohlenen Antigenkombination, empfohlen (STIKO 2024a). Für Alters- und Pflegeheimbewohner gilt sie als Indikationsimpfung, ebenso bei Vorliegen verschiedener chronischer Erkrankungen (STIKO 2024a).

Anders als bei der Tetanus-Impfung steigt die Grippeimpfrate mit steigendem Lebensalter an (Rieck et al. 2022). Dennoch wurde in Deutschland das WHO-Ziel einer Impfquote von 75 % in dieser Zielgruppe bisher immer verfehlt.

Problematisch ist die reduzierte Impfeffektivität bei Älteren infolge der Immunseneszenz, die zu einer Abnahme der Impfeffektivität auf 50–60 % führt, im Vergleich zu 70–90 % bei < 65-Jährigen. Auch das Vorliegen geriatrischer Syndrome wie Frailty ist möglicherweise mit einer weiteren Einschränkung der Impfantwort verbunden.

Die STIKO empfiehlt daher seit 2021 für die Gruppe > 60 J. einen inaktivierten Influenza-Hochdosisimpfstoff, der statt der üblichen 15 µg im Standardimpfstoff 60 µg Antigen/Virusstamm enthält (STIKO 2021). Ab der Saison 2025/26 hat die STIKO nun auch den MF-59-adjuvantierten Influenza-Impfstoff für diese Altersgruppe empfohlen, da aktuelle Daten auf eine ebenfalls bessere Wirksamkeit im Vergleich zum Standard-Impfstoff hinweisen (STIKO 2024a).

Der volle Nutzen der Influenza-Impfung ist jedoch nur durch eine konsequente Steigerung der Impfquoten zu erreichen. Grundsätzlich sollte bei der Influenza-Impfung von Älteren und chronisch Kranken berücksichtigt werden, dass durch die Immunseneszenz trotz eines initial adäquaten Anstiegs der Antikörpertiter diese oft schneller abfallen als bei Jüngeren. In einer Studie an älteren COPD-Patienten wurden die Antikörpertiter vor und 4 bzw. 24 Wo. nach Impfung mit einer MF59-adjuvantierten Vakzine gemessen. Nach spätestens 24 Wo. waren die Titer wieder auf das Ausgangsniveau zurückgefallen (De Roux 2006). Eine Analyse der Impfdaten aus Bayern und Thüringen weist jedoch auf eine zunehmende Nutzung der Grippeimpfung bereits im 3. Quartal hin (Kwetkat et al. 2016). Dies kann eine unzureichende Wirksamkeit begünstigen, da epidemiologische Erfassungen der letzten Jahre den Gipfel der Grippeaktivität in Deutschland meist erst im Februar oder März zeigten. Somit sollte der Impfzeitpunkt nicht zu früh gewählt werden. Im Zusammenhang mit der SARS-CoV-2-Pandemie war diese Regelmäßigkeit während der Grippesaisons 2021/22 und 2022/23 gestört, eine Normalisierung scheint sich jedoch anzudeuten. Die weitere Entwicklung bleibt abzuwarten.

PRAXISTIPP

Die Durchführung der Influenza-Impfung erst im November oder Dezember ist durchaus sinnvoll.

25.5 Pneumokokken-Impfung

25.5.1 Epidemiologie und klinisches Bild

Pneumokokken sind die häufigsten Erreger der ambulant, inklusive der im Pflegeheim erworbenen Pneumonie, die mit einer erheblichen Morbidität und Mortalität verbunden ist. Sie verursachen einem systematischen Review zufolge 12–85 % aller Fälle der ambulant erworbenen Pneumonie (CAP) in Europa (Welte et al. 2012). Bereits ≥ 50. Lj. nehmen invasive Verläufe zu, wobei Komorbiditäten und funktioneller Status von Bedeutung sind. Pneumonien führen zu einer erheblichen Reduktion der Funktionalität und körperlichen Aktivität geriatrischer Menschen, die häufig irreversibel ist. Der aus der Erkrankung resultierende Verlust der Selbsthilfefähigkeit bei den Aktivitäten des täglichen Lebens und die auftretenden kognitiven Beeinträchtigungen schränken die Alltagskompetenz und damit die Lebensqualität geriatrischer Patienten weiter ein (Martin-Salvador et al. 2015). Einen einfachen und zuverlässigen Schutz bietet die Impfung gegen Pneumokokken im Erwachsenenalter.

25.5.2 Aktuelle Impfempfehlung und Diskussion

Neben dem 23-valenten Polysaccharid-Impfstoff (PPSV23), der bisher zur Pneumokokken-Impfung Erwachsener empfohlen wurde, sind in Deutschland derzeit drei Pneumokokken-Konjugat-Impfstoffe zugelassen (PCV13, PCV15 und PCV20). Diese unterscheiden sich in der Anzahl der abgedeckten Pneumokokken-Serotypen und induzieren im Gegensatz zum Polysaccharid-Impfstoff auch eine T-Zell-abhängige Immunantwort. Durch die Konjugation von Polysaccharid-Antigenen und hoch immunogenen Trägerproteinen werden die T-Zellen stimuliert und eine bessere Immunantwort vermittelt (Clutterbeck et al. 2012; Pletz et al. 2008). Die Unterschiede der Impfstoffgruppen sind in ➤ Tab. 25.4 gegenübergestellt.

Klinische Studien haben gezeigt, dass die verabreichte PCV20-Einzeldosis eine gute Immunantwort gegen alle enthaltenen Pneumokokken-Serotypen aufweist (Cannon et al. 2021). Verglichen mit PPSV23 konnten durch PCV20 die Inzidenz und die Mortalität invasiver Pneumokokken-Erkrankungen beim Erwachsenen stärker gesenkt werden (Mendes et al. 2022). Daher hat die STIKO im September 2023 PCV20 sowohl für die Standard- als auch die Indikationsimpfung ab einem Alter von 18 J. empfohlen L4 (Schlaberg et al. 2024). Dabei sind die Indikationen für die Indikationsimpfung als solche unverändert geblieben (Schlaberg et al. 2024).

Tab. 25.4 Unterschiede der Impfstoffe (mod. nach Lazarus et al. 2011)

Polysaccharid-Impfstoffe	Konjugierte Polysaccharid-Impfstoffe
• Aktivieren B-Zellen, erzeugen jedoch weder Helfer-T-Zellen noch ein immunologisches Gedächtnis • Bewirken keine Affinitätsreifung der IgG-Antikörper • Wirken sich nur begrenzt auf die nasopharyngeale Pneumokokken-Besiedlung aus • Erzeugen eine relativ kurzlebige Immunantwort • Weisen eine verringerte Immunantwort bei einer Wiederholungsimpfung auf	• Erzeugen eine T-zellabhängige Immunantwort • Induzieren ein immunologisches Gedächtnis • Bilden IgG-Antikörper mit höherer Affinität • Reduzieren die nasopharyngeale Besiedlung • Erzeugen eine robuste Antwort bei einer Wiederholungsimpfung

INFO

Für die Indikationsimpfung sind weiterhin folgende Erkrankungen relevant (STIKO 2024):

Kinder, Jugendliche und Erwachsene mit erhöhter gesundheitlicher Gefährdung infolge einer Grundkrankheit:

1. Angeborene oder erworbene Immundefekte bzw. Immunsuppression, z. B.:
   a) T-Zell-Defizienz bzw. gestörte T-Zell-Funktion
   b) B-Zell- oder Antikörperdefizienz (z. B. Hypogammaglobulinämie)
   c) Defizienz oder Funktionsstörung von myeloischen Zellen (z. B. Neutropenie, chronische Granulomatose, Leukozytenadhäsionsdefekte, Signaltransduktionsdefekte)
   d) Komplement- oder Properdindefizienz
   e) Funktioneller Hyposplenismus (z. B. bei Sichelzellanämie), Splenektomie[1] oder anatomische Asplenie
   f) Neoplastische Krankheiten
   g) HIV-Infektion
   h) Nach Knochenmarktransplantation
   i) Immunsuppressive Therapie[1] (z. B. wegen Organtransplantation oder Autoimmunerkrankung)
   j) Immundefizienz bei chronischem Nierenversagen, nephrotischem Syndrom oder chronischer Leberinsuffizienz
2. Sonstige chronische Krankheiten, z. B.
   a) Chronische Erkrankungen des Herzens oder Atmungsorgane (z. B. Asthma, Lungenempyhsem, COPD)
   b) Stoffwechselkrankheiten, z. B. mit oralen Medikamenten oder Insulin behandelter Diabetes mellitus
   c) Neurologische Krankheiten, z. B. Zerebralparese oder Anfallsleiden
3. Anatomische und fremdkörperassozierte Risiken für Pneumokokken-Meningitis:
   a) Liquorfistel
   b) Kochleaimplantat[1]

[1] Impfung möglichst vor der Intervention

Mit PPSV23 oder sequenziell geimpfte Personen (PCV13 + PPSV23) sollen 6 J. nach der PPSV23-Impfung einmalig mit PCV20 geimpft werden. Bei ausgeprägter Immundefizienz ist die Impfung mit PCV20 bereits nach 1 J. möglich.

25.5.3 Durchimpfungsrate

Nach aktuellen Daten liegt die Impfquote der 60- bis 74-Jährigen ohne weitere Indikation bundesweit im Mittel bei 23,3 % (Rieck et al. 2022). In der Gruppe der Menschen mit Indikation zeigt die höchste Impfquote die Gruppe der 70- bis 79-Jährigen mit 38,3 %, während die 40- bis 49-Jährigen kaum die 10 % erreichen. In einer vergleichenden Analyse der Impfdaten der ≥ 60-Jährigen in Bayern und Thüringen zeigte sich eine häufigere Nutzung in der Gruppe der Älteren und Multimorbiden (Kwetkat et al. 2016). Für die positive Beeinflussung des Impfverhaltens bei Senioren ist die Erkenntnis relevant, dass Mahamat et al. (2013) in einer Studie bei knapp 70.000 französischen Patienten ≥ 65 J. einen zusätzlichen Nutzen der Simultan-Impfung gegen Pneumokokken und Influenza nachgewiesen haben. Die in der Studie simultan Geimpften zeigten im Gegensatz zu denjenigen, die entweder nur gegen Influenza oder nur gegen Pneumokokken geimpft wurden, eine geringere 1-Jahres-Gesamtmortalität. Diese Daten beziehen sich jedoch noch auf den Einsatz von PPSV23.

Es ist zu hoffen, dass die nun vereinfachte Impfempfehlung zu einer Steigerung der Impfquoten beiträgt.

PRAXISTIPP

Die Pneumokokken-Impfung kann zeitgleich mit den Impfungen gegen Influenza, COVID-19 und Herpes zoster erfolgen.

25.6 Zoster-Impfung

25.6.1 Epidemiologie und klinisches Bild

Zoster (Herpes zoster) ist eine Erkrankung, von der vorwiegend ältere Menschen betroffen sind. Auf die gesamte Lebensspanne bezogen beträgt das geschätzte Zoster-Risiko der Normalbevölkerung ca. 25 %. Mit fortschreitendem Alter nimmt die Zoster-Häufigkeit zu. So erkranken Menschen, die das 85. Lj. erreichen, mit 50-prozentiger Wahrscheinlichkeit einmal in ihrem Leben an Zoster. In Deutschland treten jährlich etwa 400.000 Zoster-Erkrankungen auf, von denen zwei Drittel auf die > 50-Jährigen entfallen. Trotz adäquater Behandlung mit Virustatika und einer Schmerztherapie entwickeln etwa 10–20 % aller Zoster-Patienten eine Postzoster-Neuralgie, wobei das Risiko ebenfalls stark altersabhängig ist. Diese sehr schmerzhafte und schwer therapierbare Zoster-Komplikation beeinträchtigt die Lebensqualität der zumeist älteren Patienten erheblich. Das Risiko für eine Herpes-zoster-Erkrankung steigt bereits ab dem 50. Lj. signifikant an.

Die hohe Zoster-Morbidität im Alter lässt sich mit der allgemeinen Immunseneszenz erklären. Diese begünstigt die Reaktivierung der nach der Windpockeninfektion in den dorsalen Wurzeln der spinalen und kranialen Ganglien latent persistierenden Varizella-Zoster-Viren (VZV). Immunkompetente Personen erkranken i. d. R. nur einmal im Leben an Zoster. Wahrscheinlich führt die Erkrankung zu einer nachhaltigen Boosterung der T-Zell-Immunität, die vor einem erneuten Zoster schützt. Epidemiologische Daten sprechen dafür, dass mehrfache berufliche Kontakte oder Haushaltskontakte mit an Varizellen erkrankten Kindern das Zoster-Risiko verringern.

25.6.2 Zoster-rekombinanter Impfstoff

Der Zoster-Totimpfstoff (adjuvantierter Herpes-zoster-subunit [HZ/su-]-Totimpfstoff) enthält als einziges VZV-spezifisches Antigen das Glykoprotein E (gE). Dieses Glykoprotein ist das dominante Antigen des VZV-Virions und als solches Hauptziel für die zelluläre und humorale Immunität. Außerdem spielt es eine wichtige Rolle bei der Virusreplikation und Virusausbreitung von Zelle zu Zelle. Zur Verstärkung der Immunreaktion enthält der Impfstoff das Adjuvans AS01B, eine Kombination von Monophosphoryllipid A (MPL) und Saponin QS 21. Bisherige Immunogenitätsdaten zeigen, dass der Zoster-Totimpfstoff die zelluläre und humorale Immunantwort nachhaltig stimuliert und über einen Zeitraum von mind. 10 J. über dem Ausgangsniveau hält (Strezova et al. 2022).

Die klinische Wirksamkeit der Vakzine wurde in zwei placebokontrollierten Phase-III-Studien (ZOE-50; ZOE-70) mit etwa 30.000 Erwachsenen im Alter von 50 bis > 80 J. in 18 Ländern untersucht. Verabreicht wurden zwei Impfstoffdosen i. m. im Abstand von 2 Mon. (Cunningham 2016). Die klinische Wirksamkeit betrug > 90 % in allen Altersgruppen, auch bei den > 80-Jährigen.

Eine gepoolte Analyse der beiden Effektivitätsstudien ergab für Studienteilnehmer im Alter von 70–79 J. eine Wirksamkeit der Impfung in Bezug auf die Verhinderung einer postherpetischen Neuralgie (PHN) von 87 %.

Die Vakzine war deutlich reaktogener als Placebo (81 vs. 12 %). Am häufigsten kam es zu Schmerzen an der Injektionsstelle. Die meisten Lokalreaktionen waren nach 2 d abgeklungen. Die überwiegend milden bis moderaten systemischen Reaktionen (Fieber und Kopfschmerzen) waren von meist kurzer Dauer. Schwere unerwünschte Nebenwirkungen traten nicht auf. Die Häufigkeit der Impfreaktionen nahm nach Gabe der 2. Impfstoffdosis nicht zu.

Der Zoster-Totimpfstoff kann zeitgleich mit einem nichtadjuvantierten, saisonalen Influenza-Impfstoff, dem Pneumokokken-Impfstoff und der Corona-Impfung verabreicht werden.

PRAXISTIPP

Der Herpes-Zoster-Totimpfstoff darf wegen des Adjuvans nicht s.c. verabreicht werden.

25.6.3 Aktuelle Empfehlungen

Der Zoster-Totimpfstoff ist in der EU für Personen ≥ 50 J. und für Risikopatienten ≥ 18 J. zur Verhinderung von Zoster und Postzoster-Neuralgie zugelassen. Im Dezember 2018 hat die STIKO die Anwendung des Zoster-Totimpfstoffs als Standardimpfung ≥ 60 J. und als Indikationsimpfung für Risikopatienten ≥ 50 J. empfohlen (Stiko 2028). Bis zum Ende des ersten Quartals 2022 lag die bundesweite Impfquote für die erste Herpes-zoster-Impfstoffdosis bei 11,5 % und für die zweite bei 7,7 %, was einer Verdoppelung der Impfquoten im Vergleich zum Vorjahr entspricht (Rieck et al. 2022).

25.7 COVID-19-Impfung

25.7.1 Epidemiologie und klinisches Bild

COVID-19 wird durch das *Severe Acute Respiratory Syndrome Coronavirus 2 (SARS-CoV-2)* hervorgerufen. Die Erkrankung trat zunächst als Epidemie Ende 2019 in China auf, verbreitete sich dann rasant über die Welt, weshalb die Weltgesundheitsorganisation WHO am 30.01.2020 zunächst eine internationale Gesundheitsnotlage erklärte und schließlich am 11.03.2020 die Pandemie ausrief.

Coronaviren sind membranumhüllte Einzelstrang-RNA-Viren mit sog. Spikes an der Oberfläche, die für das Eindringen in die Wirtszelle verantwortlich sind. Dieses Betacoronavirus wird respiratorisch übertragen. Während die anderen sechs menschenpathogenen Coronaviren in der Mehrzahl milde Erkältungskrankheiten auslösen und nur selten zu schweren Pneumonien führen, kann *SARS-CoV-2* v.a. bei älteren Patienten nach einem oft oligosymptomatischen Beginn der Beschwerden eine rasch progrediente Symptomatik mit begrenzten Therapieoptionen und oft letalem Ausgang hervorrufen. Gehäuft kommt es bei den Älteren zur sog. Silent Hypoxia, einer relevanten Hypoxie ohne Atemnot. Eine Studie zu Pflegeheimbewohnern ergab als führende Symptomatik in 50 % der Fälle Fieber ≥ 38,8°, in 11 % Atemnot, in 19 % Hypoxie und in 17 % Tachykardie (Panagiotou et al. 2021). Eine andere Studie zeigte in einem Drittel der Fälle das Auftreten eines Delirs, welches mit einem dreifach erhöhten Risiko für Mortalität verbunden war (Shao et al. 2021).

MERKE

Das Delir kann auch das allein führende Symptom von COVID-19 sein.

Wesentlichster Risikofaktor für einen schweren Verlauf von COVID-19 ist das zunehmende Alter. Bestimmte Grunderkrankungen erhöhen das Risiko auch altersunabhängig (Piechotta et al. 2024):

- Chronische Erkrankungen der Atmungsorgane (z. B. COPD)
- Chronische Herz-Kreislauf-, Leber- und Nierenerkrankungen
- Diabetes mellitus und andere Stoffwechselerkrankungen
- Adipositas
- Erkrankungen des ZNS (z. B. chronische neurologische Erkrankungen, Demenz oder geistige Behinderung, psychiatrische Erkrankungen oder zerebrovaskuläre Erkrankungen)
- Trisomie 21
- Angeborene oder erworbene Immundefizienz (z. B. HIV-Infektion, chronisch-entzündliche Erkrankungen unter relevanter immunsupprimierender Therapie, Z. n. Organtransplantation)
- Aktive neoplastische Krankheiten

In Deutschland sind nach offiziellen Angaben von Januar 2020 bis Dezember 2021 122.000 Menschen im Zusammenhang mit COVID-19 gestorben. Unter Berücksichtigung der Übersterblichkeit in diesem Zeitraum kann von einer hohen Dunkelziffer ausgegangen werden, was zur Annahme von vermutlich 203.000 COVID-19-assoziierten Todesfällen in Deutschland im genannten Zeitraum führt (COVID-19 Excess Mortality Collaborators 2022).

25.7.2 COVID-19-Impfstoffe

Durch das Wissen über das Middle East Respiratory Syndrome (MERS) sowie über das Severe Acute Respiratory Syndrome 1 (SARS-1), Verursacher einer Epidemie im Jahr 2003, war die Rolle des Spike-Proteins bekannt, das mit der Bindung an den funktionalen Rezeptor Angiotensin-konvertierendes Enzym 2 die Infektion hervorruft und impfpräventabel ist (Dong et al. 2020). Dies hat die zügige Vakzine Entwicklung begünstigt.

Bei den mRNA-Impfstoffen wird die in Nanopartikel verpackte mRNA für das Spike-Protein ins Zytosol transportiert. Dadurch wird die Spike-Produktion hervorgerufen, die dann sowohl eine humorale als auch eine zellulär funktionale Immunantwort auslöst. Ferner wird ein gentechnisch hergestellter Proteinimpfstoff eingesetzt. Aktuell werden die Vakzinen immer wieder auf die neuen Varianten des Virus angepasst.

Neuere Studien zeigen eine mögliche Interaktion zwischen *Streptococcus pneumoniae* und *SARS-CoV-2* im Respirationstrakt auf. Bei > 65-jährigen Patienten, die mit PCV13 im Vorfeld geimpft waren, zeigte sich eine um 35 % niedrigere Inzidenz von COVID-19, eine

32 % niedrigere Inzidenz einer Hospitalisierung aufgrund von COVID-19 und eine 32 % niedrigere Inzidenz eines COVID-19-bedingten Todes (Lewnard et al. 2022).

25.7.3 COVID-19-Impfempfehlung

Seit Januar 2024 empfiehlt die STIKO eine Basisimmunität gegen *SARS-CoV-2* für alle Personen ≥ 18 J., Bewohner in Pflegeeinrichtungen, Kinder und Jugendliche im Alter von 6 Mon. bis 17 J. mit einer Grundkrankheit, Menschen mit einem erhöhten arbeitsbedingten Infektionsrisiko in der medizinischen/pflegerischen Versorgung, Familienangehörigen und engen Kontaktpersonen von Menschen mit Immunsuppression sowie Frauen im gebärfähigen Alter und Schwangeren (Piechotta et al. 2024). Die Basisimmunität ist gegeben nach mindestens drei *SARS-CoV-2*-Antigenkontakten, wovon mindestens einer durch eine Impfung erfolgt sein soll. Eine Infektion zählt nur im Mindestabstand von 3 Mon. zu einer vorherigen Impfung als Antigenkontakt.

Auffrischimpfungen werden jährlich im Herbst empfohlen für Personen ≥ 60 J., Bewohnern von Pflegeeinrichtungen, Personen ≥ 6 Mon. mit Grunderkrankungen, die mit einem erhöhten Risiko für schwere COVID-19-Verläufe einhergehen (➤ Kap. 25.7.1), Personen mit einem arbeitsbedingten erhöhten Infektionsrisiko sowie Familienangehörige und enge Kontaktpersonen ≥ 6 Mon. von Menschen mit Immunsuppression (Piechotta et al. 2024).

Zur Impfung soll ein zugelassener mRNA- oder proteinbasierter Impfstoff mit einer jeweils von der WHO empfohlenen Variantenanpassung verwendet werden.

PRAXISTIPP

Die COVID-19-Impfung kann zeitgleich mit der Influenza-Impfung jeweils im Herbst verabreicht werden.

25.8 RSV-Impfung

25.8.1 Epidemiologie und klinisches Bild (➤ Kap 4.3)

Das Respiratory Syncytial Virus (RSV) ist ein hochkontagiöses RNA-Einzelstrangvirus, das sowohl durch Tröpfchen- als auch Schmierinfektionen übertragbar ist. Es hat zwei Oberflächenproteine, das Fusionsprotein F4, das für das Eindringen des Virus in die Zelle verantwortlich ist, und das Adhäsionsglykoprotein (Protein G), das zur Differenzierung in RSV A und RSV B führt. Es verursacht in allen Altersgruppen Erkrankungen der oberen Atemwege, die von selbstlimitierenden Infektionen bis hin zu Pneumonien reichen können. Schwere Verläufe treten v.a. bei Neugeborenen und Säuglingen sowie bei Älteren auf. In Deutschland sind > 80% der auf Intensivstationen behandelten Patienten mit RSV-Infektionen > 60 J. alt. Auch vorbestehende schwere chronischen Grunderkrankungen wie z.B. Asthma, chronisch obstruktive Lungenerkrankung (COPD), Herzinsuffizienz, koronare Herzkrankheit, Diabetes mellitus und chronische Niereninsuffizienz oder auch angeborene und erworbene Immunsuppression erhöhen das Risiko für einen schweren Verlauf.

MERKE

RSV kann in allen Altersgruppen auch wiederholt Infektionen auslösen.

PRAXISTIPP

Die Sensitivität verfügbarer Ag-Schnelltests für den Nachweis von RSV ist bisher eingeschränkt. Mit PCR-Testung kann jedoch gleichzeitig auf mehrere Atemwegserreger gleichzeitig getestet werden.

25.8.2 RSV-Impfstoffe

In Deutschland sind derzeit drei Impfstoffe gegen durch RSV verursachte Erkrankungen zugelassen.

Der **proteinbasierte bivalente Impfstoff RSVPreF3 OA (Abrysvo®)** enthält die RSV-Genotypen A und B. Nach einer Impfdosis blieb in der Zulassungsstudie die Anzahl der $CD4^+$-T-Zellen über 6 Mon. lang um das 3,5-Fache über dem Niveau vor der Impfung, die RSVPreF3-spezifischen IgG-Antikörper blieben 6 Mon. lang 3,5- bis 4,7-fach über den Werten vor der Impfung. Die Impfung führt bei Senioren zu einer Verringerung der RSV-assoziierten Erkrankungen der unteren Atemwege mit > 2 Symptomen (Walsh et al. 2023). Die Nebenwirkungen zwischen RSVpreF und Placebo waren 7 d nach Impfung vergleichbar. Nach 6 Mon. Nachbeobachtung war eine Dosis RSVPreF3 OA gut verträglich und wies ein akzeptables Sicherheitsprofil auf. Die häufigsten unerwünschten Ereignisse (UE) waren lokal und insgesamt auch die systemischen UE leicht bis mittelschwer. In der RENOIR-Studie traten bei rund 26.000 Teilnehmern, die den Prüfimpfstoff erhielten, zwischen d 8 und 11 nach der Impfung zwei Fälle von Guillain-Barré-Syndrom (GBS) und ein Fall von Miller-Fisher-Syndrom (einer Sonderform des GBS) auf. Ein Fall von GBS wurde vom Prüfarzt im Rahmen der Studie als „impfstoffbezogen" eingestuft. Der Proband ist zwischenzeitlich genesen. Der Impfstoff ist durch die FDA und durch die europäische Arzneimittelbehörde EMA zur aktiven Immunisierung von Menschen im Alter > 60 J. zur Prävention von Erkrankungen der unteren Atemwege und zusätzlich zur aktiven maternalen Immunisierung während der Schwangerschaft zum Schutz des Neugeborenen zugelassen.

Der ebenfalls **proteinbasierte adjunvantierte Impfstoff RSVPreF3 (Arexvy®)** enthält als Antigen ein rekombinantes RSV-F-Glykoprotein-Antigen (RSVPreF3) aus dem Genotyp A in Kombination mit dem Adjuvans AS01E. Durch Kreuzimmunität wird auch ein Schutz gegen Infektionen mit Genotyp B erreicht (Papi et al. 2023). Das Adjuvans AS01E, welches auch beim Totimpfstoff gegen Herpes zoster verwendet wird, verstärkt die Rekrutierung und Aktivierung von antigenpräsentierenden Zellen. Diese transportieren die im Impfstoff enthaltenen Antigene in die Lymphknoten. Dort erfolgt die Bildung von RSVPreF3-spezifischen $CD4^+$-T-Zellen. Der Impfstoff hat in der ersten Saison nach der Impfung eine Wirksamkeit von 82,6% gegen durch RSV verursachte Infektionen der unteren Atemwege und von 94,1 % für schwere Infektionen der unteren Atemwege. Für diesen Impfstoff liegen mittlerweile Wirksamkeitsdaten über 3 Saisons (30,6 Mon.) vor. Die Wirksamkeit ist auch bei > 60-Jährigen mit kardiovaskulären Vorerkrankungen nachgewiesen. Die meisten UE waren vorübergehend und leicht bis mittelschwer. Schwere unerwünschte Ereignisse und möglicherweise immunvermittelte entzündliche Erkrankungen traten sehr selten und nicht häufiger als in den Placebogruppen auf. In den Studien trat kein Fall von GBS oder akuter disseminierter Enzephalomyelitis (ADEM) auf.

Bei einer Zulassungsstudie mit Schwangeren gab es ein Signal zu gehäuften Frühgeburten. Die Studie mit Schwangeren wurde deshalb abgebrochen. Dieser Impfstoff ist deshalb für Schwangere nicht zugelassen.

MERKE

Da der Impfstoff adjuvantiert ist, ist er streng i.m. zu applizieren, da eine s.c. Injektion zu verstärkten Lokalreaktionen führen kann.

Der **Impfstoff mResvia®** ist der bisher einzige **mRNA-Impfstoff,** der mit der mRNA-1345 quasi den Bauplan für das RSV F-Protein stabilisiert in der Präfusionskonformation (PreF) enthält. Er stimuliert die Produktion von neutralisierenden Antikörpern und von antigenspezifischen T-Lymphozyten. In der Zulassungsstudie (ConquerRSV-Studie) mit 35.500 Probanden im Alter ≥ 60 J. konnten Wirksamkeit und Sicherheit des Impfstoffkandidaten bei Erwachsenen ≥ 60 J. nachgewiesen werden (Wilson et al. 2023). Diese Vakzine ist für die aktive Immunisierung von Erwachsenen mit einem Lebensalter ≥ 60 J. gegen RSV-Erkrankungen in den USA, Kanada und der EU zugelassen.

25.8.3 RSV-Impfempfehlung

Aufgrund der aktuellen Datenlage hat die STIKO die Impfempfehlung für Ältere unterjährig im August 2024 angepasst und empfiehlt seither allen Personen ≥ 75 J. eine einmalige Impfung gegen RSV mit einem proteinbasierten Impfstoff (STIKO 2024b). Außerdem wird Personen im Alter von 60–74 J., die eine schwere Form einer Grunderkrankung haben und/oder die in einer Einrichtung der Pflege leben, eine einmalige RSV-Impfung mit einem proteinbasierten Impfstoff empfohlen (STIKO 2024b). Zu den Grunderkrankungen gehören u. a. schwere Formen chronischer Erkrankungen der Atmungsorgane, Nieren oder des Herz-Kreislauf-Systems. Leichte oder unkomplizierte sowie medikamentös gut kontrollierte Formen dieser chronischen Erkrankungen gehen nach jetzigem Wissensstand nicht mit einem deutlich erhöhten Risiko für einen schweren RSV-Krankheitsverlauf einher und finden daher zunächst keine Berücksichtigung in der Empfehlung (STIKO 2024b). Eine individuelle Einschätzung ist daher erforderlich und sollte neben der Schwere der Grunderkrankung und deren Relevanz unter medikamentöser Therapie auch die bisher noch fragliche Schutzdauer nach Impfung sowie die noch unklare Boosterfähigkeit nach Auffrischimpfung und mögliche Nebenwirkungen der RSV-Impfung berücksichtigen (STIKO 2024b). Als mögliche schwere Nebenwirkung ist v.a. das Auftreten eines Guillain-Barré-Syndroms (GBS) zu berücksichtigen. In insgesamt vier Studien zu den proteinbasierten Vakzinen traten drei Fälle von GBS auf, die von dem zuständigen Prüfpersonal als im Zusammenhang mit dem RSV-Impfstoff stehend eingestuft wurden (STIKO 2024b). Eine Aktualisierung der Empfehlung zum Einsatz der mRNA-Vakzine ist aktuell in der Erarbeitung.

Die RSV-Impfung sollte möglichst im September/Anfang Oktober erfolgen, um bereits in der darauffolgenden RSV-Saison (Oktober–März) einen bestmöglichen Schutz zu bieten (STIKO 2024b). Bisher kann aufgrund der limitierten Datenlage noch nichts zur Dauer der Schutzwirkung und damit der eventuellen Notwendigkeit von Auffrischungsimpfungen gesagt werden.

PRAXISTIPP

Die RSV-Impfung mit proteinbasierten Vakzinen kann gleichzeitig mit der Influenza-Impfung verabreicht werden.

LEITLINIEN

Piechotta V et al.: Aktualisierung der COVID-19-Impfempfehlung in den allgemeinen Empfehlungen der STIKO 2024 und die dazugehörige wissenschaftliche Begründung. Epid Bull 2 (2024) 3–19. DOI https://doi.org/10.25646/11894.

Schlaberg J, Vygen-Bonnet S, Falman A et al.: Aktualisierung der Empfehlungen der STIKO zur Standardimpfung von Personen ≥ 60 Jahre sowie zur Indikationsimpfung von Risikogruppen gegen Pneumokokken und die dazugehörige wissenschaftliche Begründung Epid Bull 39 (2023) 3–44. DOI https://doi.org/10.25646/11719.

Ständige Impfkommission (STIKO): Mitteilung der Ständigen Impfkommission (STIKO) beim RKI: Wissenschaftliche Begründung zur Empfehlung einer Impfung mit dem Herpes zoster-subunit-Totimpfstoff. Epid Bull 50 (2018) 526.

Ständige Impfkommission (STIKO): Beschluss und Wissenschaftliche Begründung der Ständigen Impfkommission (STIKO) für die Aktualisierung der Influenza-Impfempfehlung für Personen im Alter von ≥ 60 Jahren. Epid Bull 1 (2021) 3–25. DOI https://doi.org/10.25646/7655.

Ständige Impfkommission (STIKO): Empfehlungen der Ständigen Impfkommission (STIKO) beim Robert Koch-Institut 2024. Epid Bull 4 (2024) 1–72. DOI https://doi.org/10.25646/11892.

Ständige Impfkommission (STIKO): STIKO: Anpassung der Empfehlung zur saisonalen Influenza-Impfung für Personen ≥ 60 Jahre. Epid Bull 44 (2024a) 3–23. doi.org/10.25646/12901.

Ständige Impfkommission (STIKO): Beschluss und Wissenschaftliche Begründung zur Empfehlung der STIKO für eine Standardimpfung gegen Erkrankungen durch Respiratorische Synzytial-Viren (RSV) für Personen ≥ 75 Jahre sowie zur Indikationsimpfung von Personen im Alter von 60 bis 74 Jahren mit Risikofaktoren. Epid Bull Issue 32 (2024b) 3–28. DOI: https://doi.org/10.25646/12470

LITERATUR

Andrew MK et al.: Persistent Functional Decline Following Hospitalization with Influenza or Acute Respiratory Illness. J Am Geriatr Soc 69(3) (2021) 696–703.

Arvin A: Aging, immunity, and the varicella-zoster virus. The New England journal of medicine 352 (2005) 2266–2267.

Bonten MJ, Huijts SM, Bolkenbaas M et al.: Polysaccharide conjugate vaccine against pneumococcal pneumonia in adults. New Engl J Med 372 (2015) 1114–1125.

Cannon K et al.: A trial to evaluate the safety and immunogenicity of a 20-valent pneumococcal conjugate vaccine in populations of adults ≥ 65 years of age with different prior pneumococcal vaccination. Vaccine 39(51) (2021) 7494–7502.

Clar C, Oseni Z, Flowers N et al.: Influenza vaccines for preventing cardiovascular disease. Cochrane Database Syst Rev 2015; Leherer S, Rheinstein PH Vaccination Reduces Risk of Alzheimer's Disease, Parkinson's Disease and Other Neurodegenerative Disorders. Discov Med. Sep–Oct; 34(172) (2022) 97–101.

Clutterbuck EA et al.: Pneumococcal conjugate and plain polysaccharide vaccines have divergent effects on antigen-specific B cells. J Infect Dis 205(9) (2012) 1408–1416.

Cocoros NM et al.: Long-term Risk of Parkinson Disease Following Influenza and Other Infections. JAMA Neurol 78(12) (2021) 1461–1470.

COVID-19 Excess Mortality Collaborators. Estimating excess mortality due to the COVID-19 pandemic: a systematic analysis of COVID-19-related mortality, 2020–21. Lancet. Apr 16;399(10334) (2022) 1513–1536. doi: 10.1016/S0140–6736(21)02796-3. Epub 2022 Mar 10. Erratum in: Lancet. 2022 Apr 16;399(10334) 1468. PMID: 35279232; PMCID: PMC8912932.

Cunningham AL, Lal H, Kovac M et al.: Efficacy of the Herpes Zoster Subunit Vaccine in Adults 70 Years of Age or Older. New Engl J Med 375 (2016) 1019–1032.

De Roux A, Marx A, Burkhardt O et al.: Impact of corticosteroids on the immune response to a MF59-adjuvanted influenza vaccine in elderly COPD-patients. Vaccine 24 (2006) 1537–1542.

Dominguez A, Izquierdo C, Salleras L et al.: Effectiveness of the pneumococcal polysaccharide vaccine in preventing pneumonia in the elderly. Europ Resp J 36 (2010) 608–614.

Domnich A, Arata L, Amicizia D et al.: Effectiveness of MF59-adjuvanted seasonal influenza vaccine in the elderly: A systematic review and meta-analysis. Vaccine 35 (2017) 513–520.

Dong Y, Dai T, Wei Y et al. Signal Transduct Target Ther. 5 (2020) 237.

Fei Tang, Hammel IS, Andrew MK, Ruis JG: Frailty Reduces Vaccine Effectiveness Against SARS-CoV-2 Infection: A Test-Negative Case Control Study Using National VA Data. J Nutr Health Aging 27(2) (2023) 81–88. Published online February 2, 2023. https://doi.org/10.1007/s12603-023-1885-1.

Frenck RW, Jr, Yeh S: The development of 13-valent pneumococcal conjugate vaccine and its possible use in adults. Expert opinion on biological therapy 12 (2012) 63–77.

Kwetkat A, Lehmann T, Weinberger S et al.: Analysis of vaccination data of patients aged 60 years and older from Bavaria and Thuringia. Zeitschrift fur Gerontologie und Geriatrie 49 (2016) 126–131.

Lazarus R et al.: A randomized study comparing combined pneumococcal conjugate and polysaccharide vaccination schedules in adults. Clin Infect Dis 52(6) (2011) 736–742.

Lee JKH, Lam GKL, Shin T et al.: Efficacy and effectiveness of high-dose versus standard-dose influenza vaccination for older adults: a systematic review and meta-analysis. Expert Review of Vaccines 17 (2018) 435–443.

Lewnard JA et al.: Prevention of Coronavirus Disease 2019 Among Older Adults Receiving Pneumococcal Conjugate Vaccine Suggests Interactions Between Streptococcus pneumoniae and Severe Acute Respiratory Syndrome Coronavirus 2 in the Respiratory Tract. J Infect Dis 225(10) (2022) 1710–1720.

Macias AE et al.: The disease burden of influenza beyond respiratory illness. Vaccine 39 Suppl 1 (2021) A6–A14.

Mahamat A, Daures JP, De Wzieres B: Additive preventive effect of influenza and pneumococcal vaccines in the elderly: results of a large cohort study. Human vaccines & immunotherapeutics 9 (2013) 128–135.

Martin-Salvador A, Torres-Sanchez I, Saez-Roca G et al.: Age group analysis of psychological, physical and functional deterioration in patients hospitalized for pneumonia. Archivos de bronconeumologia 51 (2015) 496–501.

Maruyama T, Taguchi O, Niederman MS et al.: Efficacy of 23-valent pneumococcal vaccine in preventing pneumonia and improving survival in nursing home residents: double blind, randomised and placebo controlled trial. BMJ 340 (2010) c1004.

Mendes D et al.: Cost-effectiveness of using a 20-valent pneumococcal conjugate vaccine to directly protect adults in England at elevated risk of pneumococcal disease. Expert Rev Pharmacoecon Outcomes Res 22(8) (2022) 1285–1295.

Moberley S, Holden J, Tatham DP et al.: Vaccines for preventing pneumococcal infection in adults. Cochrane Database Syst Rev (2013) CD000422.

Oxman MN, Levin MJ, Johnson GR et al.: A vaccine to prevent herpes zoster and postherpetic neuralgia in older adults. New Engl J Med 352 (2005) 2271–2284.

Panagiotou OA et al.: Risk Factors Associated With All-Cause 30-Day Mortality in Nursing Home Residents With COVID-19. JAMA Intern Med. (2021). doi:https://doi.org/10.1001/jamainternmed.2020.7968.

Papi A, Ison MG, Langley JM et al.: Respiratory Syncytial Virus Prefusion F Protein Vaccine in Older Adults. N Engl J Med Vol. 388 Issue 7 (2023) 595–608. Accession Number: 36791160 DOI: https://doi.org/10.1056/NEJMoa2209604.

Parodi V, De Florentiis D, Martini M et al.: Inactivated influenza vaccines: recent progress and implications for the elderly. Drugs & Aging 28 (2011) 93–106.

Pletz MW et al.: Pneumococcal vaccines: mechanism of action, impact on epidemiology and adaption of the species. Int J Antimicrob Agents 32(3) (2008) 199–206.

Poethko-Muller C, Schmitz R: [Vaccination coverage in German adults: results of the German Health Interview and Examination Survey for Adults (DEGS1)]. Bundesgesundheitsblatt, Gesundheitsforschung, Gesundheitsschutz 56 (2013) 845–857.

Rieck T, Steffen A, Feig M, Siedler A: Impfquoten bei Erwachsenen in Deutschland – Aktuelles aus der KV-Impfsurveillance Epid Bull 49 (2022) 3–23. DOI https://doi.org/10.25646/10855.

Robert Koch-Institut (RKI): STIKO-Empfehlung zur Gelbfieber-Auffrischimpfung. Epid Bull 32 (2022) 3–35.

Sanford M: Pneumococcal polysaccharide conjugate vaccine (13-valent, adsorbed): in older adults. Drugs 72 (2012) 1243–1255.

Schaffner W, van Buynder P, McNeil S et al.: Seasonal influenza immunisation: Strategies for older adults. Int J Clin Pract 72(10) (2018) e13249.

Schwarz TF, Volpe S, Catteau G et al.: Persistence of immune response to an adjuvanted varicella-zoster virus subunit vaccine for up to year nine in older adults. Human Vaccin Immunother 14 (2018) 1370–1377.

Shao, S. C. et al.: Prevalence, incidence and mortality of delirium in patients with COVID-19: a systematic review and meta-analysis. Age Ageing 50(5) (2021) 1445–1453. doi:https://doi.org/10.1093/ageing/afab103.

Strezova A et al.: Long-term Protection Against Herpes Zoster by the Adjuvanted Recombinant Zoster Vaccine: Interim Efficacy, Immunogenicity, and Safety Results up to 10 Years After Initial Vaccination. Open Forum Infect Dis 9(10) (2022) ofac485.

Surmann B, Witte J, Batram M et al: Epidemiology of Pertussis and Pertussis-Related Complications in Adults: A German Claims Data Analysis. Infect Dis Ther Vol. 13 Issue 2 (2024) 385–399. Accession Number: 38294623 PMCID: PMC10904701 DOI: https://doi.org/10.1007/s40121-023-00912-z.

Vila-Corcoles A, Ochoa-Gondar O, Guzman JA et al.: Effectiveness of the 23-valent polysaccharide pneumococcal vaccine against invasive pneumococcal disease in people 60 years or older. BMC Infect Dis 10 (2010) 73.

Walsh EE, Perez Marc G, Zareba AM et al.: Efficacy and Safety of a Bivalent RSV Prefusion F Vaccine in Older Adults. N Engl J Med Vol. 388 Issue 16 (2023) 1465–1477. Accession Number: 37018468 DOI: 0.1056/NEJMoa2213836.

Weinberger B: Adult vaccination against tetanus and diphtheria: the European perspective. Clinical and experimental immunology 187 (2017) 93–99.

Welte T, Torres A, Nathwani D: Clinical and economic burden of community-acquired pneumonia among adults in Europe. Thorax 67 (2012) 71–79.

Wilson E, Goswami J, Baqui AH et al.: Efficacy and Safety of an mRNA-Based RSV PreF Vaccine in Older Adults. N Engl J Med Vol. 389 Issue 24 (2023) 2233–2244. Accession Number: 38091530 DOI: https://doi.org/10.1056/NEJMoa2307079.

Yao X, Hamilton RG, Weng NP et al.: Frailty is associated with impairment of vaccine-induced antibody response and increase in post-vaccination influenza infection in community-dwelling older adults. Vaccine 29 (2011) 5015–5021.

Yen LM, Thwaites CL: Tetanus. Lancet 393 (2019) 1657–1668.

KAPITEL

26 Impfen bei Immundefizienz

Hans Martin Orth

26.1 Grundsätzliche Überlegungen

Schutzimpfungen dienen dem Zweck, aktiv eine zielgerichtete Immunreaktion hervorzurufen, welche einen möglichst lang anhaltenden Schutz vor Krankheiten oder einen schweren Verlauf von Krankheiten bewirken soll. Bei Menschen mit angeborener oder erworbener Immundefizienz sind daher **zwei Aspekte von besonderer Bedeutung:**

1. Der Schutz vor Krankheiten oder schweren Verläufen von Krankheiten, welche besondere Risiken bei Immunsupprimierten mit sich bringen.
2. Aspekte zu Anwendung, Wirksamkeit und Nebenwirkungen von Impfungen mit spezieller Bedeutung für Immunsupprimierte.

Für beide Aspekte ist eine individuelle Betrachtung von Art und Ausmaß der Immundefizienz erforderlich. Nicht zuletzt aufgrund der rasch zunehmenden immunmodulatorischen Therapieoptionen mit Biologicals sind evidenzbasierte Leitlinien nur für wenige Konstellationen verfügbar, ein Großteil der Empfehlungen basiert auf Expertenmeinungen oder kleineren Studien. Die Impfempfehlungen der STIKO (2024) behandeln das Thema Impfen bei Immundefizienz nur am Rande und verweisen auf die vierteilige Artikelserie „Impfen bei Immundefizienz“:

1. Grundlagenpapier (Bundesgesundheitsbl 2017 60 [2017] 674–684)
2. Impfen bei 1. Primären Immundefekterkrankungen und 2. HIV-Infektion (Bundesgesundheitsbl 61 [2018] 1034–1051)
3. Impfen bei hämatologischen und onkologischen Erkrankungen (antineoplastische Therapie, Stammzelltransplantation), Organtransplantation und Asplenie (Bundesgesundheitsbl 63 [2020] 588–644)
4. Impfen bei Autoimmunkrankheiten, bei anderen chronisch-entzündlichen Erkrankungen und unter immunmodulatorischer Therapie (Bundesgesundheitsbl 62 [2019] 494–515)

26.2 Immundefizienz

Streng genommen umfasst der Begriff Immundefizienz jegliche angeborene oder erworbene Einschränkung der Abwehr von Infektionen. Je nach zugrunde liegendem Immundefekt oder Eingriff ins Immunsystem können sich unterschiedliche Konsequenzen ergeben, welche u. U. nur das Risiko für wenige spezifische Erkrankungen erhöhen, am anderen Ende des Spektrums aber auch eine ausgeprägte allgemeine Infektanfälligkeit bewirken können. Eine präzise Kategorisierung in schwere oder nicht schwere Immundefizienz ist nicht in jedem Fall möglich. Im Folgenden werden einzelne häufigere Patientengruppen oder Konstellationen erläutert. Auch für nicht erwähnte Konstellationen können die allgemeinen Prinzipien (➤ Kap. 26.3) Anwendung finden. Für jede einzelne Impfung müssen die Fachinformationen der Impfstoffe und der immunsupprimierenden Substanzen berücksichtigt werden. Eine Impfung unter jeglicher Art von Immunsuppression stellt formal oft einen Off-Label-Gebrauch des Impfstoffs dar, über den schriftlich aufzuklären ist. Aufgrund der Möglichkeit einer unkontrollierten Vermehrung der Impferreger bei Menschen mit eingeschränkter Immunfunktion sind Lebendimpfungen i. d. R. absolut kontraindiziert (Pollard, Bijker 2021). Derzeit in Deutschland verfügbare Lebendimpfungen beinhalten Masern/Mumps/Röteln, Varizellen, Typhus (oraler Lebendimpfstoff), Rotaviren, Denguefieber und Gelbfieber und ab 2024 voraussichtlich auch Chikungunya.

26.2.1 Patienten mit zytostatischer Chemotherapie

Klassische zytostatische Chemotherapien haben Auswirkungen auf schnell proliferierende Zellen wie unkontrolliert proliferierende Tumorzellen, aber auch auf die Nachbildung von Leukozyten. Dies bewirkt u. a. eine Neutropenie, ein Nadir tritt häufig etwa 10–14 d nach Zytostatika-Gabe auf. Zu diesem Zeitpunkt sind Patienten besonders vulnerabel für diverse Infektionen. In der Regel kommt es danach zu einer Immunrekonstitution, es verbleiben i. d. R. keine nachhaltigen Immundefekte. Gelegentlich kann jedoch der Schutz nach vorangegangenen Impfungen auch dauerhaft nachlassen. Aus diesem Grund wird nach abgeschlossener Therapie eine Auffrischung von Basisimmunisierungen empfohlen. Es existieren nur wenige Daten zur Wirksamkeit von Impfungen unter laufender Chemotherapie. Bei wiederholten Zytostatika-Therapiezyklen scheint jedoch der konkrete Zeitpunkt (vor vs. nach Zytostatika-Gabe) keine Rolle für die Wirksamkeit zu spielen (Keam et al. 2017).

26.2.2 B-Zell-depletierende Therapien

Insbesondere bei der Therapie hämatologischer Neoplasien, aber auch bei rheumatischen Erkrankungen oder bei der multiplen Sklerose finden Medikamente Einsatz, welche direkt gegen B-Zellen wirksam sind. Dies sind v. a. CD20-Antikörper wie Rituximab und Ocrelizumab, aber auch der CD52-Antikörper Alemtuzumab. Die Substanzen haben meist eine sehr nachhaltige Wirkung, welche eine humorale Immunantwort i. d. R. für mehrere Monate vollständig unterbindet. Es gibt jedoch Hinweise, dass die zelluläre Immunität unter Anti-CD20-Therapie nicht wesentlich eingeschränkt ist.

Lebendimpfungen sind unter Anti-CD20-Therapie streng kontraindiziert. Erst nach B-Zell-Rekonstitution können Lebendimpfungen wieder erwogen werden, dies ist je nach Substanz frühestens nach 10 Mon. zu erwarten. Totimpfungen können jederzeit angewandt werden, es ist jedoch i. d. R. für einen Zeitraum von 6 Mon. nach letzter Gabe von einer erheblich eingeschränkten Wirksamkeit auszugehen. Nach Normalisierung der B-Lymphozytenzahl kann ein normales Impfansprechen erwartet werden.

26.2.3 Tyrosinkinaseinhibitoren

Tyrosinkinaseinhibitoren (TKI) werden bei einer Vielzahl maligner Erkrankungen eingesetzt. Die therapeutisch angewandten Substanzen binden i. d. R. spezifisch an einzelne Tyrosinkinasen und haben je nach Target ein meist sehr begrenztes Wirkspektrum. Dies resultiert auch in unterschiedlichen immunologischen Effekten. So können Tyrosinkinasen immunsuppressiv, -neutral oder -aktivierend wirksam sein. Die Datenlage ist nicht für alle Substanzen eindeutig, problematisch sind aber insbesondere Bruton-TKI wie Ibrutinib, welche die Reifung von B-Zellen und die Mastzellaktivierung hemmen. Lebendimpfungen sind bei immunologisch wirksamen TKI kontraindiziert.

26.2.4 Checkpoint-Inhibitoren

Therapeutisch eingesetzte Checkpoint-Inhibitoren (z. B. Avelumab, Ipilimumab, Nivolumab, Pembrolizumab,) reduzieren eine Inhibierung T-Zell-vermittelter Immunität – insbesondere zytotoxischer T-Zellen – und verbessern somit die Immunabwehr gegenüber Tumorzellen. In den vergangenen Jahren wurden zahlreiche Einsatzmöglichkeiten ermittelt, u. a. beim Melanom sowie beim Bronchial-, Nierenzell- oder kolorektalen Karzinom. Aufgrund des Wirkmechanismus mit einer enthemmten Immunreaktion können Autoimmunerkrankungen als Nebenwirkung auftreten. Auch die Impfantwort kann verstärkt sein, was sich in einzelnen Studien durch zahlenmäßig häufigere, i. d. R. jedoch milde Nebenwirkungen bemerkbar machte. Totimpfungen sind laut begrenzt vorliegenden Studien wirksam, von der Gabe von Lebendimpfungen wird aufgrund fehlender Daten abgeraten.

26.2.5 Anti-TNF-Antikörper

Mehrere Substanzen befinden sich in klinischem Einsatz, dazu gehören u. a. Adalimumab und Infliximab. Die Anwendungsgebiete umfassen u. a. chronisch-entzündliche Darmerkrankungen, Psoriasis, Morbus Bechterew und rheumatoide Arthritis. Die systemische immunsuppressive Wirkung ist wenig ausgeprägt, dennoch besteht ein erhöhtes Risiko für einzelne opportunistische Infektionen, z. B. durch Legionellen, Listerien, verschiedene Pilze und das JC-Virus (Auslöser der lebensbedrohlichen progressiven multifokalen Leukenzephalopathie, PML). Die Wirksamkeit von Totimpfungen ist insgesamt nur wenig reduziert, Lebendimpfungen sind jedoch während, und teilweise mehrere Monate nach Anwendung grundsätzlich kontraindiziert.

26.2.6 Glukokortikoide

Neben umfangreichen metabolischen Effekten haben Glukokortikoide auch Einfluss auf Inflammation und Immunität. Die Auswirkungen auf das Immunsystem sind zumindest teilweise durch eine Hemmung des Transkriptionsfaktors NF-κB und eine dadurch veränderte Transkription vermittelt. Der Effekt ist abhängig von Therapiedauer und Dosis. Bei einer Anwendung ≥ 2 Wo., einer Hochdosisstoßtherapie oder einer Dauertherapie mit Tagesdosis ≥ 0,2 mg/kg KG oder ≥ 10 mg Prednisolonäquivalent beim Erwachsenen sind Lebendimpfungen kontraindiziert und für Totimpfungen wird eine eingeschränkte Impfwirkung angenommen. Unterhalb dieser Grenzwerte können Tot- und Lebendimpfungen angewandt werden.

26.2.7 Methotrexat

Methotrexat hat als Folsäureantagonist insbesondere eine antiproliferative Wirkung, welche in der Anwendung als Zytostatikum im Vordergrund steht. Darüber hinaus bestehen aber noch weitere Wirkungen, welche insbesondere den antiinflammatorischen Effekt der Substanz erklären, der bereits bei niedrigen Dosierungen, z. B. in der Therapie der rheumatoiden Arthritis, von klinischer Relevanz ist. Bei in dieser Indikation üblichen Erwachsenendosen ≤ 0,4 mg/kg KG/Wo. oder ≤ 20 mg/Wo. ist von keiner relevanten Einschränkung der Wirkung von Totimpfungen auszugehen. Mit vertretbarem Risiko können auch Lebendimpfungen gegen Masern, Mumps, Röteln und Varizellen durchgeführt werden, von einer Gelbfieberimpfung wird jedoch abgeraten.

26.2.8 HIV-Infektion

Die HIV-Infektion stellt grundsätzlich keine Kontraindikation für Impfungen dar. Lediglich bei einer CD4-Zellzahl < 200/µl ist von einer schweren, klinisch relevanten Immundefizienz auszugehen. In dieser Konstellation sind Lebendimpfungen kontraindiziert und es muss bei Totimpfungen von einer reduzierten Wirksamkeit ausgegangen werden. Nach Einleitung einer HIV-Therapie (die grundsätzlich immer beim Nachweis einer Infektion indiziert ist) kommt es oft zu einer raschen Immunrekonstitution, welche dann auch wieder Lebendimpfungen erlaubt.

26.2.9 Organtransplantation

Nach Transplantation solider Organe besteht das Risiko einer immunologischen Abstoßung des Spenderorgans. Das Ausmaß ist abhängig von immunologischer Kompatibilität des Organs, welche u. a. durch den Grad der MHC-Übereinstimmung von Spender und Empfänger bestimmt wird. Zur Verhinderung einer Transplantatabstoßung ist daher eine individuelle, üblicherweise lebenslange immunsuppressive Therapie erforderlich, welche meist aus der Kombination mehrerer Substanzen besteht. Angewandt werden u. a. Glukokortikoide, Azathioprin, Mycophenolat-Mofetil sowie Calcineurin-Inhibitoren wie Ciclosporin und Tacrolimus. Der Einfluss dieser Substanzen auf den Impferfolg ist oft dosisabhängig, die Kenntnis der Dosierung lässt dennoch keine sichere Prädiktion des Impferfolgs zu. Grundsätzlich sind Lebendimpfungen unter Immunsuppression nach solider Organtransplantation kontraindiziert, bei Totimpfungen muss von einer eingeschränkten Wirksamkeit ausgegangen werden, welche u. U. durch eine passagere Dosisreduktion – soweit vertretbar – verbessert werden kann. Solche Maßnahmen sollten jedoch ausschließlich unter engmaschigem Monitoring der Transplantatfunktion durch erfahrene Behandler erfolgen.

26.2.10 Stammzelltransplantation (SZT)

Einen Sonderfall der Organtransplantation stellt die Transplantation hämatopoetischer Stammzellen dar, bei der Vorläuferzellen von blutbildenden Zellen, also auch von immunologisch aktiven Zellen transplantiert werden. Unterschieden wird zwischen der autologen Transplantation, bei der Stammzellen des Empfängers entnommen und nach myeloablativer Therapie reinfundiert werden, und der allogenen Transplantation, bei der Zellen eines fremden Individuums transplantiert werden. Eine Abstoßungsreaktion, die eine Immunsuppression erforderlich macht, kommt nur bei der allogenen Stammzelltransplantation vor. Diese geht vom Transplantat aus und ist gegen den Empfänger gerichtet (Graft versus Host Disease, GvHD). Bei guter Immunkompatibilität ist eine medikamentöse Immunsuppression oft nur passager erforderlich.

Daneben ist aber zu berücksichtigen, dass durch die myeloablative Therapie auch bei der autologen Stammzelltransplantation sämtliche immunologischen Gedächtniszellen zerstört werden und somit die gesamte erworbene Immunität verloren geht. Daher ist i. d. R. nach Stammzelltransplantation eine Wiederholung sämtlicher Grundimmunisierungen erforderlich. Totimpfungen können meist 6 Mon. nach Transplantation erfolgen, hierzu werden auch bei Erwachsenen die hohen pädiatrischen Impfstoffdosierungen für Tetanus, Diphtherie und Pertussis verwendet. Lebendimpfungen dürfen frühestens 24 Mon. nach Transplantation, nach allogener Stammzelltransplantation frühestens 3 Mon. nach Beendigung einer immunsuppressiven Therapie und bei fehlendem Vorliegen einer GvHD erfolgen.

26.2.11 Asplenie

Mit fehlender Milzfunktion geht der Verlust von spezialisierten Makrophagen und B-Zellen der Marginalzone der Milz einher. Daraus ergeben sich komplexe immunologische Konsequenzen, welche sich insbesondere in einer reduzierten Antikörper-Antwort und Phagozytose gegenüber Polysaccharid-Antigenen von kapseltragenden Erregern äußern. Bei Infektionen mit diesen Erregern, insbesondere *Neisseria meningitidis, Streptococcus pneumoniae* und *Haemophilus influenzae,* droht das fulminante, lebensbedrohliche Overwhelming Post-Splenectomy Infection Syndrome (OPSI). Daher sollten möglichst bereits 14 d vor geplanter Splenektomie oder umgehend nach Diagnosestellung einer funktionellen oder anatomischen Asplenie jeglicher Ätiologie Impfungen gegen entsprechende Erreger erfolgen. Das aktuell empfohlene Impfschema lautet:

- Pneumokokken:
  - PCV20 (Prevenar 20®).
  - Ein Booster ist derzeit nicht vorgesehen.
- *Haemophilus influenzae B:*
  - Einmalige Impfung (Act-HiB®/Hiberix®).
  - Ein Booster ist nicht vorgesehen, der Einzelimpfstoff kann in Deutschland nur als Importware bezogen werden.
- Meningokokken:
  - Zweimalig Serotypen A, C, W, Y (Nimenrix®/Menveo®/MenQuadfi®) im Abstand von 2 Mon.
  - Serotyp B: Zweimalig Bexsero® im Abstand von 2 Mon. oder dreimalig Trumenba® zum Zeitpunkt 0, 2, 6 Mon.
  - Booster alle 5 J. können erwogen werden, zuverlässige Daten hierzu liegen nicht vor.

MERKE

Entscheidend für Infektionsrisiken und für den Impferfolg sind Art und Ausmaß der Immundefizienz, welche immer individuell für jeden Patienten betrachtet werden müssen.

26.3 Grundsätzliche Prinzipien

26.3.1 Impfung vor Immundefizienz

Immunologische Gedächtniszellen werden von vielen immunsupprimierenden Therapien nicht wesentlich beeinflusst (Ausnahme SZT ➤ Kap.26.2.10). Wenn möglich sollten daher alle nötigen Immunisierungen bereits vor Einleitung der Immunsuppression erfolgen. Dies gilt insbesondere für Impfungen mit vermehrungsfähigen Erregern, welche laut Fachinformationen bei jeglicher Art von Immundefizienz relativ oder absolut kontraindiziert sind.

26.3.2 Überprüfung des Impferfolgs

Sofern Zweifel an der Wirksamkeit einer Schutzimpfung besteht, kann eine Überprüfung des Impferfolgs (üblicherweise 4–8 Wo. nach Impfung) erwogen werden. Dies betrifft insbesondere stammzelltransplantierte Patienten. Zu bedenken ist aber, dass nicht für alle Erkrankungen sichere Aussagen über einen zu erwartenden Schutz in Abhängigkeit von Antikörpertitern getroffen werden können. Darüber hinaus können die Ergebnisse unter Therapie mit Immunglobulinkonzentraten verfälscht sein. Die serologischen Antikörpertiter geben grundsätzlich nur Aussage zur humoralen, nicht aber zur zellulären Immunität. Eine Bestimmung der zellulären Immunität hingegen ist kaum etabliert. Wenngleich für viele Erreger eine Protektion nicht sicher belegt werden kann, ist eine Titerkontrolle prinzipiell geeignet, um die Funktionalität grundlegender immunologischer Mechanismen nachzuweisen (sog diagnostisches Impfen), hierbei wird i. d. R. ein mindestens vierfacher Titeranstieg als Impferfolg gewertet. ➤ Tab. 26.1 gibt verfügbare Daten zu protektiven Titern wieder.

26.3.3 Vorgehen bei ausbleibendem Impferfolg

Neben wiederholten Impfstoffgaben besteht die Möglichkeit, Impfungen mit höheren Dosierungen durchzuführen. Dies ist z. B. für die Influenza-Impfung bei Menschen >60 J. etabliert, bei denen grundsätzlich ein Hochdosisimpfstoff (4-fache Standarddosierung) empfohlen wird. Dieser kann off label auch in anderen Konstellationen gegeben werden.

Ein Hochdosisimpfstoff existiert auch für Hepatitis B, die Indikation besteht für Prädialyse- und Dialysepatienten. Auch hier ist eine Off-Label-Anwendung bei Immundefizienz denkbar, wenngleich inzwischen weitere Impfstoffe (u. a. ein adjuvantierter Impfstoff) zugelassen sind.

Die STIKO empfiehlt für Immunsupprimierte eine Dosiserhöhung des SARS-CoV-2-Impfstoffs (z. B. Verdopplung) bei ausbleibendem Impferfolg oder die Verwendung eines anderen Impfstoffs.

Aufgrund immunologischer Überlegungen können prinzipiell auch andere Totimpfstoffe in erhöhter Dosierung (z. B. zwei Impfungen gleichzeitig) verabreicht werden. Alternativ können wiederholte Impfungen gleichzeitig mit adjuvantierten Impfungen appliziert werden (z. B. Hepatitis B zusammen mit Zoster), dabei kann das Adjuvans die Impfwirkung des synchron verabreichten nichtadjuvantierten Impfstoffs erhöhen.

26.3.4 Passive Immunisierungen

Bei Patienten mit fehlendem Impfansprechen oder der Notwendigkeit einer kurzfristigen Gewährleistung einer Immunität (z. B. als Postexpositionsprophylaxe) besteht die Möglichkeit der parenteralen Gabe von Immunglobulinen. Insbesondere in der SARS-CoV-2-Pandemie hat sich der therapeutische Einsatz von monoklonalen Antikörpern sowohl zur Therapie als auch zur Prophylaxe etabliert. Zu berücksichtigen ist hier, dass die Anwendung monoklonaler Antikörper einen hohen Selektionsdruck für den jeweiligen Erreger darstellt und dass Escape-Mutationen zu einem raschen Wirkverlust führen können. Zahlreiche Präparate sind in diesem Zusammenhang bereits nach kurzer Zeit bedeutungslos geworden, nachdem sie nicht mehr in der Lage waren, neu aufkommende Virusvarianten zu neutralisieren (Gliga et al. 2022). Darüber hinaus haben monoklonale Antikörper jedoch einen Stellenwert in der RSV-Prophylaxe bei Neugeborenen, dort insbesondere bei Frühgeborenen und angeborenen Lungenerkrankungen.

Tab. 26.1 Möglichkeiten der serologischen Überprüfung des Impferfolgs

Krankheit	Testverfahren	AK/Titer	Anmerkung
Diphtherie	ELISA, ToxinNT	0,1 IU/ml	
Hepatitis A	ELISA	10 mIU/ml	
Hepatitis B	ELISA	10 mIU/ml	100 mIU/ml als Korrelat für Langzeitschutz
Hib	ELISA	0,15 µg/ml Anti-PRP	Zelluläre Immunität auch bei negativem Titer möglich
HPV	ELISA, Multiplex-Serologie	Nicht definiert	
Masern	ELISA, NT	>0	Protektion bei nachweisbarem Titer zu erwarten
Meningokokken	hSBA	≥1 : 4	
Mumps	ELISA, NT	>0	Protektion bei nachweisbarem Titer zu erwarten, Re-Infektionen sind dennoch möglich
Pertussis		Nicht definiert	Kein Testverfahren ist in der Lage eine Protektion vorherzusagen
Pneumokokken (PCV)	ELISA	≥0,35 µg/ml	Werte nur in der Pädiatrie definiert, verschiedene Serotypen mit unterschiedlichen Protektionsraten in einem Impfstoff
Pneumokokken (PPV)	ELISA; Opsonophagozytose	0,20–0,35 µg/ml; Dilution 1 : 8	Werte nur in der Pädiatrie definiert, verschiedene Serotypen mit unterschiedlichen Protektionsraten in einem Impfstoff
Poliomyelitis	NT	>1 : 4	
Röteln	ELISA	10–15 IU/ml	
SARS-CoV-2	ELISA, NT	Nicht definiert	Begrenzte Aussagekraft nur für Neutralisationstest
Tetanus	ELISA	0,1 IU/ml	
Tollwut	ELISA	0,5 IU/ml	
Varizellen	ELISA, FAMA	ELISA: nicht definiert FAMA: 1 : 2 bis 1 : 4	FAMA: Fluoreszenz-Antikörper-Membran-Antigen-Test (nur im VZV-Referenzlabor Jena verfügbar)

ELISA = Enzyme-linked Immuno Sorbent Assay; NT = Neutralisationstest; hSBA = Serum Bactericidal Activity with Human Complement

Polyvalentes humanes IgG kann zur unspezifischen Prophylaxe von zahlreichen Erkrankungen wie z. B. Tetanus, Masern, Röteln und Hepatitis A eingesetzt werden und ist in diesem Zusammenhang Bestandteil von Therapien für Antikörper-Mangelsyndrome. Hyperimmunglobuline, also konzentrierte polyklonale Antikörperpräparate werden als spezifische Postexpositionsprophylaxen eingesetzt, z. B. gegen Tollwut, Typhus, Hepatitis B.

PRAXISTIPP

- Wenn möglich sollten Impfungen vor einer Immunsuppression erfolgen.
- Für viele Krankheiten sind protektive serologische Titer definiert. Die Impftiter sollten im Zweifelsfall 4–8 Wo. nach einer abgeschlossenen Impfserie überprüft werden.
- Bei ausbleibendem Impferfolg können wiederholte Impfungen, evtl. auch in höheren Dosierungen oder gleichzeitig mit anderen adjuvantierten Impfstoffen das Impfansprechen erhöhen.
- Bei weiterhin ausbleibendem Impferfolg besteht für ausgewählte Konstellationen die Möglichkeit einer passiven Immunisierung.

26.4 Spezielle Impfungen

26.4.1 Influenza

Bei Immundefizienz wird bereits ab einem Alter von 6 Mon. eine jährliche Impfung mit einemin seiner Antigenzusammensetzung an die epidemische Situation angepassten Impfstoff empfohlen. Ab einem Alter von 60 J. sollte ein Hochdosisimpfstoff verwendet werden. Aufgrund der hohen Kontagiosität sollten auch enge Kontaktpersonen geimpft werden.

26.4.2 COVID-19

Die Impfung sollte nach gültigen Empfehlungen erfolgen. Zum Zeitpunkt der Überarbeitung dieses Kapitels (Stand 03/2024) galt für Erwachsene die Empfehlung zur dreimaligen Immunisierung (entweder durch Infektionen oder Impfungen). Sollten noch keine drei immunisierenden Ereignisse stattgefunden haben, werden entsprechende Impfungen mit aktuellen variantenangepassten mRNA- oder proteinbasierten Impfstoffen empfohlen. Ältere oder relevant vorerkrankte Menschen (somit auch Immunsupprimierte) sollten jährlich im Herbst Booster-Impfungen erhalten, unabhängig von eventuell durchgemachten Infektionen. Auch hier sollte an die Impfung von Kontaktpersonen gedacht werden. Aufgrund der pandemischen Situation mit einem neuen Erreger bestand bis zum Jahr 2021 für immunsupprimierte Menschen grundsätzlich keine Möglichkeit zu einer Immunisierung vor Einleitung oder Auftreten der Immunsuppression. Aufgrund der hohen Antigen-Drift des Virus stellt hier auch eine passive Immunisierung kein nachhaltiges Präventionskonzept dar, sodass vielfach individuelle Lösungen gefunden werden müssen. Je nach Indikation, Art und Umfang der Immunsuppression kann z. B. eine wiederholte Impfung oder Erhöhung der Impfstoffdosis, sofern möglich auch unter Reduktion oder Pausierung der Immunsuppressiva, die Impfantwort verbessern. Zu berücksichtigen ist auch, dass monoklonale Antikörper mit teils langer biologischer Halbwertszeit in der Lage sind, Impfantigene zu neutralisieren, bevor diese eine Immunantwort vermitteln können. Eine passive Immunisierung muss daher immer auch gegen die Erfolgsaussichten einer aktiven Immunisierung abgewogen werden.

26.4.3 Respiratory Syncytial Virus (RSV)

Für RSV existieren (neben der Prophylaxe mit monoklonalen Antikörpern bei Neugeborenen und Kleinkindern) inzwischen zwei aktive Impfstoffe, weitere Impfstoffe befinden sich in fortgeschrittenen Entwicklungsstadien (Stand 09/2024). Zugelassen sind ein adjuvantierter Impfstoff zur Anwendung bei Personen > 60 J. und ein proteinbasierter Impfstoff ohne Adjuvans zur Anwendung bei Schwangeren und Senioren. Die STIKO empfiehlt seit 08/2024 neben der Routineimpfung ab dem Alter von 75 J. eine Anwendung bei Immundefizienten ab dem Alter von 60 J. Ein Off-Label-Einsatz kann auch bei jüngeren Personen mit Immundefizienz erwogen werden, wie von vielen Fachgesellschaften befürwortet.

26.4.4 Pneumokokken

Derzeit (Stand 09/2024) sind noch verschiedene Impfstoffe verfügbar. Neben einem 23-valenten Polysaccharid-Impfstoff (PPV-23) sind verschiedene Konjugat-Impfstoffe mit 13, 15 bzw. 20 abgebildeten Serotypen (PCV-13, -15, -20) erhältlich. In Deutschland wird seit Oktober 2023 bei Erwachsenen mit Immunsuppression (sowie auch bei allen anderen Indikationen im Erwachsenenalter) eine einmalige Impfung mit PCV-20 empfohlen. Das früher übliche heterologe Impfschema mit PCV-13 gefolgt von PPV-23 nach 6–12 Mon. wird derzeit nur noch im Alter von 2–18 J. empfohlen (dann auch mit PCV-15 als Erstimpfung). Da der 20-valente Konjugatimpfstoff inzwischen ab dem Alter von 6 Wo. zugelassen ist, können sich auch in dieser Altersgruppe in Zukunft Änderungen ergeben.

26.4.5 Hepatitis B

Laut STIKO soll eine Impfung insbesondere der Patienten erfolgen, bei denen ein schwerer Verlauf einer Hepatitis B zu erwarten ist. Das beinhaltet prinzipiell auch Immunsupprimierte und Patienten mit vorbestehenden Lebererkrankungen. Aufgrund des vorwiegend parenteralen und sexuellen Übertragungsweges sollte jedoch auch das individuelle Infektionsrisiko berücksichtigt werden. Da das Impfansprechen auch bei Immungesunden sehr variabel ist, ist grundsätzlich eine Titerkontrolle nach 1–2 Mon. sinnvoll. Neben einem Hochdosisimpfstoff für Prädialyse- und Dialysepatienten stehen seit 2023 auch ein adjuvantierter Impfstoff und ein HBV-Impfstoff mit drei Virusantigenen zur Verfügung, welche laut vorliegenden Daten das Impfansprechen bei Immunkompromittierten verbessern können.

26.4.6 Zoster

Die Impfung mit einem adjuvantierten Totimpfstoff wird für alle Personen ab einem Alter von 60 J. empfohlen. Bei erhöhter Gefährdung durch Grunderkrankungen empfiehlt die STIKO die Impfung bereits ab einem Alter von 50 J. Bei Immundefizienz besteht jedoch auch in jüngerem Alter ein erhöhtes Risiko für VZV-Reaktivierungen, sodass in Einzelfällen (z. B. vorangegangener Zoster, schwere Immundefizienz) abweichend von den STIKO-Empfehlungen eine Impfung vor Ende des 50. Lj. erwogen werden kann. Zugelassen ist der Impfstoff ab dem Alter von 18 J. Eine Anwendung von VZV-Lebendimpfstoffen zur Verhinderung eines Zosters wird grundsätzlich nicht mehr empfohlen, für Immunsupprimierte ist diese ohnehin kontraindiziert.

26.4.7 Tetanus, Diphtherie, Pertussis, Polio

Nach abgeschlossener Grundimmunisierung wird eine Auffrischung der Impfungen gegen Tetanus und Diphtherie grundsätzlich alle 10 J. empfohlen, Impfungen gegen Pertussis und Poliomyelitis sollen im Erwachsenenalter sowie bei besonderer Indikation nur einmalig aufgefrischt werden. Nach Abschluss einer Tumortherapie sollte eine zusätzliche Auffrischung erwogen werden.

26.4.8 Masern, Mumps, Röteln

Die Grundimmunisierung sollte bereits in der frühen Kindheit abgeschlossen sein, bei vor 1971 Geborenen wird von Immunität infolge durchgemachter Infektionen ausgegangen. Diese bietet beim Immungesunden i. d. R. einen lebenslangen Schutz. Nach Abschluss einer Tumortherapie sollte jedoch auch hier eine Auffrischung erwogen werden, soweit keine Kontraindikationen gegen eine Lebendimpfung bestehen.

MERKE

Für viele Impfstoffe besteht keine explizite Zulassung oder Empfehlung zur Anwendung bei Immunsupprimierten.
Eine Anwendung ist dennoch nach individueller Einschätzung und Off-Label-Aufklärung oft sinnvoll.

LITERATUR

Gliga S et al.: Rapid selection of sotrovimab escape variants in SARS-CoV-2 Omicron infected immunocompromised patients. Clin Infect Dis (2022).
Keam B et al.: Optimal timing of influenza vaccination during 3-week cytotoxic chemotherapy cycles. Cancer 123(5) (2017) 841–848.
Pollard AJ, Bijker EM: A guide to vaccinology: from basic principles to new developments. Nat Rev Immunol 21(2) (2021) 83–100.
STIKO: Epidemiologisches Bulletin 4/2024 (letzte Änderung 25.01.2024).

KAPITEL

27 Reiseimpfungen

Hans Martin Orth

Als Reiseimpfungen werden Impfungen bezeichnet, für die eine Indikation infolge einer Reise besteht. Indikationen können sowohl medizinischer Natur sein, dann i. d. R. zur Gewährleistung eines individuellen Schutzes vor einer am Reiseziel endemischen Infektionskrankheit, als auch administrativ bedingt sein, dann i. d. R. als vorgeschriebene Impfung am Reiseziel. Es muss sich dabei nicht zwingend um Auslandsreisen handeln. Das besondere bei Reiseimpfungen ist, dass es sich nicht um durch den Gemeinsamen Bundesausschuss geregelte Krankenkassenleistungen handelt. Viele Krankenkassen übernehmen die Kosten dennoch als freiwillige Leistung, nicht zuletzt, da die Vorbeugung einer Krankheit oft weniger kostenintensiv ist als ihre Behandlung.

Nur ein geringer Teil der medizinischen Risiken, welche bei einer Reise auftreten können, ist impfpräventabel. Die reisemedizinische Impfberatung sollte daher grundsätzlich eingebettet sein in eine umfangreichere reisemedizinische Beratung. Diese sollte neben Maßnahmen zur Verhinderung von Infektionskrankheiten auch eine Risikoreduktion nichtinfektiöser Krankheiten zum Inhalt haben. Dazu gehören z. B. Risiken im Straßenverkehr, Höhenkrankheit, Tauchunfälle, toxische Belastungen sowie klimatische Belastungen durch Hitze, Kälte oder Trockenheit. Zudem sollten besondere Risiken durch bereits vorbestehende Erkrankungen adressiert werden. Hierzu zählen z. B. Probleme bei der Blutzuckereinstellung von Diabetikern durch Zeitverschiebung, ungewohnte Nahrungszufuhr oder körperliche Anstrengung. Im Zweifelsfall sollten immer erfahrene Reisemediziner oder Spezialisten zur Behandlung der Grunderkrankungen konsultiert werden.

Im Folgenden werden die medizinisch relevanten und aktuell in Deutschland verfügbaren Impfungen aufgelistet. Detailliertere Informationen sind z. B. in den jährlich erscheinenden Impfempfehlungen der Deutschen Gesellschaft für Tropenmedizin, Reisemedizin und Globale Gesundheit e. V. (DTG) erhältlich sowie in den gemeinsam von der STIKO und der DTG herausgegebenen Empfehlungen zu Reiseimpfungen. Aktuelle epidemiologische Daten sind auch beim Auswärtigen Amt verfügbar sowie beim European Centre for Disease Prevention and Control (ECDC). Darüber hinaus stellen weitere kommerzielle und nicht kommerzielle Institutionen Empfehlungen und aktuelle epidemiologische Daten zur Verfügung.

PRAXISTIPP

Nur ein Teil der reisemedizinisch relevanten Erkrankungen ist impfpräventabel. In der reisemedizinischen Beratung sollten grundsätzlich auch andere Risiken adressiert werden.

Bei jeder Überprüfung des Impfpasses sollten auch Vorhandensein und Aktualität von Routineimpfungen kontrolliert werden und ggf. Auffrischimpfungen erfolgen.

27.1 Hepatitis A

Die Hepatitis A ist eine fäkal-oral übertragbare Virusinfektion, welche eine akute Hepatitis zur Folge haben kann. Lebensbedrohliche Verläufe sind selten, die Krankheit tritt insgesamt jedoch häufig in Ländern mit geringeren hygienischen Standards auf. Als besonderes Risiko wird häufig der Verzehr von Meeresfrüchten genannt, da diese teilweise in der Lage sind, Viren aus nicht adäquat aufbereiteten Abwässern anzureichern. Insbesondere über Kreuzkontamination bei in derselben Küche verarbeiteten Nahrungsmitteln können aber grundsätzlich alle Lebensmittel sowie Essgeschirr und -besteck kontaminiert sein. Eine Indikation für eine Hepatitis-A-Impfung besteht fast immer bei Reisen nach Asien, Afrika und Süd-/Mittelamerika (> Abb. 27.1).

Abgetötete Ganzvirusimpfstoffe stehen seit den 1990er-Jahren von derzeit drei Herstellern zur Verfügung. Die Erstimpfung schützt i. d. R. für mind. 1 J., nach Zweitimpfung, welche frühestens 6 Mon. nach der ersten Injektion appliziert werden kann, besteht ein langjähriger Impfschutz von mind. 25 J. Neben Erwachsenendosierungen existieren auch Kinderimpfungen gegen die Hepatitis A, welche ab einem Alter von 1 J. eingesetzt werden können.

27.2 Hepatitis B

Da die Hepatitis B i. d. R. sexuell oder parenteral übertragen wird, besteht üblicherweise bei Kurzzeitreisen keine besondere Indikation. Bei Langzeitreisen in Gegenden mit hoher Prävalenz sowie bei erhöhtem Risiko einer Infektion durch engen Kontakt mit Infizierten sollte auch die Indikation zu einer Hepatitis-B-Impfung im Rahmen der Beratung evaluiert werden. Seit den 1980er-Jahren sind Impfstoffe mit rekombinant hergestelltem HBs-Antigen verfügbar. Neben einer Grundimmunisierung mit drei Impfungen zum Zeitpunkt 0 sowie nach 1 und 6 Mon. existiert auch ein Schnellimpfschema, bei dem drei Impfungen im Abstand von 0, 7 und 21 d gegeben werden. In diesem Fall ist jedoch grundsätzlich eine Auffrischimpfung nach 1 J. erforderlich. Aufgrund des sehr variablen Impfansprechens auf die Hepatitis-B-Impfung sollte bei hohem Infektionsrisiko der Impftiter 1–2 Mon. nach der letzten Impfung überprüft werden. Bei fehlendem Impfansprechen können evtl. wiederholte Impfungen wirksam sein. Darüber hinaus stehen seit Kurzem auch ein adjuvantierter Impfstoff und ein HBV-Impfstoff mit drei Virusantigenen zur Verfügung, welche möglicherweise die Impfantwort verbessern können.

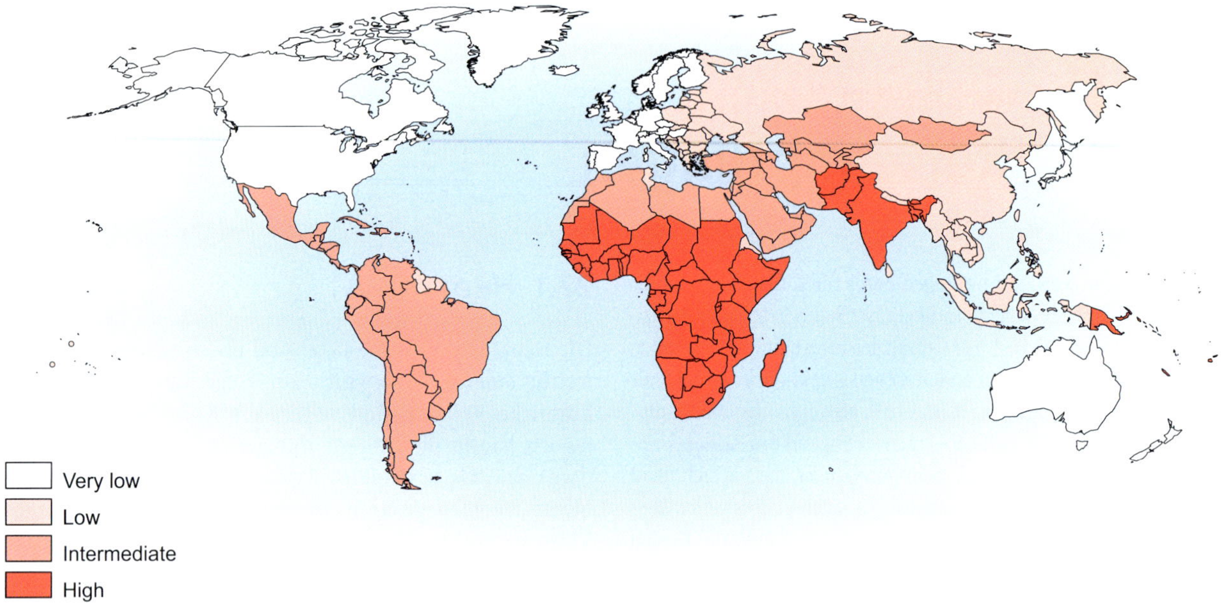

Abb. 27.1 Verbreitungsgebiete der Hepatitis A [F329-002]

Zudem existiert ein Kombinationsimpfstoff für Hepatitis A und B. Bei diesem Impfstoff ist jedoch dringend zu beachten, dass die Konzentration an Hepatitis-A-Impfstoff geringer ist als beim Einzelimpfstoff. Die Kombinationsimpfung ist daher anders als der Einzelimpfstoff nach einmaliger Applikation nicht zum Schutz vor Hepatitis A ausreichend. Wie beim Einzelimpfstoff gegen Hepatitis B sind drei Impfungen erforderlich. Die Kombinationsimpfung ist nur sinnvoll, wenn gleichzeitig eine Grundimmunisierung gegen Hepatitis A und B erfolgen soll oder zur Auffrischung beider Impfungen bei jeweils abgeschlossener Grundimmunisierung. Insbesondere bei ab 1995 Geborenen, bei denen i. d. R. eine Hepatitis-B-Grundimmunisierung bereits in den ersten Lebensjahren durchgeführt wurde, ergibt sich meist keine sinnvolle Anwendung des Kombinationsimpfstoffs.

PRAXISTIPP

Der Kombinationsimpfstoff gegen Hepatitis A und B bietet erst nach zweimaliger Gabe einen Schutz vor Hepatitis A, welcher dann etwa 1 J. anhält. Der Einzelimpfstoff gegen Hepatitis A schützt aufgrund seiner höheren Dosis bereits nach einmaliger Gabe für 1 J.

Bei bereits vorhandener Grundimmunisierung gegen Hepatitis B, welche von der STIKO seit 1995 für alle Säuglinge und Kleinkinder empfohlen wird, ist die Anwendung von Einzelimpfungen für Hepatitis A und B sinnvoller.

27.3 Typhus

Bei Typhus handelt es sich um eine systemische Infektion mit *Salmonella typhi.* Die Krankheit tritt insbesondere in Asien auf, dort besonders auf dem indischen Subkontinent, seltener in Afrika. In anderen Weltregionen spielt Typhus keine große Rolle mehr (➤ Abb. 27.2). Die Krankheit ist in Deutschland meldepflichtig, Meldezahlen liegen meist < 100/J. Dringend zu beachten ist, dass der Begriff „typhus“ im englischsprachigen Raum das Fleckfieber bezeichnet, während Infektionen mit *Salmonella typhi* als „typhoid“ bezeichnet werden. Dies sollte auch bei der Dokumentation der Impfung im Impfbuch berücksichtigt werden.

Zur Prävention von Typhus stehen in Deutschland sowohl eine orale Lebendvakzine als auch ein parenteraler Polysaccharidimpfstofff zur Verfügung. Beide haben nur eine begrenzte Wirkdauer von 1 J. für die Schluckimpfung und 3 J. für die Injektion sowie eine begrenzte Effektivität von max. 70 %. Ein länger und effektiver wirksamer Konjugatimpfstoff wurde vor wenigen Jahren in Indien entwickelt, dieser wird jedoch derzeit in Deutschland nicht vermarktet. Die Impfung ist meist dann indiziert, wenn Hochprävalenzgebiete bereist werden und eingeschränkte hygienische Bedingungen zu erwarten sind.

27.4 Meningokokken, Serotypen A, C, W135 und Y

Neisseria meningitidis ist weltweit der wichtigste Erreger der bakteriellen Meningitis. Erkrankungen treten hauptsächlich im Kleinkindesalter auf, ein weiterer Gipfel besteht im Jugendalter. Bei symptomatischen Infektionen treten häufig fulminante septische Verläufe mit disseminierter intravasaler Gerinnung (DIC), Multiorganversagen, Schock und Koma auf (Waterhouse-Friderichsen-Syndrom). Neben Kleinkindern sind hiervon insbesondere Menschen mit Asplenie betroffen. Im Gegensatz zu klinisch apparenten Infektionen sind jedoch auch asymptomatische Besiedelungen des

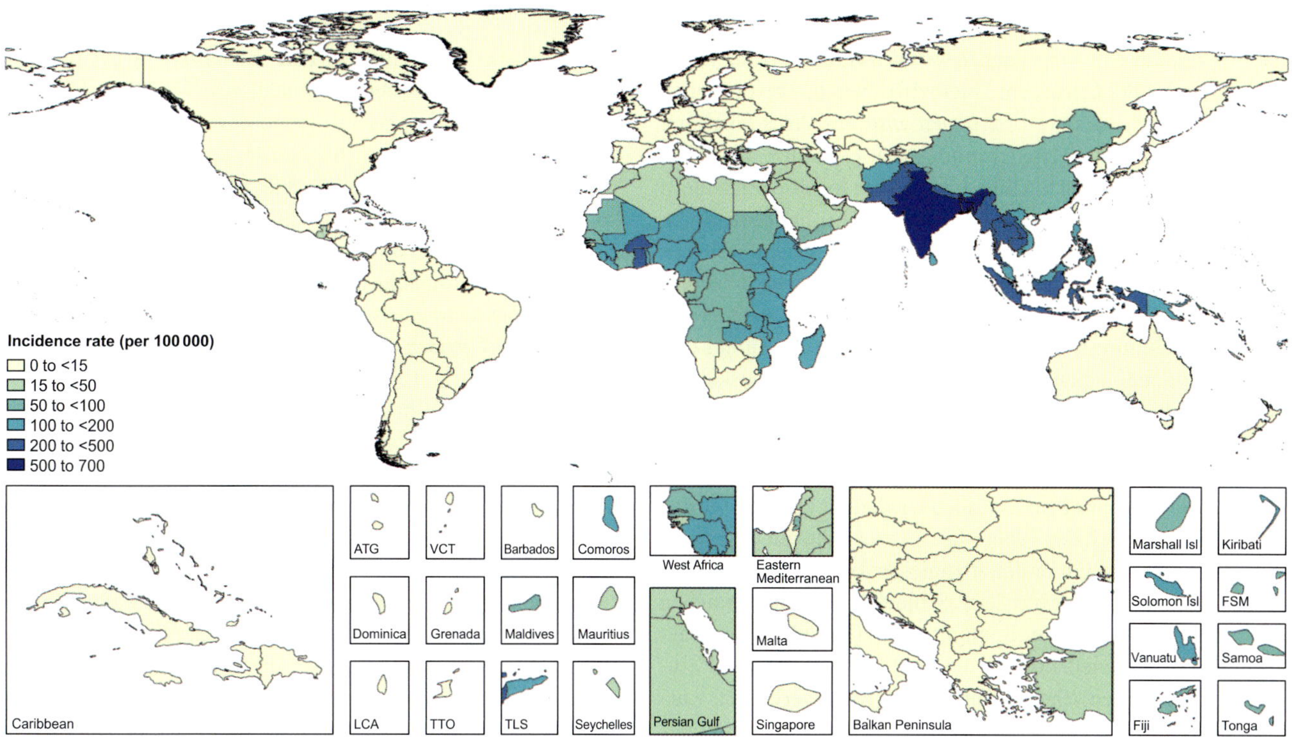

Abb. 27.2 Risikogebiete für Typhus [H500-007]

oberen Respirationstrakts möglich, welche epidemiologisch von großer Bedeutung sind. Für die Weiterverbreitung sind jedoch auch klimatische und anderweitige Aspekte relevant. Die Krankheit tritt weltweit auf, oft in Form von Ausbruchsgeschehen. Eine besonders hohe Inzidenz besteht in der Sahelzone, welche sich von Senegal und Gambia in Westafrika unmittelbar südlich der Sahara bis Äthiopien im Osten ausdehnt. Die betroffenen Länder werden auch als Meningitisgürtel bezeichnet (➤ Abb. 27.3). Die meisten Fälle treten in der zweiten Hälfte der Trockenzeit auf, welche sich dort üblicherweise von Dezember bis Juni erstreckt.

Die Polysaccharidkapsel von *Neisseria meningitidis* weist eine extrem hohe antigenetische Variabilität auf. Die zahlreichen verschiedenen Serotypen haben eine ungleichmäßige geographische Verteilung. In Mitteleuropa treten hauptsächlich Infektionen mit dem Serotyp B und seltener mit dem Serotyp C auf. Zusammen sind beide Serotypen für > 80 % der Infektionen in Deutschland verantwortlich. In Afrika sind hauptsächlich die Serotypen C und W verantwortlich, durch Impfkampagnen konnte der früher vorherrschende Serotyp A zurückgedrängt werden.

Mehrere Hersteller bieten Kombinationsimpfstoffe der Serotypen A, C, W und Y an. Empfohlen wird die Impfung im reisemedizinischen Kontext für Reisende in Risikogebiete mit erhöhtem Infektionsrisiko aufgrund enger Sozialkontakte zu dort lebenden Menschen. Dies gilt besonders in der Trockenzeit und betrifft VFR (Visiting Friends and Relatives) häufiger als Touristen. Darüber hinaus ist zu beachten, dass die Impfung Einreisevoraussetzung für Pilgerfahrten nach Saudi-Arabien (Hadj und Umrah) ist. Die Impfung

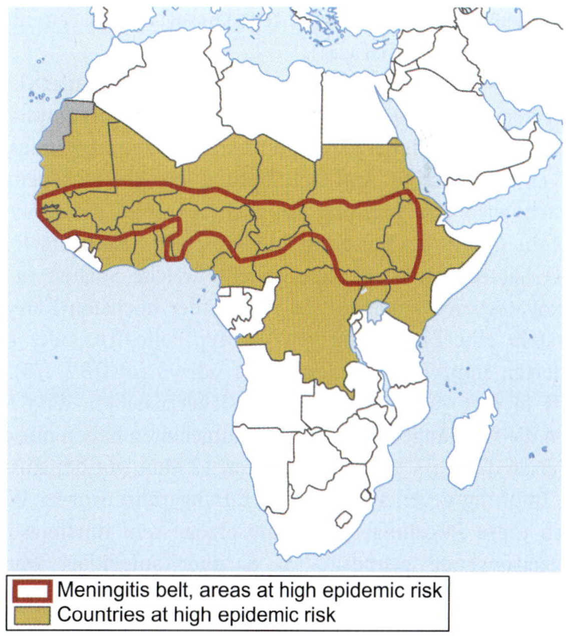

Abb. 27.3 Der afrikanische Meningitisgürtel – hier besteht insbesondere zu Ende der Trockenzeit ein erhöhtes Risiko [H610-001]

ist darüber hinaus Teil zahlreicher nationaler Impfempfehlungen und gelegentlich auch Voraussetzung für eine Teilnahme an Schüleraustauschprogrammen und Auslandssemestern, insbesondere in Nordamerika.

27.5 Poliomyelitis

Poliomyelitis war eine ursprünglich weltweit verbreitete Infektion. Auslöser ist das Poliovirus, ein Enterovirus, welches ursprünglich in drei Serotypen vorkam. Übertragen wird das Virus fäkal-oral sowie als Schmier- und Tröpfcheninfektion. Etwa 90 % aller Fälle verlaufen asymptomatisch, klinisch apparente Infektionen äußern sich mit Diarrhöen und Atemwegsbeschwerden. Bei etwa einem Viertel der symptomatisch Erkrankten kommt es im weiteren Verlauf zu einer Meningoenzephalitis, welche meist folgenlos ausheilt, bei etwa 0,7 % der Erkrankten jedoch eine persistierende schlaffe Lähmung verursacht. Diese betrifft meist Rumpf und Extremitäten, bei einem seltenen Befall der Atemmuskulatur sind auch tödliche Verläufe möglich. Die Krankheit konnte durch weltweite Impfkampagnen an den Rand der Ausrottung gebracht werden. Endemisch ist nur noch der Serotyp 1 in Afghanistan und Pakistan. Von dort aus kam es jedoch wiederholt zur Verbreitung in andere Länder. Seit den 1960er-Jahren existieren ein parenteraler Totimpfstoff und ein oraler attenuierter Lebendimpfstoff. Die ursprünglich weltweit favorisierte Schluckimpfung hatte neben einer besseren mukosalen Immunität im Gastrointestinaltrakt den positiven Nebeneffekt, dass die Impfviren gerade unter eingeschränkten hygienischen Bedingungen weiterverbreitet wurden und somit auch eine Immunisierung nicht direkt Geimpfter bewirkten. Dies bewirkte jedoch in Regionen mit einem sehr niedrigen Anteil Immunisierter eine teils sehr starke Weiterverbreitung und Zirkulation von Impfviren, welche letztlich zu pathogenen Virusstämmen rückmutierten, den sog. cVDPV (circulating Vaccine-derived Polioviruses).

In Deutschland (wie auch in vielen anderen Ländern) wird daher derzeit nur noch der parenterale Totimpfstoff empfohlen, routinemäßig erfolgt eine Grundimmunisierung im Kindesalter und eine einmalige Auffrischimpfung im Erwachsenenalter. Danach wird die Impfung lediglich als Indikationsimpfung empfohlen, z. B. bei Reisen in Endemie- und Risikogebiete. Die WHO hat eine Klassifikation erstellt, welche Staaten in drei Risikokategorien eingeteilt. In Staaten der höchsten Kategorie 1 besteht eine Zirkulation von Wildtyp-Poliovirus oder rückmutierten Impfviren des Serotyps 1 oder 3 (cVDPV 1/3). Die WHO fordert von diesen Staaten, sicherzustellen, dass Menschen die sich länger als 4 Wo. dort aufgehalten haben nur dann ausreisen dürfen, wenn innerhalb von 12 Mon. vor der Ausreise eine Impfung gegen Poliomyelitis durchgeführt wurde. Wenngleich diese Regelung schwer umsetzbar sein dürfte, sollten Langzeitreisende grundsätzlich darüber aufgeklärt werden, dass sie unter Umständen an einer Ausreise gehindert werden können, falls keine Impfung innerhalb der 12 Mon. vor Ausreise erfolgt ist. Für Reisende in Länder der Kategorien 2 (Zirkulation von cVDPV 2) und Kategorie 3 (Staaten die vulnerabel sind für Ausbrüche, z. B. aufgrund niedriger Impfraten) wird eine Auffrischimpfung empfohlen, wenn diese nicht innerhalb der vergangenen 10 J. erfolgt ist. Der Totimpfstoff ist als Einzelimpfstoff sowie in Kombinationen mit Tetanus, Diphtherie ± Pertussis verfügbar.

27.6 Japanische Enzephalitis

Die Japanische Enzephalitis ist eine zoonotische Arbovirose, ausgelöst durch das japanische Enzephalitisvirus (JEV), ein Flavivirus. Seinen Namen erhielt das Virus infolge erstmals in Japan dokumentierter größerer Ausbrüche und der erstmaligen Isolation des Virus in Japan. Das Verbreitungsgebiet umfasst jedoch das gesamte tropische und teils auch subtropische Asien sowie Teile Australiens. Als zoonotisches Reservoir fungieren hauptsächlich Schweine. Aufgrund der standardmäßigen Impfung von Nutztieren in Japan und Südkorea sind menschliche Fälle dort sehr selten geworden. Global gesehen ist JEV jedoch einer der häufigsten Auslöser viraler Enzephalitiden.

In Asien wird JEV hauptsächlich durch *Culex tritaeniorhynchus* übertragen, eine nachtaktive Mücke, die ihr Larvenstadium in niedrig gelegenen Süßwasserflächen verbringt. Daher ist die Mücke insbesondere in der Nähe von Reisfeldern anzutreffen. Aus diesem Grunde und aufgrund der Erfordernis eines tierischen Reservoirs ereignen sich menschliche Fälle hauptsächlich in ländlichen Regionen, seltener in suburbanen Gegenden oder Küstengebieten. Kurzzeitreisende sind sehr selten betroffen, ein Aufenthalt in Risikogebieten besteht insbesondere bei Abenteuer- und Langzeitreisen. Eine gut verträgliche Totimpfung ist in Deutschland verfügbar, jedoch kam es in den vergangenen Jahren wiederholt zu Lieferengpässen. Eine zweimalige Injektion im Abstand von 4 Wo. (Zweitimpfung im Alter von 18–65 J. alternativ auch bereits nach 1 Wo.) bewirkt einen zuverlässigen Schutz für etwa 2 J. Eine Auffrischimpfung nach 1–2 J. verlängert den Impfschutz auf eine Dauer von 10 J.

27.7 FSME

Die Frühsommermeningoenzephalitis (FSME) ist eine Arbovirose gemäßigter Klimazonen. Wie bei anderen Flavivirusinfektionen verläuft ein Großteil der Infektionen asymptomatisch. Symptomatische Verläufe beginnen meist mit unspezifischen grippalen Beschwerden, diese gehen teilweise über in eine neurologische Verlaufsform mit Meningitis, Enzephalitis und Myelitis. Es können neurologische Defizite in Form von Paresen, Epilepsie oder kognitiven Defiziten resultieren, eine Restitutio ad integrum ist jedoch auch bei schweren Fällen noch nach Monaten möglich. Todesfälle kommen bei etwa 1 % der Erkrankten vor. Übertragen wird das auslösende Flavivirus durch den Stich von Ixodes-Zecken, selten auch oral durch den Konsum von Rohmilch infizierter Tiere. Als tierisches Reservoir dienen neben den Zecken Nagetiere, gelegentlich auch Nutztiere. Das FSME-Virus wird zusammen mit dem nah verwandten RSSE-Virus (Russian Spring Summer Encephalitis) oft auch als Tick-borne Encephalitis (TBE) zusammengefasst. FSME ist auch in Teilen Deutschlands, insbesondere im Süden und Osten endemisch. Hauptverbreitungsgebiete außerhalb Deutschlands liegen im Alpenraum, im Balkan und im Baltikum.

Die Impfung wird für Reisen in Endemiegebiete empfohlen, wenn dort eine Exposition gegenüber Zecken anzunehmen ist, also z. B. bei Wander- oder Natururlauben. Aufgrund der eingeschränkten

Immunogenität der verfügbaren Impfstoffe sind nach abgeschlossener Grundimmunisierung – bestehend aus drei Impfungen über 6–12 Mon. – regelmäßige Auffrischimpfungen erforderlich, altersabhängig alle 3 oder 5 J.

27.8 Denguefieber

Beim Denguefieber handelt es sich um eine Flavivirusinfektion, welche durch Mückenstiche, hauptsächlich Aedes, übertragen wird. Die Mücken sind tagaktiv und äußerst genügsam hinsichtlich ihrer Umweltbedingungen, daher ist das Denguefieber die häufigste Arbovirose weltweit mit geschätzt mehreren 100 Mio. Fällen/J. Die Krankheit ist weltweit in den Tropen und teilweise in den Subtropen verbreitet, kleinere Ausbrüche ereignen sich wiederholt auch in Südeuropa. Es existieren vier Serotypen des Denguevirus. Eine Infektion mit einem Serotyp hinterlässt eine lebenslange Immunität gegen diesen Serotyp, nicht aber gegen die weiteren drei. Bei einer Zweitinfektion kann es zwar zu einer Bindung von Dengue-spezifischen Immunglobulinen an Viren des anderen Serotyps kommen, diese wirken jedoch nicht neutralisierend. Diese Immunkomplexe können bei Aufnahme durch monozytäre Zellen zu einer vermehrten Ausschüttung von Entzündungsmediatoren und zu einer gesteigerten Virusproduktion führen und dadurch letztlich Hämorrhagien und eine Schocksymptomatik auslösen. Daher besteht bei Zweitinfektionen ein deutlich erhöhtes Risiko lebensbedrohlicher Verläufe, während die Erstinfektion meist asymptomatisch verläuft oder in Form eines fieberhaften Infekts mit Myalgie, Arthralgie, Zephalgie und einem Exanthem, welcher jedoch nach wenigen Tagen abklingt.

Seit Ende 2022 ist in der Europäischen Union ein Lebendimpfstoff gegen das Denguefieber ab dem Alter von 4 J. in reisemedizinischer Indikation zugelassen. Für einen Schutz sind zwei Impfungen im Abstand von 3 Mon. erforderlich. Die Schutzrate ist unterschiedlich hoch für die vier unterschiedlichen Serotypen und lag insgesamt in den Zulassungsstudien bei etwa 60 %. Besonders effektiv mit einer Schutzrate von etwa 90 % ist die Impfung bei Menschen, die bereits zuvor ein Denguefieber durchgemacht haben. Informationen zur Notwendigkeit einer Auffrischimpfung liegen noch nicht vor. Da es sich um eine Lebendimpfung handelt, gelten Einschränkungen bei Menschen mit eingeschränktem Immunsystem.

Bei früheren Impfungen, die in Deutschland nicht zugelassen worden waren, hatte man die Beobachtung gemacht, dass im Falle von Durchbruchinfektionen nach der Impfung vermehrt schwere, teilweise lebensbedrohliche Erkrankungen auftraten, wofür das oben beschriebene Antibody-dependent Enhancement verantwortlich gemacht wurde. Ein solcher Effekt wurde für die aktuell verfügbare Impfung bisher nicht nachgewiesen. Aufgrund der noch geringen Anwendungserfahrung empfiehlt die STIKO seit November 2023 die Impfung generell nur für Reisende in Risikogebiete, die zuvor nachgewiesenermaßen eine Dengueinfektion durchgemacht haben. Bei dieser Personengruppe ist neben der dringenderen Notwendigkeit einer Protektion auch die Effektivität des Impfstoffs höher. Eine Impfung kann allerdings darüber hinaus durchaus auch bei Langzeitreisen, geplanter Schwangerschaft in Risikogebieten, Herkunft aus Dengue-endemischen Gebieten vor erneuter Risikoexposition oder bei anderweitig erhöhtem Risiko für einen schweren Verlauf der Erkrankung erwogen werden, z. B. bei kardiovaskulären Vorerkrankungen oder Gerinnungsstörungen.

27.9 Gelbfieber

Gelbfieber ist eine zoonotische Flavivirusinfektion, die in tropischen Regionen Afrikas und Südamerikas hauptsächlich von *Aedes aegypti,* seltener von anderen Stechmücken übertragen wird. Das Virus kann im zoonotischen Reservoir (Affen) über längere Zeit zirkulieren, wobei hierfür Moskitos verantwortlich sind, die selten Menschen stechen. Nach Sprung über die Artenbarriere können infolge der Übertragung durch an den Menschen angepasste Mücken auch größere Ausbrüche in urbanen Regionen auftreten (➤ Abb. 27.4).

Ein attenuierter Lebendimpfstoff ist bereits seit 1938 verfügbar. Zehn Tage nach der Impfung besteht ein zuverlässiger Schutz, welcher i. d. R. lebenslang vor der Krankheit schützt und lebenslang gültig ist für die Einreise in Länder mit entsprechender Einreisevoraussetzung. Unabhängig von den weltweit verbindlichen

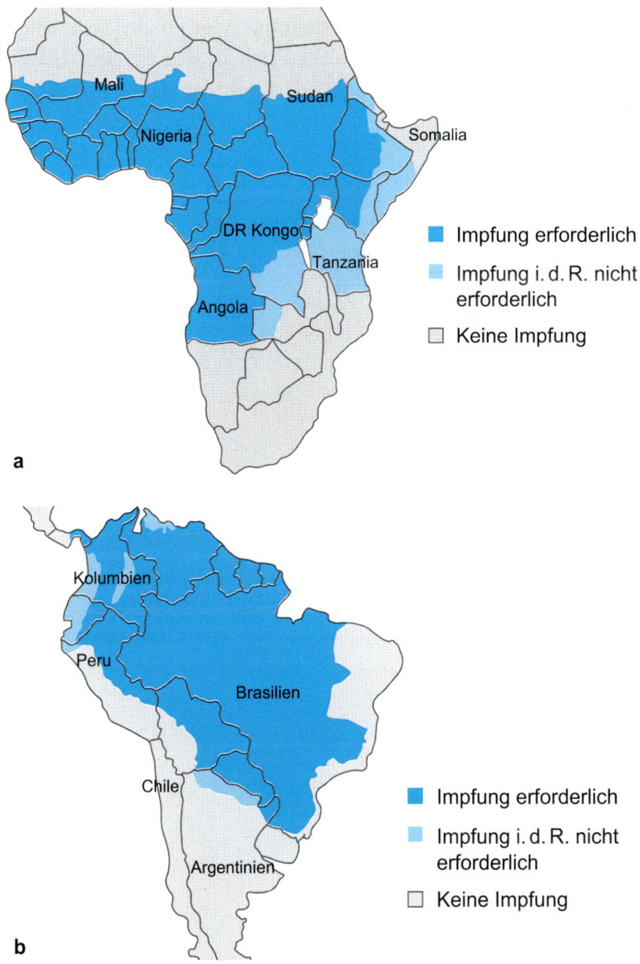

Abb. 27.4 Verbreitungsgebiete für Gelbfieber a: [L157], b: [L157]

WHO-Regularien wird in manchen Ländern (auch in Deutschland) zu einer einmaligen Auffrischimpfung nach 10 J. geraten.

Das Impfvirus ist hochreplikativ und führt zu einer ausgeprägten Impfvirämie, welche gelegentlich nach wenigen Tagen ein fieberhaftes Krankheitsbild mit Lymphadenopathie im Bereich der Lymphabflussbahnen des geimpften Arms auslösen kann. Schwerwiegende Nebenwirkungen sind sehr selten, können aber insbesondere bei Säuglingen < 9 Mon., älteren Menschen und bei Immuninkompetenten lebensbedrohliche Komplikationen verursachen. Dabei sind zwei charakteristische Krankheitsmuster beschrieben: Die gelbfieberimpfstoffassoziierte neurotrope Erkrankung (YEL-AND) mit Enzephalitiden, welche hauptsächlich bei Säuglingen beschrieben ist und die gelbfieberimpfstoffassoziierte viszerotrope Erkrankung (YEL-AVD) mit Multiorganversagen ähnlich wie beim Gelbfieber selbst.

Eine Anwendung bei Menschen im Alter > 60 J. wird daher vom Hersteller nur empfohlen, wenn ein unvermeidbares Infektionsrisiko vorliegt. Bei jeglicher Art von Immundefizienz oder Immunsuppression besteht formal eine absolute Kontraindikation. Eine Ausnahme stellt lediglich eine niedrig dosierte Kortikoidtherapie dar.

Für die Zulassung zur Durchführung der Gelbfieberimpfung ist eine besondere Qualifikation erforderlich. Die detaillierten Regularien unterscheiden sich in den einzelnen Staaten und in Deutschland auch in den einzelnen Bundesländern. Die Impfung ist auf einem speziellen Formular (internationale Impf- oder Prophylaxebescheinigung) zu dokumentieren, welches sich in den in Deutschland üblichen internationalen Impfpässen meist auf den ersten Seiten befindet und in englischer und französischer Sprache ausgestellt ist.

MERKE

Die Gelbfieberimpfung unterliegt besonderen Regularien. Für die Durchführung der Impfung ist eine staatliche Zulassung erforderlich. Die Impfung ist auf einer speziell dafür ausgewiesenen Seite im Impfbuch zu dokumentieren.

In einigen Ländern, insbesondere in Afrika, ist das Vorhandensein der Impfung grundsätzliche Einreisevoraussetzung, in vielen anderen Ländern wird ein Impfnachweis bei Einreise aus Endemiegebieten verlangt.

27.10 Chikungunya

Die Infektion wird ausgelöst durch das Chikungunya-Virus, ein zoonotisches Alphavirus aus der Familie der *Togaviridae*. Reservoirtiere sind neben Affen auch Nagetiere, Überträger sind unterschiedliche Arten von Stechmücken. Das ursprünglich in Ostafrika beheimatete Virus kommt inzwischen weltweit in den Tropen vor, seit 2013 auch auf dem amerikanischen Kontinent, wo es in den folgenden Jahren zu einem großen Ausbruch kam. Eine Erkrankung des Menschen äußert sich typischerweise als fieberhafte Infektion mit einem Exanthem und ausgeprägten Arthralgien, welche eine erhebliche schmerzhafte Bewegungseinschränkung verursachen können. In der ostafrikanischen Sprache ChiMakonde bedeutet Chikungunya: „gebückt gehend".

Im November 2023 erfolgte in den USA die vorläufige Zulassung einer Lebendvakzine, welche einmalig i. m. verabreicht wird. Die Zulassung des Impfstoffs in der Europäischen Union erfolgte im Juli 2024. Da die Krankheit deutlich seltener ist als z. B. das Denguefieber, wurde als Endpunkt der Zulassungsstudie die Bildung von neutralisierenden Antikörpern gewählt und nicht die Protektion einer klinisch apparenten Infektion. Wie bei anderen Lebendimpfungen gelten Kontraindikationen bei Immundefizienz. Bei noch ausstehenden Daten zu klinischem Nutzen und fehlenden Langzeitdaten wird der Impfstoff insbesondere im reisemedizinischen Kontext sicher noch seinen Stellenwert finden müssen. Die Meldezahlen in Deutschland lagen seit 2006 nur selten über 50 Fällen/J. Eine Impfung bei Reisen in akute Ausbruchsgebiete kann aber unter Umständen eine sinnvolle Anwendung darstellen.

LITERATUR

Rothe C et al.: Reiseimpfungen – Hinweise und Empfehlungen Flug u Reisemed 2024; 31: 54–86.

Ständige Impfkommission und Deutsche Gesellschaft für Tropenmedizin, Reisemedizin und Globale Gesundheit e. V. unter besonderer Mitarbeit von Kling K, Külper-Schiek W et al.: Empfehlungen der Ständigen Impfkommission (STIKO) und der Deutschen Gesellschaft für Tropenmedizin, Reisemedizin und Globale Gesundheit e. V. (DTG) zu Reiseimpfungen. Epid Bull 14 (2024) 1–206.

KAPITEL

28 Antibiotic Stewardship (ABS)

Christina Kujat und Anette Friedrichs

28.1 Definition

Antibiotic Stewardship (ABS) verfolgt das Ziel, eine rationale Antibiotikaanwendung zu sichern:

- Der behandelnde Arzt soll mithilfe verschiedener Maßnahmen darin unterstützt werden, Antibiotika verantwortungsbewusst einzusetzen und in Bezug auf Indikation, Substanz, Dosis, Applikationsform und Therapiedauer optimal auszuwählen.
- In der klinischen Realität betrifft diese Unterstützung nicht nur antibiotisch wirkende Substanzen, sondern alle Antiinfektiva. Im Verhältnis zu anderen Antiinfektiva ist die Pro-Kopf-Verordnungsmenge von Antibiotika um ein Vielfaches höher und die bakterielle Resistenzentwicklung ein globales Problem, weshalb der Verbesserung der Verordnungsqualität von Antibiotika eine besondere Bedeutung zukommt.

INFO

ABS-Konzepte haben einerseits einen programmatischen (Strategien zur Optimierung des Verordnungsverhaltens) und andererseits einen patientenindividuellen (Strategien zur Therapieoptimierung) Ansatz. Beide können nur nachhaltig wirken, wenn die Voraussetzungen zur Implementierung von ABS-Programmen in der jeweiligen Gesundheitseinrichtung umgesetzt werden.

28.2 Hintergrund

Die Entdeckung des Penicillins 1928 durch Alexander Flemming hat die Medizin revolutioniert. Antibiotika sind essenzieller Bestandteil der Therapie von Infektionen, ihr Einsatz verhindert unzählige schwere bis letale Verläufe von Infektionserkrankungen bzw. deren Folgekomplikationen. Keine 100 Jahre später ist ihre Wirksamkeit durch die Entwicklung bakterieller Resistenzen bedroht. Auch zunehmende Lieferengpässe von Antibiotika können das Risiko für resistente Erreger erhöhen, da durch weniger erregergezielt wirksame Ausweichsubstanzen das Mikrobiom stärker geschädigt und die Selektion resistenter Erreger gefördert wird. Resistenzentwicklung ist die natürliche bakterielle Evolution und kann nicht verhindert, wohl aber durch einen sachgemäßen Einsatz verzögert werden (Friedrichs et al. 2021).

Der Antibiotikaresistenzentwicklung steht die zunehmende Vulnerabilität der Patienten für Infektionen gegenüber, welche u. a. bedingt ist durch eine mit der gestiegenen Lebenserwartung einhergehenden Seneszenz des Immunsystems, durch zunehmend invasive Maßnahmen am Patienten (u. a. Katheter von Gefäßen, Transplantationen, Endoprothetik von Gelenken, Gefäßen und Herzklappen, kardiale Unterstützungssysteme) und immunsuppressive Therapien (Rieg und Küpper 2015).

Nach Berechnungen der 2022 im Lancet erschienen Veröffentlichung „Global Burden of Disease Study" wird geschätzt, dass 2019 etwa 1,2 Mio. Menschen aufgrund einer nicht mehr ausreichenden Wirksamkeit der Antibiotika an Infektionskrankheiten gestorben sind. Bei 4,95 Mio. Menschen ist ein ursächlicher Bezug von Antibiotikaresistenzen zum Tod möglich (ARC et al. 2019). Die WHO spricht in diesem Zusammenhang von einer „stillen Pandemie" und einer globalen gesundheitlichen Bedrohung, indem sie im Jahr 2019 antibiotikaresistente Bakterien zu den zehn größten Gefahren für die globale Gesundheit zählte.

Um dieser Entwicklung entgegenzuwirken, wurde die Evidenz verschiedener ABS-Maßnahmen unter Federführung der Deutschen Gesellschaft für Infektiologie (DGI) in Verbindung mit mehreren Fachgesellschaften in der zuletzt 2019 aktualisierten S3-Leitlinie „Strategien zur Sicherung rationaler Antibiotika-Anwendung im Krankenhaus" (folgend als ABS-LL bezeichnet) zusammengefasst (De With et al. 2019).

Über die Optimierung der Verordnungsqualität von Antibiotika kann ein überflüssiger und unkritischer Antibiotikaeinsatz reduziert und somit die Resistenzentwicklung günstig beeinflusst werden. In einem systematischen Review von 146 Studien zu Effekten nach der Implementierung von ABS-Programmen wird diesen ein signifikanter klinischer und ökonomischer Impact bescheinigt. Insbesondere die Reduktion der Krankenhausliegedauer und die verminderte Wiederaufnahmerate durch ABS-Programme trägt signifikant zur Kosteneinsparung bei. Die initiale Investition in ABS-Personalstellen wird somit durch die Reduktion der Gesamtkosten für das Krankenhaus aufgewogen (Nathwani et al. 2019).

28.3 Voraussetzungen für ABS

28.3.1 ABS-Team

Für nachhaltige ABS-Programme ist die Verfügbarkeit von speziell geschultem Personal mit Expertise in unterschiedlichen Fachrichtungen erforderlich. Das interdisziplinäre ABS-Team setzt sich idealerweise zusammen aus (➤ Abb. 28.1; Friedrichs et al. 2021)

1. **Infektiologen** bzw. in ABS fortgebildeten klinisch tätigen Fachärzten:
   - Leitung des ABS-Teams.
   - Planung und Durchführung von ABS-Programmen.

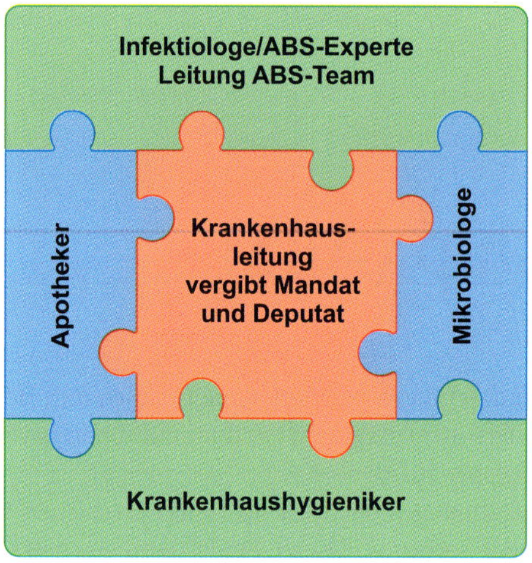

Abb. 28.1 Ideale Zusammensetzung eines ABS-Teams [L231]

- Erstellung von Leitlinien in Krankenhäusern.
- Bei komplexeren Fragestellungen, die über eine ABS-Visite hinausgehen, kann ein infektiologisches Konsil durchgeführt werden.

2. **Apothekern** mit Bereichsweiterbildung „Infektiologie" bzw. in ABS-fortgebildeten klinisch tätigen Apothekern:
   - Erstellung von Arzneimittellisten
   - Gestaltung, Umsetzung und Einhaltung spezieller Rezeptfreigaberegelungen oder Sonderrezeptregelungen
   - Aufarbeitung von Arzneimittelverbrauchsdaten und -kosten für Surveillance und Benchmarking (Pharmakoökonomie)
   - Durchführung von Verordnungsanalysen
3. **Fachärzten für Mikrobiologie, Virologie und Infektionsepidemiologie,** die für mikrobiologische Diagnostik verantwortlich zeichnen:
   - Erstellung von Leitlinien zur mikrobiologischen Diagnostik und Präanalytik
   - Gestaltung, Mitteilung und Interpretation mikrobiologischer Befunde nach nationalen und internationalen Qualitätsstandards (einschließlich selektiver Antibiogramme)
   - Erstellung von Erreger- und Resistenzstatistiken
4. für die lokale **Krankenhaushygiene** verantwortliche Ärzte:
   - Bereitstellung von Surveillancedaten zu nosokomialen Infektionen
   - Beurteilung lokaler präventiver Maßnahmen
   - Ausbruchsanalysen
   - Epidemiologische Methodenkompetenz sowie durch praxisnahe Fortbildungen
   - im Verbund mit Mikrobiologen und Infektiologen: Erstellung, Umsetzung und Bewertung von Leitlinien zum Management von Patienten mit multiresistenten Erregern

Neben der Verfügbarkeit des Personals sollte eine durch die Krankenhausleitung legitimierte Geschäftsordnung des ABS-Teams das Mandat und das Deputat festlegen und die Arbeit des ABS-Teams in das Qualitätsmanagementprogramm des jeweiligen Krankenhauses einordnen. Personell soll das ABS-Team mit mindestens einer Vollzeitstelle bzw. entsprechenden Teilzeitstellen für Infektiologen/fachärztliche ABS-Experten für je 500 Patientenbetten geplant werden. Fachabteilungsbezogene ABS-beauftragte Ärzte sollen darüber hinaus das ABS-Team in seiner Arbeit unterstützen und als Multiplikatoren der Fachkompetenz in den eigenen Kliniken wirken. Gemäß Empfehlungen der ABS-Leitlinie sollte in Kliniken der Schwerpunkt- und/oder Maximalversorgung zusätzliches Personal für das ABS-Team zur Verfügung gestellt werden (➤ Tab. 28.1). Diese Ausstattung wird in vielen deutschen Kliniken weiterhin nicht erreicht.

Das ABS-Team ist zudem stimmberechtigtes Mitglied in der Arzneimittel- und der Hygienekommission der jeweiligen Gesundheitseinrichtung.

Tab. 28.1 Zusätzliches Personal für das ABS-Team

Kliniktyp/-größe[1] und Schwerpunkte[2]	Mindestbedarf (1 VZÄ[3]/500 Betten)	Zusatzbedarf (0,5 VZÄ je definiertem Schwerpunkt)	Gesamtbedarf (VZÄ)
Universitäts-KH 1200 Betten mit Organtransplantationseinheit, Hämatologie inkl. allogener Stammzelltransplantation, mit Fachabteilung für Kinder- u. Jugendmedizin inkl. Neonatologie u. eigenen Fachabteilungen für Herzchirurgie u. Neurochirurgie, 5 Intensivstationen	2,4	2,4	4,8
Großes Allgemein-KH 700 Betten mit Fachabteilung für Kinder- u. Jugendmedizin inkl. Neonatologie u. eigenen Fachabteilungen für Neurochirurgie, Herzchirurgie sowie Orthopädie mit Schwerpunkt Gelenkersatz	1,4	1,0	2,4
Mittleres Allgemein-KH 450 Betten mit Orthopädie (Gelenkersatz) als Schwerpunkt	0,9	0,2	1,1
Kleines Allgemein-KH 250 Betten ohne Schwerpunkte	0,5	–	0,5

[1]ohne Berücksichtigung von psychiatrischen, psychotherapeutisch/psychosomatischen, nuklearmedizinischen u. Rehabilitationsbetten
[2]Schwerpunkte können sein: Organtransplantationszentrum bzw. -einheiten, Fachabteilung/Klinik für Hämatologie inkl. allogener Stammzelltransplantation; Fachabteilung für Kinder- u. Jugendmedizin inkl. Neonatologie; Schwerpunkt im Bereich orthopädischer Gelenkersatz u./o. Herzchirurgie u./o. Neurochirurgie (wenn nur eine [0,2 VZÄ] o. zwei [0,4 VZÄ] der Disziplinen vorhanden sind, entsprechende Reduktion); Kliniken mit > 4 intensivmedizinischen Behandlungseinheiten/Stationen o. > 50 Intensivbetten o. einer eigenen (bettenführenden) Fachabteilung Intensivmedizin
[3]VZÄ = Vollzeitäquivalent

MERKE

In der S3-Leinline zu ABS werden ABS-Teams in Krankenhäusern empfohlen und Angaben zur erforderlichen Mitarbeiterzahl und Zusammensetzung gemessen an Größe und Beschaffenheit des Hauses gemacht.
- Prüfen Sie in Ihrem Krankenhaus das Vorhandensein eines ABS-Teams und seiner personellen Struktur.
- Beantragen Sie die Einrichtung, bzw. personelle Aufstockung eines ABS-Teams bei Ihrer Geschäftsführung!

28.3.2 Informationstechnologie und Surveillancedaten

Klinikweite Zugriffsrechte auf patientenbezogene Daten (elektronische Informationssysteme, Patientenakten sowie hausinterne Surveillancedaten) sind unabdingbar für das ABS-Team. Sie sind grundlegend für die Implementierung und Durchführung von ABS-Programmen und müssen regelmäßig aktualisiert und neu bewertet werden. Zu den Surveillancedaten gehören:
- **Antiinfektivaverbrauchsdaten:** quartalsweise Erfassung im gesamten Krankenhaus, Darstellung in Tagesdosen/100 Pflegetage auf Substanzebene für Normal-/Intensivstationen und Fachabteilungen.
- **Erregerspezifischen Resistenzraten:** mind. 1 ×/J. Erfassung im gesamten Krankenhaus für Erstisolate nach Erreger und Untersuchungsmaterial bezogen auf Normal-/Intensivstationen und Fachabteilungen sowie nosokomial versus ambulant erworben.
- **Verordnungsanalysen** regelmäßige Darstellung der qualitativen Verordnungspraxis im Rahmen von Qualitätsmanagementprogrammen, z. B. für:
  - Leitliniengerecht durchgeführte perioperative Antibiotikaprophylaxe
  - Anteil der verordneten oralen Sequenztherapie im Rahmen der Behandlung einer ambulant erworbenen Pneumonie
  - Anteil der erfolgten mikrobiologischen Diagnostik vor Beginn einer empirischen antiinfektiven Therapie

Qualitative Verordnungsanalysen sollten in regelmäßigen Abständen wiederholt werden, um Effekte von ABS-Maßnahmen bewerten zu können.

Externes Benchmarking wird ermöglicht bei Weitergabe der Daten an entsprechende nationale Projekte, z. B.:
- ADKA-if-DGI-Projekt des Bundesverbands Deutscher Krankenhausapotheker und der Deutschen Gesellschaft für Infektiologie (www.antiinfektiva-surveillance.de)
- Antibiotikaverbrauchs- (avs.rki.de) und Antibiotikaresistenzsurveillance (ars.rki.de) des Robert Koch-Instituts

28.3.3 Qualitätsindikatoren

Durch die Definition von Qualitätsindikatoren (QI) lassen sich Klinikbereiche mit Bedarf an ABS-Interventionen und -Fortbildungen identifizieren. Nach erfolgter ABS-Maßnahme sollten Ergebnisindikatoren bestimmt werden, um den Erfolg der Maßnahme zu bewerten (De With et al. 2018; Thern et al. 2014). Als Hilfe für die externe und interne Qualitätssicherung wurden im Rahmen einer multizentrischen Machbarkeitsstudie verschiedene ABS-relevante QIs definiert. In ➤ Tab. 28.2 sind die als „hoch relevant" eingestuften Struktur- und Prozessindikatoren aufgelistet.

28.3.4 Mikrobiologische Diagnostik

Die korrekte Gewinnung, Beschriftung und zeitnahe Bearbeitung mikrobiologischer Proben sind essenziell für valide Untersuchungsergebnisse. Die angemessene therapeutische Einordnung mikrobiologischer Ergebnisse (Differenzierung zwischen Kolonisation und Infektion) kann im Kontext der Probengewinnung fehlerträchtig sein. Zur Interpretation der Befunde ist eine enge Kommunikation zwischen dem mikrobiologischen Labor, dem ABS-Team und dem behandelnden Arzt wichtig und wesentlich für die Umsetzung und den Erfolg von ABS-Programmen.

INFO

Mögliche Fehlerquellen zwischen Probenerhebung und Ableiten der korrekten Behandlungsindikation aus einem mikrobiologischen Ergebnis ergeben sich mannigfach. Ein ABS-Team kann durch sorgfältig ausgearbeitete Visiten und Kommunikation zwischen behandelnden Ärzten und der Mikrobiologie Fehlinformationen aufdecken und die Behandlungsqualität erhöhen.

28.4 Strategien zur Optimierung des Verordnungsverhaltens

Durch Optimierung des Verordnungsverhaltens können ABS-Maßnahmen nachhaltig implementiert werden. Je mehr Maßnahmen umgesetzt werden, desto effektiver sind die ABS-Programme. Jede einzelne Maßnahme kann in ihrer Effektivität gesteigert werden, indem sie den Anwendern z. B. im Rahmen von abteilungsspezifischen Fortbildungen erklärt wird. Die Maßnahmen sollen seitens der Anwender als Unterstützung und Hilfe und nicht als Kontrolle verstanden werden. Fachkompetenz des ABS-Teams ist essenziell für die Interaktion mit den Anwendern und die Motivation dieser, die Maßnahmen auch umzusetzen.
- **Lokale Behandlungsleitlinie (lokale LL):** Empfehlungen zur Diagnostik und Therapie (in Substanz, Dosis und Dauer) von unterschiedlichen Infektionskrankheiten.

Erstellung: eine zentrale Aufgabe des ABS-Teams, auf Grundlage evidenzbasierter Leitlinien und lokaler Erreger- und Resistenzstatistiken, unter Einbeziehung der ABS-beauftragten Ärzte verschiedener Fachabteilungen. Regelmäßige Aktualisierung notwendig.
- **Antiinfektiva-Liste der Apotheke:** Auflistung aller im Haus verfügbaren Antiinfektiva mit Unterteilung in Standard- und Reservesubstanzen sowie Hinweisen auf Freigabebeschränkungen (z. B. Sonderanforderung mit Oberarztfreigabe).

Tab. 28.2 Auflistung der als „hoch relevant" eingeschätzten Struktur- und Ergebnis-indikatoren (adaptiert nach Friedrichs et al. 2021)[1]

ABS-Strukturindikatoren	
Team u. Infrastruktur	• Multidisziplinäres ABS-Team von der Krankenhausleitung berufen u. beauftragt • Vorgaben zur Präanalytik für mikrobiologische Proben (hausintern)
Surveillance Antiinfektiva-Einsatz	AI-Verbrauchszahlen (mind. jährlich) für die wichtigsten AB-Klassen, Gesamtverbrauch, Rate orale vs. parenterale Verordnung nach Fachabteilung/Stationsart
Surveillance Infektionserreger (mit/ohne Resistenz)	• Sonstige Resistenzraten u. Inzidenzzahlen (klinische Isolate) mind. jährlich klinikweit o. für mind. eine Abteilung verfügbar • Inzidenzzahlen für *C. difficile*-assoziierte Diarrhö mind. jährlich nach Fachabteilung/Stationsart
Informationstechnologie	Lokale Leitlinien u. ABS-Dokumente elektronisch verfügbar
Lokal konsentierte/schriftliche Behandlungsleitlinien u. Antiinfektiva-Hausliste (nicht älter als 2 J.)	• AI-Hausliste • Lokale Behandlungsleitlinien • Lokale Leitlinien für die perioperative Prophylaxe
Fortbildung	Lokale Fortbildungsveranstaltungen durch ABS-Team über konsentierte Leitlinien mind. alle 2 J.
Mitteilung mikrobiologischer Befunde	Verwendung selektiver Antibiogramme
ABS-Prozessindikatoren	
Ambulant erworbene Pneumonie	• Initiale Therapie nach Leitlinie • Abnahme von 2–3 Blutkulturpaaren vor Therapiebeginn • Mitteilung Legionella-AG-Test innerhalb von 3 d • Monotherapie spätestens ab d 4 (Normalstation) • Therapiedauer < 7 d (Normalstation)
Nosokomial erworbene Pneumonie	• Initiale Therapie nach lokaler/nationaler Leitlinie • Abnahme von Blutkulturen (2–3 Paare) bei Therapiebeginn • Therapiedauer nicht länger als 10 d (Normalstation)
Bakteriämie/Fungämie	• Umstellung auf gezielte Therapie innerhalb von 4 d, sobald Blutkulturbefunde verfügbar • Angabe des Infektionsfokus im Entlassbrief
Harnwegsinfektionen	Vorliegen einer positiven Urinkultur (signifikante Bakteriurie, keine Mischflora)
Oralisierung	Orale Verabreichung von geeigneten Substanzen (nicht bei Resorptionsstörungen, Erbrechen, Sepsis)
Antiinfektiva-Dosierung u. -Applikation	• Therapeutisches Drug-Monitoring (Aminoglykoside, Vancomycin, Vori-/Posaconazol etc.) ab d 4 • Keine gleichzeitige Verabreichung oraler Fluorchinolone mit mehrwertigen Kationen
Perioperative AB-Prophylaxe	• AB-Prophylaxe gemäß lokaler Leitlinie • AB-Prophylaxe innerhalb 24 h beendet

AB = Antibiotika; AI = Antiinfektiva
[1]Die ABS-Leitlinie führt weitere Indikatoren mit mittlerem u. niedrigem Ranking auf.

Erstellung: durch die Apotheke, in Anlehnung an die o. g. lokale Behandlungsleitlinie, in der regelmäßigen Arzneimittelkommission verabschiedet. Bei ausreichend Alternativen können z. B. Medikamente mit schlechter oraler Bioverfügbarkeit ausgelistet und so suboptimale Therapien verhindert werden.

- **Freigaberegelungen/Anwendungsbeschränkungen:** Restriktionsmaßnahmen zur Steuerung der Antibiotikagabe, z. B. in Form von Sonderanforderungen mit Oberarztfreigabe für Reserveantibiotika.

Erstellung: durch das ABS-Team und die Apotheke; Freigabe der beschränkten Antibiotika zur Nutzung durch das ABS-Team; betroffene Antiinfektiva sind in der Antiinfektiva-Liste markiert.

- **ABS-Fortbildungen:** Regelmäßige Fortbildungen sind ein wichtiger Bestandteil von ABS-Programmen. Persuasive Maßnahmen haben von allen Behaviour Change Techniques den nachhaltigsten Effekt. Daher sollten z. B. die Empfehlungen der lokalen Behandlungsleitlinie durch Fortbildungen vorgestellt und implementiert werden.
- **ABS-Visite:** Im Rahmen der ABS-Visiten kommen die behandelnden Ärzte und das ABS-Team, vorzugsweise direkt am Patienten, zusammen und können gemeinsam die antiinfektive Therapie bzgl. Indikation, Substanzwahl, Dosis, Applikationsart und Dauer evaluieren.

Durchführung: regelmäßig (z. B. 1 ×/Wo.) durch das ABS-Team mit verantwortlichen Ärzten. Persönliche Erläuterung der Gründe für die Empfehlungen direkt gegenüber den Behandlern, ggf. schriftliche Dokumentation des Besprochenen.

MERKE

Bei komplexen infektiologischen Fällen ist ein zusätzliches infektiologisches Konsil indiziert!

PRAXISTIPP

Plädoyer für die ABS-Visite

Im umfangreichen Maßnahmenbündel des ABS-Teams ist die ABS-Visite ihr elementares Werkzeug. Sie fördert die interdisziplinäre Zusammenarbeit und „gibt dem ABS-Team ein Gesicht". Eine kontinuierliche interaktive fallspezifische Beratung wie in der ABS-Visite und in regelmäßigen Fortbildungen sind die bevorzugte Behaviour Change Technique, da diese Maßnahmen am nachhaltigsten zu einem rationalen Verordnungsverhalten befähigen.

Die Vorbereitung der ABS-Visite ist sehr zeitaufwendig und personalintensiv. Mit der personellen Ausstattung von ABS-Teams können wöchentliche Visiten nicht auf allen Stationen, sondern nur auf den Hochrisikostationen durchgeführt werden.

Die ABS-Visite kann durch die Möglichkeit zu direktem Audit and Feedback sowohl die Präanalytik als auch die Therapie optimieren. Außerdem bietet sie eine Möglichkeit der direkten Fortbildung. Sorgfältig vorbereitete ABS-Visiten können den Anteil leiliniengerechter Antibiotika-Therapien (= Prozessqualität) deutlich steigern und sollten daher unter Berücksichtigung von QIs erfolgen. Die Berücksichtigung der Empfehlung zur personellen Ausstattung des ABS-Teams gemäß ABS-Leitlinie zahlt sich an dieser Stelle besonders aus.

28.5 Strategien zur Therapieoptimierung

Die im Folgenden genannten Strategien zur Therapieoptimierung können während der ABS-Visite am Patientenbett umgesetzt werden.

Therapiereevaluierung:

- Die wichtigste Strategie, möglichst 48–72 h nach Beginn der Antibiotikatherapie anzuwenden.
- Unter Einbeziehung möglicher Differenzialdiagnosen, klinischer, mikrobiologischer und anderer diagnostischer Befunde.
- Eventuell angegebene Penicillin-Allergie verifizieren bzw. delabeln.
- In dem meisten Fällen ist eine Optimierung der Antibiotika-Therapie im Sinne einer Deeskalation möglich (➤ Abb. 28.2).

INFO

Die relativ häufige anamnestische Angabe einer Penicillin-Allergie ohne wirklichen Nachweis einer IgE-vermittelten Reaktion hat für den Patienten negative Auswirkungen in Form von suboptimaler Antibiotika-Auswahl, höheren Therapiekosten, längeren Krankenhausaufenthalten, höheren Wiederaufnahmeraten und höheren Selektion an multiresistenten Erregern (Wu et al. 2018). Nicht selten wird dadurch eine Deeskalation verhindert. Nach Möglichkeit sollte daher jede anamnestische Angabe hinterfragt und überprüft werden.

Therapiedauer:

- Ist abhängig von der Infektionserkrankung, patienteneigenen Risikofaktoren und dem aktuellen klinischen Verlauf
- Procalcitonin kann zur Steuerung der Therapiedauer bei ausgewählten Infektionserkrankungen (z. B. Pneumonie, Sepsis) eingesetzt werden.
- Gemäß zunehmender Evidenz sind kürzere Antibiotika-Therapien bei vielen Indikationen längeren Therapieschemata nicht unterlegen (➤ Tab. 28.3; Wu et al. 2018).

Orale Sequenztherapie: kann vorgenommen werden, sofern folgende Kriterien erfüllt sind:

- Patient: klinisch stabil, keine Schluck- oder Motilitätsstörung, compliant bezüglich regelmäßiger Einnahme von Tabletten
- Substanz: in ausreichender oraler Bioverfügbarkeit vorhanden und verfügbar (**cave:** Lieferengpässe!)
- Infektionserkrankung: mittels oraler Sequenztherapie behandelbar

Tab. 28.3 In klinischen Studien ermittelte Nichtunterlegenheit einer kürzeren vs. längeren Antibiotika-Therapiedauer bei verschiedenen Indikationen[1]

Indikation	Therapiedauer [d]
Ambulant erworbene Pneumonie	(3–)5
Erythema migrans	7–10
Septische Arthritis	14
Erysipel	5–6
Pyelonephritis	5–7
Intraabdominelle Infektion (nach erfolgreicher operativer Fokussanierung)	4
Bakteriämie durch gramnegative Erreger nach erfolgter Fokussanierung	7

[1]modifiziert nach Brad Spellberg „Shorter is better" (www.bradspellberg.com/shorter-is-better)

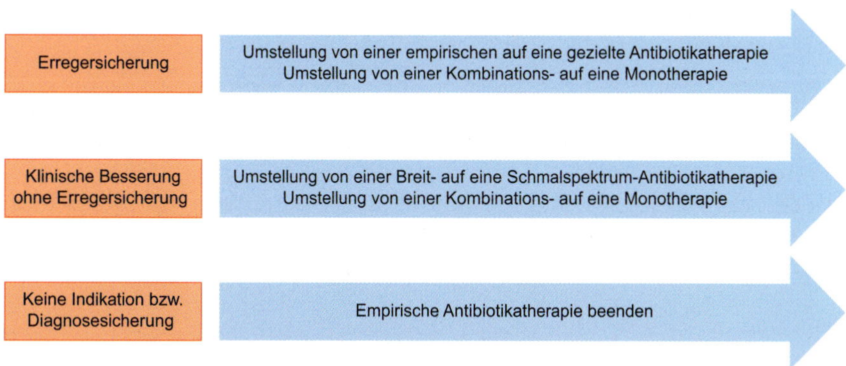

Abb. 28.2 Mögliche Deeskalationsmaßnahmen in Abhängigkeit von klinischen, mikrobiologischen und anderen diagnostischen Befunden im Rahmen der Therapiereevaluation [L231]

28

Dosisoptimierung richtet sich nach
- dem Alter der Patienten, ihrem Gewicht sowie der Co-Medikation
- Grund- und Begleiterkrankungen (Organfunktion!)
- Ergebnissen des therapeutischen Drug-Monitorings (TDM), v. a. bei Glykopeptiden, Aminoglykosiden und Antimykotika

Mikrobiologische Befundmitteilung:
- Steuerung der Substanzwahl durch selektive Antibiogramme möglich
- Festlegung dieser durch das ABS-Team mit dem mikrobiologischen Labor
- Befundkommentierung bzw. Rückweisung von Proben bei Abweichung vom präanalytischen Vorgehen

28.6 ABS-Maßnahmen zum Management von Häufungen multiresistenter Erreger (MRE) oder *C. difficile*

- Zur Kontrolle nosokomialer Infektionen oder kritischer Resistenzentwicklungen können Anwendungsbeschränkungen sinnvoll sein und zum Einsatz gebracht werden.

Cave: Eine kontinuierliche Verbrauchs- und Resistenzsurveillance ist begleitend durchzuführen!
- Bei gehäuftem Auftreten von MRE oder *C. difficile* sollen ABS-Maßnahmen Bestandteil eines Ausbruchsmanagements sein (Herz et al. 2019).
- Eine Vorbehandlung mit Cephalosporinen der 3. Generation sowie Fluorchinolonen kann zur Zunahme von ESBL-bildenden Erregern, MRSA und wahrscheinlich auch VRE führen.
- „Cycling"-Programme im Sinne eines periodischen Wechsels von Substanzklassen sind nicht geeignet, um Resistenzentwicklungen entgegenzuwirken und sollen deswegen nicht zum Einsatz kommen (De With et al. 2018).

LITERATUR

Antimicrobial Resistance Collaborators (ARC); Murray CJL, Sunji Ikuta K, Sharana et al.: Global burden of bacterial antimicrobial resistance in 2019: a systematic analysis. Lancet 399 (2022) 629–655.

De With K, Wilke K, Kern WV et al.: S3-Leitlinie Strategien zur Sicherung rationaler Antibiotika-Anwendung im Krankenhaus. AWMF Leitlinie Update 2018 (2019).

Friedrichs A, Kramme E, Weis S, Pletz M: Antibiotic Stewardship – Struktur und praktische Umsetzung. Med Klin Intensivmed Notfmed 116 (2021) 81–92.

Herz M, Pape D, Friedrichs A: Intensivmedizinisches Infektions- und Ausbruchsmanagement. Intensivmedizin up2date 2019; 15 (2019) 367–380.

Nathwani D, Varghese D, Stephens J et al.: Value of hospital antimicrobial stewradship programs (ASPs): a systematic review. Antimicrobial Resistance and Infection Control 8 (2019) 35.

Rieg S, Küpper MF: Impact of an infectious diseases consultation service on the quality of care and the survival of patients with infectious diseases. Z Evid Fortbild Qual Gesundh wesen (ZEFQ) 109 (2015) 500–510.

Thern J, De With K, Strauss R et al.: Selection of hospital antimicrobial prescribing quality indicators: a consensus among German antibiotic stewardship (ABS) networkers. Infection 42 (2014) 351–362.

Wu JH, Langford BJ, Schwartz KL et al.: Potential Negative Effects of Antimicrobial Allergy Labelling on Patient Care: A Systematic Review. Can J Hosp Pharm 71(1) (2018) 29–35.

www.bradspellberg.com/shorter-is-better.

KAPITEL

29 Pharmakologische Aspekte

Ute Chiriac und Benedict Morath

Ziel der antiinfektiven Pharmakotherapie ist es, zeitnah wirksame Konzentrationen der eingesetzten Antiinfektiva am Infektionsort sicherzustellen und gleichzeitig inadäquat hohe und potenziell schädliche Konzentrationen zu vermeiden. Für eine adäquate Therapie sind neben dem Patienten und dem Arzneistoff zusätzlich der Erreger in Kombination mit relevanten Kontextfaktoren zu berücksichtigen. Dabei sind v. a. arzneistoffbezogene Faktoren beeinflussbar, d. h. die Auswahl der richtigen Substanz, Dosierung und Applikation. Kriterien zur Auswahl des Arzneistoffs sind:

- Leitlinien (externe oder institutionelle)
- Indikation
- Erregerspektrum
- Lokale Resistenzlage
- Patientenindividuelle Besonderheiten (z. B. Alter, Gewicht, Begleiterkrankungen, Organfunktion, Allergien, Begleitmedikation)
- Arzneistoffeigenschaften (Pharmakokinetik und -dynamik)
- Kontraindikationen
- Wechselwirkungen

29.1 Pharmakokinetik und Pharmakodynamik

29.1.1 Definition und Basisinformation

- **Area Under the Curve (AUC):** Die Area Under the Curve ist die Fläche unter einer Wirkstoffkonzentrations-Zeit-Kurve. Sie beschreibt die Exposition des Wirkstoffs nach Applikation.
- **Bioverfügbarkeit (F):** Die Bioverfügbarkeit bezeichnet den Anteil einer verabreichten Dosis, der nach Applikation systemisch zur Verfügung steht.
- **Clearance (CL):** Die Clearance beschreibt das Volumen, das in einer Zeiteinheit komplett von einem Wirkstoff befreit wird bzw. dieser eliminiert wird. Die Gesamtkörper-Clearance setzt sich dabei aus den jeweiligen einzelnen Clearances zusammen z. B. renale Clearance, hepatische Clearance.
- **C_{max}** ist das Konzentrationsmaximum (Spitzenspiegel) eines Wirkstoffs nach Applikation.
- **C_{min}** ist das Konzentrationsminimum (Talspiegel) eines Wirkstoffs vor erneuter Applikation.
- **C_{ss}** beschreibt die mittlere Konzentration eines Wirkstoffs im Steady State.
- **Halbwertszeit (HWZ):** Die Halbwertszeit ist die Zeit nach der sich die Wirkstoffkonzentration halbiert hat. Sie ist patientenindividuell und wird durch die Clearance und das Verteilungsvolumen beeinflusst.
- **Minimale Hemmkonzentration (MHK):** Die MHK ist die minimal notwendige Wirkstoffkonzentration, um das Erregerwachstum in vitro zu hemmen.
- **Proteinbindung (PB)**: Die Proteinbindung eines Wirkstoffs gibt an, zu welchem Anteil ein Wirkstoff an Plasmaproteine (z. B. Albumin) gebunden vorliegt.
- **Pharmakodynamik (PD):** Die Pharmakodynamik beschreibt die Wirkung eines Arzneistoffs auf den Erreger.
- **Pharmakokinetik (PK):** Die Pharmakokinetik beschreibt den Einfluss des Patienten auf das Arzneimittel und bestimmt damit die Exposition des Arzneistoffs.
- **PK/PD-Indizes:** Pharmakokinetische/pharmakodynamische Indizes beschreiben meist ausgehend von In-vitro-Daten die Abtötungskinetik als einen Zusammenhang zwischen einer pharmakokinetischen Zielgröße (z. B. C_{max}) und der Wirkung.
- **Verteilungsvolumen (VD):** Das Verteilungsvolumen ist ein fiktiver pharmakokinetischer Parameter, der das hypothetische Volumen angibt, in dem sich ein Wirkstoff entsprechend der gemessenen Konzentration verteilen würde.

29.1.2 Das LADME-Modell

Mit dem LADME-Modell werden in der Pharmakologie alle pharmakokinetischen Prozesse zusammengefasst, welche die Exposition im Körper beeinflussen: Freisetzung des Arzneistoffs aus dem Arzneimittel (Liberation), Aufnahme in die Blutbahn (Absorption), Verteilung (Distribution), Verstoffwechselung (Metabolisierung) und Ausscheidung (Exkretion) eines Wirkstoffs aus dem Körper (renal, biliär, intestinal, pulmonal). Auf allen Ebenen gilt es Fallstricke zu berücksichtigen (➤ Abb. 29.1).

29.1.3 Arzneistoffeigenschaften

Während die Pharmakodynamik die Wirkung des Arzneistoffs auf den Erreger beschreibt, z. B. bei Betalaktamen die Hemmung der Zellwandsynthese, bestimmt die Pharmakokinetik den Einfluss des Patienten auf den Arzneistoff und damit die Exposition im

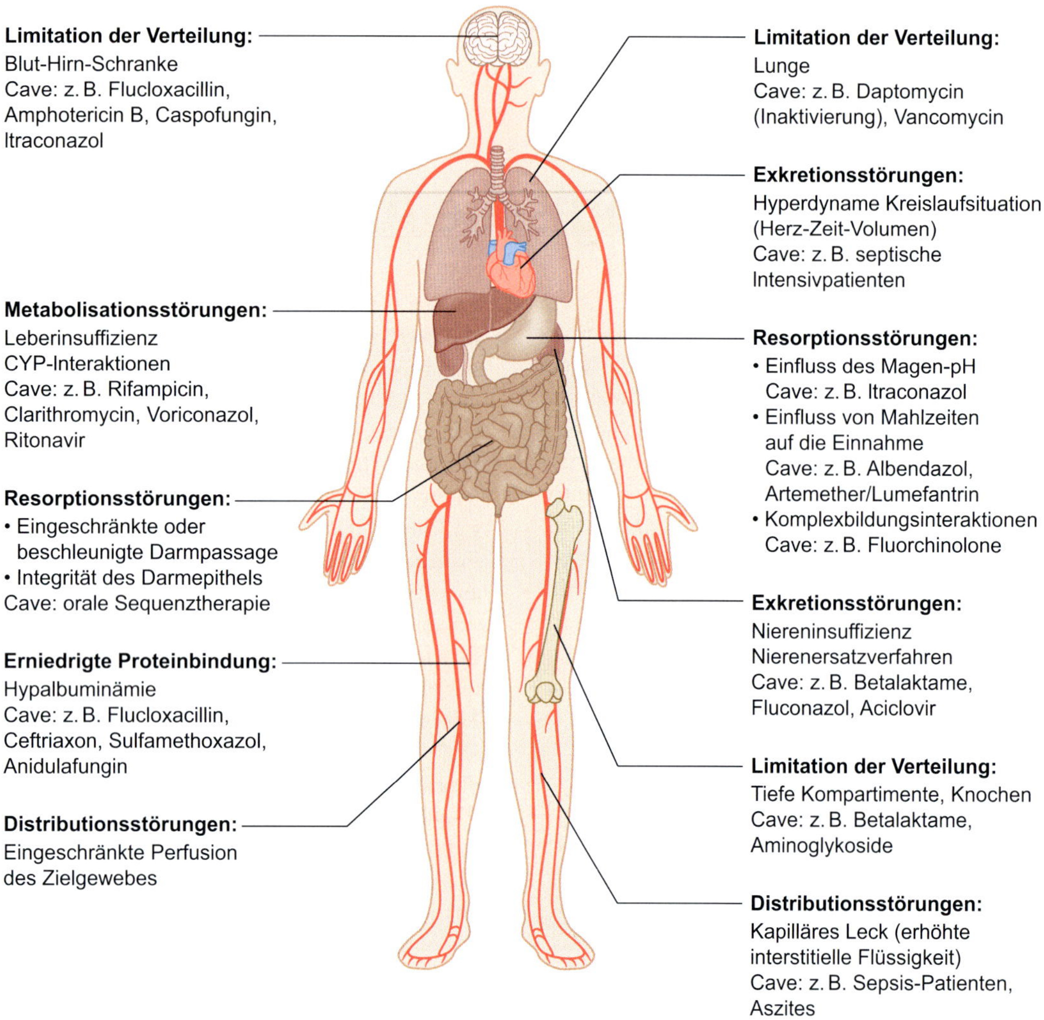

Abb. 29.1 Mögliche Fallstricke der antiinfektiven Pharmakotherapie auf pharmakokinetischer Ebene [L231]

Patienten. Pathophysiologische Veränderungen z. B. im Rahmen einer Sepsis oder eines septischen Schocks können u. U. zu erheblichen Veränderungen der substanzspezifischen Pharmakokinetik führen mit möglichen Konsequenzen für Arzneistoffkonzentrationen im primären Kompartiment Blut, aber auch mit potenziellen Veränderungen der Wirkortkonzentration, abhängig von den Arzneistoffeigenschaften (➤ Tab. 29.1). Für die Interpretation pharmakokinetischer Veränderungen im klinischen Alltag und die daraus resultierende Dosisoptimierung ist besonders in der Antibiotikatherapie der PK/PD-Index entscheidend (**Empfehlungsgrad A;** De With et al. 2018). Die notwendige Exposition des Antibiotikums, um eine bestmögliche Wirkung zu erreichen, unterteilt die Antibiotika und Antimykotika in drei verschiedene Klassen: konzentrationsabhängig (Gentamicin Ciprofloxacin, Amphotericin B u. a.), zeitabhängig (Piperacillin, Meropenem, Ceftazidim, Flucytosin u. a.) und AUC-abhängig (Vancomycin, Linezolid, Voriconazol u. a.; ➤ Abb. 29.2). Im Gegensatz dazu ist der PK/PD-Index bei anderen Antiinfektiva z. B. Virusstatika noch nicht ausreichend etabliert.

Tab. 29.1 Pharmakokinetische Eigenschaften der häufigsten Antibiotika und Antimykotika

Lipophile Substanzen	Hydrophile Substanzen
Hohes Verteilungsvolumen, hohe intrazelluläre Penetration, überwiegend nicht renal eliminiert	Geringes Verteilungsvolumen, geringe intrazelluläre Penetration, überwiegend renal eliminiert
Fluorchinolone	Aminoglykoside
Makrolide	Glykopeptide
Linezolid (eher hydrophil, dennoch gute Gewebepenetration)	Betalakatame, Carbapeneme
Voriconazol, Isavuconazol	Fluconazol (Reabsorption distaler Tubulus)
Tetrazykline	Daptomycin
Clindamycin	
Anidulafungin, Caspofungin	

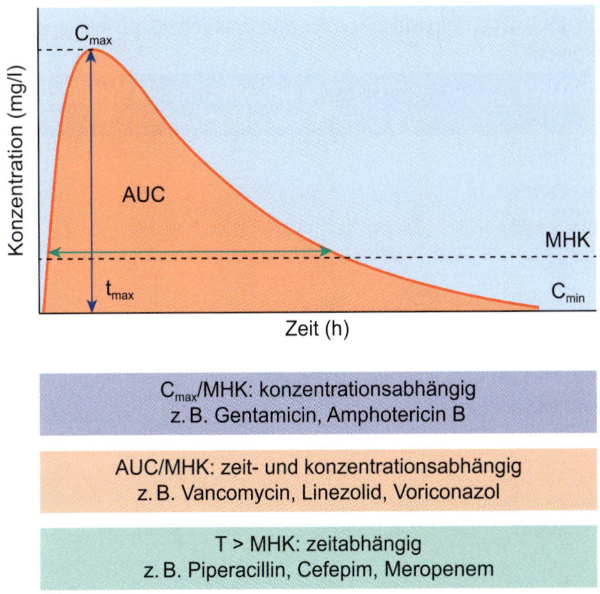

Abb. 29.2 Pharmakokinetische Parameter und PK/PD-Indizes nach Antiinfektiva-Administration [L231]

29.1.4 Dosierung

Die initiale Dosis (Loading Dose) dient der schnellen Aufsättigung und richtet sich nach dem Verteilungsvolumen (Surrogatparameter Körpergewicht). Die Wahl der Erhaltungsdosis pro Tag richtet sich dagegen nach der Clearance des Antiinfektivums. Das Körpergewicht hat dabei auf die Clearance und damit auf die Erhaltungsdosis keinen ausgeprägten Einfluss. Im Alltag verwendet man für eine Abschätzung der Ausscheidungskapazität üblicherweise die Halbwertszeit. Diese bestimmt das Dosisintervall des Antiinfektivums. Beim Einsatz von Organersatzverfahren ist bei der Dosierung zusätzlich der Einfluss der Verfahren und Materialien auf den Konzentrationszeitverlauf zu berücksichtigen. Während beim Nierenersatzverfahren primär der Einfluss der Dialyse-Clearance berücksichtigt werden muss, sind bei der extrakorporalen Membranoxygenierung (ECMO) und dem Zytoadsorber (CytoSorb®) v. a. der potenzielle Einfluss von Adsorptionsmechanismen auf die Pharmakokinetik zu diskutieren.

Bei Antibiotika ist bei der Clearance in erster Linie die Nierenfunktion als Surrogatparameter zu berücksichtigen, da die am häufigsten eingesetzten Antibiotika größtenteils nierenpflichtige Substanzen sind. Augmented Renal Clearance (ARC), akutes Nierenversagen oder Organersatzverfahren können daher im klinischen Alltag dafür sorgen, dass der Dosisbedarf inter- und intraindividuell extrem variabel ist. Zugelassene Standarddosierungen orientieren sich an einem Durchschnittspatienten und können bei der Anwendung im klinischen Alltag folglich in Über- oder Unterdosierung resultieren, wenn sich die Pharmakokinetik von diesem idealisierten Patienten unterscheidet. Um vergleichbare, wirksame und sichere Konzentrationen zu garantieren, muss bei Patienten mit einem Risiko für eine hohe pharmakokinetische Variabilität eine PK/PD-basierte Dosisoptimierung erfolgen (**Empfehlungsgrad A;** De With et al. 2018). Therapeutisches Drug-Monitoring (TDM) unterstützt dabei die individuelle Dosisfindung (**Empfehlungsgrad B;** De With et al. 2018). Damit kann dem Wirkungsverlust durch Unterdosierung bei Problemkeimen mit relativ hoher minimaler Hemmkonzentration (MHK), z. B. bei schwer zu behandelnden gramnegativen Erregern, aber auch der Vermeidung von unerwünschten Arzneimittelwirkungen (UAW), z. B. Nephro- bzw. Neurotoxizität, durch Überdosierungen entgegengewirkt werden. Dosistabellen, Nomogramme, Softwaretools, modellbasierte Dosiskalkulation und nicht zuletzt der interprofessionelle und interdisziplinäre Dialog können zu einer deutlichen Verbesserung der Therapie beitragen. Für Intensivstationen wird daher ein ABS-Team aus Infektiologen, Mikrobiologen, klinisch tätigen Apothekern und dem lokal für die Krankenhaushygiene verantwortlichen Arzt empfohlen (**Empfehlungsgrad C;** Waydhas et al. 2022). Für nicht überwiegend nierenpflichtige Substanzen steht weiterhin kein routinemäßig erhobener Laborparameter zur Verfügung, der valide Hinweise auf die optimale Dosierung geben kann. Bei diesen Substanzen (z. B. Linezolid) kann die Dosis nur auf Basis gemessener Serumspiegel angepasst werden.

PRAXISTIPP

Zur Umsetzung einer zeitnahen antiinfektiven Therapie sind die initialen Dosen von Antiinfektiva als Standards definiert und z. B. in einem internen Leitfaden hinterlegt. Bei der individuellen Dosisanpassung können zur Berechnung im klinischen Alltag Softwaretools unterstützen (frei zugänglich z. B. www.tdmx.eu, www.doseeasy.de, www.thecaddy.de, www.clincalc.com, www.dosing.de).

29.1.5 Art der Applikation

Neben der Dosierung von Antibiotika beeinflusst die Applikationsart deren Wirksamkeit und das Auftreten von UAW und ist damit Teil einer PK/PD-basierten Dosisoptimierungsstrategie. Die Wahl wird durch die jeweiligen Arzneistoffeigenschaften und die Indikation bestimmt. Nach Möglichkeit wird eine orale Sequenztherapie angestrebt (**Empfehlungsgrad A;** De With et al. 2018).

- Konzentrationsabhängig wirksame Substanzen (Aminoglykoside, Ciprofloxacin u. a.) profitieren hinsichtlich der Wirksamkeit und bei der Minimierung von Toxizität von an das Verteilungsvolumen (Surrogatparameter Körpergewicht) angepassten, möglichst hohe Einzeldosen, verabreicht als Kurzinfusion. Damit werden folglich, die benötigten hohen Spitzenspiegel erreicht. So kann die einmal tägliche Gabe von Gentamicin in der Hochdosistherapie bei Talwerten < 0,5 mg/l das Risiko für Nephrotoxizität reduzieren und das Outcome verbessern (Nicolau et al. 1995).
- Zeitabhängig wirksame Substanzen (Betalaktame u. a.) profitieren hinsichtlich der Wirksamkeit von einer verlängerten Applikation (prolongierte Infusion über 3 h, Dauerinfusion) und von an die Ausscheidungskapazität angepassten Erhaltungsdosen, um möglichst lange mit der Konzentration über der MHK des Erregers zu sein. Bei der Applikation von Piperacillin kann z. B. durch eine verlängerte Infusionszeit von 3–4 h oder durch die Gabe als Dauerinfusion die Zeit im optimal wirksamen und

gleichzeitig verträglichen Konzentrationsfenster (z. B. 32–64 mg/l unter Dauerinfusion) optimiert werden (Roberts et al. 2016; Rhodes et al. 2018; Vardakas et al. 2018).

- Zeit- und konzentrationsabhängig wirksame Substanzen (Glykopeptide, Linezolid u. a.) sind dagegen nicht von der Applikationsart, sondern nur von der applizierten bioverfügbaren Dosis und der Ausscheidungskapazität des Patienten abhängig. Vancomycin kann deshalb hinsichtlich der Wirksamkeit sowohl als intermittierende Infusion als auch als Dauerinfusion gegeben werden, um die Ziel-AUC 400–600 mg*h/l bei *S. aureus* mit einer MHK von 1 mg/l sicherzustellen (**Empfehlungsgrad A;** Rybak et al. 2020).

Bei der oralen Sequenztherapie gilt es, die relevanten Unterschiede in der oralen Bioverfügbarkeit zu berücksichtigen. Eine verminderte Exposition bei oraler Einnahme birgt das Risiko von Wirkverlusten je nach angesteuertem Zielkompartiment und behandelter Infektion. Hier müssen die oralen Betalaktame und v. a. Cephalosporine genannt werden, die überwiegend eine zu geringe orale Bioverfügbarkeit für schwere Infektionen haben und durch die gastrointestinale Verträglichkeit zusätzlich in ihrer Dosis limitiert sind (➤ Abb. 29.3). Beispiele für Antibiotika mit einer guten oralen Bioverfügbarkeit, die bei gegebener Adhärenz und geringem Risiko für Resorptionsprobleme verordnet werden können, sind in ➤ Tab. 29.2 aufgeführt.

Zusätzlich ist bei der oralen Einnahme zu berücksichtigen, wie die Einnahme mit Nahrung und der Magen-pH die Absorption beeinflussen (➤ Abb. 29.1). So sollte z. B. Artemether/Lumefantrin mit einer fetthaltigen Mahlzeit oder einem Glas Milch eingenommen werden, um eine ausreichende Absorption zu gewährleisten. Im Gegensatz dazu führt eine erniedrigte Azidität der Magensäure (z. B. durch Protonenpumpeninhibitoren) z. B. bei Itraconazol zu einer verminderten Absorption. Informationen zur empfohlenen Einnahme und ein möglicher Einfluss des Magen-pHs sind in den jeweiligen Fachinformationen aufgeführt.

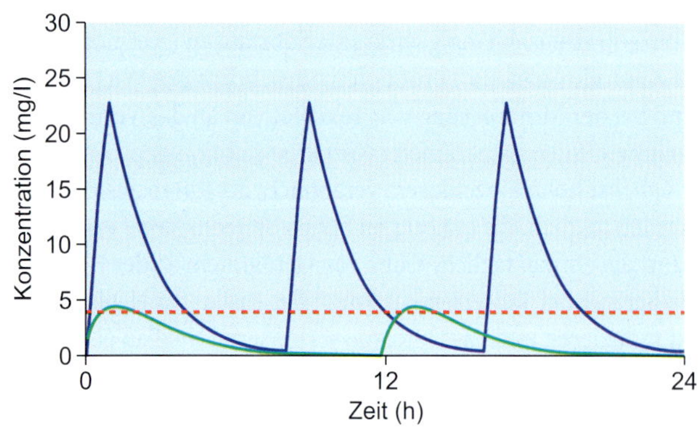

Abb. 29.3 Vergleich von i. v. und p. o. appliziertem Cefuroxim [L231]
(T)ECOFF = vorläufiger epidemiologischer Cut-off-Wert; VD = Verteilungsvolumen; HWZ = Halbwertszeit

Tab. 29.2 Orale Exposition von für eine Oralisierung gut geeigneten Antibiotika

Wirkstoff	Orale Exposition im Vergleich zur i. v. Applikation [%]
Ciprofloxacin	90
Clindamycin	90
Cotrimoxazol	~100
Doxycyclin	95
Levofloxacin	~100
Linezolid	~100
Metronidazol	80
Moxifloxacin	90
Rifampicin	95[1]

[1] Bei Erstgabe, durch CYP-Induktion Reduktion der oralen Bioverfügbarkeit im Verlauf auf ca. 50 % (klinische Relevanz fraglich).

29.2 Arzneimitteltherapiesicherheit

29.2.1 Definition und Basisinformation

Neben den bereits beschriebenen Ansätzen zum bestmöglichen Einsatz von Antiinfektiva muss auch deren möglicher Einfluss auf die bereits bestehende Medikation und die generelle Arzneimitteltherapiesicherheit berücksichtigt werden. Dabei sollten insbesondere Wechselwirkungen sowie das individuelle Risiko für das Auftreten von UAW berücksichtigt werden. Ein TDM kann sowohl bei der individuellen Dosisfindung als auch beim UAW-Monitoring unterstützen.

- BCRP: Breast-Cancer-Resistance-Protein
- CYP: Cytochrom-P450-System
- p-Gp: p-Glykoprotein
- LADME: Liberation Absorption Distribution Metabolismus Exkretion
- OATP: Organic-Anion-Transporter
- PXR: Pregnan-X-Rezeptor
- TDM: Therapeutic Drug Monitoring
- UAW: unerwünschte Arzneimittelwirkung

29.2.2 Wechselwirkungen

Wechselwirkungen können auf jeder der bereits beschriebenen Stufen des LADME-Modells erfolgen. Dabei handelt es ich um pharmakokinetische Wechselwirkungen. Darüber hinaus können auch pharmakodynamische Wechselwirkungen auftreten, bei denen die Wirkung durch die Bindung einzelner Substanzen an gleichen Zielsubstanzen verstärkt oder abgeschwächt sein kann, z. B. die Verlängerung des QTc-Intervalls.

Pharmakokinetische Wechselwirkungen

Beim Einsatz von Antiinfektiva sollte ein möglicher Einfluss auf den Metabolismus und die Exkretion der bestehenden Medikation berücksichtigt werden. Bekannterweise sollte geprüft werden, ob

29

die gewählte Substanz einen relevanten Einfluss auf die Metabolisierung über das Cytochrom-P450 (CYP)-System hat. Dabei kann eine Inhibition eines Enzyms oder eine Induktion des Enzyms erfolgen, wobei gerade bei einer Induktion aufgrund des Eingriffs auf Transkriptionsfaktorebene (z. B. Pregnan-X-Rezeptor, PXR) meist mehrere Enzyme betroffen sind. Die Dauer der erhöhten Clearance ist dabei von der Halbwertszeit der beteiligten Enzyme abhängig und besteht bis zu 14 d nach Absetzen des Induktors (Bettonte et al. 2023).

Die Enzyminhibition führt zu einer Konzentrationserhöhung der jeweiligen Substrate, was das Risiko für UAW erhöht. Im Gegensatz dazu kann eine CYP-Inhibition bei Pro-Drugs aufgrund einer fehlenden Aktivierung zu fehlender Wirksamkeit führen, z. B. die Einnahme des CYP2C19-Inhibitors Fluconazol mit dem über CYP2C19 aktivierten Pro-Drug Clopidogrel. Eine Enzyminduktion wiederum erniedrigt die Exposition der jeweiligen Substrate, wobei ebenfalls bedacht werden muss, dass es bei Pro-Drugs zu einer vermehrten Aktivierung der jeweiligen Substanzen kommen kann. Interessanterweise finden sich v. a. unter den Antiinfektiva eine Vielzahl von Substanzen, die das CYP-System inhibieren und/oder induzieren (➤ Tab. 29.3). Generell ist das Risiko für CYP-vermittelte Wechselwirkungen bei Betalaktam-Antibiotika gering, jedoch mehren sich Fallberichte über eine PXR-vermittelte CYP-Induktion durch Flucloxacillin. Eine Übersicht moderater und starker Inhibitoren ist in ➤ Tab. 29.3 aufgeführt.

Ein weiterer Sonderfall ist Linezolid, da es die Monoaminooxidase A und B reversibel hemmt. In Kombination mit Sympathomimetika sind deshalb hypertensive Entgleisungen berichtet. Außerdem sollte Linezolid bei Psychopharmaka mit serotonerger Komponente (z. B. Serotonin-Wiederaufnahmehemmer) aufgrund des Risikos eines Serotonin-Syndroms laut Zulassung nicht eingenommen werden, sofern keine Möglichkeiten zu einem engmaschigen Monitoring vorliegen.

MERKE

Enzyminhibitoren erhöhen die Exposition der Substrate, was mit einem erhöhten UAW-Risiko einhergehen kann. Bei Pro-Drugs besteht jedoch das Risiko eines Wirkverlusts.

INFO

Insbesondere die HIV-Medikation hat ein großes Interaktionspotenzial. Mit einer zunehmend älteren Patientenpopulation und der Einnahme mehrerer Arzneimittel für andere Grunderkrankungen (Polypharmazie) steigt zusätzlich das Risiko für Interaktionen.

Neben der Metabolisierung bietet auch die Interaktion mit Arzneimitteltransportern das Risiko für eine erhöhte Exposition der jeweiligen Substrate (Liu 2019; Gessner et al. 2019). Transportproteine wie p-Glykoprotein (p-Gp), Breast-Cancer-Resistance-Protein (BCRP), oder die Organic-Anion-Transporter (OATP)-Familie sind Beispiele für relevante Transporter, die Wirkstoffe entweder aus dem Körper eliminieren (z. B. p-Gp in der Darmmukosa) oder diese aus dem Blut in die Leber zur Metabolisierung aufnehmen (z. B. Statine über OATP; Gessner et al. 2019).

Tab. 29.3 Beispielhafte Antiinfektiva für die eine moderate und starke Inhibition oder Induktion des CYP-Systems beschrieben ist. Schwache Inhibitoren sind nicht aufgeführt.

Wirkstoff	Inhibition	Induktion
Antimykotika		
Azolantimykotika		
Fluconazol	CYP2C19, CYP3A4, CYP2C9	
Itraconazol	CYP3A4	
Ketoconazol	CYP3A4, CYP2C9, CYP2C9, CYP2C8	
Posaconazol	CYP3A4	
Voriconazol	CYP3A4, CYP2C19, CYP2C9	
Antibiotika		
Fluorchinolone		
Ciprofloxacin	CYP1A2	
Makrolidantibiotika		
Clarithromycin	CYP3A4	
Erythromycin	CYP3A4	
Rifamycine		
Rifampicin		CYP2B6, CYP2C8, CYP2C9, CYP2C19, CYP3A4
HIV-Therapie		
Proteaseinhibitoren		
Atazanavir	CYP3A4	
Darunavir	CYP3A4	CYP2C9
Fosamprenavir	CYP3A4	
Saquinavir	CYP3A4	
Tipranavir	CYP3A4	CYP3A4, CYP1A2, CYP2C19
Indinavir	CYP3A4	
Nelfinavir	CYP3A4	
Non-nukleosid-Reverse-Transkriptase-Inhibitoren		
Efavirenz	CYP3A4	CYP3A4, CYP2B6, CYP2C19
Etravirine	CYP2C9, CYP2C19	CYP3A4
Delaviridin		CYP3A4, CYP2D6, CYP2C9, CYP2C19
Nevirapin		CYP3A4, CYP2B6
Integraseinhibitoren		
Elvitegravir		CYP2C9
Booster		
Cobicistat	CYP3A4, CYP2D6	
Ritonavir	CYP3A4, CYP2D6	CYP1A2, CYP2B6, CYP2C8, CYP2C9, CYP2C19

(adaptiert nach Gong et al. 2019; Cattaneo et al. 2022)

29

PRAXISTIPP

Die frei zugängliche Webseite www.hiv-druginteractions.org ermöglicht einen einfachen und kostenfreien Interaktionscheck für Patienten mit HIV-Medikation. Analog stehen Datenbanken zur Prüfung der Hepatitis- und COVID-19-Therapie zur Verfügung: www.hep-druginteractions.org/checker, www.covid19-druginteractions.org/checker. Die Datenbanken sind auch als App verfügbar.

CYP3A4-Inhibitoren hemmen häufig auch p-Gp. Des Weiteren ist die Expression von p-Glykoprotein PXR-vermittelt. Deshalb sind CYP-Induktoren wie Rifampicin auch Induktoren von p-Glykoprotein (Gessner et al. 2019). Beispielsweise wird der Faktor-Xa-Inhibitor Edoxaban kaum über das CYP-System verstoffwechselt, sodass eine Rifampicin-vermittelte CYP-Induktion nicht relevant erscheint. Jedoch ist Edoxaban auch Substrat von p-Glykoprotein, welches unter Rifampicin-Therapie vermehrt exprimiert wird und die Edoxaban-Exposition klinisch relevant auf 66 % reduziert.

MERKE

Auch Inhibition und Induktion von Arzneimitteltransportern sollten berücksichtigt werden, um klinisch relevante Wechselwirkungen zu erkennen.

Für das Management von pharmakokinetischen Wechselwirkungen ist es wichtig, das potenzielle Interaktionsrisiko zu erkennen, da in den meisten Fällen hilfreiche Maßnahmen getroffen werden können. Bei der Risikobewertung können Interaktionsdatenbanken und die Rücksprache mit Krankenhausapothekern unterstützen. Maßnahmen beinhalten Dosisanpassungen, Umstellung auf Subtanzen mit alternativem Metabolismus oder schlussendlich eine kurzzeitige Pause betroffener Wirkstoffe, sofern klinisch vertretbar.

Pharmakodynamische Wechselwirkungen

Bei pharmakodynamischen Wechselwirkungen ist bei Antiinfektiva die potenzielle Verlängerung der QTc-Zeit relevant, die im gravierendsten Fall zu Torsades-de-Pointes (TdP)-Tachykardien führen kann. Mechanistisch liegt hier eine wirkstoffvermittelte Blockade des repolarisierenden Kaliumstroms im Myokard vor, die durch die Hemmung des langsamen (IK_s) und/oder schnellen (IK_r) Delayed-Inward-Rectifiers-Kaliumkanals vermittelt wird. Eine selektive Verlängerung der Aktionspotenziale in bestimmten Myokardabschnitten führt in der Folge zu einer Dispersion der kardialen Repolarisation. Wenn kompensatorische Mechanismen, die sog. Repolarisationsreserve, erschöpft sind, können bestimmte Trigger auf der Basis dieses arrhythmischen Substrats TdP-Tachykardien auslösen. Bei Antiinfektiva sind QTc-verlängernde Eigenschaften und TdP für Makrolidantibiotika, Fluorchinolone, Azolantimykotika und Malariawirkstoffe berichtet, wobei eine substanzspezifische Variabilität in den jeweiligen Klassen besteht (Owens, Nolin 2006).

Das Management von QTc-verlängernden Substanzen besteht aus einem adäquaten Monitoring und der Einstellung beeinflussbarer Risikofaktoren. Die S3-Leitlinie Multimedikation empfiehlt als Grenze, ab der Wirkstoffe abgesetzt werden sollten

a) eine QTc-Zeit von ≥ 500 ms oder
b) die Zunahme der QTc-Zeit im Vergleich zur Baseline um ≥ 60 ms (**Evidenzgrad C;** Leitliniengruppe Hessen 2021; ➤ Abb. 29.4).

PRAXISTIPP

Das Arizona Center for Education and Research on Therapeutics (AZCERT) pflegt eine Übersicht des berichteten TdP-Risikos einzelner Wirkstoffe. Diese Übersicht ist über www.crediblemeds.org frei zugänglich und steht als App (CredibleMeds®) zur Verfügung.

29.2.3 Monitoring auf unerwünschte Arzneimittelwirkungen

Die S3-Leitlinie Multimedikation empfiehlt, für jeden Patienten ein individuelles Vorgehen zum Monitoring der Arzneimitteltherapie zu erstellen (**Empfehlungsgrad B;** De With et al. 2018). UAW unter Antiinfektiva treten häufiger bei längerer Therapiedauer und bei hohen bzw. supratherapeutischen Dosierungen auf, u. a. z. B. Nierenversagen unter Aminoglykosiden, Creatinkinase-Anstiege unter Daptomycin, Hepatotoxizität unter Rifampicin. Trotzdem existieren auch idiopathische UAW, die bei kurzer Therapiedauer und adäquaten Dosierungen auftreten können, z. B. eine eosinophile Pneumonie unter Daptomycin. Das Vorgehen ist dabei patienten- und substanzindividuell festzulegen und abhängig von Kontextfaktoren wie Therapiedauer, Dosis, Begleitmedikation und Komorbiditäten.

Unterstützend beim Festlegen des Monitoring-Vorgehens kann der Systematic-Instructions-for-Monitoring (SIM)-Score sein (Ferner et al. 2005).

- **Grund:** Warum sollte gemonitort werden?
- **Parameter:** Was sollte gemonitort werden?
- **Start:** Wann sollte mit dem Monitoring begonnen werden?
- **Frequenz:** Wie häufig sollte kontrolliert werden?
- **Outcome:** Auf welche Veränderungen der Parameter sollte kontrolliert werden?
- **Management:** Wie sollte bei entsprechenden Änderungen reagiert werden?
- **Stopp:** Wann sollte das Monitoring beendet werden?

Therapeutisches Drug-Monitoring

Die S3-Leitlinie zur rationalen Antibiotikaanwendung im Krankenhaus empfiehlt, für ausgewählte Substanzen oder in besonderen klinischen Situationen ein TDM durchzuführen (**Empfehlungsgrad B;** De With et al. 2018). Für etablierte Substanzen (Vancomycin, Gentamicin) stehen in jedem Labor schnelle, preiswerte immunologische Methoden zur Antibiotikaspiegelbestimmung

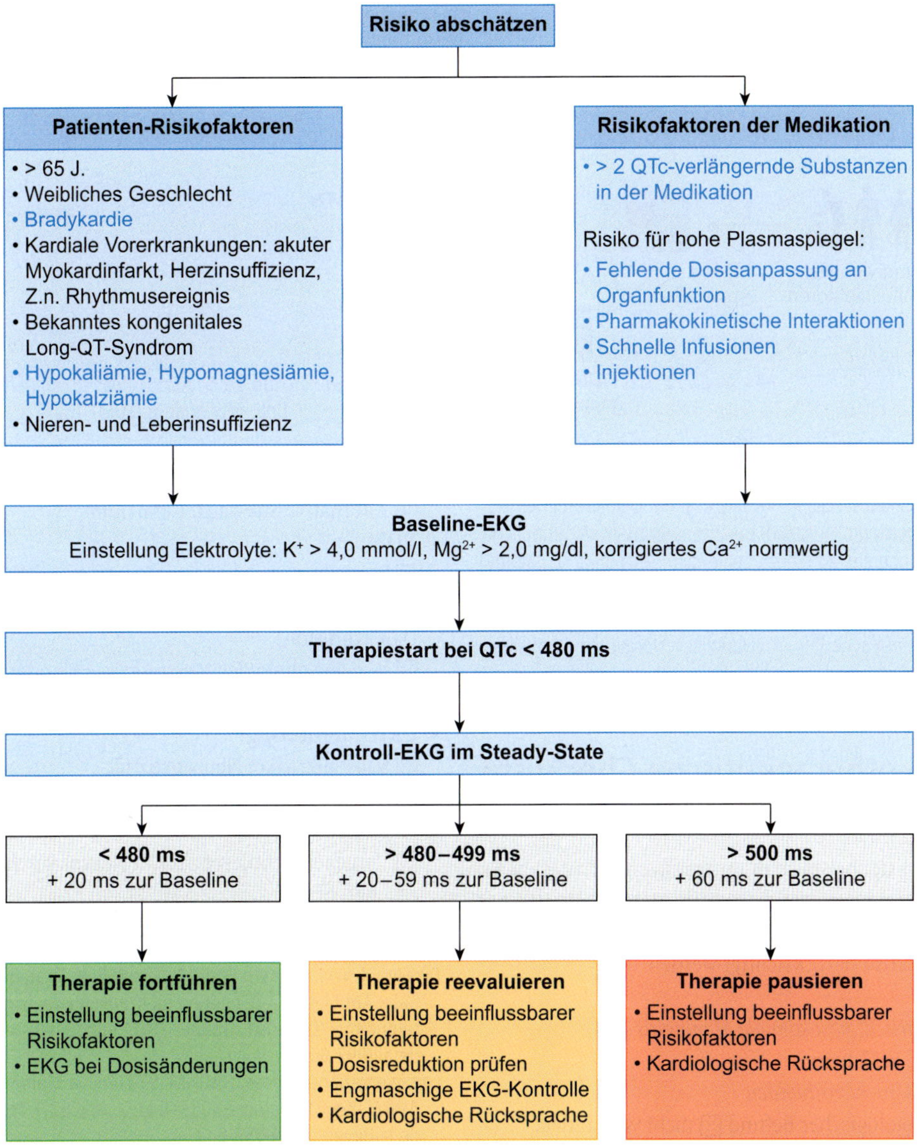

Abb. 29.4 Monitoring-Vorgehen bei der Verordnung QTc-verlängernder Arzneimittel; beeinflussbare Risikofaktoren sind in Blau dargestellt [L231] (adaptiert nach Lyon et al. 2022; Tisdale et al. 2020)

Verfügung. Zur Bestimmung von Betalaktamen, Linezolid, Aciclovir oder Azolen muss man auf aufwendigere Methoden in spezialisierten Laboren oder Apotheken zurückgreifen. Bei Substanzen mit hoher Proteinbindung kann die Bestimmung des freien Anteils sinnvoll sein (z. B. Flucloxacillin, Ceftriaxon, Temocillin, Cefazolin). Die rein analytische Antibiotikaspiegelbestimmung ist dabei nur als ein Baustein des TDMs zu betrachten. Die praktische Umsetzung eines strukturierten TDMs umfasst die Auswahl des optimalen Arzneistoffs, die Wahl der optimalen empirischen Dosis und der Applikationsart unter Berücksichtigung der patientenindividuellen Parameter, die zeitnahe Konzentrationsbestimmung im Blut zum richtigen Zeitpunkt sowie die Dosisanpassung unter Berücksichtigung der substanzspezifischen Wirkung bei unzureichender Konzentration. Voraussetzung dafür ist die Definition von Zielwerten, die sich an den PK/PD-Indizes orientieren. Für Vancomycin wird z. B. ein AUC/MHK-Quotient von 400–600 angestrebt. Bei *S. aureus* mit einer MHK von 1 mg/l wird dieser Zielbereich für Vancomycin durch einen Talspiegel im Bereich von 10–15(20) mg/l bzw. durch einen mittleren Spiegel bei der Dauerinfusion im Bereich von 20–25 mg/l sichergestellt. Zur Kalkulation stehen Online-Tools zur Verfügung (➤ Kap. 29.1.4). Unter Dauerinfusion können Serum-/Plasmaspiegel zu einem beliebigen Zeitpunkt im Steady State aus dem Routineblut abgenommen werden. Kontrollmessungen sind etwa 12–24 h nach Therapiebeginn, Dosisanpassung oder bei vermuteter Änderung der Kinetik, z. B. Verbesserung oder Verschlechterung der Organfunktion, zu empfehlen. Bei Substanzen mit langer individueller Halbwertszeit, z. B. Vancomycin unter Niereninsuffizienz oder Voriconazol, wird eine höhere Initialdosis gegeben, um die Zeit bis zum Erreichen des Steady States abzukürzen (➤ Abb. 29.5).

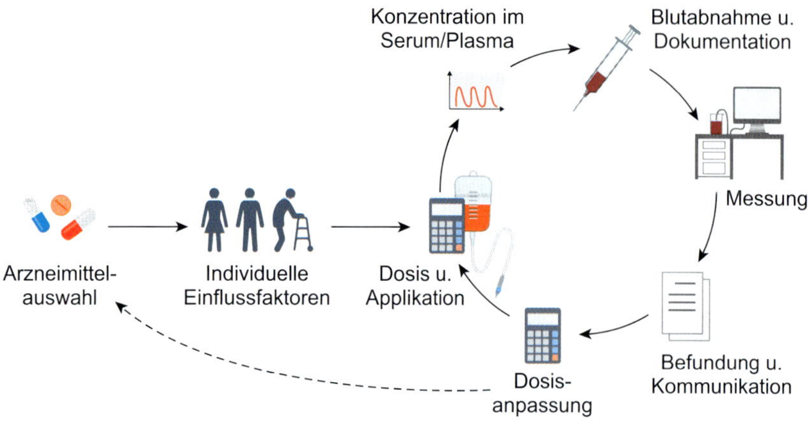

Abb. 29.5 Ablauf eines strukturierten therapeutischen Drug-Monitorings (TDM) [L231]

PRAXISTIPP

Die Dauerinfusion von zeitabhängigen oder AUC-abhängigen Antiinfektiva (z. B. Betalaktame, Vancomycin, Linezolid) bei Intensivpatienten ermöglicht die Abnahme von Routineblut zu einem beliebigen Zeitpunkt im Steady State, die kontinuierliche Kontrolle der verschriebenen Dosis am Patienten, die individuelle milligrammgenaue Dosierung, einen geringeren Applikationsaufwand und eine einfache und unverzügliche Dosisanpassung über die Perfusorlaufrate.

29

29.3 Pharmakotherapeutische Checkliste zur Verordnung von Antiinfektiva

Folgende Aufstellung listet beispielhaft unterstützende Kriterien am Beispiel von Meropenem bei einem dialysepflichtigen Patienten mit nosokomialer Meningitis ohne Keimnachweis auf, die bei der Verordnung von Antiinfektiva berücksichtigt werden.

- **Substanzauswahl:**
  ☒ Indikation: *empirisch, nosokomiale Meningitis*
  ☒ Wirksamkeit: ☒ ja ☐ nein
  ☒ Erregernachweis: *nicht vorhanden*
  ☒ MHK: ☐ mikrobiologischer Befund ☒ nicht vorhanden: *2 mg/l (PK/PD-Breakpoint nach EUCAST bei unbekanntem Erreger)*
  ☒ angestrebtes Zielkompartiment: *ZNS*
  ☒ Kontraindikation: *Keine*
- **Applikationsart und Dosierung:**
  Applikationsart: ☒ i. v. ☐ p. o.
  ☒ Applikationsdauer: ☐ Kurzinfusion ☐ Dauerinfusion
  ☒ prolongiert über 3 h
  ☒ Bioverfügbarkeit: *schlecht*
  ☒ Therapiedauer: *mind. 14 d*
  ☒ Therapie-Re-Evaluation: 48 h
  ☒ Dosisanpassung an Organfunktion: ja ☒ nein ☐
  ☒ Berücksichtigung extrakorporaler Verfahren: ☒ CVVHD ☐CVVHDF ☐ iHD
  ☐ ECCMO ☐ Cytosorb
- **Wechselwirkungspotenzial:**
  ☒ Einfluss auf CYP-System oder Arzneimitteltransporter: ☐ Inhibitor ☐ Induktor ☐ Substrat ☒ kein Einfluss
  ☒ QTc-Verlängerung: ☐ ja ☒ nein
  ☒ Anpassungen der Dauermedikation notwendig: ☐ ja ☒ nein
  ☒ Alternative Substanz: *Ceftazidim*
- **TDM:**
  ☒ Spiegelmessung notwendig und möglich: ☒ ja ☐ nein
  ☒ Zielspiegel: 4–8 mg/l für prolongierte Gabe (16–24 mg/l bei Dauerinfusion)
  ☒ Wiederholung der Messung: in 48 h oder bei Änderung der Dialyseparametereinstellung
- **UAW-Monitoring:**
  ☒ Substanzrisiko: Neurotoxizität
  ☒ Patientenindividuelle Risiko: Hochdosistherapie bei ZNS-Infektion
  ☒ Vorgehen definieren: TDM, Neurologische Symptome monitoren, ggf. EEG

LEITLINIEN

De With K, Wilke K, Kern W et al.: S3-Leitlinie Strategien zur Sicherung rationaler Antibiotika Anwendung im Krankenhaus, Langfassung, AWMF-Registernummer: 092–001. Update 2018. https://register.awmf.org/de/leitlinien/detail/092-001.

Leitliniengruppe Hessen, DEGAM: S3-Leitlinie Multimedikation, Langfassung, AWMF-Registernummer: 053–043. 2. A. (2021). https://register.awmf.org/de/leitlinien/detail/053-043.

Rybak MJ, Le J, Lodise TP et al.: Therapeutic monitoring of vancomycin for serious methicillin-resistant Staphylococcus aureus infections: A revised consensus guideline and review by the American Society of Health-System Pharmacists, the Infectious Diseases Society of America, the Pediatric Infectious Diseases Society, and the Society of Infectious Diseases Pharmacists. Am J Health Syst Pharm. 19; 77(11) (2020) 835–864.

Waydhas C, Riessen R, Markewitz A et al.: DIVI-Empfehlung zur Struktur und Ausstattung von Intensivstationen 2022 (Erwachsene). Langfassung. www.divi.de/empfehlungen/qualitaetssicherung-intensivmedizin/struktur-empfehlungen.

LITERATUR

Bettonte S, Berton M, Stader F et al.: Management of Drug Interactions with Inducers: Onset and Disappearance of Induction on Cytochrome P450 3A4 and Uridine Diphosphate Glucuronosyltransferase 1A1 Substrates. Eur J Drug Metab Pharmacokinet 48(4) (2023) 353–362.

Cattaneo D, Gervasoni C, Corona A: The Issue of Pharmacokinetic-Driven Drug-Drug Interactions of Antibiotics: A Narrative Review. Antibiotics (Basel) 11(10) (2022).

Ferner RE, Coleman J, Pirmohamed M et al.: The quality of information on monitoring for haematological adverse drug reactions. Br J Clin Pharmacol 60(4) (2005) 448–451.

Gessner A, Konig J, Fromm MF: Clinical Aspects of Transporter-Mediated Drug-Drug Interactions. Clin Pharmacol Ther 105(6) (2019) 1386–1394.

Gong Y, Haque S, Chowdhury P et al. Pharmacokinetics and pharmacodynamics of cytochrome P450 inhibitors for HIV treatment. Expert Opin Drug Metab Toxicol 15(5) (2019) 417–427.

Liu X: Transporter-Mediated Drug-Drug Interactions and Their Significance. Adv Exp Med Biol 1141 (2019) 241–291.

Lyon AR, Lopez-Fernandez T, Couch LS et al.: 2022 ESC Guidelines on cardio-oncology developed in collaboration with the European Hematology Association (EHA), the European Society for Therapeutic Radiology and Oncology (ESTRO) and the International Cardio-Oncology Society (IC-OS). Eur Heart J 43(41) (2022) 4229–4361.

Nicolau DP, Freeman CD, Belliveau PP et al.: Experience with a once-daily aminoglycoside program administered to 2,184 adult patients. Antimicrob Agents Chemother 39(3) (1995) 650–655.

Owens RC, Jr, Nolin TD: Antimicrobial-associated QT interval prolongation: pointes of interest. Clin Infect Dis 43(12) (2006) 1603–1611.

Rhodes NJ, Liu J, O'Donnell JN et al.: Prolonged Infusion Piperacillin-Tazobactam Decreases Mortality and Improves Outcomes in Severely Ill Patients: Results of a Systematic Review and Meta-Analysis. Crit Care Med 46(2) (2018) 236–243.

Roberts JA, Abdul-Aziz MH, Davis JS et al.: Continuous versus Intermittent beta-Lactam Infusion in Severe Sepsis. A Meta-analysis of Individual Patient Data from Randomized Trials. Am J Respir Crit Care Med 194(6) (2016) 681–691.

Tisdale JE, Chung MK, Campbell KB et al.: Drug-Induced Arrhythmias: A Scientific Statement From the American Heart Association. Circulation 142(15) (2020) e214–e33.

Vardakas KZ, Voulgaris GL, Maliaros A et al.: Prolonged versus short-term intravenous infusion of antipseudomonal beta-lactams for patients with sepsis: a systematic review and meta-analysis of randomised trials. Lancet Infect Dis 18(1) (2018) 108–120.

IV Anhang

Appendix – Klinische Symptome 335

Register 341

Appendix – Klinische Symptome

Symptom	Kapitel	
Abgeschlagenheit	1.1	Bakterielle Meningitis und Enzephalitis
	1.4	Virale Meningitis und Enzephalitis
	4	Virale Atemwegsinfektionen
	5.1	Myokarditis
	5.3	Infektiöse Endokarditis
	6.7	Virale Hepatitiden
	10	Fieber unklarer Genese (FUO)
	19.6	Listeriose
	19.7	Lyme-Borreliose/Lyme-Arthritis
	19.8	Morbus Whipple
	21.1	Malaria
	21.2	Dengue-Fieber
	22.2	West-Nil-Virus
	22.3	Mpox-Virus
	22.4	Oropouche-Virus
Appetitlosigkeit	6	Gastrointestinale Infektionen
	9	Infektionen der Nieren und der Harnwege bei Erwachsenen
	15.3	Katheterassoziierte Harnwegsinfektionen
	16.3	Gonorrhö
Arthritis (seronegative)	6.6	Infektiöse Gastroenteritiden
	7.2	Gelenkprothesenassoziierte Infektionen
	19.7	Lyme-Borreliose/Lyme-Arthritis
	19.8	Morbus Whipple
	21.2	Dengue-Fieber
	22.3	Mpox-Virus
Ausfluss	9	Infektionen der Nieren und der Harnwege bei Erwachsenen
	15.3	Katheterassoziierte Harnwegsinfektionen
	16.3	Gonorrhö
	16.4	Chlamydien
Auswurf	2	Infektionen der oberen Atemwege
	3	Pneumonie
	4	Virale Atemwegsinfektionen
	15.2	Katheterassoziierte Harnwegsinfektionen
	18	Tuberkulose und nichttuberkulöse Mykobakteriosen
	19.9	Nokardiose
Bauchschmerzen	6	Gastrointestinale Infektionen
	9	Infektionen der Nieren und der Harnwege bei Erwachsenen
	12	Exanthemische Infektionen (sog. Kinderkrankheiten)
	19.1	Aktinomykose
	19.5	Leptospirose
	19.8	Morbus Whipple
	20.1	Echinokokkosen
	21.1	Malaria
	21.3	Amöbenleberabszess
	21.5	Schistosomiasis (Bilharziose)
Belastungsdyspnoe	2	Infektionen der oberen Atemwege
	4	Virale Atemwegsinfektionen
	5.1	Myokarditis
	5.2	Perikarditis
	5.3	Infektiöse Endokarditis
	17.3	Opportunistische Infektionen
Bonjourtropfen	16.3	Gonorrhö
Brennen beim Urinieren	9	Infektionen der Nieren und der Harnwege bei Erwachsenen
	16.4	Chlamydien
Diarrhö	6	Gastrointestinale Infektionen
	17.3	Opportunistische Infektionen
	19.8	Morbus Whipple
	20.3	Intestinale Parasitosen
	21.1	Malaria
Diarrhö, chronische	17.3	Opportunistische Infektionen
	19.8	Morbus Whipple
	20.3	Intestinale Parasitosen
Dyspnoe	2.3	Epiglottitis
	3	Pneumonie
	4	Virale Atemwegsinfektionen
	5	Infektiöse Endokarditis
	15.2	Nosokomiale Pneumonie
	17.3	Opportunistische Infektionen
	18	Tuberkulose und nichttuberkulöse Mykobakteriosen
	21.1	Malaria
Dysurie	9	Infektionen der Nieren und der Harnwege bei Erwachsenen
	16.3	Gonorrhö
	16.4	Chlamydien
Einblutungen, dermale (Petechien)	1.1	Bakterielle Meningitis und Enzephalitis
	8.8	Toxinbedingte nekrotisierende Weichgewebeinfektionen
	21.2	Dengue-Fieber und ähnliche Erkrankungen
	22.3	Mpox-Virus
Erbrechen	1	ZNS-Infektionen
	6	Gastrointestinale Infektionen

Symptom	Kapitel	
Exanthem	12	Exanthemische Infektionen (sog. Kinderkrankheiten)
	16.1	Syphilis
	16.2	Syphilis
	17	HIV-Infektion und AIDS
	21.2	Dengue-Fieber und ähnliche Erkrankungen
	22.3	Mpox-Virus
Exanthem, bläschenbildendes	8.8	Toxinbedingte nekrotisierende Weichgewebeinfektionen
	12.6	Windpocken
	12.7	Hand-Fuß-Mund-Erkrankung
	22.2	West-Nil-Virus
Exanthem, verkrustendes	12.6	Windpocken
	20.2	Heimische Ektoparasiten (Läuse und Milben)
	22.2	West-Nil-Virus
Fazialisparese	1.2	Neuroborreliose
	1.3	Hirnabszess
	1.4	Virale Meningitis und Enzephalitis
	17.3	Opportunistische Infektionen
Fieber	1.1	Bakterielle Meningitis und Enzephalitis
	1.4	Virale Meningitis und Enzephalitis
	2.1	Diphtherie
	2.2	Pertussis
	2.3	Epiglottitis
	3	Pneumonie
	4.1	Influenza
	4.2	COVID-19
	4.3	Respiratorisches Synzytial-Virus (RSV)
	4.4	Weitere virale Atemwegsinfektionen
	5.3	Infektiöse Endokarditis
	6	Gastrointestinale Infektionen
	7	Knocheninfektionen
	8	Bakterielle Infektionen von Haut- und Weichgewebe
	9	Infektionen der Nieren und der Harnwege bei Erwachsenen
	10	Fieber unklarer Genese (FUO)
	11	Blutstrominfektionen
	12	Exanthemische Infektionen (sog. Kinderkrankheiten)
	13.2	Infektionen bei Neutropenie und Mukositis
	13.3	Infektionen nach Organtransplantation
	14	Pilzinfektionen
	15	Nosokomiale Infektionen
	16.2	Syphilis
	16.4	Chlamydien
	17	HIV-Infektion und AIDS
	18	Tuberkulose und nichttuberkulöse Mykobakteriosen
	19	Seltenere einheimische systemische Infektionskrankheiten
	21	Wichtige importierte Infektionskrankheiten
	22.2	West-Nil-Virus
	22.3	Mpox-Virus
	22.4	Oropouche-Virus
Flankenschmerzen	6.2	Akute Cholezystitis/Cholangitis
	6.3	Appendizitis
	6.4	Peritonitis
	6.5	Divertikelkrankheit
	6.6	Infektiöse Gastroenteritiden
	9.1.4	Pyelonephritis
	21.5	Schistosomiasis (Bilharziose)
Gelenkschmerzen	7	Knocheninfektionen
	10	Fieber unklarer Genese (FUO)
	12.4	Ringelröteln
	16.3	Gonorrhö
	19.8	Morbus Whipple
	21.2	Dengue-Fieber
	22.2	West-Nil-Virus
	22.3	Oropouche-Virus
Gewichtsverlust	5.3	Infektiöse Endokarditis
	6.1	*Helicobacter-pylori*-Infektion
	6.6	Infektiöse Gastroenteritiden
	10	Fieber unklarer Genese (FUO)
	17	HIV-Infektion und AIDS
	18	Tuberkulose und nichttuberkulöse Mykobakteriosen
	19.1	Aktinomykose
	19.8	Morbus Whipple
	20.3	Intestinale Parasitosen
	21.4	Viszerale Leishmaniose (Kala-Azar)
	21.5	Schistosomiasis (Bilharziose)
Halsschmerzen	2.1	Diphtherie
	2.3	Epiglottitis
	4.1	Influenza
	4.2	COVID-19
	4.3	Respiratorisches Synzytial-Virus (RSV)
	4.4	Weitere virale Atemwegsinfektionen
	13.2	Infektionen bei Neutropenie und Mukositis
Hautrötung (Exanthem)	8.4	Erysipel
	8.5	Begrenzte Phlegmone
	8.6	Schwere Phlegmone
	8.7	Fußinfektionen bei Diabetes mellitus
	12	Exanthematische Infektionen (sog. Kinderkrankheiten)
	16.2	Syphilis
	17.2	Frühe klinische Manifestationen der HIV-Infektion

Symptom	Kapitel	
	21.2	Dengue-Fieber und ähnliche Erkrankungen
	22.3	Mpox-Virus
Husten	2	Infektionen der oberen Atemwege
	3	Pneumonie
	4.1	Influenza
	4.2	COVID-19
	4.3	Respiratorisches Synzytial-Virus (RSV)
	4.4	Weitere virale Atemwegsinfektionen
	12.1	Masern
	13	Infektionen bei Immunsuppression
	14	Pilzinfektionen
	15.2	Nosokomiale Pneumonie
	17.3	Opportunistische Infektionen
	18.5	Aktive Tuberkulose
	18.6	Nichttuberkulöse Mykobakterien
	19.3	Hantavirus-Infektion
	19.9	Nokardiose
Husten, prolongiert anhaltender	2.2	Pertussis
	4.2	COVID-19
	17.3	Opportunistische Infektionen
	18	Tuberkulose und nichttuberkulöse Mykobakteriosen
Ikterus (Gelbsucht)	6.2	Akute Cholezystitis/Cholangitis
	6.7	Virale Hepatitiden
	18	Tuberkulose und nichttuberkulöse Mykobakteriosen
	19.5	Leptospirose
	21	Wichtige importierte Infektionskrankheiten
Inappetenz	4.2	COVID-19
	5.1	Myokarditis
	6	Gastrointestinale Infektionen
	17	HIV-Infektion und AIDS
	18	Tuberkulose und nichttuberkulöse Mykobakteriosen
	19.5	Leptospirose
	20.1	Echinokokkosen
	20.3	Intestinale Parasitosen
	21.3	Amöbenleberabszess
	21.5	Schistosomiasis (Bilharziose)
Juckreiz v. a. im Kopfbereich	8	Bakterielle Infektionen von Haut- und Weichgewebe
	20.2	Heimische Ektoparasiten (Läuse und Milben)
Konjunktivitis (Bindehautentzündung)	11.3	Candidämie
	12.1	Masern
	17.3	Opportunistische Infektionen
	19.5	Leptospirose
	19.7	Lyme-Borreliose/Lyme-Arthritis
	21.2	Dengue-Fieber und ähnliche Erkrankungen

Symptom	Kapitel	
Kopfschmerzen (Zephalgie)	1	ZNS-Infektionen
	3	Pneumonie
	4	Virale Atemwegsinfektionen
	12	Exanthemische Infektionen (sog. Kinderkrankheiten)
	16.2	Syphilis
	17.3	Opportunistische Infektionen
	19.6	Listeriose
	19.8	Morbus Whipple
	19.9	Nokardiose
	21.1	Malaria
	22.2	West-Nil-Virus
	22.3	Mpox-Virus
Koplik-Flecken	12.1	Masern
Lymphadenopathie	2.3	Epiglottitis
	10	Fieber unklarer Genese (FUO)
	12.2	Scharlach
	12.3	Röteln
	16.4	Chlamydien
	17	HIV-Infektion und AIDS
	18	Tuberkulose und nichttuberkulöse Mykobakteriosen
	19.2	Brucellose
	19.4	Katzenkratzkrankheit (Bartonellose durch *Bartonella henselae*)
	19.10	Tularämie
Milbengänge mit kleinen Bläschen	20.2.3	Skabies (Krätze)
Müdigkeit	1	ZNS-Infektionen
	3	Pneumonie
	4	Virale Atemwegsinfektionen
	5	Kardiale Infektionen
	6.7	Virale Hepatitiden
	17.1	HIV-Infektion
	17.3	Opportunistische Infektionen
	17.4	HIV-assoziierte Neoplasien
	18	Tuberkulose und nichttuberkulöse Mykobakteriosen
	19.6	Listeriose
	19.7	Lyme-Borreliose/Lyme-Arthritis
	21.7	Rickettsiosen
	22.3	Mpox-Virus
Muskelschmerzen (Myalgie)	3	Pneumonie
	4.1	Influenza
	4.2	COVID-19
	4.3	Respiratorisches Synzytial-Virus (RSV)

Symptom	Kapitel	
	4.4	Weitere virale Atemwegsinfektionen
	12.4	Ringelröteln
	12.5	Dreitagefieber
	19.5	Leptospirose
	19.7	Lyme-Borreliose/Lyme-Arthritis
	21.2	Dengue-Fieber
	21.7	Rickettsiosen
	22.3	Dengue-Fieber
Nachtschweiß	3	Pneumonie
	5.1	Myokarditis
	5.3	Infektiöse Endokarditis
	6.7	Virale Hepatitiden
	7.1	Spondylodiszitis
	9	Infektionen der Nieren und der Harnwege bei Erwachsenen
	11	Blutstrominfektionen
	16.2	Syphilis
	17.1	HIV-Infektion
	17.3	Opportunistische Infektionen
	18	Tuberkulose und nichttuberkulöse Mykobakteriosen
	19.4	Katzenkratzkrankheit (Bartonellose durch *Bartonella henselae*)
	19.6	Listeriose
	19.10	Tularämie
	19.11	Q-Fieber
	21.4	Viszerale Leishmaniose (Kala-Azar)
Nackensteifigkeit (Meningismus)	1.1	Bakterielle Meningitis und Enzephalitis
	1.3	Hirnabszess
	1.4	Virale Meningitis und Enzephalitis
	17.3	Opportunistische Infektionen
	18	Tuberkulose und nichttuberkulöse Mykobakteriosen
	19.2	Brucellose
	19.5	Leptospirose
	19.8	Morbus Whipple
	19.9	Nokardiose
Pharyngitis	2	Infektionen der oberen Atemwege
	4	Virale Atemwegsinfektionen
	12.1	Masern
	12.2	Scharlach
	12.3	Röteln
	12.6	Windpocken
	16.3	Gonorrhö
	17	HIV-Infektion und AIDS
Rasselgeräusche	3	Pneumonie
	5.3	Infektiöse Endokarditis
	15.2	Nosokomiale Pneumonie

Symptom	Kapitel	
Schleimhautblutungen	21.1	Malaria
	21.2	Dengue-Fieber
	21.8	Erkrankungen durch hochpathogene Erreger
Schmerzen, abdominelle	6	Gastrointestinale Infektionen
	9	Infektionen der Nieren und der Harnwege bei Erwachsenen
	15.3	Katheterassoziierte Harnwegsinfektionen
	19.3	Hantavirus-Infektion
	19.5	Leptospirose
	19.8	Morbus Whipple
	20.3	Intestinale Parasitosen
	21.1	Malaria
	21.3	Amöbenleberabszess
	21.5	Schistosomiasis (Bilharziose)
Schmerzen, beim Wasserlassen (Algurie)	9.1.3	Zystitis
	18	Tuberkulose und nichttuberkulöse Mykobakteriosen
	19.3	Hantavirus-Infektion
	21.5	Schistosomiasis (Bilharziose)
Schmerzen, thorakale	2.2	Pertussis
	3	Pneumonie
	5.1	Myokarditis
	5.2	Perikarditis
	18	Tuberkulose und nichttuberkulöse Mykobakteriosen
Schnupfen	4.2	COVID-19
	4.	Respiratorisches Synzytial-Virus (RSV)
Schüttelfrost	5.2	Perikarditis
	11.2	Bakteriämie durch *S. aureus*
	11.3	Candidämie
	15.4	Gefäßkatheterassoziierte Infektionen
	19.11	Q-Fieber
	21.1	Malaria
Schwindel	1.1	Bakterielle Meningitis und Enzephalitis
	1.4	Virale Meningitis und Enzephalitis
	17.3	Opportunistische Infektionen
	19.8	Morbus Whipple
	21.1	Malaria
Stridor	2.2	Pertussis
	2.3	Epiglottitis
	3	Pneumonie
	4	Virale Atemwegsinfektionen
	15.2	Nosokomiale Pneumonie
Stuhlverhalt	6	Gastrointestinale Infektionen
	7.1	Spondylodiszitis
Übelkeit	1.1	Bakterielle Meningitis und Enzephalitis
	1.3	Hirnabszess
	1.4	Virale Meningitis und Enzephalitis
	6	Gastrointestinale Infektionen
	12	Exanthemische Infektionen (sog. Kinderkrankheiten)

Symptom	Kapitel	
Tachykardie	3	Pneumonie
	5	Kardiale Infektionen
	10	Fieber unklarer Genese (FUO)
	11	Blutstrominfektionen
	15.4	Gefäßkatheterassoziierte Infektionen
	19.11	Q-Fieber
	21.1	Malaria
Tachypnoe	2	Infektionen der oberen Atemwege
	3	Pneumonie
	4	Virale Atemwegsinfektionen
	5	Kardiale Infektionen
	13	Infektionen bei Immunsuppression
	15.2	Nosokomiale Pneumonie
	17.3	Opportunistische Infektionen

Symptom	Kapitel	
Verwirrtheit	1	ZNS-Infektionen
	3	Pneumonie
	4	Virale Atemwegsinfektionen
	11	Blutstrominfektionen
	17.1	HIV-Infektion
	17.3	Opportunistische Infektionen
	19.8	Morbus Whipple
Weiß belegte Zunge („weiße Erdbeer- oder Himberzunge")	12.2	Scharlach
Zephalgie	3	Pneumonie

Register

Symbol
3MRGN 283
– Infektionen 288
4MRGN 283
– Infektionen 288

A
Abszess 117
Acinetobacter baumannii
– Resistenzeigenschaften 284
Acinetobacter spp.
– ZNS-Infektionen 3
Acquired Immunodeficiency Syndrome. *siehe* AIDS
Acrodermatitis chronica atrophicans, Lyme-Borreliose 237
Adenoviren 67, 74
AIDS 197
Aktinomykose
– Diagnostik 229
– Differenzialdiagnose 229
– Klinik 229
– Symptome 229
– Therapie 230
Amöbenleberabszess 75
– Diagnostik 269
– Differenzialdiagnose 270
– Symptome 269
– Therapie 270
Amöbenruhr 74
Antibiotic Stewardship
– Diagnostik, mikrobiologische 319
– Voraussetzungen 317
Antibiotika, MRSA-wirksame 286
Antimykotikum
– Candidämie 146
Anti-N-methyl-D-Aspartat-Rezeptor (NMDAR)-Enzephalitis 11
Antiretrovirale Therapie
– HIV-Infektion 198
Anti-TNF-Antikörper 306
Antituberkulotika 217, 220
Appendizitis
– Diagnostik 60
– Differenzialdiagnosen 60
– Klinik 60
– komplizierte 61
– Nachsorge 62
– perforierte 61
– Symptome 60
– Therapie 61
– unkomplizierte 61
Arthritis
– Lyme-Borreliose 237
Arzneimitteltherapiesicherheit 326
Aspergillose 171–172
Asplenie 307
Astroviren 74
Atemwegsinfektion, virale 36
– COVID-19 32
– Influenza 31
– respiratorisches Synzytial-Virus (RSV) 34

B
Bacillus anthracis 274
Bacillus cereus
– Gastroenteritis 70
Bacillus-Calmette-Guérin-Impfung
– Tuberkulose 222
Bakteriurie
– asymptomatische 122, 125
– Grenzwerte, diagnostische Wertigkeit 123
Bannwarth-Syndrom 237
Bartonellose 232
– Diagnostik 233
– Differenzialdiagnose 233
– Klinik 233
– Nachsorge 234
– Symptome 233
– Therapie 233
Bilharziose 271
Blasenbilharziose 271
Blutkultur
– Candidämie 146
Blutstrominfektion 143
Borderline-Myokarditis 40
Bordetella pertussis 17
Bouronneuse-Fieber 273
Breakbone Fever 268
Brucellose
– Diagnostik 231, 272
– Differenzialdiagnose 231
– Klinik 230
– Symptome 230, 272
– Therapie 231, 272
Bulevirtid, Hepatitis D 97
B-Zell-depletierende Therapie 305

C
Calici-Viren 74
Campylobacter
– coli 70
– Enteritis 70
– jejuni 70
Campylobacter coli 67
Campylobacter jejuni 67
Candida-Infektion 146
Candidämie
– Diagnostik 171
– Differenzialdiagnostik 171
– Risikofaktoren 146
– Therapie 172
– – Antimykotika 146
– – Blutkultur 146
– – -dauer 148
– – -empfehlung 147
– – Endokarditis 147
– – Endolphthalmitis 146
– – Katheterwechsel 146
– – Re-Evaluation 147
Candidiasis
– Diagnostik 205
– HIV-Infektion 205
– Prophylaxe 205
– Symptome 205
– Therapie 205
Ceftarolin 286
Ceftobiprol 286
Ceftriaxon
– Gonorrhö 192
Charcot-Trias 58
Checkpoint-Inhibitor 306
Chikungunya-Viren 268
Chlamydia trachomatis 192
Chlamydien
– Symptome 192
– Therapie 192
Cholangitis akute
– bakterielle 58
– Diagnostik 58
– obstruktive 59
– Schweregrad 59
– Symptome 58
– Therapie 59
Cholera 69
Cholezystitis
– akalkulöse 57–58
– akute
– – Diagnostik 57
– – Symptome 57
– – Therapie 57
– Murphy-Zeichen 58
Clindamycin 286
Clostridioides difficile 67, 71
Clostridium difficile. *siehe* Chlostridioides difficile
Clostridium perfringens 67
Congenital Rubella Syndrome (CRS) 153
Corynebacterium diphteriae 15
Corynebacterium pseudotuerculosis 15
Corynebacterium ulcerans 15
COVID-19
– Diagnostik 33
– Differenzialdiagnostik 33
– Impfung 34
– Klinik 32
– Nachsorge 34
– Post-COVID-19-Syndrom 34
– Prognose 34
– Symptome 32
– Therapie 33–34
– Verlauf 34
COVID-19-Impfung
– i. Alter 300
Credé-Prophylaxe 192
Cryptosporidium parvum 67

D
Dalbavancin 286
Dallas-Kriterien, Myokarditis 40
Daptomycin 286–287
Darmbilharziose 271
Delafloxacin 286
Dengue-Fieber
– Diagnostik 268
– Differenzialdiagnose 269
– hämorrhagisches (DHF) 268

– Symptome 268
– Therapie 269
Dengue-Schocksyndrom (DSS) 268
De-Ritis-Quotient 78
Detrusor-Sphinkter-Dyskoordination 122
Detrusor-Sphinkter-Dyssynergie 122
Diarrhö
– akute 66
– antibiotikaassoziierte 71
Dicker Tropfen 266
Diphtherie
– d. Atemwege
– – Klinik 15
– – Symptome 15
– – Therapie 16
– d. Haut
– – Klinik 16
– – Symptome 16
– – Therapie 16
– Diagnostik 16
– Kontaktpersonen 17
– Prävention 17
Diphtherie-Impfung
– i. Alter 296
Directly-Acting Antivirals 91
Divertikelkrankheit
– akute unkomplizierte 63
– chronische 64–65
– Diagnostik 64
– Divertikulitis 63
– Klassifikation 63
Divertikulitis 63
– Therapie 64–65
Divertikulose, asymptomatische 63
Doxycyclin 286
Dreitagefieber
– Diagnostik 156
– Differenzialdiagnosen 157
– Klinik 156
– Prognose u. Verlauf 157
– Symptome 156
– Therapie 157
Durchfall, akuter 66

E
Ebolavirus 274
Echinococcus granulosus 247, 251
Echinococcus multilocularis 247
Echinokokkose, alveoläre 254–255
– Diagnostik 248–249
– Echinococcus multilocularis 247
– Klassifikation 248
– Klinik 249
– Nachsorge 251
– PNM-Klassifikation 250
– Prävention 251
– Prognose 251
– Risikofaktoren 247
– Symptome 249
– Therapie 250
Echinokokkose, zystische 247, 255
– Diagnostik 252
– Echinococcus granulosus 251
– Klassifikation 252–253
– Klinik 253
– Nachsorge 254
– Prävention 254
– Prognose 254
– Symptome 253
– Therapie 253
Ektoparasit 255
Emerging Infections
– Mpox-Virus 278
– Oropouche-Virus 279
– West-Nil-Virus 277
Endocarditis lenta 44
Endokarditis
– Candidämie 147
– kulturnegative 46
– Osteomyelitis, vertebrale 105
Endokarditis, infektiöse
– Diagnostik
– – Anamnese 44
– – Bildgebung 44
– – Blutkultur 45
– – Erregernachweis 45
– – Kriterien 46
– Prophylaxe 51, 53
– Therapie
– – antimikrobielle 47–50
– – chirurgische 51–52
Endokarditis, nichtbakterielle thrombotische 53
Endokarditisprophylaxe 51
Endophthalmitis
– Candidämie 146
Entamoeba dispar 75
Entamoeba histolytica 68, 74, 269
Enteritis-Salmonellen 67–68
Enterobacterales
– Resistenzeigenschaften 284
Enterobius vermicularis 260
Enterocytozoon bieneusi 76
Enterokokken
– Endokarditis 49
– Vancomycin-resistente (VRE) 287
Enzephalitis
– akute demyelinisierende (ADEM) 13
– bakterielle 3
– virale 11
Epiglottitis 18
– Diagnostik 19
– Differenzialdiagnose 19
– Klinik 19
– Postexpositionsprophylaxe 20
– Symptomatik 19
– Therapie 19
– Tripod-Position 19
Erreger
– gramnegative, multiresistente (MRGN) 283
– multiresistente (MRE) 283
– – Diagnostik 285
– – Klassifizierung 284
– – Klinik 284
– – Sanierung 285
– – Symptome 284–285
– – Therapie 284–288
Erysipel 118
Erythema
– migrans 236–237
Erythema migrans 236
Eschar, Rickettsiose 273
Escherichia coli 57, 67
– enteroaggregative (EAEC, EAggEc) 74
– enterohämorrhagische (EHEC) 73
– enteroinvasive (EIEC) 73
– enteropathogene (EPEC) 72
– enterotoxische (ETEC) 73
– Infektionen 72
Exanthema subitum, roseola infantum. *siehe* Dreitagefieber

F
Fever of Unknown Origin 135
Fieber
– enteritisches 68
– medikamentenassoziiertes 137
– nosokomiales 137
– Reiserückkehrer 138
– typen 135
– unklarer Genese 135
Fieber unklarer Genese (FUO)
– Ätiologie 136
– b. immunkompromittierten Patienten 137
– Diagnostik 138–139
– Einteilung 135
– Epidemiologie 136
– klassisches 136
– Therapie 140
Fleckfieber, epidemisches 273
Fosfomycin 286
Frailty 296
FUO 135
Furunkel 116

G
Gastroenteritis
– infektiöse 65, 67
– – Amöbenruhr 74
– – Campylobacter-Enteritis 70
– – Cholera 69
– – Clostridioides difficile 71
– – Escherichia-Coli-Infektionen 72
– – Isosporidiose 75
– – Kryptosporidiose 75
– – Lambliasis 75
– – Mikrosporidiose 75
– – Salmonellosen 68
– – Shigellose 69
– – Staphylokokken-Enteritis 70
– – virale 74
– – Yersiniose-Enteritis 71
– virale 74
Gelbfieber 274
Gelenkinfektion, periprothetische 108
– Bildgebung 111
– Diagnostik 109–111
– Differnzialdiagnostik 109
– Gelenkpunktion 110
– Gewebeentnahme 110
– Klassifikation 109
– Klinik 109
– Nachsorge 112
– Rehabilitation 112

- Symptome 109
- Therapie 111–112
Ghon-Primärkomplex 209
Giardia duodenalis 75
Giardia lamblia 67
Giardiasis 75
- Diagnostik 258
- Differenzialdiagnose 259
- Klinik 258
- Symptome 258
- Therapie 259
Glukokortikoid 306
Gonorrhö
- Diagnostik 191
- Symptome 190
- Therapie 192
Guillain-Barré-Syndrom
- Camplyobacter-Infektion 70

H
H. pylori. *siehe* Helicobacter-pylori-Infektion
Hand-Fuß-Mund-Erkrankung
- Diagnostik 160
- Differenzialdiagnosen 160
- Klinik 159
- Prognose u. Verlauf 160
- Symptome 159
- Therapie 160
Hantavirus-Infektion 231
- Diagnostik 232
- Differenzialdiagnose 232
- Klinik 232
- Symptome 232
- Therapie 232
Harnwegsinfektion
- chronische 128
- Diagnostik 122–124
- Erreger 124
- katherterassoziierte
- - Diagnostik 179
- - Differenzialdiagnose 179
- - Erreger 179
- - Klinik 179
- - Prävention 180
- - Symptome 179
- - Therapie 179
- komplizierte 121–122
- obere 122, 128
- rezidivierende/rekurrierende 122, 126
- TherapieAntibiotika- 125
- unkomplizierte 121, 126–127
- untere 122
Helicobacter pylori 55
Helicobacter-pylori-Eradikation 55–56
Helicobacter-pylori-Infektion
- Diagnostik 55–56
- Therapie 56
Hepatitis virale 76
- Differenzialdiagnose 77–78
- Klinik 77
- Symptome 77
Hepatitis A
- Diagnostik 78
- Differenzialdiagnosen 79
- Impfung 79–80
- Klinik 78
- Nachsorge 80
- Postexpositionsprophylaxe 79
- Prävalenz 79
- Symptomatik 78
- Therapie 79
Hepatitis B 80
- akute 82
- chronische 82
- Diagnostik 82
- Differenzialdiagnosen 83
- Impfung 87
- Klinik 82
- Komplikationen 82
- Lebertransplantation 86
- Nachsorge 87
- Postexpositionsprophylaxe 87
- Prävalenz 81
- Schwangerschaft 85
- Symptome 82
- Therapie 83–84, 86
- Verlauf 81
Hepatitis C
- akute 89
- chronische 90
- Diagnostik 90
- Differnzialdiagnosen 91
- Impfung 94
- Klinik 89
- Lebertransplantation 93
- Nachsorge 94
- Postexpositionsprophylaxe 94
- Prävalenz 89
- Symptome 89
- Therapie 91
- - antivirale 92
- - DAA 92–93
- - Lebertransplantation 93
- Verlauf 88–89
Hepatitis D
- Diagnostik 96
- Expositionsprophylaxe 97
- Klinik 96
- Prävalenz 95
- Symptome 96
- Therapie 96
Hepatitis E 97
- Diagnostik 99
- Klinik 99
- Postexpositionsprophylaxe 99
- Prävalenz 98
- Symptome 99
- Therapie 99
- Verlauf 99
Herdenzephalitis, septische 3
Herpes zoster 158
Herpesviren, ZNS-Erkrankungen 11
Hirnabszess 9
HIV-Infektion 306
- Diagnostik 198
- Impfprophylaxe 208
- Kaposi-Sarkom 207
- Klassifikation 197
- Krebs 206
- Non-Hodgkin-Lymphome 207
- opportunistische Infektionen 202
- Pathogenese u. Verlauf 197
- Postexpositionsprophylaxe 208
- Therapie 198–199, 201
- Tuberkulose 222
- Zervixkarzinom 208
Humanes Immundefizienzvirus. *siehe* HIV-Infektion

I
IGRA-Test, Tuberkulose 210
Immundefizienz 305
Immunseneszenz 295
Immunsuppression
- Infektionen 161
Impfung 291, 293
- b. Immundefizienz
- - Anti-TNF-Antikörper 306
- - Asplenie 307
- - B-Zell-depletierende Therapie 305
- - Checkpoint-Inhibitoren 306
- - Chemotherapie 305
- - COVID-19 309
- - Diphtherie 310
- - Glukokortikoide 306
- - Grundprinzipien 307
- - Hepatitis B 309
- - HIV-Infektion 306
- - Influenza 309
- - Masern 310
- - Methotrexat 306
- - Mumps 310
- - Organtransplantation 306
- - Pertussis 310
- - Pneumokokken 309
- - Poliomyelitis 310
- - Röteln 310
- - RSV 309
- - Stammzelltransplantation 307
- - Tetanus 310
- - Tyrosinkinaseinhibitoren 306
- - Zoster 310
- Grundregeln 295
- i. Alter
- - COVID-19 300
- - Grundregeln 295
- - Impfempfehlungen d. STIKO 296–298, 300–301
- Impfempfehlungen d. STIKO 296–298, 300–301
- Reise-
- - Chikungunya 316
- - Denguefieber 315
- - FSME 314
- - Gelbfieber 315
- - Hepatitis A 311
- - Hepatitis B 311
- - Japanische Enzephalitis 314
- - Meningokokken 312
- - Poliomyelitis 314
- - Typhus 312
Infektion
- exanthemische
- - Dreitagefieber 156
- - Hand-Fuß-Mund-Erkrankung 159

– – Masern 149
– – Ringelröteln 155
– – Röteln 153
– – Scharlach 151
– – Windpocken 157
– gastrointestinale 55
– gefäßkatheterassoziierte 180
– – Diagnostik 181
– – Differenzialdiagnose 181
– – Erreger 181
– – Klinik 181
– – Prävention 181
– – Symptome 181
– – Therapie 181–182
– Helicobacter-pylori- 55
– importierte 265
– nosokomiale
– – Antiinfektiva 182
– – gefäßkatheterassoziierte Infektionen 180
– – katheterassoziierte Harnwegsinfektionen 179
– – nosokomiale Pneumonie 177
– – postoperative Wundinfektionen 175
Infektion d. oberen Atemwege
– Diphtherie 15
– Epiglottitis 18
– Pertussis 17
Infektion, bakterielle
– Haut- u. Weichgewebe 115
– – Abszesse 117
– – antimikrobielle Therapie 116
– – Erysipel 118
– – Furunkel u. Karbunkel 116
– – Fußinfektionen b. Diabetes mellitus 119
– – Phlegmone, begrenzte 118
– – Phlegmone, schwere 118
– – toxinbedingte 119
Infektion, Fuß
– b. Diabetes mellitus 119
Infektion/Infektionskrankheit
– gelenkprothesenassoziierte 108
Influenza
– Diagnostik 32
– Differanzialdiagnostik 32
– Klinik 31
– Prognose 32
– Symptome 31
– Therapie 32
– Verlauf 32
Influenza-Impfung
– i. Alter 296–297
Interferon-γ Release Assay
– Tuberkulose 210
Isospora 75
Isosporidiose 75

K
Kala-Azar 270
Kaposi-Sarkom 207
Karbunkel 116
Kardiomyopathie
– Lyme-Borreliose 237
Karditis, akute 39
Katayama-Syndrom 271
Katzenkratzkrankheit. *siehe* Bartonellose
Kawasaki-Syndrom 152
Keuchhusten. *siehe* Pertussis
Kinderkrankheiten
– Infektionen, exanthemische 149
Klappenprothesenendokarditis 47, 50, 52
Knocheninfektionen 105
Knowlesi-Malaria 268
Kolitis, pseudomembranöse 71
Kolondivertikel 63
Kopfläuse
– Diagnostik 255
– Differenzialdiagnose 255
– Klinik 255
– Prävention 256
– Symptome 255
– Therapie 256
Krätze. *siehe* Skabies
Krim-Kongo-Fieber 274
Kryptokokken-Meningitis
– HIV-Infektion 206
Kryptosporidien, Magen-Darm-Infektion 75
Kryptosporidiose 75
– Diagnostik 259
– Differenzialdiagnose 259
– Klinik 259
– Symptome 259
– Therapie 260

L
LADME-Modell 323
Lambliasis 75
Lassavirus 274
Lebendimpfstoff 295
Lebensmittelvergiftungen 70
Lebertransplantation
– Hepatitis B 86
– Hepatitis C 93
Leishmanien 270
Leishmaniose, viszerale
– Diagnostik 270
– Differenzialdiagnose 270
– Symptome 270
Leptospirose
– Diagnostik 235
– Differenzialdiagnose 235
– Klinik 234
– Symptome 234
– Therapie 235
Leukozyturie 123
Linezolid 286
Liquoranalyse, ZNS-Infektionen 4
Listeria monocytogenes, ZNS-Infektionen 4
Listeriose
– Diagnostik 235
– Differenzialdiagnose 235
– Klinik 235
– Symptome 235
– Therapie 236
Lyme-Arthritis 236–237
Lyme-Borreliose
– Diagnostik 236
– Differenzialdiagnose 236–237
– Klinik 236–237
– Prävention 238
– Symptome 236
– Therapie 238
Lyme-Karditis 237
Lymphadenitis 242
Lymphknotentuberkulose 211
Lymphogranuloma venereum 192
Lymphozytom, Lyme-Borreliose 237

M
Madenwurm
– Diagnostik 260
– Differenzialdiagnose 260
– Klinik 260
– Symptome 260
– Therapie 261
Magenkarzinom
– Prävention, Helicobacter-pylori-Eradikation 56
Malaria
– Diagnostik 266
– Differenzialdiagnose 266
– Prognose 268
– quartana 267
– Symptome 265
– tertiana 267
– Therapie 267–268
– Übertragung 265
– zerebrale 266
Malaria quartana 268
Malaria tertiana 266, 268
Malaria tropica 265, 267
Maltafieber 272
Marburgvirus 274
Marginalzonen-B-Zell-Lymphom
– Magen, Helicobacter-pylori-Infektion 56
Masern
– Diagnostik 149
– Differenzialdiagnosen 150
– Klinik 149
– Prognose u. Verlauf 151
– Symptome 149
– Therapie 150
Meningitis
– bakterielle 3, 6
– Mykobakteriennachweis 5
– tuberkulöse 4, 6, 212
– virale 6, 11
Meningokokkenmeningitis 4
Meningoradikulitis
– Lyme-Borreliose 8
Meningoradikulitis, Lyme-Borreliose 237
Methotrexat 306
Mikrosporidien, Magen-Darm-Infektion 75
Mikrosporidiose 75
Miliartuberkulose 212
Milzbrand 274
Mittelmeerfieber 273
Mollaret-Meningitis 12
Monkeypox-Virus. *siehe* Mpox-Virus
Morbus Bang 272
Morbus Pott 212
Morbus Whipple 238
– Diagnostik 239
– Differenzialdiagnose 240
– Klinik 239
– Nachsorge 240
– Symptome 239

– Therapie 240
Mpox-Virus
– Diagnostik 278
– Differnezialdiagnosen 278
– Impfung 279
– Klinik 278
– Symptome 278
– Therapie 279
MRE 283
MRGN 283
MRSA
– Infektionen 285
Mukormykose 171–172
Mukositis 161
Murphy-Zeichen 57–58
Mycobacterium avium Complex (MAC) 225
Mycobacterium-tuberculosis-Komplex 209
Myelitis, virale 11
Mykobakterien/-bakeriosen
– Nachweis im Liquor 5
Mykobakterien/-bakteriosen
– nichttuberkulöse 209
– Probengewinnung bei Verdacht 213
Mykobakteriose, nichttuberkulöse 209
– Beratung 227
– Diagnostik 205, 223–224
– Differenzialdiagnostik 206
– HIV-Infektion 205, 225
– Klinik 223
– Prophylaxe 206
– Symptome 205
– Therapie 206, 225
Mykose
– Klinik 171
– Symptome 171
Myokarditis
– Diagnostik 39
– Differenzialdiagnostik 39
– Klinik 39
– Symptomatik 39
– Therapie 41
– Ursachen 39

N
Nadelstichverletzung
– HIV-Infektion 208
Nativklappenendokarditis 47, 50–52
Neuroborreliose 6, 8, 236
Neutropenie, Infektionen 161
– Diagnostik 162
– Differenzialdiagnostik 162
– Fieber 162
– Klinik 162
– MASCC-Score 162
– Prävention 165
– Symptomatik 162
– Therapie 163–164
Niereninfektion 121
Niereninsuffizienz
– Therapie 129
Nipah-Virus 274
Nitrit-Reaktion, Bakteriurie 123
Nokardiose
– Diagnostik 241
– Differenzialdiagnose 241
– disseminierte 242
– Klinik 240
– kutane 242
– Nachsorge 242
– pulmonale 241
– Symptome 240
– Therapie 241
Non-Hodgkin-Lymphom 207
Nordasienfieber 273
Noroviren 67, 74

O
Omadacyclin 286
Organtransplantation 165–167, 306
Oritavancin 286
Oropouche-Fieber 279
Oropouche-Virus
– Diagnostik 279
– Differenzialdiagnosen 279
– Klinik 279
– Symptome 279
– Therapie 279
Osteomyelitis, vertebrale 105

P
Pediatric Inflammatory Multisystem Syndrome (PIMS) 152
Pediculosis capitis 255–256
Penicillin
– Syphilis 190
Perikard 42
Perikarditis
– Diagnostik 42
– Differnzialdiagnostik 42
– Klinik 42
– Nachsorge 44
– Symptomatik 42
– Therapie 43
– Ursachen 42
Perimyokarditis 39
– Lyme-Borreliose 237
Peritonitis
– Diagnostik 62
– Differenzialdiagnosen 62
– Klinik 62
– Nachsorge 63
– primäre 62
– sekundäre 62
– sklerosierende 62
– Symptome 62
– tertiäre 62
Pertussis
– Diagnostik 17
– Klinik 17
– Kontaktpersonen 18
– Prävention 18
– Symptome 17
– Therapie 18
Pertussis-Impfung
– i. Alter 296
Pest 71, 274
Pharmakodynamik 323
Pharmakokinetik 323
Pharmakotherapie 323
– Antbiotika 324
– Antiinfektiva 330
– Antmykotika 324
– Dosierung 325
Phlegmone
– begrenzte 118
– schwere 118
Pilzinfektion. *siehe* Mykose
PIMS 152
Plasmodien 265
Pleuritis tuberculosa 211
Pneumocystis-Pneumonie
– AIDS 203
– Diagnostik 203
– Differenzialdiagnostik 203
– Symptome 203
– Therapie 203
Pneumokokken
– Meningitis 4
Pneumokokken-Impfung
– i. Alter 296, 298
Pneumonie
– ambulant erworbene
– – Diagnostik 26
– – Erreger 26
– – Nachsorge 26
– – Prävention 27
– – Schweregrad 24
– – Therapie 26
– Bildgebung 23
– Differenzialdiagnosen 24
– Klinik 23
– Komplikationen 24
– nosokomial erworbene
– – Bildgebung 27
– – Diagnostik 27
– – Erreger 27
– – Prophylaxe 28
– – Therapie 27–28
– nosokomiale 177
– Symptome 23
– unter Immunsuppression
– – Diagnostik 28
– – Differenzialdiagnose 28
– – Erreger 29
– – Klinik 28
– – Symptome 28
– – Therapie 29
– ventilatorassoziierte
– – Diagnostik 178
– – Differenzialdiagnose 178
– – Erreger 177
– – Klinik 178
– – Prävention 178
– – Symptome 178
– – Therapie 178
Post-COVID-19-Syndrom 34
Postoperative Wundinfektion
– Diagnostik 176
– Differenzialdiagnose 176
– Erreger 176
– Klassifikation 175
– Klinik 176
– Prävention 177
– Symptome 176
– Therapie 176

Progressive multifokale Leukenzephalopathie
– HIV-Infektion 206
Prothesenendokarditis 44, 47, 50, 52
Prothrombinzeit 78
Pseudomonas aeruginosa
– Resistenzeigenschaften 284
Pyelonephritis 122
– Therapie 128

Q
Q-Fieber 243
– Diagnostik 244
– Differenzialdiagnose 244
– Klinik 244
– Nachsorge 245
– Symptome 244
– Therapie 244
Queensland-Zeckenbiss-Fieber 273

R
Reiseimpfung 311
Reiswasserstuhl 69
Reizleitungsstörungen, Lyme-Borreliose 237
Respiratorisches Synzytial-Virus (RSV) 34
– Diagnostik 35
– Differenzialdiagnostik 35
– Klinik 35
– Prognose 35
– Symptome 35
– Therapie 35
– Verlauf 35
Reynolds' Pentade 58
Rickettsien 272
Rickettsien-Pocken 273
Rickettsiose 272
– Diagnostik 273
– Differenzialdiagnose 273
– Klinik 273
– Symptome 273
Rifampicin 286
Rift-Valley-Fieber 274
Ringelröteln
– Diagnostik 155
– Differenzialdiagnosen 156
– Klinik 155
– Prognose u. Verlauf 156
– Symptome 155
– Therapie 156
Risikoeingriffe, zahnärztliche, Endokarditisprophylaxe 53
Rocky-Mountain-Fleckfieber (RMSF) 273
Rotaviren 67, 74
Röteln
– Diagnostik 154
– Differenzialdiagnosen 154
– Klinik 153
– Prognose u. Verlauf 155
– Symptome 153
– Therapie 154
Rötelnembryofetopathie, konnatale 153
Ruhr
– bakterielle 69

S
Salmonellen, enteritische 68
Sapo-Viren 74
Scharlach
– Diagnostik 152
– Differenzialdiagnosen 152
– Klinik 151
– Prognose u. Verlauf 153
– Symptome 151
– Therapie 152
Schistosomen 271
Schistosomiasis
– Diagnostik 271
– Symptome 271
– Therapie 271
Schutzimpfung 291, 293
Schwangerschaft
– Hepatitis B 85
Sexual Transmitted Diseases 185
Sexual Transmitted Infections 185
Sexuell übertragbare Erkrankungen 185
– Chlamydien 192
– Gonorrhö 190
– Meldepflicht 186
– Syphilis 186
– Therapie 193
Shiga-like-Toxine 73
Shiga-Toxine 69, 73
Shigellen 67, 69
Shigellenruhr 69
Skabies
– Diagnostik 257
– Differenzialdiagnose 257
– Klinik 257
– Prävention 258
– Symptome 257
– Therapie 258
Spondylodiszitis
– Ätiologie 105
– Diagnostik 105
– Differenzialdiagnose 105
– Pathogenese 105
– Therapie
– – Antibiotika- 107
– – operative 106
– tuberkulöse 212
Stäbchen, gramnegative, multiresistente 284
STAKOB 273
Stammzelltransplantation 307
– Diagnostik 168
– Differenzialdiagnose 168
– Infektionen 167
– Klinik 167
– Prävention 168–169
Therapie 168–169
Staphylococcus aureus
– -Blutstrominfektion
– – Diagnostik 144
– – Einteilung 143
– – Klinik 144
– – Symptome 144
– – Therapie 145
– Gastroenteritis 70
– Klinik 143
– Methicillin-resistenter (MRSA) 285
Staphylokokken
– Endokarditis 50
Staphylokokken-Enteritis 70
Streptokokken
– Endokarditis 48
Strongyloidiasis
– Diagnostik 261
– Differenzialdiagnostik 262
– Klinik 261
– Symptome 261
– Therapie 262
Sustained Virological Response 92
Syphilis
– connata 188
– Diagnostik 188–189
– Früh- 186
– Neuro- 188
– Penicillin 190
– Spät- 187
– Stadieneinteilung 186
– Symptome 186
– Therapie 190

T
Tâche noire 273
Tedizolid 286
Teicoplanin 286
Tetanus-Impfung
– i. Alter 296
Tigecyclin 286
Totimpfstoff 295
Toxoplasmose, zerebrale
– Diagnostik 204
– Differenzialdiagnostik 204
– HIV-Infektion 203
– Prophylaxe 204
– Symptome 203
– Therapie 204
Trimethoprim/Sulfamethoxazol 286
Tropfen, dicker 266
Tsutsugamushi-Fieber 273
Tuberkulin Hauttest (THT) 210
Tuberkulose 209
– Bacillus-Calmette-Guérin Impfung 222
– Diagnostik 213–215
– HIV-Infektion 205, 222
– latente
– – Diagnostik 210
– – präventive Therapie 211
– Multidrug-resistant (MDR-TB) 220
– ossäre 212
– Symptome 211
– Therapie 205, 217–218
– – Monitoring 220
– – Nebenwirkungen 220–221
Tularämie
– Diagnostik 243
– Differenzialdiagnose 243
– Klinik 242
– Symptome 242
– Therapie 243
Typhus, muriner 273
Tyrosinkinaseinhibitor 306

U
Ulcus duodeni 56
Ulcus ventriculi 56
Ulkuskrankheit, gastroduodenale
– Helicobacter-pylori-Infektion 56
Urinstreifentest 123

V
Vancomycin 285–286
Verotoxine 73
Vibrio cholerae 67, 69
Virusenzephalitis 11
Virushepatitis 76
- Differenzialdiagnose 77–78
- Klinik 77
- Symptome 77
Virusmeningitis 11
Virusmyelitis 11
VRE
- Infektionen 287

W
Waterhouse-Friderichsen-Syndrom, Meningokokkenmeningitis 4
West-Nil-Virus
- Diagnostik 277
- Differenzialdiagnosen 277
- Klinik 277
- Symptome 277
- Therapie 278
Wiederholungsimpfung 293
Windpocken
- Diagnostik 158
- Differenzialdiagnosen 158
- Klinik 157
- Postexpositionsprophylaxe 159
- Prognose u. Verlauf 159
- Symptome 157
- Therapie 158
Wolinsky-Kriterien, nichttuberkulöse Mykobakterien 224

Y
YEL-AND (yellow fever vaccine-associated neurotropic disease) 296
YEL-AVD (yellow fever vaccine-associated viscerotropic disease) 296
Yersina pestis 274
Yersinia enterocolitica 67, 71
Yersinia tuberculosis 71
Yersiniose 71

Z
Zeckenbissfieber 273
Zerkariendermatitis 271
Zervixkarzinom 208
ZNS-Infektionen 3
Zoster generalisatus 158
Zoster-Impfung
- im Alter 296
Zoster-Impfung, i. Alter 299
Zwergfadenwurm 261
Zystitis 122, 125
Zytomegalievirus
- Diagnostik 204
- Differenzialdiagnostik 204
- HIV-Infektion 204
- Prophylaxe 204
- Symptome 204